U0189154

国际经典妇产科学译著

OPERATIVE OBSTETRICS
(4th Edition)

产科手术学

·原书第 4 版·

◎原　著　[美] Joseph J. Apuzzio　[美] Anthony M. Vintzileos
[美] Vincenzo Berghella　[美] Jesus R. Alvarez-Perez
◎主　审　郎景和　◎主　译　刘俊涛　周希亚

中国科学技术出版社
·北　京·

图书在版编目（CIP）数据

产科手术学：原书第 4 版 /（美）约瑟夫 • J. 阿普齐奥等原著；刘俊涛，周希亚主译. —北京：中国科学技术出版社，2019.4

ISBN 978-7-5046-8242-0

Ⅰ. ①产… Ⅱ. ①约… ②刘… ③周… Ⅲ. ①产科外科手术 Ⅳ. ① R719

中国版本图书馆 CIP 数据核字（2019）第 051769 号

著作权合同登记号：01-2019-1606

策划编辑	焦健姿　王久红
责任编辑	黄维佳
装帧设计	华图文轩
责任校对	龚利霞
责任印制	李晓霖

出　　版	中国科学技术出版社
发　　行	中国科学技术出版社发行部
地　　址	北京市海淀区中关村南大街 16 号
邮　　编	100081
发行电话	010-62173865
传　　真	010-62173081
网　　址	http://www.cspbooks.com.cn

开　　本	889mm×1194mm　1/16
字　　数	980 千字
印　　张	35
版　　次	2019 年 4 月第 1 版
印　　次	2019 年 4 月第 1 次印刷
印　　刷	北京威远印刷有限公司
书　　号	ISBN 978-7-5046-8242-0 / R • 2375
定　　价	398.00 元

Operative Obstetrics, 4th Edition /Joseph J. Apuzzio, Anthony M. Vintzileos, Vincenzo Berghella and Jesus R.Alvarez-Perez / ISBN：978-1-4987-2056-4

内容提要 Abstract

母胎医学是一门致力于母婴健康、减少出生缺陷、提高出生人口素质的新学科，其从医学角度将母体与胎儿置于同等地位。近 10 年来，欧美的母胎医学已获得了长足的发展，而在亚洲的发展还处在起步阶段。

本书是引自美国 CRC 出版社的高质量母胎医学著作，由来自全球 40 余家医（学）院的 80 余位母胎医学专家联袂编写。历经 20 余年的不懈修订，全新第 4 版对母胎医学的发展现状及治疗趋势进行了全面描述，并细致阐述了盆腹腔解剖、正常分娩、助产技术、剖宫产、多胎分娩、产科麻醉等专业内容，深入讲解了子宫瘢痕妊娠、妊娠期妇科肿瘤、外科并发症的处理技巧，详细展示了介入性产前诊断操作技术、宫内微创胎儿治疗、开放性胎儿手术等母胎医学领域的新进展。

本书内容系统全面，讲解细致入微，图片高清精美，既可作为广大妇产科医师的案头工具书，也可作为母体医学、胎儿医学、围产医学相关学科研究拓展的参考用书。

译者名单 Translators List

主　译　刘俊涛　周希亚

译校者　（以姓氏笔画为序）

丁文艳　马良坤　王　佩　吕　嫣　庄彩霞　刘俊涛　汤萍萍
孙　崟　李　玲　宋亦军　宋英娜　张多多　范　融　周　倩
周希亚　周慧梅　胡惠英　钟逸锋　徐嘉莹　高劲松　郭　琦
戚庆炜　隋莉莉　蒋宇林　景　丹

主译简介

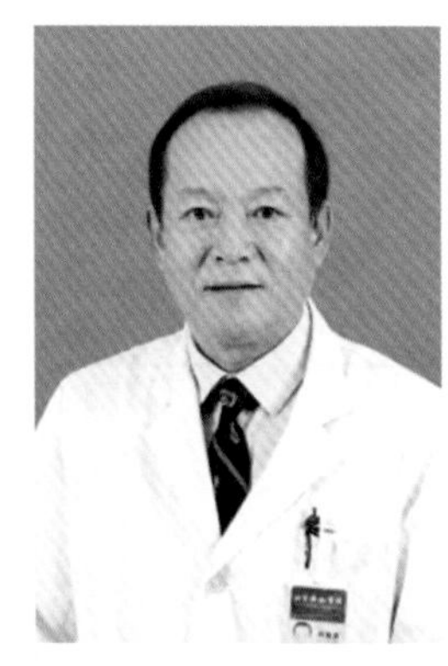

刘俊涛，男，临床医学博士，北京协和医院妇产科学系副主任、产科中心主任，主任医师，博士研究生导师，全国产前诊断技术专家组成员。主要研究方向为产前诊断与母胎医学，对产科手术具有丰富的临床经验。兼任中华医学会围产医学分会常委，中国优生科学协会副会长，北京医学会围产医学分会副主委，中国医师协会遗传医师分会产前诊断专委会主任委员等职务。1999—2000 年，作为高级访问学者去往澳大利亚 Royal Women' s Hospital 工作。承担及参与国家级、省部级课题共 10 余项，科研成果获国家医学科技奖二等奖。

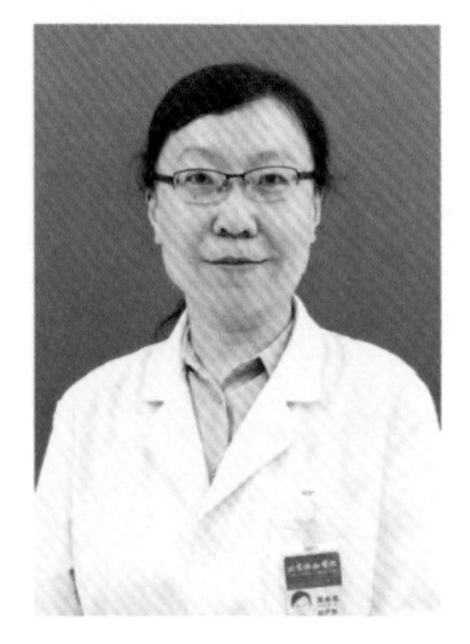

周希亚，女，中国协和医科大学临床医学系医学博士，北京协和医院产科中心副主任医师，主要研究方向为母胎医学。兼任中华医学会儿科分会出生缺陷防治委员会委员，中国医师协会遗传分会产前诊断委员会委员，北京医学会围产医学分会委员，北京医学会早产与早产儿分会委员等。2011年于英国King' s College Hospital胎儿医学研究中心学习。参与国家“十五”“十一五”科技攻关及科技支撑课题研究，主持国家自然科学基金项目1项。

Preface 序

北京协和医院妇产科刘俊涛教授、周希亚教授及其同仁们又为妇产科同道奉献了一部最新译著《产科手术学》。此类专著，无论是外文版还是中文版在市面上都不算多见，此次引进出版着实令人欣喜，犹如酷夏逢细雨，清爽舒畅！

急忙阅读，甫毕沉思：产科手术与普通妇科、妇科肿瘤手术有什么异同呢？这部译著的特点或者说值得赞赏的是什么呢？想来，以下三点确实值得称道。

其一，重。这里的重不独在于病情严重，因为有时孕产妇的状况并不危笃，这里的重乃为重要之意。涉及妊娠分娩的进程，时间就是生命；涉及母亲、胎儿的安危，牵动众多；涉及人文伦理的锁键，掌控的不仅是技术。所幸，这些问题在书中都得到体现和阐述，更构成了本书的重点。

其二，急。产科的手术多数很急迫，甚至是在危急情势逼迫下进行的。产妇、胎儿、产道三大要素有一异常者，或因各要素相互影响同时“发难”者，具体的处理或手术均有所不同。因此，手术的风险骤然上升，产科医生需要更加果敢、机敏。诚然，选择性的、计划性的产科手术也有，或者我们更应争取做到“选择”和“计划”。还是要回到预防为主的方针，谨记林巧稚院士的名言：妊娠不是病，妊娠要防病。

其三，危，危险之危。胎儿窘迫、产后出血、产科感染、产科损伤……这些都会危及母胎生命安全。这里有“老”的产科问题，如各种难产，如头位难产、肩难产、臀位难产等，现在似乎减少了；而一些“新”问题却多起来了，如子宫破裂、前置胎盘，特别是剖宫产瘢痕妊娠的植入性胎盘或凶险性前置胎盘。有学者将其称为21世纪的“人为医学状态”，是新问题、新观念、新挑战。

我们提倡读经典、学经典，多翻译经典之作，多写经典之作（当然不排除各种书的撰著）。这需要长期积累、认真总结、通力合作，避免应景、浮躁与功利。此次引进翻译的《产科手术学》，是全球多家医（学）院及母胎医学中心公认的权威之作，具有极高的借鉴价值。通过阅读本书，我们不仅可以学习到最新的知识和技术，还可领悟著者的思想和理念。著者阐述全面细腻，除常规产科手术外，还将绒毛膜取样、羊膜腔穿刺、胎儿输血、脐血穿刺、妊娠期恶性肿瘤、妊娠期滋养细胞疾病等独立成章，可谓考虑周全、用心良苦。

推荐这部翻译佳作，权作为序。

郎景和

前　言 Foreword

近年来，母胎医学作为一个新兴学科，发展势头迅猛。母胎医学包括母体医学、胎儿医学和围产医学，其将母体与胎儿置于同等地位，使传统产科的范畴大大扩展，也使产科手术从传统的助产、剖宫产，延伸到了胎儿宫内手术、产时手术。《产科手术学（原书第 4 版）》是一部全新的母胎医学领域著作，基本满足了母胎医学发展的需要，包含盆腹腔解剖、正常分娩、助产技术、剖宫产、多胎分娩、产科麻醉等内容，以及子宫瘢痕妊娠、妊娠期妇科肿瘤、外科并发症的处理，还介绍了介入性产前诊断操作技术、宫内微创胎儿治疗、开放性胎儿手术等胎儿医学领域的新进展。著者来自全球多家医（学）院的妇产科及母胎医学中心，书中内容则主要反映了美国母胎医学的发展现状及治疗趋势。我国母胎医学发展迅速，但尚缺乏该领域手术操作方面的综合性专著，因此我们引进并翻译了这部《产科手术学》，希望推荐给国内广大同行。

本书的译者团队来自北京协和医院妇产科，成员中既有实践经验丰富的副主任医师和主治医师，又有翻译写作能力俱佳的临床博士后和博士研究生，还邀请了北京协和医院产科从事母胎医学工作的教授、副教授及麻醉科徐嘉莹医师对相关章节进行了审校。所有译者均具有英文论著及著作的翻译经验，在翻译过程中力求信、达、雅，且忠于原著的内容及风格。

感谢中国科学技术出版社引进本书，感谢翻译团队在繁忙的临床工作之余认真、高效地完成了本书的翻译和审校工作，特别感谢郎景和院士为本书作序。感谢各位读者，希望本书能够为我国母胎医学的发展作出贡献，也欢迎读者对不足之处予以批评、指正。

北京协和医院妇产科　刘俊涛　周希亚

Contents 目　录

第 1 章 前腹壁、子宫及盆腔器官的解剖

Anatomy of the anterior abdominal wall, uterus, and pelvic organs

Bernadette M. Cracchiolo Joseph J. Apuzzio

本章概要

对妇产科专科医生而言，系统、全面地掌握女性盆腔和腹腔的解剖知识是非常重要的，因为患者在手术中的安全取决于对这些知识的掌握，以及手术室团队的各司其职[1]。因此，本章节回顾了女性盆腔解剖，重点是避免开腹手术和（或）腹腔镜手术及机器人盆腔手术[2]中的解剖相关并发症，以及对盆腔器官支持和控制排尿功能非常重要的结构[3，4]。

一、前腹壁

（一）界限和体表标志

前腹壁的上界是中线的剑突，外侧是肋软骨形成的肋弓下缘（肋缘）。前腹壁的下界是中线部位的耻骨联合，外侧是耻骨嵴、腹股沟（Poupart）韧带和髂嵴（图 1-1）。前腹壁的外侧没有骨性结构，是由腋窝凹陷的中间划出的垂

直线（腋中线）构成的，从第 10 肋骨直至髂嵴。前腹壁的骨性标志有位于中线上方的剑突、位于下方耻骨嵴外侧端的耻骨结节，以及髂嵴前端的髂前上棘。腹股沟韧带从耻骨结节到髂前上棘，成为腹壁和大腿的分界。耻骨和耻骨联合是腹壁和外阴的界限。

除了上述的骨性标志，还有几个明显的软组织标志，它们的明显程度取决于皮下脂肪层的厚度。最明显的是脐部，它位于前腹壁中线、胸骨上（颈部）切迹与耻骨联合[5]之间大约三分之二的位置，大约是腰椎（L_{3-4}）椎间盘的位置。腹部外侧肌肉的腱膜在中间汇合，形成了从剑突到耻骨联合的腹白线。腹白线通常是腹壁腱膜最坚韧的点。它在较瘦、肌肉又发达的个体，表现为体表垂直的中线凹陷。这类个体两侧腹直肌外缘也可以在体表看到，表现为略弯曲的垂直凹陷，称作半月线。

前腹壁的体表标志和轮廓会随着年龄、体重指数（body mass index，BMI）、肌肉状态、分娩及妊娠不同阶段发生相当大的改变。通常情况下，上述体表标志在孕期都会看到，并且在某些情况下，脐部和腹白线可能会随着子宫增大、腹部延展而变得更加明显。腹腔内容物有时会从支撑薄弱的脐部突出，形成脐疝。妊娠期腹部的延展还可能使腹白线增宽，从而使腹直肌产生不同程度的分离。在一些严重的病例中，子宫仅由皮肤、一薄层筋膜和腹膜覆盖。褐黑色色素经常在中线皮肤沉着，形成黑线。

（二）皮肤和皮下组织

腹部的皮肤通常是光滑且富有弹性的，在中线部位紧密附着于更深层次的组织。皮肤的纹理（Langer 线）主要是横向走行的[6]。沿着皮肤纹理的横切口大都与张力线相平行，而竖切口则与张力线垂直。因此，竖切口的皮缘有收缩的趋势。大约半数孕妇在妊娠的后半期腹部皮肤会出现红色、轻度凹陷的条纹（妊娠纹）。除了红色的妊娠纹，经产妇的腹部皮肤通常会有银色、发亮的竖线，是前次妊娠纹的痕迹。

与身体其他部位一样，前腹壁的皮下组织（浅筋膜）主要是由脂肪、结缔组织组成的，含有皮肤血管、淋巴和神经（图 1-2）。每个个体该部位的脂肪量差异很大。对于肥胖个体，下腹壁的浅筋膜表层比深层含有更多的脂肪，纤维结

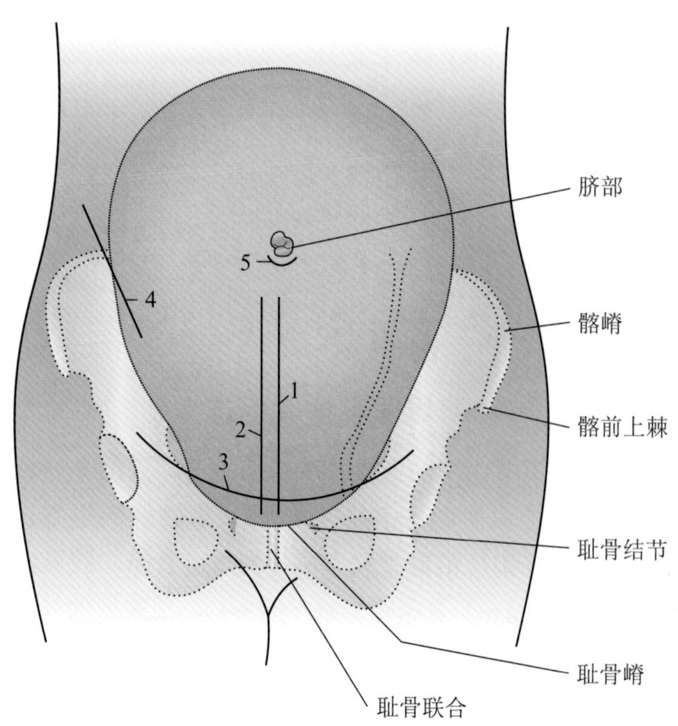

◀ 图 1–1　体表标志及产科手术的常用切口
1. 正中竖切口；2. 旁正中竖切口；3. 横切口；4. 斜切口；5. 脐部切口

缔组织（薄层）则倾向于聚集在浅筋膜的深层[7]。纤维板并不总是在脂肪的深层表面形成。它们通常被脂肪包裹，有时可能包含不止一层[8, 9]。对于较瘦的个体，可能难以明确区分脂肪和纤维部分。皮下组织向下延续到大阴唇和会阴。下腹壁中线通常会有一条纵向、增厚的纤维带，与腹白线黏附在一起。这是襻状韧带，一般仅在男性被描述。在中线两侧，较低部位的腹外筋膜表面，皮下组织与深筋膜疏松分离。这个筋膜裂隙相当明显，且一直延续到下方会阴部位的类似裂隙。

浅（皮下）动脉起源于不同的动脉，在皮下组织中自由地相互吻合。脐部以下大部分皮肤都由经过腹股沟韧带表面的股动脉的三个上行小分支负责；腹壁浅动脉斜向脐部，而后上行，大约在中线外侧 4cm，旋髂浅动脉从髂嵴上方外侧经过，而阴部外浅动脉在中间部位，从子宫圆韧带的表面到达会阴及腹壁的最下部（图 1-2）。与动脉伴行的浅（皮下）静脉数量更多并且广泛吻合。脐部以下的静脉大都向下走行，经腹股沟韧带表面，在大腿上部注入大隐静脉。下腹壁的皮下静脉和上腹壁的静脉吻合。当更深部位的、引流下肢的静脉阻塞时，这些吻合血管扩张，形成一个大的静脉通路，即连接大隐静脉和腋静脉的胸腹壁静脉。浅（皮下）淋巴管通常与静脉伴行，脐部以下的淋巴管回流至位于腹股沟韧带下方的腹股沟浅淋巴结。皮神经起源于下方的 6 对胸神经和第 1 腰神经（$T_{7\text{-}12}$ 和 L_1）。第 7 胸神经支配剑突表面的皮肤，第 10 胸神经到达脐部，第 11、12 胸神经和髂腹下神经（L_1）支配腹壁脐部以下的皮肤。中线两侧的皮肤的神经排列成两竖列，一组较小的、前皮下神经在中线旁不远处穿过腹直肌前鞘，另一组较大的，外侧皮下神经在腋中线附近进入皮下组织。外侧皮神经的前支支配了前腹壁的一大段。

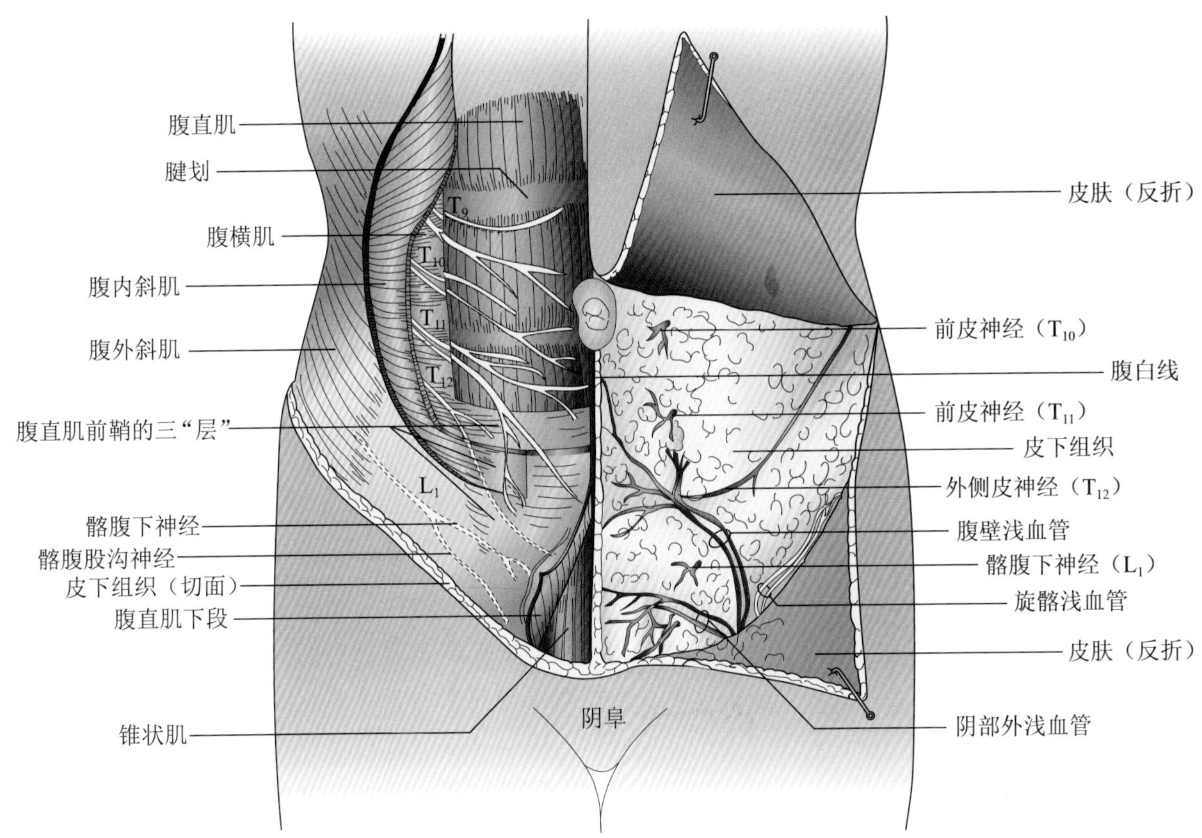

▲ 图 1-2　前腹壁各层和脐下部的组成前面观

更浅层的皮下组织在身体左侧显露，深部肌肉层及腹直肌前鞘在右侧显露

（三）肌肉和腹直肌鞘

前腹壁有五组肌肉从前方和两侧来支撑和保护腹腔脏器（图 1-2）。这些肌肉的主要附着点是上方的胸骨和两侧的下段肋骨，以及下方的盆骨。其中 3 对肌肉位于腹壁两侧，互相叠加覆盖在一起。从浅到深分别是腹外斜肌、腹内斜肌和腹横肌。与腹白线相邻的腹直肌和锥状肌组成了腹壁肌肉的中间部分，不同程度地被腹直肌鞘所包裹。腹直肌鞘是由外侧的 3 组肌肉走行向中线的肌腱（腱膜）融合所形成的。腹白线可能是这 3 组肌肉腱膜十字交叉的共同区域，而不是它们的附着点[10]。

腹外斜肌起于下面 8 对肋骨的外表面，肌纤维向前下方走行，靠后的纤维直接附着在髂嵴的外边。其余的肌纤维形成一个宽大的腱膜，从腹直肌的前面穿过并附着于腹白线。该腱膜的上端附着于胸骨，下端附着于髂前上棘、耻骨结节和耻骨联合。该腱膜的下缘增厚并向后折叠，形成位于髂前上棘和耻骨结节之间的腹股沟（Poupart）韧带。腹股沟韧带向下至大腿的深筋膜（阔筋膜）。腹外斜肌腱膜上有一个卵圆形的小孔被称作腹股沟浅环，它位于耻骨结节外上方约 2.5cm 处。它的下缘靠近腹股沟韧带。子宫圆韧带通过这个环进入大阴唇，并附着于皮下组织。

腹外斜肌的深部是腹内斜肌。它的肌纤维发自腹股沟韧带的外侧、髂嵴和腰背筋膜。后面的纤维向前上方走行最终止于下面的几根肋骨及其软骨。前面的纤维向中间走行并形成腱膜。腹外斜肌和腹内斜肌的大部分肌纤维彼此成直角，这种模式使腹壁具有力量。腹内斜肌腱膜在腹直肌外缘分为前瓣和后瓣。前瓣和腹外斜肌腱膜一起形成腹直肌及锥状肌前方的腹直肌前鞘。在腹壁的上四分之三，后瓣和腹横肌腱膜一起形成腹直肌后鞘，向深部穿过腹直肌附着于腹白线（图 1-3）。大约在脐部与耻骨联合的中间，腹内斜肌的全部腱膜与腹外斜肌和腹横肌的腱膜汇合，一起在腹直肌前鞘里穿过下段腹直肌的前方，因此，在这一点下方没有腹直肌后鞘，后鞘的下缘被称作弓状线（道格拉斯半月线）。

最深层的外侧肌肉是腹横肌。与腹内斜肌相似，它的肌纤维也发自腹股沟韧带、髂嵴和腰背筋膜，但它还有一个起点是下面 6 对肋软骨的内侧面。它的肌纤维走行主要是横向的，向中间形成腹直肌外侧缘的腱膜。该腱膜在腹壁上四分之三参与形成腹直肌后鞘、并在下四分之一参与形成腹直肌前鞘。腹横肌最下方的肌纤维和腹内斜肌的肌纤维一起，在腹股沟管上方弓形向下、向中间形成腹股沟镰。再往中间，联合的肌纤维形成了联合腱，向下附着于耻骨梳。联合腱和腹直肌前鞘最下方的部分混合，恰位于腹股沟浅环的深层。

腹直肌发自剑突和第 5、第 6、第 7 肋软骨的前表面。是一块向下走行的厚的、扁平的条带状肌肉，最终止于耻骨前方和耻骨联合。它的上方宽而薄，下方窄而厚。除了下四分之一的后方，腹直肌被腹直肌鞘所包裹。在脐部上方，肌肉大约在三个水平通过三条横行的条带附着于腹直肌前鞘，这三个条带被称作腱划（图 1-2）。

锥状肌位于腹直肌前鞘最下方的深部、腹直肌前面（图 1-2）。它起于耻骨嵴，向上、向中间走行止于腹白线的偏下位置。人群中 10% ～ 20% 的人锥状肌缺失，且白种人比非裔美国人缺失更多见，通常是双侧缺失[11, 12]。

前腹壁的肌肉主要受下面 6 对胸神经支配（T_{6-12}）（图 1-2）。第 1 腰神经（L_1）的髂腹下神经和髂腹股沟神经这两个分支是主要的皮神经。下面 5 对肋间神经和肋下神经在发出外侧皮神经后支配前腹壁。它们在腹内斜肌和腹横肌之间螺旋向前向下，向这两组肌肉和腹外斜肌发出运动分支。此后神经进入腹直肌鞘的两侧，支配腹直肌，最终穿过腹直肌前鞘作为前皮神经而终止。因此，难以在不损伤支配神经的情况下轻松分离腹直肌外缘并使之向中间收缩，

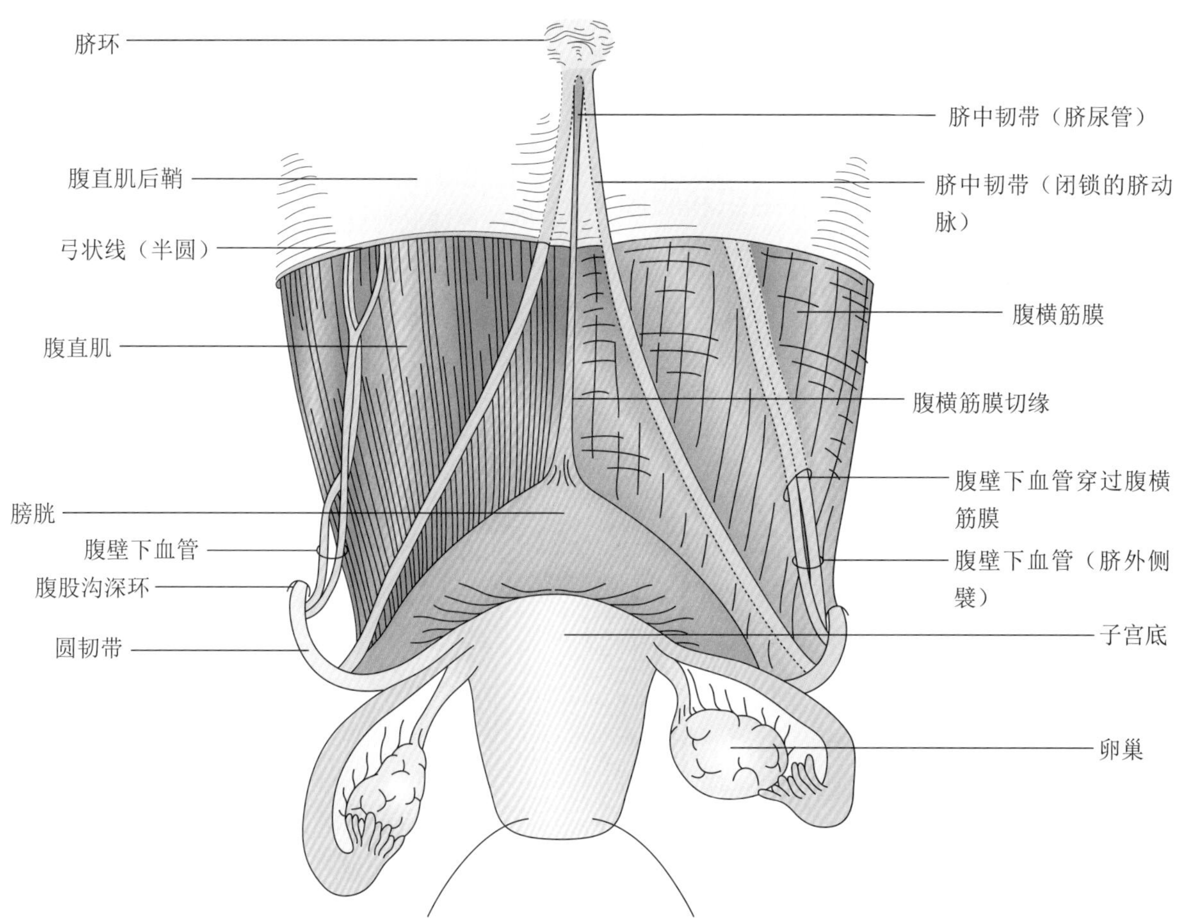

▲ 图 1-3　前腹壁脐部下方的后面观
右侧的壁腹膜和腹膜外（腹膜前）组织被去除，暴露了腹横筋膜；左侧，腹横筋膜被去除，显示了弓状线以下的腹直肌深层表面，以及弓状线以上的腹直肌后鞘

但可以安全地向外侧牵拉。腹直肌的脐下部分通常由第 10、11 和 12 胸神经支配。锥状肌的运动受肋下神经（T_{12}）的支配。髂腹下和髂腹股沟神经通常与第 1 腰神经共同出现，并和下部的胸神经一起进入前壁。它们在髂嵴附近分支，但不进入腹直肌鞘。髂腹股沟神经可能向腹内斜肌的下部发出一个分支，然后穿过腹股沟管，穿过浅环来营养阴唇的皮肤。扩大横切口或腹腔镜切口可能损伤神经，出现烧灼样或尖锐的神经痛。

至前腹壁的深动脉包括下面 5 对肋间动脉和肋下动脉的分支，它们与相应的神经伴行。它们有时进入腹直肌鞘，与腹壁上、下（深）动脉相吻合。较小的腹壁上动脉是胸廓内（乳）动脉向下的延续。它在第 7 肋软骨的后方向下走行，进入腹直肌鞘，并被包埋于腹直肌深层。较大的腹壁下动脉在腹股沟韧带中部后方发自髂外动脉。它向中间走行，到达腹股沟深环，然后在腹横筋膜和腹膜之间呈对角线向上向中间走行（图 1-3）。靠近腹直肌外缘，腹壁下动脉穿过腹横筋膜，并在弓状线的前方进入腹直肌鞘。它沿腹直肌的深层表面向上走行，逐渐被腹直肌包埋。在病例研究中，只有约半数病例的腹壁上动脉和腹壁下动脉在腹直肌鞘内吻合形成一个垂直走向的通道[13]。超重患者进行腹腔镜手术时，识别腹壁下动脉的走行更为困难[14]。前腹壁的下方两侧是由旋髂深动脉的分支所供应的。这条动脉也起源于髂外动脉，并在腹内斜肌和腹横肌之间向上走行。

引流前腹壁较深部位的静脉与动脉相对应，

脐部以下的静脉向下汇入髂外静脉，而脐部以上的静脉向上汇入胸廓内静脉，向外侧进入肋间静脉。

（四）腹横筋膜、腹膜外组织和腹膜

腹横肌深部的筋膜比腹壁肌肉间的筋膜发育得更好，被称作腹横筋膜。这一相对坚固的筋膜层是腹部内筋膜的一部分，后者覆盖了整个腹腔。它与对侧的腹横筋膜在中线、腹白线的深部相连续，并紧邻腹壁下四分之一的腹直肌深层表面，即腹直肌后鞘缺损的部分（图 1-3）。在弓状线上方，它和腹直肌后鞘的深部表面相邻。向上，它成为膈肌下方的筋膜。向下，它附着于耻骨，但在骨盆更外侧的位置它参与形成了股鞘，与髂腰肌筋膜相连续。向后，腹横筋膜和腰方肌前表面的筋膜相融合。腹横筋膜通过疏松的腹膜外组织与腹膜分开，腹膜外组织包含不同量的脂肪，以及前腹壁下方胎儿结构的韧带遗迹。腹膜构成了前腹壁的最深层，是被覆在腹腔表面的浆膜。在前腹壁的下部，它在腹股沟管的深面向外延伸，并向上被覆部分髂窝。向下，腹膜的壁层逐渐变为脏层，它在膀胱上面进入膀胱子宫陷凹，到达子宫的前面。在前腹壁脐部以下，腹膜外层很少或没有脂肪，又或者含量相当多。这一层里，胎儿结构的韧带遗迹向上到达了肚脐的深面（图 1-3）。中线或中线旁是单独的正中脐韧带，是被称作脐尿管的管状结构的遗迹。脐尿管连接胎儿膀胱和脐部的腹壁。这一韧带的近端仍保留着管状结构并附着于膀胱顶。它的远段是纤维条索，通常在靠近肚脐时分成三束[15]。这一韧带在妊娠期间通常变得肥大，并在膀胱活动时被划分成数段。两边较外侧的是中间（之前称为外侧）脐韧带，它是脐动脉远端的遗迹。有时它被称为闭锁的脐或腹下动脉。在胎儿期，脐动脉起源于髂内动脉最上面，是一个大而圆的分支。它实际上是起源动脉的主干，沿外侧盆壁继续走行，在前腹壁的深面向上到达脐部，然后通过脐带到达胎盘。胎儿期髂内动脉的分支相对较小。中间脐韧带之间有薄层的结缔组织，它是腹膜外组织的一部分，但缺乏临床意义。更为重要的是，前腹壁下方的腹膜外组织可以向下延续到膀胱前或耻骨后的空隙（cave of Retzius），使分离膀胱变得容易。对于妊娠女性来说，在腹膜外剖宫产时，从耻骨上方找到这一空隙可以将前腹壁下方的腹膜松动（图 1-4）。

（五）腹部手术切口

产科手术使用的主要腹部切口位于腹壁脐部以下，见图 1-1。

1．纵切口。

（1）正中。

（2）旁正中。

2．横切口。

3．斜切口。

4．脐部切口。

理想的手术切口能够实现最大的暴露，同时对组织损伤最小，特别是对神经和血管。在可能的情况下，应当避免术后容易形成疝的部位。许多因素影响着外科医生的选择。

最常用的可能是正中纵切口。它的优点是暴露好，并且血管相对较少，切开的时候没有肌纤维和神经，而且缝合后腹壁是结实的。沿腹白线切开，用锥状肌作为中线的指引（图 1-2）。腹直肌邻近切口，除非发生了腹直肌分离。更深处的正中脐韧带通常被推向了一侧（图 1-3）。

旁正中纵切口切开的层次与正中切口相似，只是切开的不是白线而是腹直肌前鞘。腹直肌可以向中间或外侧收缩；向中间收缩有可能损伤神经。做断开肌肉的切口时，腹直肌沿着伤口的长轴被分离。当腹直肌后鞘被分开时，腹壁下血管向外侧收缩（图 1-3）。由于腹直肌后鞘缺失，在弓状线（道格拉斯半圆线）下方马上会遇到腹横筋膜。

横切口位于耻骨联合上方两横指处，有弧度，恰位于阴毛下，以避开膀胱入口[16]。两侧

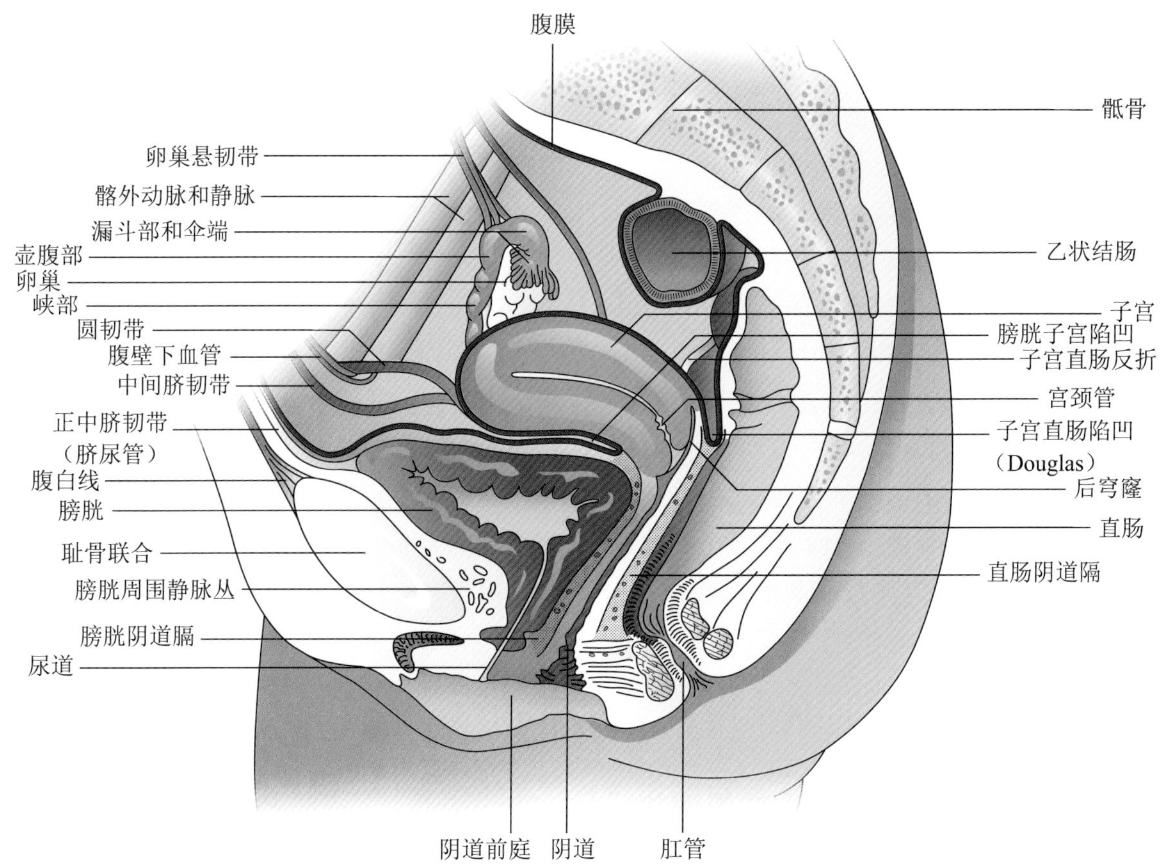

▲ 图 1-4　女性盆腔的正中矢状切面观
显示了内脏之间的相互关系及腹腔

的腹直肌前鞘被横向切开。腹直肌之间的正中矢状隔（白线）在切口上下方被打开。腹直肌向外侧收缩，在腹横筋膜、腹膜外组织和腹膜上做纵切口后进入腹腔。如果需要暴露更多，就要横断腹直肌（Maylard 或 Mackenrodt 技术）或离断它们在耻骨联合上附着的地方[17]。如果还需要更大的视野，那么皮肤切口需要从一侧髂前上棘到对侧髂前上棘（Mackenrodt 途径）。以这种方式横断腹直肌时，腹壁下血管被结扎并切断。腹横筋膜、腹膜外组织和腹膜也被横向切开。

斜切口（MaArthur 或 McBurney 切口）是在前腹壁外下方所做的切断肌肉的切口，由于关闭切口时采用的是网格状交错的方式，因此能够提供很好的术后支撑。腹壁的三层肌肉（腹外斜肌、腹内斜肌和腹横肌）按照肌肉纹理和肌腱纤维的方向被分离。首先遇到的是腹外斜肌腱膜，按照纤维方向向上、向下分离腱膜。然后会遇到腹内斜肌和腹横肌，同样按纤维方向分离。最后切开下方的腹横筋膜、腹膜外组织和腹膜。对于妊娠患者，必须考虑妊娠子宫可能使内脏向上、向外移位。妊娠周数越大，暴露阑尾和子宫附件的腹壁切口的位置越高。

脐部切口是在肚脐下缘所做的短小的半月形切口。切开延展的皮肤和皮下组织，比起最初纵行切开，目前更倾向于横行切开腹横筋膜和腹膜。

二、子宫

（一）非妊娠子宫的结构

非妊娠期子宫是一个空腔、扁平、梨形的肌肉器官，它位于骨盆中线或邻近中线，前面是膀胱和小肠，后面是直肠和乙状结肠（图 1-4）。子宫分为三个主要的部分：上方三角形的部分是子宫体；下方管状的部分是宫颈；中间短小、狭窄的节段是峡部（图1-5）。子宫体圆顶形的部分，在输卵管子宫入口的上方，是子宫底。宫颈向下与阴道相接，附着宫颈的阴道壁呈斜线，将宫颈分为阴道上段和阴道段。非妊娠期的子宫通常是前倾前屈位，宫底凸向前方。子宫体的前面是平的，位于膀胱的上面。它的后面是外凸的，邻近直肠和乙状结肠。宫颈的方向向下向后，朝向阴道后壁。宫颈外口大约位于坐骨棘和耻骨联合上缘水平。输尿管恰在宫颈两侧，在这个水平很容易被损伤（图1-6～图1-8）。子宫底和子宫体被覆着腹膜，前方在峡部水平反折至膀胱上面，形成膀胱子宫陷凹（图1-4）。在后面，腹膜进一步向下伸展，覆盖峡部、宫颈的阴道上段和阴道后穹窿，而后反折到直肠并形成直肠子宫Douglas陷凹。

（二）妊娠子宫的大小和位置变化

1. 孕早期 非妊娠子宫各径线的差异明显。子宫体平均长度约为5cm，最宽的部分为5cm，厚度为3～4cm（前后径）。峡部和宫颈的总长度约2.5cm，直径3cm。曾适应之前妊娠的子宫通常略大于未曾妊娠的子宫。在妊娠最初的几周里，原来的梨形形状不变。妊娠第2个月月末，子宫增大到3倍，并从典型的扁平梨形变为球形，并保持整个孕中期。由于第2个月子宫的大小和重量快速增加，子宫可能进一步前屈、后移或后屈。到孕早期末，在耻骨联合上方通常能够触及子宫底（图1-9）。

2. 孕中晚期 在孕中期，子宫继续增大，向上出盆腔，通过骨盆入口上方进入腹腔（图1-9）。它会碰到前腹壁并使肠管向外侧和上方移位。妊娠中间（孕20周），子宫底位于肚脐水平。孕8.5个月时，子宫底到达剑突水平，但是最后一个月它会轻微下降，胎儿先露部下降进入骨盆（入盆）。在孕晚期之初，子宫呈卵形，纵轴比横轴或前后轴增加得更快[18]。妊娠子宫活动度大，向右旋，左侧向前移动接近中线。向右旋是盆腔左侧的乙状结肠的压力导致的。偶尔，如果右侧盆腔或右下腹部有包块，那么子宫也会发生左旋。在直立位，腹壁支撑着子宫。仰卧位时，子宫向后，靠在主动脉和下腔静脉上。

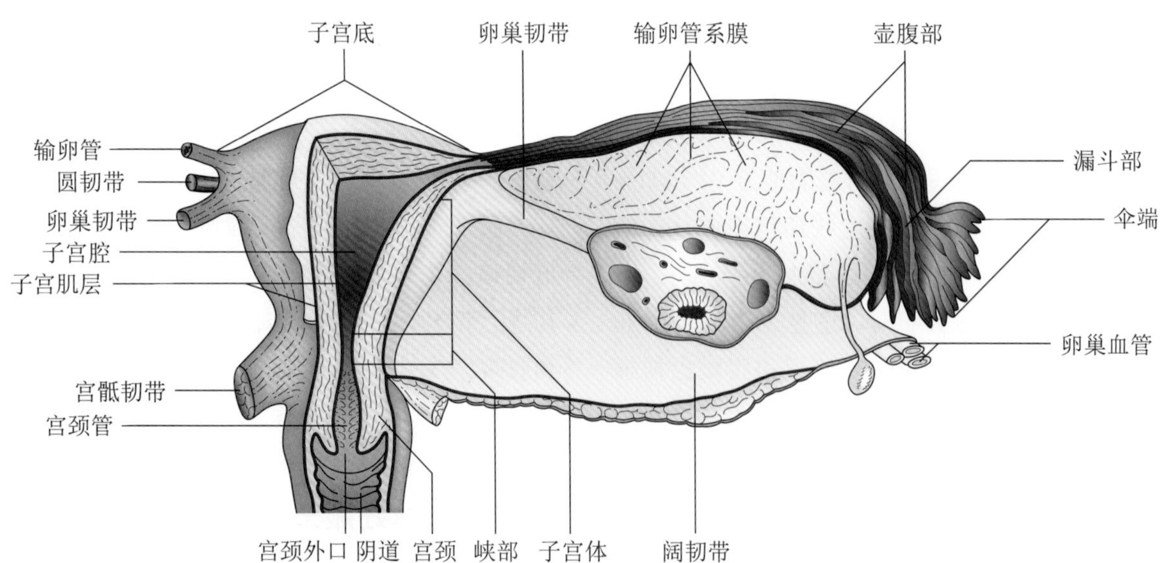

▲ **图1-5 成熟非妊娠子宫和附件的后面观**

部分子宫和右侧输卵管、卵巢从前面被切开

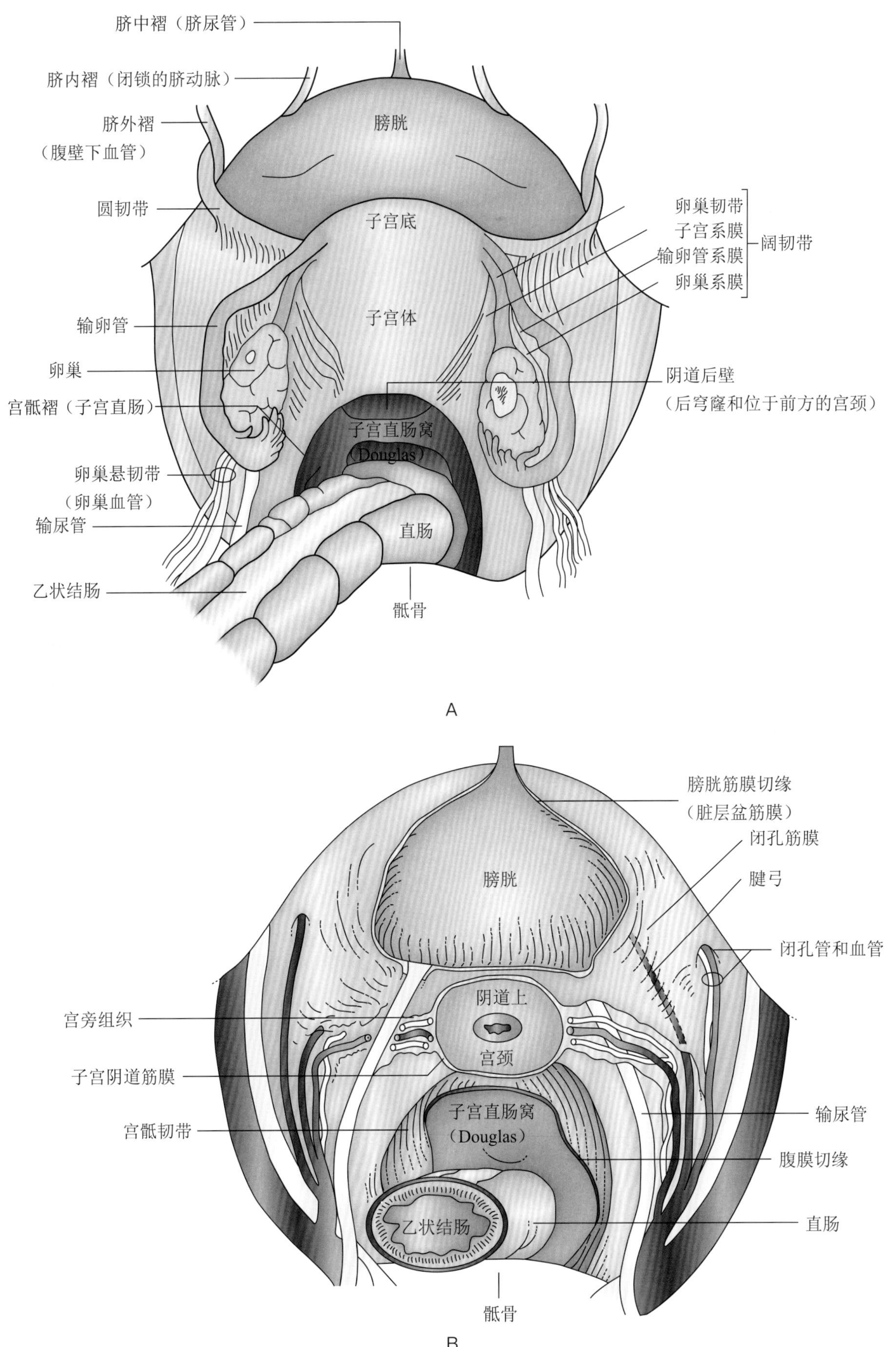
脐中褶（脐尿管）
脐内褶（闭锁的脐动脉）
脐外褶
（腹壁下血管）
圆韧带
输卵管
卵巢
宫骶褶（子宫直肠）
卵巢悬韧带
（卵巢血管）
输尿管
乙状结肠
膀胱
子宫底
子宫体
子宫直肠窝
（Douglas）
直肠
骶骨
卵巢韧带
子宫系膜
输卵管系膜
卵巢系膜
阔韧带
阴道后壁
（后穹窿和位于前方的宫颈）
A
膀胱筋膜切缘
（脏层盆筋膜）
闭孔筋膜
腱弓
闭孔管和血管
膀胱
阴道上
宫颈
宫旁组织
子宫阴道筋膜
宫骶韧带
子宫直肠窝
（Douglas）
乙状结肠
输尿管
腹膜切缘
直肠
骶骨
B

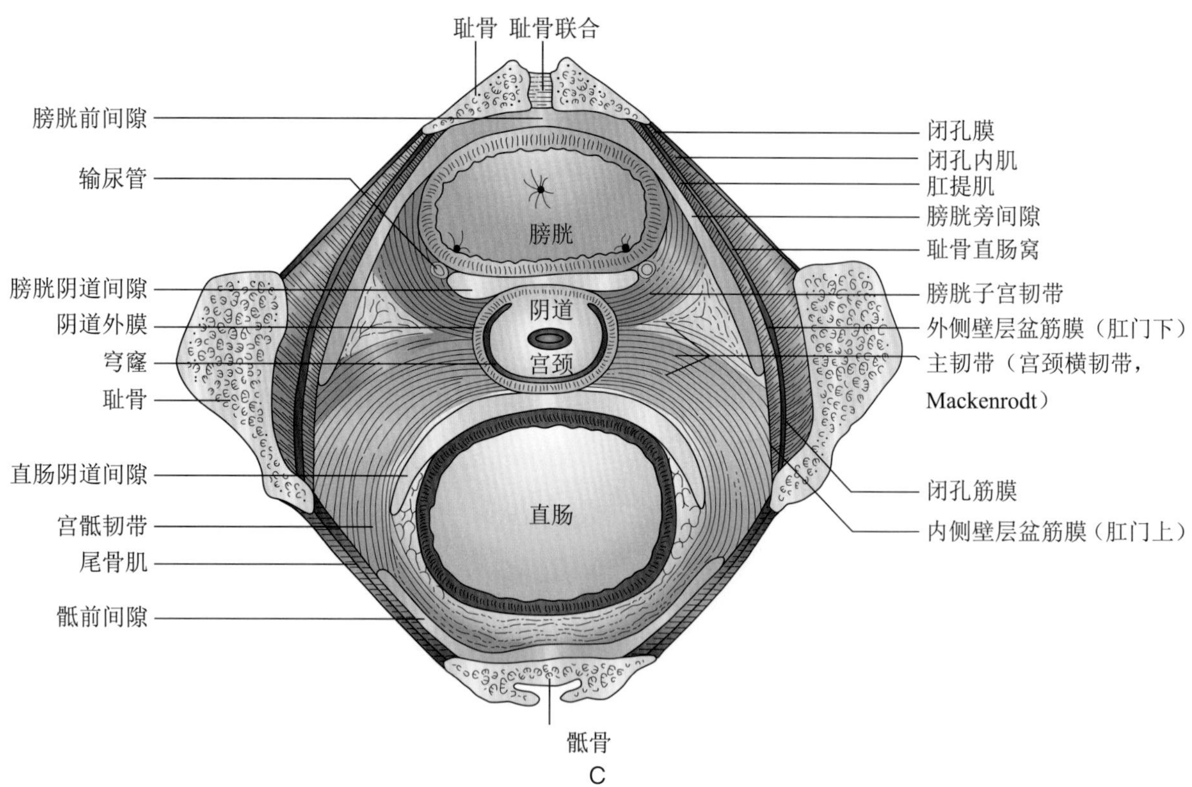

▲ 图 1–6 三个不同水平的女性盆腔上面观

A. 最高水平可见非妊娠子宫、附件、膀胱和直肠与腹腔的关系；B. 中间水平可见输尿管的走行及其与宫颈阴道上段、子宫血管的关系；C. 最低水平可见筋膜韧带和腔隙与宫颈、阴道壁上段的关系

（三）妊娠期的子宫肌层

子宫壁是由外层薄膜覆盖的腹膜（浆膜）、不同比例的肌肉和结缔组织组成的厚厚的中间层（子宫肌层），和里面的黏膜层（子宫内膜）组成的。子宫体含有最多的肌肉，肌纤维的量在接近宫颈的位置减少。宫颈主要由结缔组织和约 10% 的肌肉纤维组成[19]。子宫体肌层内的肌纤维排列复杂，因为它发生自副中肾管（苗勒管）融合的部分（图 1-10），但通常可以被分为三层。输卵管的外纵层与子宫最外层的纵向纤维相混合[20]。输卵管内环层外部的肌纤维螺旋环绕着每侧的卵管，并继续进入子宫，右侧以顺时针方向螺旋，左侧以逆时针方向螺旋。子宫肌层的中间层由这种交错的肌纤维网络形成，构成子宫壁的主要部分。支持韧带里成束的平滑肌彼此交错，并与中间层相混合。在峡部和输卵管开口，子宫肌层的最内层由环形排列的、括约肌样的纤维构成，并与卵管的内环层相接续。两束肌肉，宫颈宫角纤维束（fasciculi cervicoangulares），位于子宫的外侧，连接着宫颈和宫底。这两束肌肉可以作为肌肉收缩的传导或协调系统[21]。在妊娠期间，子宫下段的肌肉束彼此重叠，如同屋顶的瓦片。

妊娠期子宫的增大包括了肌层的伸展和显著肥大。足月时子宫体的重量超过 1000g，而非妊娠状态下大约为 70g。由于子宫肌层很少发生有丝分裂，因此认为平滑肌细胞变得肥厚而非增生。的确有一些新的肌肉细胞，它们来自子宫内膜动脉和静脉管壁中层的生长[22]。自妊娠的最初几周开始，子宫肌层肥大，总体增加 5 ～ 10 倍，主要发生在第三个月。随着肌肉的肥大，纤维和弹性组织也增加。在孕中晚期，子宫的增大主要是胎儿增大的压力所造成的。孕早期子宫体的肌层厚度为 2 ～ 3cm，到了妊娠后期只有 1 ～ 2cm。子宫壁变薄可能在多产、多胎

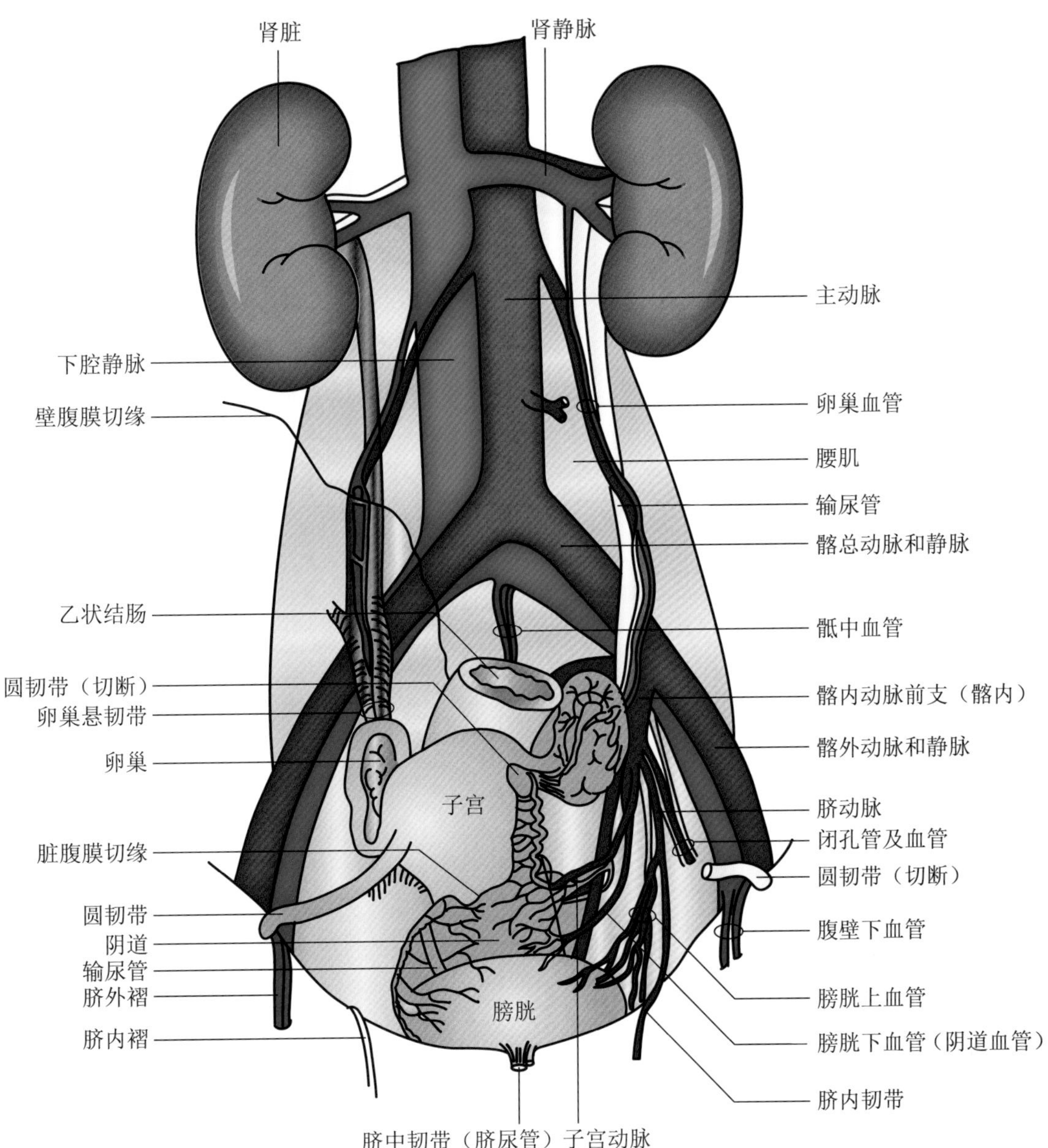

▲ 图 1–7　左侧输尿管、卵巢和子宫血管的起源、走行及相互关系的前面观

妊娠和羊水过多时更为明显。

子宫峡部的肌肉组织在分娩时必须扩张而不是收缩，在第二个月以后成为子宫下段的主要部分。在妊娠的最初几周，这个区域比子宫体或宫颈更软，难以识别。孕早期子宫峡部和体部一样肥大，宫腔长度增加 3 倍，达到大约 3cm（图 1-11）。在孕中期，峡部成为子宫体的一部分，管腔成为宫腔的一部分[23～25]。由于这时子宫峡部和体部的壁厚度几乎一样，从外观看不到连接处。这种情况持续到孕晚期的中间，此时在连接区域可以看到一个横行的线状凹陷。凹陷上方的肌肉组织比下方的厚。横行凹陷就在膀胱子宫陷凹的下方、相当于宫颈解剖学内口的水平。有时它被称为生理性缩复环，分娩时会上升到更高的水平，分娩后该环在子宫体和宫颈之间形成一个明显的收缩。

（四）妊娠子宫的宫颈

子宫颈和子宫体的比例随着年龄和产次而发生变化。儿童期的宫颈大小是宫体的两倍，初产妇两者大小相当，经产妇的宫颈大约是宫体大小的三分之一。绝经后宫颈退缩至青春期

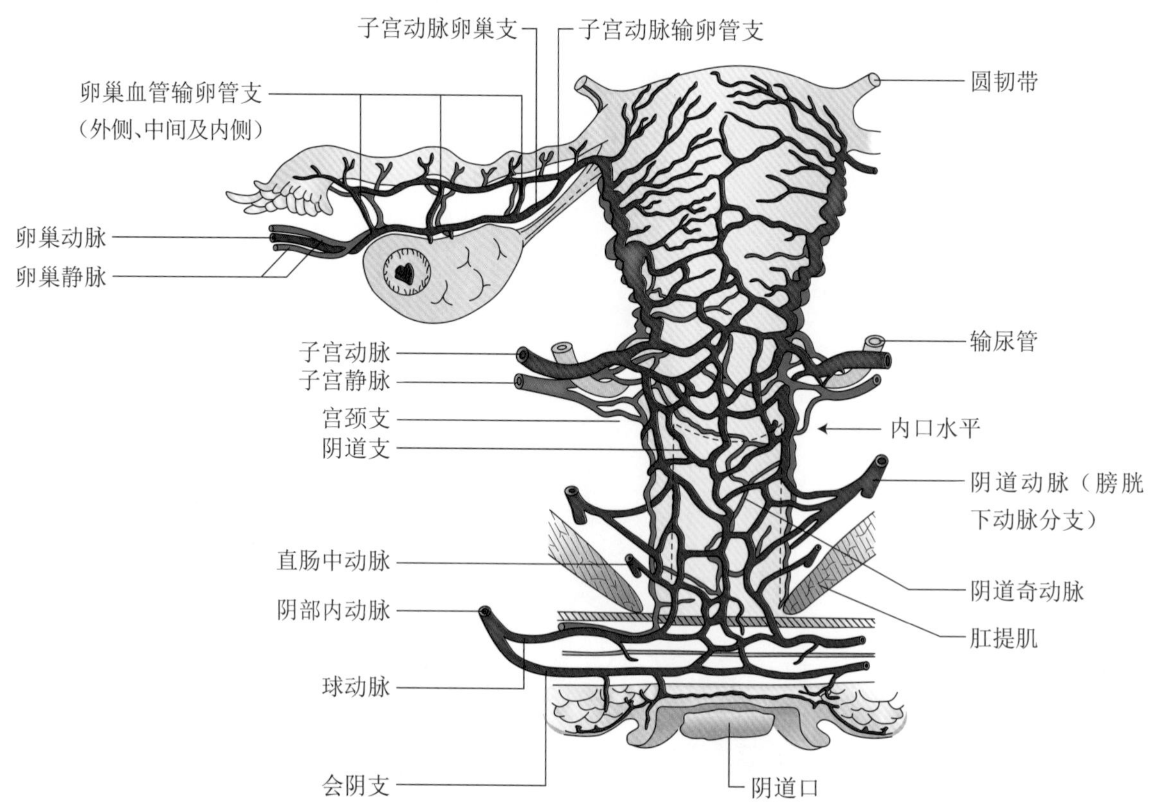

▲ 图 1-8　卵巢和子宫血管的走行、关系及吻合的后面观

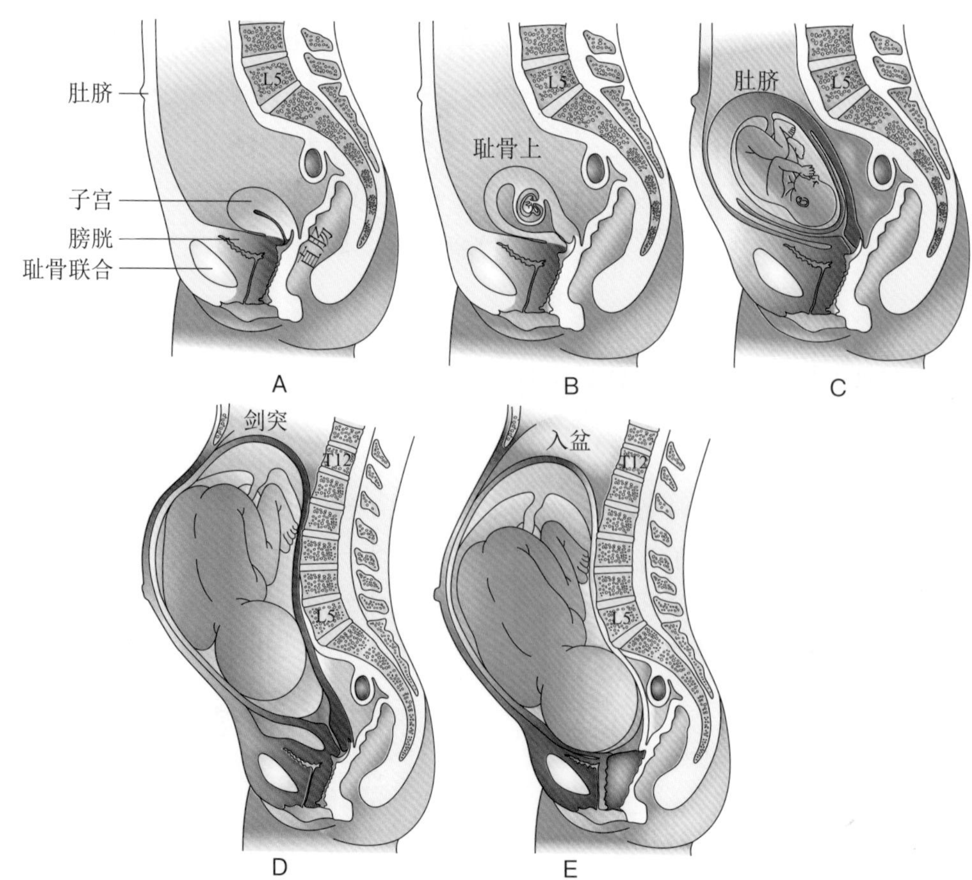

▲ 图 1-9　妊娠不同阶段子宫体与子宫底高度的关系

A. 非孕期；B. 孕早期；C. 孕中期；D. 孕晚期；E. 足月

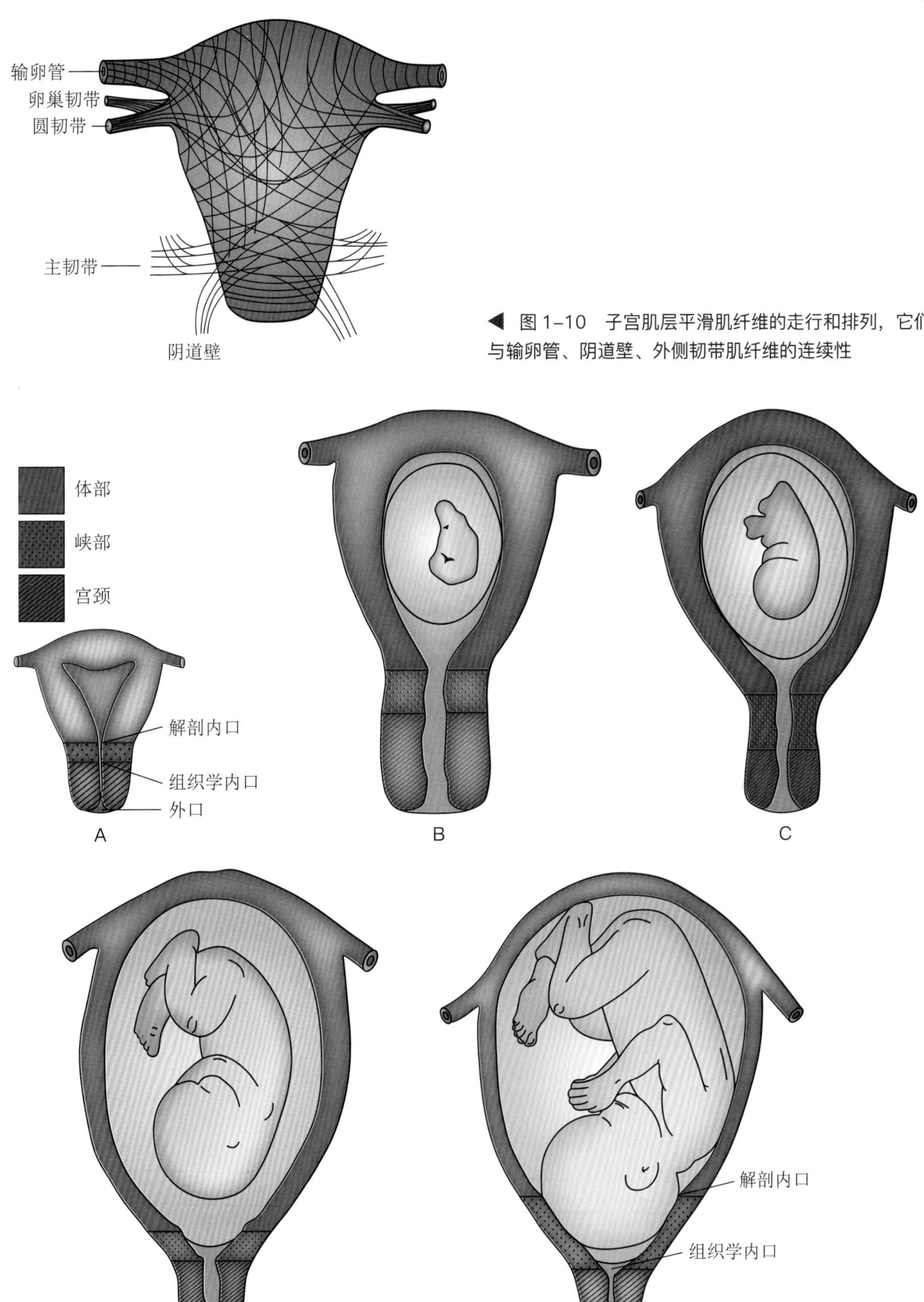

◀ 图 1-10　子宫肌层平滑肌纤维的走行和排列，它们与输卵管、阴道壁、外侧韧带肌纤维的连续性

▲ 图 1-11　妊娠不同阶段子宫壁三部分的位置和程度

A. 非妊娠时；B. 孕早期；C. 孕早期（晚期）；D. 孕中期；E. 孕晚期

前状态。宫颈主要由富含胶原的结缔组织构成，肌肉仅占大约 10%。

妊娠期和分娩时宫颈会发生巨大的变化。妊娠最早的两个体征就是宫颈变软、变紫，这是血供增加和水肿造成的。受孕后，宫颈腺体很快就向宫颈管分泌出非常黏稠的黏液，形成黏液栓，在妊娠期间堵住了宫颈管。在非妊娠状态下，腺体通常只占宫颈的一小部分。它们在妊娠期间增殖明显，足月时大约占到宫颈体积的一半，而肌肉成分的改变并不明显。分娩时由于胶原解体，宫颈扩张。功能不全的宫颈在孕中期或孕晚期之初就发生无痛性扩张，造成胎膜破裂及分娩，通常胎儿还不能存活。之前的宫颈外伤，比如经过宫颈扩张、刮宫和烧灼可能是主要病因。据报道，肌肉和胶原的比例发生改变，造成肌肉纤维含量更丰富。通过孕早期后、宫颈扩张前的缝线环扎，可以对薄弱的宫颈进行手术加固。

（五）妊娠期间子宫腔的变化

非妊娠状态的子宫腔是很小的，前后壁非常靠近（图 1-4）。从前面看，宫腔形状像一个倒三角，底部在上面，两侧分别与输卵管腔相通，三角的顶在下面，与峡部和宫颈的管腔相接续（图 1-5）。宫颈管的中部轻度扩张，通过宫颈外口开口于阴道。宫颈管向上与峡部狭窄的管腔连续，后者长 6 ～ 10mm（图 1-11）。峡部管腔最低点与宫颈管相连的地方称为组织学内口，此处的黏膜在显微镜下完全不同。它的上端在解剖学内口水平增宽成为子宫腔。妊娠状态下子宫腔随着肌层的肥大而增大。起初，子宫增大的速度比妊娠物生长的速度快。后来，在孕中期之初，子宫腔被快速增大的妊娠物完全占据。子宫腔的增大不对称，有时宫底部增大最明显，有时输卵管下方的体部增长明显。这可能很大程度上受到了植入部位的影响。

三、输卵管

子宫体的每一边都向外侧发出一条细长的、形似小号一样的输卵管，它越过卵巢的上极，然后向下到达卵巢内侧面的后面（图 1-4 ～图 1-6）。它的管腔从子宫腔的上角到卵巢，直径从内到外逐渐增加。如果将输卵管拉直，非妊娠状态下长约 10cm。输卵管可以分为四部分。穿过子宫壁内的部分管径最小（1mm 或更细）。从子宫向外延伸的部分是狭窄的峡部。继续向外是较宽、有时扭曲的部分，称为壶腹部。壶腹部在靠近卵巢的地方变为漏斗状的漏斗部。漏斗周围有手指样的伞端围绕着输卵管的腹部开口。一个或更多的伞与卵巢接触。输卵管壁由三层组成：最外层的浆膜，中间的平滑肌层（输卵管肌层），内层的黏膜（输卵管内膜）。输卵管内膜排列成纵向的皱襞，在伞端分为很多束。输卵管占据着阔韧带的上缘，妊娠子宫增大时两者都因张力而伸展。输卵管在妊娠期间充血，但很少会肥大。

四、卵巢

在每侧输卵管弯曲段的内侧，是较硬的、扁桃仁状的卵巢（图 1-4 ～图 1-6）。每个卵巢大约 4cm 长、2cm 宽、1cm 厚，呈粉灰色，表面不平。它的长轴几乎是垂直的，上端靠近输卵管、下端靠近子宫，一面朝中间，另一面朝向外侧。它的后缘是游离的，而前面通过一个短小、两侧的腹膜结构（卵巢系膜）附着于阔韧带，卵巢系膜内有血管和神经通向卵巢门。初产妇的卵巢通常位于盆腔的上方，在髂内和髂外血管的分叉水平侧盆壁的一个轻微凹陷里（卵巢窝）。然而，经产妇的卵巢可以在侧盆壁的任何位置，有时位于子宫直肠陷凹[26]。第一次怀孕时，卵巢可能移位，不再回到它最初的位置。初产妇的卵巢上极邻近髂外静脉，附着在上面的是含有血管的腹膜皱褶，卵巢悬韧带（骨盆漏斗韧带），内有卵巢血管和神经。卵巢下极位于输卵管的后方，通过卵巢韧带附着于子宫外侧角，该韧带主要由纤维组织构成，也含有一些平滑肌纤维。

在怀孕的第一个月，卵巢增大，黄体达到

它的最大直径，2 ～ 2.5cm。第二个月之后，卵巢开始变小，它的表面通常可见红斑，这是下面的基质产生的蜕膜反应。植入后的 2 ～ 3 周内黄体萎缩。黄体一直存在到妊娠中期，最后消失成为白体。

随着妊娠继续，附件向上移动。到孕晚期，附件可能位于脐部以上。

五、子宫的韧带

阔韧带是子宫、输卵管和卵巢的系膜。它由子宫前后表面的腹膜向外伸展到达侧盆壁形成（图 1-5 和图 1-6A）。在两层腹膜之间包裹着与子宫、输卵管和卵巢有关的重要结构。阔韧带后叶的反折形成了卵巢系膜。卵巢系膜上方的部分边界是游离的，含有输卵管，称为输卵管系膜。卵巢悬韧带及其包含的血管和神经继续进入阔韧带的外侧。卵巢韧带在阔韧带里，走向子宫的外侧缘。阔韧带的底部包裹着子宫的血管和神经，以及部分子宫（图 1-6B）。随着妊娠子宫的增大和升高，它对阔韧带及其内部结构形成了张力。

阔韧带里的结缔组织和平滑肌被称为宫旁组织。宫旁组织在中间靠近子宫的部位，以及上方靠近输卵管的部位是缺乏的，这两个部位韧带的两层十分接近。外侧和下方，韧带增厚，因为这两个部位的韧带两层组织是闭合的。在两侧和下方，韧带增厚，宫旁组织更加丰富。阔韧带底部的结缔组织和骨盆壁的结缔组织是连续的。它最致密的部分称为主韧带（横行宫颈或 Mackenrodt），其内侧与宫颈的阴道上段和上阴道壁相混合，外侧与外盆壁筋膜相混合（图 1-6C）。主韧带是子宫的主要支持结构，将膀胱旁间隙与直肠旁间隙分隔。与主韧带后面相连的是另一个筋膜样的致密组织，称为宫骶韧带。它从宫颈的阴道上段后方发出，环绕直肠，再与第 2 和第 3 骶骨的筋膜相连续。它表面被覆的腹膜形成宫骶皱襞，这是子宫直肠陷凹的外侧边界（图 1-6）。主韧带和宫骶韧带一直被认为是子宫的重要支撑，它们与其说是明确的解剖学韧带，不如说是血管周围鞘，或者说是骨盆内纤维组织的聚集[27]。宫骶皱襞不含有纤维组织。对初产妇来说，妊娠会增加盆腔器官脱垂的风险[28-29]。

子宫圆韧带附着于子宫外缘，位于卵巢韧带附着点的前方。它向外经过阔韧带到达骨盆壁。到达骨盆壁后它向下越过髂外血管，进入腹股沟深环，经过腹股沟管到达并固定于大阴唇。子宫圆韧带由平滑肌纤维和结缔组织组成，直径 3 ～ 5mm。随着妊娠子宫的增大，子宫圆韧带的长度和直径增加(图1-3、图1-4和图1-6A)。

六、子宫的血管、淋巴和神经

（一）动脉

了解供应子宫的血管的起源、走行及分支对于控制外科手术中的出血非常重要。子宫动脉是子宫主要的供血来源，卵巢动脉也通过与子宫动脉的大吻合支参与了血供（图 1-7 和图 1-8）。子宫动脉起源于髂内动脉前干支的方式各异[30]。约半数情况下，它独立起源于髂内动脉，但也经常起源于脐动脉[30]。还有一些起源于阴部内动脉、膀胱下动脉、阴道动脉，或与髂内动脉的其他两个分支共干，另外还有双重动脉的情况。从起源处开始，子宫动脉沿外侧盆壁向下、向前、向内走行，经过输尿管的前方和上方，在这处可能发出一个供应输尿管的分支。它在阔韧带的底部突然向内转弯，走向宫颈。周围的结缔组织将其与伴行静脉、输尿管及主韧带相连接（图 1-6B 和 C）。当子宫动脉接近宫颈时，它会发出几支弯曲的穿通血管供应宫颈，以满足宫颈快速扩张的需要。子宫动脉而后分为一支粗大、高度扭曲的上行支，以及 1 个或多个较小的下行支，后者供应上阴道壁和膀胱的邻近部分（图 1-8）。上行或主要的分支沿着子宫两侧上行，发出弓状分支供应子宫体。弓状动脉在浆膜下环绕着子宫，并间断发出辐射状的血管，在交织的肌肉纤维之间穿通进入子宫肌层。当分娩后肌肉纤维收缩时，它们的编织状排列压迫到辐射分支血管，作用如同绷带。弓状动脉在向中线走行的过程中逐渐变细。这种排列方式解释了为什么子宫中间部分的出血相比外侧少。

随着子宫动脉上行支接近输卵管，它在阔韧带的上部向外侧转弯，并分为输卵管和卵巢支（图 1-8）。输卵管支在输卵管系膜内靠近卵管的地方向外走行，并通过一系列的分支供应输卵管。卵巢支进入卵巢系膜，在此处与发自腹主动脉的卵巢动脉形成宽大的吻合血管。吻合血管供应卵巢并发出一系列的输卵管支，在输卵管系膜内与子宫动脉的输卵管分支相吻合。

子宫和卵巢动脉在妊娠期都明显变得粗大，后者通过与子宫动脉的卵巢分支在阔韧带内吻合，为子宫供血。子宫动脉上行支弯曲的排列方式使血管增长，从而适应了妊娠期子宫的增大。在进行阴道检查时，很容易感觉到宫颈外侧未螺旋的下行支，因为它们在妊娠期间变粗大了。广泛的同侧和对侧动脉吻合网遍布子宫[31]。植入部位及其周围的弓状动脉变得粗大，其分支程度也有所增加。

（二）静脉

子宫静脉丛向下引流，阴道静脉丛向上引流，在宫颈外侧围绕子宫动脉形成了静脉丛（图 1-7 和图 1-8）。在靠近外侧盆壁的位置，子宫静脉通常集合形成两个静脉干，引流进入髂内静脉。子宫静脉血的主要部分通过子宫静脉引流。其他部分通过卵巢或蔓状丛引流。在右侧，卵巢丛向上引流进入卵巢悬韧带，斜跨右侧输尿管，将静脉血排向下腔静脉。在左侧，卵巢丛引流进入左侧肾静脉，并且一般不跨过该侧的输尿管。妊娠期间双侧卵巢静脉都怒张，可能形成血栓。它们可能遭受外伤，偶尔也会自发破裂。卵巢血管蒂的直径在妊娠期间几乎增至了三倍[32, 33]。子宫周围的静脉（Santorini 丛），包括那些膀胱下、阔韧带内、宫颈周围和阴道上段的静脉，在妊娠期间都极度增粗。

在剖宫产手术中，必须在中线附近进行组织切割，以避免这些扩张静脉丛的过度出血。那些阔韧带内的静脉如同美杜莎（译者注：希腊神话中的蛇发女妖），直径可能达到 1cm 甚至更粗。卵巢和子宫静脉缺乏静脉瓣，子宫内持续的静脉压可能是通过它们的收缩和舒张保持的。妊娠期间大约有20%的时间子宫壁高度血管化，可能说明了子宫静脉的扩张[34, 35]。子宫前壁的高度血管化可能造成了介入性操作过程中的过度出血。侧支循环广泛存在，可以在髂内静脉、腰静脉、骶静脉、痔静脉及体循环分支之间形成。

（三）淋巴

女性生殖道壁内的淋巴管特别丰富[35]。子宫壁内淋巴丛引流子宫内膜和子宫肌层，进入浆膜下丛，并从浆膜下丛发出输出管。对于恒河猴的研究显示，妊娠期间子宫壁内丛明显增粗[36]。从下段子宫发出的淋巴管主要进入骶淋巴结和沿髂内、髂外及髂总血管分布的淋巴结。一些引流入主动脉周围的腰下淋巴结，少部分引流进入腹股沟前淋巴结。大多数上段子宫的淋巴管在阔韧带内走行，并在此与输卵管和卵巢的淋巴管相汇合。它们一起向上通过卵巢悬韧带，与卵巢血管伴行，引流入腹主动脉下段旁的淋巴结。

（四）神经

供应子宫和阴道的神经源自盆腔丛（Frankenhauser 神经节），由传入和交感纤维组成，极少含有副交感神经纤维。神经丛的子宫阴道部分在主韧带上部的子宫血管周围向内侧走向宫颈。大多数神经与子宫动脉的分支伴行，宫颈被认为比子宫体得到了更多的纤维。在妊娠期间，供应子宫的神经过度生长，并伴随着盆腔丛大小的增加。子宫的运动神经功能尚不清楚，并不是分娩时正常活动所必需的。相对于非妊娠子宫，儿茶酚胺对妊娠子宫有更大的抑制作用[37]，而去甲肾上腺素既能兴奋也能抑制子宫和输卵管的肌肉组织[38]。

供应子宫的神经节前交感神经纤维从主动脉丛发出，经过腹下丛，在骶岬下方进入盆腔丛，在此处与丛内的神经节形成突触。从子宫体发出的痛觉神经纤维也经过腹下丛和腰交感神经干，通过 T_{11} 和 T_{12} 神经进入脊髓。通过阻滞前三对腰交感神经节可以缓解子宫癌症的疼痛[38]。腹下神经切除可以使子宫底部活检时无疼痛感[39]。宫颈和阴道上段的感觉疼痛纤维通过盆腔神经和骶神经（S_2、S_3 和 S_4）进入脊髓。

七、输尿管的盆腔部分

通过阴道内磁共振成像可以清晰地显示盆腔输尿管的走行和关系。腹腔镜通常可以识别双侧输尿管，即便是在患者超重的情况下[14]。随着输尿管进入盆腔，它跨过髂总动脉或髂外动脉，向内向卵巢血管方向走行（图 1-7）。盆腔结肠系膜的底部位于左输尿管和中线之间。在盆腔中，两侧输尿管都向内走向髂内动脉、其分支和闭孔神经（图 1-6B 和图 1-7）。它以弯曲的方式走行于盆壁上部卵巢后方，恰好在腹膜下（图 1-6A）。如果子宫因牵引向前抬高，通常就能够在宫颈水平以下通过透明的腹膜和阔韧带后叶清楚地看到输尿管的走行，而不需要解剖[40]。另一种找到输尿管的方法是打开阔韧带及悬韧带外侧的阔韧带后叶，进入腹膜后间隙。这样就可以在阔韧带后叶的内侧找到输尿管（图 1-5 和图 1-6）。它黏附于腹膜的下面，在钳夹悬韧带时，如果对腹膜造成了牵拉，输尿管可能会进入血管钳的齿中。从宫颈阴道上段的前面解剖膀胱时，输尿管会向外侧及下方移位。当接近宫骶皱褶时，输尿管与腹膜之间变得疏松，它在子宫阔韧带的底部向着宫骶韧带和主韧带的结缔组织深层外侧走行。在此处它斜向内侧，位于子宫动脉的后方和下面（图 1-7 和图 1-8）。有 1 ～ 2.5cm 长的输尿管和子宫动脉是相互靠近的[41]，并被共同的结缔组织鞘包裹。在此处输尿管位于宫颈外侧 1.5 ～ 2cm，范围在 1 ～ 4cm[42]。输尿管的这一段在手术中最容易被损伤，常被意外结扎，结扎子宫血管时也可能损伤它[42]。辨别索条状的中间脐韧带（闭锁的腹下或脐动脉）并追溯它至外侧起点有助于定位远端输尿管[43, 44]。

输尿管离开阔韧带的底部后，它斜向内侧和下方，在阴道壁上段的前方进入输尿管隧道。然后它在膀胱子宫韧带的下段中走行。这一段很容易触及。在膀胱后壁，两侧输尿管大约相距 5cm。它们在膀胱内的狭缝状开口相距仅有 2.5cm，因为它们在空虚的膀胱厚壁中的走行方向向内向下，倾斜程度很大。输尿管斜行进入膀胱壁对于预防反流很重要。慢性膀胱膨胀可能发生反流，还不清楚反流是否造成输尿管积水，这在妊娠期常见。包裹下三分之一尿管和子宫血管的结缔组织鞘在妊娠期间变得肥厚。这与明显增粗的子宫血管一起，有利于尿液停滞和输尿管上段的扩张。当妊娠子宫完全出盆腔后（第四个月），可能会在真假骨盆界限处压迫输尿管，这同样会造成输尿管积水。该界限上方的输尿管扩张通常在右侧更加显著[45, 46]。右卵巢静脉在妊娠期间极度扩张，它斜行跨过右侧输尿管，可能造成了右侧输尿管的扩张[47]。增大的子宫产生的压力通常会造成输尿管腹部和盆腔段向外移位和延长。

输尿管盆腔部分的主要动脉血供来自髂总、髂外或髂内动脉靠近真假骨盆界限的地方，而不是从更高的水平下降[47-49]。由于这一分支从外侧到达输尿管，因此应当从内侧暴露盆腔输尿管。输尿管靠近膀胱的一端接收来自子宫动脉的一个分支和膀胱下动脉的血供。10% ～ 15% 的输尿管可能与它们的盆腔部分发生不恰当的吻合[50, 51]。在这种情况下，切断任何一支供应血管都可能会损伤输尿管。

支配输尿管盆腔部分的神经仅限于腹下神

经和盆腔丛的几个分支。尽管输尿管蠕动不依赖于神经，输尿管下段仍然接受交感神经和骶、副交感神经纤维。

八、膀胱和尿道

（一）膀胱

膀胱是一个空腔肌肉器官，内有黏膜，上方有腹膜覆盖（图 1-4 和图 1-6）。膀胱的形状和相邻关系根据其膨胀状态而不同。在排空状态下，膀胱呈锥体形，顶端向前并轻微向上，底部向后并轻度向下，并有一个上面和两个侧面。两个侧面与底部相交的地方是膀胱颈，它位于泌尿生殖膈的上层，并与尿道连续。顶端向上与中间脐韧带连续，后者在腹膜和腹横筋膜之间的腹膜外组织内与脐部相连。在膀胱子宫陷凹下面，膀胱的底部与子宫颈和阴道前壁相邻，它们之间由被称为膀胱阴道隔的结缔组织分离。该区域内有一个大的静脉丛（膀胱、阴部或 Santorini），引流膀胱后表面、宫颈和阴道上部。在进行低位宫颈剖宫产和全子宫切除术时，意识到这些静脉是很重要的。到妊娠末期，膀胱的底部被增大的子宫向上推出盆腔，到达下腹部。这一部分的压力会影响膀胱底部血液和淋巴的回流，造成该区域肿胀，并易受到损伤。在分娩过程中，阴道前壁面积增大，是膀胱阴道瘘可能出现的部位。

膀胱的上表面被腹膜覆盖，当膀胱空虚时，它是平坦或凹形的，与非妊娠子宫的子宫体相接触，后者直接靠在膀胱上方（图 1-4）。当膀胱充盈时，上表面凸起，与卷曲的肠管紧密相邻。随着妊娠子宫的增大，它从上方压迫膀胱的上表面。膀胱的两个侧面与耻骨联合和耻骨邻近，中间是疏松的结缔组织间隙，称为膀胱前或耻骨后间隙（Retzius 间隙），使得从耻骨分离膀胱变得容易。该间隙可能含有大量的脂肪，包裹着膀胱的各面，向上经过腹膜外组织到达脐部。腹膜外剖宫产就是通过这个间隙的上面部分实施的，而不用打开膀胱上面的腹膜[52]。在更外侧的地方，膀胱的外表面与肛提肌和闭孔内肌相邻（图 1-6C），闭锁的脐动脉在这些肌肉和膀胱之间经过，在前腹壁向前向上，成为中间脐韧带。

毗邻膀胱壁及其周围是一层疏松的脏层盆筋膜，使得膀胱有很大的膨胀空间。在膀胱和宫颈之间有时有增厚的壁层盆筋膜带（称为膀胱子宫韧带或耻骨宫颈韧带），斜向前走行，到达耻骨联合，称为耻骨膀胱韧带。膀胱由这层筋膜和下面的盆底支撑。

膀胱内覆盖着黏膜，疏松地附着于肌肉，在膀胱空虚时呈褶皱状。只有在膀胱底部平滑的三角区（称为三角形体，trigone）是光滑的。此处黏膜和肌肉层紧密地结合在一起。三角区的外角是输尿管的开口。输尿管开口之间的肌肉纤维将黏膜顶起，形成输尿管间嵴（interureteric ridge）。在妊娠第四个月之后，膀胱充血，三角区抬高，输尿管间嵴增厚。三角区进行性加深变宽，直至妊娠末期。

（二）尿道

女性尿道是 3 ～ 4cm 长的短小管道，从膀胱颈延伸至阴道前庭内的尿道外口（图 1-4）。上端开始于耻骨联合中间水平，周围是致密的筋膜和膀胱静脉丛。它向下向前延伸，略有弯曲，止于耻骨联合下缘后方。完整的耻骨尿道韧带和肌肉附着有助于尿道维持正常解剖位置及憋尿[53]。尿道的后方紧邻阴道前壁，两者的上半部分由致密的结缔组织和血管分开。尿道的下半部分实际上位于阴道前壁内。在上方，膀胱和阴道由膀胱阴道隔分开，该隔并不向下延伸。尿道穿过泌尿生殖膈，在这个水平被尿道括约肌包绕。它的黏膜排列成纵行的褶皱，有利于女性尿道扩张。

供应膀胱的动脉在起源、数量和分支模式上有差异。1 ～ 4 条膀胱上动脉通常起源于脐动脉的近端主干，供应顶端、上面和侧面。在大约 10% 的病例中，膀胱上动脉起源于子宫动脉。

它在腹膜外组织中与腹壁下动脉吻合，但膀胱壁内没有吻合支。通常，膀胱下动脉直接或间接起源于膀胱下动脉，供应膀胱的底部和颈部，以及尿道和阴道的上段（图 1-8）。膀胱颈周围的膀胱静脉丛引流了大部分膀胱壁，接受阴蒂深背静脉，并与阴道静脉丛相交通。它通过三条通道从外侧引流进入髂内静脉[54, 55]。来自膀胱的淋巴管从外侧引流进入髂内和髂外淋巴结。

支配膀胱的神经源于腹下神经丛的上方、骶神经交感神经干和盆腔内脏神经，所有这些神经在盆腔神经丛中汇合。膀胱神经丛是盆腔神经丛向前下方的延续，转向内侧，向膀胱走行。大量的胆碱能（副交感）神经供应膀胱颈和近端尿道[56]，该区域还有少量肾上腺素能（交感）神经，除了三角区以外，该处的肾上腺素能神经丰富[57]。膀胱外侧的结缔组织内有供应膀胱和尿道末端的动脉、静脉和神经，称为膀胱外侧（真）韧带。结缔组织向下、向外与肛提肌上面的筋膜相混合。有时它增厚形成膀胱子宫韧带，从外侧与膀胱子宫陷凹相连（图 1-6C）。肛提肌与盆腔器官之间没有肌肉连接[57]。两者之间总是散布着一层筋膜。

九、乙状结肠、直肠和肛管

（一）乙状结肠

乙状（盆）结肠是降结肠的延续，起于真假骨盆界线附近的左髂窝，在第 3 骶椎前变为直肠。乙状结肠的走行呈 S 形，在左侧腰大肌内侧缘经过，进入真骨盆，在骶骨前方通过中线，此后向后、向左、向下，在后盆壁处变为直肠。子宫、输卵管和卵巢在这段结肠的前方（图 1-4）。跨越左侧真假骨盆界限的结构都在乙状结肠的后方，包括左侧卵巢血管、左侧输尿管和左侧髂总血管（图 1-7）。在中线、骶岬和前三个骶椎位于乙状结肠后方。乙状结肠被腹膜完全覆盖，有时会利用乙状结肠覆盖手术部位，从而防止与小肠的粘连。

（二）直肠

在第 3 骶椎水平，乙状结肠失去肠系膜，成为直肠。直肠约 10cm 长，在真骨盆的后部沿骶尾骨弧度向下、向前延伸（图 1-4）。在尾骨下方，直肠立即后转成为肛管。直肠上三分之一的前面和侧面被腹膜覆盖。只有中间三分之一的前面被腹膜覆盖，并在直肠子宫陷凹的底部反折向上，到达阴道后穹窿和宫颈阴道上段。直肠的下三分之一没有腹膜覆盖，有时会扩张，形成壶腹。直肠后方是下段骶骨、尾骨和肛尾缝。直肠的外侧，从上到下分别是直肠旁窝内的乙状结肠、骶丛、梨状肌、尾骨肌和肛提肌。直肠上段与前方的宫颈和阴道后穹窿之间是弯曲的肠管，填充了直肠子宫陷凹。直肠下段前方是阴道后壁，两者之间被一层薄薄的筋膜分隔，即阴道直肠隔。尽管是否存在阴道直肠隔仍存在争议，它与直肠之间有明确的间隙，但是与阴道筋膜的关系更为密切[58, 59]。

（三）肛管

肛管是大肠的终末段，从直肠下弯曲开始，穿过肛提肌中耻尾肌之间的盆腔隔（图 1-4）。肛管长 3 ～ 4cm，向下和向后延伸，终止于肛门。肛提肌将其与坐骨直肠窝分离，肛管上段被非自主肛门内括约肌环绕，下段被自主肛门外括约肌环绕。肛门直肠静脉曲张或痔在妊娠期很常见，它们来自肛管表面深处的静脉丛。静脉丛的上段经过直肠上（痔）静脉引流进入肝门静脉系统。这个静脉系统内没有静脉瓣，因此特别容易受到增大的子宫压力的影响。

十、妊娠期肥胖

必须特别提到妊娠期肥胖。根据患者的体质量指数，小心选择进腹的手术切口。例如，一名有悬垂腹的病态肥胖患者的肚脐通常就在耻骨联合之上。因此，如果将肚脐作为剖宫产腹部横切口的标志点，切口可能会过低，以至于不能进入腹腔。因此，必须特别留意这些肥胖患者，因为常用的解剖标记可能因脂肪组织而扭曲。然而，肥胖患者剖宫产最佳的皮肤切口（纵向还是横向）尚未确定[60]。

致　谢

作者对本章中来自前一版本章作者 Raymond F. Gasser 的内容表示感谢。

（景　丹　译，马良坤　周希亚　校）

参考文献

[1] American College of Obstetricians and Gynecologists. Patient Safety in the Surgical Environment. Committee Opinion No. 464. Reaffirmed 2014. Obstet Gynecol 2010; 116: 786–90.

[2] Bedaiwy MA, Zhang A, Falcone H, Soto E. Surgical anatomy of supraumbilical port placement and implications for robotic and laparoscopic surgery. Fertil Steril 2015; 103: e33.

[3] Kluteke CG, Siegel CL. Functional female pelvic anatomy. Urol Clin North Am 1995; 22: 487–98.

[4] Strohbehn K. Normal pelvic floor anatomy. Obstet Gynecol Clin North Am 1998; 25: 683–705.

[5] Johnson MM. A study in surface anatomy with special reference to the position of the umbilicus. Anat Rec 1911; 5: 461–71.

[6] Cox HT. The cleavage lines of the skin. Br J Surg 1941; 29: 234–40.

[7] Tobin CE, Benjamin JA. Anatomic and clinical reevaluation of Camper's, Scarpa's and Colles' fascia. Surg Gynecol Obstet 1949; 88: 545–59.

[8] Forster DS. A note on Scarpa's fascia. J Anat 1937; 72: 130–1.

[9] Howell AB. Anatomy of the inguinal region. Surgery 1939; 6: 653–62.

[10] Rizk NN. A new description of the anterior abdominal wall in man and mammals. J Anat 1980; 131: 373–85.

[11] Chouke KS. The constitution of the sheath of the rectus abdominis muscle. Anat Rec 1935; 61: 341–9.

[12] Beaton LE, Anson BJ. The pyramidalis muscle: Its occurrence and size in American whites and negroes. Am J Phys Anthropol 1939; 25: 261–9.

[13] Milloy FJ, Anson BJ, McAfee DK. The rectus abdominis muscle and the epigastric arteries. Surg Gynecol Obstet 1960; 110: 293–302.

[14] Nezhat CH, Nezhat F, Brill AI, Nezhat C. Normal variations of abdominal and pelvic anatomy evaluated at laparoscopy. Obstet Gynecol 1999; 94: 238–42.

[15] Begg RC. The urachus: Its anatomy, histology and development. J Anat 1930; 64: 170–83.

[16] Pfannenstiel J. Über die Vorteile des suprasymphysaren Fascien—Querschnitts für die gynakologischen Koliotomien, zugleich ein Beitrag zu der Indikations-stellung der Operationswege. Samml Klin Vortr (Neue Folge) Gynaekol 1900; 97: 1735–56.

[17] Cherney LS. A modified transverse incision for low abdominal operations. Surg Gynecol Obstet 1941; 72: 92–5.

[18] Gillespie EC. Principles of uterine growth in pregnancy. Am J Obstet Gynecol 1950; 59: 949–59.

[19] Schwalm H, Dubrauszky V. The structure of the musculature of the human uterus—Muscles and connected tissue. Am J Obstet Gynecol 1966; 94: 391–404.

[20] Kipfer K. Das Muskelsystem des menschlichen Eileiters. Schweiz Med Wochenschr 1948; 78: 65–7.

[21] Toth A. Studies on the muscular structure of the human uterus. Obstet Gynecol 1977; 49: 190–6.

[22] Schwarz OH, Hawker WD. Hyperplasia and hypertrophy of the uterine vessels during various stages of pregnancy. Am J Obstet Gynecol 1950; 60: 967–76.

[23] Danforth DN. The fibrous nature of the human cervix and its relation to the isthmic segment in gravid and nongravid uteri. Am J Obstet Gynecol 1947; 53: 541–60.

[24] Danforth DN, Ivy AC. The lower uterine segment: Its derivation and physiologic behavior. Am J Obstet Gynecol 1949; 57: 831–41.

[25] Danforth DN, Chapman JCF. The incorporation of the isthmus uteri. Am J Obstet Gynecol 1950; 59: 979–88.

[26] Waldeyer W. Topographical sketch of the lateral wall of the pelvic cavity, with special reference to the ovarian groove. J Anat Physiol 1897; 32: 1–10.

[27] Tamakawa M, Murakami G, Takashima K, et al. Fascial structures and autonomic nerves in the female pelvis: A study using microscopic slices and their corresponding histology. Anat Sci Int 2003; 78: 228–42.

[28] O' Boyle AL, Woodman PJ, O' Boyle JD, et al. Pelvic organ support in nulliparous pregnant and nonpregnant women: A case control study. Am J Obstet Gynecol 2002; 187: 99–102.

[29] Ramanah R, Berger MD, Parrotte DM, Delaney J. Anatomy and histology of apical support concerning the cardinal and uterosacral ligaments. Int Urogynecol J 2012; 23; 1482.

[30] Moore KL, Dalley AF, Agur AM. Clinically Oriented Anatomy (7th edition), Philadelphia, PA: Lippincott, Williams and Wilkins, 2013.

[31] Roberts WH, Krishingner GL. Comparative study of human internal iliac artery based on Adachi classification. Anat Rec 1967; 158: 191–6.

[32] Itskovitz J, Lindenbaum ES, Brandes JM. Arterial anastomosis in the pregnant human uterus. Obstet Gynecol 1980; 55: 67–71.

[33] Hodgkinson CP. Physiology of the ovarian veins during pregnancy. Obstet Gynecol 1953; 1: 26–37.

[34] Hadlock FP, Deter RL, Carpenter R, et al. Hypervascularity of the uterine wall during pregnancy: Incidence, sonographic appearance and obstetrical implications. J Clin Ultrasound 1980; 8: 399–403.

[35] Baggish M. Introduction to pelvic anatomy In: Baggish MM, Karrman M (eds), Atlas of Pelvic Anatomy and Gynecologic Surgery (3rd edition). Philadelphia, PA: Elsevier Saunders, 2011.

[36] Wislocki GB, Dempsey EW. Remarks on the lymphatics of the reproductive tract of the female rhesus monkey (Macaca mulatta). Anat Rec 1939; 75: 341–63.
[37] Nakanishi H, McLean J, Wood C, et al. The role of sympathetic nerves in control of the nonpregnant and pregnant human uterus. J Reprod Med 1969; 2: 20–33.
[38] Nakanishi H, Wansbrough H, Wood C. Postganglionic sympathetic nerve innervating human fallopian tube. Am J Physiol 1967; 213: 613–19.
[39] Pereira A de S. A basis for sympathectomy for cancer of the cervix uteri. Arch Surg 1946; 52: 260–85.
[40] Meigs JV. Excision of the superior hypogastric plexus (presacral nerve) for primary dysmenorrhea. Surg Gynecol Obstet 1939; 68: 723–32.
[41] Skinner D. The pelvic ureter. J R Soc Med 1978; 71: 541.
[42] Brundenell M. The pelvic ureter. J R Soc Med 1977; 70: 188–90.
[43] Hollinshead WH. Anatomy for Surgeons. The Thorax, Abdomen, Pelvis (3rd edition), Vol. 2. New York, NY: Harper Collins, 1982.
[44] Burch JC, Lavely HT. Avoidance of ureteral injury by routine palpation during total hysterectomy. Am J Surg 1950; 79: 819.
[45] Niceley EP. Injuries of the ureters following pelvic surgery. J Urol 1950; 64: 283–9.
[46] Rubi RA, Sala NL. Ureteral function in pregnant women. III. Effect of different positions and of fetal delivery upon ureteral tonus. Am J Obstet Gynecol 1968; 101: 230–7.
[47] Schulman A, Herlinger H. Urinary tract dilatation in pregnancy. Br J Radiol 1975; 48: 638–45.
[48] Bellina JH, Dougherty CM, Mickal A. Pyeloureteral dilation and pregnancy. Am J Obstet Gynecol 1970; 108: 356–63.
[49] Meigs N. The Wertheim operation for carcinoma of the cervix. Am J Obstet Gynecol 1945; 49: 542–53.
[50] Michaels JP. Study of ureteral blood supply and its bearing on necrosis of the ureter following the Wertheim operation. Surg Gynecol Obstet 1948; 86: 36–44.
[51] Daniel O, Shackman R. The blood supply of the human ureter in relation to ureterocolic anastomosis. Br J Urol 1952; 24: 334–43.
[52] Ricci JV. Simplification of the Physick–Frank–Sellheim principle of extraperitoneal cesarean section. Am J Surg 1940; 47: 33–40.
[53] Cruikshank SH, Kovac SR. The functional anatomy of the urethra: Role of the pubourethral ligaments. Am J Obstet Gynecol 1997; 176: 1200–3.
[54] Shehata R. The arterial supply of the urinary bladder. Acta Anat 1976; 96: 128–34.
[55] Shehata R. Venous drainage of the urinary bladder. Acta Anat 1979; 105: 61–4.
[56] Gosling JA, Dixon JS, Lendon RG. The autonomic innervation of the human male and female bladder neck and proximal urethra. J Urol 1977; 118: 302–5.
[57] Ek A, Alm P, Andersson KE, Persson CG. Adrenergic and cholinergic nerves of the human urethra and urinary bladder. A histochemical study. Acta Physiol Scand 1977; 99: 345–52.
[58] Frohlich B, Hotzinger H, Fritsch H. Tomographical anatomy of the pelvis, pelvic floor, and related structures. Clin Anat 1997; 10: 223–30.
[59] Milley PS, Nichols DH. A correlative investigation of the human rectovaginal septum. Anat Rec 1969; 163: 443–51.
[60] American College of Obstetricians and Gynecologists. Obesity in pregnancy. Practice Bulletin 156. Obstet Gynecol 2015; 126: e112–26.

第 2 章　会阴、外阴、阴道的局部解剖

Topographic anatomy of the perineum, vulva, vagina, and surrounding structures

Karen Houck

本章概要

一、外阴

外生殖器官区域被称为外阴（阴部），位于耻骨的前下方（图 2-1）。这个名词用于阴阜、大阴唇以及位于阴唇之间的结构（即小阴唇、阴道前庭、阴蒂、前庭球和前庭大腺）。

（一）阴阜

阴阜是圆形的中线部位的隆起，位于耻骨前下方。它主要由脂肪垫组成。青春期后，阴阜表面的皮肤被较粗的毛发覆盖。阴道悬韧带附着于阴阜的皮下组织。

（二）大阴唇

大阴唇是两个大的皮肤皱褶，从阴阜向下、向后方。在这两个伸长的褶皱之间包围是中间阴部裂，大部分被皮下脂肪填充。青春期后，它们的外表面由色素沉着的皮肤覆盖，内含汗腺和皮脂腺，并被较粗的毛发覆盖。它们的内表面是光滑的，没有毛发。在前方，两侧大阴唇在前阴唇连接的中线位置相遇。在后方，它们并不是联合的，而是会阴中心腱向前突出进入阴部裂，表现为后阴唇联合。每侧大阴唇都含有子宫圆韧带的终点。

临床相关性：由于圆韧带终止于大阴唇，腹股沟疝偶尔会表现为大阴唇肿物。在妊娠期间，圆韧带的静脉曲张容易被误认为是腹股沟疝。多普勒超声有助于诊断[1]。

（三）小阴唇

小阴唇位于大阴唇之间，阴道开口的两侧，

是肉质的、较小的唇样结构。小阴唇没有毛发，彼此接触。正常小阴唇的大小和形状差异很大。在后方，小阴唇可能由一小片皮肤皱褶联合在一起，称为小阴唇系带。在前面，每侧的阴唇

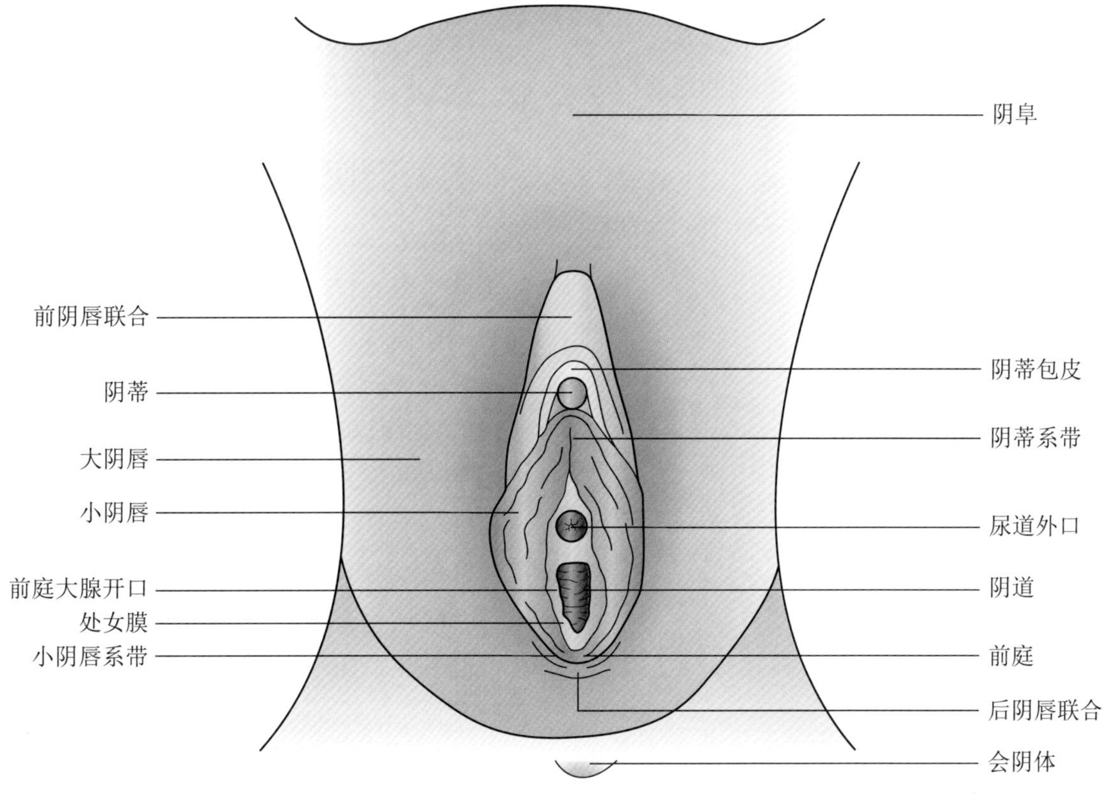

▲ 图 2-1　外阴

可以看到阴阜、大阴唇、小阴唇、前庭、阴蒂头和前庭大腺的开口

分为了外侧和内侧部分。侧面部分彼此联合，形成阴蒂包皮。内侧部分在阴蒂下方联合，形成阴蒂系带。

临床相关性：在美国，越来越多地看到女性外阴损毁造成的小阴唇和（或）大阴唇部分或完全切除。据最近的报道估计，美国有多达 507 000 名女性已经切除或有生殖器切割的风险[2]。通过切除并对合小阴唇和（或）大阴唇的锁阴术（infibulation），或阴道口缩窄，增加了梗阻性难产、产后出血和剖宫产的风险。产前的分离手术可能在这些患者的保健中有一定作用[3]。

（四）阴道前庭

阴道前庭是小阴唇之间的间隙。它包含尿道口、阴道口和前庭大腺管的开口。尿道外口位于阴蒂头后方约 2cm 或更远处，恰在阴道口的前方。通常它是一个位于中线的裂缝，边缘轻微外翻。阴道口比尿道口大得多，同样是位于中线的裂缝。其外观和大小取决于处女膜的状态，后者是一层很薄的黏膜皱褶，部分或完全闭塞阴道口。它的形状和长度差异很大。

（五）阴蒂

阴蒂位于小阴唇前端之间。部分小阴唇位于阴蒂前方，称为阴蒂包皮，部分小阴唇位于其后方，形成系带。阴蒂主要由能勃起的组织组成，充血时能够像阴茎一样增大。它由两块海绵体组成，形成阴蒂体，大约 2.5cm 长。海绵体由纤维外壳包裹，通过不完全的隔膜彼此分离。阴蒂体在后方分成两支，分别附着于相应的耻骨降支上。阴蒂头是阴蒂体游离末端的小突起。它也是由能够

勃起的组织构成，如同阴茎龟头，被覆着敏感的上皮。阴蒂的悬韧带将阴蒂连接到耻骨联合的前部。

（六）前庭球

前庭球是两个伸长的、可勃起的包块，分别位于阴道口的两侧、球海绵体肌的下方。它们的前面窄，彼此联合形成一条窄窄的带子，连接着阴蒂头的底面。它们的后面宽，与前庭大腺相接触。

（七）前庭大腺

前庭大腺，通常称为巴氏腺（Bartholin gland），是小的卵圆体，位于阴道前庭的两侧，阴道口的外后方，即4点和8点方向。每侧的腺管开口于小阴唇与处女膜固定边缘之间的沟内。在性交期间，前庭大腺受压并分泌黏液，润滑阴道。很多更小的、次要的前庭腺体位于前庭两侧，开口在尿道口和阴道口之间。

临床相关性：腺体囊肿和脓肿并不罕见。40岁以下的妇女，囊肿可以期待处理。已有报道孕妇的巴氏腺脓肿可以上行感染。典型的感染是多种微生物引起的，大肠埃希菌是最常被分离出的病原体[4]。由于它在前庭的位置，巴氏脓肿通常表现为外阴肿物。当切开巴氏脓肿时，切口应当选择在处女膜或邻近处。

二、会阴

会阴是一个钻石形的区域，是躯干最靠下的部分（图2-2）。它的前面是耻骨联合，延伸到后方的骶骨及尾骨尖，两侧是坐骨结节。它的上界是盆腔隔，包含着肛提肌和尾骨肌。它所指的是肛门和阴道口周围及两者之间的区域。会阴分为两部分，泌尿生殖区和肛门区。泌尿生殖区位于两侧坐骨结节假想连线中点的前方。肛门区在该连线的后方。

会阴体或会阴中心腱是纤维肌肉组织，位于肛管和下段阴道之间的中间平面。它包含平滑肌和骨骼肌纤维，并与弹力和胶原组织结合。会阴浅横肌和深横肌、球海绵体肌、肛提肌和肛门括约肌附着于此，肛门括约肌包括内括约

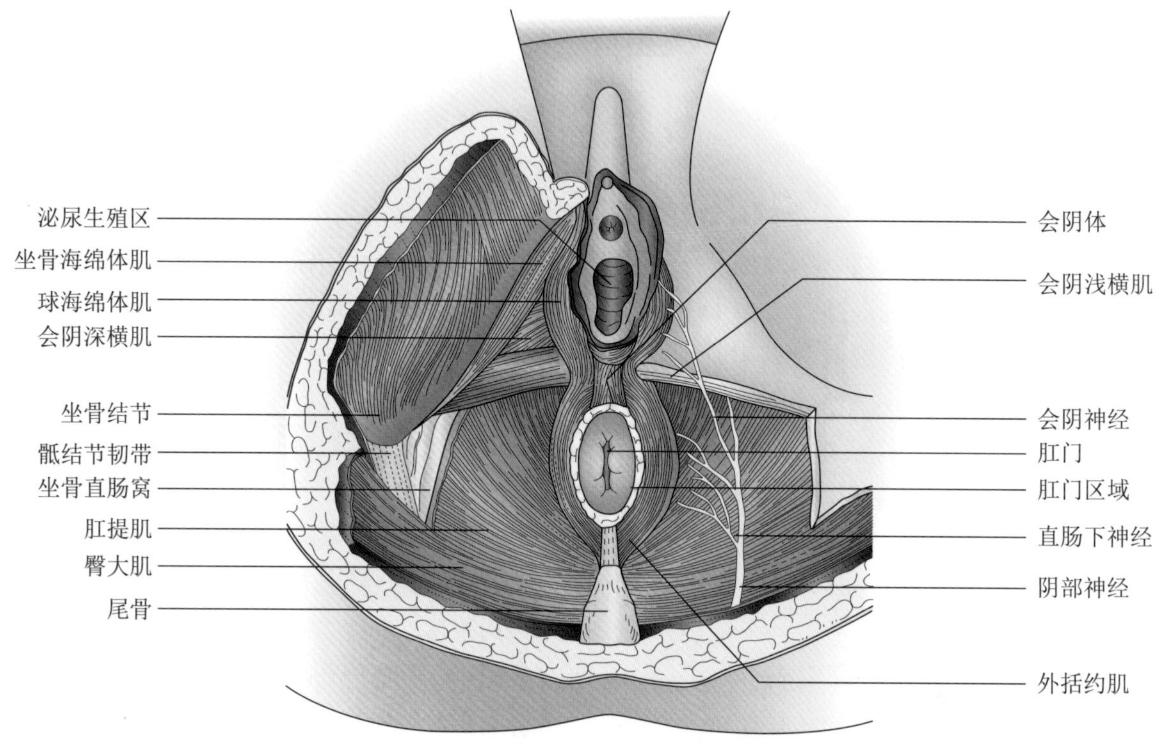

▲ 图2-2　女性会阴

显示泌尿生殖和肛门区域

肌和外括约肌，后者是一个主要由横纹肌构成的厚厚的环。内括约肌在外括约肌的深部，大约位于外括约肌上方 1cm 处，沿肛管走行。会阴浅筋膜、会阴深筋膜和泌尿生殖膈上、下筋膜与之相混合。

临床相关性：中线的撕裂或会阴切开可能累及肛门括约肌和直肠。掌握这个区域的解剖对于安全、成功地修复这些缺陷是非常必要的。如果肛门内括约肌和外括约肌受累，应特别注意修复，因为它们在控制排便方面发挥着重要作用。

（一）泌尿生殖区

泌尿生殖区包含外生殖器官及相关的肌肉和腺体。该区域分为会阴浅层和会阴深层。

1. 会阴浅层　浅层位于泌尿生殖膈下层筋膜的表面，包括两侧的球海绵体肌及其下方的前庭球、坐骨海绵体及其下方的阴蒂脚、会阴浅横肌和前庭大腺。浅层的所有肌肉均由阴部神经的会阴分支支配。

（1）球海绵体肌：起自会阴中心腱，向前环绕阴道下段，覆盖前庭球。它部分止于耻骨弓的一侧，部分止于阴蒂的背部和体部。两侧的肌肉约束着阴道。

临床相关性：2 度阴道裂伤和会阴中侧切时，这块肌肉常被撕裂。在修复时，应当注意重新对合之。

（2）坐骨海绵体肌：起自坐骨支的内表面，止于阴蒂脚的下部和内侧。它通过压迫阴蒂脚、减缓阴蒂血流流出来帮助阴蒂持续勃起。

（3）会阴浅横肌：起自坐骨支内表面的下半部分，邻近坐骨结节，终止于会阴中心腱。它发育不良，作用很少。

2. 会阴深层　深层被包裹在泌尿生殖膈的上下两层筋膜之间。下层筋膜也称为会阴膜。会阴深层含有会阴深横肌和尿道括约肌，尿道和阴道从中穿过（图 2-2）。这些肌肉均由阴部神经的会阴分支支配。它们的排列差异很大，但通常发育不良。

（1）会阴深横肌：起自坐骨支的内表面。它前面的纤维止于阴道侧壁，后面的纤维止于会阴中心腱。它有助于固定中心腱。

（2）尿道括约肌：起自耻骨降支的内表面，大多数肌纤维止于阴道侧壁，少数经过尿道前方，并在尿道和阴道之间通过。由于尿道和阴道在下面融合，尿道括约肌纤维不完全包绕尿道。

泌尿生殖膈的上层筋膜不明显，但是下层筋膜致密而强韧。会阴深层含有阴部内血管、阴蒂背神经，以及供应位于那里的此处两块肌肉的会阴神经的分支。

（二）肛门区

肛门区内有肛门、肛门外括约肌和坐骨直肠窝（图 2-1）。肛管穿过盆腔隔，开口于会阴表面，成为肛门。肛门周围的皮肤着色较深，并含有汗腺和皮脂腺。

肛门外括约肌包绕着盆腔隔下方、肛门三角内的肛管。肌肉在肛管的两侧形成了较宽的肌肉带，分为三部分：皮下、浅层和深层。肛门外括约肌受自主神经控制，主要由直肠下神经支配。肌肉前面的部分由阴部神经的会阴分支支配。另一支神经是第 4 骶神经的会阴分支。靠近肛门外括约肌的后面部分可以找到尾神经，外括约肌在这附近附着于尾骨。它是尾骨表面皮肤的感觉神经。

坐骨直肠窝是一个楔形空间，位于肛门区皮肤和肛提肌之间。它被脂肪填充，使得排便过程中直肠和肛门能够膨胀。坐骨直肠窝并不仅限于肛门区，可以向前和向后延伸。在前面，当坐骨直肠窝到达泌尿生殖膈的后缘时，它在该隔的上方向前延伸，但位于肛提肌的下方。当泌尿生殖膈和肛提肌的表面在耻骨联合附近相遇时，坐骨直肠窝被封闭。在后面，坐骨直肠窝在臀大肌上方延伸，至骶结节韧带。在侧面，它的界限是坐骨和覆盖闭孔内肌下面部分的筋膜。向内侧，坐骨直肠窝延伸到肛提肌和肛门外括约肌，它们将这个窝与直肠、肛管分开。

除了坐骨直肠脂肪垫之外，坐骨直肠窝内还包含了阴部内血管的分支和阴部神经，它们位于穿过闭孔筋膜的一个管道的侧壁内，该管道称为阴部管。在后面，这些血管和神经发出直肠下（痔）血管和神经，穿过坐骨直肠窝，供应肛门外括约肌和肛门周围的皮肤、筋膜。其他的皮肤分支，例如第 2、3 骶神经的穿通支，以及第 4 骶神经的会阴分支，也通过了坐骨直肠窝。

（三）会阴的神经和血管

阴部神经是会阴的主要神经，分为三个末梢分支。神经所含的纤维来自 S_2、S_3、S_4 脊髓节段，通过坐骨大孔离开骨盆腔。阴部神经从坐骨棘的后方通过，经坐骨小孔进入坐骨直肠窝。阴部神经在坐骨棘附近分为三支：①直肠下神经，通过坐骨直肠窝，支配肛门外括约肌、肛门周围的皮肤，以及齿状线之下的肛管；②会阴神经，进入泌尿生殖区，分为浅支和深支（会阴浅支发出后阴唇支，到达大阴唇和阴道下段，而会阴深支则支配肛提肌和肛门外括约肌、会阴浅层和深层的肌肉，以及前庭球）；③阴蒂背神经，在泌尿生殖膈内向前，然后穿过阴蒂背的下层。

阴部内动脉是会阴的主要动脉，它发出许多分支。阴部内动脉起源于髂内动脉，通过坐骨大孔离开盆腔。它从坐骨棘的后方通过，经坐骨小孔进入坐骨直肠窝侧壁的阴部管。它的直肠下分支穿过坐骨直肠窝到达肛管周围的肌肉和皮肤。会阴支进入会阴浅层，供应那里的结构，并延续成为后阴唇支，供应大、小阴唇。阴部内动脉进入会阴深层，向前庭球、尿道和前庭大腺发出分支。它在耻骨联合附近终止，分支为阴蒂深动脉和阴蒂背动脉。

静脉基本与动脉伴行，并流入髂内静脉。阴蒂的深背静脉例外，它通过会阴膜的一个间隙完全或主要进入骨盆，汇入膀胱静脉丛。

会阴的淋巴管主要走向腹股沟浅淋巴结，但也有一些淋巴管走向腹股沟深淋巴结。少数来自阴蒂的淋巴管伴随深背静脉，与来自膀胱和尿道上段的淋巴管汇合，引流到髂内淋巴结。

临床相关性：由于大部分会阴和会阴体是由阴部神经支配的，所以在坐骨棘水平进行阴部神经阻滞可以为大多数产科撕裂伤的修复和会阴切开缝合提供满意的麻醉。随着硬膜外麻醉应用增多，阴部神经阻滞的应用已经减少，但它在某些情况下仍然有价值。

三、阴道

阴道是女性的性交器官，从子宫延伸到前庭。阴道壁能够扩张，是产道的下端。阴道上段位于盆腔内，下段位于会阴。阴道和子宫的纵轴几乎呈直角。阴道在与骨盆入口相平行的平面上向前下方延伸。这个平面与水平面约成 60°。阴道与子宫的角度大约为 90°。

在宫颈口的下方，阴道的前后壁彼此接触。前壁长约 7cm，后壁长 2.5 ～ 3cm。侧壁上方附着于主韧带，其下方附着于盆腔隔。阴道腔围绕着宫颈形成了凹陷，称为穹窿。由于宫颈后面的部分比前面更多地在阴道内，因此后穹窿比前穹窿更深。宫颈侧面的阴道凹陷称为侧穹窿。

阴道开口于前庭，部分被处女膜所覆盖。处女膜破裂后，仍有小部分附着于边缘，称为处女膜缘。

与周围结构的关系

1. 前面 阴道上段与膀胱底部、输尿管末端部分和尿道相邻，尿道的下半部实际上埋在阴道壁内。阴道通过耻骨膀胱韧带与耻骨相连。

2. 后面 阴道的上三分之一靠近直肠子宫陷凹（道格拉斯窝）；在这以下，它与直肠的壶腹部相邻。阴道下段靠近会阴中心腱，后者将其与肛管分开。

3. 侧面 输尿管和子宫血管紧邻这部分阴道。在更靠下的位置，阴道靠近肛提肌的耻尾部、前庭大腺、前庭球及球海绵体肌。在阴道口上方 3cm 处，肛提肌通过缩小阴道管腔而发挥阴道括约肌的作用。

阴道最靠上的部分由子宫动脉的一个分支供应。最靠下的部分血供来自阴部内动脉。阴道中间部分可能由髂内、膀胱下和直肠中动脉的阴道分支供应。血管在阴道壁上和阴道壁内吻合，在前、后形成纵向的管道，称为奇动脉。所有到阴道的动脉都直接或间接起源于髂内动脉。

来自阴道的静脉引流入阴道静脉丛，然后向上到子宫静脉丛，再进入髂内静脉。阴道上段的淋巴管与子宫动脉伴行，流入髂内和髂外淋巴结。来自阴道中间部分的淋巴管与阴道动脉伴行，并汇入髂内淋巴结。与处女膜相邻的阴道下段的淋巴汇入腹股沟浅淋巴结。

阴道上段的神经源自下腹神经丛的子宫阴道部分。副交感、交感和传入纤维通过这个神经丛支配宫颈和阴道上段。阴道最靠下的部分接受阴部神经的支配，它的来源与支配骨盆中脏器的同样是骶神经（S_2、S_3 和 S_4）。

如果希望更多了解女性生殖器官的解剖关系，请看 Clemente [5]，Hollinshead [6]，Leeson 和 Leeson [7]，Moore [8] 及 Snell [9] 的著作。

致 谢

感谢本章节之前版本的作者 Shamshad H. Gilani。

（景 丹 译，马良坤 周希亚 校）

参考文献

[1] Lechner M, Fortelny R, Ofner D, Mayer F. Suspected inguinal hernias in pregnancy—Handle with care! Hernia 2014; 18(3): 375–9.

[2] Mather M, Feldman-Jacobs C. Women and Girls at Risk of Female Genital Mutilation/Cutting in the United States. http://www.prb.org/Publications /Articles/2015/us-fgmc.aspx, 2016. Accessed September 19, 2016.

[3] American College of Obstetrics and Gynecology. Guidelines for Women's Health Care (3rd edition), p. 243. Washington, DC: ACOG, 2007.

[4] Kessous R, Archa-Tamir B, Sheizaf B, et al. Clinical and microbiological characteristics of Bartholin gland absesses. Obstet Gynecol 2013; 122(4): 794–9.

[5] Clemente CD. Gray's Anatomy (30th edition). Philadelphia, PA: Lea & Febiger, 1985

[6] Hollinshead WH. Textbook of Anatomy (5th edition). Baltimore, MD: Lippincott Williams & Wilkins, 1997.

[7] Leeson CT, Leeson TS. Human Structure (2nd edition). New York, NY: Elsevier, 1989.

[8] Moore KL. Clinically Oriented Anatomy (4th edition). Baltimore, MD: Lippincott Williams & Wilkins, 1999.

[9] Snell RS. Clinical Anatomy (7th edition). Baltimore, MD: Lippincott Williams & Wilkins, 2003.

第 3 章　临床骨盆测量

Clinical pelvimetry

Elaine K. Diegmann　Rhonda Nichols

本章概要

产力、胎儿和产道，是控制分娩过程的三大要素。骨盆的尺寸保持不变。了解骨盆的作用，记住基本骨盆类型、径线大小和分娩预后具有极为重要的意义，因为医务人员要决定分娩方式，这对母亲和婴儿的结局至关重要。因此，本章将重点关注骨性盆腔结构，这是对出生结局最佳的预测因素。了解骨盆是否足够大是决定试产和计划阴道分娩的基本要素。

一、骨盆解剖

骨盆由两块髋骨（每块髋骨又进一步分为髂骨、坐骨和耻骨）、骶骨和尾骨组成（图 3-1）。

每块髋骨都有几个点具有产科意义。髂骨有骶骨坐骨大切迹，位于髂前下棘和坐骨棘之间。坐骨有坐骨棘，是骨盆最小直径的标志；坐骨结节，位于坐骨的最下缘；坐骨棘与坐骨结节之间是骶骨坐骨小切迹。正常骨盆的坐骨侧壁轻微内聚。

耻骨连接着两块髋骨，形成前面的耻骨联合，其下缘是耻骨弓的顶端。耻骨降支形成了耻骨弓的侧壁，耻骨弓具有重要的解剖意义，它的角度是能否成功阴道分娩的一个重要预测因素。

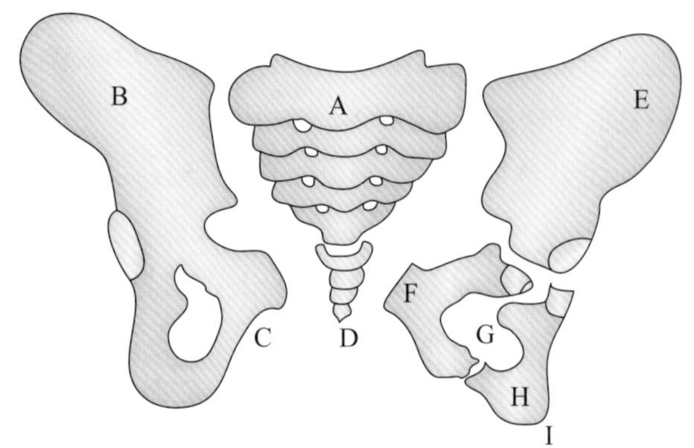

▲ 图 3-1　盆骨

A. 骶骨；B. 髋骨；C. 降支；D. 尾骨；E. 髂骨；F. 耻骨；G. 坐骨棘；H. 坐骨；I. 坐骨结节

骶骨组成了骨盆后方的界限。它有 5 块融合的椎骨，其角度和倾斜度有助于预测出生结局。骶岬是第 1 骶椎的前表面。它是具有重要产科意义的骨盆标志点。

尾骨由 4 块退化的椎骨组成，形成“尾巴骨”，与骶骨连接。

有 4 个关节连接着盆骨。在两侧，骶髂关节将骶骨和两侧髋骨的髂骨部分相连接。在前面，耻骨联合连接着髋骨的耻骨部分。在后面，骶尾关节连接着骶骨和尾骨。

骶棘韧带跨过骶骨尾骨大切迹，它起自第

5 骶椎和第 1 尾椎的连接处，止于坐骨棘。骶骨坐骨大切迹是决定后骨盆腔容量的标志。骶结节韧带向后附着于第 3、4、5 骶椎，向前附着于坐骨结节。这两条韧带形成了阴部管（Alcock's canal）的侧壁，阴部神经从此经过。

二、产科骨盆

骨盆分为假骨盆和真骨盆。骨盆界限，也称为髂耻线，是划分两者的结构边界。假骨盆为腹部和盆腔器官提供支撑，不具有产科意义。真骨盆位于假骨盆下方，对分娩过程至关重要。当胎儿进入骨盆时，骨盆轴的弧度是逐渐向下向后的。一旦胎儿通过了中骨盆，骨盆轴逐渐向前向下。

胎儿需要通过骨盆的四个平面：骨盆入口、最大骨盆平面、最小骨盆平面和骨盆出口。

骨盆入口的形状像圆形心脏。它的边界由骶岬、髂耻线和耻骨联合的上缘构成。前后径，也就是解剖（真）结合径，是指从耻骨联合的顶部到骶岬，长 11.5cm。它不具有产科相关性，因为它不是入口的最小径线。入口前后径，也就是产科结合经，是骶岬与耻骨联合后上表面之间的最短距离。它应当至少有 10cm，是胎儿先露部必须通过的骨盆最短前后径。由于该距离临床无法测量，所以采用对角径进行估计。对角径可以通过双合诊测定，从耻骨联合的下缘到骶岬。通常为 12.5cm 或更大。减去 1 ～ 1.5cm（取决于耻骨联合的倾斜度），就可以估计产科结合径。入口的正常横径为 13cm 或更大。平均斜径为 12.5cm。左 / 右斜径的命名是由骶嵴的侧别决定的。

中骨盆有两个平面。最大径线平面从耻骨联合的中间通过第 2、3 骶椎。这是一个宽大的平面，因此没有产科意义。另一方面，最小径线平面对产科非常重要，因为它是骨盆的最小平面，能够解释大多数的产程停滞。该平面由坐骨棘水平、耻骨弓顶端和第 4、5 骶椎围绕而成（图 3-2）。

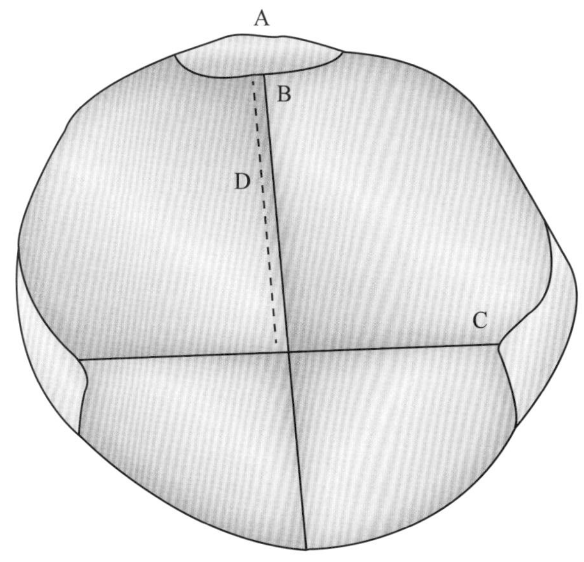

▲ 图 3–2　骨盆中平面
A. 骶骨；B. 前后径；C. 棘间径；D. 后矢状径

中骨盆的前后径从第 4、5 骶椎到耻骨联合的下缘。通常为 11.5cm。横径，也称为坐骨棘间径，是胎儿必须通过的最小中平面。该径小于 10.5cm 可能对产程进展有不利影响。中骨盆的后段是分娩结局预测因素。该径线从坐骨棘连线的中点到第 4、5 骶椎的连接处。它应当有 4.5cm 或更长。

骨盆出口为钻石形。它有两个三角形，坐骨结节间径是两个三角形共同的底边。

在前面，出口的标志是耻骨联合下缘、耻骨降支和坐骨结节。在后面，标志是骶结节韧带和骶尾关节。再一次，必须注意有两个前后径。解剖前后径从耻骨弓顶端到尾骨尖。解剖该径线仅有约 9.5cm，但不能决定骨盆的容量，因为尾骨可活动，在分娩时可被向后推移。具有临床意义的是产科前后径。它是从耻骨联合的下缘到骶尾关节，长 11.5cm。出口横径（或结节间径）是坐骨结节之间的距离。它的平均值是 11cm。在骨盆出口，前矢状径和后矢状径都很重要。后矢状径是从坐骨结节连线的中点到骶尾关节，长 9cm。前矢状径从同一点到耻骨弓的顶端，长 6cm。

三、骨盆形状

Caldwell 和 Molly [1] 把骨盆分为了四种基本类型，他们是骨盆结构的权威 [2]。这四种类型是女型、男型、类人猿型和扁平型 [3]。

女型骨盆是典型的女性骨盆构造。它的入口呈圆形。这种类型骨盆的测量值反映了骨盆平面的理想径线大小。骨盆入口平均测量值包括产科结合经（11cm）、对角径（12.5cm）和横径（13cm）。中骨盆测量值包括前后径（12cm），横径（坐骨棘间径）（10.5cm）和后矢状直径（4.5cm）。骶骨坐骨大切迹宽而短，坐骨棘钝圆不妨碍，骶骨凹陷，向后倾斜。骨盆侧壁是直的。后矢状径宽，有利于胎儿顺利通过中骨盆。出口的测量值包括前后径（11.5cm）和横径（坐骨结节间径）（11cm）。耻骨弓宽：顶端约成 90° 。降支很短，轻度向外倾斜。典型情况下，胎头以横径进入这种类型的骨盆。产程进展中通常没有并发症，最终自然阴道分娩（图 3-3）。

男型骨盆是男性类型的骨盆构造。其入口为楔形，骶岬在该平面的前后径上严重前凸，也缩小了后矢状径。横径通常是合适的，但是前骨盆尖锐成角。中骨盆的前后径和横径缩小。坐骨棘通常隆起，造成妨碍。这进一步缩小了已经很小的中骨盆径线。侧壁是内聚的。这缩小了中骨盆和骨盆出口的容量。骶骨平坦、狭窄、增厚，并向前倾斜。骶骨坐骨大切迹狭窄且位置高。这样的组合缩小了中骨盆后方的容量，并使后矢状径缩短。中骨盆的径线如此之小，再加上前骨盆成角，以至于胎头可能不能衔接。出口的测量值可能也减少。由于骶骨曲线变平，前后径较短。横径或坐骨结节间径减小。耻骨弓窄，耻骨降支长且直。耻骨弓的角度< 90° 。这种类型的骨盆特别容易发生枕后位和枕横位。枕后位时，特别是因为胎头在碰到盆底前不能很好地俯屈，导致了衔接困难。因此，产程可能会延长。如果头部以横位成功进入骨盆入口，在中骨盆平面发生持续性枕横位也很常见。男型骨盆经常是难产的原因，需要手术分娩（图 3-4）。

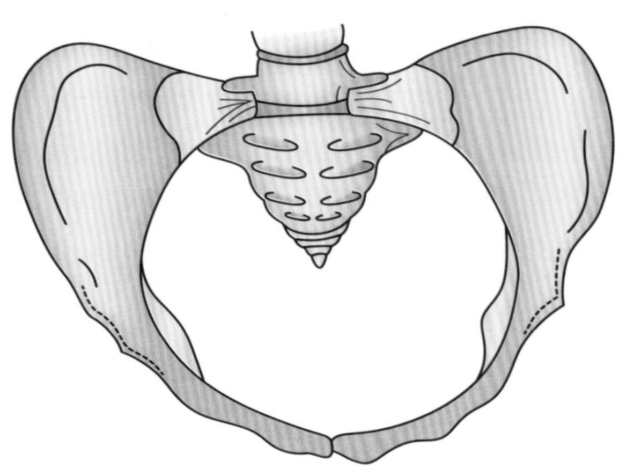

▲ 图 3–3　女型骨盆

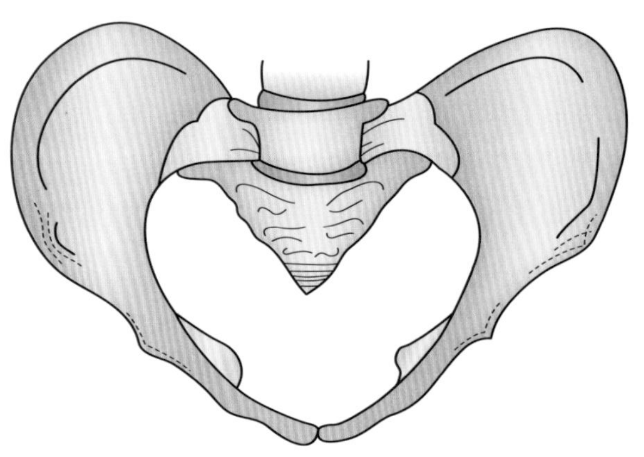

▲ 图 3–4　男型骨盆

类人猿型骨盆通常被称为猿样骨盆。它的入口是长椭圆形。骨盆的所有平面都是足够的。入口的前后径通常够长，横径趋于最小。矢状径较深。在中骨盆平面，依然是前后径较长，横径足够，后矢状径较深。骶骨坐骨大切迹宽而长，骶骨狭长而向后倾斜。坐骨棘情况各异，侧壁通常是直的。出口的测量值也是足够的。前后径最长。耻骨弓可能有些狭窄，这取决于降支的长度和成角。胎头通常以斜径衔接，枕后位常见。这种骨盆类型中的面先露多见。产程进展通常正常，阴道分娩预后良好（图 3-5）。

扁平型骨盆通常被称为扁平骨盆。它的入口是横椭圆形。前后径短，前矢状径和后矢状径较浅。横径较宽。中骨盆平面具有相同的特征：

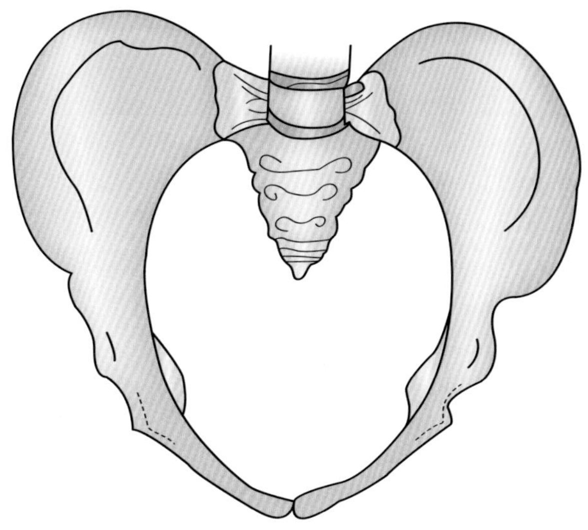

▲ 图 3–5 类人猿型骨盆

前后径短，横径长，前矢状径和后矢状径较小。骶骨坐骨大切迹宽而浅。骶骨宽并有较深的弧度，呈锐角。骶椎往往较厚，侧壁是直的或外散的。

出口测量值反映了其他平面，前后径短，耻骨弓宽。耻骨降支也宽，角度减小。胎头以横位衔接，但由于前后径小，不能完成分娩机转。因此，经常发生持续性枕横位。阴道分娩预后通常不佳，经常需要剖宫产（图 3-6）。上述的骨盆构造代表了纯粹的原型。任意的孕妇个体中，这些类型可能以不同程度混合存在。

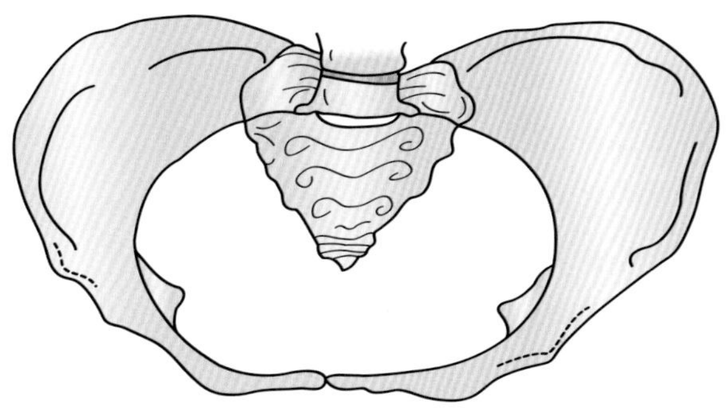

▲ 图 3–6 扁平型骨盆

四、临床骨盆测量

由于 X 线可能有潜在危害，放射检查在今天的产科实践中几乎没有地位。计算机断层扫描（computed tomography，CT）可以用于计算骨盆测量值，对母亲和胎儿的辐射量可以忽略不计，但费用很高[4]。然而，产科医生和助产士的手边就有一个有效且易于得到的工具，组成简单，不易损坏：临床骨盆测量[5-7]。所有临床医生只需要一副手套，并明确几个测量值。

测量拇指与第 3 根手指的角度对确定对角径很重要。测量值应当以厘米为单位。检查手的拳头宽度也应当测量，并以厘米为单位。测量值有助于确定坐骨结节间径。

临床骨盆测量有几种顺序。一个人的倾向是选择特定顺序的主要前提。如同所有操作一样，临床医生应当选择一种并改善他或她的技能。在检查之前和检查过程中向患者进行解释具有非常重要的意义。患者应在检查前排空膀胱，在检查过程中要指导患者，不要屏住呼吸或抬头，以避免阴道肌肉紧张。表 3-1 说明了一种有效的操作顺序。临床骨盆测量的记录应当简明如下。

- 耻骨弓
- 耻骨联合角度
- 切迹
- 棘
- 侧壁
- 骶骨
- 尾骨
- 由检查手指测量的对角径
- 产科结合径（计算得出）
- 由拳头测量的坐骨结节间径

表 3-1　进行临床骨盆测量的顺序

操　作	发　现
1. 示指和中指置于阴道内，评估耻骨弓下宽度，以 FB 表示；然后将手指沿耻骨联合测定耻骨的角度（将手指轻轻分开，“夹”尿道，以消除不适）	耻骨弓滑动：平均 2FB；耻骨联合角度大约 90°
2. 然后了解骶骨坐骨切迹；将戴手套的手指置于坐骨棘和骶骨外缘之间，感觉骶棘韧带	骶骨坐骨切迹：注意深度；这是判断骨盆类型的线索 骶棘韧带：短、平均或长
3. 继续向下、向后，直到到达坐骨棘；确定其突起程度	坐骨棘：钝、可辨认、可触及、突出、尖锐、妨碍
4. 继续向左或向右触诊侧壁，确定是否内聚；方法是：从入口最宽横径的起点开始，向下到坐骨结节的内侧面；（将拇指或检查的手放在患者的臀部，坐骨结节上方，可以增加空间感）	侧壁斜度：内聚、直、外散
5. 将手指沿骶骨滑动，注意曲度；注意尾骨角度及活动度	直、凹或凸、向前或向后，倾斜 尾骨活动或僵硬
6. 测量对角径；同侧脚踩在凳子上，手臂轻松放在大腿或臀部上，使阴道内的手放松；对会阴向下用力，离开耻骨联合，以防对患者造成过度不适；检查的手指向上，以锐角指向上段骶骨，最长的手指触及骶椎，沿骶骨触及骶岬，或手指不再能触及骶骨；抬高手指到耻骨联合；降低肘部，在你的手上确定碰到耻骨联合的点；用尺子测量距离；最后进行这一步测量，因为它会引起不适，增加患者的情绪压力	如果触及，以厘米做出准确测量；如果不能触及，那么大于你的测量最大距离
7. 坐骨结节的测量：沿降支到坐骨结节，把拳头放在两者之间	平均 10cm；如果你的拳头正好放入坐骨结节之间，那么以厘米进行准确测量；如果在你的拳头和骨之间仍有距离，标注大于拳头

FB. 手指宽

了解骨盆测量值和临床骨盆测量的顺序有助于评估骨盆的大小，并预测阴道分娩的预后。检查者手的大小和手指的长度对临床骨盆测量的准确性几乎没有影响。如果它们有影响，可以在第 3 根手指上戴一个顶针，以延长手指。对骨盆结构的了解及识别骨盆标志的经验，都很重要。手比较小的检查者在放置手的时候必须更有创造性，学习如何利用患者的体位以获得最大优势。应该记住，当手定位好开始检查时，中指和示指应该是直的，拇指外展＞ 90° 。环指和小指向手掌弯曲，第 1 和第 2 关节伸展。这个姿势减小了伸展的中指和弯曲的第 1、2 手指之间的角度，允许这两个手指向后，部分进入阴道，以增加检查手指可达到的距离。当调整患者体位时，可以让患者将拳头垫在臀部以下。这会减少骨盆和检查床之间的角度，从而提高了小检查手的效率。

直到 20 世纪 50 年代，通过外测量来评估孕妇骨盆大小才成为一项常规操作。有一个匿名的“专家”称“不能通过房子的外墙测量确定餐厅的大小”，险些使这项操作在一夜之间被废除。该专业的从业人员忽略了，房子可能有 20 多个房间，但多个盆骨只能构成一个骨盆。因此，根据 20 世纪初产科医生的经验，骨盆外测量可能提供女性盆腔径线的有用信息。当这项操作被废除时，X 线骨盆测量法曾是常规操作，它在骨盆外测量的准确程度是不必要的。今天，由于 X 线骨盆测量不被认为是适宜技术，只有掌握临床骨盆测量技术的医务人员才能进行准确的骨盆评估。因此，产科径线测量器作为评估女性骨盆的实用方法被重新引入了临床实践，并且其准确性是可以接受的（图 3-7）。

表 3-2 列出了需要测量的骨盆外径线。仪器两臂的末端被放置在解剖学标志点上。关键的解剖标志很容易被识别，代表就是最易触及的骨盆凸起处（髂前上棘）和骨盆侧壁的最远处（髂嵴）。前后径也是如此。“正常”“临界”和“狭窄”骨盆测量值的预测价值接近由有经验的检查者进行的徒手骨盆内测量。这一替代方法对那些在临床骨盆测量中徒手检查不舒服的男助产士有帮助，对利用它检查准确性的人也有帮助。当之前未登记产检的孕妇因未足月胎膜早破住院时，在出现宫缩以前，进行徒手骨盆测量存在禁忌证，此时仪器测量特别有价值。

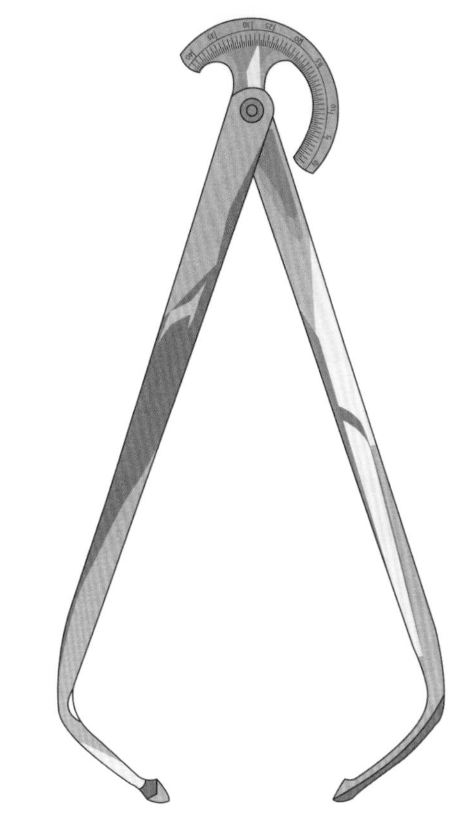

▲ 图 3–7　产科径线测量器

表 3–2　骨盆外径线

可测量的骨盆径线	正常骨盆	临界骨盆	狭窄的骨盆
髂前上棘间径	26cm 或更大	23 ～ 25cm	＜ 23cm
髂嵴间径	29cm 或更大	26 ～ 28cm	＜ 26cm
耻骨联合中央与米氏菱形窝最深处的距离	20cm 或更大	18 ～ 19cm	＜ 18cm

注：通过估计，这些测量值可以判断骨盆类型，了解骨盆是否足够大，或对一个中等大小的胎儿是否合适

（景　丹　译，马良坤　周希亚　校）

参考文献

[1] Caldwell WE, Moloy HC. Anatomical variations in the female pelvis and their effect on labor with a suggested classification. Am J Obstet Gynecol 1933; 26: 479–505.

[2] Cunningham GF, Leveno K, Bloom S, et al. Williams Obstetrics (24th edition), pp. 51–60. New York, NY: McGraw Hill, 2014.

[3] King T, Brucker M, Kriebs J, Fahey J, Gegor C, Varney H. Varney's Midwifery (5th edition), pp. 711–14. Burlingon, MA: Jones & Bartlett Learning, 2015.

[4] Kordi M, Alijahan R. The diagnostic accuracy of external pelvimetry to predict dystocia in nulliparous women. Zahedan J Res Med Sci 2012: 36–38.

[5] Korhonen U, Taupole P, Heinonen S. Assessment of the bony pelvis and vaginally assisted deliveries. ISRN Obstet Gynecol 2013: 5. Article ID 763782.

[6] Posner G, Jessica D, Amanda B, Griffith J. Oxorn-Foote Human Labor & Birth (6th edition), pp. 38–52. New York, NY: McGraw Hill, 2013.

[7] Steer C, Moloy HC. Moloy's Evaluation of the Pelvis in Obstetrics, pp. 793–833. New York, NY: Plenum Medical Books, 1975.

第 4 章　孕早期胚胎胎儿镜

First-trimester embryofetoscopy

E.Albert Reece　Anthony M.Vintzileos

本章概要

一、概述

在孕早期，通过胚胎胎儿镜技术，可以观察到发育过程中的胚胎 / 胎儿及其生活的环境。胚胎胎儿镜使用的内镜是一套连接摄像机的高分辨率光导纤维设备，经腹壁或经宫颈，将内镜放入胚外体腔，直视下观察胚胎和胎儿。随着近年来超声技术在孕早期产前诊断中的发展，孕早期胚胎胎儿镜检查的需求应运而生。经阴道超声分辨率提高后，使得大家能对发育过程中的胚胎和胎儿的形态学评估成为可能。某些胎儿的异常不能仅凭超声确诊。因此，需要在直视下观察胎儿，帮助确诊一些孕早期超声发现的胎儿异常；对于有胎儿外观畸形的家族性复发性遗传综合征的处理也能有所帮助。开展孕早期胚胎胎儿镜的另一个原因是它在早期宫内治疗领域的潜力，为未来开创早期宫内干预的新时代。

二、历史

1954 年 Westin 首次报道了 3 例使用 McCarthy 广视野内镜经宫颈观察早期胎儿的形态[1]。文中虽然未注明具体孕周，但根据胎儿长度估计，可能已经是孕中期了。但也有可能是因为光纤镜头放大系数的不同，导致过高估计了胎儿的大小，从而孕周推算过大。Westin 探查并描述了一个“胎盘上方子宫壁和羊膜之间的腔隙”，这个腔隙可能就是孕早期尚未消退的胚外体腔。20 世纪 60 年代，一些科学家开展了在内镜监视下经宫颈绒毛膜穿刺，不过当时，胎儿的解剖和发育还不是研究的重点。1974 年，MacKenzie 报道了 28 例妊娠 8 ～ 20 周经宫颈胎儿镜检查的经验：在没有麻醉或镇静的状态下，把 5mm 可弯曲支气管镜伸入未扩张的宫颈进行操作[2]。1979 年，Gallinat 等[3]报道了使用宫腔镜镜头经宫颈行胎儿镜检查，术中用 CO_2 膨宫；选择的都是计划在孕 12 周终止妊娠的病例，从孕 5 周起行每周随访一次，记录胎儿的大体外观。1979 年，巴黎皇家港口妇产医院的 Roume[4]和 Dumez 等[5]把胚胎镜纳入其产前诊断项目，用来检查肢体畸形，并发表了相关报道。1990 年 Cullen 等[6]再次证实，胚胎镜可以用来检查包括肢体畸形在内的胎儿异常，选择的都是胚胎停育的患者，这也是迄今为止病例数量最多的研究。1990 年，Reece 等在胚胎胎儿镜下成功进入胎儿循环系统，证实了该操作的可行性[7]。

由于胎儿手术的例数很少，直到 20 世纪 90 年代中晚期，胚胎胎儿镜的专用器械才逐渐发展起来[8]。现在的胚胎胎儿镜在设计时，在保证图像高质量的前提下，镜头直径要尽可能小，目前胚胎胎儿镜的直径在 1.0 ～ 3.8mm，长度在 20 ～ 30cm[9]。

三、技术

孕早期胚胎胎儿镜检查技术采用光纤内镜，早在孕 5 周就可以经宫颈或经腹进行[6]。胚胎胎儿镜检查的最初尝试是经宫颈操作，采用刚性光纤内镜，长 30cm，直径 2 ～ 3.5mm，镜头角度为 0° 或 30° [6]。在实时超声引导下，内镜非常小心地通过宫颈，顶端钝性穿过不透明的绒毛膜，进入胚外体腔，避免刺破羊膜。穿刺部位的选择要非常谨慎，尽量避开绒毛膜和羊膜紧邻的位置，以及胎盘附着面（图 4-1）。

胚胎胎儿镜还可以经腹操作，这是近几年才开展起来的检查方法，也需要超声实时引导[7]。设备由 0.8mm 直径的光纤内镜和 27G 穿刺针组成，配套特殊设计的 16 号双筒穿刺鞘。在超声监视下，穿刺针和内镜经腹进入胚外体腔或羊膜腔。通过镜头连接的摄像机，观察并记录胎儿的形态和各种取血的操作过程。羊膜腔内出血的发生率为 10% ～ 15%[9]，为了预防出血，内镜顶端在腔内的活动范围有限。操作步骤和羊膜腔穿刺很相似，避免了经宫颈操作继发的感染和胎儿损伤等潜在的风险。

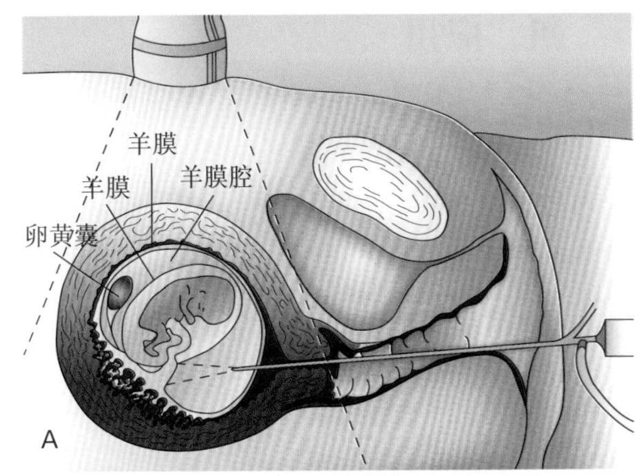

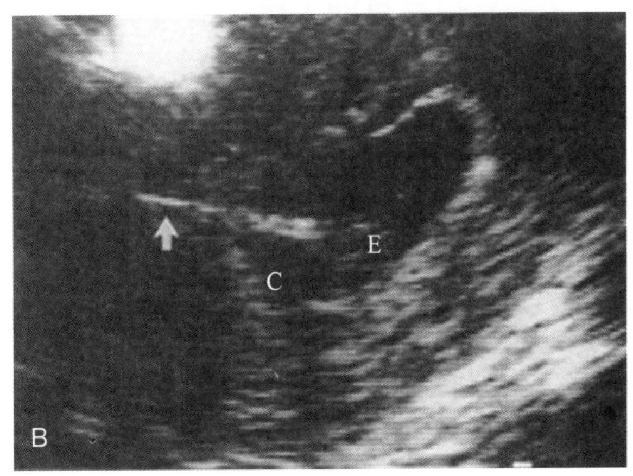

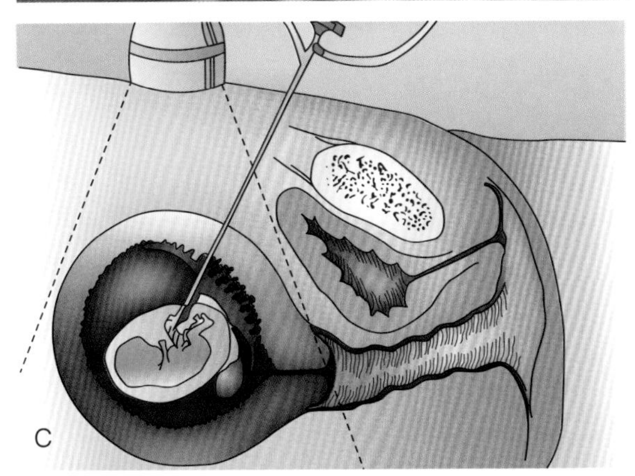

▲ 图 4-1　实时超声引导下内镜操作
A. 经宫颈胚胎胎儿镜操作；B. 经宫颈胚胎胎儿镜的超声图像；C. 经腹胚胎胎儿镜下进入脐带血管

四、应用

目前，孕早期胚胎胎儿镜的应用范围主要包括：①记录正常早期人体正常发育过程；②确诊或排除孕早期超声发现的胎儿异常；③在孕早期妊娠丢失、复发性流产和接受生育治疗的患者中，评估胚胎形态学并进行细胞遗传学分析。未来的应用可能还包括进入胎儿循环系统进行早期宫内治疗。

（一）记录早期人体正常发育过程

胚胎镜是孕早期诊断先天异常，确诊超声发现的可疑畸形的有价值的检查手段。最早在停经 5 周就可以进行，直视下观察正常和异常的胚胎发育过程，这对加深对人类胚胎学的认识和理解有重要的意义。大家对早期人体发育的认识主要来源于对流产儿和动物模型的研究，虽然非常接近，但终究不是正常的人体发育过程。而胚胎镜可以在没有任何子宫病理性因素干扰的情况下观察胚胎在体内的情况。胚胎期是指从受孕到受孕 8 周（停经 10 周），是人体主要外在和内部结构发育的阶段，也是最容易受各种致畸因子影响的阶段。在这个阶段末期，胎儿已具备了人类所有的外观特征。

1. 头部和颈部 受孕 6 周时，内镜下观察到的胎儿脸部特点是：额头突出，眼距宽，口腔和鼻腔融合。受孕 8 周以后，面部的其他细节特征开始出现。孕早期可以看到头颈部的一些先天畸形，包括无脑畸形、无颅畸形、脑积水、小脑畸形和巨脑畸形。而最容易被诊断的畸形包括无脑和无颅畸形。面部发育异常中最容易被诊断的畸形包括小颌畸形和唇裂。

2. 躯干 在腹腔还很小的时候，肠管就开始发育，受空间的限制，在孕 5 周左右，肠管从体蒂疝出，外突于体表，直到孕 10 周左右，肠管还纳入腹腔，腹壁完全闭合。胚胎镜能观察并记录这些正常的早期人体发育过程。腹壁疝最早在受孕 4 周可见，到受孕 8 周后大部分都已经完全还纳。因此，胚胎镜很可能能用来诊断体壁背侧和腹侧的发育缺陷。

3. 神经管 受孕 5 周的时候，可看到神经管的头端还是开放的。到受孕 7 周左右，可看到神经管完全闭合，除非发生发育异常（图 4-2 和图 4-3）。

4. 肢体 受孕 4 周末，胚胎体壁两侧长出桨板状结构的突起，即肢芽（图 4-4）。孕 7 周时，可以看到手已经完全发育（图 4-5 和图 4-6）。足也是从桨板样结构逐渐分化发育完成，发育的时间比一般比上肢晚两周（图 4-7）。胚胎镜下肢体的形态清晰可见，因此胚胎镜可以用来诊断包括半肢畸形、短肢畸形、并腿畸形、缺指（趾）畸形、手足裂畸形、多指（趾）畸形（图 4-8）、

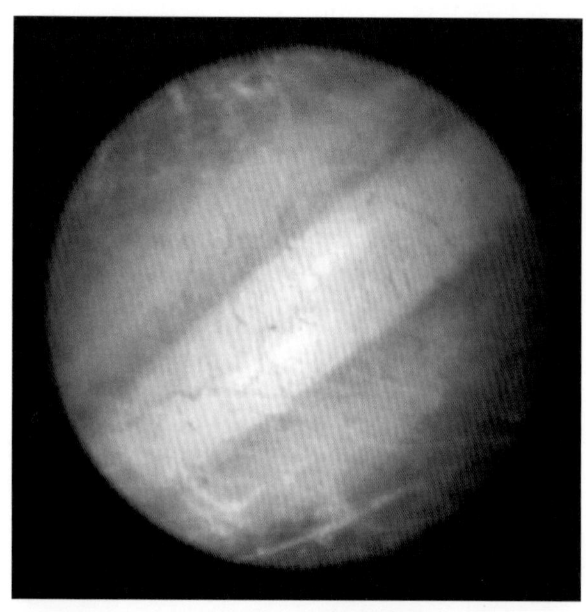

▲ 图 4-2 受孕 7 周时神经管完全闭合

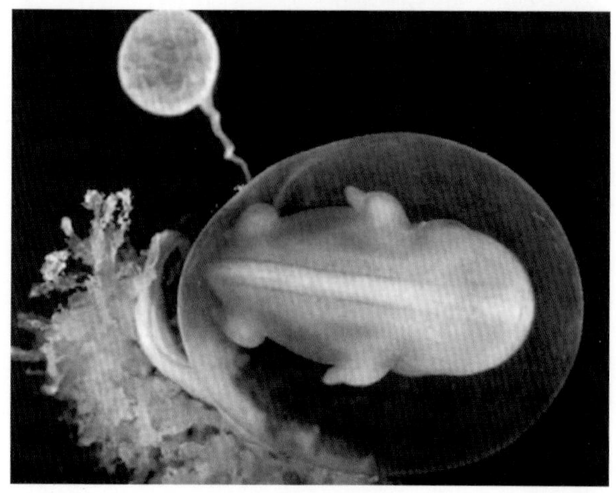

▲ 图 4-3 受孕 7 周时神经管的背面观

并指（趾）畸形、短指（趾）畸形、手偏斜畸形和马蹄内翻足畸形在内的发育异常。

5. **其他结构**　早在孕 5 周就可以观察到卵黄囊。胚胎镜下，早期卵黄囊的血管结构是融合的，而且很明显；而到了孕 10 周，卵黄囊内的血管数量虽然更多，但更细小而不明显。实验条件下可观察到卵黄囊的形态及发育异常和胚胎畸形有关。同样，可以通过胚胎镜下观察

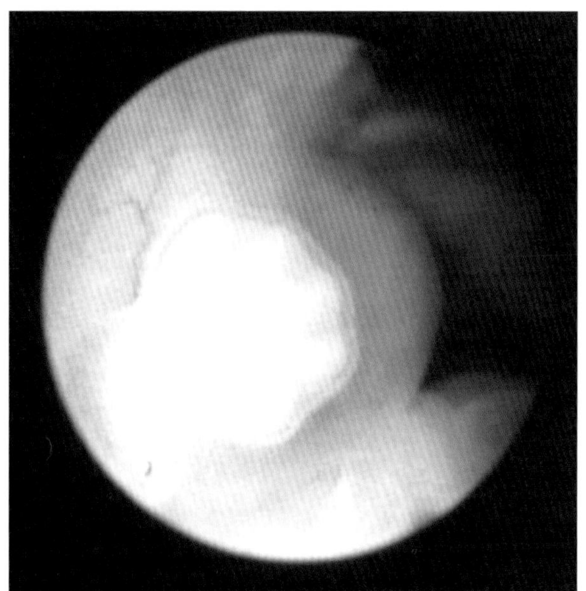

▲ 图 4–4　受孕 4 周时桨板样的手
手指开始分化，可以看到若隐若现的分界

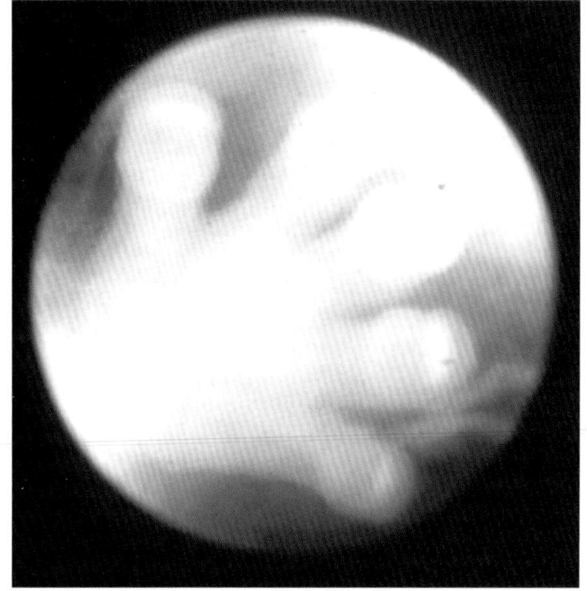

▲ 图 4–5　受孕 5 周时的手

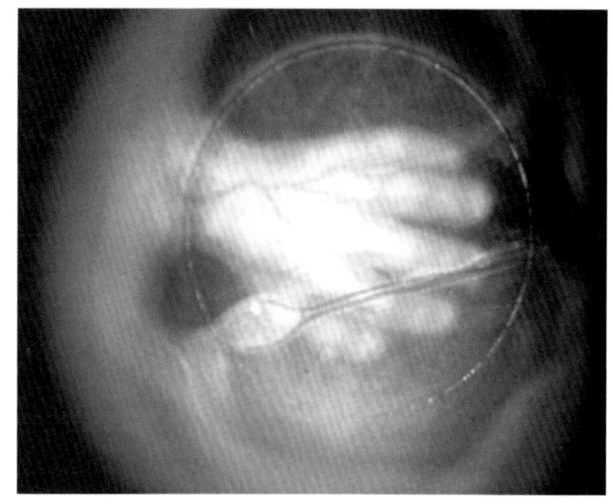

▲ 图 4–6　受孕 9 周时手完全发育，指间没有蹼

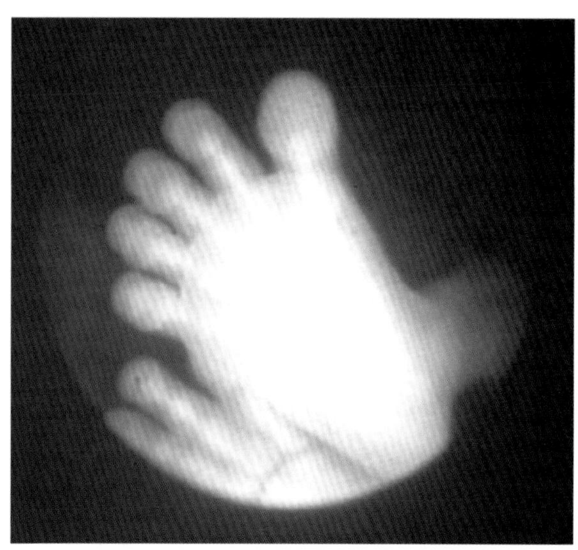

▲ 图 4–7　受孕 9 周时足和足趾完全发育，趾间没有蹼

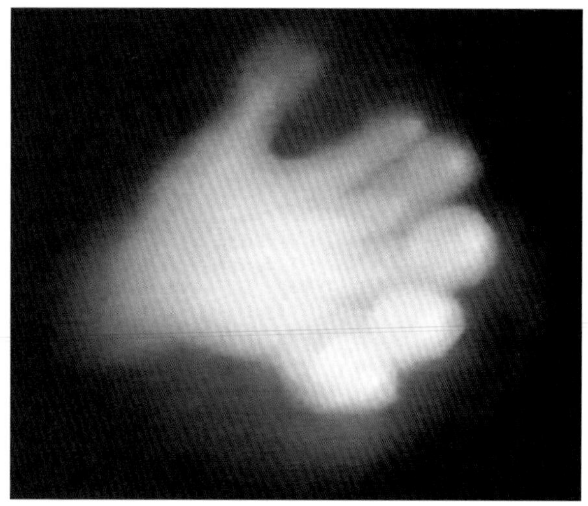

▲ 图 4–8　受孕 7 周时发现多指畸形

到相似的卵黄囊形态改变而发现相关的病理问题。胚胎镜下还可以观察到外生殖器从“非特异性的”生殖嵴发育形成典型的男性外观。

（二）应用和安全性

根据 Reece 等的报道，孕早期胚胎胎儿镜检查大概需要 5min，约 90% 的病例都能成功地在内镜下观察到胎儿的形态[7, 10]。感染、子宫穿孔或其他操作相关的母体并发症的风险很小。孕 7 周半～ 11 周，操作损伤羊膜的可能性最小，之后随着孕周的增加风险逐渐增加。其他研究中，胎儿镜下显像的成功率和 Reece 等的报道相仿。

Dumez 报道了 60 余例经宫颈胚胎胎儿镜检查[5]，检查时都是活胎，其中 6 例在检查后流产。之后通过经腹入路又检查了 20 例患者，没有再出现不良结局。Quinter 等报道了 18 例孕早期和孕早中期的经腹胚胎胎儿镜检查的经验，这些患者都是计划终止妊娠的，操作使用的是 0.7mm 直径的内镜和 18G 或 19G 的薄壁穿刺针[11]。从孕 7 ～ 13 周，全面观察内镜下胎儿的解剖结构，完整显像的成功率为 85%。Ville 等报道，孕早期经腹胚胎胎儿镜的操作相关风险约为 12%[12]。Yin 等报道了 12 例胚胎胎儿镜检查，这些患者都计划在孕 6 ～ 12 周终止妊娠[13]，操作时在超声监视下，使用可弯曲的光纤内镜通过宫颈进行检查。完整显像的成功率为 50%，无操作相关并发症出现。Greco 等报道了 9 例孕 10 ～ 14 周经腹胚胎胎儿镜检查的经验[14]，所有患者都完整显像，和孕 13 ～ 14 周相比，孕 10 ～ 12 周时操作更容易。Surbek 等报道了 14 例经腹胚胎胎儿镜检查，这些患者都是计划终止妊娠的，操作使用的是 1mm 直径的半刚性光纤镜头、18G 检查鞘和一个单片数码摄像机[15]。21G 侧孔内可以插入 25G 穿刺针以进入胎儿循环。胎儿的头面部、腹部、上肢和下肢完整显像的成功率超过 80%，但是背部和外生殖器的显像成功率分别只有 35.7% 和 64.3%。注入 10 ～ 20ml 0.9% 氯化钠溶液后，43% 的患者显像清晰度有所提高。研究者还尝试了内镜下脐血管穿刺，3 次尝试中成功 2 次。Zwinger 和 Krofta 尝试在受孕 7 ～ 8 周经腹行胚胎胎儿镜检查，所有的 7 例患者都成功完成了操作[16]。Miliou-Paouleskou 等尝试在孕早期经腹行胚胎胎儿镜检查，20 名患者都是计划终止妊娠的[17]，所有的胚胎 / 胎儿都完成了系统的评估，检查同时试图进行血管穿刺进入胎儿循环，71.4% 的患者成功采集到了少量胎儿血样。操作的平均时间约为 15min，没有发生母体并发症。

作为侵入性操作，胚胎胎儿镜检查存在未足月胎膜早破（PPROM）的风险。最近两篇综述中，Beck 等通过回顾分析文献，发现 PPROM 的发生率和内镜的直径有一定的相关性趋势[9, 18]。

（三）确诊或排除孕早期超声发现

经阴道高分辨率超声的应用使孕早期胎儿异常的诊断能力得到了大幅度的提高。由于孕早期人工流产手术的破坏性，当患者因为胎儿异常终止妊娠后，不可能再做病理和解剖检查证实畸形的诊断。而孕早期胚胎胎儿镜能在终止妊娠前明确胎儿是否存在畸形，确保此次产前诊断和对下次妊娠遗传咨询的准确性。此外，由于遗传病的类型和特点不同，有些疾病超声无法诊断或不能确定，可以用胚胎胎儿镜进行检查。有一些病例就通过用胚胎胎儿镜得到了孕早期产前诊断。1993 年，Quintero 在孕 11 周时用胎儿镜观察到一例多指畸形合并枕部脑膨出，诊断了梅克尔 – 格鲁贝尔综合征[11]。Dommergues 等在孕 11 周时用胚胎胎儿镜诊断了一例 Van der Woude 综合征，使患者得以在孕早期终止妊娠[19]。Rankine 等报道了在孕 12 周时，经宫颈胎儿镜下确诊了一例无颅畸形；此外，镜下还发现了一些其他的外观发育异常：包括小的脐膨出、双手六指和马蹄内翻足[20]。最近，Di Spiezio Sardo 等报道了一例胚胎胎儿镜诊断的 Cantrell 五联征，镜下看到了脐膨出和心脏异位[21]。

胚胎胎儿镜不仅能确诊超声可疑的胎儿畸

形，对于希望继续妊娠的患者，还可以排除一些可疑的异常。Reece 等用经腹胚胎胎儿镜排除了一例超声疑诊的神经管缺陷[22]。胚胎镜还排除了一例罗伯特综合征，这个孕妇既往分娩过一个罗伯特综合征的孩子，此次妊娠时，胚胎镜下显像完整，没有看到肢体和面部的发育异常[23]。Hobbins 等也报道了一例经腹胚胎胎儿镜排除史 - 莱 - 奥 2 型综合征的病例，这例患者之前的经阴道超声提示多指畸形，而胚胎镜下显示胎儿手是正常的，患者选择继续妊娠，最终分娩了一个健康正常的孩子[24]。

Lee 等报道在孕 13 周时，胚胎镜下证实胎儿肢体和颜面部发育正常，排除了 2 型（Majewski）短肋 - 多指综合征[25]。相同的研究人员还报道 6 例有过不良孕史的孕妇，为了排除再次出现严重或轻微的（唇 / 腭裂）畸形，此次妊娠在孕 12^{+6} ～ 14^{+6} 周行胚胎胎儿镜检查[26]，其中 5 例患者（83%）显像满意，检查时间 15 ～ 40min，1 例患者诊断了梅克尔 – 格鲁贝尔综合征，2 例患者在检查后胎膜早破，都终止了妊娠，其余 3 例足月分娩，新生儿无畸形[26]。作者强调了开展大型多中心研究以明确胚胎胎儿镜的有效性和安全性的必要性。

总的来说，有不同的临床医生和研究者开展了孕早期胚胎胎儿镜检查，患者人群主要是：如果检查发现胎儿异常就决定终止妊娠的，以及如果检查除外的胎儿异常则希望继续妊娠的。

（四）复发性流产中早期妊娠丢失或生育治疗中对胚胎胎儿形态的评估和细胞遗传学分析

评估孕早期妊娠丢失的胚胎 / 胎儿的形态是胚胎胎儿镜的应用之一。在这些病例中，经宫颈胚胎胎儿镜镜下评估胎儿形态的同时，直接取胎儿组织活检进行细胞遗传学分析。Guida 等使用胚胎胎儿镜发现一例孕早期稽留流产胎儿的背部有一个囊性病变，活检证实为脊膜组织，从而诊断了椎管闭合不全[27]。Yin 等报道经宫颈胚胎胎儿镜诊断了一例孕 10 周的稽留流产的胎儿为联体双胎[28]。

Philipp 和 Kalousek 报道了经宫颈胚胎胎儿镜检查 24 例稽留流产的胎儿，发现存在各种局部或全身的发育畸形[29]。他们使用的是刚性宫腔镜，经宫颈插入羊膜腔，80% 的胚胎得到显像，其中半数胚胎存在多发畸形。Philipp 等还报道了 4 例孕早期胎死宫内的单绒毛膜双胎妊娠使用经宫颈胚胎胎儿镜评估结构畸形的情况[30]，第 1 例为 21- 三体综合征，第 2 例为胸腔连体的双胎，第 3 例为无心畸形，第 4 例为短肢畸形。

Philipp 等随后又报道了 272 例稽留流产的患者在宫颈扩张和清宫之前先经宫颈放入胚胎胎儿镜检查观察胚胎 / 胎儿的形态，再取绒毛活检进行标准的 G 显带细胞遗传学技术或者比较基因组杂交联合流式细胞仪的分析[31]，胚胎或早期胎儿的显像成功率为 86%，染色体核型分析的成功率为 81%。约 75% 的病例染色体核型异常；18% 的病例虽然染色体正常，但是外观有畸形；其他 7% 的病例染色体和外观都没有发现异常。作者总结：使用经宫颈胚胎胎儿镜检查评估稽留流产的胚胎 / 胎儿的情况，能为再次妊娠的遗传咨询提供宝贵的信息。

Ferro 等报道了 68 例孕 4 ～ 19 周稽留流产的患者在清宫前先行胚胎胎儿镜检查，直接取胎儿或绒毛组织活检送染色体分析，标本行染色体分析的成功率为 97%。这些患者同时也送检了传统取样方法获得的样本，即清宫后的绒毛或胎儿组织，通过胚胎胎儿镜检查证实，传统取样中 22% 的病例染色体核型由于受母体组织污染而被误诊为 46，XX[32]。Paschopoulos 和同事使用经宫颈胚胎胎儿镜检查了 42 例稽留流产的胚胎 / 胎儿，在观察显像时保证了羊膜腔完整不被破坏[33]。

因此，通过经宫颈胚胎胎儿镜对胚胎形态和细胞遗传学分析进行准确评估，有助于大家了解孕早期妊娠丢失的原因，最重要的是能为遗传咨询和再次妊娠提供极为有用的信息。

（五）进入胚胎 / 胎儿循环和孕早期胚胎胎儿镜的应用展望

在胚胎胎儿镜的直视引导下，卵黄囊血管和脐血管的穿刺是可行的。Reece 等首次进行了在孕早期经腹胚胎胎儿镜的监视下采集胎儿血样的尝试[7, 10]，他们对 3 例孕 8 ～ 12 周的患者实施终止妊娠前，往胎儿循环内注入了靛胭脂染料。Surbek 等报道了 3 例早孕患者在终止妊娠前，在经腹胚胎胎儿镜的引导下尝试脐血管穿刺，有 2 例患者获得了成功，从而认为，孕早期经腹胚胎胎儿镜可以用于开展早期宫内干细胞移植和基因治疗[15]。

在孕早期进入胚胎 / 胎儿循环最为成功的是 Miliou-Paouleskou 等[17]。他们在 20 例患者中开展了经腹胚胎胎儿镜检查，其中 14 例尝试血管穿刺以进入胎儿循环，10 例（71.4%）获得了成功。如此之高的成功率如果能被其他研究人员重复验证，无疑为早期血管内干细胞移植提供了有效的途径。

近年来，人类基因和细胞治疗的前景越来越美好。通过孕早期胚胎胎儿镜能进入胚胎 / 胎儿循环系统，而此时胚胎 / 胎儿的免疫力还处于原始状态，对移植物的接受度更好。遗传疾病一旦等到胎儿出生时，所造成的损伤就已经不可逆了，因此胚胎胎儿镜技术在宫内的早期应用可能为罹患遗传疾病的胎儿带来很大裨益。骨髓移植是目前开展的唯一有效的转基因治疗技术。然而，在不久的将来，大家将更清楚该如何包装 DNA 并使其具有组织特异性。因此，通过胚胎胎儿镜从静脉注入遗传物质将具有很大的应用前景。尽管胎儿基因治疗还处于实验阶段，但孕早期胚胎胎儿镜使得胎儿基因治疗有望实现，未来，胎儿基因治疗可能会对预防遗传疾病在围产期出现不可逆病变至关重要。但是，在人类应用前，还需要更全面、更谨慎地对该方法进行深入研究。首先要在动物模型中提高操作技术，评估基因表达的有效性和可能出现的副作用。

Chan 等在胚胎胎儿镜下采集孕 7^{+2} ～ 13^{+4} 周的胎儿血，体外培养人胚间充质干细胞，然后进行病毒转导，将来可能用于体外胎儿基因治疗[34]。Chan 等还发现宫内移植孕早期人胚间充质干细胞能治疗三分之二成骨不全的小鼠，使其骨质得到修复，骨折的发生率降低。这一研究结果为患有相同疾病的人类胎儿采取类似的治疗方法提供了科学依据[35]。

孕早期胚胎胎儿镜未来的另一个应用是对卵黄囊的研究。卵黄囊在人体早期发育中的作用是一个需要阐明的重要问题。卵黄囊提供血细胞的前体细胞、性腺原始细胞，以及消化道和呼吸道的上皮，在胚胎培养实验时，如果葡萄糖浓度过高，这些细胞会发生结构改变[36]。因此，在糖尿病孕妇胎儿先天发育异常的发病机制中，卵黄囊可能起到重要的作用。胚胎胎儿镜直视下观察卵黄囊的形态，吸取卵黄囊内的组织物送实验室检查，能在很大程度上加深大家对人体发育异常的认识。

五、伦理问题

无论是胚胎胎儿镜下的诊断还是治疗，对患者的选择要非常慎重。每个病例都要充分权衡利弊。由于牵涉母胎双方的权益，对于致死性或进行性加重的遗传病，在胎儿出生之前给予治疗可能会产生复杂的伦理问题。遇到困难或有争议的病例，要咨询医院的伦理委员会和其他无关的医生。

六、总结

近年来，随着经阴道超声分辨率的提高和包括颈后透明带在内的其他孕早期筛查技术的发展，产前诊断的重点聚焦在了孕早期。现在，大家能在孕早期就发现很多种胎儿畸形，根据每个病例的具体情况和患者的意愿，患者可能有机会在早期就得到干预，选择终止妊娠或对胎儿进行治疗。不久的将来，孕早期胚胎胎儿镜可能会作为观察胚胎 / 胎儿的常规方法用于产前诊断，还可以用于进一步的治疗性干预。但就目前而言，孕早期胚胎胎儿镜主要用于早期妊娠丢失的患者，以评估胚胎 / 胎儿的形态，获取胎儿组织行细胞遗传学分析。

（吕　嬿　译，高劲松　校）

参考文献

[1] Westin B. Hysteroscopy in early pregnancy. Lancet 1954; 2: 872–5.
[2] MacKenzie IZ. Transcervical fetoscopy. Lancet 1974; 2: 346–7.
[3] Gallinat A, Lueken RP, Lindemann HJ. A preliminary report about transcervical embryoscopy. Endoscopy 1978; 10: 47–50.
[4] Roume J, Aubry MC, Labbe F, et al. Diagnostic prénatal des anomalies des membres, et des extrémités. J Genet Hum 1985; 33: 457–61.
[5] Dumez Y. Embryofetoscopy and congenital malformations. In: Proceedings of International Conference on Chorionic Villus Sampling and Early Prenatal Diagnosis, 28–29 May 1990. Athens, Greece.
[6] Cullen MT, Reece EA, Whetham J, et al. Embryofetoscopy: Description and utility of a new technique. Am J Obstet Gynecol 1990; 162: 82–6.
[7] Reece EA, Goldstein I, Chatwani, et al. Transabdominal needle embryofetoscopy: A new technique paving the way for early fetal therapy. Obstet Gynecol 1994; 84: 634–6.
[8] Deprest J, Jani J, Lewi L, et al. Fetoscopic surgery: Encouraged by clinical experience and boosted by instrument innovation. Semin Fetal Neonatal Med 2006 Dec; 11(6): 398–412.
[9] Beck V, Pexsters A, Gucciardo L, et al. The use of endoscopy in fetal medicine. Gynecol Surg 2010; 7(2): 113–25.
[10] Reece EA. First trimester prenatal diagnosis: Embryoscopy and fetoscopy. Semin Perinatol 1999; 23: 424–33.
[11] Quintero RA, Abuhamad A, Hobbins JC, et al. Transabdominal thin-gauge embryofetoscopy: A technique for early prenatal diagnosis and its use in the diagnosis of a case of Meckel–Gruber syndrome. Am J Obstet Gynecol 1993; 168: 1552–7.
[12] Ville Y, Khalil A, Homphray T, et al. Diagnostic embryofetoscopy and fetoscopy in the first trimester of pregnancy. Prenat Diagn 1997; 17: 1237–46.
[13] Yin CS, Liu JY, Yu MH. Transcervical flexible endoscopy for first trimester embryonic/fetal evaluation. Int J Gynaecol Obstet 1996; 54: 149–53.
[14] Greco P, Vimercati A, Bettocchi S, et al. Endoscopic examination of the fetus in early pregnancy. J Perinat Med 2000; 28: 34–8.
[15] Surbek DV, Tercanli S, Holzgreve W. Transabdominal first trimester embryofetoscopy as a potential approach to early in utero stem cell transplantation and gene therapy. Ultrasound Obstet Gynecol 2000; 15: 302–7.
[16] Zwinger A, Krofta L. Embryofetoscopy—Present possibilities of endoscopy in obstetrics. Ceska Gynekol 2000; 65: 3–6.
[17] Miliou-Paouleskou D, Antsaklis A, Papantoniou N, et al. First trimester transabdominal embryo fetoscopy. Early Pregnancy 2001; 5: 36–7.
[18] Beck V, Lewi P, Gucciardo L, Devlieger R. Preterm prelabor rupture of membranes and fetal survival after minimally invasive fetal surgery: A systematic review of the literature. Fetal Diagn Ther 2012; 31(1): 1–9.
[19] Dommergues M, Lemerrer M, Couly G, et al. Prenatal diagnosis of cleft lip at 11 menstrual weeks using embryoscopy in the van der Woude syndrome. Prenat Diag 1995; 15: 378–81.
[20] Rankine M, Hafner E, Schuchter K, et al. Ultrasound and endoscopic image of exencephaly (acrania) in the 12th week of pregnancy. Z Geburtshilfe Neonatol 2000; 204: 236–8.
[21] Di Spiezio Sardo A, Paladini D, Zizolfi B, et al. Pentalogy of Cantrell: Embryofetoscopic diagnosis. J Minim Invasive Gynecol 2013; 20: 248–51.
[22] Reece EA, Homko CJ, Wiznitzer A, et al. Needle embryofetoscopy and early prenatal diagnosis. Fetal Diagn Ther 1995; 10: 81–2.
[23] Reece EA, Homko CJ, Koch S, et al. First-trimester needle embryofetoscopy and prenatal diagnosis. Fetal Diagn Ther 1997; 12: 136–9.
[24] Hobbins JC, Jones OW, Gottesfeld S, et al. Transvaginal ultrasonography and transabdominal embryofetoscopy in the first-trimester diagnosis of Smith–Lemli–Optiz syndrome, type Ⅱ . Am J Obstet Gynecol 1994; 171: 546–9.
[25] Lee K, Lee JW, Chay DB, et al. transabdominal embryofetoscopy for the detection of short rib-polydactyly syndrome, type Ⅱ (Majewski), in the first trimester. J Korean Med Sci 2006; 21:165–8.
[26] Lee K, Kim CM, Seo SK, et al. Transabdominal embryofetoscopy: 6 cases of first trimester prenatal diagnosis for congenital anomalies. Ultrasound Obstet Gynecol 2005; 26: 429–30.
[27] Guida M, Di Spiezo Sardo A, Carbone MM, et al. Spinal dysraphism in an early missed abortion: Embryofetoscopic diagnosis. J Minim Invasive Gynecol 2009; 16: 768–71.
[28] Yin CS, Chen WH, Wei RY, et al. Transcervical embryoscopic diagnosis of conjoined twins in a tenweek missed abortion. Prenatal Diagn 1998; 18: 626–8.
[29] Philipp T, Kalousek DK. Transcervical embryoscopy in missed abortion. J Assist Reprod Genet 2001; 18: 285–90.
[30] Philipp T, Separovic ER, Philipp K, et al. Transcervical fetoscopic diagnosis of structural defects in four first-trimester monochorionic twin intrauterine deaths. Prenat Diagn 2003; 23: 964–9.
[31] Philipp T, Philipp K, Reiner A, et al. Embryoscopic and cytogenetic analysis of 233 missed abortion factors involved in the pathogenesis of developmental defects of early failed pregnancies. Human Reprod 2003; 18: 1724–32.
[32] Ferro J, Martinez MC, Lara C, Pellicer A, Remohi J, Serra V. Improved accuracy of hysteroembryoscopic biopsies for karyotyping early missed abortions. Fertil Steril 2003; 80: 1260–4.

[33] Paschopoulos M, Meridis EN, Tanos V, et al. Embryofetoscopy: A new "old" tool. Gynecol Surg 2006; 3(2): 79–83.

[34] Chan J, Kumar S, Fisk NM. First trimester embryo-fetoscopic and ultrasound-guided fetal blood sampling for ex vivo viral transduction of cultured human fetal mesenchymal stem cells. Hum Reprod 2008; 23: 2427–37.

[35] Guillot PV, Abass O, Bassett JHD, et al. Intrauterine transplantation of human fetal mesenchymal stem cells from first-trimester blood repairs bone and reduces fractures in osteogenesis imperfect mice. Blood 2008; 111: 1717–25.

[36] Reece EA, Pinter E, Leranth C, et al. Yolk sac failure in embryopathy due to hyperglycemia: Horseradish peroxidase uptake in the assessment of yolk sac function. Obstet Gynecol 1989; 74:755.

第5章 绒毛膜取样

Chorionic villus sampling

Patrice M.L. Trauffer　Neil S. Silverman　Ronald J. Wapner

本章概要

一、概述

近30多年来，孕早期取绒毛膜取样（chorionic villus sampling，CVS）诊断胎儿细胞遗传学异常已经成为产科保健常规的一部分。已经证实CVS操作安全，和羊水穿刺相比，能更早获得诊断结果。基于上述两项优势，近20年来CVS已经成为许多中心产前诊断的主要方法。然而，由于无创非整倍体筛查技术的不断发展，近5年来，包括CVS在内的所有诊断性操作减少了33%～50%以上[1, 2]。尽管常规应用减少了，但作为一个很有价值的技术，CVS能为筛查结果阳性的患者做进一步诊断、为不适合无创筛查的疾病提供诊断、为希望获得最多妊娠相关遗传信息的夫妇提供一个选择。

CVS要求吸取胎盘绒毛处的样本，显微镜下表现为叶状绒毛膜的指状突起。最常在孕9～12周进行操作，因为此时妊娠囊还没有占据整个宫腔，最适合活检器械经宫颈到达发育中的胎盘进行操作。此时绒毛层已开始分化，一部分分化为叶状绒毛膜，构成胎盘部分；另一部分绒毛开始退化形成平滑绒毛膜（图5-1）。

活检要取材的是叶状绒毛膜上有丝分裂活跃的绒毛细胞。在这个孕周，绒毛和下方底蜕膜的锚定相对疏松，在绒毛间隙内漂浮相对自由，能把活检可能造成的损伤降到最低。每个绒毛呈典型的分支样外观，单层合体滋养细胞覆盖在增殖的细胞滋养细胞表面。绒毛的间质中心索内含有巨噬细胞（Hofbauer 细胞）和成纤维细胞，胎儿毛细血管也位于其内（图 5-2）。取有丝分裂活跃的细胞滋养细胞芽能快速直接制备染色体。对间充质中心索细胞进行分析的组织培养技术是目前临床检测最常用的方法。

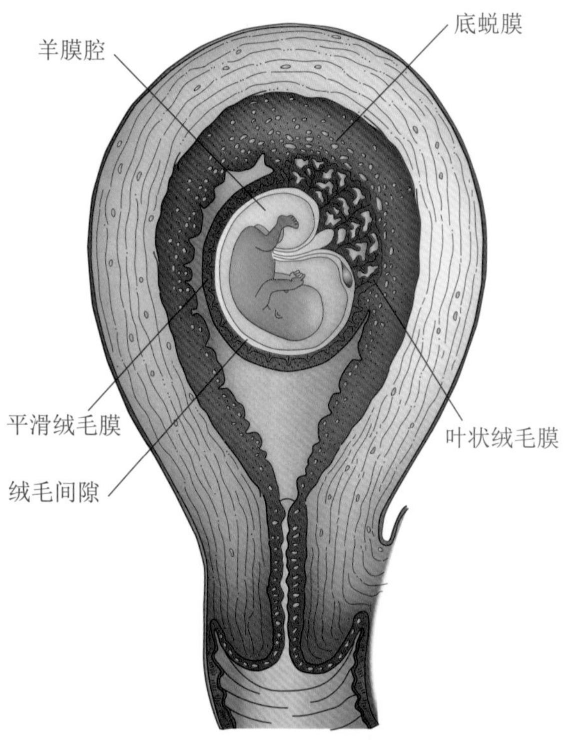

▲ 图 5-1　CVS 在孕 9 ～ 11 周进行

此时绒毛膜已经分化形成叶状绒毛膜和平滑绒毛膜，前者有绒毛，而后者的绒毛已经退化；绒毛膜和羊膜还没有融合，绒毛膜间隙仍然存在

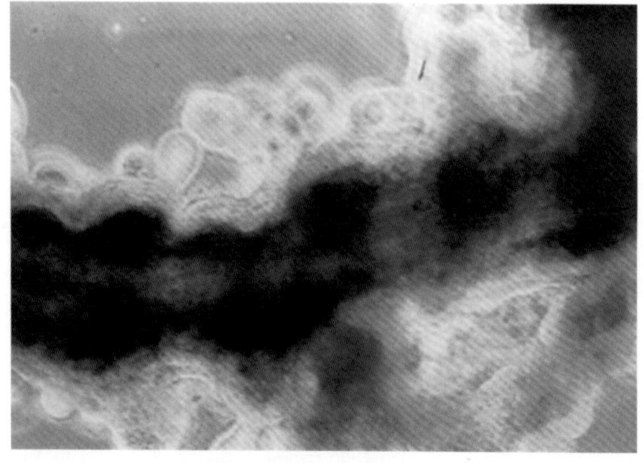

▲ 图 5-2　高倍镜视野下的绒毛膜

绒毛干上长出细胞滋养细胞芽；在绒毛间充质中心索内，胎儿的血管清晰可辨

二、取样过程

（一）经宫颈取样

在取样之前，用经腹或经阴道超声对妊娠情况进行实时评估[3]，描述并记录胎心搏动的情况。用末次月经推算孕周，测量胎儿的头臀长和妊娠囊的大小，和相应孕周的预测值进行比较。超过 10% 的患者在最开始的超声检查时发现胚胎已经停育。推荐到孕 10 周后再做绒毛穿刺，因为多数早期妊娠丢失的病例在这之前已经流产，那些因为染色体异常注定要自然流产的胚胎能避免再做不必要的检查[4]。最重要是的是，孕 10 周后活检能避免早期穿刺取样导致的胎儿肢体缺陷的风险（详见后述的 CVS 的安全性）。

超声下叶状绒毛膜表现为均匀的高回声区。清楚辨认脐带的入口有助于进一步确认叶状绒毛膜的位置。超声还要了解并标记子宫体宫颈和穿刺路径的相对关系，并可通过充盈或排空膀胱调整子宫前倾的角度，从而调整穿刺路径以方便取材。这样能避免子宫在穿刺时活动，对保证操作的安全性非常重要。操作时经常会遇到宫缩，有时还会影响置管（图 5-3）。这时，要等待 10 ～ 20min，等宫缩消退，操作才更安全易行。

准备满意后，患者取膀胱截石位，阴道内放置窥具。用碘伏对外阴、阴道和宫颈进行消毒。

取样用的导管直径为 1.5mm，将远端 3 ～ 5cm 处稍稍弯曲形成一定的弧度（图 5-4）。导管在超声监视下通过宫颈。越过宫颈内口后阻力消失，此时暂停操作，直至在超声下清楚地看到导管尖，然后在超声持续引导下继续前进，进入活检处叶状绒毛膜的实质内。通过上下移动窥具，旋转导管，必要时使用宫颈钳帮助，把导管顺利送到合适的位置。操作必须轻柔，避免使用暴力，导管沿着游离绒毛形成的没有阻力的平面前进。遇到阻力时用力过度可能会导致下方的血管破裂或是损伤绒毛膜。导管一直沿着和叶状绒毛膜轴线平行的方向前进，到达叶状绒毛膜远端的边缘（图 5-5）。然后抽出柔软的管芯，握住塑料外鞘，用 20ml 注射器抽取 5ml 添加肝素的营养培养基，连接导管和注射器，回抽形成 15 ～ 20ml 的负压并慢慢拔出导管。取出导管后，注射器内的绒毛呈白色的分枝状排列，肉眼检视是否取到了足够多的绒毛组织。如果一次取材不够，最多可以取 3 次，每次都要更换新的导管。尽管穿刺次数越多，并发症的风险越高，但是为了获得诊断结果，有时穿刺 2 次，偶尔 3 次还是安全的 [5]。

一旦技术掌握熟练，约 97% 的病例都能 1 次或 2 次穿刺成功，取到足够的样本。取样后患者不需要恢复，可以直接出院，术后 24h 内注意稍微减少活动即可。告知患者术后 1 周内的点滴出血或者轻中度的腹痛并不少见，但如果出现大出血或者发热需要联系活检中心。

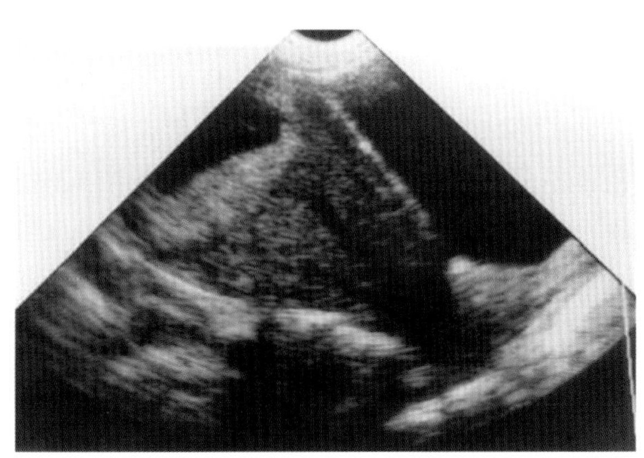

▲ 图 5-3 子宫下段收缩使胎囊位置上移
等待 15 ～ 20min 后，通常情况下，宫缩消退，活检操作更易行

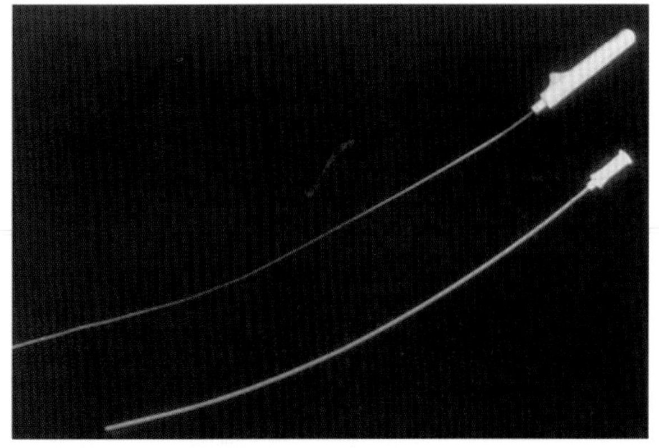

▲ 图 5-4 经宫颈活检使用的导管有一根延展性很好的不锈钢内芯，外鞘是聚乙烯的

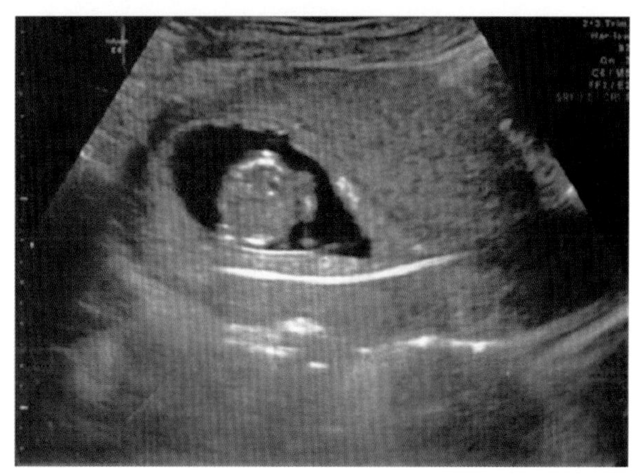

▲ 图 5-5 CVS 导管在叶状绒毛膜内清晰可见
导管插入到叶状绒毛膜的远端，以便取到足够的样本

（二）经腹取样

尽管积累的资料都显示孕早期产前诊断采用经宫颈 CVS 是安全可靠的，但是该技术受到两个重要因素的制约。首先，不是所有的患者都适合经宫颈操作，比如，对于有活动性生殖器疱疹，大的宫颈息肉或是子宫后倾严重的患者，经宫颈操作存在难度或是相对禁忌证。其次，许多医生的羊膜腔穿刺经验丰富，和经宫颈操作相比，对经腹操作更为熟悉。下面介绍两种经腹 CVS 的技术。第一种是双针技术，外部的粗针相当于一个筒芯，内部的细针用来抽吸活检 [6]。第二种是单针的徒手技术，在超声直视监测下用 20G 腰穿针进行操作 [7]。双针技术的优势在于如果一次取样不够，不用再经皮穿刺，直接用细针抽吸即可。而单针技术操作起来更快，患者不适感更轻，能用更少的穿刺次数获得足够的组织。作者所在中心全部采用经腹单针穿刺。

和经宫颈活检一样，穿刺前先要用超声仔细评估，选择合适的穿刺路径，和绒毛膜板平行，小心操作避免意外损伤到肠管。在多数情况下，建议孕妇排空膀胱，使得子宫尽量贴近腹壁，尽可能降低膀胱损伤的风险。操作前，和羊膜腔穿刺术一样，先用碘伏消毒腹部皮肤。有的中心会用局麻，但作者所在中心常规不用。他们使用超声穿刺架，直接把针尖刺入绒毛取样部位上方的子宫肌层内。而其他中心不愿用穿刺架。究竟使用哪种方法取决于操作人员的偏好，两者的成功率相仿[8]。确定位置正确后，抽出针芯，收回导丝，将注射器旋入针头的螺口，回抽形成持续的负压，穿刺针在绒毛膜全程内上下移动 3 或 4 次，抽取样本后撤出针头。如果样本量不够，再插入一根新针，重复上述操作。和经宫颈活检相仿，术后不需要恢复。如果出血，也是很少量的。但是短暂的腹痛要比经宫颈活检更严重一些。

基于孕早期经腹 CVS 在诊断中的成功应用，研究人员建议把该技术推广到孕中晚期快速染色体核型分析中。Pijpers 等[9]发表了孕 13 周后行染色体分析取得成功的报道。他的结果得到了其他研究人员[10, 11]的验证，他们提倡对于有风险的胎儿，在孕中期采用 CVS 行快速染色体分析。最近一项研究证实了该操作在孕中晚期应用的有效性，特别是在羊水过少的情况下更有价值，因为此时羊膜腔穿刺术在技术上是不可行的[12]。很难准确计算这些胎盘活检相关的妊娠丢失率，因为很多病例本身就是以异常妊娠为指征进行检查的。文献报道操作后 2 周内的妊娠丢失率＜ 1%。

（三）选择经宫颈还是经腹 CVS 的方法

如果操作者对经宫颈和经腹的操作同样熟练，两种入路 CVS 的安全性是一样的[13, 14]。对于绝大多数病例，两种方法都适用。但对于 3% ～ 5% 的病例，其中一种方法的优势更明显。比如，后壁的胎盘更适合经宫颈操作，而宫底或前壁的胎盘更适合经腹操作。因此，操作者应当两种技术都掌握，根据每个患者的具体情况选择最安全和最合适的方法[15]。

（四）双胎妊娠

已经证实双胎也能安全、成功地进行 CVS[16-18]。偶尔也有研究报道双胎 CVS 的妊娠丢失率和单胎相比略有增加。还有一些单胎取样时所不会遇到的潜在风险。在羊膜腔穿刺时，可以往一个羊膜腔内注入染料以确保取到两个胎儿的样本，但 CVS 没有类似的标记物可用。因此，操作者必须用超声确认每个胎盘各自的位置，分别取样。当取样设备器到达活检部位后，建议操作者先暂停一下，让超声大夫再次确认导管或针头是否位于准确的位置。矢状面和横切面的联合扫描能最大限度地提高精准度。

超声是判定是单绒毛膜还是双绒毛膜胎盘形成的重要方法。孕早期发现“双胎峰”，同时有一个清晰的厚膜将两个胎儿分开，是诊断双绒毛膜双胎的可靠依据[19]。而两个胎儿之间没有隔膜，或是仅有一层纤细的薄膜、辨认不出“双胎峰”，则提示单绒毛膜双胎。为了避免失误，无论超声诊断是单绒毛膜还是双绒毛膜双胎，我们都试图在每个胎儿的脐带入口附近分别取样。即使超声提示单绒毛膜，仍然应对两个胎儿分别取样，因为已经有文献报道过单绒毛膜的双卵双胎，两个胎儿的染色体是不一致的，尤其在辅助生殖妊娠中[20]。合子形成后发生染色体不分离也会导致单绒毛膜双胎染色体不一致。由于这两种情况非常罕见，因此对于单绒毛膜双胎，如果两个胎儿分别取样非常困难，允许只取一个。对于双胎之间没有隔膜的病例，只需取一个样本。作者所在中心积累了几百例多胎妊娠 CVS 的经验，采用上述取样技术和方法，一直以来都能获得准确的信息。

双绒毛膜双胎取样时，如果操作者不能肯定两个胎儿的样本都分别取到，应该进行杂合性检测来确定样本的独立性。但该方法不能鉴别单卵的双绒毛膜双胎，建议对这些患者行羊膜腔穿刺。根据作者的经验，这种情况出现的概率不到 1%。

一个胎儿的样本被另一个胎儿的绒毛污染，这种情况并不少见。如果实验室没有认识到这种可能性，会得出错误的信息。临床应用时，如果只是进行染色体核型分析，一般不会出现问题，因为即使有部分绒毛污染了另一个胎儿的样本，这个胎儿的异常细胞也是能被鉴别的。但如果要进行生物化学酶分析，一旦污染，就会得出完全错误的结果。防止污染最好的方法就是选择穿刺路径时要避免同时穿过两个叶状绒毛膜，比如可以联合经腹和经宫颈活检两种入路。同样，对于生物化学检测，分别分析两个胎儿的绒毛要比把两者混在一起检测，出错的可能性更小。而多数分子水平的分析本身就包括母体细胞污染的检测，能够鉴别混合的双胎样本。

有时候多胎妊娠需要进行选择性减胎。作者的资料显示，1% ～ 2% 的高龄妊娠中至少有一个胎儿会出现染色体异常。幸运的是，可以在孕早期进行选择性减胎[21]。由于有时需要进行减胎，因此要求在 CVS 时留取一张标有胎儿位置的精准图片，方便在 1 ～ 2 周后识别非整倍染色体的胎儿。有的情况下，因为子宫旋转导致位置变化，无法辨识异常的胎儿，这时候就建议再做一次 CVS，并在 1 ～ 3h 内快速制备染色体，进行核型分析以再次确认。

由于双胎存在一些特殊的困难，因此建议由经验丰富的操作者进行 CVS。三胎、四胎等更多数量的多胎妊娠也能成功取样，但一定要和患者充分交代和操作相关的潜在的额外风险。

（五）CVS 后神经管畸形的筛查

无论是单胎还是双胎妊娠，孕早期 CVS 以后，到孕 15 ～ 18 周时都应该再接受神经管畸形的筛查。方法上可以选择超声，也可以选择检测母血中甲胎蛋白（AFP）的含量。母血中 AFP 升高不能归结于之前的 CVS 操作，而是应该进一步检查寻找原因。选择性减胎术后的患者应当进行超声筛查，而不是检测 AFP，因为残留的胎儿组织会导致母血 AFP 异常升高。

三、CVS 的实验室部分

（一）组织准备

经宫颈取样获得的标本用于检测的绒毛湿重平均为 15 ～ 30mg。经腹取样获得的标本要更少一些，但足够用于常规检测[22]。样本一旦送到实验室，立即在无菌条件下转移到培养皿中，在倒置显微镜下观察，用细镊子把粘连在绒毛上的母体组织分离丢弃。有时还能看到漂浮的游离蜕膜组织，也要一并捡出丢弃。和绒毛的分支状结构不同，蜕膜的形态是不规则的。为了分析样本时尽可能避免母体组织的污染，形态不典型的绒毛也会被丢弃，只有典型的绒毛组织才会被保留。然后将无污染的绒毛转移到平衡盐溶液中，轻轻旋转洗涤后再种植到较小的培养皿中。既可以用于细胞培养，也可以进一步制作用于生物化学或是 DNA 诊断。

（二）细胞遗传学分析

可以用两种不同的方法制作染色进行细胞遗传学分析。Simoni 等[23]描述了第一种直接法，即采用绒毛干内有丝分裂活跃的细胞滋养细胞直接进行分析，最短 2h 就能出结果。在临床应用时，大多数中心对细胞进行过夜培养，3 ～ 4d 后出报告。第二种间接法是取绒毛间充质中心索内的细胞进行标准的单层培养，需要 5 ～ 8d。尽管第一种方法速度更快，而且很少被蜕膜污染。但是细胞滋养细胞和真实的胎儿细胞还是有差异的。而第二种方法采用的间充质中心索内的细胞能最大程度上反映胎儿细胞的真实情况。

四、CVS 的安全性

评估 CVS 安全性的重点是胎儿丢失，特别是自然流产的情况（表 5-1）。自然流产通常定义为孕 28 周之前自发的胎儿丢失或是孕 28 周之前诊断的胎死宫内。然而在计算操作相关的妊娠丢失情况时，由于受到背景妊娠丢失率的影响，分析起来很复杂。研究已经证明在孕 7 ～ 12 周时超声可见的活胎中，有部分胎儿到孕 18 ～ 20 周羊膜腔穿刺前再次超声检查时已经停育[30-33]，或是在孕 28 周之前自然丢失，这两种情况的发生率为 2% ～ 5%。自然流产率随着孕妇年龄增大而升高，到一定年龄后胎儿染色体异常的风险明显增加，因此需要做产前诊断，这部分孕妇的自然流产率最高[31, 33, 34]。总的来说，自然流产多数发生在孕早期，孕 16 周以后就不常见了[35]。关于 CVS 风险研究最大的数据汇编来自两篇多中心的协作报道。1989 年，加拿大绒毛活检 - 羊膜腔穿刺临床实验协作组开展了一项前瞻性的随机研究，比较 CVS 和孕中期羊膜腔穿刺的安全性，结果证实两者的妊娠丢失率无统计学差异（RR 1.10，95% CI 为 0.92 ～ 1.30）[24]。两组中孕妇的并发症都不常见。

表 5–1　CVS 和妊娠丢失

文献	操作总例数	人工流产数（%）	自然流产数（%）（28 周前的自然流产 / 持续妊娠）	操作成功率（%）
Rhoads 等[5]	2248（TC）	45（2.0）	77（3.5）	97.8
Brambati 等[16]	1159（TA）	71（6.1）	25/716（3.5）[a]	99.7
Canadian Group[24]	1191（TC）	26（2.2）	57（4.9）	98.5
Ward 等[25]	163（TC）	43（26.3）	13（10.8）	96.8
Green 等[26]	940（TC）	27（2.9）	23（2.5）	99.4
Wade 和 Young[27]	714（TC）	29（4.1）	31（4.5）	N/A
Jahoda 等[28]	1550（TC）	101（6.5）	73（5.0）	97.8
Clark 等[29]	211（TC）	8（3.8）	6（2.9）	N/A
	8029	350/8176=（4.3%）	305/7454=4.1%	

CVS．绒毛膜采样；N/A．不适用；TA．经腹 CVS；TC．经宫颈 CVS
a．只纳入完成妊娠的患者

另一个是来自美国的多中心前瞻性非随机研究，超过 2200 名孕妇选择经宫颈 CVS 或羊膜腔穿刺做产前诊断[5]。和加拿大的研究一样，高龄是产前诊断的主要指征。对孕周和孕妇年龄的差异进行校正后，CVS 组的妊娠丢失率比羊膜腔穿刺组高出 0.8%，仍没有统计学差异。

多个单中心的研究结果证实了上述两个多中心协作研究关于经宫颈 CVS 安全性和准确性的报道[25–29，36]。对背景妊娠丢失率进行纠正后，CVS 并不明显增加流产的风险。但是研究发现了一条“学习曲线”，这是任何新技术发展过程中都会遇到问题。所有的数据都显示，为了获得足够的标本，穿刺次数越多，流产的风险越高，而且穿刺的次数和操作者的经验成反比。

对比研究证实经腹 CVS 也是安全的，两种方法的妊娠丢失率没有统计学差异[13，22]。美国一项前瞻性的多中心研究比较了经腹和经宫颈两种活检方法，每个中心的研究对象都大于 1000 人，结果显示两组的操作成功率（> 99%）和妊娠丢失率相仿[22]。两组中，一次取样成功的比例（87%）相仿，都有一些患者会出现操作失败的情况（< 1%）。结果也得到了其他研究者的证实，他们提出，由于操作者具备经腹有创操作的经验，因此经腹活检应该作为绝大多数 CVS 的首选方法[37]。

最近的研究也在不断证实 CVS 的安全性。一项荟萃分析系统性回顾了近期文献中关于 CVS 穿刺相关风险的报道[38]，为了尽可能减少来自小宗研究的偏倚影响，分析只纳入操作例数大于 1000 的研究报道。8899 名行 CVS 的孕妇中共有 207 人流产。接受过 CVS 的孕妇中，24 周前流产风险为 2.18%（95% CI 为 1.61% ～ 2.82%）。对照组是未接受过任何操作的孕妇，背景妊娠丢失率为 1.79%（95% CI 为 0.61% ～ 3.58%）。经过加权汇集分析后和操作相关的妊娠丢失率为 0.22%（95% CI 为 -0.71% ～ 1.16%）。

总的来说，在经验丰富的产前诊断中心，CVS 是安全的，操作相关的妊娠丢失率约为 1/500，和孕中期羊膜腔穿刺的风险类似。但是，不能低估操作者的经验对结果的影响。CVS，特别是经宫颈 CVS 的学习曲线更长。Saura 等[39]提出，操作超过 400 例后安全性能得到最大程度的保证。国家儿童健康与人类发展研究所（NICHD）主持了 3 次连续实验，每次实验 CVS 的操作者大部分都是固定的人员。操作后的妊娠丢失率在 1985—1987 年的第一次研究时为 3.2%[5]；到 1987—1989 年第二次研究时，降到了 2.4%[14]；到最近 1997—2001 年的最后一次研究时，仅为 1.3%[40]；充分证明了操作者经验的重要性。最近，Caughey 等[41]以 5 年为间隔，分析操作后的妊娠丢失率，1983—1987 年为 4.4%，到 1998—2003 年降到了 1.3%。说明随着操作者经验的积累，操作相关的妊娠丢失情况会得到不断改善。

（一）CVS 的并发症

CVS 后绒毛膜羊膜炎的发生率很低。一项研究发现孕 20 周前的发生率为 0.3%[42]，而另一篇文献报道 1000 例操作中仅发生 2 例临床感染[43]。多中心研究印证了上述结果[5, 24]。在作者所在中心的系列研究中，8000 例患者当中没有一例因“绒毛膜羊膜炎”需要清宫。操作前后也不预防性使用抗生素。在妊娠丢失的患者中，围流产期绒毛膜羊膜炎的发病率可能为 0.08%，和其他一批没有做过活检操作的孕妇相比，没有统计学差异[31, 33]。

（二）CVS 后胎儿畸形的风险

CVS 开展伊始，操作和胎儿肢体短缺畸形（LRD）的关联使得 CVS 的安全性受到很大的质疑。Firth 等[44]对 539 例 CVS 后的妊娠进行了分析，发现 5 例严重的肢体畸形。这 5 例都来自于 289 例在孕 66 天或更小孕周就进行 CVS 的一组病例。其中 4 例新生儿患有口下颌骨 - 肢发育不良综合征，1 例患有横向肢体短缺畸形。口下颌骨 - 肢发育不良综合征[45]和 LRD[46]的出生缺陷发生率分别为 1/175 000 和 1/1690。这项研究中，所有肢体畸形的病例都是在孕 55 ～ 66d 进行的经腹绒毛活检。这项研究之后，其他人也报道过类似结果[47]，但是也有病例对照研究发现 CVS 和 LRD 之间没有必然的联系[4]。

最近研究证明，只有在很早孕周进行 CVS 才会增加 LRD 的风险。最著名的研究是，Brambati 等报道由同一组技术非常娴熟的操作者在不同孕周进行 CVS[48]，结果显示孕 6 ～ 7 周 CVS 后严重的肢体畸形发生率为 1.6%，等到孕 8 ～ 9 周就降到了 0.1%，孕 9 周后 CVS 不再增加肢体畸形的发生率。

一篇综述回顾了近 140 000 例在世界卫生组织（WHO）注册的 CVS，发现孕 63d 后再操作，既不增加 LRD 的总体发生率，也不增加某种具体类型畸形的发生率[47]。后续还有一些研究证实：孕 63d 后行 CVS 不增加胎儿肢体畸形的风险，表 5-2 对这些研究进行了总结。

总的来说，现有的资料表明在标准的孕 10 ～ 13 周进行 CVS 并不增加 LRD 的风险。不推荐在孕 10 周前进行操作，除非在一些特殊的情况下，比如患者的宗教信仰不允许她在更晚的孕周终止妊娠，那么 CVS 的时间只能提前[63]。但是必须充分告知这些患者，严重 LRD 发生率可能高达 1% ～ 2%。

（三）出血

阴道出血或点滴出血在经腹 CVS 后不常见，但在经宫颈 CVS 后并不少见。多数中心报道经宫颈活检后出血的发生率为 15% ～ 20%，但大出血很少见。4% 的患者活检后会立即出现绒毛膜下血肿，直至术后 7d 都可能会有阴道出血[43]。血肿通常在孕 16 周之前就会吸收，很少会产生不良的后果。大出血及其形成的血

表 5-2　评估孕 63d 后 CVS 和 LRD 相关性的研究

没有相关性			有相关性		
作者	CVS 后的总活产例数	LRD 例数	作者	CVS 总例数	LRD 例数
Jahoda 等[49]	3973	3	Burton 等[50]	394	4
Halliday 等[51]	2071	3 U	Mastroiacovo 等[52]	2759	3
Canadian Group[24]	905	0	Bissonnette（A）[53]	507	5
Schloo 等[54]	3120	2			
Monni 等[55]	2752	2			
Blakemore 等[56]	3709	3			
Silver 等[57]	1048	1 U			
Mahoney–U.S. NICHD[58]	4588	8			
Jackson 等[59]	12 863	5			
Smidt-Jensen 等[60]	2624	0			
Bissonnette (B)[53]	269	0			
病例对照研究	OR	CI		OR	CI
欧盟先天异常登记系统[4]	1.8	0.7 ～ 5	意大利多中心研究 <76d[61]	19	9 ～ 37
美国多个州[62]			美国多个州[62]		
所有 LRD	1.7	0.4 ～ 6	指端 LRD	6.4	1.1 ～ 38
横向 LRD	4.7	0.8 ～ 28			

CI．置信区间；LRD．肢体短缺畸形；OR．比值比；U．关系不肯定

肿往往是因为经宫颈穿刺时意外把导管插入叶状绒毛膜下底蜕膜的血管中。发生这种情况时，出血前操作者会清晰感到“砰”的一声，然后是沙粒样的触感，提示穿入了蜕膜组织。在极少数的情况下，能在超声下看到血肿形成并逐渐增大的过程（图 5-6）。随着经验的积累，仔细体会掌握导管的感觉，很多出血事件是能够避免的。

（四）Rh 血型致敏

研究报道 CVS 后孕妇血清中 AFP 的水平会出现急性和持续的升高，提示存在一定程度可以被检测到的胎母输血[64-66]。在 Rh 阴性的孕妇中，这种现象特别重要，因为只要 0.1ml 的 Rh 阳性细胞就可能使孕妇致敏[67]。尽管，无论采取哪种入路，即使一次穿刺成功，孕妇血清中 AFP 的水平也会升高。胎母输血的风险和 CVS 的方法（经宫颈或经腹）无关，而取决于抽吸的样本量[66]。基于上述原因，所有 Rh 阴性尚未致敏的孕妇在 CVS 后应该注射抗 D 球蛋白。文献报道已经致敏的孕妇再行绒毛膜取样会加重原有的 Rh 免疫反应，因此 CVS 在这些孕妇中是相对禁忌的[68]。

（五）胎膜破裂

急性胎膜破裂，既可以表现为阴道大量流

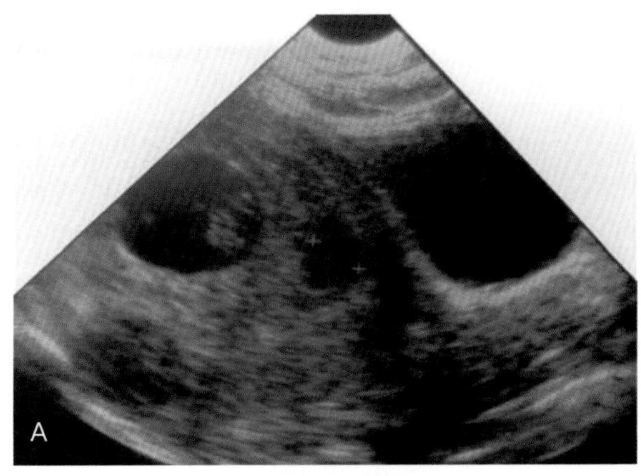

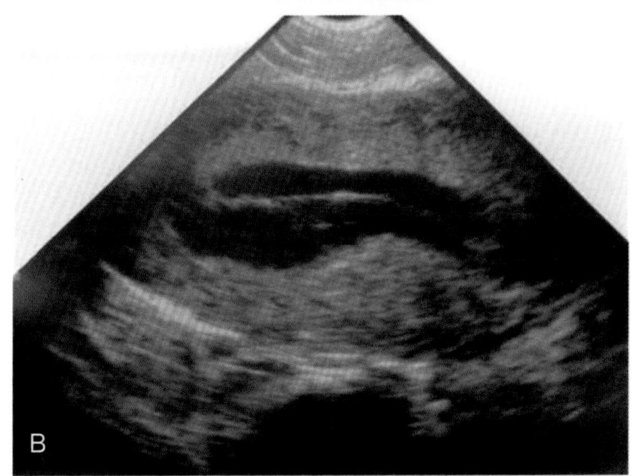

▲ 图 5-6　A. 经宫颈活检后短时间内形成的一个绒毛膜下血肿；B. 孕 16 周随诊时血肿更大；孕 20 周随诊时超声阴性，这两个血肿自然消退

液，也可以表现为超声下羊水量减少，是 CVS 非常罕见的并发症。在一项三家中心协作的研究中，回顾了 6000 例操作，没有一例发生急性胎膜破裂。在一些终止妊娠的操作时，刻意还要用导管将羊膜刺破，这时就会发现其实绒毛膜能承受很大的压力，也不会破裂。

胎膜破裂还可能发生于 CVS 后数天或数周。第一种可能是绒毛膜损伤后，暴露破坏羊膜所致；第二种可能是低度的绒毛膜羊膜炎所致。不同的研究报道 CVS 后迟发性绒毛膜羊膜炎的发生率约为 0.3%[42, 43]。无论是文献，还是我们自己的经验都表明，活检后的孕妇到孕中期羊水过少的发生率约为 6/1000，这些患者都没有阴道流液的临床表现[42]。其中 1 例患者，作者经腹往羊膜腔内注入了蓝色的染料，随后从阴道检出，证实了羊水渗漏。

（六）围生期并发症

多中心协作研究和作者自己逾 6000 例的分娩经验都表明，CVS 并不增加出生缺陷的风险。对 53 个曾经在孕期行胎盘活检的儿童进行长期随访，结果发现他们健康状况良好，身体发育和在学校的表现都在正常范围内[69]。到目前为止，还没有系列研究发现晚期围生期并发症风险增加。CVS 不会增加早产、胎膜早破和小于胎龄儿的发生率[70]。有报道称 CVS 后子痫前期的风险增加，理论上可能是由于母体更多暴露于胎儿组织所致[71, 72]。但是，其他研究并没有发现这个现象[73]。

五、CVS 的准确性

CVS 是一种非常可靠的产前诊断方法，细胞遗传学检查的成功率高达 99.7%[74]。错误多是由于母体细胞污染或是限制性胎盘嵌合所致。

（一）母体细胞污染

绒毛取样时经常同时取到绒毛和蜕膜组织。即使在立体显微镜下仔细挑拣，仍然有可能残留一些蜕膜细胞，在培养基中继续生长。

样本被大量母体蜕膜污染的情况非常少见，即使有，也往往是因为取到的绒毛数量有限，使得标本的挑选非常困难。在经验丰富的中心，当绒毛标本足够时，这个问题发生的可能性很小[75]。因此，如果第一次抽取的样本量少时，应该再穿再取，而不是冒着结果错误的风险直接进行分析。

（二）限制性胎盘嵌合

虽然胎盘和胎儿的起源相同，但是绒毛的染色体核型不总是和胎儿的完全一致[74, 76-78]，常见于限制性胎盘嵌合。后者在 CVS 的样本中同时含有整倍体和异常的非整倍体两套细胞系，而胎儿只含有整倍体染色体核型。在一些罕见的情况下，绒毛内只有非整倍体细胞。CVS 样本中嵌合体的发生率为 0.6% ～ 1.3%，其中四分之三的嵌合体仅局限于胎盘[5, 24, 79]。

嵌合体产生的原因有两种可能机制[80]。第一种情况是，减数分裂错误最初导致胚体形成三体，在随后的有丝分裂时，一些细胞丢失三体中的一条染色体，在桑椹胚内形成含有两条染色体的正常细胞系。桑椹胚内的细胞继续分离，有的发展为内细胞团，将来发育形成胚胎；有的发展为滋养细胞。由于只有一小部进入内细胞团，因此胎儿异常的受累程度取决于这些异常细胞的随机分布情况。如果胎儿细胞系完全由二倍体细胞构成，就会出现限制性胎盘嵌合的情况，胎儿为整倍体，而滋养细胞内含有非整倍体染色体。

合子形成后的有丝分裂错误也会导致限制性胎盘嵌合。非整倍体细胞的分布和比例取决于合子形成后染色体不分离发生的时间和位置。如果有丝分裂错误出现在发育早期，受累的异常细胞可能发展为内细胞团，导致胎儿嵌合体，也可能只累及滋养细胞。如果在原始细胞分化和区分之后再出现有丝分裂错误，那么细胞遗传学异常只会累及其中的一个细胞系。

在多数情况下，如果嵌合体仅仅局限于胎盘，胎儿的发育将是正常。但如果胎儿的细胞出现嵌合体，可能会发生严重的表型异常。一旦发现胎盘嵌合体，应该行羊膜腔穿刺除外胎儿异常。无论如何，不能仅凭 CVS 诊断的嵌合体就终止妊娠。反之，如果羊膜腔穿刺正常，也不能保证胎儿完全正常，因为低度的胎儿嵌合体可能会被漏诊。限制性胎盘嵌合的处理非常复杂，根据所涉及的染色体和异常细胞的比例不同，给出的咨询建议也不相同。有时还需要超声、抽取胎儿血样、甚至取胎儿皮肤活检等进一步检查评估异常表型发生的风险。建议和有经验的遗传学专家共同合作诊治。

某些染色体的限制性胎盘嵌合可能是提示胎儿单亲二倍体（UPD）的一个标志。UPD 是指一对染色体全部来自于父亲或母亲。发现 UPD 后，必须搞清同源染色体到底是来自于父母哪一方。如果 UPD 涉及的染色体上携带印记基因，可能会出现异常的临床表型，印记基因是否表达取决于它到底是父系还是母系来源。比如，普拉德 - 威利综合征患者的两条 15 号染色体都来自于母亲，是含有印记基因的 UPD 导致的疾病。CVS 发现限制性胎盘嵌合含有 15 三体可能是发现疾病的最初线索[81, 82]。除了 15 号染色体，7、11、14 和 22 号染色体上也有印记基因，需要进行类似的进一步检查[83]。但总的来说，限制性胎盘嵌合的孕妇在孕期并发症、子代在婴儿期的健康和发育等方面没有受到显著影响，和对照组相比差别不大[84]。

限制性胎盘嵌合（和单亲二倍体无关）能改变胎盘的功能，从而导致胎儿生长障碍和围产期死亡[80, 85-90]。胎盘内的异常细胞如何使胎盘功能发生改变的具体机制还不明朗，但是只有部分染色体的嵌合体才会导致这种现象。比如，16 号染色体的限制性胎盘嵌合会导致严重的宫内发育受限、早产和围生期死亡，足月分娩正常的适于胎龄儿的比例不足 30%[91-95]。

六、开展 CVS 项目

尽管已经证明，对于经验丰富的操作者，CVS 是安全有效的，但是对于一些中心来说，获得这样的经验存在一定困难。由于很多操作者都具备经腹穿刺取样的经验，因此推荐新手在有经验的操作者的指导下开始训练，慢慢就能安全有效地运用技能了[96]。

对于很多操作者，超声引导下的经宫颈活检是一项需要学习的新方法。然而，如果能同时掌握经宫颈和经腹两种技能，能够大幅度提高取样的安全性和有效性。经宫颈活检最好从准备终止妊娠的患者身上开始练起，一般来说，完成 25 ～ 50 个病例，充分取样成功率＞ 95% 后再对准备继续妊娠的患者进行操作。如果没有准备终止妊娠的病例，也可以对胎停育的患者进行取样，患者也可以通过 CVS 获得此次异常妊娠的染色体结果。目前，在开展 CVS 的中心里取样的医生要和细胞遗传学家密切配合、共同协作，这样才能使标本在患者出院前就被送到实验室进行检验，从而为患者提供完整、全面的医疗服务。

七、CVS的接受度

最初的经验报道孕早期胎盘取样进行产前诊断在技术上是可行的，随后进行了大规模的系列研究确证了操作的安全性[5, 24, 97]。接下来的研究报道是关于把这个方法用于基因诊断在患者中的接受程度。一旦孕早期诊断的可行性和接纳性得到了肯定，非整倍筛查很快从孕中期提前到了孕早期。目前，孕早期的产前诊断已经得到了普遍的认可。

CVS的主要优势在于可以早期进行，从而保护隐私。对接受产前诊断的女性人群的心理研究表明，和传统的孕中期羊膜腔穿刺相比，孕早期检查能更早、更持续地降低孕妇的焦虑心理。孕妇一旦得知检查结果正常，测量的焦虑评分显著下降。理论上，CVS比羊膜腔穿刺更早取得这个效果。

和接受羊膜腔穿刺的女性相比，接受CVS的孕妇在孕中期对妊娠的依恋更明显。主要表现在两个方面，一是母亲和胎儿之间的依恋，二是其他孕妇感知其依恋的自我比较[98]。在妊娠的早期进行产前诊断已经被越来越多的患者接受，研究人员意识到，只要可行，早期诊断方法很快就会成为首选方案，CVS是目前的标准方法，其他更新的技术还需要在安全性和准确性上再进行考量。

（吕　嫣　译，高劲松　校）

参考文献

[1] Williams J, 3rd, Rad S, Beauchamp S, et al. Utilization of noninvasive prenatal testing: Impact on referrals for diagnostic testing. Am J Obstet Gynecol 2015; 213: 102.e1–6.

[2] Wax JR, Cartin A, Chard R, et al. Noninvasive prenatal testing: Impact on genetic counseling, invasive prenatal diagnosis, and trisomy 21 detection. J Clin Ultrasound 2015; 43: 1–6.

[3] Popp LW, Ghirardini G. The role of transvaginal sonography in chorionic villi sampling. J Clin Ultrasound 1990; 18: 315–22.

[4] Dolk H, Bertrand F, Lechat MF. Chorionic villus sampling and limb abnormalities. The EUROCAT Working Group. Lancet 1992; 339: 876–7.

[5] Rhoads GG, Jackson LG, Schlesselman SE, et al. The safety and efficacy of chorionic villus sampling for early prenatal diagnosis of cytogenetic abnormalities. N Engl J Med 1989; 320: 609–17.

[6] Smidt-Jensen S, Hahnemann N, Jensen PKA, Therkelsen AJ. Experience with transabdominal fine needle biopsy from chorionic villi in the first trimester: An alternative to amniocentesis. Clin Genet 1984; 26: 272–4.

[7] Brambati B, Oldrini A, Lanzani A. Transabdominal chorionic villus sampling: A freehand ultrasound-guided technique. Am J Obstet Gynecol 1987; 157: 134–7.

[8] Nicolaides KH, Soothill PW, Rodeck CH, et al. Why confine chorionic villus (placental) biopsy to the first trimester? Lancet 1986; 1: 543–4.

[9] Pijpers L, Jahoda MG, Reuss A, et al. Transabdominal chorionic villus biopsy in second and third trimesters of pregnancy to determine fetal karyotype. BMJ 1988; 297: 822–3.

[10] Hogdall CK, Doran TA, Shime J, et al. Transabdominal chorionic villus sampling in the second trimester. Am J Obstet Gynecol 1988; 158: 345–9.

[11] Holzgreve W, Miny P, Basaran S, et al. Safety of placental biopsy in the second and third trimesters. N Engl J Med 1987; 317: 1159.

[12] Holzgreve W, Miny P, Gerlach B, et al. Benefits of placental biopsies for rapid karyotyping in the second and third trimesters (late chorionic villus sampling) in high-risk pregnancies. Am J Obstet Gynecol 1990; 162: 1188–92.

[13] Brambati B, Terzian E, Tognoni G. Randomized clinical trial of transabdominal versus transcervical chorionic villus sampling methods. Prenat Diagn 1991; 11: 285–93.

[14] Jackson LG, Zachary JM, Fowler SE, et al. A randomized comparison of transcervical and transabdominal chorionic-villus sampling. The U.S. National Institute of Child Health and Human Development Chorionic-Villus Sampling and Amniocentesis Study Group. N Engl J Med 1992; 327: 594–8.

[15] Copeland KL, Carpenter RJ, Jr., Fenolio KR, Ledbetter DH. Integration of the transabdominal technique into an ongoing chorionic villus sampling program. Am J Obstet Gynecol 1989; 161: 1289–94.

[16] Brambati B, Lanzani A, Oldrini A. Transabdominal chorionic villus sampling. Clinical experience of 1159 cases. Prenat Diagn 1988; 8: 609–17.

[17] Wapner RJ, Johnson A, Davis G, et al. Prenatal diagnosis in twin gestations: A comparison between second-trimester amniocentesis and first-trimester chorionic villus sampling. Obstet Gynecol 1993; 82: 49–56.

[18] Agarwal K, Alfirevic Z. Pregnancy loss after chorionic villus sampling and genetic amniocentesis in twin pregnancies: A systematic review. Ultrasound Obstet Gynecol 2012; 40:

128–34.

[19] Sepulveda W, Sebire NJ, Hughes K, et al. Evolution of the lambda or twin-chorionic peak sign in dichorionic twin pregnancies. Obstet Gynecol 1997; 89: 439–41.

[20] Miura K, Niikawa N. Do monochorionic dizygotic twins increase after pregnancy by assisted reproductive technology? J Hum Genet 2005; 50: 1–6.

[21] Wapner RJ, Davis GH, Johnson A, et al. Selective reduction of multifetal pregnancies. Lancet 1990; 335: 90–3.

[22] Wapner RJ, Davis GH, Johnson A. A prospective comparison between transcervical and transabdominal chorionic villus sampling, Abstract No. Society of Perinatal Obstetricians Meeting. Houston, TX, 1990.

[23] Simoni G, Terzoli G, Rossella F. Direct chromosome preparation and culture using chorionic villi: An evaluation of the two techniques. Am J Med Genet 1990; 35: 181–3.

[24] Canadian Collaborative CVS-Amniocentesis Clinical Trial Group. Multicentre randomised clinical trial of chorion villus sampling and amniocentesis. First report. Lancet 1989; 1: 1–6.

[25] Ward RH, Petrou M, ModellBM, et al. Chorionic villus sampling in a high-risk population—4 years' experience. Br J Obstet Gynaecol 1988; 95: 1030–5.

[26] Green JE, Dorfmann A, Jones SL, et al. Chorionic villus sampling: Experience with an initial 940 cases. Obstet Gynecol 1988; 71: 208–12.

[27] Wade RV, Young SR. Analysis of fetal loss after transcervical chorionic villus sampling—A review of 719 patients. Am J Obstet Gynecol 1989; 161: 513–8; discussion 8–9.

[28] Jahoda MG, Pijpers L, Reuss A, et al. Evaluation of transcervical chorionic villus sampling with a completed follow-up of 1550 consecutive pregnancies. Prenat Diagn 1989; 9: 621–8.

[29] Clark BA, Bissonnette JM, Olson SB, Magenis RE. Pregnancy loss in a small chorionic villus sampling series. Am J Obstet Gynecol 1989; 161: 301–2.

[30] Cashner KA, Christopher CR, Dysert GA. Spontaneous fetal loss after demonstration of a live fetus in the first trimester. Obstet Gynecol 1987; 70: 827–30.

[31] Gilmore DH, McNay MB. Spontaneous fetal loss rate in early pregnancy. Lancet 1985; 1: 107.

[32] Simpson J, Bombard A. Chromosomal abnormalities in spontaneous abortion, frequency, pathology, and geneticcounseling. In: Edmonds K, Bennett M (eds). Spontaneous and Recurrent Abortion, p. 51. London: Blackwell, 1987.

[33] Wilson RD, Kendrick V, Wittmann BK, McGillivray BC. Risk of spontaneous abortion in ultrasonically normal pregnancies. Lancet 1984; 2: 920–1.

[34] Warburton D, Stein Z, Kline J. Chromosome abnormalities in spontaneous abortion: Data from the New York City study. In: Porter I, Hook E (eds). Human Embryonic and Fetal Death, p. 261. New York, NY: Academic Press, 1980.

[35] Simpson JL. Incidence and timing of pregnancy losses: Relevance to evaluating safety of early prenatal diagnosis. Am J Med Genet 1990; 35: 165–73.

[36] Gustavii B, Claesson U, Kristoffersson U, et al. [Risk of miscarriage after chorionic biopsy is probably not higher than after amniocentesis]. Lakartidningen 1989; 86: 4221–2.

[37] Brambati B, Lanzani A, Tului L. Transabdominal and transcervical chorionic villus sampling: Efficiency and risk evaluation of 2,411 cases. Am J Med Genet 1990; 35: 160–4.

[38] Akolekar R, Beta J, Picciarelli G, et al. Procedure-related risk of miscarriage following amniocentesis and chorionic villus sampling: A systematic review and meta-analysis. Ultrasound Obstet Gynecol 2015; 45: 16–26.

[39] Saura R, Gauthier B, Taine L, et al. Operator experience and fetal loss rate in transabdominal CVS. Prenat Diagn 1994; 14: 70–1.

[40] Philip J, Silver RK, Wilson RD, et al. Late first-trimester invasive prenatal diagnosis: Results of an international randomized trial. Obstet Gynecol 2004; 103: 1164–73.

[41] Caughey AB, Hopkins LM, Norton ME. Chorionic villus sampling compared with amniocentesis and the difference in the rate of pregnancy loss. Obstet Gynecol 2006; 108: 612–6.

[42] Hogge WA, Schonberg SA, Golbus MS. Chorionic villus sampling: Experience of the first 1000 cases. Am J Obstet Gynecol 1986; 154: 1249–52.

[43] Brambati B, Oldrini A, Ferrazzi E, Lanzani A. Chorionic villus sampling: An analysis of the obstetric experience of 1,000 cases. Prenat Diagn 1987; 7: 157–69.

[44] Firth HV, Boyd PA, Chamberlain P, et al. Severe limb abnormalities after chorion villus sampling at 56–66 days' gestation. Lancet 1991; 337: 762–3.

[45] Hoyme HE, Jones KL, Van Allen MI, et al. Vascular pathogenesis of transverse limb reduction defects. J Pediatr 1982; 101: 839–43.

[46] Froster-Iskenius UG, Baird PA. Limb reduction defects in over one million consecutive live births. Teratology 1989; 39: 127–35.

[47] Froster UG, Jackson L. Limb defects and chorionic villus sampling: Results from an international registry, 1992. Lancet 1996; 347: 489–94.

[48] Brambati B, Simoni G, Travi M, et al. Genetic diagnosis by chorionic villus sampling before 8 gestational weeks: Efficiency, reliability, and risks on 317 completed pregnancies. Prenat Diagn 1992; 12: 789–99.

[49] Jahoda MGJ, Brandenberg H, Cohen-Overbeek, et al. Terminal transverse limb defecta and early chorionic villus sampling: Evaluation of 4,300 cases with completed follow-up. Am J Med Genet 1993; 46: 483.

[50] Burton BK, Schulz CH, Burd LI. Limb anomalies associated with chorionic villus sampling. Obstet Gynecol 1992; 79: 726.

[51] Halliday J, Lumley J, Sheffield LJ, et al. Limb deficiencies, chorion villus sampling, and advanced maternal age. Am J Med Genet 1993; 47: 1096.

[52] Mastroiacovo P, Tozzi AE, Agosti S, et al. Transverse limb reduction defects after chorion villus sampling: A retrospective cohort study. Prenat Diagn 1993; 13: 1051.

[53] Bissonnette JM, Busch WL, Buckmaster JG, et al. Factors associated with limb anomalies after chorionic villus sampling. Prenat Diagn 1993; 13(12): 1163–5.

[54] Schloo R, Miney P, Holzgreve W, et al. Distal limb deficiency

following chorionic villus sampling? Am J Med Genet 1992; 42: 404.
[55] Monni G, Ibba RM, Lai R, et al. Limb-reduction defects and chorion villus sampling. Lancet 1991; 337: 1091.
[56] Blakemore K, Filkins K, Luthy DA, et al. Cook obstetrics and gynecology catheter multicenter chorionic villus sampling trial: Comparison of birth defects with expected rates. Am J Obstet Gynecol 1993; 169: 1022.
[57] Silver RK, Macgregor SN, Muhlbach LH, et al. Congenital malformations subsequent to chorionic villus sampling: Outcome analysis of 1048 consecutive procedures. Prenat Diagn 1994; 14: 421.
[58] Mahoney MJ for the USNICHD Collaborative CVS StudyGroup.Limb abnormalities and chorionic villus sampling. Lancet 1991; 337: 1422.
[59] Jackson LG, Wapner RJ, Brambati B. Limb abnormalities and chorionic villus sampling. Lancet 1991; 337: 1423.
[60] Smidt-Jensen S, Permin M, Philip J, et al. Randomized comparison of amniocentesis and transabdominal and transcervical chorionic villus sampling. Lancet 1992: 340: 1237.
[61] Mastroiacovo P, Botto LD. Chorionic villus sampling and transverse limb deficiencies: Maternal age is not a confounder. Am J Med Genet 1994; 53: 182.
[62] Olney RS, Khoury MJ, Alo CJ, et al. Increased risk for transverse digital deficiency after chorionic villus sampling: Results of the United States Multistate Case–Control Study, 1988. Teratology 1995; 51: 20–9.
[63] Wapner RJ, Lewis D. Genetics and metabolic causes of stillbirth. Semin Perinatol 2002; 26: 70–4.
[64] Blakemore KJ, Baumgarten A, Schoenfeld-Dimaio M, et al. Rise in maternal serum alpha-fetoprotein concentration after chorionic villus sampling and the possibility of isoimmunization. Am J Obstet Gynecol 1986; 155: 988–93.
[65] Brambati B, Guercilena S, Bonacchi I, et al. Feto-maternal transfusion after chorionic villus sampling: Clinical implications. Hum Reprod 1986; 1: 37–40.
[66] Shulman LP, Meyers CM, Simpson JL, et al. Fetomaternal transfusion depends on amount of chorionic villi aspirated but not on method of chorionic villus sampling. Am J Obstet Gynecol 1990; 162: 1185–8.
[67] Zipursky A, Israels LG. The pathogenesis and prevention of Rh immunization. Can Med Assoc J 1967; 97: 1245–57.
[68] Moise KJ, Jr., Carpenter RJ, Jr. Increased severity of fetal hemolytic disease with known rhesus alloimmunization after first-trimester transcervical chorionic villus biopsy. Fetal Diagn Ther 1990; 5: 76–8.
[69] Angue H, Bingru Z, Hong W. Long-term follow-up results after aspiration of chorionic villi during early pregnancy. In: Fracaro M, Simoni G, Brambati B (eds). First Trimester Fetal Diagnosis, p. 1. New York, NY: Springer-Verlag, 1985.
[70] Williams J, 3rd, Medearis AL, Bear MB, Kaback MM. Chorionic villus sampling is associated with normal fetal growth. Am J Obstet Gynecol 1987; 157: 708–12.
[71] Daskalakis G, Papapanagiotou A, Antonakopoulos N, et al. Invasive diagnostic procedures and risk of hypertensive disorders in pregnancy. Int J Gynaecol Obstet 2014; 125: 146–9.
[72] Silver RK, Wilson RD, Philip J, et al. Late first-trimester placental disruption and subsequent gestational hypertension/ preeclampsia. Obstet Gynecol 2005; 105: 587–92.
[73] Khalil A, Akolekar R, Pandya P, et al. Chorionic villus sampling at 11 to 13 weeks of gestation and hypertensive disorders in pregnancy. Obstet Gynecol 2010; 116: 374–80.
[74] Ledbetter DH, Martin AO, Verlinsky Y, et al. Cytogenetic results of chorionic villus sampling: High success rate and diagnostic accuracy in the United States collaborative study. Am J Obstet Gynecol 1990; 162: 495–501.
[75] Elles RG, Williamson R, Niazi M, et al. Absence of maternal contamination of chorionic villi used for fetal-gene analysis. N Engl J Med 1983; 308: 1433–5.
[76] Karkut I, Zakrzewski S, Sperling K. Mixed karyotypes obtained by chorionic villi analysis: Mosaicism and maternal contamination. In: Fraccaro M, Brambati B, Simoni G (eds). First Trimester Fetal Diagnosis. Heidelberg, Germany: Springer-Verlag, 1985.
[77] Battaglia P, Baroncini A, Mattarozzi A, et al. Cytogenetic follow-up of chromosomal mosaicism detected in first-trimester prenatal diagnosis. Prenat Diagn 2014; 34: 739–47.
[78] Grati FR, Malvestiti F, Ferreira JC, et al. Fetoplacental mosaicism: Potential implications for false-positive and false-negative noninvasive prenatal screening results. Genet Med 2014; 16: 620–4.
[79] Vejerslev LO, Mikkelsen M. The European collaborative study on mosaicism in chorionic villus sampling: Data from 1986 to Prenat Diagn 1989; 9: 575–88.
[80] Wolstenholme J. Confined placental mosaicism for trisomies 2, 3, 7, 8, 9, 16, and 22: Their incidence, likely origins, and mechanisms for cell lineage compartmentalization. Prenat Diagn 1996; 16: 511–24.
[81] Cassidy SB, Lai LW, Erickson RP, et al. Trisomy 15 with loss of the paternal 15 as a cause of Prader-Willi syndrome due to maternal disomy. Am J Hum Genet 1992; 51: 701–8.
[82] Purvis-Smith SG, Saville T, Manass S, et al. Uniparental disomy 15 resulting from "correction" of an initial trisomy Am J Hum Genet 1992; 50: 1348–50.
[83] Ledbetter DH, Engel E. Uniparental disomy in humans: Development of an imprinting map and its implications for prenatal diagnosis. Hum Mol Genet 1995; 4 Spec No: 1757–64.
[84] Baffero GM, Somigliana E, Crovetto F, et al. Confined placental mosaicism at chorionic villous sampling: Risk factors and pregnancy outcome. Prenat Diagn 2012; 32: 1102–8.
[85] Worton RG, Stern R. A Canadian collaborative study of mosaicism in amniotic fluid cell cultures. Prenat Diagn 1984; 4 Spec No: 131–44.
[86] Kalousek DK, Dill FJ, Pantzar T, et al. Confined chorionic mosaicism in prenatal diagnosis. Hum Genet 1987; 77: 163–7.
[87] Kalousek DK, Howard-Peebles PN, Olson SB, et al. Confirmation of CVS mosaicism in term placentae and high frequency of intrauterine growth retardation association with

confined placental mosaicism. Prenat Diagn 1991; 11: 743–50.
[88] Goldberg JD, Porter AE, Golbus MS. Current assessment of fetal losses as a direct consequence of chorionic villus sampling. Am J Med Genet 1990; 35: 174–7.
[89] Johnson A, Wapner RJ, Davis GH, Jackson LG. Mosaicism in chorionic villus sampling: An association with poor perinatal outcome. Obstet Gynecol 1990; 75: 573–7.
[90] Wapner RJ, Simpson JL, Golbus MS, et al. Chorionic mosaicism: Association with fetal loss but not with adverse perinatal outcome. Prenat Diagn 1992; 12: 347–55.
[91] Breed AS, Mantingh A, Vosters R, et al. Follow-up and pregnancy outcome after a diagnosis of mosaicism in CVS. Prenat Diagn 1991; 11: 577–80.
[92] Post JG, Nijhuis JG. Trisomy 16 confined to the placenta. Prenat Diagn 1992; 12: 1001–7.
[93] Kalousek DK, Langlois S, Barrett I, et al. Uniparental disomy for chromosome 16 in humans. Am J Hum Genet 1993; 52: 8–16.
[94] Phillips OP, Tharapel AT, Lerner JL, et al. Risk of fetal mosaicism when placental mosaicism is diagnosed by chorionic villus sampling. Am J Obstet Gynecol 1996; 174: 850–5.
[95] Benn P. Trisomy 16 and trisomy 16 mosaicism: A review. Am J Med Genet 1998; 79: 121–33.
[96] Monni G, Pagani G, Illescas T, et al. Training for transabdominal villous sampling is feasible and safe. Am J Obstet Gynecol 2015; 213: 248–50.
[97] Goldsmith MF. Trial appears to confirm safety of chorionic villus sampling procedure. JAMA 1988; 259: 3521–2.
[98] Spencer JW, Cox DN. A comparison of chorionic villi sampling and amniocentesis: Acceptability of procedure and maternal attachment to pregnancy. Obstet Gynecol 1988; 72: 714–8.

第 6 章 羊膜腔穿刺

Amniocentesis

Sriram C. Perni John R. Roost Frank A. Chervenak

本章概要

一、概述

羊膜腔穿刺是最常用的介入性产前诊断方法。100 多年前的报道就提到，为了治疗羊水过多，从妊娠的子宫中抽出羊水，这是羊膜腔穿刺最早的应用[1]。在过去的几十年时间里，羊膜腔穿刺的应用范围有了很大的发展。20 世纪 30 年代，通过羊膜腔穿刺往羊膜腔内注入染料，用来确定胎盘的位置；也可以注入高渗盐水，用来终止妊娠[2]。随后到了 50 年代，羊膜腔穿刺被用于监测 Rh 同种免疫的病情进展[3]和胎儿性别鉴定[4]。直到 20 世纪 60 年代，羊膜腔穿刺开始被用于胎儿发育异常的产前诊断[5]，包括对代谢紊乱的评估[6]。到了 70 年代，羊膜腔穿刺被用于评估胎肺成熟度[7]；还能通过羊膜腔穿刺抽取羊水，分析羊水中 AFP 的含量诊断胎儿神经管发育畸形[8]。现在，介入性羊膜腔穿刺在产前诊断领域的应用非常广泛。但是，随着最新筛查模型的诞生和无创筛查技术的出现，羊膜腔穿刺在遗传学诊断中的应用也在发生着变革[9]。

二、羊膜腔穿刺在遗传学检查中的应用

（一）趋势

孕早期风险评估方案的出现，已经证实这些新的筛查模型在临床实践中切实可行，因此，现在对于高龄孕妇，除了传统的有创性遗传学检查方法外，还有了其他选择[10]。随着孕早期非整倍体风险筛查模型和无创筛查技术在临床应用中的价值得到充分肯定之后，最近，有创性诊断检查的使用正在减少，在 35 岁以上的高龄孕妇中这个现象更明显[9, 11]。颈后透明带筛查推动了孕早期非整倍体筛查的开展，使得有创性诊断检查的使用减少[11]。孕早中期超声联合生化指标进行产前筛查的方法已经非常成熟[12,13]。研究显示，随着这些筛查模型的稳步推广，

羊膜腔穿刺还有绒毛采样在遗传学检查中的应用在持续下降[14]。

通过检测母体外周血中胎儿的游离 DNA 进行无创产前检测（NIPT）的方法已经非常成熟，有创产前诊断技术在临床中的应用进一步减少[9]。Pettit 等调查发现羊膜腔穿刺在遗传学检查中的应用明显下降，比如在胎儿非整倍体高风险的孕妇当中，使用率从 5.9% 降至 4.1%[15]。过去，对于胎儿非整倍体高风险的孕妇，有创的遗传学诊断是唯一的检查方法，但从 2011 年开始，NIPT 已经被证实也是一个可行的选择[16]。总的来说，NIPT 和孕早期风险评估筛查模型极大地改变了遗传学羊膜腔穿刺的临床应用。

尽管胎儿非整倍体高危的孕妇可以选择 NIPT，但是羊膜腔穿刺行遗传学检查仍然是产前诊断的金标准[15]。NIPT 不能替代有创的诊断性检查，特别是在超声提示胎儿异常的病例中，NIPT 固有的局限和缺陷决定它不能发现所有的染色体异常[17]。对于一些少见的染色体异常，NIPT 可能发现不了，而羊膜腔穿刺则能诊断。因此，尽管随着无创技术的发展，用羊膜腔穿刺做遗传学检查的越来越少，但 NIPT 还是不能用来作为诊断性的检查[9]。

（二）指征

对于胎儿有非整倍体、遗传疾病和代谢紊乱高风险的妊娠，介入性产前诊断仍是诊断的参考标准。羊膜腔穿刺操作安全准确，可以选择性地由临床医生操作，确定收集羊水细胞后患者的状态。孕中期羊膜腔穿刺仍然是目前最常用的介入性产前诊断方法[18, 19]。胎儿非整倍体高危，或发现胎儿有结构异常的患者应该行羊膜腔穿刺检查染色体。一旦超声发现胎儿结构异常，患者应进一步行有创的诊断检查和遗传咨询[17]。

羊膜腔穿刺行遗传学检查的指征包括：分娩时产妇高龄，非整倍体的不良孕史，父母为染色体平衡易位的携带者，母亲为表型正常的性染色体嵌合体，母亲为 X 染色体隐性遗传疾病的携带者，父母为单基因疾病杂合子携带者，联合母血 AFP 水平和超声下胎儿形态评估胎儿神经管畸形，多个血清标记物生化筛查异常，母亲要求，以及确认 NIPT 发现的胎儿非整倍体。对于多胎妊娠，羊膜腔穿刺仍是唯一公认的诊断胎儿非整倍体的检查方法[17, 20]。临床中最常见的是高龄妊娠，尽管究竟多大算高龄还存在分歧[21]，但通常是指分娩时产妇年龄≥ 35 岁[18]。

（三）时机

羊膜腔穿刺的时间通常是在孕 15 ～ 20 周[19, 20, 22]。此时，围绕胎儿的羊水量充足，保证能够取到足够的细胞。随着孕周增大，胎儿大小和排尿量稳步增长，孕 14 周时，羊水量约为 100ml，到孕 17 周时超过 300ml[23]。此外，孕中期获得羊膜腔穿刺结果后，患者还有机会选择终止妊娠。羊膜腔穿刺取胎儿胃肠道、泌尿生殖道、皮肤和羊膜的脱落细胞进行遗传学检查。由于这些都是增殖不活跃的细胞，因此需要进行体外培养。穿刺取到的细胞浓度能够达到每毫升 1.2×10^4 个，因此培养失败的概率很低，而胎儿异常者更容易发生培养失败[24]。用于遗传分析的细胞进行培养时，可以制备多个培养瓶，也可以在玻片上使羊水细胞各自生长形成离散的克隆[20]。获得最终结果往往需要数周时间。孕中期羊膜腔穿刺诊断的准确率＞ 99%[25, 26]。羊膜腔穿刺取到的羊水可以用来进行胎儿染色体、AFP 和乙酰胆碱酯酶水平的检测，如果有指征，还可以对胎儿代谢紊乱进行检查。

近来，随着超声成像和实验技术的长足进步，为了尽早获得诊断结果，已经开始尝试将产前诊断从孕中期提前到孕早期。孕早期胎儿染色体核型分析的诊断方法包括绒毛膜采样（CVS）和早期羊膜腔穿刺（EA）。几项研究已经证实 EA，即在孕 11 ～ 14 周时进行羊膜腔穿刺是可行的[27, 28]。临床医生对 EA 的主要顾虑是能否成功取样，样本能否培养成功。一项研究调查了 600 例 EA，取样失败率为 1.6%[29]。另一项研究提示 EA 样本的培养失败率高于孕中期羊膜腔穿刺[30]。作者不提倡 EA，他们认为在孕早期 CVS 是更安全的诊断方法。

关于 EA 安全性和有效性的最新数据主要来源于加拿大孕早中期羊膜腔穿刺试验（CEMAT）。CEMAT 是一项大型的、前瞻性随机临床试验，研究对象包括 4000 余名孕妇，对采取不同诊断方法后多个临床结局之间的差异进行了比较，得出了高质量的研究结果[26, 31, 32]。研究发现，和孕中期羊膜腔穿刺相比，EA 后妊娠丢失率、马蹄内翻足和羊水渗漏的发生率更高。但是 EA 样本的培养成功率和准确率高达 99.7% 和 99.8%。EA 羊水的培养时间要比孕中期羊膜腔穿刺多一天。

研究还比较了 CVS 和 EA 后的临床结局，也发现 EA 后马蹄内翻足的发生率[33, 34]和妊娠丢失率更高[33, 35]。由于取样和培养失败，EA 组患者重复检测的比例也更高[35]。

除此以外，EA 的一些其他技术问题也给临床医生带来了挑战。由于孕早期羊膜和绒毛膜还未完全融合，穿刺时更容易出现羊膜顶起。此外，孕早期母体子宫和胎儿腹壁之间生理性的肠疝和膀胱外翻也会增加 EA 的操作难度和风险。因此，我们认为，无论如何都不应该采取 EA。

三、胎肺成熟度检测

羊膜腔穿刺检测胎肺成熟度通常是在孕中晚期，根据母体、胎儿和产科的具体情况选择进行。多种实验方法都可以测定表面活性磷脂的相对浓度。孕 34 周之前，卵磷脂和鞘磷脂在羊水中的浓度相仿。但到了孕 34 周之后，卵磷脂与鞘磷脂的比值开始升高。也有临床医生以羊水中出现磷脂酰甘油作为判定胎肺成熟的确诊实验。除此以外，不同的实验室还能通过羊水的泡沫稳定性试验、板层小体计数、表面活性物质 / 白蛋白和红外光谱等方法检测胎肺成熟度[22, 36-38]。在记不清具体孕周的病例中，胎肺成熟度检测对于判定胎儿是否成熟非常重要。但是对于孕周明确的患者，不应该把该检测当作指导分娩时机的方法[39]。

四、同种免疫

过去，Rh 同种免疫导致的新生儿溶血性疾病是围生期疾病病死率和死亡率的主要构成之一。自从 Rh 免疫球蛋白广泛应用于临床之后，新生儿 Rh 溶血的发病率显著下降至每 1000 个活产儿 1 ～ 6 例[40]。现在，同种免疫更容易是由一些“不典型”的抗体引发，比如 Kell 血型系统的抗原或 Rh 血型系统的非 D 抗原。过去，对于妊娠合并同种免疫反应的患者，常用介入性诊断技术，比如羊膜腔穿刺，评价胎儿宫内情况。现在，随着超声技术的发展，可以通过无创的多普勒血流频谱测定胎儿大脑中动脉收缩期峰速来评估宫内情况[41]。因此，羊膜腔穿刺在这些病理妊娠中的应用明显下降[41]，在超声技术成熟的中心已经不再使用。

对于胎儿宫内贫血的情况，可以通过专门的超声技术在无创条件下进行评估，也可以通过羊膜腔穿刺取羊水采用分光光度法进行检查[42]。胎儿气管和胎肺分泌的胆红素进入羊水，通过分光光度法测定在 450nm 波长处的吸光度变化对羊水中的胆红素值进行定量检测，以 $\Delta\ OD_{450}$ 表示。羊膜腔穿刺抽取的羊水标本要注意避光。把从 $\Delta\ OD_{450}$ 检测中获得的数值绘制到 Liley 曲线上，看结果落在那个区间，最低的为 Ⅰ 区，当中的是 Ⅱ 区，最高的为Ⅲ区。根据需要，如果结果落在 Ⅰ 区，每 3 ～ 4 周重复 1 次羊膜腔穿刺，如果结果落在Ⅱ区，每 1 ～ 4 周重复 1 次。

五、羊膜腔穿刺技术

患者在羊膜腔穿刺前都要进行咨询。由于大多数羊膜腔穿刺都是为了进行遗传学检查，因此最好向有遗传学背景的专家进行咨询。详细评估、分析患者的病史和家族遗传谱会向患者本人和产科医护团队都提供有用的信息。此时，双方还能就羊膜腔穿刺操作本身的风险和利弊进行讨论。初诊时要核对患者的 ABO 血型和间接 Coombs 试验的结果，明确羊膜腔穿刺后是否需要注射抗 Rh-D 免疫球蛋白。操作前还要对胎儿是否存活、胎儿的数目、胎儿的系统大体外观、孕周、胎儿和胎盘的位置进行详细的超声评估。只有熟悉应用指征和操作技术的临床医生才能开展羊膜腔穿刺[43]。

文献报道经阴道羊膜腔穿刺的感染率和失败率都很高[1]。此外，经阴道操作对患者的体位要求较高，患者的不适感也更明显。因此羊膜腔穿刺应该经腹操作。

最初的羊膜腔穿刺是没有超声引导的[44]。随后，静态和实时超声开始和羊膜腔穿刺相结合。最早的关于超声持续引导下羊膜腔穿刺的可行性报道是在 20 世纪 80 年代[45]。研究比较了超声持续引导下羊膜腔穿刺和“盲穿”两种方法。后者是指，在羊膜腔穿刺前先超声定位，然后拿走探头，立即穿刺取样。结果发现，无论是第一针穿刺后出血或“空吸”的概率，穿刺的次数，还是操作后的自然流产率，超声持续引导下的羊膜腔穿刺都比“盲穿”要低得多，有力地说明了超声引导的显著优势[46, 47]。后续的其他研究进一步证实了超声引导下羊膜腔穿刺的安全性和有效性[48]。

操作前，先用碘伏等消毒剂对孕妇的腹部进行消毒。把超声的探头放入涂有凝胶的无菌塑料袋、保护套或手套内。腹部涂抹无菌的耦合剂，可以提高超声成像质量。也可以手持探头在无菌区外以 90° 进行扫描。

产科医生根据一开始超声评估的情况，选择合适的穿刺位置。穿刺区域内不能有胎儿（特别是胎头）和脐带，羊水量要充分，尽量避开子宫下段和胎盘附着部位[19]（图 6-1）。由患者和医生自行决定是否在穿刺前使用局麻（如不含肾上腺素的 1% 的利多卡因）。有人质疑局麻的必要性。因为胎儿可能会移动，导致需要重新定位、再次麻醉。此外，由于增加了一次皮肤注射，可能反而会增加患者的不适感。

羊膜腔穿刺可以使用不同型号的腰穿针，文献报道的有 18G、20G 和 22G[1, 19, 20]，其中 18G 最不常用。为了尽可能地减少患者的不适感、保持子宫处于安静状态，作者更喜欢用 22G 穿刺针。但有的临床医生喜欢 20G 腰穿针，因为和 22G 相比，20G 针在抽取羊水时阻力更小、抗弯曲的强度更高，针尖在实时超声中回声更明显。临床医生在直线或曲线超声探头的引导下进行穿刺时，要小心谨慎，保证全程都能清楚地看到针尖的回声，针尖的回声始终落在超声的波束范围内。此外，手持探头时尽量避免或减少加压，以免使得母体腹壁和子宫的相对位置发生扭曲。有的产科医生喜欢使用穿刺架，但是和“自由手”（徒手）技术相比，其活动范围有限（图 6-1）。

仔细消毒孕妇腹部，超声选定穿刺点后，将腰穿针刺入孕妇的皮肤，依次通过腹壁、子宫进入羊膜腔。进入羊膜腔时会有特定的“砰”的一下，或操作者能体会到阻力消失时的落空感。此时，要特别小心持续监视针头的回声。确认针头在羊膜腔内的位置合适后，抽出针芯，连接 5ml 注射器。为了尽可能减少母体细胞对样本的污染，先抽出 2 ～ 3ml 羊水并丢弃。和后壁胎盘相比，前壁胎盘羊膜腔穿刺时发生母体细胞污染的概率要高得多[49]。这可能是因为

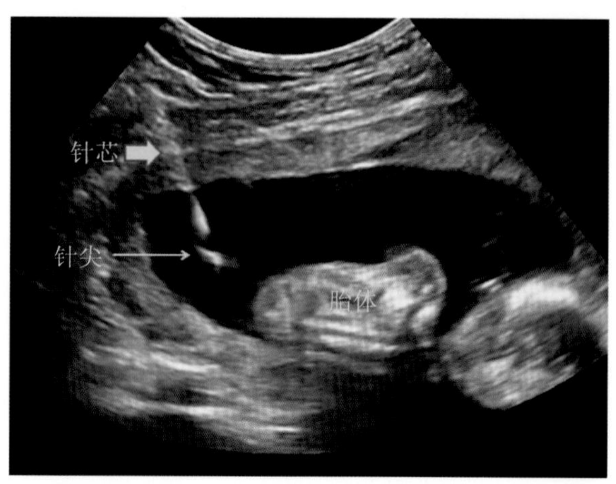

▲ 图 6–1　超声显示羊膜腔穿刺时穿刺针头的准确位置（针芯和针尖），远离胎体

穿刺相关的胎盘出血使得母体细胞进入羊膜腔所致。有些研究对不同的羊膜腔穿刺技术及其对母体细胞污染的影响进行了评估。其中一项研究发现不同技术之间并没有差别[50]。一开始抽羊水时，一般选择 5ml 或 10ml 的注射器，负压不大，容易抽吸。如果抽不出来，可以慢慢旋转针头再做尝试。在妊娠早期，“空吸”现象并不少见，这是由于穿刺时针尖顶起羊膜所致。20 世纪 80 年代，人们想出两种方法克服这个困难。第一种方法是，把针尖退回到子宫肌层内，然后再次有力地向前推进刺入羊膜囊[51]。第二种方法是，在超声引导下把针尖继续往前刺入子宫后壁肌层内，然后再退回到羊膜囊内，以便与封堵的羊膜分离[52]。到了 1996 年，研究人员发明了一种改良的针芯技术，解决了羊膜顶起的问题[53]。这种针芯比穿刺针长，针芯远端超过针尖 10mm，能够确保刺透羊膜。

如前所述，一开始先抽取 2 ～ 3ml 羊水并丢弃，然后再更换第二个注射器，一般选择 20ml 或 30ml 的。根据检查需要抽取一定数量的羊水。染色体和 AFP 检查一般需要 15 ～ 40ml 的羊水[19, 20]。具体抽吸的羊水量取决于操作时孕周。总的来说，孕周越小，抽取的羊水越少。治疗羊水过多时，有时需要抽取大量羊水缓解孕妇的压迫症状，可以用注射器反复抽吸，也可以连接重力系统或者负压吸引瓶引流，羊水的流出速度控制在 89ml/min 是安全的[54]。胎肺成熟度检测需要的羊水量很少，10 ～ 15ml 就足够了。

抽取足够的羊水后，重新插入针芯，然后在超声持续引导下退针。如果反复穿刺 2 次以上都没有抽到羊水，应该建议患者在 1 周后再次羊膜腔穿刺。无论此次羊膜腔穿刺是否成功，操作完毕后必须再次确认胎心搏动的情况。羊膜腔穿刺结束后，患者接受术后注意事项宣教，确认间接 Coombs 试验结果之后就可以离院回家了。

六、多胎妊娠的羊膜腔穿刺

过去的数十年以来，随着辅助生殖技术的发展和女性生育年龄的推迟，多胎妊娠的绝对数量和相对比例都在逐渐上升[55]。在过去的 20 年里，美国的双胎出生率增加了 50%，从 2% 增加到 2013 年的 3.37%[56]。

第一例多胎羊膜腔穿刺行遗传学检查发生在 20 世纪 70 年代[57]。多胎妊娠染色体异常的产前诊断需要从两个或多个妊娠囊内分别取得标本。操作时要非常小心谨慎，保证所有的妊娠囊都取到标本。当操作者完成对第一个妊娠囊的穿刺和取样后，可以向这个羊膜腔内注射 1ml 稀释的靛胭脂溶液（配比为 1ml 靛胭脂染料 +9ml 0.9% 氯化钠溶液）。对第二个妊娠囊进行穿刺时，羊水应该是清亮无色的。如果发现羊水着色，说明同一个妊娠囊被反复穿刺了两次。因为亚甲蓝有可能导致胎儿溶血，因此羊膜腔穿刺不能使用亚甲蓝染色。操作时通常要在皮肤两个不同的位置进行穿刺，会有两个伤口，都是在超声引导下进行的。

文献还报道了一些其他的多胎妊娠羊水穿刺技术，其中 20 世纪 90 年代早期有两项技术。第一种技术是在超声下清晰地看到两个羊膜腔的分隔，不挪动探头，先后将两根穿刺针分别刺入两个妊娠囊内。其优点在于不使用外源性染料，就能保证从两个羊膜腔内分别取样[58]。第二种技术也不需要染料，只用单针穿刺，可能比其他方法操作起来都要迅速。操作时，同样需要在超声下清晰地看到两个羊膜腔的分隔。第一个妊娠囊取样后，穿刺针在超声引导下穿过两个羊膜腔之间的分隔，再从第二个妊娠囊内取样[59]。在大宗研究对可能存在的交叉污染的问题进行充分调查之前，不建议采纳第二种技术。最近一项研究对单针羊膜腔穿刺抽取的羊水进行定量荧光聚合酶链反应分析，发现该方法能快速发现所有的胎儿非整倍体，而且检出微量污染细胞的敏感性很高[60]。但是，作者对多胎妊娠羊膜腔穿刺的意见还是最好取皮肤两个不同的位置进行穿刺。

七、羊膜腔穿刺的并发症

如上所述，羊膜腔穿刺是一种有创的诊断检查，操作必须有指征，操作前患者要先进行详尽的遗传咨询。羊膜腔穿刺的性质决定了操作可能对孕妇和胎儿有一定风险，这一点患者必须理解。但总的来说，羊膜腔穿刺对母胎都是非常安全的，风险很低，其中母体的风险远低于胎儿。

尽管自然流产可能是患者对羊膜腔穿刺的一个主要顾虑[61]，但操作前也要详细交代母体的相关风险。母体并发症的发生率约为千分之一[62]。操作相关的绒毛膜羊膜炎的发生率为0% ～ 1%。在反复多次穿刺的病例中，不到 0.5% 的患者可能出现亚临床感染[19，62，63]。如果患者羊膜腔穿刺后 24 ～ 72h 出现发热，弥漫性腹痛，伴或不伴有寒战，要警惕绒毛膜羊膜炎。一旦绒毛膜羊膜炎诊断成立，建议立即分娩，同时静脉使用合适的广谱抗生素。如果处理不及时，可能会对孕妇造成严重的后果，包括感染性休克甚至会死亡。有文献报道孕中期羊膜腔穿刺后孕妇发生大肠埃希菌败血症，导致感染性休克、多脏器衰竭最终死亡的情况[62]。羊膜腔穿刺后羊水渗漏的发生率为 1% ～ 2%[64]。这里的羊水渗漏不是指明显的胎膜破裂，而是指羊水从穿刺孔道漏出，这种渗漏是暂时的，2 ～ 3d 内能自愈。其他的母体并发症，比如胎膜早破、早产、胎母输血和胎盘早剥非常罕见。有一篇文献报道羊膜腔穿刺后的孕妇更倾向选择择期剖宫产，阴道分娩时手术助产的比例也更高[61]。

操作相关的胎儿并发症中最常见，也最令人担心的是自然流产。随机的前瞻性临床对照研究总结自然流产率为 1.0%[65，66]。也有其他研究报道过更低的流产率[62]。现有的文献中，每 300 ～ 500 例羊膜腔穿刺会出现 1 例操作相关的妊娠丢失[15]。多胎妊娠羊膜腔穿刺后妊娠丢失率更高（2.7%）[67]。尽管现在还不能预测哪些妊娠会发生流产，但是已经发现了一些高危因素，比如高龄、子宫肌瘤、多胎妊娠和小孕周穿刺[68]。一项研究回顾了 28 年以来，由同一名临床医生完成的 4600 例羊膜腔穿刺，结果发现操作的指征和技术随时间不断演变、发展，然而操作相关的妊娠丢失率并没有随该医生经验的积累而发生明显的改善[69]。该研究的妊娠丢失率为 0.95%，和其他大宗研究的数据一致。

在没有超声引导的时代，出现过穿刺针直接刺伤胎儿的情况，后果包括胎儿肢体的坏疽和脑穿通囊肿等[70，71]。其他报道的羊膜腔穿刺相关的新生儿病率包括肺炎、呼吸窘迫综合征和耳部感染的发病率可能有所升高[1，68]。

随着 NIPT 技术的推广，已经有人开始担心临床医生该如何保持有创操作的专业技能[9]。此外，现在对操作者手把手地训练越来越少，更进一步加重了以上忧虑[14]。

八、总结

羊膜腔穿刺是产前诊断领域最常用的有创性操作。该操作安全、准确，目前最常用于多种遗传性疾病和代谢紊乱的诊断。羊膜腔穿刺前要对患者进行详尽的咨询，操作由经验丰富的医务人员进行。

（吕　嬿　译，高劲松　校）

参考文献

[1] Chervenak JL, Chervenak FA. Amniocentesis. In: Iffy L, Apuzzio JJ, Vintzileos AM (eds), Operative Obstetrics (2nd edition), pp. 64–9. New York, NY: McGraw-Hill, 1992.

[2] Menees TO, Miller JD, Holly LE. Amniography: Preliminary report. Am J Roentgenol Radiat Ther 1930; 24: 363–6.

[3] Liley AW. The technique and complications of amniocentesis. Aust N Z J Med 1960; 59: 581–6.

[4] Fuchs F, Riis P. Antenatal sex determination. Nature 1956; 117: 330.

[5] Jacobsen CB, Barter RH. Intrauterine diagnosis and management of genetic defects. Am J Obstet Gynecol 1967; 99: 796–807.

[6] Nadler HL, Gerbie AB. Role of amniocentesis in the intrauterine detection of genetic disorders. N Engl J Med 1970; 282: 596–9.

[7] Gluck L, Kulovich MV, Borer RC, Jr, Keidel WN. The interpretation and significance of the lecithin/sphingomyelin ratio in amniotic fluid. Am J Obstet Gynecol 1974; 120: 142–55.
[8] Brock DJH, Sutcliffe RG. Alphafetoprotein in the antenatal diagnosis of anencephaly and spina bifida. Lancet 1972; 2: 197–9.
[9] Williams J, III, Rad S, Beauchamp S, et al. Utilization of noninvasive prenatal testing: Impact on referrals for diagnostic testing. Am J Obstet Gynecol 2015; 213: 102.e1–6.
[10] Perni SC, Predanic M, Kalish RB, et al. Clinical use of first-trimester aneuploidy screening in a United States population can replicate data from clinical trials. Am J Obstet Gynecol 2006; 194: 127–30.
[11] Chasen ST, McCullough LB, Chervenak FA. Is nuchal translucency screening associated with different rates of invasive testing in an older obstetric population? Am J Obstet Gynecol 2004; 190: 769–74.
[12] Wapner R, Thom E, Simpson JL, et al. First-trimester screening for trisomies 21 and 18. N Engl J Med 2003; 349: 1405–13.
[13] Malone FD, Canick JA, Ball RH, et al. First-trimester or second-trimester screening, or both, for Down's syndrome. N Engl J Med 2005; 353: 2001–11.
[14] Robson SJ, Hui L. National decline in invasive prenatal diagnostic procedures in association with uptake of combined first trimester and cell-free DNA aneuploidy screening. Aust N Z J Obstet Gynaecol 2015; 55: 507–10.
[15] Pettit KE, Hull AD, Korty L, et al. The utilization of circulating cell-free DNA testing and decrease in invasive diagnostic procedures: An institutional experience. J Perinatol 2014; 34: 750–3.
[16] Palomaki GE, Kloza EM, Lambert-Messerlian GM, et al. DNA sequencing of maternal plasma to detect Down syndrome: An international clinical validation study. Genet Med 2011; 204(3): 205.e1–11.
[17] American College of Obstetricians and Gynecologists. Committee Opinion No. 640. Cell-free DNA screening for fetal aneuploidy. Obstet Gynecol 2015; 126:e31–7.
[18] Wilson RD. Amniocentesis and chorionic villus sampling. Curr Opin Obstet Gynecol 2000; 12: 81–6.
[19] D' Ercole C, Shojai R, Desbriere R, et al. Prenatal screening: Invasive diagnostic approaches. Childs Nerv Syst 2003; 19: 444–7.
[20] Robinson A, Henry GP. Prenatal diagnosis by amniocentesis. Annu Rev Med 1985; 36: 13–26.
[21] Druzin ML, Chervenak F, McCullough LB, et al. Should all pregnant patients be offered prenatal diagnosis regardless of age? Obstet Gynecol 1993; 81: 615–18.
[22] Cunningham FG, Gant NF, Leveno KJ, et al. Williams' Obstetrics (21st edition), pp. 989–92. New York, NY: McGraw-Hill, 2001.
[23] Fuchs F. Volumes of amniotic fluid at various stages of pregnancy. Clin Obstet Gynecol 1966; 9: 449–60.
[24] Persutte WH, Lenke RR. Failure of amniotic-fluid-cell growth: Is it related to fetal aneuploidy? Lancet 1995; 345: 96–7.
[25] NICHD National Registry for Amniocentesis Study Group. Midtrimester amniocentesis for prenatal diagnosis. JAMA 1976; 236: 1471.
[26] The Canadian Early and Mid-Trimester Amniocentesis Trial (CEMAT) Group. Randomized trial to assess safety and fetal out come of early and midtrimester amniocentesis. Lancet 1998; 351: 242–7.
[27] Evans MI, Drugan A, Koppitch FC, et al. Genetic diagnosis in the first trimester: The norm for the 1990s. Am J Obstet Gynecol 1989; 160: 1332.
[28] Elejalde BR, de Elejalde MM. Early genetic amniocentesis, safety, complications, time to obtain results and contraindications. Am J Hum Genet 1988; 43: A232.
[29] Godmillow L, Weiner S, Dunn LK. Early genetic amniocentesis: Experience with 600 consecutive procedures and comparison with chorionic villus sampling. Am J Hum Genet 1988; 43: A234.
[30] Sundberg K, Jorgensen FS, Tabor A, et al. Experience with early genetic amniocentesis. J Perinat Med 1995; 23: 149–58.
[31] Winsor EJT, Tompkins DJ, Kalousek D, et al. Cytogenetic aspects of the Canadian early and mid-trimester amniotic fluid trial (CEMAT). Prenat Diagn 1999; 19: 620–7.
[32] Johnson JM, Wilson RD, Singer J, et al. Technical factors in early amniocentesis predict adverse outcome. Results of the Canadian early (EA) vs mid-trimester amniocentesis (MA) trial (CEMAT). Prenat Diagn 1999; 19: 732–8.
[33] Nicolaides KH, Brizot ML, Patel F, et al. Comparison of chorion villus sampling and early amniocentesis for karyotyping in 1,492 singleton pregnancies. Fetal Diagn Ther 1996; 11: 9–15.
[34] Sundberg K, Bang J, Smidt-Jensen S, et al. Randomised study of risk of fetal loss related to early amniocentesis versus chorionic villus sampling. Lancet 1997; 350: 697–703.
[35] Cederholm M, Axelsson O. A prospective comparative study on transabdominal chorionic villus sampling and amniocentesis performed at 10–13 weeks' gestation. Prenat Diagn 1997; 17: 311–17.
[36] Anceschi MM, Piazze Garnica JJ, Unfer V, et al. A comparison of the shake test, optical density, L/S ratio (planimetric and stechiometric) and PG for the assessment of fetal lung maturity. J Perinat Med 1996; 24: 355–62.
[37] Carlan SJ, Gearity D, O' Brien WF. The effect of maternal blood contamination on the TDx-FLM II assay. Am J Perinatol 1997; 14: 491–4.
[38] Liu K, Dembinski TC, Mantsch HH. Rapid determination of fetal lung maturity from infrared spectra of amniotic fluid. Am J Obstet Gynecol 1998; 178: 234–41.
[39] American College of Obstetricians and Gynecologists. Committee Opinion No. 560. Medically indicated late-preterm and early-term deliveries. Obstet Gynecol 2013; 121: 908–10.
[40] Moise KJ. Management of rhesus alloimmunization in pregnancy. Obstet Gynecol 2002; 100: 600–11.
[41] Mari G. Noninvasive diagnosis by Doppler ultrasonography of fetal anemia due to maternal red-cell alloimmunization. N Engl J Med 2000; 342: 9–14.
[42] American College of Obstetricians and Gynecologists.

Management of isoimmunization in pregnancy. Washington, DC: ACOG, 1996; ACOG Technical Bulletin No. 227.

[43] Verp MS, Gerbie AB. Amniocentesis for prenatal diagnosis. Clin Obstet Gynecol 1981; 24: 1007–21.

[44] Crandon AJ, Peel KR. Amniocentesis with and without ultrasound guidance. Br J Obstet Gynecol 1979; 86: 1.

[45] Jeanty P, Rodesch F, Romero R. How to improve your amniocentesis technique. Am J Obstet Gynecol 1983; 146: 593–6.

[46] Romero R, Jeanty P, Reece EA, et al. Sonographically monitored amniocentesis to decrease intraoperative complications. Obstet Gynecol 1985; 65: 426–30.

[47] De Crespigny LC, Robinson HP. Amniocentesis: A comparison of 'monitored' versus 'blind' needle insertion technique. Aust N Z J Obstet Gynecol 1986; 26: 124–8.

[48] Benacerraf BR, Frigoletto FD. Amniocentesis under continuous ultrasound guidance: A series of 232 cases. Obstet Gynecol 1983; 62: 760–3.

[49] Nuss S, Brebaum D, Grond-Ginsbach C. Maternal cell contamination in amniotic fluid samples as a consequence of the sampling technique. Hum Genet 1994; 93: 121–4.

[50] Steed HL, Tompkins DJ, Wilson DR. Maternal cell contamination of amniotic fluid samples obtained by open needle versus trocar technique of amniocentesis. J Obstet Gynaecol Can 2002; 24: 233–6.

[51] Platt LD, DeVore GR, Gimovsky ML. Failed amniocentesis: The role of membrane tenting. Am J Obstet Gynecol 1982; 144: 479.

[52] Bowerman RA, Barclay ML. A new technique to overcome failed second-trimester amniocentesis due to membrane tenting. Obstet Gynecol 1987; 70: 806–8.

[53] Dombrowski MP, Isada NB, Johnson MP, et al. Modified stylet technique for tenting of amniotic membranes. Obstet Gynecol 1996; 87: 455–6.

[54] Dolinger MB, Donnenfeld AE. Therapeutic amniocentesis using a vacuum bottle aspiration system. Obstet Gynecol 1998; 91: 143–4.

[55] Kalish RB, Vardhana S, Gupta M, et al. Interleukin-4 and -10 gene polymorphisms and spontaneous preterm birth in multifetal gestations. Am J Obstet Gynecol 2004; 190: 702–6.

[56] Martin JA, Hamilton BE, Osterman MJK, et al. Births: Final Data for 2013. National Vital Statistics Reports, vol. 64, no. 1. Hyattsville, MD: National Center for Health Statistics, 2015.

[57] Toth-Pal E, Papp C, Beke A, et al. Genetic amniocentesis in multiple pregnancy. Fetal Diagn Ther 2004; 19: 138–44.

[58] Bahado-Singh R, Schmitt R, Hobbins JC. New technique for genetic amniocentesis in twins. Obstet Gynecol 1992; 79: 304–7.

[59] Jeanty P, Shah D, Roussis P. Single-needle insertion in twin amniocentesis. J Ultrasound Med 1990; 9: 511–17.

[60] Cirigliano V, Canadas P, Plaja A. Rapid prenatal diagnosis of aneuploidies and zygosity in multiple pregnancies by amniocentesis with single insertion of the needle and quantitative fluorescent PCR. Prenat Diagn 2003; 23: 629–33.

[61] Cederholm M, Haglund B, Axelsson O. Maternal complications following amniocentesis and chorionic villus sampling for prenatal karyotyping. Br J Obstet Gynaecol 2003; 110: 392–9.

[62] Elchalal U, Shachar IB, Peleg D. Maternal mortality following diagnostic 2nd-trimester amniocentesis. Fetal Diagn Ther 2004; 19: 195–8.

[63] Terzic MM, Plecas DV, Stimec BV, et al. Risk estimation of intraamniotic infection development after serial amniocentesis. Fetal Diagn Ther 1994; 9: 35–7.

[64] Crane JP, Rohland BM. Clinical significance of persistent amniotic fluid leakage after genetic amniocentesis. Prenat Diagn 1986; 6: 25.

[65] Tabor A, Philip J, Madsen M, et al. Randomised controlled trial of genetic amniocentesis in 4606 low-risk women. Lancet 1986; 1: 1287–93.

[66] Bettelheim D, Kolinek B, Schaller A, et al. Complication rates of invasive intrauterine procedures in a centre for prenatal diagnosis and therapy. Ultraschall Med 2002; 23: 199–22.

[67] Yukobowich E, Anteby EY, Cohen SM, et al. Risk of fetal loss in twin pregnancies undergoing second trimester amniocentesis. Obstet Gynecol 2001; 98: 231–4.

[68] Papp C, Papp Z. Chorionic villus sampling and amniocentesis: What are the risks in current practice? Curr Opin Obstet Gynecol 2003; 15: 159–65.

[69] Horger EO, Finch H, Vincent VA. A single physician's experience with four thousand six hundred genetic amniocenteses. Am J Obstet Gynecol 2001; 185: 279–88.

[70] Lamb MP. Gangrene of a fetal limb due to amniocentesis. Br J Obstet Gynaecol 1975; 82: 829.

[71] Youroukos S, Papadelis F, Matsaniotis N. Porencephalic cysts after amniocentesis. Arch Dis Child 1980; 55: 814.

第 7 章　胎儿宫内输血

Fetal transfusion

Christopher R. Harman

本章概要

胎儿贫血的治疗可能是目前最能阐释胎儿宫内治疗理念的范例。在发现高风险的胎儿、评估疾病的进展、通过超声引导下进行宫内输血（intrauterine transfusion，IUT）的后续治疗等各个方面均有了持续的进步。母体检测、超声测量、胎儿脐血采样的精准操作，以及减轻疾病严重性的机制，均可对宫内输血（IUT）的作用产生影响，增加了可操作性和安全性，并取得更好更详细的效果。

胎儿宫内输血最初是用于治疗和降低严重的 Rh 溶血病及其所造成的围生儿死亡。尽管现在对 Rh 溶血采取了严格的预防措施，从而大幅度减少了此类患儿，但宫内输血依然是严重的同种免疫性贫血和其他先天性和获得性贫血的重要治疗手段。本章着重讲解了宫内输血的发展，强调胎儿的评估和输血的技巧。

一、胎儿贫血的病因

（一）同种免疫

母体被父源性的胎儿红细胞（RBC）抗原致敏的途径，通常是来自经胎盘出血（transplacental hemorrhage，TPH）。TPH 在妊娠中常有发生，其中超过 50% 发生在产间，至少 15% 发生于产前[1]。出血量通常不多，但对于 Rh 阴性的“高反应者”，0.01ml 的 Rh 阳性胎儿血即可引发母体的免疫反应[2]。对于胎儿为 Rh 阳性的孕妇，需要常规在孕 28 周时，以及产后进行 Rh 的预防性治疗，如果在 28 周前发生 TPH 也需要进行预防性治疗[3]。极少情况下，TPH 出血量大而导致标准治疗无法预防致敏时，可能需要额外增加 Rh 免疫球蛋白的用量[4]。

随着预防性治疗的普遍使用，严重 Rh 溶血病的发生率已经显著下降，但母体 Rh-D 同种免疫依旧是因严重的胎儿贫血需行宫内输血的主要原因。导致抗 D 同种免疫的原因包括：在发生产科事件时未能及时进行免疫预防；未能进行 28 周的常规预防治疗；相对于经胎盘的出血量，免疫球蛋白用量不足；未及时发现母亲血型为 Rh 阴性；无产前检查，以及患者拒绝治疗等[5]。因为在输血中常规进行 Rh-D 交叉配血，因此妊娠以外的致敏因素比较少见。但是，母亲如有静脉药物滥用史，则很可能在怀孕前造成致敏[6]。

非 D 的 Rh 血型不合也很重要，因为输血时通常不进行其他 Rh 系统成分（CcEe）的配型。抗 C 血型不合与经典的 Rh 血型不合一样危险，其监测和治疗的流程是相同的[7, 8]。Rh 抗 C 血型不合相对少见，胎儿水肿较少，但可能需要在孕晚期进行有创的检测和治疗[9]。抗 E 血型不合相对常见，但发病较轻，单一的抗 E 实际上不会导致胎儿发病。其他类型的许多红细胞抗原可能导致母体致敏，并在下次妊娠时 IgG 经胎盘[10]导致胎儿贫血（图 7-1）。

IgG 是导致胎儿并发症的主要媒介。IgG 通过异化转运通过胎盘在胎儿体内达到较高的浓度，与父源 / 胎儿抗原结合，诱导胎儿对这些被抗体标记的红细胞发生免疫介导性俘获，免疫性微吞噬和血管外溶血迅速将抗体标记的细胞清除，结果出现贫血和随之而来的代谢废物增多。最终，严重的 Rh 血型不合需要极度增加红细胞造血，从而释放许多不成熟的红细胞，造成所谓的“胎儿成红细胞增多症”。

Kell 同种免疫有一种额外的补体修复机制，诱发胎儿发生血管内和骨髓内的溶血[11]。Kell 抗原是红细胞膜上的一活性成分，其免疫致敏也可以抑制细胞分裂和促红细胞生成素反应[12]，导致更全面的溶血和祖细胞溶血，以及难以预

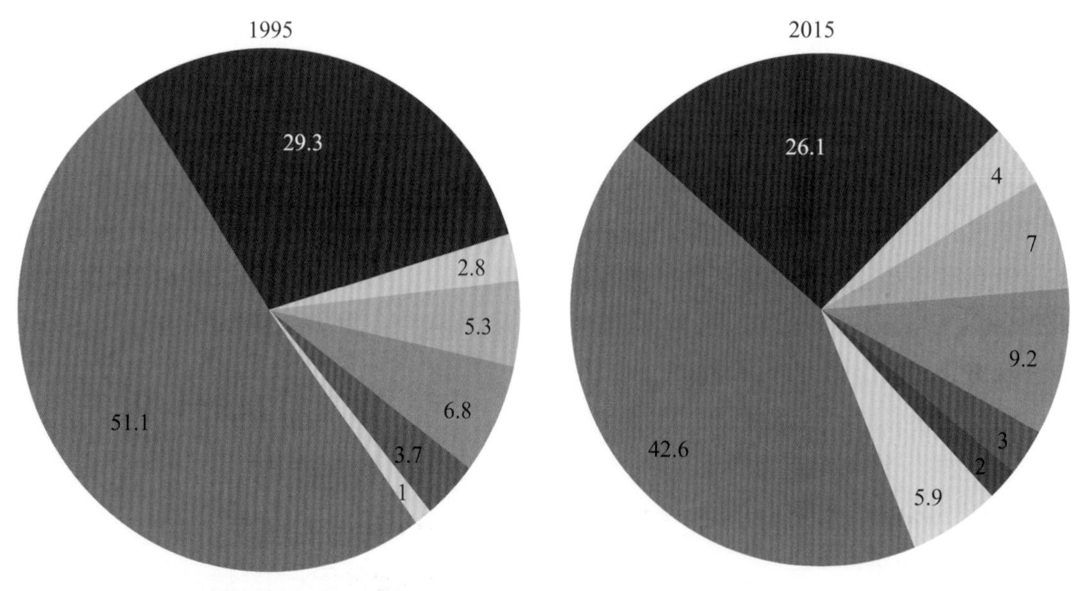

▲ 图 7-1 导致胎儿贫血并需要进行宫内输血（IUT）的病因分布

注意 Kell 同种免疫和细小病毒感染频率的变化，以及先天性疾病这一类别的出现

计的突发性胎儿严重贫血。对于所有的同种免疫性溶血，由于胎儿会制造出更多带有相同被攻击抗原的红细胞，因此会不可避免地加速溶血反应。

免疫反应是非常重要的。高达 30% 的 Rh 阴性和 20% ～ 30% 的 Kell 抗原阴性的女性，经错误的交叉配血输血并致敏后，并不会产生足够的抗体引发胎儿溶血性疾病[1]。

（二）胎儿感染导致的贫血

胎儿感染可以导致不同类型的贫血：①胎儿水肿伴有重度贫血，可能通过宫内输血治疗来纠正（例如，细小病毒 B19）；②胎儿水肿伴中度贫血，经宫内输血治疗后可维持正常血红蛋白水平但病情无好转（多数其他感染，甚至某些类型的细小病毒）。

细小病毒通过特殊的机制导致再生障碍性贫血。红细胞前体细胞上的 P 抗原能够介导病毒整合入细胞基因组，抑制细胞分裂，包括集落形成红细胞前体（colony-forming erythroid precursor，CFU-E）和更初级的爆发形成单位（burst-forming unit，BFU-E）[13]，胎儿红细胞的生成几乎完全停止[14]。病毒对外周循环的红细胞没有直接影响，但病毒相关性肝炎和心肌炎可能导致红细胞半衰期缩短[15]。红细胞生成停止后，每天 1% ～ 2% 的自然消耗将导致贫血进行性加重。经胎盘获得的母体免疫可逆转这种病毒对造血的抑制作用。BFU-E 及 CFU-E 的再次激活需要一段时间，即使恢复，也可能会并发胎儿肝脏衰竭导致的低蛋白血症和（或）心力衰竭导致的非贫血性胎儿水肿。在一些胎儿中，严重的贫血仅会持续数天，疾病呈自限性。而在另一些胎儿中，红细胞生成停滞严重且持续，在恢复期初始释放出过少的极不成熟的红细胞（另一骨髓成红细胞增多症的例子），最终导致水肿死胎。在这种情况下，高达 50% 的胎儿需要系列宫内输血治疗[16]。

其他感染导致的胎儿贫血，其原因为慢性胎儿衰弱，肝脾大引发溶血并在增大的胎盘中遭到破坏。在一些先天性梅毒、李斯特菌感染和柯萨奇病毒感染的病例中，胎儿贫血可严重到需要宫内输血治疗。但是，通常贫血是胎儿水肿的一个表现，而不是病因。

（三）先天性贫血

各种类型的先天性原因导致的严重胎儿贫血被成功救治的报道越来越多，包括：所有类型的红细胞生成异常性贫血，之前致命性的血红蛋白生成异常如重型 α 地中海贫血，红细胞膜异常，再生障碍性贫血如 Diamond-Blackfan，综合征性贫血如范可尼综合征性贫血等。在许多病例中，对胎儿成功进行治疗后，后续可以行干细胞或骨髓移植，从而达到根治。

（四）胎儿水肿

随着贫血的加重，体征也逐渐明显，并与胎儿的不同反应类型一致。在胎儿的代偿期，轻度溶血时有效的网织红细胞增加和胆红素生成升高，使贫血进展非常缓慢，器质性改变可能仅限于肝脏径线的增大（由于髓外造血）、中度的心血管改变（轻度的心腔增大，大脑和全身系统循环收缩期血流峰值流速增加，心排血量增加，以及心率增加的“动力亢进的”胎儿循环状态）及羊水量增加（增加的心排血量导致胎儿肾小球滤过率增加）[17]。

更严重的贫血可导致局部的血管内低氧，伴有大血管床的血管扩张。红细胞减少使血液黏度降低，血流速度增快，这也是多普勒超声预测贫血的原理基础。胎儿肝脏及孕 26 ～ 28 周后的胎儿肾脏是氧气依赖性促红细胞生成素的潜在释放源。促红细胞生成素不仅作用于 BFU-E 的髓内造血，同时作用于肝脾等脏器内的外周造血。一旦促红细胞生成素水平升高，髓外的红细胞造血取代了正常的肝脏功能。脾功能亢进、骨髓中因充满造血细胞导致血小板生成减少、氧敏感的血小板寿命缩短，均可导致继发性血小板减少。Kell

溶血可导致几乎空髓的状态，因此似乎与血小板减少无关[18]。肝内正常结构被造血红细胞取代，导致代谢异常，包括：低蛋白血症、固定酸缓冲异常，以及静脉回心血流的机械性梗阻。增大的肝脏导致淋巴回流阻塞，低蛋白血症引起胶体渗透压降低，低氧血症导致腹腔血管通透性增加，以及静脉压增高，在这些因素的联合作用下，在胎儿水肿的初期导致胎儿腹腔积液。随着低蛋白血症、静脉回流受阻和组织低氧造成的水潴留的加重，胎儿水肿进一步加重，可发生严重的胸腔积液和心包积液，以及头皮及皮下水肿。胎盘也会逐渐水肿[19]。图 7-2 为一水肿胎儿完整的超声影像。进一步恶化的指标包括：胎心率变异消失和生物物理指标下降，发展为致命性贫血。以往认为胎儿心力衰竭是水肿的原因，但现在认为心力衰竭是因心肌缺氧造成的终末期表现。胎儿水肿的超声分类系统（表 7-1）可用于描述胎儿受损情况[20]，与血液学直接相关（图 7-3），该分类系统不仅描述了疾病的严重程度，同时反映了疾病的预后。

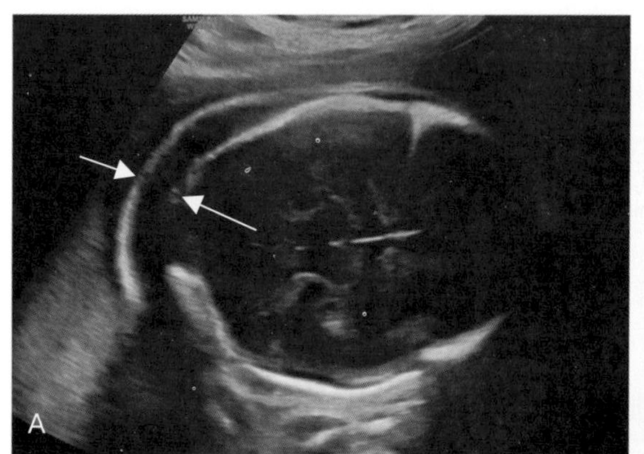

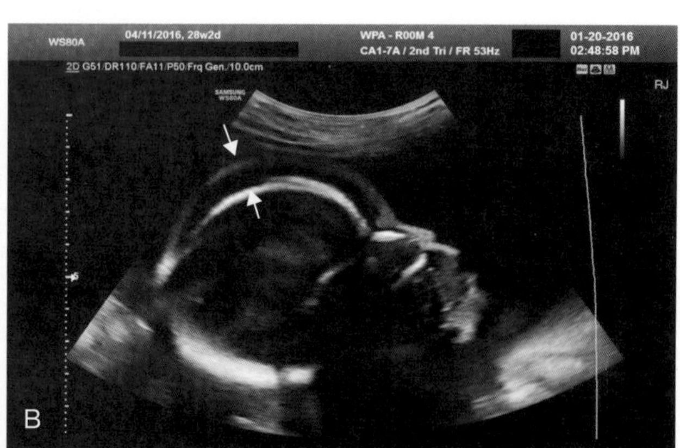

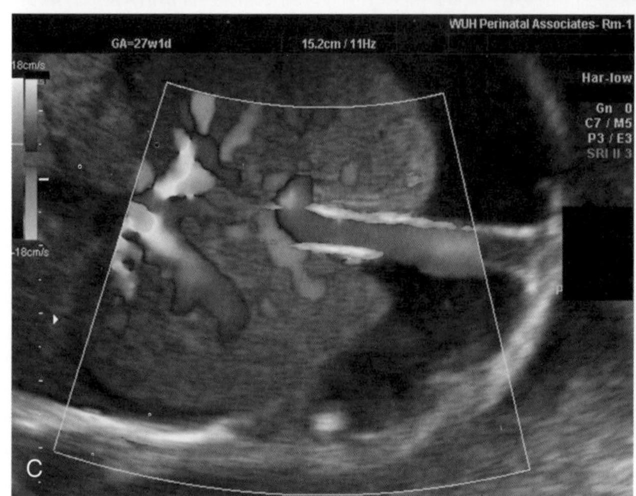

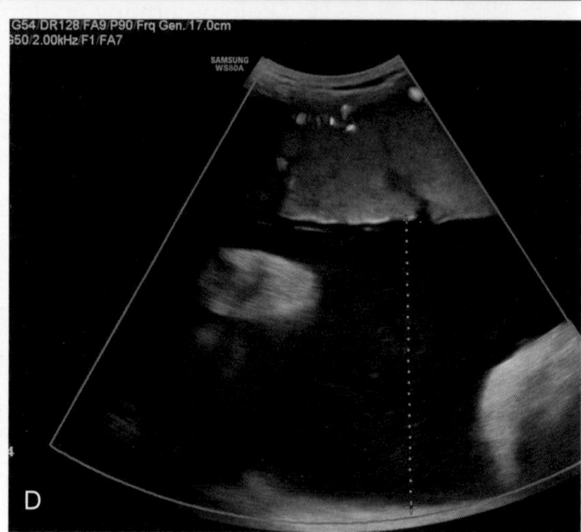

▲ 图 7-2　胎儿水肿的超声图像，可见头皮水肿（箭之间）

A. 横断面观；B. 矢状面；C. 大量腹水，脐带自水肿的腹壁插入胎儿肝脏；D. 孕 30 周，羊水增多（最大羊水池深度 10cm），胎盘增厚

表 7-1　胎儿同种免疫性疾病的超声分类

分类	大脑中动脉血流升高	胎盘增大	超声探及腹水	渗出	全身水肿	生物物理评分 < 4/10
0	-	-	-	-	-	-
I	+	+	-	-	-	-
II	+	+	+	-	-	-
III	+	+	+	+	+	-
IV	+	+	+	+	+	+

-. 无；+. 有

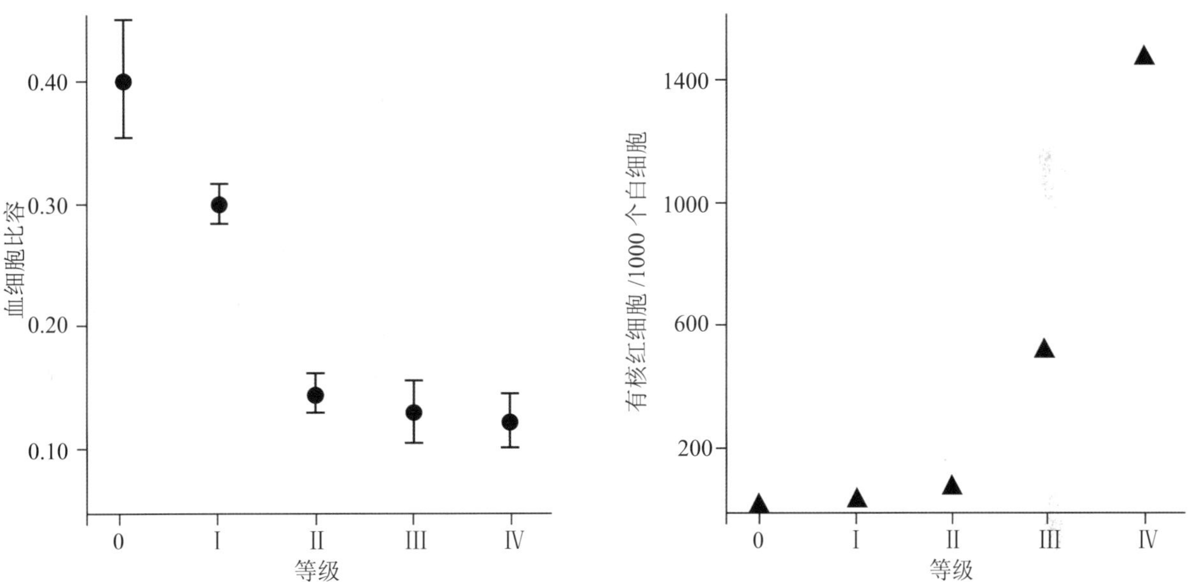

▲ 图 7-3　超声分级中疾病的严重程度（表 7-1）与脐带穿刺时测量的胎儿血液学指标的关系能很好地反映疾病的严重程度和预后

这些体征在一定程度上反映了病理生理学变化。例如，少量心包积液在轻到中度水肿中较为常见。在晚期水肿中大量的心包积液是全身水肿的一部分而非心功能异常，而在细小病毒感染时，心包积液可能由贫血和（或）病毒性心肌炎导致。通常，需要有经验的超声医生在疾病的终末期经一系列监测才可明确水肿的发生。特别是在孕中期，胎儿外周氧分压非常高，因此胎儿水肿是由于机械效应所致，并且为中等程度的水肿。低氧性的异常多出现在孕晚期的贫血胎儿，一般在孕 22 周前很少出现，除非胎儿处于终末期。因此，贫血胎儿的生理改变与疾病密切相关，但是因其关系的复杂性而不宜作为治疗的单独决定因素。

超声下发现胎儿水肿时应尽快行胎儿血采样。在确定病因后（如同种免疫，细小病毒感染），可以在明确胎儿血色素水平之前就开始输血治疗。然而，在一些非免疫性水肿的病例中，在输血前对胎儿进行全面的检测非常重要，因为输入的成人血细胞成分会导致最终诊断困难。在操作前，高水平的超声检查和细致的采样计划是必不可少的。

通过一些“水肿前”的非客观指标变化，可在很早的孕周即对患者开始进行监测。例如：

在水肿出现前可出现腹围增加快（图 7-4）。羊水量和胎盘厚度、胎儿脏器周围可见积液、胎心率变异的轻微减低，均为预测胎儿水肿的指标。胎儿大脑中动脉多普勒流速对于预测胎儿贫血非常准确，从而使得这些非客观指标已变得不太重要。

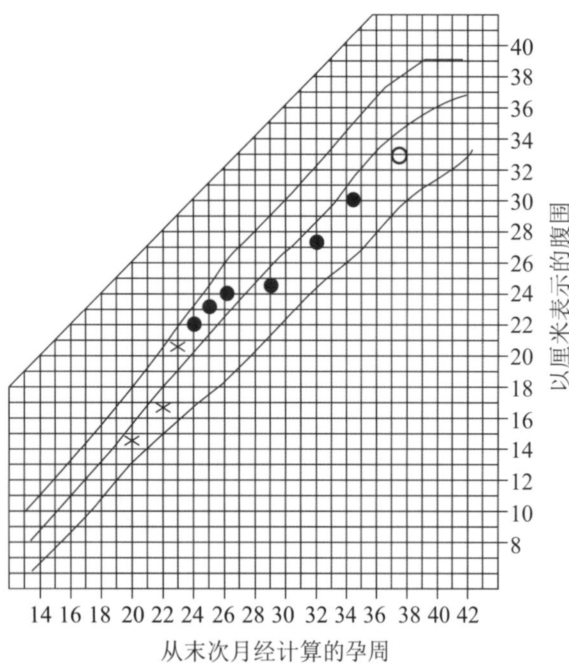

▲ 图 7-4 超声腹围测量值和疾病进展的关系

星号表示为病情严重但不伴腹水的胎儿在治疗前的腹围，腹围因肝脾增大而快速增加，经血管内输血治疗，肝脏大小及腹围减小至以前所处的百分位；空心圆代表出生时的腹围

（五）胎儿贫血的无创监测

1. 病史　在同种免疫性疾病中，有创检查的时机取决于前次的发病时间及严重程度，下一胎抗原阳性的胎儿通常病情更加严重。复发不是一成不变的，也不一定都很严重，因此要权衡既往史因素和此次妊娠的相关证据。

2. 母体抗体效价　“阈值滴度”的概念非常重要。在每个地区实验室，每种抗体均有一个浓度阈值，效价在这个阈值以下，胎儿一般不会发病（表 7-2）[21-23]。地区标准根据检测和使用的阳性抗原对照细胞的不同，可在 1 ∶ 16～1 ∶ 128 波动。作者所在研究所的效价标准(抗 D 1 ∶ 16，抗 C 1 ∶ 32，抗 K 1 ∶ 4～8；直接抗球蛋白检测）就可能与读者的经验有所不同[23，24]。同一实验室使用同一细胞株每月（或发生重大产科事件时）进行连续滴定可提供最准确的结果，但是这仍存有争议[25]。当到达临界效价或双倍稀释效价升高，需要加强监测，但不需要进行有创检测。

表 7–2 同种免疫的评估

抗体是否危险?	
抗体特异性	
常见	D，c，EC^w，K
不常见	C，e，Kp^a，Kp^b，Fy^a，Cellano，s，M，U
抗体强度	
D	效价 16
	绝对值 ≥ 6U/ml
Kell	间接 Coombs 试验效价 ≥ 4
所有其他的	间接 Coombs 试验效价 ≥ 16
近期效价双倍稀释升高	
胎儿是否存在危险：检查胎儿血型	
母血清中胎儿 DNA（仅 D 抗原见文内）	
羊水穿刺 DNA 检查（所有 Rh 抗原，Kell）	
胎儿脐血管穿刺检测血型	
既往胎儿受累，效价双倍稀释升高	
胎儿是否贫血?	
大脑中动脉多普勒检查流速峰值	
收缩期流速（PSV）> 1.5MOM	
超声检查异常	
脐血管穿刺胎儿血检测	

MOM. 中位数的倍数

3. 胎儿解剖结构检查　超声下胎儿解剖结构检查为疾病的进展提供了有用的数据，但不一定能完整地反映贫血的发生。许多血红蛋白低于第 10 百分位的胎儿通常超声检查正常。在需要紧急宫内输血的胎儿中，15% 的病例因“胎儿超声解剖结构正常”而未能进行输血，结果在其后 10～14d 内发生显著的水肿[5]。对于可疑的检查结果可提前进行有创检测，不能因正常的胎儿超声而延迟有创检测的时间以便获得客观的预后指标[17]。

4. 多普勒血流速度　虽然一些血管床可反映贫血的局部效应[17]，但大脑中动脉（middle cerebral artery，MCA）多普勒流速测量是无创检测的标准[26]。Mari 等[27]研究了未治疗胎儿、输血治疗的贫血胎儿[28]及同种免疫以外病因的贫血胎儿[29]贫血与大脑中动脉收缩期峰值流速（MCA-PSV）的关系，从而为高危胎儿的预期治疗提供了坚实的经验基础（中 - 重度贫血检出 100%，95% 置信区间 86% ～ 100%）[30]。在轻度贫血的胎儿中，MCA 多普勒流速测量的假阳性率显著增高（在因非贫血原因进行脐血管穿刺的未筛选患者中超过 30%），随着经验的增加假阳性率虽有减少但持续存在，假阴性率约为 5%。后者更令人担忧，这会导致有创检查的延迟，当最终出现 MCA-PSV 显著升高时，胎儿血红蛋白的水平已低于 50g/L[31]。

另外一些研究没有得到 Mari 等研究中预测贫血的高准确率。但是，在所有的研究中，胎儿贫血的检出率均随着疾病严重程度的增加而提高，这可能与下列一些因素有关：在轻度贫血中，血液黏稠度可单独影响 MCA 的改变（稀释的血液更容易被推动，心排血量增加，收缩期峰值流速增加）；贫血加重后，血管内低氧导致血管扩张，轻度的心脏扩大导致射血分数增加，交感神经紧张性增加以及孕周的增大，这些额外的机制可能会增加 MCA 收缩期峰值流速预测的准确性。

MCA 比较容易测量，多普勒角度通常很理想，同时彩色多普勒影像能帮助区分其他颅内的动脉波形。MCA 随孕周的变化是可预测的，此外行有创检测的指征适用于所有形式的胎儿贫血。IUT 治疗后多普勒的改变与血红蛋白压积改变一致（图 7-5）。MCA 多普勒流速与胎儿生理和功能评估一起作为常规检查，已经成为无创评估胎儿贫血的标准。

（六）胎儿血型的无创游离 DNA 检测

以往，当父亲为杂合子时，需基于 C/E 抗原的分布计算似然比以指导治疗。现在，对于 D 型同种免疫，这样的估算不再是必要的了，因为 99.3% 以上的患者可以在孕 12 周后经母体血清中胎儿游离 DNA 进行胎儿 D 抗原的检测[32]。

如前所述，许多其他抗原也可以引发胎儿溶血性疾病。经胎儿 DNA 检测 C、c、E 及 K 抗原已在某些地区开展，但是目前在美国广泛推广前，仍需要进一步的研究[33, 34]。在孕 10 周时进行 D 抗原检测已经十分可靠，在 12 周可达到 100%[35]，除了 Kell 抗原在 20 周前的检测不太准确外，其他 Rh 的 DNA 检测也是类似[34]，但这种方法有一定的局限性：①不是所有抗原

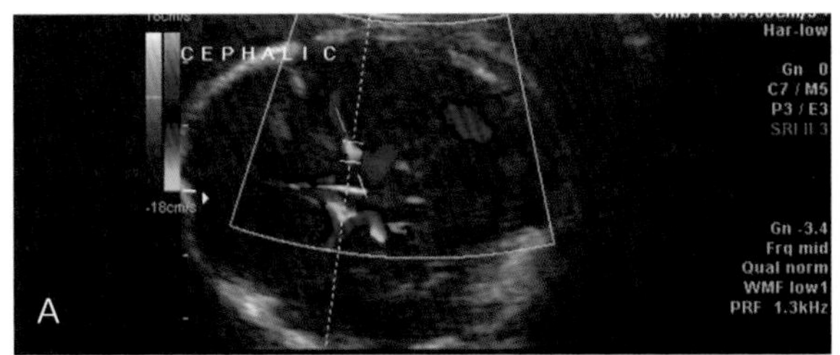

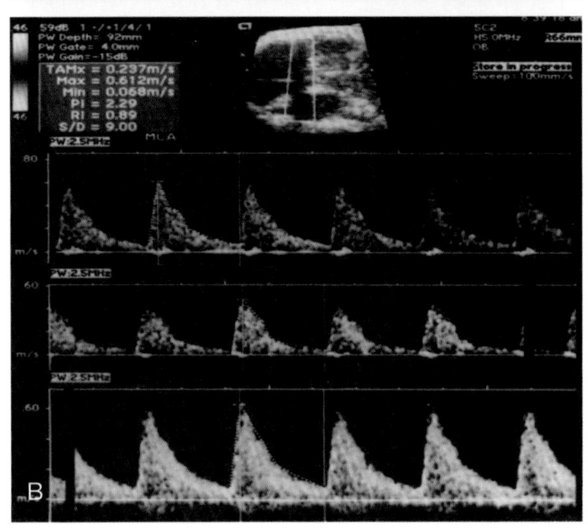

▲ 图 7–5　一例重度 Rh 疾病胎儿的大脑中动脉（MCA）序列超声多普勒波形

B 上图：MCA 血流峰速为 61.2cm/s，超过平均值 2 倍标准差，胎儿血红蛋白浓度 =57g/L；B 中图：IVT 后，MCA 收缩期峰速为 38.5cm/s，胎儿血红蛋白浓度 =134g/L；B 下图：3 周后，IVT 前 MCA 收缩期峰速为 72.9cm/s，胎儿血红蛋白浓度 =60g/L，与根据前次 IVT 后血红蛋白浓度计算所做出的估计一致

的 DNA 都被测序，因此将来需要对不常见的贫血原因进行测序。② D 抗原有许多变异，有一些 D 表达量很低甚至没有。③母体基因可能因异常的基因调控而出现表达缺失——她的 DNA 可能是正常的 D 阳性的 DNA，但是因启动子区缺陷而未表达，这将导致存在同种免疫的血清学阴性的母亲出现血浆 DNA 检测阳性的结果，即假阳性[36]。④这种方法价格昂贵，与常规的脐血血型检测相比，在用于指导产后预防性治疗时，其成本效益不高[37]。

尽管存在这些小问题，但通过对胎儿进行血型检测以精准指导孕期管理，是胎儿治疗的一大飞跃。目前是 D 抗原，将来是许多其他抗原，采用游离 DNA 对胎儿进行血型鉴定，应该成为所有孕早期致敏孕妇的一项常规检测。

（七）胎儿贫血的有创监测

进行有创操作需要谨慎，因为操作本身有加重现有疾病的可能。经胎盘的羊水穿刺造成的经胎盘出血（TPH）可能激发母体产生抗体[38]。脐血管穿刺测定亚临界致敏胎儿的血型可能使原本稳定的情况变成需要重复早期宫内输血（IUT）[39]。必须明确检测的目的。如果已知父亲是纯合子，不应仅为检测血型而进行有创操作。在已致敏的妊娠中，当胎儿出现水肿时，如不进行输血，脐血管穿刺检测也没有意义。

1. 胎儿血型检测 了解胎儿是否存在风险对于制定治疗计划是非常重要的。在不能进行胎儿游离 DNA 检测的情况下，可以进行直接检测。如果父亲是杂合子，50% 的胎儿是抗原阴性的，完全无致敏性。检测胎儿 Kell 和非 DRh 血型抗原仅要求简单的羊膜腔穿刺[40, 41]。采用标准的 DNA 技术，可早在 14 ～ 16 周对阳性胎儿进行监测或者除外阴性胎儿的致敏风险。同样的方法也可在胎儿同种免疫性血小板减少症（neonatal alloimmune thrombocytopenia，NAIT）中用于检测胎儿血小板致病抗原[42]。目前，其他来源的同种免疫性疾病需要取脐血进行胎儿血红细胞检测。同样，无创技术的飞速发展有可能实现在所有情况下的血型检测，即使最少见的情况也将不需要进行有创检测。

2. 羊膜腔穿刺检测 ΔOD_{450} 溶血降解的最终产物是胆红素。随着溶血的增加，大量的胆红素会通过胎盘，胎儿血浆中的胆红素水平会有中度的升高，同时羊水内的胆红素水平也会升高。羊水中的胆红素通常随孕周增加而变化，有特定的正常范围（图 7-6）。羊膜腔穿刺操作相对容易，大多数产科医生都能掌握这一技术，也不需要特殊的实验室支持。羊膜腔穿刺经超声持续引导下自无胎盘区进行无菌穿刺，在大多数情况下都是安全的。其局限性包括：血和胎粪的污染，22 周前的结果解读困难，有 10% 的假阳性率，以及威胁生命的 3% ～ 5% 的假阴性率。MCA 多普勒超声预测严重胎儿贫血的可靠性高，已经无需将检测 ΔOD_{450} 作为常规的检测手段了[43]。

3. 胎儿血取样 仅仅为了测定胎儿血型而行脐血管穿刺是没有意义的。仅仅采血而不进行胎儿血管内输血（IVT）可能在某些情况下适用，但在其他明确需要输血的情况下，不宜单独行脐血管穿刺（表 7-3）。

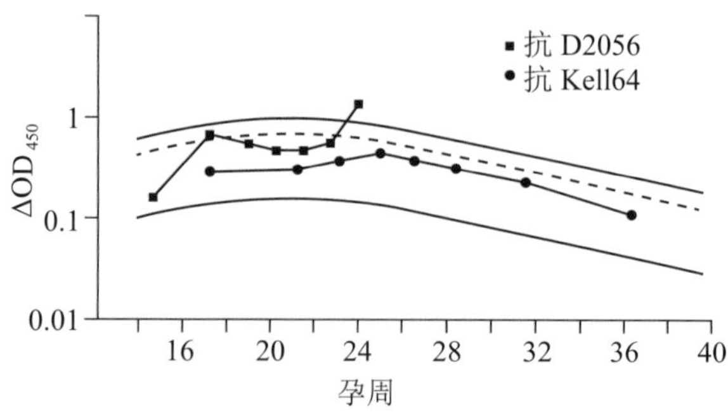

▲ 图 7-6　各孕周与相应的 ΔOD_{450} 呈曲线性关系

图中为两例有明显同种异体免疫的患者的数据；上方的是一名 Rh 致敏的妇女在孕 24 周时出现 ΔOD_{450} 的突然升高，同时出现超声下胎儿水肿的加剧（Ⅱ型），这个胎儿经过四次宫内输血后完好存活；在 Kell 溶血中测量 ΔOD_{450} 可能并不能准确地反映疾病的严重程度；因此，在这种情况下（如圆点所示），在孕 18 ～ 36 周多次进行羊膜腔穿刺，一系列的结果显示 ΔOD_{450} 并没有超过 80% 的区间线，未进行胎儿血液检测，也没有进行宫内输血，在 37 周分娩了一个健康的婴儿，仅因胆红素升高需要换血治疗

表 7–3　脐血管穿刺检测胎儿贫血

单纯脐血管穿刺
MCA PSV 1.5 ～ 2.0MOM，已知为同种免疫性
孕晚期计划（＞ 35 周）
MCA PSV 升高但贫血原因未知
同种免疫胎儿 IUGR
罕见，难以获得供血
准备输注，床旁等待 Hb
非水肿胎儿 MCA PSV ＞ 2.0 MOM，已知为同种免疫性
胎儿水肿贫血原因未知
可疑溶血加剧
孕周＜ 24 周
即刻输血
同种免疫性或者细小病毒感染造成的胎儿水肿
后续的 IVT
穿刺困难，母体，胎儿或血管因素
供血者稀少

Hb．血红蛋白；IVT．血管内输血；IUGR．宫内发育迟缓

对于已知病因的水肿儿，不考虑仅行脐血管穿刺采样而不进行 IVT。在无胎儿水肿的情况下，脐血管穿刺可单独进行，但需随时准备 IVT。如有可疑的既往史、超声检查异常、抗体效价升高或者稀有血型配血困难的情况，可做好同时进行脐血管穿刺采样和 IVT 的准备，但输血前需要在床旁先进行胎儿血红蛋白值的检测。这里，便携的血球仪是很有用的，可以节约血源，同时在需要输血时避免反复操作。

4. 脐血管穿刺术　对于简单的脐血管穿刺，不需要孕妇镇静、预防性使用抗生素、住院或产前糖皮质激素治疗。仔细选择脐静脉穿刺点所耗费的时间不亚于操作本身。但并不是总能得到图 7-7 那样的理想的超声图像。其他可选的穿刺位置依次包括：胎儿脐静脉腹内段、可被压于邻近子宫壁或胎盘表面的脐带游离襻、胎儿腹部皮肤插入处的脐带和胎儿心脏穿刺。可以改变孕妇或者胎儿体位来得到更好的图像显示。只有定位了安全的穿刺途径，不会穿过胎盘表面的血管或者母体的血管区，脐血管穿刺

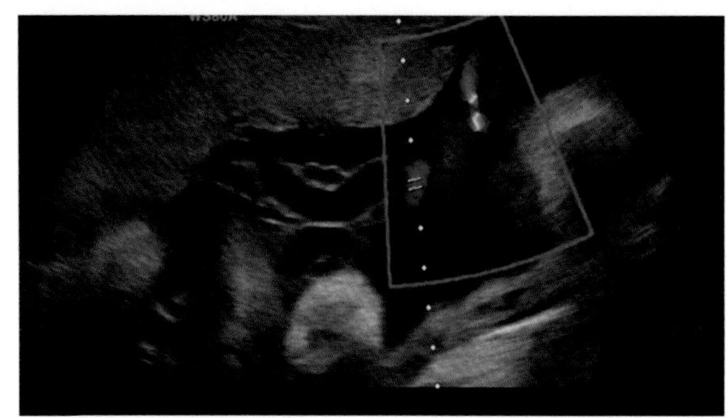

▲ 图 7–7　前壁胎盘脐带插入部位的超声图像
IVT 的首选目标血管脐静脉显示的非常清晰

才可进行。其他要求详见表 7-4。

表 7–4　有创胎儿监测 / 治疗操作前的准备

具体的手术指征
知情同意
有经验的团队
高分辨超声
穿刺目标清晰可见
床旁检测
实验室可进行详细的血型分型
有可用的输血血源
有胎儿监测的能力[a]
可行紧急产科处理[a]
三级医院的新生儿加护病房[a]
母亲 / 家庭支持体系

a．通常在孕周＞ 25 ～ 26 周后可行

脐血管穿刺在持续的超声引导下进行，使用合适长度的 22G 腰穿针。当穿刺针到达目标血管后快速用力刺入血管，针尖应该于血管腔内稳定可见（图 7-8）。先抽取一份血样进行最初的血红蛋白测定，然后慢慢抽取血样的同时等待血红蛋白的测定结果。血型测定、直接 Coombs 试验、重复血红蛋白测定和生化检测通常需要 3.0ml 血样，当样本留取好后，推注少量无菌盐水再次确认穿刺血管。

下面列出了可作为直接进行胎儿输血指征的临界值指标。

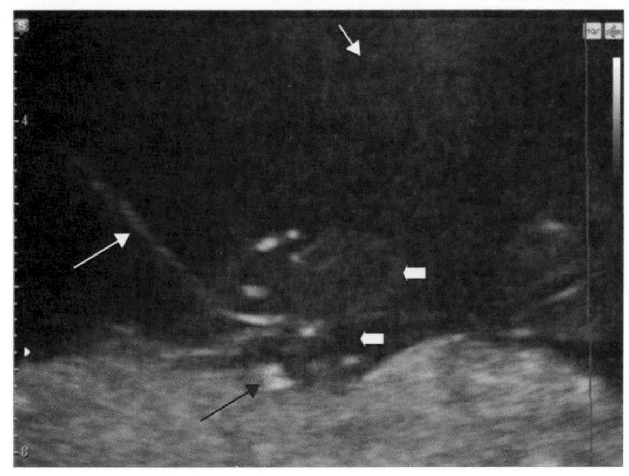

▲ **图 7–8　胎盘位于后壁，穿刺针穿过羊水**

上方的白色箭所示为针管，下方黑色箭所示为位于脐静脉内的针尖，白色粗箭所示为输血过程中的脐静脉

（1）血红蛋白浓度：这一指标随着孕周增长而增长；因此，需要使用孕周相关的曲线（图 7-9）。在低于第 5 百分位时进行输血，可以避免不必要的输血（有人将之简化为所有孕周血色素＜ 90g/L）。

（2）血清胆红素[44]：在溶血性疾病中，胎儿侧胆红素的清除迅速但并不完全。总胆红素超过 80mmol/L 时提示有潜在的溶血风险，此时即使血红蛋白水平正常也需注意它可能会出现快速下降。胆红素在 60 ～ 80mmol/L 提示溶血的加速，在这个中间组，升高的网织红细胞计数可能提示红细胞造血的代偿充足[45]。胆红素＜ 40mmol/L，溶血通常是轻度的，重复进行脐血管穿刺的时机取决于血红蛋白浓度和其他临床指标。

（3）红细胞前体：一些作者评估了有核红细胞（nucleated red blood cell，NRBC）计数[46]（以作者的经验，有核红细胞计数因技术难度不同而发生变化，可能在困难的脐血管穿刺后持续升高数天），网织红细胞计数[45]（以作者的经验，仅在其水平＜ 2% 时方可预测贫血），平均红细胞体积（corpuscular volume，MCV）在早期 / 幼稚红细胞产生时会升高。在后一种情况时，对陈旧红细胞的微吞噬作用可产生更小的破碎结构，使 MCV 趋向降低。

（4）动脉血气分析 /pH：大多数胎儿在轻到中度贫血时会表现出 PO_2 的轻度改变。通常在血气分析中无法反映出组织低氧造成局部灌注的改变[47]。碳氧血红蛋白浓度的增加可能提示血管内氧气的耗尽，但是在临床上难以测量。

（八）准备 IUT：羊膜腔穿刺和脐血管穿刺

一些作者建议在偏远地区、无亚专科资源或者超声资源不充足的情况下，在必须行血管内输血（IVT）前，可行羊膜腔穿刺作为评估同种免疫的方法[48]。作者的团队同意母胎医学学会

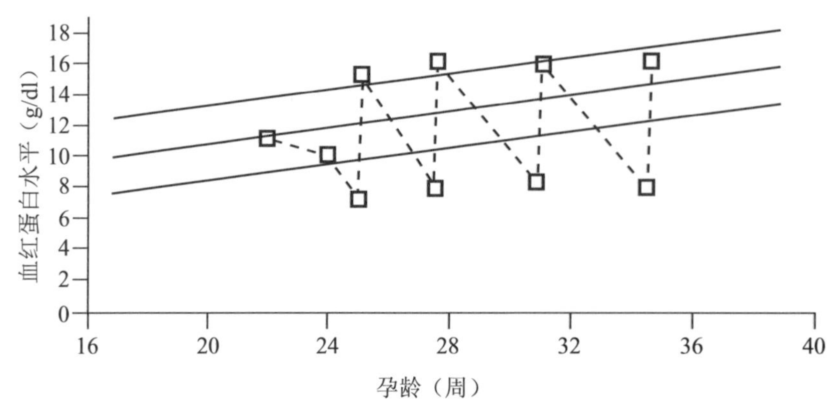

▲ **图 7–9　血红蛋白正常值随孕周增加而升高**

三条线分别为第 95，第 50 和第 5 百分位线；病例为一个致敏的 Rh 阴性的孕晚期孕妇，在孕中期出现严重贫血前 3 周开始进行有创检测；自 21.5 周开始进行了一系列的脐血管穿刺，表现为血红蛋白水平持续下降，24^+ 周到达需输血水平；四次输血治疗，表现为血红蛋白的快速增长，维持妊娠至 37^+ 周进行引产阴道分娩，进行了晚断脐的处理，新生儿血红蛋白 118g/L

(Society for Maternal-Fetal Medicine，SMFM)[43] 的意见，羊膜腔穿刺测定 ΔOD_{450} 不作为严重的同种免疫性妊娠中抗原阳性胎儿的检测指标：建议转诊至具有能力准确持续监测 MCA 和胎儿血采样及 IVT 的中心。

羊膜腔穿刺较脐血管穿刺更容易，但是其提供的信息相对有限而且不够准确。脐血管穿刺能够提供更好的数据。羊膜腔穿刺可作为有轻到中度并发症的孕妇的首选检查方案，以免诱发疾病加重。除了加重现有的病情，脐血管穿刺可能诱发对其他红细胞抗原的致敏（例如，在 Rh 阴性妇女中的 Kell 或 Duffy 抗原），导致胎儿疾病，至少会导致交叉配血的困难。考虑到这些，在无创胎儿血型测定和可靠的无创贫血检测技术出现后，不再需要羊膜腔穿刺，单纯脐血管穿刺也大大减少了。

（九）胎儿贫血的有创治疗

输血目标如下。

1. 补充血红蛋白含量，从而提高携氧能力。
2. 抑制胎儿产生抗原性红细胞。
3. 升高血红蛋白浓度以维持足够的穿刺间隔，同时减少大量输血的风险。

（十）术前评估

应对患者进行胎儿无病生存可能性的咨询（表 7-5）。孕妇的配合至关重要；在选择合适的患者后，需使用麻醉止痛和轻度镇静。但是，在作者所在中心有超过 1000 例的 IUT 手术经验，流程已经被大为简化。现在，在超声时代，已经很少使用母体镇静、预防性抗生素和宫缩抑制剂了。一旦确定胎儿可活，孕妇可当天入院进行术前准备，建立静脉通路，很少需要延长住院时间。

表 7-5 胎儿 IVT 治疗后的无病生存率

	无水肿	水肿
初次 IVT ＜ 24 周	95%	70%
初次 IVT ＞ 24 周	99%	88%

（十一）输血

使用 O 型、抗原阴性、HIV/ 肝炎阴性的新鲜洗涤红细胞，与母体进行全面的交叉配型，并进行放射性照射后立即进行输血。4000rpm 离心 10min 可使供体血的红细胞压积达到 80% ～ 85%。对Ⅳ型胎儿水肿的情况（包括细小病毒性胎儿水肿）袋装悬浮红细胞中的血小板浓度也需要达到一定程度。作者通常申请高于目标输血量 30 ～ 40ml 的血以防止管路中残留或取样中的损失。

（十二）血管内输血

胎儿输血的历史包括子宫切开和胎儿血管切开，通过留置导管进行重复的输血、胎儿换血、血管内输血（IVT）和联合（血管内和腹膜内）输血[49，50]。所有的方法都有详细合理的理由，大多数都有成功的案例。然而，现在清楚地认识到，临床需要的是时长最短最简单的操作，以 20ml 为单位输入大量高浓度的红细胞，可在输血中途和结束时采样，治疗效果最大化而并发症最少。子宫张力和母体并发症，如呕吐，妊娠仰卧位低血压和焦虑，均与操作时长相关。快速的输入（成人）供血者的高浓度红细胞可达到治疗目标。经腹膜输入额外的血或胎儿换血并没有更多优势，因为这些操作会延长手术时间、增加技术难度和并发症。

1. 输血前的母体准备 孕妇侧卧位，采用标准的碘伏消毒，于目标血管上方进行 1% 利多卡因浸润麻醉。在极罕见的情况下，例如，近足月的孕妇如需进行困难剖宫产（在需紧急分娩时），可行腰硬联合麻醉。

2. 穿刺针置入 使用 22G 腰穿针，孕 28 周后使用 20G 腰穿针。如果需要移除穿刺针，则需“使用一根新针”以保持最大的锋利度。作者不使用带“超声尖端”的针也是这个理由。作者发现硬的穿刺支架对保持稳定并不是必需的。在持续超声引导下进行脐静脉穿刺，放大图像，穿刺针轻轻弹压静脉壁可见血管内陷。刺入血管时会有特殊的“突破感”，单纯继续向前用力并不能顺畅的刺入血管；需要略停顿后再向前进 3mm。停止进针后，牵拉刺入血管壁的穿刺针通常可使其停留在理想的位置。拔出针芯，连接抽血管。仅需要很轻的抽吸压力，而过于用力抽吸则可能将血管壁吸在针头上。优先选取静脉——其管腔大，沿脐带流速快（相较于胎盘表面），没有血管痉挛的风险——但是作者已经进行了超过 50 例的全量的动脉内 IVT 而没有发生并发症。如果没有回血，不应再插入针芯，因为这样会产生气泡遮挡视野。在完成初步采血后，注射 0.4 ～ 0.6ml 无菌盐水，通过其造成的血管内湍流可以确认位置和确认管路通畅（图 7-10）。第一份血样用于进行床旁血红蛋白水平的检测。在确认血管位置正确后，通常会注射 2 ～ 4mg 罗库溴铵镇静胎儿。作者在多数经羊膜操作和 1/3 的经胎盘操作中使用这种方法以避免胎儿活动造成的穿刺针移位。在作者这里，泮库溴铵供应不稳定；维库溴铵（导致频发胎儿心律失常）和阿曲库铵（起效快作用短）都效果不佳。胎儿麻醉后的术后监测则更为复杂，麻醉后初始阶段会出现胎心率假正弦曲线，胎动减少会持续至少 2h 以上。

3. 输血量 将血液注满 20ml 的注射器，与加压供血血袋通过一个活塞输液阀门相连接。目标输血量是使胎儿血红蛋白水平达到 160g/L[5]。但是，对于输血前血红蛋白低于 4.0g/L 的水肿胎儿，或者已经进行过输血的输血前血红蛋白超过 10.0g/L 的胎儿，可能不能耐受这个输血量。输血到一半时进行采样来验证总输血量是否足够达到目标。如果针头移位了，可再次穿刺以完成目标量输血，除非出现以下情况：胎心出现显著变化（经有声的脉冲波多普勒监测），孕妇出现严重的仰卧位低血压，已完成超过 75% 的目标输血量，或显示不清。如未见到血管内湍流则不能进行输血。

4. 针的拔除 输完血后，断开静脉内置管并留取输血后血样（图 7-11）。这也并不简单。在大量输血后，黏稠的血液覆盖在管腔内壁，抽血可能很困难；子宫的张力可能会增加使操作穿刺针困难；清晰度下降；所有这些情况都可导致输血后采血困难。与检测相比，计算输血后血红蛋白水平是粗略的估计，但与输血中血色素测定值和输血后 MCA 多普勒值存在相关性[51]。作者不会为了输血后检测而进行再次穿刺。拔针后出血比较常见，但如果是经脐带进针和缓慢拔针，则

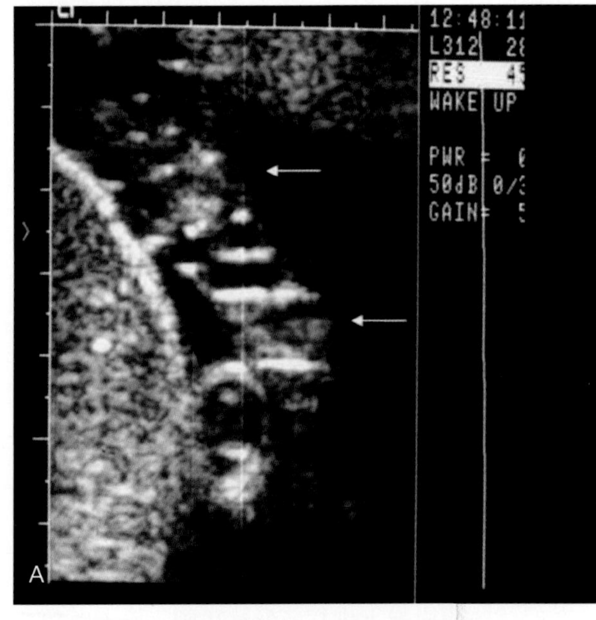

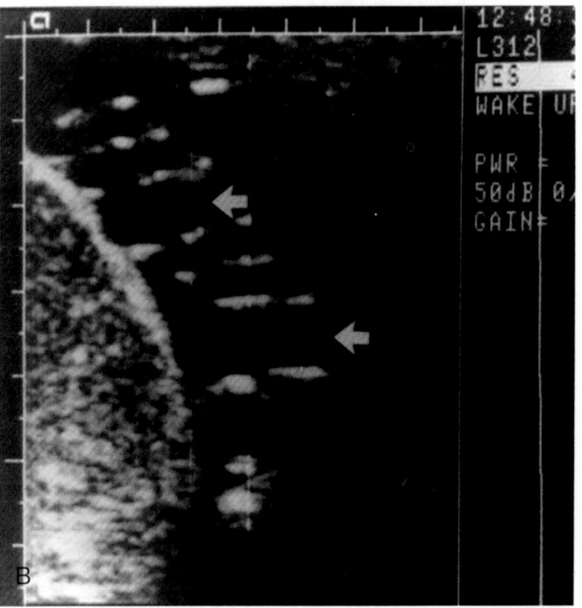

▲ 图 7-10 经脐静脉输入供体的浓缩红细胞

在超声下可见：输血时产生血管内湍流（A），输血停止后湍流立即消失（B）

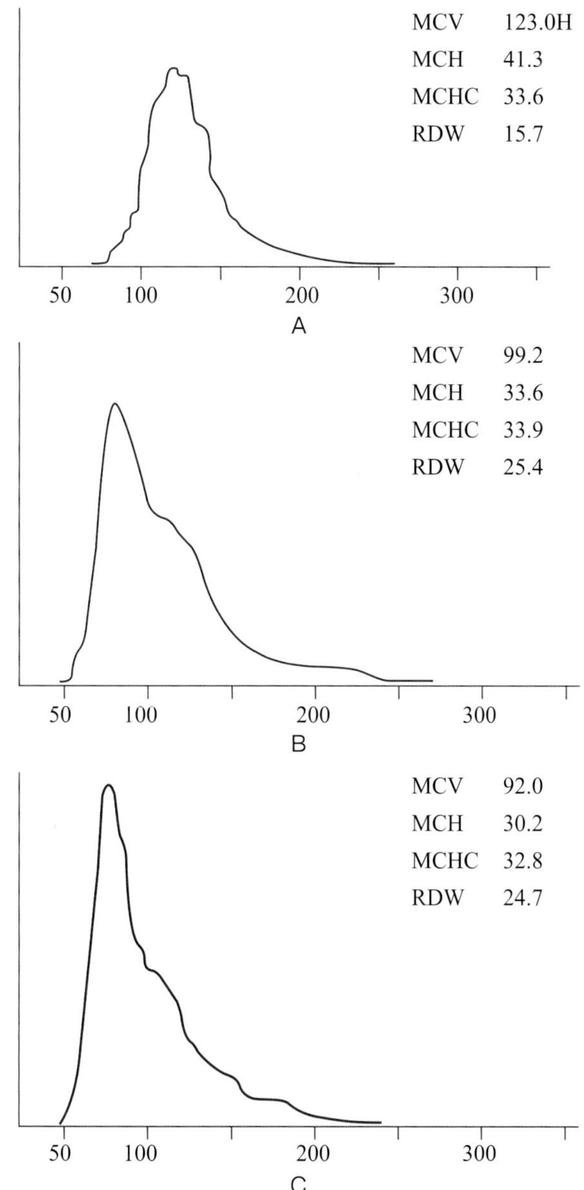

▲ 图 7-11 IVT 过程中连续测定红细胞水平的直方图

A：典型的贫血胎儿，输血前表现为高平均红细胞体积（MCV）（123.0）；B：双峰曲线显示出大量的成人（供血者）红细胞，使平均 MCV 降至 99.2；C：输血后最终的 MCV 为 92，反映出输血后血红蛋白水平从输血前的 48g/L 升高至输血后的 114g/L

出血量可能会减少。在严重水肿儿中，升高的血管内压和血小板减低可能导致大量出血[52]。动脉的出血时长较静脉平均长 25%[53]。不论哪种情况，均需要观察至出血停止。因失血造成心血管失代偿的阈值为 300s（5min），也是需进行立刻再次穿刺输血的指征。鉴于少量的穿刺部位出血即可经超声检测到，出血量常常被高估。在经腹腔内脐静脉 IVT 操作中出血会最终被重吸收，所以也许并不能算是真的失血。间断检查胎心、心脏灌注、脐动脉和 MCA 多普勒波形能提供充分的信息来确定循环容量的稳定性。

5. 并发症 大多数并发症发生在 IVT 的过程中（表 7-6）。脐带栓塞可能是致命的，因此孕 24 周后需在产房内进行 IVT，同时需能进行急诊剖宫产。在 10 个病例中（1.1%），IVT 后检测异常而需行紧急脐静脉穿刺，但多数结果是正常的 IVT 后血色素水平、正常 pH 和血气结果。鉴于 MCA PSV 在输血后很快能恢复正常水平，因此需要评估其作为输血后胎儿即刻评估指标的价值（例如：麻醉后恢复缓慢，明显的拔针后出血过多）[54]。尽管在首次 IVT 后 12h 内再次输血，水肿胎儿的死亡并没有随着系列 IVT 的出现而改善。

通常来说，随着更好的超声、更丰富的经验、胎儿治疗中心的集中，以及 MCA 多普勒筛查，能更早的发现严重的胎儿贫血，操作并发症的发生率和严重程度均有所下降。正如下面将讨论的，作为新的因素，可使用 IVIG 来减轻病情，延后输血的孕周（技术上更简单）。孕 24 周前经游离脐带襻进行穿刺的（与腹腔内或胎盘穿刺相比，此两者并无不同）并发症更常见，对水肿胎儿来说致死的风险更高[55-57]。

表 7-6 966 例胎儿 IVT 并发症

存活儿 I 级	141/144	98%
存活儿 II ～III级	65/74	88%
存活儿IV级	27/37	73%
未完成操作[a]	44	4%
压迫性血肿	10	1%
胎儿心动过缓，原因未知	38	3.9%
严重心动过缓	6	6.2%
活动性出血	19	2%
胎膜破裂	5	0.5%
仰卧位低血压	32	3.3%

a．完成目标输血量的 0% ～ 49%

（十三）腹腔内输血（IPT）

输入的血在腹腔内通过膈下和胸腔内淋巴系统吸收。吸收与输血量、输血后间隔时间，以及胎儿膈和身体的运动，直接相关[58]。水肿胎儿对 IPT 反应差与输入的血液被腹水稀释有关，另外重要的是，还和胎儿呼吸运动消失并伴有较低的胎儿生物物理评分有关[59]。仅当胎龄＜ 17 周胎儿血管太细无法置管时，才可对水肿胎儿采用 IPT。IPT 未行胎儿血检测，没有 IVT 精准。经胎盘的 IPT 是有危险的，每次操作的胎儿死亡率高达 5%[60]。

1. 准备 除了具备输血指征外，进行 IPT 必须具备的条件如下。

（1）非水肿胎儿。

（2）胎儿位置理想。

（3）有 IPT 经验的团队。

（4）胎盘后壁。

此外，IPT 仅限用于无法建立胎儿血管通路的孕周，例如，孕周过早血管太细小，或孕周过晚胎儿体积大，以及脊柱在前方阻挡，无法进行血管穿刺。

2. 技术 经典的 IPT 使用一根管腔弯曲的 16G Tuohy 针，穿刺入胎儿腹腔，穿入 18G 硬膜外导管。推入显影剂明确导管已游离置入于腹腔内（图 7-12）[61]。更简单的方法是经超声可见推入盐水后产生的湍流来证明导管放置在游离的位置（图 7-13）。但是，许多胎儿并发症可能源自于将高度浓缩的供体红细胞（制备方法同 IVT）误打入封闭空间，这需要用较大的力度以 10ml 为单位推注这些黏稠的血液通过导管。操作全程胎心监护可表现为特征性的胎心过快，可能表明了腹腔膨胀引发的疼痛。在达到目标输血量之前停止 IPT 的常见原因有：胎心过缓、在超声下输入的血液没有产生液平，以及母体并发症[62]。IPT 后监测时间需要延长，因为胎儿创伤出血可能需要经过一定时间后才能产生可检测的表现。重复 IPT 的时机与 IVT 类似，平均为 3 ～ 4 周，但很少进行连续的 IPT。

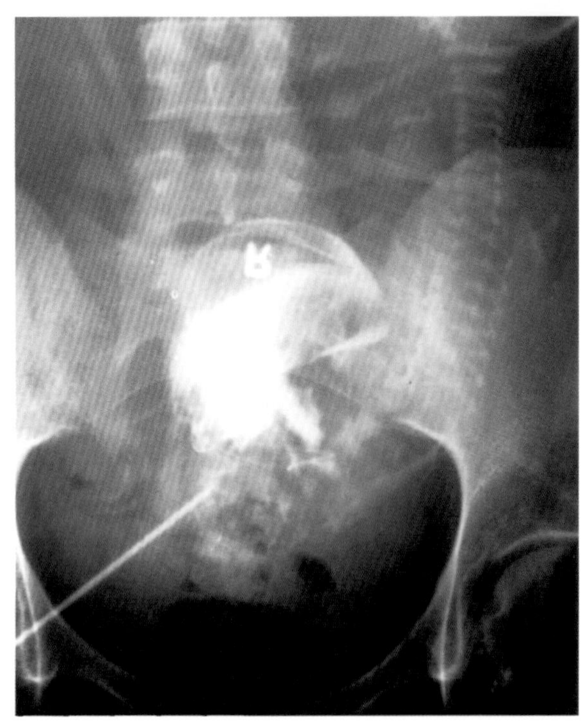

▲ 图 7–12 经腹腔内置管注入 3mm 76% 泛影葡胺后的胎儿腹部平片

胎儿呈臀位，造影剂沿膈顶分布；在胎儿腹腔下部，造影剂分散在肠管间隙，证实导管尖端游离于腹腔内

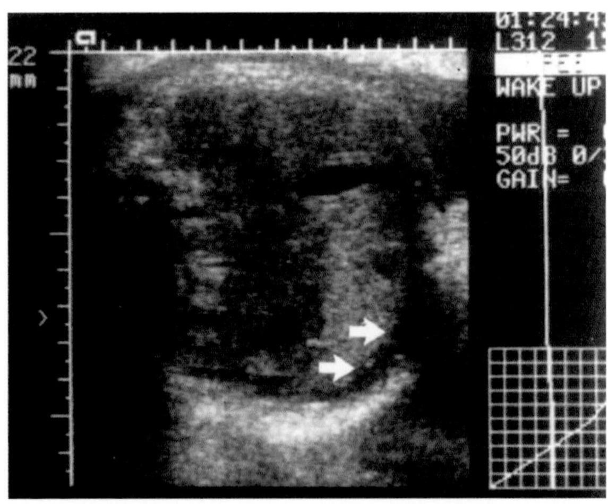

▲ 图 7–13 腹腔内输血时超声确认置管位置合适

在胎位理想的情况下（脊柱在 11 点方向），使用 20G 腰穿针穿刺入胎儿腹腔，注射盐水见盐水在腹腔内搅动可确认针头位于腹腔内游离空间；箭所指为在输入 50ml 血时所形成的腹腔内液体环（为输入的血）

3. IPT 与 IVT 的比较 理论上，腹腔穿刺比血管穿刺容易。同时，根据以下公式，腹腔内可输入更多的血[62]。

IPT 输入量（毫升）=（孕周 −20）×10

IPT 除了在胎儿水肿治疗中的局限性外，其主要缺点是对胎儿造成的创伤大，尤其在早产孕周和前壁胎盘时更为严重。大血管撕裂、刺入心脏和神经损伤导致的胎儿死亡均有报道。虽然这些并发症在持续的超声引导下已有减少，临床对照试验的数据显示，IVT 在安全性和有效性上均明显优于 IPT（表 7-7）[63]。

表 7-7　治疗选择（IVT 与 IPT）（对照试验 1990）

因素	IPT	IVT	*P*
操作次数	2.4	3.9	0.03
尝试 / 输血次数	1.8	1.2	0.02
手术并发症	38%	10%	0.004
创伤致死	18%	3%	0.001
分娩（GA）	31	34	0.011
换血	1.8	0.8	0.007
ICN 住院天数	8.2	6.1	0.044
无水肿存活	83%	98%	NS
水肿存活	48%	86%	0.01
Ⅳ级存活	0/6	4/6	

引自 Harman CR et al，Am J Obstet Gynecol，162，1053-1059，1990.

GA．平均孕周；ICN．重症监护护理；IPT．腹腔内输血；NS．不显著

（十四）胎儿换血

这包括了对一些原始方法的现代改良。换血耗时更长，胎儿中心灌注的风险更高，且没有明显的优势[64]。类似的，IVT 和 IPT 联合使用输入更大量的红细胞也没有明显的优势，除非血管入路纤细，为了完成足量的输血时才实施。作为常规操作，它不能延长至下次输血的间隔（所有输入的红细胞的降解时间线是相同的），同时增加了 IPT 的风险。在作者看来，IPT 所增加的风险要远高于偶尔因未达到足够输血量而进行额外 IVT 的风险。

（十五）心脏内输血

在早期严重疾病采用 IVT 治疗时，偶尔会出现因血管损伤和（或）血小板减低造成的胎儿大量出血。在这种危急的情况下，复苏的机会分秒必争。血管坍塌使再次进行静脉穿刺变得困难，胎儿很可能死亡。心脏内输血（Intracardiac transfusion，ICT）在这种情况下可能是救命的方法。更少见的情况是，ICT 可能是非常早期水肿胎儿接受输血的唯一方法[65]。

作者曾在 17 个胎儿中进行了 18 次 ICT，10 例是因为出现大量出血。12 例在出现急性事件后成功地进行心脏内复苏而存活（图 7-14）。在两例 Rh 阳性胎儿中心脏内采血和输血为半选择性的，孕妇在上次妊娠 16 周时出现胎儿水肿死亡[5]。在没有威胁生命的低血容量时，ICT 相对简单。20G 硬针可以增加可操作性，虽然右心室是最合适的，但通常不易进行选择。可采用 IVT 的穿刺原则，包括有回血和推盐水的“喷出”感以确认位置，以及在持续超声检测下进行输血。胎儿脐动脉内应可见到湍流流出胎儿。严重低血容量的最初反应为严重的胎心过缓。在心脏内首次输入几毫升血后，胎心恢复到正常而后胎心变快。来自血库的血较冷，直接输入可使心率减慢和心室功能失常。因此，应将供血密封于数个 5ml 针管中后放置于流动的温水中加热。为重复采样导管不要拔出。作者简单地输入 50% 的 IVT 目标血量，采样一次，之后拔除针头。在操作后恢复的胎儿中，令人惊讶的是仅有一个胎儿有明显的心包渗出。所有

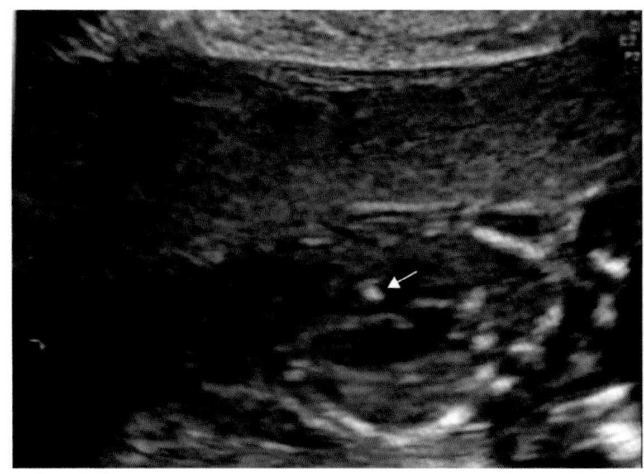

▲ 图 7-14　心脏内输血在超声下所见

对一孕 17 周的贫血水肿胎儿进行心脏内输血，穿刺针进入胎儿胸腔，针尖位于右心室内（箭）。ICT 挽救了胎儿的生命。末次随诊，这个孩子已经 2 岁并且发育正常

Ⅲ型或Ⅳ型水肿胎儿有潜在的血小板减少、血管壁水肿和 IVT 时大出血风险。对于这些病情严重的胎儿，在开始 IVT 前进行全面的胎儿心脏结构检查是有帮助的[17]。心脏穿刺可能是获取早期胎儿血的常规方法，但是在非急诊胎儿治疗中罕有报道[66]。

（十六）胎儿同种免疫疾病的无创治疗

在血管内输血技术出现之前，胎儿的严重贫血主要以学术研究为主——IPT 的风险太大而受益滞后，因此想了许多方法来延迟或者减少进行 IPT。现在的焦点集中在那些太早期而无法进行 IVT 的病例中（特别是孕 18 ～ 20 周前），但是新的信息显示这些方法可能不仅可推迟开始宫内治疗的时间，而且在有些病例中可以免于进行有创治疗。

1. 血浆置换 在输血中心，抽取母亲的血液，离心去除血浆，重组后输回给母亲。通常，这一过程需进行反复操作达到母体总循环血量的 2 倍（双倍血浆交换）。这种方法可迅速降低母血中 IgG 的水平，抗 D 效价进行 4 倍稀释，可达到 15U/ml。下降是暂时的，不超过 5 ～ 7d，并且这个过程费力且昂贵。我们的经验都来自 1985 年以前（IVT 以前），这一方法可以延迟但不能避免发病[62]。现代对于单纯血浆置换的经验局限于个别案例，可成功的控制至可开始使用 IVIG 和（或）胎儿输血时。减少母体抗体水平的想法是合理的，但是这一高要求操作的价值尚未得到验证[67, 68]。

2. 大剂量 IVIG 另一种情况是，每周进行 IVIG，同时行或不行持续的血浆置换。包括多个系列和新生儿队列设计研究证明，IVIG 的使用可显著延迟（相较前次妊娠的 IVT 治疗，80% ～ 90% 延迟至少 6 周）或在一些病例中（多达 40% 效价超标且前次妊娠胎儿需行 IVT 的妇女）避免了 IVT。

作者曾严格选择了 17 例 D（16 例）或 Kell（1 例）效价升高的孕妇，16 周前母体血清游离 DNA 提示胎儿抗体阳性，既往史有孕 22 周前出现胎儿水肿、水肿性胎死宫内或永久性围产期损伤。经治疗后没有一例在 24 周前需要输血，没有出现胎儿水肿，17 例中仅有 10 例需要进行 IVT。所有的孩子都完好存活，在 36 ～ 39 周分娩，仅有中度新生儿疾病（6/10 未输血者）或轻微异常。考虑到这些数据很难建立对照（后续的妊娠并不总会出现严重的情况），可靠的 MCA 多普勒筛查使得所需的操作减少，同时还由于未完全了解其精确的机制，读者如有质疑也是可以理解的。

IVIG 的用药方案为 1.0Gm/kg 母体体重，静脉用药，从 12 ～ 14 周开始，每周 1 次，治疗持续进行直到 MCA PSV 达到切割值需要胎儿输血时，或已到达孕 36 周。因治疗费用昂贵，仅用于胎儿抗原明确为阳性且患病高风险者（不参考母体效价）。鉴于 Kell 阳性在孕 20 周前检测不准，Kell 贫血的机制与 Rh 抗原不同，这种方法目前主要用于抗 D 疾病的治疗[69, 70]。该方法的机制尚不明确，但胎盘 Fc 阻断可能是最重要的。出于这个原因，作者强调要坚持每周进行治疗以保持母体免疫球蛋白水平持续升高。

目前没有可靠的证据支持直接胎儿 IVIG 输入，不对母体进行治疗和（或）IUT，可以治疗严重的同种免疫性疾病[71]。另一方面，在未经治疗的溶血新生儿中使用 IVIG 有明显的疗效[72]。这也进一步证明了胎盘阻断的理论。

（十七）特殊疾病的相关问题

1. 经胎盘出血 因失血导致的慢性贫血可能是胎母输血（fetomaternal hemorrhage，FMH）造成的，FMH 可能是自发性的或者出现在创伤后。在 FMH 中进行 IUT 可以成功的补充失血，但是慢性出血常为持续性。因为供血细胞来自成人，Kleihauer-Betke 试验不能判定 IVT 后的胎儿出血。在这种情况下可以采用 MCA 多普勒和序列脐静脉穿刺的方法[73]。在许多病例中，当胎儿具有可活性时娩出胎儿是更好的选择。

2. 双胎输血综合征　双胎输血综合征（twin-to-twin transfusion syndrome，TTTS）进行胎盘激光消融治疗后，当可疑双胎贫血红细胞增多序列征（twin anemia polycythemia sequence，TAPS）时，应对供血胎儿进行 IVT[74]。这种做法是考虑 TTTS 供血儿的贫血是由于胎儿 - 胎儿失血。但是，供血胎儿的血容量减少会在胎盘功能恢复后最终重新扩容，除了在少数病例中，大多数情况下其血红蛋白仍能携带足够的氧供。目前，IVT 在 TTTS 中的应用仍在活跃的研究中。

3. 细小病毒　细小病毒感染性胎儿水肿伴有重度贫血是可经 IVT 治疗的。平均进行 2.2 次输血就足够提升血红蛋白水平并维持至胎儿造血功能恢复。因细小病毒可能导致心功能、肝功能、大脑功能和发育的永久性缺陷，其结局也有所不同。对细小病毒感染的患者进行胎儿输血治疗时，应同时针对其他系统可能发生永久性损伤的风险进行慎重的咨询[75]。

4. 妊娠早期出现的胎儿贫血　在这个治疗相对困难的阶段，大多数胎儿都可成功地通过血管内途径进行治疗[76, 77]。这可能与以下因素有关——这样严重的病情很少见，进行病例报道的团队技术能力，疾病进展超过胎儿造血速度需要一段时间（从孕 10 周左右开始能够经胎盘大量转运母体 IgG 后，还需要 6 ～ 10 周）。早期的 IPT 治疗仅限于孕 16 周及以后，因为在此之前胎儿腹壁还未上皮化，不能留存输入的血液。母亲 IVIG 治疗和精细的 IVT 相结合可能是这一问题未来的解决方法。

5. 孕 32 周后的胎儿贫血　在多数中心，孕 32 周是新生儿死亡率和患病率差异的分水岭。比起冒风险进行 IVT，是否应该分娩贫血胎儿后在新生儿重症监护病房（neonatal intensive care unit，NICU）进行输血？对于经验丰富的团队，36 周前进行 IVT 是有好处的。新生儿快速输入大量血可能导致心力衰竭和肺水肿。由于胎儿胎盘血管系统具有可扩张性，胎儿可简单借母体空间和羊膜腔进行容量纠正，因而可以耐受大量迅速的输血而没有损伤[78]。对于非水肿胎儿，心律失常、NICU 事件、操作者进行换血的经验，以及感染因素，可能意味着简单的 IUT 比多次新生儿换血更安全[5, 58, 79]。

6. 致死性胎儿贫血　遗传性血红蛋白病和红细胞膜异常可导致严重的胎儿贫血和（或）贫血性水肿。一系列胎儿输血的时机与 Rh 疾病类似，可抑制异常红细胞的产生，让红细胞降解产物充分代谢，同时维持动态平衡。含铁血黄素沉积是具有致死可能的儿童期并发症。随着输血医学、铁螯合法、婴儿期骨髓和肝脏移植的进步，挽救了一些孩子的生命[80, 81]。这显示出早期持续胎儿输血的治疗潜力[82, 83]。

7. Ⅲ / Ⅳ级胎儿水肿　在这种受损的胎儿中，由于已经存在的血管内高压、水肿造成胎盘氧气交换功能差，以及对受损心功能的直接超负荷，快速的输入常规目标血量会导致心血管系统的衰竭[84]。可一次给予相应孕周 50% ～ 60% 的目标血量，3 ～ 5d 后，重复进行同等量的输血。对于前两次输血的反应能很好地预测结局（图 7-15）。在Ⅳ级水肿中，如生物物理评分异常，操作前孕妇开始吸氧，并持续至胎心率和胎动恢复正常。少见的情况下，血小板严重减少而需要给胎儿输入血小板，通常，单次快速的输血可使血红蛋白浓度达到 60 ～ 80g/L，从而快速恢复正常的神经功能及血管的完整性（称作“复活”），但胎儿水肿的体征需要数周逐渐消退。

（十八）新生儿同种免疫性血小板减少

这种特殊类型输血的患者，特别值得关注。母体对血小板抗原致敏（主要为 PLA1 和 Bak[a]），抗血小板 IgG 通过胎盘导致胎儿血小板破坏。对母体采用大剂量 IgG 治疗超过 70% 的在围生期有颅内出血风险的胎儿。然而，在最严重的 NAIT 中存在的问题是，不是所有的患者对静脉 IgG 治疗都有反应，最坏的情况是血小

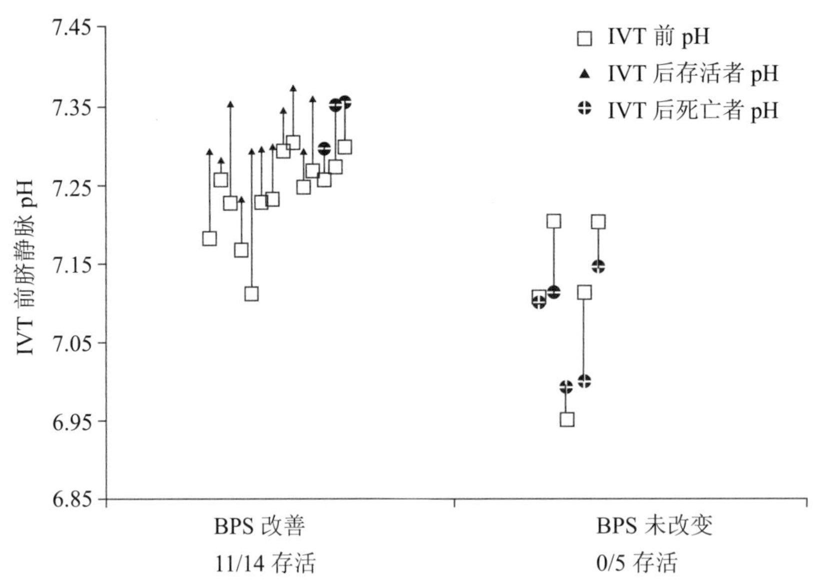

▲ 图 7-15 Ⅳ级水肿胎儿对输血治疗的初始反应可提示预后情况

图左侧显示，14 个胎儿在第一次和第二次输血间出现生物物理评分（BPS）的提高，其中 11 例胎儿存活；图右侧显示，5 例病情类似的胎儿，没有 pH 的改善，也没有胎儿活力改善，均在第二次输血中或输血后死亡；输血后恢复正常活力，即使体征严重，仍是令人放心的表现

板过少导致胎儿颅内出血[85]。因此，在一轮治疗后（从孕 14 周开始并延续 6 ～ 8 周，直到胎盘和胎儿受体与 IgG 结合达到饱和），可采胎儿血样进行血小板计数以确认治疗效果。然而，这个方法还存在争议，因为脐静脉穿刺后的出血不仅与血小板减低有关，也与胎儿内皮细胞上存在作用抗原有关[86]。血管的完整性和血小板计数及功能均受损，并在 30% 治疗失败的病例中呈持续受损。在作者进行的数百例无手术并发症的脐静脉穿刺治疗中，胎儿死亡都是由于 PLA1 疾病发生出血过多所导致。因为存在这样的风险，每次 NAIT 患者的采血操作都要同时进行血小板输注。输入新鲜的中度浓缩的血小板，按估计胎儿体重计算予 10ml/kg。输血的技术是类似的，使用 25G 或者 22G 的穿刺针置入胎儿脐静脉肝内段。如果采用脐带穿刺，可取脐带中部位置，此时华通胶可以帮助创口的闭合。辅助的大剂量地塞米松和提前分娩，可进一步提高治疗效果。作者对 28 例重度血小板减少的胎儿进行了治疗，19 例胎儿存活，仅有 2 例需要进行多次胎儿血小板输血[87]。

（十九）输血后监测

对于Ⅳ级水肿，应给予母亲吸氧并进行持续的胎心监护，直到生物物理评分正常。病情较轻的患者可不吸氧，当胎心、胎动正常且无宫缩时孕妇即可出院。每周进行 MCA 多普勒和生物物理评分，直至下次输血。当 IVT 前供体的血红蛋白降至 800 ～ 900g/L 时可进行下一次输血，计算方法为 IVT 后供体血红蛋白水平每天减去 3g/L（例如，如果上次输血结束时血红蛋白为 166g/L，10% 为剩余胎儿部分，20 ～ 24d 后将重复 IVT）。输血的间隔随着孕周的增加而延长并根据 MCA 结果进行调整，但有些作者认为这并不准确[88]，IVT 后的反应也各不相同[89]。在我们长期的临床实践中，基于输血后血样检测值每天减去 3g/L，在大于 90% 的情况下准确度在 10g/L 以内。

（二十）结局研究

作者进行输血治疗的结果见表 7-8[5, 17]。从最初开展以来，IVT 技术和结局统计有了重大的进步，新的焦点集中在如何避免早产和相关的患病率。

在作者的系列研究中，围生期死亡率最高度相关的因素是：Ⅳ级水肿[相对风险（RR）4.53，CI 1.4 ～ 9.2] 和第一次 IVT ＜ 24 周 [RR 1.8，CI 0.96 ～ 2.08，无显著性（NS）]。许多其他中心的结果与作者所在中心的结果类似：生存率＞ 90%，大多数远期预后正常（几乎都是非水肿胎儿）和同样缺乏输血前的预测指标[90-92]。LOTUS 研究是最大的关于胎儿输血远期结局的研究，是否有远期发育缺陷的主要决定因素包括：诊断胎儿水肿、发病早（手术并发症增加），以及可能是细小病毒感染导致的水肿[93]。

在考虑进行胎儿治疗时，长期随诊是关键。对于许多宫内干预治疗而言，婴儿和儿童期会出现多种并发症和极为艰难的过程。然而，通常来讲，进行胎儿输血的存活儿通常没有这样的问题，与病情的轻重无关。在Ⅳ型水肿中，胎儿活力差，其结局包括 10% 的脑瘫率[94]。除了这一特殊组，远期结局都非常好，很少出现永久性残疾。

表 7-8　IVT（1986—2015）

	IVT	胎儿	生存率
	966	255	91%
Ⅰ级	508	144	98%
Ⅱ级	121	35	88%[a]
Ⅲ级	143	39	
Ⅳ级	194	37	73%[a]

a．当水肿严重程度相同时，导致胎儿水肿溶血性疾病的原因（抗 D，抗 Kell，细小病毒）对生存率的影响无统计学差异

在新生儿的近期，大多数经历过多次 IVT 的婴儿会发生红细胞生成反应延迟[95]。在输过血的胎儿中，在分娩前数周或数月促红细胞生成素的水平将受到抑制。供体细胞在新生儿体内的半衰期缩短。由于造血延迟和快速消耗的双重作用，IVT 后的存活儿需要进行两次或者更多次的“补充”输血是非常常见的，特别是在 6 ～ 10 周。在许多病例中，这是疾病在血液系统的唯一表现。经过充分输血的新生儿胆红素正常，有充足的铁生成新的红细胞，以及出生时晚断脐保证血红蛋白高水平，通常不需要在短暂的 NICU 住院期间进行输血。对于许多胎儿输血治疗团队，这些新生儿获益的结果证明了采用胎儿输血治疗直至孕晚期是合理的。

二、总结

通过接入胎儿循环可进行精确的监测和输血前的常规评估。母血胎儿游离 DNA 具有发现高风险胎儿的潜力，并除外抗原阴性的胎儿，避免了不必要的有风险的治疗，其准确性不断增加。由脐静脉穿刺获得的数据也证实了无创多普勒技术测量 MCA 多普勒速度的准确性，能可靠的发现有贫血风险的胎儿，也能可靠的除外还未出现贫血的胎儿。胎儿 IVT 技术已经简化，现在几乎所有 IUT 都是进行 IVT。操作的成功率很高，即使是在胎儿已出现水肿的情况下。这些技术的成功，使得 IVT 在许多其他领域也得到开展并得到满意的结果。通过合理输血和预防措施对预防同种免疫保持警惕的背景下，IUT 成为胎儿治疗的成功典范。

（郭　琦　译，高劲松　校）

参考文献

[1] Harman CR, Manning FA. Alloimmune disease. In: Pauerstein CJ (ed), Clinical Obstetrics, pp. 441–69. New York, NY: Wiley, 1987.
[2] Bowman JM. Blood group immunization in obstetric practice. Curr Probl Obstet Gynecol 1983; 7: 1–61.
[3] Bowman JM. The prevention of Rh immunization. Transfusion Med Rev 1988; 2: 129–50.
[4] Bowman JM. Suppression of Rh isoimmunization. Obstet Gynecol 1978; 52: 385–93.
[5] Harman CR. Invasive techniques in the management of alloimmune anemia. In: Harman, CR (ed), Invasive Fetal Testing and Treatment, pp. 107–91. Boston, MA: Blackwell Scientific, 1995.
[6] Bowman JM, Harman CR, Manning FA, et al. Intravenous drug

abuse causes Rh immunization. Vox Sang 1991; 61: 96–8.

[7] Bowell PJ, Brown SE, Dike AE, et al. The significance of anti-c alloimmunization in pregnancy. Br J Obstet Gynaecol 1986; 93: 1044–8.

[8] Hackney DN, Knudtson EJ, Rossi KQ, et al. Management of pregnancies complicated by anti-c isoimmunization. Obstet Gynecol 2004; 103: 24–30.

[9] Bowman JM, Pollock JM, Manning FA, et al. Severe anti-C hemolytic disease of the newborn. Am J Obstet Gynecol 1992; 166: 1239–43.

[10] Bowman JM. Maternal blood group immunization. In: Creasy RK, Resnick R (eds), Maternal-Fetal Medicine: Principles and Practice (2nd edition), pp. 613–49. Philadelphia, PA: Saunders, 1989.

[11] Bowman JM, Pollock JM, Manning FA, et al. Maternal Kell blood group alloimmunization. Obstet Gynecol 1992; 79: 239–44.

[12] Vaughan JI, Manning M, Warwick RM, et al. Inhibition of erythroid progenitor cells by anti-Kell antibodies in fetal alloimmune anemia. N Engl J Med 1998; 338: 798–803.

[13] Norbeck O, Tolfvenstam T, Shields LE, et al. Parvovirus B19 capsid protein VP2 inhibits hematopoiesis in vitro and in vivo: Implications for therapeutic use. Exp Hematol 2004; 32: 1082–7.

[14] Corcoran A, Doyle S. Advances in the biology, diagnosis and host–pathogen interactions of Parvovirus B19. J Med Microbiol 2004; 53(Pt 6): 459–75.

[15] Vogel H, Kornman M, Ledet SC, et al. Congenital Parvovirus infection. Pediatr Pathol Lab Med 1997; 17: 903–12.

[16] Crane J. Parvovirus B-19 infection in pregnancy. J Obstet Gynaecol Can 2002; 24: 727–43.

[17] Harman CR. Ultrasound in the management of the alloimmunized pregnancy. In: Fleischer AC, Manning FA, Jeanty P, Romero R (eds), Sonography in Obstetrics and Gynecology: Principles and Practice (6th edition), pp. 683–709. New York, NY: McGraw-Hill, 2001.

[18] van den Akker ES, Klumper FJ, Brand A, et al. Kell alloimmunization in pregnancy: Associated with fetal thrombocytopenia? Vox Sang 2008; 95(1): 66–9.

[19] Harman CR. Specialized applications of obstetric ultrasound: Management of the alloimmunized pregnancy. Semin Perinat 1985; 9: 184–97.

[20] Harman CR. Fetal monitoring in the alloimmunized pregnancy. Clin Perinatol 1989; 16: 691–733.

[21] Moise KJ Jr. Management of rhesus alloimmunization in pregnancy. Obstet Gynecol 2002; 100: 600–11.

[22] Moise KJ Jr, Perkins JT, Sosler SD, et al. The predictive value of maternal serum testing for detection of fetal anemia in red blood cell alloimmunization. Am J Obstet Gynecol 1995; 172: 1003–9.

[23] Walsh CA, Doyle B, Quigley J, et al. Reassessing critical maternal antibody threshold in RhD alloimmunization: A 16-year restrospective cohort study. Ultrasound Obstet Gynecol 2014; 44: 669–73.

[24] Nicolaides KH, Rodeck CH. Maternal serum anti-D antibody concentration and assessment of rhesus isoimmunization. BMJ 1992; 304: 1155–6.

[25] Clark DA. Red-cell antibodies in pregnancy: Evidence overturned. Lancet 1996; 347: 485–6.

[26] Mari G, Detti L, Oz U, et al. Accurate prediction of fetal hemoglobin by Doppler ultrasonography. Obstet Gynecol 2002; 99: 589–93.

[27] Mari G, Adrignolo A, Abuhamad AZ, et al. Diagnosis of fetal anemia with Doppler ultrasound in the pregnancy complicated by maternal blood group immunization. Ultrasound Obstet Gynecol 1995; 5: 400–5.

[28] Mari G, Rahman F, Olofsson P, et al. Increase of fetal hematocrit decreases the middle cerebral artery peak systolic velocity in pregnancies complicated by rhesus alloimmunization. J Matern-Fetal Med 1997; 6: 206–8.

[29] Hernandez-Andrade E, Scheier M, Dezerega V, et al. Fetal middle cerebral artery peak systolic velocity in the investigation of non-immune hydrops. Ultrasound Obstet Gynecol 2004; 23: 442–5.

[30] Mari G, Deter RL, Carpenter RL, et al. Noninvasive diagnosis by Doppler ultrasonography of fetal anemia due to maternal red-cell alloimmunization. N Engl J Med 2000; 342: 9–14.

[31] Kush ML, Baschat AA, Weiner CP, et al. When should you investigate elevated middle cerebral artery Doppler? Am J Obstet Gynecol 2004; 19: S149.

[32] Clausen FB, Damkjaer MB, Dziegiel MH. Noninvasive fetal RhD genotyping. Transfus Apher Sci 2014; 50(2): 154–62.

[33] Rieneck K, Bak M, Jonson L, et al. Next-generation sequencing: Proof of concept for antenatal prediction of the fetal Kell blood group phenotype from cell-free fetal DNA in maternal plasma. Transfusion 2013; 53(11): 2892–8.

[34] Finning K, Martin P, Summers J, Daniels G. Fetal genotyping for the K (Kell) and Rh C, c, and E blood groups on cell-free fetal DNA in maternal plasma. Transfusion 2007; 47(11): 2126–33.

[35] Chitty LS, Finning K, Wade A, et al. Diagnostic accuracy of routine antenatal determination of fetal RHD status across gestation: Population based cohort study. BMJ 2014; 349: g5243.

[36] Wagner FF. RHD PCR of D-negative blood donors. Transfus Med Hemother 2013; 40: 172–81.

[37] Hawk AF, Chang EY, Shields SM, Simpson KN. Costs and clinical outcomes of noninvasive fetal RhD typing for targeted prophylaxis. Obstet Gynecol 2013; 122(3): 579–85.

[38] Bowman JM, Pollock JM. Transplacental fetal hemorrhage after amniocentesis. Obstet Gynecol 1985; 66: 749–54.

[39] Bowman JM, Pollock JM, Peterson LE, et al. Fetomaternal hemorrhage following funipuncture: Increase in severity of maternal red cell alloimmunization. Obstet Gynecol 1194; 84: 839–43.

[40] Lee S, Bennett PR, Overton T, et al. Prenatal diagnosis of Kell blood group genotypes: KEL1 and KEL2. Am J Obstet Gynecol 1996; 175: 455–9.

[41] Bennett PR, Le Van KC, Colin Y, et al. Prenatal determination of fetal RhD type by DNA amplification. N Engl J Med 1993; 329: 607–10.

[42] Bennett PR, Warwick R, Vaughan J, et al. Prenatal

determination of human platelet antigen type using DNA amplification following amniocentesis. Br J Obstet Gynaecol 1994; 101: 246–9.

[43] Mari G, Norton ME, Stone J, et al. Society for maternal-fetal medicine (SMFM) clinical guideline #3: The fetus at risk for anemia—Diagnosis and management. AJOG 2015; 212: 697–710.

[44] Weiner CP. Human fetal bilirubin levels and fetal hemolytic disease. Am J Obstet Gynecol 1992; 166: 1149–54.

[45] Weiner CP, Williamson RA, Wenstrom KD, et al. Management of fetal hemolytic disease by cordocentesis. I. Prediction of fetal anemia. Am J Obstet Gynecol 1991; 165: 546–53.

[46] Nicolaides KH. Studies on fetal physiology and pathophysiology in rhesus disease. Semin Perinat 1989; 13: 328–37.

[47] Nicolini U, Santolaya J, Fisk NM, et al. Changes in fetal acid base during intravascular transfusion. Arch Dis Child 1988; 63: 710–14.

[48] Moise KJ. Management of rhesus alloimmunization in pregnancy. ACOG 2008; 112(1): 164–76.

[49] de Crespigny LC, Robinson HP, Quinn M, et al. Ultrasound-guided fetal blood transfusion for severe rhesus isoimmunization. Obstet Gynecol 1985; 66: 529–32.

[50] Moise KJ Jr, Carpenter RJ Jr, Kirshon B, et al. Comparison of four types of intrauterine transfusion: Effect on fetal hematocrit. Fetal Ther 1989; 4: 126–37.

[51] Stefos T, Cosmi E, Detti L, et al. Correction of fetal anemia on the middle cerebral artery peak systolic velocity. Obstet Gynecol 2002; 99: 211–15.

[52] Harman CR, Bowman JM, Menticoglou SM, et al. Profound fetal thrombocytopenia in rhesus disease: Serious hazard at intravascular transfusion. Lancet 1988; 2: 741–2.

[53] Segal M, Manning FA, Harman CR, et al. Bleeding after intravascular transfusion: Experimental and clinical observations. Am J Obstet Gynecol 1991; 165: 1414–18.

[54] Moise KJ. The usefulness of middle cerebral artery Doppler assessment in the treatment of the fetus at risk for anemia. Am J Obstet Gynecol 2008; 161: e1–4.

[55] Tiblad E, Kublickas M, Ajne G, et al. Procedure-related complications and perinatal outcome after intrauterine transfusions in red cell alloimmunization in Stockholm. Fetal Diagn Ther 2011; 30: 266–73.

[56] Altunyurt S, Okyay E, Saatli B, et al. Neonatal outcome of fetuses receiving intrauterine transfusion for severe hydrops complicated by Rhesus hemolytic disease. Int J Gynaecol Obstet 2012; 117: 153–156.

[57] Pasman SA, Claes L, Lewi L, et al. Intrauterine transfusion for fetal anemia due to red blood cell alloimmunization: 14 years experience in Leuven. Facts View Vis Obgyn 2015; 7(2): 129–136.

[58] Harman CR, Biehl DR, Pollock JM, et al. Intrauterine transfusion: Kinetics of absorption of donor cells in fetal lambs. Am J Obstet Gynecol 1983; 145: 830–6.

[59] Menticoglou SM, Harman CR, Manning FA, et al. Intraperitoneal fetal transfusion: Paralysis inhibits red cell absorption. Fetal Ther 1987; 2: 154–9.

[60] Harman CR, Bowman JM. Intraperitoneal fetal transfusion. In: Chervenak FA, Isaacson GC, Campbell S (eds), Ultrasound in Obstetrics and Gynecology, vol. 2, pp. 1295–1313. Boston, MA: Little, Brown, 1993.

[61] Harman CR, Bowman JM, Menticoglou SM, et al. Current technique of intraperitoneal transfusion: Do not throw away the Renografin. Fetal Ther 1989; 4: 78–82.

[62] Harman CR, Manning FA, Bowman JM, et al. Severe Rh disease—poor outcome is not inevitable. Am J Obstet Gynecol 1983; 145: 823–9.

[63] Harman CR, Bowman JM, Manning FA, et al. Intrauterine transfusion intraperitoneal versus intravascular approach: A case control comparison. Am J Obstet Gynecol 1990; 162: 1053–9.

[64] Garabedian C, Philippe M. Vaast P, et al. Is intrauterine exchange transfusion a safe procedure for management of fetal anemia? Eur J Obstet Gyn Reprod Biol 2014; 179: 83–87.

[65] Westgren M, Selbing A, Stangenberg M. Fetal intracardiac transfusions in patients with severe rhesus isoimmunization. BMJ 1988; 296: 885–6.

[66] Sarno, Jr AP, Wilson RD. F, et al cardiocentesis: A review of indications, risks, applications and technique. Fetal Diagn Ther 2008; 23: 237–244.

[67] Plapp FV, Beck ML. Transfusion support in the management of immune haemolytic disorders. Clin Haematol 1984; 13(1): 167–83.

[68] Ruma MS, Moise KJ, Kim E, et al. Combined plasmapheresis and intravenous immune globulin for the treatment of severe maternal red cell alloimmunization. AJOG 2007; 138: e1–e6.

[69] Chitkara U, Bussel J, Alvarez M, et al. High-dose intravenous gamma globulin: Does it have a role in the treatment of severe erythroblastosis fetalis? Obstet Gynecol 1990; 76: 703–8.

[70] Margulies M, Voto LS, Mathet E, Marguelies M. High-dose intravenous IgG for the treatment of severe rhesus alloimmunization. Vox Sang 1991; 61: 181–9.

[71] Giers G, Wenzel F, Riethmacher R, et al. Repeated intrauterine IgG infusions in foetal alloimmune thrombocytopenia do not increase foetal platelet counts. Vox Sang 2010; 99(4): 348–53.

[72] Corvaglia L, Legnani E, Galletti S, et al. Intravenous immunoglobulin to treat neonatal alloimmune haemolytic disease. J Mat Fet Neonatal Med 2012; 25(12): 2782–2785.

[73] Baschat AA, Harman CR, Alger LS, et al. Fetal coronary and cerebral blood flow in acute fetomaternal hemorrhage. Ultrasound Obstet Gynecol 1198; 12: 128–31.

[74] Senat MV, Loizeau S, Couderc S, et al. The value of the middle cerebral artery peak systolic velocity in the diagnosis of fetal anemia after intrauterine death of one monochorionic twin. Am J Obstet Gynecol 2003; 189: 1320–4.

[75] Dembinski J, Haverkamp F, Maara H, et al. Neurodevel opmental outcome after intrauterine red cell transfusion for Parvovirus B-19 induced fetal hydrops. Br J Obstet Gynaecol 2002; 109: 1232–4.

[76] Yinon Y, Visser J, Kelly EN, et al. Early intrauterine transfusion in severe red blood cell alloimmunization. Ultrasound Obstet Gynecol 2010; 36(5): 601–6.

[77] Canlorbe G, Macé G, Cortey A, et al. Management of very early fetal anemia resulting from red-cell alloimmunization before 20 weeks of gestation. Obstet Gynecol 2011; 118(6): 1323–9.

[78] Kamping MA, Pasman SA, Bil-van den Brink CP, et al. Fluid shift from intravascular compartment during fetal red blood cell transfusion. Ultrasound Obstet Gynecol 2013; 41(5): 550–5.

[79] Klumper FJ, van Kamp IL, Vendenbussche FP, et al. Benefits and risks of fetal red-cell transfusion after 32 weeks' gestation. Eur J Obstet Gynecol Reprod Biol 2000; 92: 91–6.

[80] Sohan K, Billington M, Pamphilon, et al. Normal growth and development following in utero diagnosis and treatment of homozygous alpha thalassemia. Br J Obstet Gynaecol 2002; 109: 1308–10.

[81] Remacha AF, Badell I, Pujol-Moix N, et al. Hydrops fetalis-associated congenital dyserythropoietic anemia treated with intrauterine transfusions and bone marrow transplantation. Blood 2002; 100: 356–8.

[82] Lin SM, Chen M, Ma ESK, et al. Intrauterine therapy in a fetus with congenital dyserythropoietic anaemia type I. J Obstet Gynaecol 2014; 34: 352–364.

[83] UCSF Benioff Children's Hospital, Oakland. Thalassemia at UCSF Benioff Children's Hospital Oakland. http://thalassemia.com/services-intrauterine-therapy.aspx#gsc.tab=0. 2015. Accessed September 19, 2016.

[84] Harman CR, Manning FA, Bowman JM, et al. Use of intravascular transfusion to treat hydrops fetalis in a moribund fetus. Can Med Assoc J 1988; 138: 827–30.

[85] Bussel JB. Alloimmune thrombocytopenia in the fetus and newborn. Semin Thromb Hemost 2001; 27: 245–52.

[86] Radder CM, Brand A, Kanhai HH. A less invasive treatment strategy to prevent intracranial hemorrhage in fetal and neonatal alloimmune thrombocytopenia. Am J Obstet Gynecol 2001; 185: 683–8.

[87] Birchall JE, Murphy MF, Kaplan C, et al. European collaborative study of the antenatal management of feto-maternal alloimmune thrombocytopenia. Br J Haematol 2003; 122: 275–88.

[88] Detti L, Oz U, Guney I, et al. Doppler ultrasound velocimetry for timing the second intrauterine transfusion in fetuses with anemia from red-cell alloimmunization. Am J Obstet Gynecol 2001; 185: 1048–51.

[89] Grubbs BH, Korst LM, Llanes A, Chmait RH. Middle cerebral artery Doppler and hemoglobin changes immediately following fetal transfusion. J Matern Fetal Neonat Med 2013; 26(2): 155–57.

[90] Osanan GC, Silveira Reis ZN, Apocalypse IG, et al. Predictive factors of perinatal mortality in transfused fetuses due to maternal alloimmunization: What really matters? J Matern Fetal Neonatal Med 2012; 25(8): 1333–7.

[91] Weisz B, Rosenbaum O, Chayen B, et al. Outcome of severely anaemic fetuses treated by intrauterine transfusions. Arch Dis Child Fetal Neonatal Ed 2009; 94: F201–4.

[92] Sainio S, Nupponen I, Kuosmanen M, et al. Diagnosis and treatment of severe hemolytic disease of the fetus and newborn: A 10-year nationwide retrospective study. Acta Obstet Gynecol Scand 2015; 94(4): 383–90.

[93] Verduin EP, Lindenburg IT, Smits-Wintjens VE, et al. Long-term follow up after intrauterine transfusion; the LOTUS study. BMC Pregnancy Childbirth 2010; 10: 77.

[94] Dildy GA, Smith LG Jr, Moise KJ Jr, et al. Porencephalic cyst: A complication of fetal intravascular transfusion. Am J Obstet Gynecol 1991; 165: 76–8.

[95] Pessler F, Hart D. Hyporegenerative anemia associated with Rh hemolytic disease: Treatment failure of recombinant erythropoietin. J Pediatr Hematol Oncol 2002; 24: 689–93.

第 8 章　减胎及选择性减胎

Fetal reduction and selective termination

Mark I. Evans　Stephanie Andriole　Shara M. Evans　David W. Britt

本章概要

一、概述

自从 25 年前作者初次发表关于孕期减胎（fetal reduction，FR）的方法以来，这个领域已经发生了巨大的变化[1]。医疗技术，妊娠结局，患者的选择，以及大规模的人口及文化迁移，推动着研究的进展及方向的转变。

减胎在最开始是作为一种对多胎妊娠风险的控制手段，因为孕育多胎对母体和胎儿的风险都极高。选择性减胎（selective termination，ST），从字面上讲，是对某些胚胎进行选择性终止以减低母体患病的风险及死亡率，同时增加剩余胚胎的存活率，这是在无其他医疗办法的情况下进行的最后尝试。像许多其他技术的进步一样，开始主要考虑的是生与死的问题，但逐渐转向接受度的问题。而今，减胎的指征已经从“生或死”的二元危机进入更广阔的改善生活质量的领域[2，3]。

自从路易斯•布朗 1978 年 7 月出生以来，已经诞生了超过 5 000 000 名试管婴儿（in vitro fertilization，IVF）。在过去 30 ～ 35 年，多胎妊娠发生率的高涨无疑是不育治疗的副作用所致。在美国，双胎已经从不孕不育治疗时代开始前 1/90 的背景出生率增加到近 1/30[4，5]。分娩双胎的女性中 70% 是在医疗辅助技术下怀孕的，如 IVF。

在美国近一半的 IVF 婴儿为多胎[5]（表 8-1）。尽管多胎妊娠的发生率已进入平台期，仍有很多 IVF 项目种植的多胎和单胎一样多[4，5]。这个结论得到了美国辅助生殖技术协会（Society for Assisted Reproductive Technologies，SART）的证实，据其统计报道在 2012 年出生了 37 699 例单胎妊娠和 13 562 例多胎妊娠，共计 65 151 名婴儿。这一数字在近几年保持相对恒定。

表 8-1 美国多胎妊娠的数量变化

年 份	双 胎	三 胎	四 胎	五 胎
2013	132 324	4634	270	66
2011	131 269	5137	239	41
2009	137 217	5905	355	80
2006	137 085	6118	355	67
2003	128 615	7110	468	85
1996	100 750	5298	560	81
1989	90 118	2529	229	40
1989—2013 增长	46.8%	83.2%	17.9%	65.0%

引自 Martin JA, et al.Birth:Final data for 2013，National Vital Statistics Reports，Vol.64，No. 1，January 2015. Hyattsville, MD:National Center for Health Statistics，2015.

如果大家考察近 25 年多胎妊娠的趋势，会发现一些不同的现象[5-7]。双胎的出生率升高后保持相对稳定；但是，三胎及以上妊娠的走势呈曲线样走行（图 8-1）。四胎的曲线最为清晰：一开始翻倍增长，而后数量下降至与 1989 年相似的水平，如果从所统计女性的百分比来计算甚至更低。三胎及以上多胎的增长是体内或体外受精技术发展时无意间造成的结果。但是这些技术使用的增加也激发了医疗技术的变化和新技术的引入，随着时间的推移，局面得到了更好的控制。

控制多胎胎数的关键之一，不仅仅是简单的在 IVF 中使用促性腺激素，而是期望制定单胚移植（single-embryo transfer，SET）的常规和规范。虽然选择性单胚移植（elective single embryo transfer，eSET）有很多医疗优势，但在目前美国的医疗体系和经济情况下，仍不可能占主导地位。鉴于 IVF 的每个周期成本极高（依不同的保险报销率，通常为 15 000 美元或者更高），各方参与者包括患者和 IVF 提供者都承受着每个周期都获得高妊娠率的压力。因此，尽管 SART 指南指出 35 岁以下的妇女仅应移植 1 ～ 2

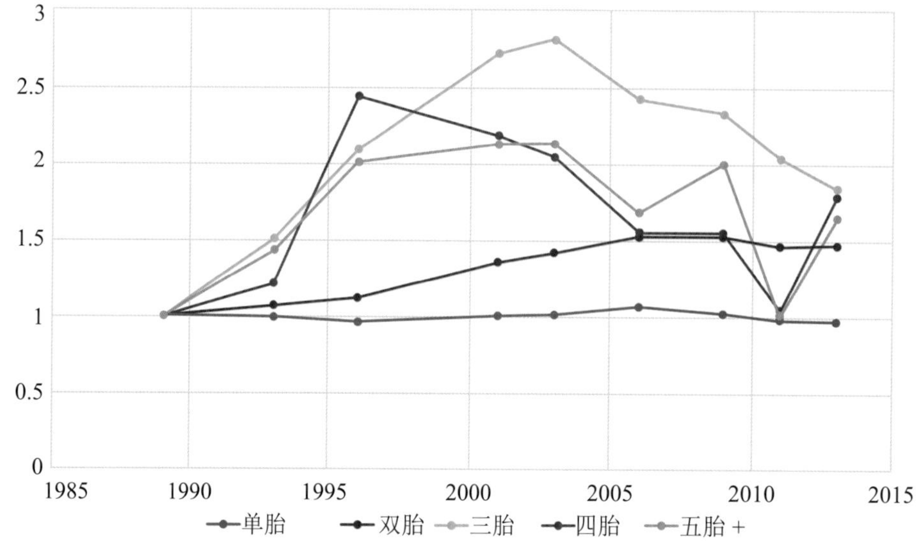

▲ 图 8-1 美国自 1989—2013 年多胎单胎比的变化

数据来自美国疾控中心；使用 1989 年的数据作为基线（1），该年病例的比率列在 X 轴

枚胚胎，但 2014 年疾病预防控制中心及 SART 的数据显示，胚胎移植的平均数量仅从 2007 年的 2.2 降至 1.8[5-7]。即使美国医疗体制改革方案将最终出炉，不管是扩大还是废止医疗经济适用法案，这一情况也不太可能改变。例如，SART 的数据显示，2009 年美国 35 岁以下的 IVF 女性中仅有 7% 的进行 SET，这个数字在更年长的女性中更低（表 8-2）[5-7]。到了 2013 年 eSET 的比例在年龄＜ 35 岁的女性中约为 22%，在年龄＞ 40 岁的女性中仅约 4.5%[5]。2012 年 Lawlor 使用英国的数据显示，单周期内移植双胚的活产成功率较两个周期分别进行单胚移植约高 7%[8]。众所周知，不论是新鲜或是冻胚移植，每次移植活产的比例随母亲的年龄升高而明显降低。因此，在胚胎移植中采用更为激进做法的动力是显而易见的，这也与多胎妊娠风险的增加有关。供卵者倾向于年轻者，因而在统计学上类似于 35 岁以下的队列（表 8-3）。

表 8-2　IVF 管理：母亲年龄与移植数目

SART2013	＜ 35 岁	35—39 岁	＞ 40 岁
平均移植数目	1.7	1.7	1.8
选择性单胚移植	22.57%	8.0%	4.5%

引自 Lawlor DA，Nelson SM. Lancet，379:521-527，2012.
IVF．体外受精；SART．人工辅助生育技术协会

表 8-3　疾控中心 2013 数据

非供卵	母亲年龄	新鲜周期				冷冻周期		
		新鲜周期（n）	每周期平均移植胚胎数	每次移植活产（%）	多胎妊娠（%）	冷冻周期（n）	每周期平均移植胚胎数	每次移植活产（%）
	＜ 30.5	36 958	1.8	47.7	29.2	18 801	1.7	43.9
	35—37	18 508	1.9	39.2	26.5	9602	1.6	39.9
	38—40	16 853	2.3	28.5	20.9	7116	1.7	35.4
	41—42	9026	2.7	16.3	18.0	2731	1.8	30.6
	＞ 42	4501	2.8	7.3	13.7	1675	1.9	20.7
供卵		8921	1.7	55.8	—	8172	1.6	40.5

引自 Martin JA, et al. Birth: Final data for 2013，National Vital Statistics Reports, Vol.64, No. 1, January 2015. Hyattsville, MD: National Center for Health Statistics, 2015.

由于治疗过程从促排卵转变为 IVF，从而能更好地控制移植胚胎的数目，高胎数的多胎已经基本消失。因此，来进行减胎的患者中平均"起始胎数"自 3.5 缓慢下降到 3.0 以下（表 8-4）[5-8]。移植胚胎数量减少最有可能归因于更为严格的管理控制，以及患者为了改善妊娠结局而寻求减胎的转变。

表 8-4　根据母亲年龄移植胚胎数量（非供卵）

年份	＜ 35	35—37	38—40	41—42	43—44	＞ 45
1998	3.4	3.6	3.7	3.9		
2001	2.8	3.1	3.4	3.7		
2004	2.5	2.7	3.0	3.3		
2007	2.2	2.5	2.8	3.1	3.2	
2010	2.0	2.2	2.6	3.0	3.2	2.7
2013	1.8	1.9	2.3	2.7	2.8	

引自疾控中心，Assisted Reproductive Technology Surveillance-United States，2013，http://www.cdc.gov/art/reports/.

随着对风险的理解不断加深，公众对干预的可能性也更为了解，出现了对多胎移植的怀疑论甚至反对论。在 20 世纪 30 年代，Dionne 五胎轰动一时，几乎被视为奇迹，接下来出现的其他类似病例一直持续了 60 年。同样的，其他高知名度的“奇迹”如 20 世纪 80 年代的 Frustasci 家族和 90 年代的 McCoys 家族案例。在 2009 年，美国公众对加州的“Octomom”事件的反应是一关键转折，公众的反应由 20 世纪 80 年代的“欣赏的惊奇”转向了震惊和厌恶[9]。结果，移植 3 个或更多胚胎的情况显著减少，同样，许多人工促排卵病例如果超声或者激素水平都提示多胎的高风险，就转为 IVF 中间周期[9]。

在高数量多胎中，导致流产只是不良妊娠结局之一。近半个世纪，研究明确表明早产的发生率与胎数直接相关（图 8-2）[5-8]。值得一提的是出生体重＜ 750g 的胎儿中近 20% 出现脑瘫[10]。在澳大利亚西部，Petterson 等[11] 发现双胎活产儿的脑瘫发生率是单胎的 4.6 倍，而如果按每次妊娠计算则要高达 8.4 倍。Pharoah 和 Cooke[12] 计算的单胎脑瘫率为 2.3‰，双胎为 12.6‰，三胎为 44.8‰[13]。作者的经验是，这些风险在高龄孕妇中更为敏感，导致产前诊断和减胎治疗的数量相应增加。

早产对于公共卫生有非常深远的影响；2000 年美国的数据显示 102 亿美元用于新生儿医疗，其中 57% 的费用被用于 9% 的＜ 37 周的新生儿中[14]。在 2003 年，超过 100 亿美元用于占 12.3% 的早产儿中[15]。自 2005 年以来的数据表明 26 周或更小的早产儿存活后在其 6 岁时的神经异常和发育障碍都有显著的升高[16-17]。显著的脑瘫占 12%。重度、中度和轻度残疾各占 22%、24% 和 34%[17]。Hack 等[18] 也表明出生体重＜ 1000g 的新生儿，脑瘫率为 14%，而对照组为 0；哮喘，视力低下，智商＜ 85，以及运动能力低下在早产儿中发生率也更高。新生儿重症监护的发展使死亡率大大降低，特别是胎龄很小的新生儿，但也导致了有并发症存活儿的增加[19, 20]。随着早产儿医疗费用的增加，可以预见其医疗保险的报销范围会随之改变，以规范 IVF 的应用，同时对这些问题的敏感性会持续增加，特别是在高危患者中。

（一）历史

减胎术在 20 世纪 80 年代在临床开展，美国和欧洲的一小组医生首次尝试选择性的终止妊娠或减少胎儿数量以降低多胎妊娠严重不良结局的高发生率。欧洲第一例报道来自 Dumez 和 Oury[21]，第一例美国的报道来自 Evans 等[1]，

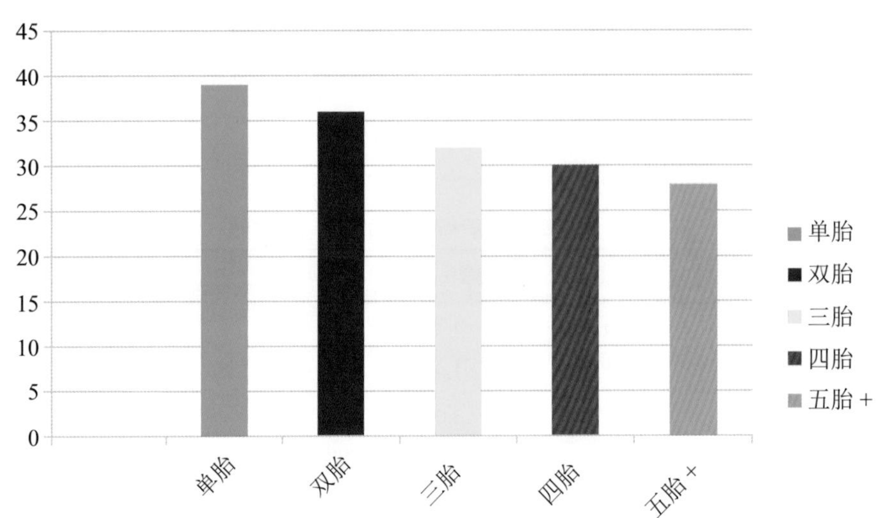

▲ 图 8–2　多胎和早产

纵轴为分娩时的平均孕周

随后是Berkowitz等[22]，以及其后的Wapner等[23]，首次描绘了以外科技术改善此类患者预后的方法。

80 年代中期采用的外科方法包括经腹胎儿胸腔穿刺，主要是注射氯化钾，还有空气栓塞、电烙术或者碎胎。也有尝试经宫颈穿刺但成功率很低。一些中心也进行经阴道的碎胎或氯化钾注射，但是数据提示其流产率比经腹穿刺显著增加，因此不太常用[24]。但尽管如此，一些发表的及未发表的数据显示，在一些中心，仍一直在进行 6 ～ 8 周时经阴道的减胎术。现在，绝大多数有经验的医生采用超声引导下经腹胎儿胸腔穿刺[25]。

随着时间的推移，对多数外科操作的风险、获益和各种减胎技术的独特临床性质的了解越为深入，如何对患者进行咨询以及医生如何实施都随之改进。进行减胎术的主要医疗中心的合作是历史上重要的里程碑。在 1993 年第一个多中心联合报道中，大量的临床经验显示出在满 24 周时的流产率为 16%[26]。此后的合作研究进一步显示出多胎妊娠整体结局的显著改善（表 8-5）。

在 20 世纪 80 年代，围绕着“多少胎时建议行减胎是合理的？”这一问题有诸多争议。大部分的共识分割点在三胎和四胎之间，尽管出于专业理论和宗教信仰不同对风险的看法有大量的分歧[27]。在 20 世纪 90 年代，多篇文献发表的数据表明将多胎包括三胎减至双胎后，妊娠结局有明显的改善。大量的文献讨论了将三胎减为双胎是否会有更好的妊娠结局。Yaron 等[28]比较了三胎减胎后的双胎，以及未经过减胎的双胎和进行期待管理的三胎的妊娠结局。结果显示经减胎后的双胎相较三胎的妊娠结局有显著的改善。

表 8–5　多胎妊娠的风险和减胎后结局的改善

开始胎儿的数目	自然丢失率	最终胎儿数目	妊娠丢失风险降低率
6+	90% ～ 99%	2	90% ～ 10%
5	75%	2	50% ～ 7%
4	25%	2	25% ～ 4%
		1	25% ～ 7%
3	15%	2	15% ～ 3.5%
		1	15% ～ 4%
2	8%	1	8% ～ 2.5%

数据经由不同数据源推断得出；当多胎中存在同卵双胎时，其风险增加程度相当于减胎前增加一胎

Antsaklis 等[29]的研究也表明在三胎妊娠中，减胎至双胎可减少不超过 32 周的早产（11% 相比 37%）和出生体重≤ 1500g 的发生率（11% 相比 28%）；但是，这些受益的同时在减胎组总的流产率有所增加（15% 相比 5%）。Luke 等[30]评估了自然受孕和辅助受孕的双胎不良结局的风险因素，发现在所有双胎妊娠中减胎增加了小于 30 周的早产，低出生体重和孕中期生长发育缓慢的风险。然而，这一分析没有比较未减胎的多胎和经减胎至双胎的妊娠结局。Kozinsky 等[31]发现采用辅助生育技术（assisted reproductive technology，ART）妊娠的单胎和双胎的妊娠结局与条件等同的自然受孕者相似。McDonald 等[32]在一荟萃分析中指出，IVF 双胎与自然妊娠的双胎比较时，早产风险有所增高，但在低出生体重、先天性畸形或围生期死亡方面无统计学差异。在过去 15 年发表的一些文献都指出，未经减胎的三胎较减胎者风险更高[33-36]。可以

明确的是，在选择对照组的时候，需要非常的谨慎。

2001 年多中心合作的数据显示，对于三胎及四胎在孕早期晚期减胎为双胎者与开始即为双胎者有相似的妊娠结局[37]，流产率和早产率均明显下降，均与开始与最终的胎儿数目相关。Blickstein 也报道了在他大样本的数据分析中三胎较经减胎至双胎者在各种围生期问题中风险均明显增加[38]。更近期的数据表明在经验丰富的医疗中心的管理下整体结局得到了持续的改善（表 8-5）。

随着临床医生经验和知识的提高，以及不孕诊疗的进步，新的问题随之出现。随着囊胚移植的增加和 IVF 实验室技术的变革，同卵双胎的数量在过去 15 年中显著增加[7,9,39]。接近 7% 的高胎数妊娠与其中一对为同卵双胎有关[39]。在作者的经验中，在进行绒毛膜取样（chorionic villus sampling，CVS）及超声后证实另一“单胎”是健康的胎儿后，对同卵双胎进行减胎通常能得到最好的临床结局。然而，如果另一单胎有明显的异常，保留双胎是次佳的选择。其他中心曾报道在双绒毛膜三胎妊娠中进行减胎可降低早产率并且不明显增加流产率[40]。

在 2001 年的联合报道中，双胎减胎至单胎组与三胎减至双胎组的流产率相似；但是，1/3 自双胎减至单胎的患者存在额外的并发症，如母亲心脏疾病、前次双胎妊娠严重早产史或子宫异常，这可能导致整体风险的增加[37]。近期，随着人口情况的变更，多数患者的医疗情况没有如此复杂，但出现了更多 40 多岁甚至 50 多岁妊娠的孕妇，有些人使用的是异体供卵。许多这样的妇女，出于医疗和社会的双重原因，选择了单胎妊娠[41-43]。作者的数据显示双胎减胎至单胎与未减胎的双胎相比有更好的妊娠结局[41, 43]。因此，更多的女性要求将双胎减胎至单胎是意料之中的。自 1990 年开始的对于三胎的研究，作者发现将三胎减至双胎的孕妇的平均年龄为 37 岁，减至单胎者的平均年龄为 41 岁[28]。在 20 世纪 90 年代，减胎造成的流产风险下降，但从三胎减至为单胎者的下降程度要低于自三胎减为双胎者（分别为 15% ～ 7% 和 15% ～ 5%），减胎后的单胎分娩孕周更晚，出生体重＜ 1500g 的发生率双胎是单胎的 10 倍。随着减胎至单胎变得越来越普遍，减胎至双胎或单胎的年龄差异也随之消失[39]。这些数据使得患者咨询比以前更为复杂。不难想象，夫妻常会对要单胎还是双胎出现意见分歧，或者夫妻中的一方甚至想要比双胎更多的胎儿[43]。基于以上的数据，以及经历不孕和选择性减胎的夫妻在人口学上的变化，作者相信将双胎减至单胎是合理的，同时该操作会得到进一步的推广。

（二）视角的转变

在近 25 年，大家见证了多胎妊娠的妊娠结局和减胎相关问题两方面均发生了戏剧性的变化，妊娠结局有了持续的改善，其原因包括[41-43, 44, 45]：①对于相关的临床问题有了更深入的认识；②极端的高胎数妊娠（如四胎及更多胎数妊娠）比例的减少；③超声技术的进步，清晰度的提高，以及 CVS 的应用，使得超声异常或染色体异常的胎儿漏诊率降低；④过去大量操作是由缺乏经验的医生进行的，而现在大多数操作是由经验丰富的医生实施（表 8-5）。

在过去的 20 ～ 30 年里，医患之间的医疗对话在内容和范围方面都有所改变。最显著的改变是从死亡率的问题转移至患病率的问题。这与进行辅助生育治疗的患者的年龄增长和胎儿数量的减少有关[46, 47]。这些改变的出现是由于 IVF 技术的进步，以及女性开始生育第一胎的年龄改变有关[4-6]。这些改变进一步的后果是使用异体供卵和产前诊断的增加[46, 47]。上述变化使减胎术从一种对高胎数妊娠的补救操作变成一种常见的预先规划的妊娠管理策略。

总体来说，在过去 25 年中，减胎术后的妊娠结局有了实质性的改善[39, 46, 47]。在 20 世纪 90 年代初半数的减胎案例为四胎或者更多胎数，流产率（至 24 周）较高约为 13%，另外还有 10% 的孕妇发生早产。现在，随着初始胎数的减少，超声清晰度的提高，对同卵双胎认识的加深，以及医生对减胎操作经验的积累，早产率已经降至约 4%。但是，必须针对起始及最终的胎数目进行有针对性的个体化咨询（图 8-3，表 8-5）。大多减胎操作仍旧为一次完成，但是当从高胎数（5+）减至单胎时，如分为两次操作，间隔 5 ～ 7d，可得到更好的结果。

在过去的 10 年中，随着人口及文化的变迁，要求减胎的患者类型也在不断变化[4, 5]。女性生育第一胎的年龄明显增加（图 8-4），这一趋势在发达国家非常普遍。实际上，有两条平行但互相独立的趋势：中低阶层的青少年母亲生育减少（以及进行人工流产），同时更多女性因为各种原因推迟到 30—40 多岁时生育。当然后者是这里讨论的主要人群[5]。晚生育的风险已经广为所知[16, 46]，随之出现对供卵需求的增加

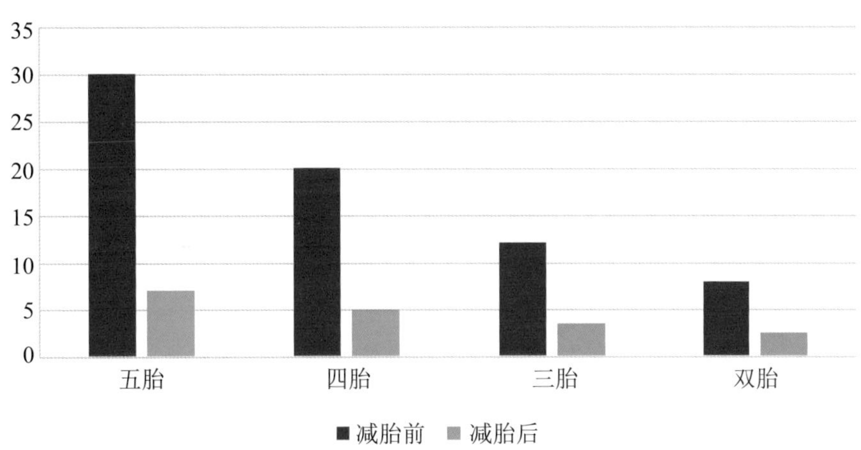

▲ 图 8-3　减胎后妊娠丢失的减少

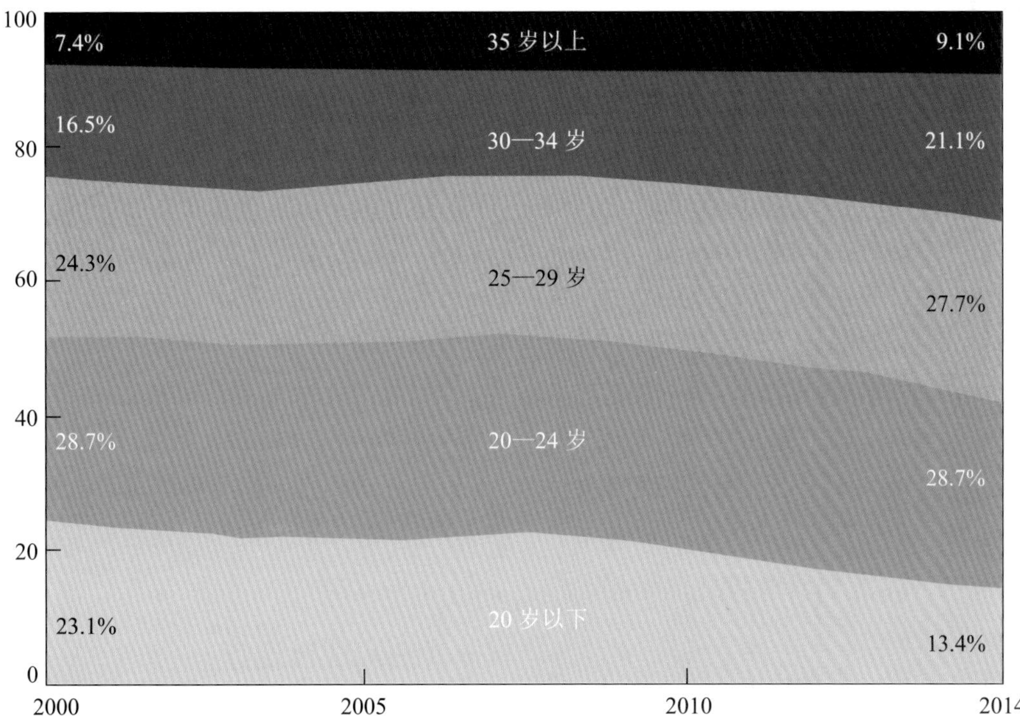

▲ 图 8-4　初产年龄的增加

母亲年龄在初产时的百分比，美国 2000—2014 年；引自 CDC/ 国家卫生统计中心，国家统计系统，http://www.cdc.gov/nchs/data/databriefs/db232.htm

以作为减少高龄女性风险的一种方法[46]。

随着使用供卵的快速增加，以及诊断性检测的敏感性和特异性的增加，“高龄女性”寻求减胎的数量急剧增加。在作者的经验中，在寻求减胎的患者中年龄＞ 40 岁者超过 10%，她们之中有近一半使用的异体供卵[38]。由此可见随着助孕的发展，即使在不能完全避免的情况下，更多渴望生育的高龄女性会愿意选择降低相关风险。

患者高龄化的结果是，许多人已经在之前的婚史中有过孩子，这些妇女更愿意只再生一个孩子。愿意将双胎减至单胎且经验丰富的医疗中心数量非常有限，但是作者相信基于对妊娠结局的改善，这种减胎在任何情况下都是合理的。在作者所在中心，目前来减胎的患者中 25% 为双胎[39]。

对于“高龄”患者，特别是使用自己卵子的患者，基因诊断的问题日渐突出。在 2009 年，在美国进行 ART 周期的患者中约 60% 超过 35 岁。如果采用 35 岁作为风险的标准，约 90% 的 IVF 患者的风险是增加的[1]（表 8-6）。

表 8–6　胎儿性别选择与患者意愿

FR 类型	性别选择 (N, %)	选择全男孩	选择全女孩	选择龙凤胎	P
3 → 2	79（51%）	1（1%）	7（9%）	71（90%）	＜ 0.001
3 → 1	20（25%）	10（50%）	10（50%）	NA	NS
2 → 1	44（27%）	20（45%）	24（55%）	NA	NS

引自 Evans MI, et al. Prenat Diagn，33，935-939，2013.
NA．不适用；NS．不显著

过去的 10 年到现在，多数的减胎医生仅依靠超声评估决定保留或者去除哪个胎儿。在 20 世纪 80 年代，大多数的减胎操作在 8 ～ 9 周进行，由基础超声和胎儿位置决定[1]。对于需要进行基因评估的患者，数周后进行羊膜腔穿刺[48]。后来，作者更改为减胎至双胎后 1 周进行 CVS。目前作者更倾向在减胎前一天进行 CVS 并连夜进行荧光原位杂交（fluorescence in situ hybridization，FISH）分析。等待全面的染色体核型分析会导致一些问题，因为需要很长时间才能得到结果，同时可能存在 1% 的可能会错误匹配了核型结果和相应的胎儿[1, 2]。因此，随着 FISH 技术变得可靠，作者开始常规进行这种为期两天的减胎操作[45, 46]。在过去的 20 年中，减胎前行 CVS 的患者比例从 2000 年的 20% 稳步提升至目前的 85%[39]。

虽然对于产前诊断风险的许多研究得出各种不同的统计结果[51]，在作者看来，在最富经验的治疗人员手中，净效应加和为零，因为诊断性操作产生的风险和对异常胎儿实施减胎从而降低流产的风险，两者相互抵消[39]。

另外一组特别的患者，其减胎不是因为多胎妊娠本身的风险，而是其中一个胎儿存在异常[44, 45]。文献的共识为：为减少胎儿数目而进行的减胎通常在孕早期进行，而对于异常胎儿的选择性减胎（ST）通常在孕中期进行。偶尔，甚至在孕晚期才首次发现胎儿异常，从而引发医疗、伦理和法律的相关问题[52]。作者所在中心和其他中心在过去 10 年发表了大量文献描述了当确认存在一胎异常时处理的相同与不同之处[53, 54]。多数文献是针对双胎，其中许多是双胎输血综合征（TTTS），激光治疗已经成为主要的治疗方法，但是在某些情况下依然需要进行选择性减胎[55]。对这一问题进行全面的讨论已超出本章的范围。

（三）现代治疗

在减胎前，应对胎儿状态进行严格的评估，包括但不限于胎儿颈部透明带超声测量和胎儿位置的观察。通常，对多数患者，作者在接近

12 周时进行一个为期 2d 的操作：在第一天进行 CVS 并对 13、18、21、X 和 Y 染色体进行连夜的 FISH 分析[39]（图 8-5），第二天下午出结果后，再进行减胎。针对 5 条染色体的 FISH 不能检测所有缺陷，但作者的经验和模式显示，染色体核型问题的残留风险仅有约 1/400[39]。这个风险低于为全面核型分析再多等待 2 周的风险，以及大量数据带来的潜在困扰[49, 50]。

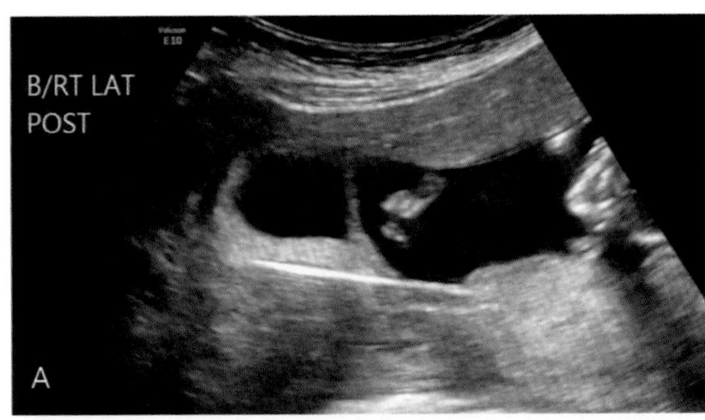

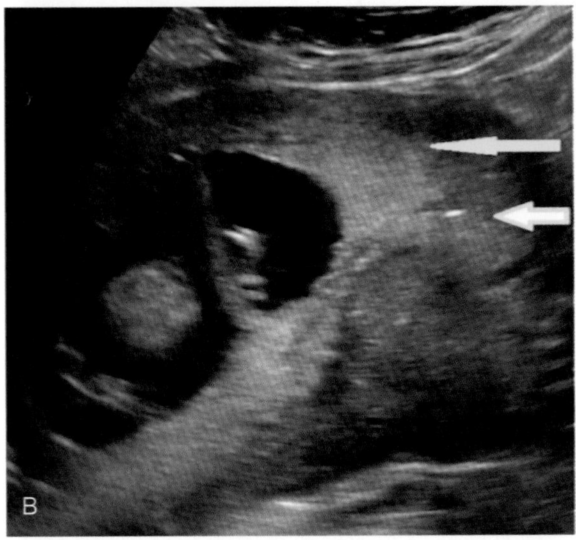

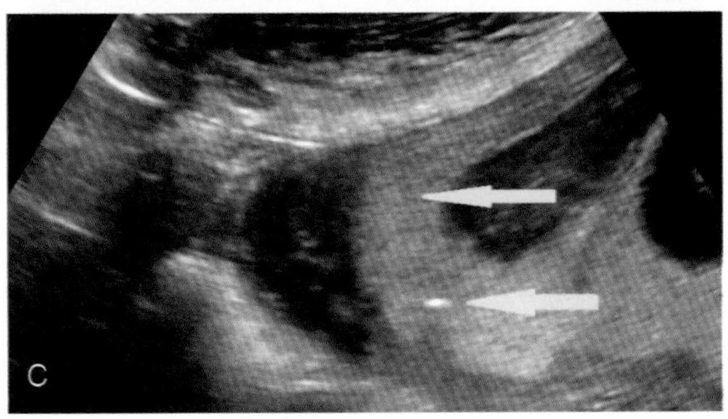

▲ 图 8–5 A. 经宫颈对三胎进行绒毛穿刺活检（CVS）；白线所示为带针芯的导管穿过位于后壁的胎盘；B. 穿刺针经腹刺入胎盘，箭指示针尖和针的路径；C. 穿刺针经腹刺入胎盘，箭指示针尖和针的路径

在过去的几年中，作者的患者中约 85% 进行了 CVS 加减胎的联合操作。作者预计，在减胎前进行 CVS 的比例会进一步增加，因为"高龄"患者的不断增加，在 IVF 受孕特别是行胞质内精子注射（intracytoplasmic sperm injection，ICSI）的患者中染色体和其他异常的风险增加，以及目前知道植入前基因诊断（preimplantation genetic diagnosis，PGD）有 3% ～ 6% 的不准确率[39, 45, 46]。作者还发现许多夫妻在他们 40 多岁时，甚至 50 多岁时，使用异体供卵——其遗传风险为供卵者的年龄——仍然希望在减胎前进行 CVS，因为他们对一个需要特殊照顾的孩子的"承受度"与他们的实际年龄有关，而不是供卵者的年龄。

作者近期的数据显示，进行 CVS 后连夜分析 FISH 并在第二天下午进行减胎的流程，显著改善了这些病例的预后。他们近期发表的文章显示，在超声诊断胎儿正常的妊娠中，3.1% 在早孕减胎前看似正常的胎儿实际上存在核型异常，其中 FISH 的检出率为 90%[39]。剩下的 10%，最终都证实为其他染色体的局限性胎盘嵌合或是人为的培养问题。在 350 例孕早期超声正常的胎儿中，6% 有 CVS 的核型或 FISH 异常。这些异常的 FISH 结果和超声结果指导了减胎操作时的决策。最终，90% 的异常 FISH 结果由核型分析证实。对于假阴性，多数不是 FISH 探针覆盖的染色体，且大多数最终证实为胎盘嵌合体。最终，350 例中仅有 1 例（0.3%）为有临床意义的假阴性（性染色体嵌合体）。总的来说，作者相信假阴性的风险低于操作间等待的风险，后者由于多胎会带来更高的流产风险，同时由于间隔时间长而导致进行减胎时误判异常胎儿的风险。

采用 FISH 进行快速诊断非常有效，现在及未来几年也会出现其他可行的方法。廉价的方法包括直接制备 CVS，这种方法在 20 世纪 80 年代很常见，但因为嵌合体和非整倍体比率高不能反映胎儿的真实状况而被淘汰[56]。定量荧光聚合酶链式反应（Quantitative fluorescent polymerase chain reaction，QfPCR）也可用于快速评估染色体数量[57, 58]。微阵列芯片可以提供比全染色体核型更详细的信息，但是目前价格仍过于高昂[59]。随着价格的降低和速度的加快，分子亚染色体技术毫无疑问将变成主流的评估手段[59]。随着单核苷酸多态性（single nucleotide polymorphism，SNP）阵列技术的发展，已有 1% 的患者使用这种技术检测拷贝数异常，可以考虑选择等待其结果（近 3 周）。这对于那些住在附近并想将双胎减至单胎的患者可行性更高，而对那些需要远途而来的高胎数妊娠的患者则不太可行[39, 60]。

随着 PGD 成为 IVF 流程的一部分，其应用逐渐增加，许多患者质疑是否在减胎决策中仍需要传统的 CVS[59]。作者在过去 5 年的经验中发现，PGD 结果和 CVS 结果不一致的情况有 2% ～ 3%，染色体不一致的情况要多于孟德尔遗传病[39]。但是，随着 PGD 微阵列这样的新方法的出现，这种不一致率会降低，作者估计最终可降低至 1%[61, 62]。同样的，随着无创产前筛查（noninvasive prenatal screening，NIPS）技术的出现，会产生同样的问题[63]。作者认为 PGD 和 NIPT 都是很好的筛查手段但不是诊断性的检查。他们发现存在一些因为筛查结果错误而导致有问题的新生儿出生的病例。在多胎妊娠中，NIPT 也不能分辨哪个胎儿是哪个，因此如果发现异常结果，仍需要进行诊断性检查。

临床上同卵双胎与一个或多个单胎共存的情况越来越多见[64]。IVF 培养技术的改变，包括囊胚移植的增加，显著增加了同卵双胎的概率。如可形成双绒毛膜三羊膜囊三胎，结果可导致更高的流产率、TTTS 和早产的风险[65]。作者观察到，其单绒毛膜双胎出现 TTTS 的概率超过 50%，平均分娩孕周约 30 周，比三绒毛膜三胎少 2 周。

在绝大多数病例中，对哪个或哪几个胎儿进行减胎的主要决定因素是基于染色体疾病的风险。然而，同样的原则也适用于孟德尔遗传病。近期，作者评估了一对怀有三胎的夫妻，夫妻双方均是囊性纤维化基因的携带者。使用适当的探针，他们可以检测到 2 个胎儿为携带者，1 个为患病胎儿，并在随后对其进行了减胎。

（四）胎儿性别鉴定

作为 FISH 结果的一部分，我们也能知晓胎儿的性别。历史上，我们发现那些对此结果有兴趣的患者中大多数表达出想要男孩的想法[44, 45]。这些有偏向的要求通常来自那些有着重男轻女传统文化的患者。因为存在这样的偏倚，我们拒绝将性别作为决定因素之一，除非是罕见的性别相关的遗传疾病。当然，在 X 连锁疾病中，男性胎儿是有风险的，因此保留女性胎儿更安全。在过去的 15 年中，作者发现来自各族人士的要求都有所改变，对性别的偏爱趋于均衡。在 21 世纪初期，伦理顾问 John Fletcher 博士，鼓励作者考虑并采用以下方法。

首先，进行详细的超声检查了解胎儿是否存在“潜在的问题”。如不存在胎儿颈部透明带的层厚（＞ 2mm），胎儿偏小（偏小超过 1/2 周，孕囊偏小），或胎盘问题等，此后才考虑性别偏好。

告知患者，当出结果后会进行不公开胎儿性别的严肃讨论。之后，他们在四个“性别考虑”类别中选择他们想要的，分类如下[66, 67]：①想知道“所有”性别信息；②全都不想知道的患者；③没有倾向但想知道保留的胎儿性别（不想知道减掉胎儿的性别）；④要全部考虑，有性别倾向但不想知道被减掉的胎儿性别。

最近，作者发表的数据显示当患者有性别选择倾向时，对男或女的倾向是均衡的。对于减至双胎的患者，绝大多数倾向于选择一男一女；对于减至单胎的患者，男女比例基本上是 50/50（表 8-6）[66]。

作者最近也可以将他们的技术推广至一些以前没有得到相应医疗服务的患者中。在过去的几年，作者曾对一些男同性恋伴侣，使用异体供卵代孕服务，伴侣双方均进行卵子受精。这些伴侣通常因一些临床原因要求进行减胎，但经常会要求尽量保留双胎——每个爸爸一个[68]。在没有其他临床因素的前提下，作者会考虑这种要求，与性别选择的情况类似，例如，在一些病例中，他们采用 CVS 和超声评估妊娠情况，记录正常的基因结果，进行亲子鉴定，发现两个胚胎来自一个父亲，另一个胚胎来自另一个父亲。在这种情况下，作者可能会对来自同一父亲的双胎之一进行减胎[68]。

（五）选择性减胎

另一不同类型的患者，多数为自然妊娠的双胎但也有胎数更多者，发现其中一胎或几胎存在异常。与减胎不同，减胎多在孕早期进行，主要目的为减少胎儿数目，而选择性减胎多在孕中期进行，对诊断异常的胎儿进行减胎操作。在过去 30 年中一些独立的中心和联合报道显示越早进行减胎，围生结局越好，因此得到的结论是所有的多胎妊娠均建议进行 CVS 诊断，要优于等待羊膜腔穿刺。不论何时进行诊断，只要在法律允许的范围内，都可进行选择性减胎。在双绒毛膜双胎中，心脏内氯化钾注射是最有效的方法。作者以前的数据提示在 16 周后，存活儿的流产率会增加，但他们现在的经验是即使在孕 20 周后，正常双胎在对异常胎儿进行选择性减胎后其结局仍有所改善[69]。

对于单绒毛膜双胎的情况要复杂得多，胎儿的结构性异常比异卵双胎更多[70]。20 世纪七八十年代使用氯化钾对同卵双胎进行减胎有着惨痛经历，流产率高达 50%，同时 75% 的存活儿出现神经损害[71]。即使是在孕中晚期的自发性双胎之一死亡，仍有 12% 的存活儿有损伤的风险，这是由于另一胎儿死亡后血管内对抗压力降低造成存活儿向胎盘内出血[72]。对于双胎中异常胎儿的最佳处理方法仍存在争议，包括立即进行剖宫产、等至足月、对存活胎儿进行宫内输血或期待治疗。但通常不可能对存留胎儿损伤的风险进行预测[71]。

在 20 世纪 90 年代，作者提出了可采用脐带结扎的方法进行选择性减胎，可以存活胎儿的风险最小化[73]。作者尝试了几种不同的做法，包括直接脐带结扎、电凝、肝动脉射频消融和栓塞。所有方法的生存率都接近 90%，但仍有 6% ～ 10% 存活胎儿受损的风险[74]。由于留存胎儿损伤的风险太高，所以作者认为不建议对单绒毛膜双胎进行选择性减胎。仅在很罕见的情况下即明确双胎各自的胎盘和血流是完全独立时才考虑进行减胎。即使如此，总是存在两者间血流交通的可能性。

（六）伦理问题

预后的改善，加上 ART 应用的增加，导致了对其伦理问题的争论。近 30 年前，在生死选择的情况下进行减胎是可以接受的[69, 70]。像在无数创新技术发展中所见到的一样，一旦概念建立起来，重点就逐渐从“生或死”转向“生活质量”的问题。减胎技术也是一样，但由于它也算在流产争议的范围中，关于减胎的争议将持续下去。在作者的经验中，对于减胎的看法从来没跟随经典的“支持选择自由 / 支持生命可贵”的两派意见[29, 47, 48]。作者一直在研究他们的患者和其家庭如何接受和看待这一情况，以及选择何种策略对其他人解释她们的情况和选择[71, 72]。

实践中不可能脱离胎儿数目的实际情况而进行单纯的伦理学讨论。近几年，因怀有四胎或者五胎的母亲来进行减胎的情况已经明显减少。主要的研究和医疗的焦点持续在助孕策略和技术的改良，从而提供更好的控制胎儿数，降低高胎数妊娠的可能性。

三胎仍然很多。即使是在控制胚胎移植数的情况下，从 IVF 的经济学考虑还是赞同适当的多胎风险的，特别是在资源较少的女性中（IVF 周期的花费可观），以及那些 35 岁以上的女性中（进行较多胚胎数移植意味着受孕的难度越大）。很久以来就已经不对三胎是否应进行减胎进行讨论了，现在治疗中心面对的问题是对双胎常规进行减胎是否合理。

作者的数据显示，将双胎减为一胎可以改善存活儿的结局[47-49]。但是，由于女性生育权利在伦理学的尖锐分歧，对于是否常规对双胎减胎至单胎，从未出现一致的定论[75-77]。目前希望将双胎减至单胎的孕妇数量较少。但是，作者认为，在未来几年，希望将双胎减为单胎的患者数量会稳步增加，同时可能会提供给所有患者减胎的选择。

随着减胎前胎儿数目的逐渐减少，重点已经转移至对严重并发症的预防，比如，早产带来的脑瘫。一些研究发现单胎的脑瘫率大约1/700，双胎为1/100，而三胎为1/25～30[11-13]。如果成功的定义是健康的母亲和健康的家庭，就患病率和死亡率来说，则胎数越少越好。

二、总结

在过去的30年里，美国和国际的数据显示随着对多胎妊娠进行减胎，妊娠结局得到了大幅度的改善。除了最保守的评论者，几乎所有人都早已经接受了对三胎及更多胎数妊娠进行减胎的做法。现在的医学数据也表明将双胎减至单胎能够改善妊娠结局。讨论也就随之转移至伦理领域。作者理解减胎永远不会被普遍接受，但是从自主权和公共卫生的角度考虑，减胎应被视作一个必需的手段，并希望其使用能逐渐减少。

（郭　琦　译，高劲松　校）

参考文献

[1] Evans MI, Fletcher JC, Zador IE, et al. Selective first trimester termination in octuplet and quadruplet pregnancies: Clinical and, ethical issues. Obstet Gynecol 1988; 71: 289–96.

[2] Cohen AB, Hanft RS. Technology in American Health Care: Policy Direction for Effective Evaluation and Management. Ann Arbor, MI: Univ Michigan Press, 2004.

[3] Evans MI, Hanft RS. The introduction of new technologies. ACOG Clin Semin 1997; 2(5): 1–3.

[4] Centers for Disease Control. National Survey of Family Growth. http://www.cdc.gov/nchs/nsfg/abc_list_i.htm #infertilityservices. 2013. Accessed August 30, 2016.

[5] Martin JA, Hamilton BE, Osterman MHS, et al. Births: Final data for 2013. National Vital Statistics Reports, Vol. 64, No. 1, January 2015. Hyattsville, MD: National Center for Health Statistics.

[6] Society of Assisted Reproductive Technologies. Society of Assisted Reproductive Technologies 2013 Statistics. https://www.sartcorsonline.com/rptCSR _PublicMultYear. aspx?ClinicPKID=0. 2013. Accessed August 30, 2016.

[7] Centers for Disease Control. Assisted Reproductive Technology Surveillance—United States, 2013. http://www.cdc.gov/art/ reports/. Accessed November 7, 2013.

[8] Lawlor DA, Nelson SM. Effect of age on decisions about the number of embryos to transfer in assisted conception: A prospective study. Lancet 2012; 379: 521–27.

[9] Evans MI, Britt DW. Medical, ethical, and legal aspects of fetal reduction. In: Schenker JL (ed), Ethical and Legal Aspects of ART, pp. 121–30. New York, NY, Berlin: Walter De Gruyter GmbH & Co., 2011.

[10] Task Force of American College of Obstetricians and Gynecologists. Neonatal encephalopathy and cerebral palsy: Defining the pathogenesis and pathophysiology. Washington, DC: ACOG, 2003.

[11] Petterson B, Nelson K, Watson L, et al. Twins, triplets, and cerebral palsy in births in Western Australia in the 1980s. BMJ 1993; 307: 1239–43.

[12] Pharoah PO, Cooke T. Cerebral palsy and multiple births. Arch Dis Child Fetal Neonat Ed. 1996; 75: F174–77.

[13] Dimitiiou G, Pharoah PO, Nicolaides KH, et al. Cerebral palsy in triplet pregnancies with and without iatrogenic reduction. Eur J Pediatr 2004; 163: 449–51.

[14] St. John EB, Nelson KG, Oliver SP, et al. Cost of neonatal care according to gestational age at birth and survival status. Am J Obstet Gynecol 2000; 182: 170–75.

[15] Cuevas KD, Silver DR, Brooten D, et al. The cost of prematurity: Hospital charges at birth and frequency of rehospitalizations and acute care visits over the first year of life: A comparison by gestational age and birth weight. Am J Nurs 2005; 105: 56–64.

[16] Marlow N, Wolke D, Bracewell MA, et al. Neurologic and developmental disability at six years of age after extremely preterm birth. N Engl J Med 2005; 352: 9–19.

[17] Rosenbaum P, Paneth N, Leviton A, et al. A report: The definition and classification of cerebral palsy April 2006. Dev Med Child Neurol 2007; 49: 8–14. Corrected in Rosenbaum P, Paneth N, Leviton A, et al. A report: The definition and classification of cerebral palsy April 2006. Dev Med Child Neurol Suppl 2007; 109: 8–14.

[18] Hack M, Taylor HG, Drotar D, et al. Chronic conditions, functional limitations, and special health care needs of school-aged children born with extremely low birth weights in the 1990s. JAMA 2008; 94: 318–25.

[19] Stoll BJ, Hansen NI, Bell EF, et al. Neonatal outcomes of extremely preterm infants from the NICHD Neonatal

Research Network. Pediatrics 2010; 126: 443–56.

[20] Yogev Y, Melamed N, Bardin R, et al. Pregnancy outcome at extremely advanced maternal age. Am J Obstet Gynecol 2010; 203: 558.e1–7.

[21] Dumez Y, Oury JF. Method for first trimester selective abortion in multiple pregnancy. Contrib Gynecol Obstet 1986; 15: 50.

[22] Berkowitz RL, Lynch L, Chitkara U, et al. Selective reduction of multiple pregnancies in the first trimester. N Engl J Med 1988; 318: 1043.

[23] Wapner RJ, Davis GH, Johnson A. Selective reduction of multifetal pregnancies. Lancet 1990; 335: 90–3.

[24] Timor-Tritsch IE, Peisner DB, Monteagudo A, et al. Multifetal pregnancy reduction by transvaginal puncture: Evaluation of the technique used in 134 cases. Am J Obstet Gynecol 1993; 168: 799–04.

[25] Li R, Yang R, Chen X, et al. Intracranial KCl injection—An alternative method for multifetal pregnancy reduction in the early second trimester. Fetal Diag Ther 2013; 34: 26–30.

[26] Evans MI, Dommergues M, Wapner RJ, et al. Efficacy of transabdominal multifetal pregnancy reduction: Collaborative experience among the world's largest centers. Obstet Gynecol 1993; 82: 61–67.

[27] Evans MI, Drugan A, Fletcher JC, et al. Attitudes on the ethics of abortion, sex selection & selective termination among health care professionals, ethicists & clergy likely to encounter such situations. Am J Obstet Gynecol 1991; 164: 1092–99.

[28] Yaron Y, Bryant-Greenwood PK, Dave N, et al. Multifetal pregnancy reduction (MFPR) of triplets to twins: Comparison with non-reduced triplets and twins. Am J Obstet Gynecol 1999; 180: 1268–71.

[29] Antsaklis A, Souka AP, Daskalakis G, et al. Embryo reduction versus expectant management in triplet pregnancies. J Matern Fetal Neonatal Med 2004; 16: 219–22.

[30] Luke B, Brown MD, Nugent C, et al. Risk factors for adverse outcomes in spontaneous versus assisted conception in twin pregnancies. Fertil Steril 2004; 81: 315–9.

[31] Kozinsky Z, Zadori J, Ovros H, et al. Obstetric and neonatal risk of pregnancies after assisted reproductive technology: A matched control study. Acta Obstet Gynecol Scand 2003; 82: 850–6.

[32] McDonald S, Murphy K, Beyene J, et al. Perinatal outcomes of in vitro fertilization twins: A systematic review and meta analysis. Am J Obstet Gynecol 2005; 193: 141–52.

[33] Leondires MP, Ernst SD, Miller BT, et al. Triplets: Outcomes of expectant management versus multifetal reduction for 127 pregnancies. Am J Obstet Gynecol 1999; 72: 257–60.

[34] Lipitz S, Shulman A, Achiron R, et al. A comparative study of multifetal pregnancy reduction from triplets to twins in the first versus early second trimesters after detailed fetal screening. Ultrasound Obstet Gynecol 2001; 18: 35–8.

[35] Sepulveda W, Munoz H, Alcalde JL. Conjoined twins in a triplet pregnancy: Early prenatal diagnosis with three-dimensional ultrasound and review of the literature. Ultrasound Obstet Gynecol 2003; 22: 199–04.

[36] Francois K, Sears C, Wilson R, Elliot J. Twelve year experience of triplet pregnancies at a single institution. Am J Obstet Gynecol 2001; 185: S112.

[37] Evans MI, Berkowitz R, Wapner R, et al. Multifetal pregnancy reduction (MFPR): Improved outcomes with increased experience. Am J Obstet Gynecol 2001; 184: 97–103.

[38] Blickstein I. How and why are triplets disadvantaged compared to twins. Best Pract Res Clin Obstet Gynecol 2004; 18: 631–44.

[39] Rosner M, Pergament E, Andriole S, et al. Detection of genetic abnormalities using CVS and FISH prior to fetal reduction in sonographically normal appearing fetuses. Prenat Diagn 2013; 33: 940–44.

[40] Chaveeva P, Kosinski P, Puglia D, et al. Trichorionic and dichorionic triplet pregnancies at 10–14 weeks: Outcome after embryo reduction compared to expectant management. Fetal Diag Ther 2013; 34: 199–05.

[41] Evans MI, Kaufman MI, Urban AJ, et al. Fetal Reduction from twins to a singleton: A reasonable consideration. Obstet Gynecol 2004; 104: 102–09.

[42] Templeton A. The multiple gestation epidemic: The role of the assisted reproductive technologies. Am J Obstet Gynecol 2004; 190: 894–98.

[43] Kalra SK, Milad MP, Klock SC, Grobman WA. Infertility patients and their partners: Differences in the desire for twin gestations. Obstet Gynecol 2003; 102: 152–55.

[44] Evans MI, Britt DW. Selective reduction in multifetal pregnancies. In: Paul M, Grimes, D, Stubblefield P (eds). Management of Unintended and Abnormal Pregnancy, pp. 312–18. London, UK: Blackwell-Wiley Publishing Co, 2009.

[45] Evans MI, Britt DW. F, et al reduction: Ethical and societal issues. In: Sauer M (ed), Semin Reprod Med 2010; 28: 295–302.

[46] Balasch J, Gratacós E. Delayed childbearing: Effects on fertility and the outcome of pregnancy. Curr Opin Obstet Gynecol. 2012; 24(3): 187–93.

[47] Balasch J, Gratacós E. Delayed childbearing: Effects on fertility and the outcome of pregnancy. Fetal Diagn Ther 2011; 29: 263–73.

[48] McLean LK, Evans MI, Carpenter RJ, et al. Genetic amniocentesis (AMN) following multifetal pregnancy reduction (MFPR) does not increase the risk of pregnancy loss. Prenat Diagn 1998; 18(2): 186–88.

[49] Wapner RJ, Johnson A, Davis G, et al. Prenatal diagnosis in twin gestations: A comparison between second-trimester amniocentesis and first-trimester chorionic villus sampling. Obstet Gynecol 1993; 82: 49–56.

[50] Brambati B, Tului L, Baldi M, Guercilena S. Genetic analysis prior to selective fetal reduction in multiple pregnancy: Technical aspects and clinical outcome. Hum Reprod 1995; 10: 818–25.

[51] Tabor A, Alfirevic Z. Update on procedure-related risks for prenatal diagnosis techniques. Fetal Diagn Ther 2010; 27: 1–7.

[52] Hern WM. Selective termination for fetal anomaly/genetic disorder in twin pregnancy at 32+ menstrual weeks. Report of four cases. Fetal Diagn Ther 2004; 19: 292–95.

[53] Evans MI, Goldberg J, Horenstein J, et al. Selective termination (ST) for structural (STR), chromosomal (CHR), and Mendelian (MEN) anomalies: International experience. Am J Obstet Gynecol 1999; 181: 893–97.

[54] Eddleman KA, Stone JL, Lynch L, Berkowitz RL. Selective termination of anomalous fetuses in multiple pregnancies: Two hundred cases at a single center. Am J Obstet Gynecol 2002; 187: 1168–72.

[55] Lu J, Ting YH, Law KM, et al. Radiofrequency ablation for selective reduction in complicated monochorionic multiple pregnancies. Fetal Diagn Ther 2013; 34: 211–6.

[56] Pergament E, Schulman JD, Copeland K, et al. The risk and efficacy of chorionic villus sampling in multiple gestations. Prenat Diagn 1992; 12: 377–84.

[57] Nicolini U, Lalatta F, Natacci F, et al. The introduction of QF-PCR in prenatal diagnosis of fetal aneuploidies: Time for reconsideration. Hum Reprod Update November–December 2004; 10(6): 541–8.

[58] Wapner RJ, Martin CL, Levy B, et al. Chromosomal microarray versus karyotyping for prenatal diagnosis. N Engl J Med 2012; 367: 2175–84.

[59] Wapner RJ, Babiarz JE, Levy B, et al. Expanding the scope of noninvasive prenatal testing: Detection of fetal microdeletion syndromes. Am J Obstet Gynecol 2015; 212: 322.e1–9.

[60] Balasch J, Gratacos E. Delayed childbearing: Effects on fertility and the outcome of pregnancy. Curr Opin Obstet Gynecol 2012; 24: 187–93.

[61] Dreesen J, Destouni A, Kourlaba G, et al. Evaluation of PCR-based preimplantation genetic diagnosis applied to monogenic disease: A collaborative ESHRE PGD consortium study. Eur J Hum Genet 2014; 22: 1012–8.

[62] Yang Z, Liu J, Collins GS, et al. Selection of single blastocysts for fresh transfer via standard morphology assessment alone and with array CGH for good prognosis IVF patients: Results from a randomized pilot study. Mol Cytol 2012; 5: 24–32.

[63] Dondorp W, de Wert G, Bombard Y, et al. Non-invasive prenatal testing for aneuploidy and beyond: Challenges of responsible innovation in prenatal screening. Eur J Hum Genet 2015; 57: 1–8.

[64] Pantos K, Kokkali G, Petroutsou K, et al. Monochorionic triplet and monoamniotic twins gestation after intracytoplasmic sperm injection and laser-assisted hatching. Fetal Diagn Ther 2009; 25: 144–47.

[65] Peeters SH, Evans MI, Slaghekke F, et al. Pregnancy complications for di-chorionic, tri-amniotic triplets: Markedly increased over trichorionic and reduced cases. Am J Obstet Gynecol 2014; 210: S288–9.

[66] Evans MI, Rosner M, Andriole S, et al. Evolution of gender preferences in multiple pregnancies. Prenat Diagn 2013; 33: 935–39.

[67] Evans MI, Andriole SA, Britt DW. Fetal reduction—25 Years' experience. Fetal Diagn Ther 2014; 35: 69–82.

[68] Evans MI, Andriole S, Pergament E, et al. Paternity balancing. Fetal Diagn Ther 2013; 34: 135–9.

[69] Evans MI, Goldberg J, Horenstein J, et al. Selective termination (ST) for structural (STR), chromosomal (CHR), and Mendelian (MEN) anomalies: International experience. Am J Obstet Gynecol 1999; 181(4): 893–97.

[70] Hack KE, Derks JB, Elias SG, et al. Increased perinatal mortality and morbidity in monochorionic versus dichorionic twin pregnancies: Clinical implications of a large Dutch cohort study. Br J Obstet Gynecol 2008; 115: 58.

[71] Evans MI, Lau TK. Making decisions when no good options exist: Delivery of the survivor after intrauterine death of the co-twin in monochorionic twin pregnancies. Fetal Diagn Ther 2010; 28: 191–95.

[72] Quintero RA, Reich H, Puder KS, et al. Brief report: Umbilical cord ligation of an acardiac twin by fetoscopy at 19 weeks of gestation. N Engl J Med 1994; 330: 469–71.

[73] Gebb J, Rosner M, Dar P, Evans MI. Long term neurologic outcomes after fetal interventions: Meta analysis. Am J Obstet Gynecol 2014; 210: S115.

[74] Beauchamp TL, Childress JC, Principles of Biomedical Ethics, 5th edition. New York, NY: Oxford University Press, 2001: 358–59.

[75] Benjamin M. Splitting the Difference. Compromise and Integrity in Ethics and Politics. Lawrence, KA: University Press of Kansas, 1990.

[76] Britt DW, Evans MI. Sometimes doing the right thing sucks: Frame combinations and multifetal pregnancy reduction decision difficulty. Soc Sci Med 2007; 65: 2342–56.

[77] Britt DW, Evans MI. Information sharing among couples considering multifetal pregnancy reduction Fertil Steril 2007; 87: 490–95.

第 9 章 自然流产和人工流产

Spontaneous and indicated abortions

Márta Gávai Zoltán Papp

本章概要

一、流产的定义及临床表现

所谓流产，是指妊娠物尚不可存活时即发生了妊娠终止，不管是人工的还是自然的。胎儿可存活的确切孕周很难明确界定。自然流产是孕早期最常见的并发症。大多数权威机构将流产限定于孕 23 周前；或娩出胎儿体重＜ 350g 或 500g。在作者的讨论中，流产的定义采用的是孕 23 周前妊娠物的排出。孕 13 周前发生的流产被称为早期（孕早期）流产；孕 13 ～ 23 周发生的被称为晚期（孕中期）流产。将流产分为这两个不同的类型是十分重要的，因为它们的病因和治疗方案均有不同。

（一）先兆流产

先兆流产的特点是阴道出血，出血量可以是血性阴道分泌物、点滴出血到大量鲜血流出。由于宫缩，患者可能会出现间歇性或持续性的腰骶部或腹股沟区的疼痛，类似于痛经。盆腔检查提示宫颈完好，宫颈口闭合；宫体软，大小与孕周相符。先兆流产的定义决定了它会成为孕早期一个十分常见的并发症，大约 1/4 或 1/5 的孕妇会出现类似症状，其中有一半的先兆流产最终会演变成自然流产。出血和疼痛可以是间歇性的，症状的严重程度可以有很大的个体差异，持续时间可以绵延数日甚至数周。

（二）难免流产

难免流产往往表现为大量鲜血自阴道流出，伴有宫缩。宫颈缩短并开大，甚至在阴道内或宫颈口能看到部分妊娠物。宫缩时子宫变硬、有压痛。随着宫口的开大，无一例外会接着出现胎膜破裂、妊娠物部分或完全排出。

（三）不全流产

不全流产是指妊娠物只有部分排出。患者病程中会出现鲜红的阴道出血和宫缩，随之排出一些破碎的组织物。妊娠产物排出后，阴道出血症状持续，但出血严重程度不一，可以是血性分泌物，其中可能混有组织碎片；也可以是大量阴道出血，少数情况下甚至可导致低血容量性休克。宫缩引起的腹痛可能会周期性存在。盆腔检查时可以看到宫颈扩张，甚至可以在宫颈口看到或触摸到妊娠产物。宫体增大、质软，复旧不全，如有继发感染可能还会出现宫体压痛。

（四）完全流产

妊娠产物完全排出被称为完全流产。由于孕早期受精卵与子宫内膜的着床比较疏松，该时期完全流产更常见。妊娠产物排出后，出血和腹痛程度缓解，但是阴道血性分泌物往往会持续数日。盆腔检查时，宫颈口关闭，宫体可能略大，但是质地硬，复旧良好。

（五）稽留流产

稽留流产是指无胎芽妊娠或胚胎死亡后妊娠产物残留在宫腔内。在此之前，患者可能会有先兆流产的症状。通常为少量阴道出血，往往会持续数日至数周不等，到后来可能为持续褐色阴道分泌物。腹痛少见。随着胚胎的死亡，患者怀孕的感觉会逐渐消退，乳房缩小，子宫不再生长，甚至由于羊水的吸收和胚胎的浸软，子宫体积会有缩小。随着死亡的胎体在宫腔内存留的时间延长，少数情况下会对血液的凝血系统产生影响（例如：低纤维蛋白原血症、出血时间延长或不可控的出血）。在超声广泛使用之前，胚胎或胎儿在宫内存留较长时间这种现象并不少见。在目前的医疗技术条件下，作者已经建立了明确的诊断标准，可以早期诊断胚胎停育，从而避免了这一病理情况的发生。

（六）感染性流产

任何一种流产都有可能会合并感染的发生，不过妊娠产物残留或部分残留（如稽留流产和不全流产）更容易合并感染发生。非法或自行堕胎时使用消毒不合格的器械也有很高的感染风险。感染往往先出现子宫内膜炎的症状，如寒战、体温升高；阴道分泌物恶臭、脓性；下腹和盆腔压痛。以后可能会相继出现宫旁组织炎、输卵管 - 卵巢脓肿、腹膜炎（局限性或广泛性）或伴有心血管功能衰竭和肾衰竭危及生命的感染性休克。多种微生物可能导致感染性流产，不过最常见的微生物为大肠埃希菌、化脓性链球菌及其他溶血性链球菌、金黄色葡萄球菌和多形杆菌。少数情况下，潜在的梭状芽胞杆菌也会成为病因。

（七）习惯性（复发性）流产

习惯性流产是指连续发生三次或以上的自然流产。习惯性流产可以表现为以上提到的任何一种流产类型。

二、发生率

在统计流产的确切发生率时，遇到的一个难题是使用的定义不统一，何时发生的妊娠物排出或胎儿死亡可以被称为流产，文献中并无明确定义。通常认为所有的妊娠中至少有 10% ～ 15% 会以自然流产结束。这些数据是根据临床表现及实验室检查和组织病理检查所发现的流产而得出的。在不少病例中，意料之外的月经延迟及随后的经量过多可能是早期妊娠丢失导致的，受精卵甚至未能正常着床。这种早期的“隐性”流产不能被准确评估，因为这时候通常并没有妊娠的证据。Hertig[1] 从月经一出现延迟即进行检测，计算出自然流产率约为 28%。Macklon 等[2]通过一个经典试验得出结论：只有大约 30% 的妊娠可以发展为活产。从这些不同的数据中，可以推测，自然流产的真实发生率远高于通常认为的 10% ～ 15%。随着孕周的增加，自然流产发生率会有所下降。在孕 20 周前的临床妊娠中，自然流产发生率为 8% ～ 20%。对染色体和结构正常的胎儿，孕 15 周后自然流产的总体风险十分低（约 0.6%），但该风险也与孕妇年龄和种族有相关性。未发现的妊娠和亚临床妊娠的丢失率更高，为 13% ～ 26%。如果把着床前妊娠丢失也算上，大约 50% 的受精卵并未发展成活产[2, 3]。

三、病因

大多数自然流产的确切病因并不明确。自然流产最常见的病因为胚胎的染色体异常或暴露于致畸因素中。对于每一个自然流产的特定病例来说，判断流产的病因往往十分困难。孕 8 周或更早的流产病例中，大约 1/3 的孕囊中并未见到胎芽或卵黄囊。剩下 2/3 见到胎芽的病例中，大约有 1/2 胎芽出现形态异常、萎缩或浸软现象。

在妊娠早期，通常先有胚胎的死亡再出现妊娠物排出。但是，随着妊娠周数延长，常常胎儿排出时仍存活。流产的病因可以是胎儿性或遗传性、母源性、父源性和综合因素。

（一）胎儿性或遗传性因素

通过对 1000 例自然流产患者的研究，Hertig 和 Sheldon[4] 等发现，在这些排出的胎体中有 62% 存在缺陷或异常。流产物检查发现约有一半为病理性受精卵，没有胚胎或胚胎有缺陷[5]。3% 病例存在胚胎局限性异常，10% 病例存在胎盘异常。

这些缺陷发生的确切病因尚不明确，不过有推测认为这些缺陷的受精卵是由于“精浆缺陷”导致。在很多早期自然流产中染色体异常可能是病因[3, 6]，包括一些组织病理检查提示孕卵、胎盘和脐带凋萎异常的病例（图 9-1）。

将近 10% 的受精卵在受精时便出现了染色体异常。这些受精卵会出现活性降低，多数会发生胚胎死亡和自然排出。60% 的早期流产、6%

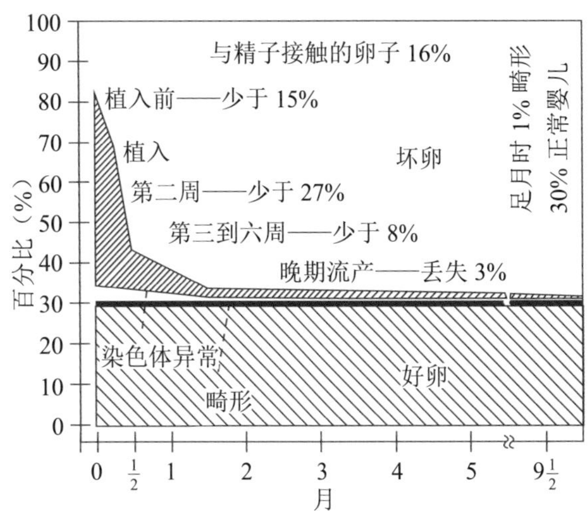

▲ 图 9-1　Emil Witschi 关于生殖废弃物的自然历程的观点

大量的受精卵在受孕后很快出现丢失；这些早期胚胎丢失并不会有明显临床表现；不少胚胎或胎儿丢失发生在孕早期，也有一部分发生在孕中期，很少发生在足月；在所有妊娠中，只有大约 30% 会获得健康活产儿

孕中期流产和 4% ～ 5% 的死产胎儿中均可发现存在染色体异常。在 90% 的空囊妊娠、50% 的孕 8 ～ 11 周流产和 30% 的孕 16 ～ 19 周流产中，均可以发现胎儿核型异常。在细胞遗传学水平被认为正常的病例中，基于单核苷酸多态性（single nucleotide polymorphism，SNP）的染色体微阵列分析（chromosomal microarray analysis，CMA）可以发现其中 1% ～ 2% 病例存在有临床意义的拷贝数异常或全基因组单亲二倍体。这一结论提示，如果临床上有指征，可以在流产样本的细胞遗传学评估中使用基于 SNP 的 CMA 检测[7]。

尽管有一些例外，总体而言，染色体增加的胎儿比缺失者更易于存活。在流产物中，常常可发现三体和三倍体[8]。单体受精卵往往在没有任何流产的临床症状下即发生了死亡和清除。在单体受精卵中，只有 45，X 单体可以存活。大约有 2% 这样的病例可以获得活产，新生儿患有 Ullrich-Turner 综合征。在自然流产的样本中，除了 1 号和 5 号染色体外，其他各种染色体的三体都可能被发现。16 三体最常见，并无一例外会导致流产。少数其他的三体可能会逃脱宫内选择这一关，它们的携带者可能会活产（1% ～ 2% 的 13 三体，5% ～ 10% 的 18 三体，和 15% ～ 25% 的 21 三体）[9-11]。常染色体三体与孕妇高龄相关（例如 21 三体），不过 X 单体和多倍体妊娠与之无关。其他机制，例如配子的年龄、病毒感染、化学物质、药物或射线影响也有可能会影响染色体构成。

先天畸形可能由染色体或其他遗传性异常导致，也可能由外因导致（如羊膜带），或者由致畸因素暴露导致。潜在的致畸因素包括孕妇疾病（如血糖控制不佳的糖尿病）、药物（如异维 A 酸）、身体应激（如发热）和环境中的化学物质（如汞接触）。

（二）母源性非药物因素

滋养细胞植入的先决条件是子宫内膜在卵巢激素的影响下做好了着床准备。从早卵泡期起，就可在内膜腺体细胞内发现碱性磷酸酶。排卵后糖原释放到腺体腔内，碱性磷酸酶将糖原分解为滋养细胞植入所需的葡萄糖和果糖。当这种代谢充分的时候，着床及后续胚胎发育的环境就已经准备好了。凡是会对这种碳水代谢起阻碍作用的因素，也会影响到内膜床的营养状态，进而影响早期妊娠的正常发育。

人类囊胚通常植入在子宫宫底部分。不过，少数情况下也可能植入在宫腔内一些异常部位（如接近宫颈内口）。如果植入部位低，自然流产发生率也会增加。如果妊娠持续，可能将来会发展为前置胎盘。

1. 内分泌缺陷 内分泌缺陷是自然流产的一个重要原因。子宫内膜的正常发育和蜕膜的维持（胚胎种植、胎盘形成和胚胎发育）离不开黄体和滋养细胞提供正常的激素支持。卵巢分泌的雌激素和孕激素可以刺激和维持内膜的生长。在囊胚植入后，滋养细胞开始产生绒毛膜促性腺激素，维持妊娠黄体的存在，而妊娠黄体可以保持蜕膜活力、维持胚胎生长必需的代谢过程。黄体和滋养细胞 / 早期胎盘对妊娠的延续至关重要。如果其中有一个出现问题，就会发生恶性循环，最终出现妊娠终止。人们一直认为孕激素不足是导致自然流产，尤其是习惯性流产的原因。然而，孕激素治疗对预防流产似乎效果有限。很难判断孕激素缺乏是流产的原因还是结果。孕 8 ～ 10 周前妊娠黄体是黄体酮的主要来源，在此之后，卵巢的黄体酮产生量逐渐减少，胎盘逐渐成为黄体酮的主要来源。孕 10 周时行双侧卵巢切除的患者仍能获得良好的妊娠结局[12]。甲状腺激素对妊娠的维持也有重要作用，孕妇甲状腺功能减退与早期妊娠丢失有关[13]。在自然流产和复发性流产患者中，甲状腺激素受体 THRα_1、THRα_2、THRβ_1 和 THRβ_2 会出现下调。蜕膜中表达甲状腺激素受体的细胞大多为蜕膜间质细胞[13]。

2. 子宫畸形 先天性子宫畸形中，由于苗勒管融合异常的程度不一，产生的畸形也有不同，如双子宫、单宫颈双角子宫、单角子宫和子宫纵隔等。在获得性子宫畸形中，最有可能导致流产的是导致宫腔形态失常的子宫肌瘤[14]。既往感染、刮宫或手术引起的子宫肌层瘢痕均有可能导致宫腔粘连（Asherman 综合征），进而导致流产发生。少数情况下，子宫的位置异常也可能会影响妊娠的正常进程。子宫畸形，不管是先天性还是获得性的，都有可能影响蜕膜的血供和胚胎 / 胎儿的营养状态。不过，子宫畸形的患者也有可能获得足月妊娠。如果怀疑复发性流产与子宫畸形有关，则应该行相应的检查以明确诊断，如子宫输卵管造影、子宫输卵管超声造影甚至宫腔镜，如发现解剖结构有异常，需行相应校正[15]。子宫纵隔的切除会显著增加活产率及不孕妇女的自然妊娠率。

子宫畸形中一种特殊类型是宫颈功能不全。这种情况将在其他章节中讨论。

3. 感染　病毒感染和细菌感染均有可能导致流产。孕妇感染的典型案例是梅毒，感染可扩散通过胎盘，导致胎儿死亡和孕中期流产。其他的多种微生物，如单纯疱疹病毒、弓形虫、李斯特菌、细小病毒 B_{19}、巨细胞病毒、淋巴细胞性脉络丛脑膜炎病毒、支原体属等也有可能与自然流产有相关性[16-18]。

4. 孕妇疾病　甲状腺功能减退症和糖尿病会增加早期妊娠丢失率，而慢性肾脏疾病和心血管疾病，如肾炎、高血压，更多见引起晚期胎儿死亡或早产。

孕期手术或因职业暴露吸入麻醉药会增加自然流产的风险[19]。凝血机制障碍、宫内节育器避孕失败、身体或心理伤害，以及职业因素和其他社会经济因素（例如，孕期酗酒或使用毒品、吸烟、营养和维生素缺乏），也是导致流产的重要原因[20-22]。

近年来，有不少研究专注于探讨抗磷脂抗体和不同类型的易栓症对孕早期和孕中晚期妊娠丢失的影响[23-26]。鉴于对这些并发症的处理为内科治疗而非手术治疗，关于这方面的详细讨论就不在本章赘述。

（三）父源性因素

精液质量会受到多种因素的影响，例如放射线、某些药物、麻醉药、职业暴露或感染。精子头部异常的发生频率越高，自然流产的发生风险也越高。有报道认为，在复发性和习惯性流产人群中，精子密度明显升高，甚至有活精子过多症的倾向（即，精子密度＞ 200×10^9/L 精液）[27]。

（四）混合（父母双方）因素

在流产者中染色体结构异常的发生率明显高于普通人群（0.8% 相比 0.3%）。在习惯性流产者中也可能会出现一些染色体平衡易位携带者[28-31]。

（五）不明原因

在健康孕妇人群中，染色体和结构并无异常的胚胎 / 胎儿的流产病因尚不明确。正如之前讨论过的，在自然流产中，有一部分是由传统核型分析不能发现的遗传学异常（微缺失、微重复和点突变）导致。在一项入组了超过 200 例稽留流产孕妇的研究中，研究者进行了胎儿镜检查、胎儿病理检查和染色体核型分析，他们发现在核型正常的胚胎中有 18% 表现出大体上的形态发育异常[32]。

四、病理

在孕早期流产中，大多数的病理改变都是继发于胎儿死亡的。在此之后，“活胎流产”的现象越来越常见。胎儿死亡后，胎盘功能逐渐退化，导致蜕膜组织出血、坏死，进而发生崩解。受精卵作为一种异物刺激着子宫，导致妊娠产物排出或部分排出。

在孕 6 ～ 8 周后发生的自然流产中，往往有部分绒毛组织仍附着于子宫壁。在孕 4 ～ 5 个月时，胎盘分为多个小叶。在此过程完成之前发生的自然流产，应当被认为是不全流产。

在组织学检查时，比较常见的病理发现是绒毛水肿或退变。绒毛水肿变性可能会类似葡萄胎。

有时候卵子会被蜕膜和绒毛之间的淤血包围，血液凝固后形成一个淤血层。这种胚胎被称为血样胎块或肉样胎块。在部分病例中，由于局部大小不等的血肿形成，胎块会呈现出结节样，也被称为结节样胎块。在一些稽留流产患者中，羊水被明显吸收，以致胎儿受压，形成所谓“压扁胎”。少数情况下，受压严重者其胎儿残留物像羊皮纸一样薄，所谓“纸样胎”。在双胎之一孕早期死亡，另一胎继续生长的双胎妊娠中，这种现象并不少见[33]。

五、诊断

患者出现孕早期阴道出血时，胎儿可能已经死亡有一段时间了。如果绒毛仍有部分活性，妊娠试验仍可为阳性。如果继续等待妊娠自然终止，可能会造成许多不必要的延误和焦虑。只有两种特殊情况可以仅凭临床证据就确诊难免流产，一为排出的妊娠物得到了医生的确认；二为查体时宫颈口可见部分妊娠物堵塞。

不少诊断性试验可以用于评估早期先兆流产。随着测量精确的放射免疫测定法技术不断进步，种类繁多的激素都可以用作诊断工具。不过可惜的是，目前还没有确切的激素测定值、水平或趋势可以明确鉴别出哪些妊娠注定会流产，哪些可以继续存活。

在早期妊娠的形态学评估中，超声起到了不可或缺的作用。最早在末次月经后 5 ～ 6 周可发现孕囊的存在，孕 7 周后可以发现胎心搏动甚至监测到胎动。大约孕 12 周起，超声可以对胎体的各部分进行详细的评估。

对早孕合并阴道出血的病例，超声检查应注意描述：孕囊的外观和大小、是否有胎芽回声及生命迹象、顶臀长测量及胎盘位置[34，35]。胎膜和子宫壁之间的无回声区代表有出血，提示存在先兆流产。血肿的体积对妊娠结局有预测作用。根据是否存在过胎心搏动，自然流产的病因构成有显著差别[36]。在无胚胎妊娠中，可以观察到无回声孕囊。孕 8 ～ 9 周后仍未发现胎儿生命迹象高度提示妊娠结局不良。胚胎 / 孕囊停止生长或孕囊发生退变提示稽留流产可能。一个形态良好的孕囊，在后续检查中出现碎片化，也是提示稽留流产的证据（表 9-1）。

表 9–1　ACOG 临床指南中稽留流产的超声诊断标准及疑诊标准

诊断标准	疑诊标准
CRL ≥ 7mm，无胎心搏动	CRL ＜ 7mm，无胎心搏动
MSD ≥ 25mm，无胎芽	MSD=16 ～ 24mm，无胎芽
发现无卵黄囊的孕囊 2 周以上，无胎心搏动的胎芽	发现无卵黄囊的孕囊 7 ～ 13d，无胎心搏动的胎芽
发现有卵黄囊的孕囊 11 天以上，无胎心搏动的胎芽	发现有卵黄囊的孕囊 7 ～ 10d，无胎心搏动的胎芽
	距末次月经 6 周以上未发现胎芽
	空羊膜腔（紧邻卵黄囊可见羊膜腔，内无胎芽）
	增大的卵黄囊（＞ 7mm）
	孕囊相对胚胎大小偏小(孕囊平均直径和顶臀长差值＜5mm)

ACOG．美国妇产科医师学会；CRL．顶臀长；MSD．孕囊平均直径

超声证实胎儿存活的先兆流产者，其中 80% ～ 90% 可以获得良好的妊娠结局[33]。在不全流产的病例中，超声可以发现宫腔内残留妊娠物的声像，不会像完全性流产时那样可以看到薄薄的中线回声。

血清人绒毛膜促性腺激素（human chorionic gonadotropin，hCG）的测定也可以帮助确诊自然流产。人绒毛膜促性腺激素的单次测定并不能提供太多信息，但是如果超声检查并不能确诊妊娠或怀疑异位妊娠时，留取基础状态的人绒毛膜促性腺激素十分重要。对多胎妊娠的孕妇，血清人绒毛膜促性腺激素的判读一定要慎重，因为在这些病例中，血清人绒毛膜促性腺激素的浓度可能具有误导性，由于其他胚胎活性的影响，人绒毛膜促性腺激素的水平可能会有升高或降低。

六、治疗

对阴道出血的病例，应全面采集病史，重点关注既往妊娠史（包括流产和分娩），并进行全身查体及盆腔检查。如果有易于取出的宫内节育器，应取出宫内节育器。对阴道大出血的患者，应抽血进行血液指标测定、血型测定和交叉配型。如果怀疑感染，应行血培养及宫颈管分泌物培养，以明确病原菌及其药敏。除非病史和（或）盆腔检查提示流产不可避免或已经发生，应采取适当的诊断流程来诊断流产。在自愿终止妊娠合法的地域，应告知患者本次妊娠预后，以及先兆流产的发生可能意味着胎儿异常风险增加。

大多数自然流产是由于妊娠缺陷导致的；因此，极少有被证明有效的治疗措施。在出血期间或出血停止 1 ～ 2 周应避免性生活。

对确认存在黄体功能不足的患者，有不少尝试孕激素治疗的研究，但是 2012 年的荟萃分析探讨了在进行体外受精（in vitro fertilization，IVF）/ 单精子胞质内注射（intracytoplasmic sperm injection，ICSI）的妇女中停止早期黄体酮补充对妊娠结局的影响，结果发现在 IVF/ICSI 后人绒毛膜促性腺激素检测首次呈阳性后，持续的孕激素补充治疗可能是不必要的[37]。

孕激素治疗的指征应限定于少数确诊存在黄体酮不足的病例（如习惯性流产这种特殊情况）。

目前没有一种先兆流产的治疗方案获得了 1 类证据支持。对复发性流产的女性，应进行子宫评估（如三维超声宫腔成像）、夫妻双方染色体检查、抗磷脂抗体检查。对这些妇女，其他的干预措施均没有得到 1 类证据支持。

接近 50% 的先兆流产患者会发生流产[35]。孕早期和孕中期有阴道出血史的孕妇发生早产（例如，小于胎龄儿，胎盘早剥和梗死，围生期窒息，围生期死亡和先天畸形）的风险增加。

伴有出血的难免流产、不全流产、完全流产、习惯性流产和稽留流产都有可能需要输血。虽然并不常见，但仍应时刻牢记可能会并发严重的凝血功能紊乱（例如，低纤维蛋白原血症，弥散性血管内凝血）[38, 39]。

在世界范围内，大约 14% 的妊娠相关死亡由流产导致，感染性流产是流产相关死亡的主要原因。在如今的美国，感染性流产并不常见。对感染性流产，最重要的初级治疗是早期行刮宫术移除感染和失活组织，即便当时仍有胎心搏动。对感染性流产病例，应进行宫颈拭子培养和血培养。通过革兰染色可以显示病原菌。应当经验性使用大剂量广谱抗生素，获得细菌药敏后再对治疗进行调整。必要时需监测患者的中心静脉压和尿量，注意保持液体和电解质平衡，监测血气分析并及时纠正异常状况。抗生素治疗和液体复苏是感染性流产必要的二级治疗。大多数年轻医生从未处理过感染性流产。感染性流产的病理生理改变起自胎盘部位感染，尤其母体绒毛间隙处，该处的感染极易发生败血症。患者的症状和体征波动范围很大，可以很轻微或很严重。病原菌通常是常见的阴道细菌，包括厌氧菌，但少数情况下，也可由产生毒素的细菌导致非常严重甚至是致命的感染。补充液体和抗生素使用是重要的二级治疗[40]。

一旦诊断了难免流产、不全流产或稽留流产，患者有几种选择：第一是期待治疗；第二是使用特定药物进行药物流产；其他也可考虑手术清宫，后者另可用于终止妊娠。选用哪种方法清宫取决于宫腔大小、操作者经验和当地文化习俗。可以选用手动或电动吸引器吸宫、扩宫后吸宫（dilation and evacuation，D&E）或扩宫后刮宫（dilation and curettage，D&C）。本章重点通过清宫术讲述流产的手术治疗。

七、孕早期的手术治疗

对那些不希望等待妊娠自然流产、不愿接受药物流产或希望能避免妊娠物流产时伴随的疼痛和出血的患者，手术治疗往往会成为她们的不二选择。

吸宫前的宫颈准备对后续的器械进入宫腔和移除妊娠产物十分重要。充分的宫颈准备可以减少操作相关并发症的发生。作者强烈推荐在清宫术前数小时使用吸水性扩宫棒或前列腺素类药物缓慢扩张宫颈，以避免宫颈创伤。

根据不同器械的特点作者选择不同的扩宫后刮宫方式。

（一）宫颈钳

使用单齿宫颈钳时，牵拉力局限宫颈很小的区域，容易产生该部位的裂伤。双齿宫颈钳可以减少这种副作用。也有人认为子弹型宫颈钳可以有效地避免这一并发症的发生。图 9-2 列出了不同型号的宫颈钳。对那些因既往手术或局灶有病变导致宫颈变形的患者，多齿钳显得尤为有用。

（二）扩宫棒

扩张宫颈有多种方法。根据宫颈条件、准备时间长短和术者的个人喜好，人们可以选择不同的宫颈扩张方法，包括机械性、渗透吸湿性、球囊或药物性扩宫。如果没有阴道大出血等需要干预的情况，应该优先考虑药物扩宫而非器械扩宫。扩宫导致的宫颈损伤与扩宫程度成正比，与扩宫时长成反比。

1. 吸湿性扩宫棒（海藻棒、合成材料棒） 宫颈水分的移出可以导致宫口扩张 0 ～ 12mm。吸湿性扩宫棒可以吸收宫颈水分，通过减少宫颈体积实现宫颈扩张的效果。传统的扩宫棒将宫颈内水分压入子宫下段的软组织，可以观察到这一区域的组织延展。9mm 以上的扩宫棒压入子宫下段的水分超过了组织间隙的容纳上限，导致该区域的子宫内壁沿扩宫棒路径发生位移。随着扩宫棒内径越粗，压入的水分沿子宫壁向上蔓延地越远。球囊扩宫棒将压力均匀作用于整个区域，不会导致水分移出宫颈，因此宫颈扩张的效果略差。

海藻棒是由一种海草（Laminaria digitata，掌状昆布）灭菌后卷成细而紧实的小棒，长度约 6cm。它有三种规格：小号（3 ～ 5mm）、中号（6 ～ 8mm）和大号（8 ～ 10mm）。如果将它放置于潮湿的环境中，经过 6 ～ 8h 的作用时间后，它的直径会增加 3 ～ 4 倍。海藻棒的使用不会导致宫颈损伤。

合成性扩宫棒，例如 Dilapan（聚丙烯腈）、Lamicel（硫酸镁海绵），和由另一种大型昆布

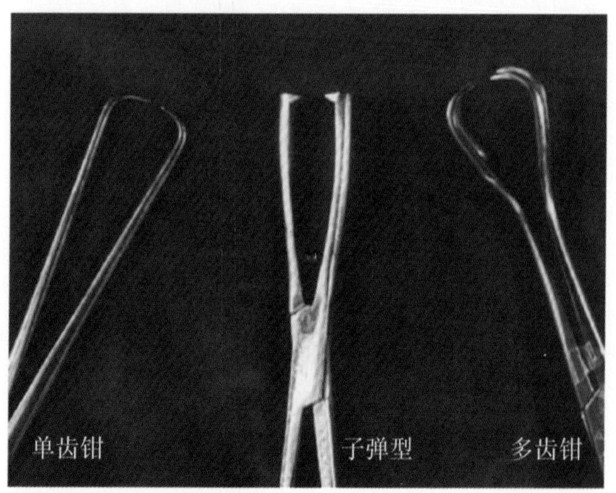

▲ 图 9-2　不同类型的宫颈钳

（Laminaria japonica）制成的海藻棒，均是临床常用的扩宫棒。这种吸湿性扩宫棒通过吸收宫颈水分扩张宫颈管。水分的吸收导致了扩宫棒的体积膨胀，经过 4 ～ 6h 的作用时间，可以达到软化宫颈和扩张宫颈管的作用[41, 42]。

2. 人工宫颈扩张装备 有多种球囊型扩宫装备可以用于宫颈扩张[43]。将其插入宫颈管内，向球囊内注入水。水囊可留置不超过 24h。扩宫的效果、速度和疼痛程度与灌注的水量相关。

3. 药物性扩宫 孕早期流产时的促宫颈成熟可以使用以下药物：前列腺素、黄体酮激动药、前列腺素类似物（如：硫前列醇、前列甲酯和米索前列醇）和叶酸类似物。

（1）前列腺素：前列腺素（prostaglandins，PG）被认为在宫颈功能的控制中起着重要的生物学作用。目前市场上用于促宫颈成熟的地诺前列酮制剂剂型种类丰富，包括静脉输液、阴道内片剂、宫颈用凝胶、阴道用凝胶、带撤回装置的阴道插入剂和阴道栓剂[44, 45]。

米索前列醇是天然前列腺素 E_1 经人工合成产生的 15- 脱氧 -16- 羟 -16- 甲基的前列腺素类似物。它是一种黏稠油性物，容易发生和天然前列腺素 E 同样类型的化学降解，但室温下稳定。这意味着这种药物会易于储存和运输。米索前列醇有广泛的生物学活性。它可以保护胃黏膜、舒张血管、免疫抑制和促进子宫收缩。在妊娠终止和流产的药物治疗中使用米索前列醇，利用的正是其促宫缩作用。阴道放置米索前列醇可以安全有效地达到术前宫颈扩张的目的[46-48]。推荐在手术前每 2 ～ 3 小时经阴道放置 400μg 米索前列醇，以确定最佳剂量[48, 49]。在一项使用口服米索前列醇单药流产方案的研究中，虽然大多数妇女都有一些不良反应，但方案总体耐受性可，接受度高。七种方案中有五种的完全流产率为 60% 或更低。只有重复使用米索前列醇组的疗效超过了 60%。口服米索前列醇的单药流产方案效果不佳，不适合临床推广或对此进一步研究[47]。

前列腺素 E_1 的类似物前列甲酯（术前 3h 阴道内放置 1mg）的使用也十分广泛。

（2）抗孕激素：女性的生殖生理有不少依赖孕激素之处。孕激素可以促进雌二醇在卵泡期中诱导促黄体生成素（luteinizing hormone，LH）激增，还可以支持黄体期。孕激素的复合作用对妊娠的终止也起到了举足轻重的作用。随着对孕激素受体的识别，人们意识到其拮抗药可能也可以达成这种复合作用。

米非司酮与黄体酮和糖皮质激素的化学结构类似，但是缺乏这两种激素在 C19 位的甲基和 C17 位的两个碳侧链，在 C9 与 C10 之间有一个共轭双键。其他合成抗孕激素的化学结构亦与米非司酮类似[45]。

米非司酮通过孕激素受体（PR）实现其抗孕激素作用，PR 是一种配体激活的转录因子，具有 DNA 绑定、激素绑定和转录激活的不同区域。这个核受体超家族成员包括雄激素、雌激素和盐皮质激素的受体，另外也包括甲状腺素、维 A 酸和维生素 D 的受体。米非司酮可以与孕激素和糖皮质激素受体相结合。

孕激素和米非司酮均可使孕激素受体产生构象变化，使其能与 DNA 结合。孕激素或米非司酮激活受体后，受体与相连的热休克蛋白分离，并形成受体二聚体。活化的受体二聚体与孕激素作用基因的启动子区域的孕激素作用因子结合。如果是孕激素活化了受体，这种结合会增加这些基因的转录率，产生孕激素样作用。与之相反，如果米非司酮活化了这种受体二聚体复合物，虽然它仍能与孕激素作用因子结合，但由于激素结合区域 C 末端的抑制作用，这些结合了 DNA 的受体仍不具备转录活性。这正是米非司酮作为孕激素拮抗药的作用原理，也是该药用于堕胎和避孕的理论依据[50, 51]。

甲氨蝶呤是一种叶酸类似物，可以竞争性抑制二氢叶酸还原酶，一种 DNA 合成所必需的酶。甲氨蝶呤被批准用于治疗某些癌症、银屑病和类风湿关节炎。该药的超说明书使用最常见的便是用于治疗异位妊娠和早期药物流产[52]。

（三）清宫手术器械

1. 用于扩张宫颈的各种手术器械 传统的扩宫棒通过压迫宫颈外口，导致宫口扩张。该类型扩宫棒的代表包括 Hegar、Pratt、Hank 和 Hawkin-Ambler 扩宫棒。Hegar 扩宫棒各号之间以 0.5mm 的增量递增，其末端为圆头，而其他改进型的扩宫棒末端为锥形（图 9-3）。改进型的扩宫棒对宫颈的扩张作用更缓和，使用时用力更少，因此损伤宫颈的风险更小。

2. 刮匙 刮匙有不同的大小型号和表面结构。其表面可以是一个平滑或锋利的连续“切割”面，也可以是锯齿状，锯齿尺寸大小不同。后者损伤子宫肌层的风险更大（图 9-4）。术者在操作时刮宫过度可能是导致子宫肌层损伤和瘢痕形成一个重要原因。其他常用器械包括特殊的子宫探子、卵圆钳、承重窥具、直角拉钩和可塑性探针等（图 9-5）。

八、扩宫和刮宫法进行清宫

该操作可以在住院或门诊进行。可以使用不同的麻醉方法，包括宫旁阻滞或全身麻醉。应避免使用导致子宫松弛的麻醉药物（如氟烷）。

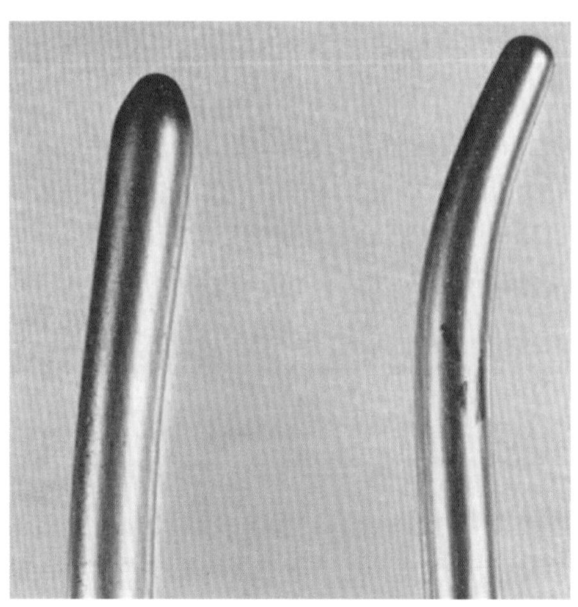

▲ 图 9-3 Pratt 扩宫棒（右）和 Hegar 扩宫棒（左）

在刮宫前，应先对患者行麻醉下检查，确定子宫的大小和位置。

将手术台上的患者正确摆放好膀胱截石位，麻醉诱导后，常规消毒阴道和会阴。不需要剃除或修剪外阴 / 会阴处毛发。排空膀胱。

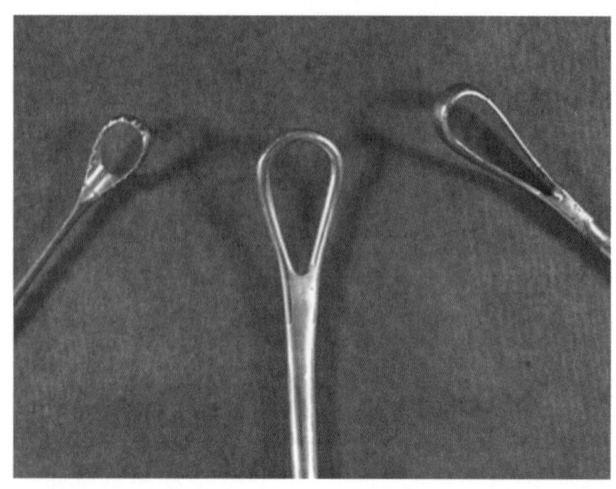

▲ 图 9-4 刮匙

表面结构从左至右分别是：锯齿状、切割面连续的平滑表面和锋利表面

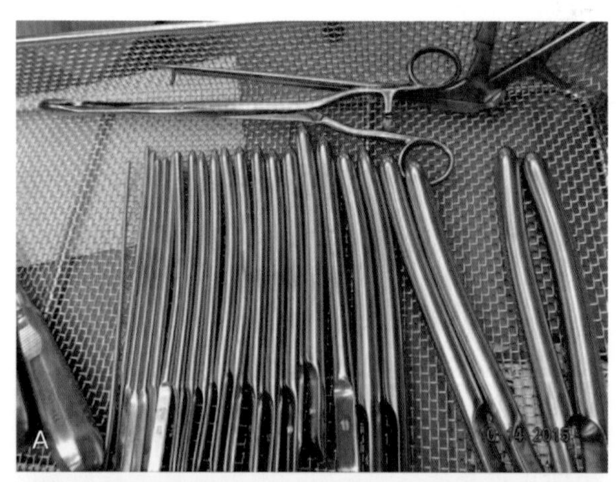

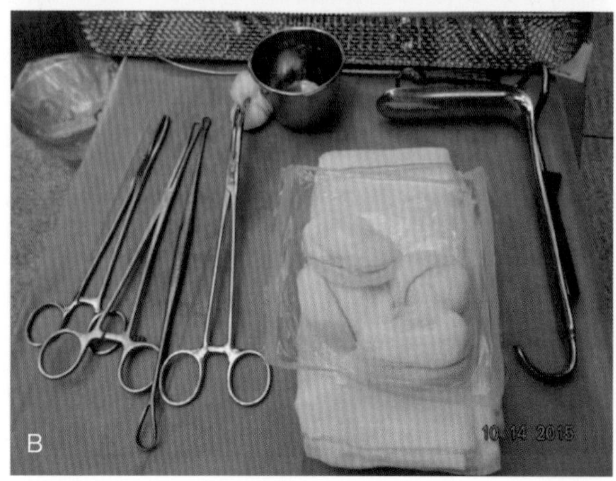

▲ 图 9-5 手术的器械准备

阴道内放置承重窥具，以小直角拉钩拉开阴道前壁，暴露宫颈。宫颈钳抓持宫颈前唇中部，轻轻向下牵拉拉直子宫宫颈角。操作同时，要注意保护尿道避免受到器械压力。若宫颈管内有组织物，予以钳出。

将宫腔探子调整到与子宫相适应的形状，插入宫颈管进入宫腔。这个过程可以有助于确认子宫状态，明确宫颈管与宫腔夹角。

由于手术操作中已经进行了宫颈管扩张，宫腔探子的进入应十分容易。探子在缓慢插入过程中遇到阻力意味着到达了宫底。阻力的大小有所不同，有时候可以是十分轻微的。该操作前可以使用缩宫素，但是缩宫素在妊娠早期的作用仍有争议。

宫颈扩张术将在此时进行。通常情况下，该操作并非必需甚至可能带来伤害，尤其对年轻未育女性。扩宫棒优先选择头端为锥形者（例如，Hanks 扩宫棒），抓持扩宫棒时用力轻柔，拇指放置于扩宫棒下方，中指和示指放置于器械上方。操作者的小指抵于会阴部，尽量避免扩宫棒进入宫腔过深这种情况的发生。扩宫棒的头端放置于宫颈管内，略超过宫颈内口水平，用力均匀且尽可能小。扩宫棒到达宫颈内口水平时可能会感觉到阻力，这时持续稳定地施加压力，而不是使用暴力，即可克服这种阻力。施加暴力可能导致器械进入宫腔过深并形成子宫穿孔。每一根扩宫棒都应在宫颈管内停留足够长的时间，使宫颈管对其大小产生适应后方可拔除。扩宫棒的取出应不费力，然后方可置入更大一号的扩宫棒。宫颈扩张的程度应可以满足刮宫或清宫手术的需要。通常，扩宫棒直径应比孕周宫颈管直径大 1mm。（随着药物性扩宫如米索前列醇的广泛应用，初孕妇通常会扩宫至 7mm，而有过妊娠史者扩宫至 7mm 以上。）

中期引产时，往往需要进行指诊探查和清宫。将子宫放置于前位，一手的示指和中指（后者尽可能尝试插入）插入宫颈进入宫腔，另一手放置于患者腹部，压迫宫底。检查手指将所有可触及的组织进行分离并取出，重复此项操作，直至无异常组织可触及。

将弯的或直的卵圆钳（或类似器械）伸入宫腔，系统地探查宫腔，看有无可移除的组织。操作者将任何一样器械放置于宫腔内时均需注意用力温和、保持警惕。

在手术过程中子宫的位置可能会发生改变。后位的子宫被复位至前位后可能不会停留不动。在卵圆钳通过时、钳子张开和闭合前，我们都需要确定宫腔的方向。

应当采用标准的刮宫术。刮宫要全面。刮匙放置于四手指掌面，拇指与之相对，握持住器械。将刮匙伸入宫颈管，移至宫底，可以感受到轻微的阻力。在刮匙的内壁施加一定的压力，沿子宫壁向下拉动刮匙。

宫腔各壁全面刮宫后退出刮匙，收集获取的标本。一旦刮出组织明显减少时，术者应停止手术。此时，阴道出血量应当极少或没有。刮宫时不可用力过猛，否则不仅会导致子宫内膜功能层的损伤，还会对基底层产生损伤。刮宫区域产生碾磨感意味着可以停止操作。如果已经完成了指诊探查和卵圆钳钳夹操作，是否需要进行刮宫取决于术者的判断。

所有获得的组织应收集在承重窥具周围放置的纱布袋内。在将标本送交病理检查前，应先冲洗干净血液和血块。术者在刮宫时遇到的任何宫内异常情况均需记录。

九、负压吸宫术（扩宫和清宫）

与锐性刮宫相比，依靠负压吸出宫腔内容物似乎更合适[53]。将吸刮宫术与常规的刮宫术做对比，可以发现吸宫操作更快，痛苦更少。真空吸引器可以是手动或电动的[54]。对孕 10 周以内的妊娠采用手动真空吸引器的优点在于：减轻疼痛和出血、相比电动吸引器更便携、价格便宜、不需要用电、可在局麻下操作。作为电动真空吸引器的一种替代选择，手动真空吸引器在治疗性流产（therapeutic abortion，TAB）

和自然流产（spontaneous abortion，SAB）的处理中越来越受到关注[55]。

手动真空吸引器是将手动激活的注射器连接于真空源上。在 50 ～ 60ml 注射器中，通过牵拉另一端的活塞产生真空。注射器与硬质或软质吸管连接。通过迅速牵拉和按压注射器活塞 20 ～ 30 次，将妊娠产物吸出。吸管在宫腔内进出，同时可以 360° 旋转。当宫腔内容物抽吸干净后，在持续最大负压下取出吸管。当注射器容积充满 80% 时，抽吸力会减弱（图 9-6）。

电动真空吸引器可用于任何孕周的妊娠终止[55]。

与传统的刮宫相比，妊娠产物的破坏及与子宫附着面的分离是通过吸管前端的吸引力而不是刮匙的机械运动实现的。吸引器形成的相对真空使周围环境气压通过母体传递压力，迫使宫腔内容物进入收集系统。真空可以被认为是相对的或绝对的，这取决于正常气压（海平面水平）是否被视为 0 或 760mmHg。在高海拔地区，大气压力会有下降，导致理论上可达的最大真空程度降低约 1.0kg/cm^2。45mmHg（相对）的吸力已足够完成该操作。

虽然不同的操作系统细节可能有所不同，但它们的原理是相同的。一个远端开口的吸管放置于子宫。通过堵塞吸管近端的小孔实现负压的控制。在该系统中，这种控制通过一个可以在开口处移动的滑环实现。吸管通过塑料管与收集瓶相连，瓶内放置纱布套过滤组织。还可以使用第二收集瓶来增加收集系统容量。收集瓶与真空源相连。

吸宫所用吸管通常由塑料制成，质地可以为硬质或软质。一般来说，它们的头端为圆形，有一个或多个侧孔。选择哪种吸管取决于术者的偏好。

患者的术前准备与之前扩（刮）宫中所讲相似。术前对患者进行查体，再次确认既往信息。阴道内放置窥具，暴露宫颈。宫颈钳钳夹宫颈前唇，将其轻轻向下牵拉。鉴于吸管不需要放置宫底，只需略超过宫颈内口水平，可以不使用宫腔探子。宫颈管必须充分扩张才能插入吸管。

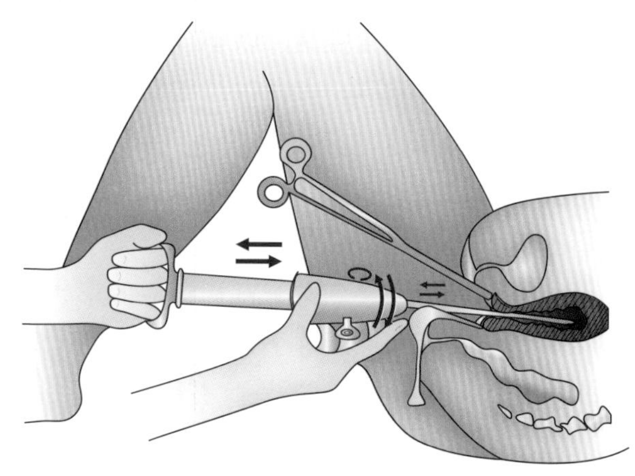

▲ 图 9-6　手动真空吸引器

通过牵拉活塞产生真空，通过迅速牵拉和按压注射器活塞 20 ～ 30 次，将妊娠产物吸出；吸管在进出宫腔同时可以 360° 旋转

手术结束时必须使用金属刮匙再次确认所有妊娠产物均已被清除。

对稽留流产病例，吸宫前通常有足够的时间进行宫颈扩张。只有当吸管远端开口越过宫颈内口水平后，才可实施真空。撤回吸管时也要采取类似的预防措施。吸管通过宫颈内口时如果连有负压，可能会导致该处的损伤。

应观察透明管以确认妊娠产物从宫腔内流出（图 9-7）。缓慢转动吸管，使吸头远端开口与宫腔所有区域有接触。但吸管并非用于“搔刮”子宫壁。负压吸引可以将宫腔内组织碎片吸入吸管。如果透明吸管内吸入的组织量明显减少，并出现泡沫样浆液性液体，意味着手术结束。

十、药物流产

在过去，手术清宫是最常用的子宫排空方式，但是最近 20 年来，药物流产已经成为外科手术安全、有效和可行的替代治疗方案[56]。选择何种方式流产，取决于患者的孕周、可获得方案和患者意愿。药物流产通常适用于孕 7 ～ 8 周前的不全流产、稽留流产和社会因素（非医学因素）流产。孕早期晚期患者的药流成功率略低。

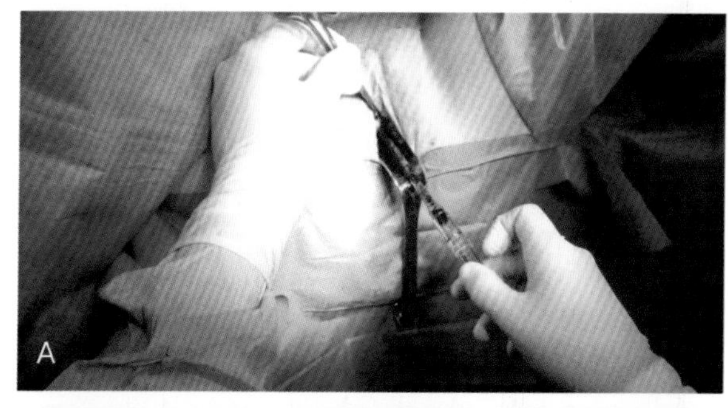

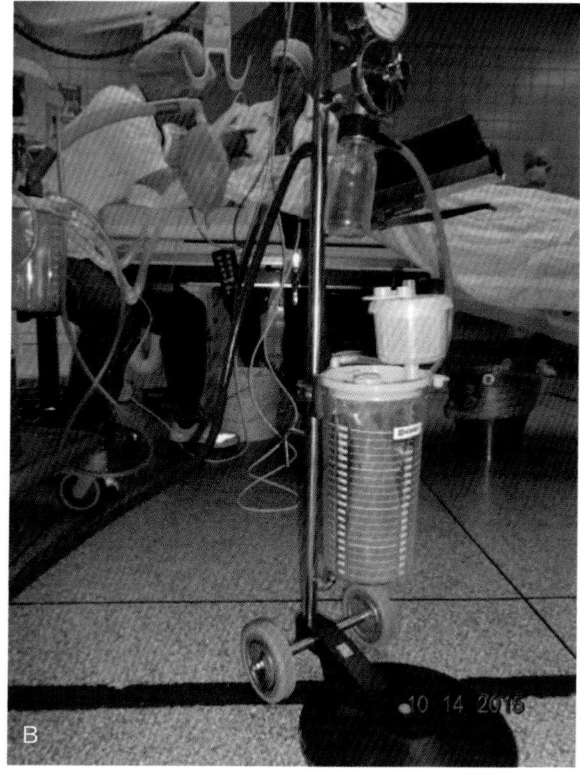

▲ 图 9-7　透明的管路系统有助于直接观察妊娠产物

实施药流前，应向患者告知两种方法各自的优缺点。只要患者选择恰当，药物流产和手术（宫颈 D&E）流产均是安全有效的，并发症发生率低。

临床上，药物流产有多种使用方案。其中一项经历了时间考验的方案为：口服 200mg 米非司酮，48h 后阴道放置 400μg 米索前列醇，6h 和 12h 后可重复阴道内放置 400μg 米索前列醇。该方案可以让患者在家自己服药。稽留流产的患者可以省去米非司酮。不同的给药方案和指南推荐可能会在给药方式（患者自己服药或在医生监督下服药）、米非司酮和米索前列醇的给药间隔时间、米索前列醇的给药途径（阴道、口服、含服和舌下）和剂量上有不同[57]。

术前超声检查对判断孕龄及排除异位妊娠有重要作用。妊娠终止后，血清人绒毛膜促性腺激素检测可以明确是否有持续妊娠这种情况的发生。这些方法可能会根据不同的给药方案而有所不同。

不少研究比较了手术流产和药流的有效性和并发症率。孕 9 周或以下的流产不管是采用手术还是药物方法，均可达到很高的有效率，并发症很少。药物流产最常见的并发症为持续妊娠、计划外清宫、持续性疼痛、阴道出血或两者兼有。两个组的严重并发症率均为 0.1%，包括急诊就诊、收入院、感染、穿孔、需要输血的大出血等。

十一、稽留流产的处理

对稽留流产的患者，可以采用手术[D&C（锐性刮宫或负压吸引）] 或药物（米索前列醇）清宫或期待治疗[58]。

所有这三种方案有效性相似，选择哪种治疗方案主要取决于患者的倾向性。

如果由于各种原因不可进行药物性扩宫，也可以使用海藻棒进行宫颈扩张术。

在孕早期和孕中期早期，稽留流产可以采用吸宫术进行清宫。如果子宫体积太大，考虑到 D&C 方法清宫的安全性不能保障，则可以采用药物引产。相较于孕晚期患者，对孕中期患者静脉滴注缩宫素产生有效宫缩的效果较差，但对宫颈管已经消退并伴宫口开大的患者，缩宫素的有效性仍得到了证实。对该阶段患者，首选的治疗方案为手术，术前一晚将吸湿性扩宫棒插入宫颈管内。

消毒阴道和宫颈，以宫颈钳或海绵钳钳夹子宫颈进行固定。无菌子宫敷料钳钳夹海藻棒，将其插入宫颈管内，直至其远端通过宫颈内口。海藻棒应当很容易地滑入宫颈管。如果其上缘未达到宫颈内口水平，它会在吸水膨胀过程中自己排出。海藻棒近端应突出宫颈外口 5 ～ 10mm。宫颈上表面压迫折叠海绵可减少其排出的可能性。经过 6 ～ 8h，海藻棒的膨胀效果达到最佳。如果还需要进一步扩张宫颈，可以将其取出，重新放入两个小的海藻棒。两个小海藻棒平行放置的效果优于一个大海藻棒。

插入海藻棒后患者应保持平躺，以避免迷走神经反应和晕厥。大多数患者会有几分钟的下腹绞痛。这种疼痛可能会再次出现，但一般程度较轻，可以通过止痛药缓解。少数患者由于海藻棒自宫颈管排出，导致宫颈扩张失败。该操作的罕见并发症包括发热和感染。一般不需要与其他扩宫方式联合应用。

1. 随诊 稽留流产后的随诊包括妊娠产物的组织病理学检查。对那些自然流产或药物流产的患者，还可以行超声检查了解子宫恢复情况，或监测人绒毛膜促性腺激素。在随诊时可能还需要进行流产后指导、心理疏解、避孕咨询、告知下次怀孕的时间间隔和未来的妊娠结局。

2.Rh 免疫与抗生素预防 / 治疗 高危的 Rh 阴性孕妇流产后应接受 Rho（D）免疫球蛋白（RhoGAM）注射。50μg 的剂量足以预防孕 13 周前流产导致的致敏作用。对孕 13 周或以后发生的流产，仍推荐使用标准的 300μg 剂量。

不全流产的患者可能会出现局部或全身感染的表现。通常感染会局限于子宫。抗生素选择时应注意覆盖盆腔感染常见细菌，通常为革兰阴性需氧和厌氧微生物[22]。抗生素治疗应一入院就立即开始，不需要等待培养结果。一旦宫腔内容物被清除，临床症状往往很快有好转。术后短期内仍应维持抗生素治疗，如果有证据表明感染扩散到子宫外，抗生素使用时间可以更长[59]。

并发症

与 D&C 相关的子宫并发症一般都与特定的器械相关。年轻的未生产女性的宫颈往往很难扩宫，尤其在孕早期。这可能导致宫颈损伤和子宫穿孔。子宫穿孔的症状和体征在最初的几个小时可能并不会表现出来。阴道出血的症状可以是即刻发生的，也可能延迟发生。子宫内膜基底层和肌层的损伤可能会在后续表现为月经失调或不孕（Asherman 综合征）。

1. 宫颈裂伤 D&C 过程中最常见的损伤是由于宫颈钳滑脱导致的宫颈裂伤。这种情况在使用单齿宫颈钳时更容易发生。D&C 中需要修补的宫颈裂伤发生率为 1% ～ 2%。一般在 D&C 结束后进行宫颈修补。多数情况下，这种裂伤创面不大，术后不再出血。

扩宫棒导致的宫颈裂伤可能会更严重，尤其对那些宫颈又小又难以扩张的年轻未产妇。作用于宫颈内口导致宫口扩张所需的力量随孕周、扩宫棒类型和需要扩张的程度不同有所不同。孕早期的宫颈扩宫时所需力量更大。随着妊娠进展，所需力量会减少。该规律并不受年龄、人种和产次的影响。当宫颈扩张到 9mm 时进一步扩宫的阻力最大。

并不需要太大的力量扩宫即可满足清宫术的要求。轻柔用力导致创伤的可能性最小、也最有效。如果用力过猛，宫颈钳可能会从宫颈撕脱。如果这种情况发生，可能会继发宫颈内口区域的损伤。

2. 假道 如果放置宫腔探子或扩宫棒时方向或用力失当，可能会形成一个假性宫颈管。对这个假道的持续扩张可能会导致宫颈的明显裂伤，或是形成一个与阴道有交通的管道，又称为宫颈瘘。如果识别宫颈外口有困难时（例如，稽留流产）或放置器械遇到异常阻力时，操作者均应通过轻柔放置探针或宫腔探子再次确认子宫位置和宫颈管方向。

3. 对宫颈的其他影响 有研究报道，因流产行 D&C 后宫颈妊娠的发病率增加[60]。有少数病例会出现胎儿组织在宫颈或宫颈旁的种植，并出现相应的一系列症状[61]。

宫颈损伤的晚期表现可能为粘连引起的宫颈管狭窄或宫颈功能不全导致的生育障碍[62]（图 9-8）。

4. 子宫出血 因流产行 D&C 比较常见的并

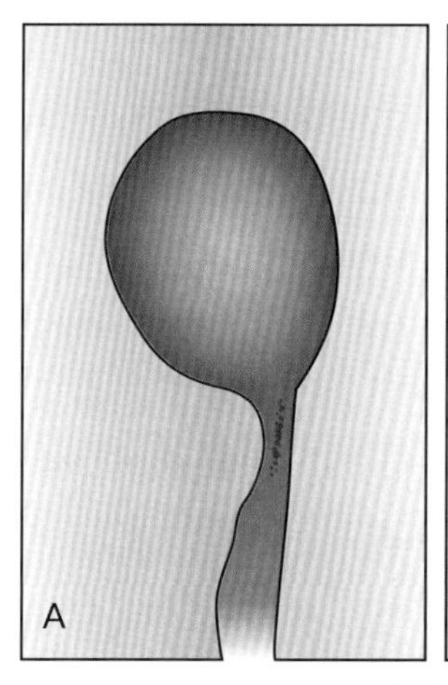

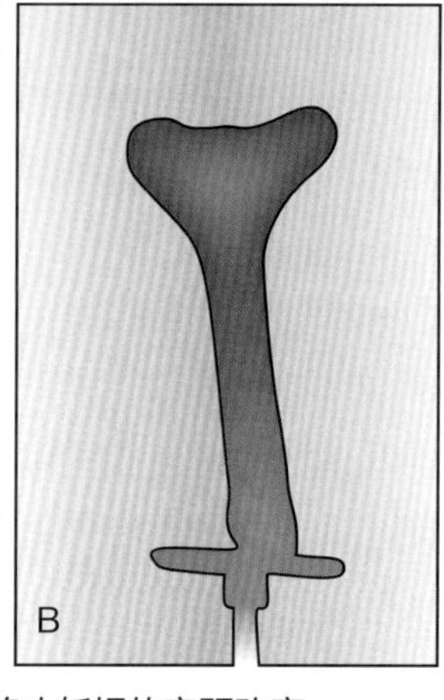

▲ 图 9-8　未产妇孕早期终止妊娠的宫颈改变

原始研究数据来自于流产前即刻（A）和流产后 8 周（B）的宫颈子宫造影；请注意子宫峡部原始结构的丧失；另外需注意，这些流产操作发生在吸宫器械并未进入妇科手术领域之前；引自 Árvay A 等，Rev Franc Gynec Obstet，62，81-86，1967.

发症为操作过程中或之后出血。清宫不全是最常见病因。子宫出血极少、收缩有力时方可停止手术操作。应注意排除其他出血原因。子宫出血一般与穿孔无关。出现时应仔细检查宫颈以判断出血部位。

由于子宫排空的手术操作是“盲”的，所以不可能确定所有的组织均已被清空。清宫不全的症状可以延迟出现，例如在患者离开医院后发生。严重的出血和腹痛可能需要再次 D&C。必要时需进行输血。超声可以识别宫腔内的妊娠物残留，对诊断清宫不全十分有用。

药物流产患者中阴道出血比较常见，且往往大于月经量，但通常不至于大出血。出血时间平均为 8 ～ 17d，但也可能延长。通常不需要因为这种模式的出血而进行治疗。如果出血持续超过 1 周，且怀疑有妊娠物残留，应行非预期清宫手术。

5. 子宫穿孔　文献报道的 D&C 子宫穿孔发生率数据主要来自于选择性终止妊娠手术。在这些报道中，穿孔发生率为每千例手术 0.75 ～ 15 例。有观点认为，未发现的子宫穿孔发生率还要高出多倍。子宫穿孔可由任何器械引起，但是最常见于宫腔探子。因此，不少专家省略了该步骤。放置器械前了解子宫位置有助于避免这种并发症的发生。不仅需要明确子宫的前后位方向，另外也需要了解子宫的左右偏向。阴道穹窿视诊时若一侧穹窿较对侧明显增宽，提示子宫可能有侧方偏斜。通过观察宫腔探子或最小号扩宫棒的进入宫腔的方向，可以进一步确认子宫方向。宫颈钳钳夹宫颈向下牵拉有助于拉直子宫颈角，避免穿孔。

所有的器械进入宫腔时均应缓慢。扩宫棒的放置刚过宫颈内口即可。吸管也应放置于该深度，在该位置吸出宫腔妊娠物。孕早期（孕 8 周或以前）或年轻未产妇的宫颈扩张难度最大，但仍应避免过度用力。

如果感觉到器械进入的阻力突然消失或进入深度大于测量的宫腔大小，可以诊断为宫腔穿孔。后一种情况在侧方穿孔时可靠性稍差，韧带内空间受限可能会限制穿孔器械的深入。如果器械带出明显的宫腔外组织，子宫穿孔的诊断就十分确切了。

如果是在局麻下手术，患者出现疼痛时需要怀疑穿孔的发生。如果穿孔发生在子宫中线部位，患者会出现严重的中线部位疼痛并快速消退；如果是侧方穿孔，疼痛严重而持续，局限于穿孔侧。

对穿孔的处理视具体情况而定，但一旦怀疑穿孔及时停止操作是最重要的。应注意判断穿孔部位，到底是在子宫的侧方还是中线部位。应密切监测患者的生命体征。如果穿孔器械带出了脂肪或其他宫外组织，或有休克症状，或既往大范围的腹部手术史，或患者十分肥胖，又或者出现血尿等情况时，需要考虑行开腹探查。

如果穿孔部位在中线且无必须完成清宫的急诊指征（如大出血），可以进行观察，以后在腹腔镜监视下再完成手术。腹腔镜操作者可以指引另一个术者避开穿孔部位，并观察宫腔排空后的收缩情况。对穿孔部位的检查包括穿孔大小、有无出血、有无妊娠物溢出等。裂伤部位较大、伴有活跃出血者和（或）有妊娠物溢出等情况需要立即开腹探查。

如果穿孔发生在子宫侧壁，宫腔已排空，且无开腹探查的指征，一般需要行超声检查，必要时行腹腔镜检查。阔韧带区域应彻底检查。如果发现腹膜外血肿，应注意观察其大小变化。如果血肿变大，意味着需要行开腹探查止血。腹腔镜探查是应尽可能全面地视察膀胱和肠管的浆膜面。如果发现损伤不只局限于表面，应该进行开腹探查。

如果并无上述并发症的存在或进展，且患者病情稳定，可以在观察 24 ～ 48h 后让患者离院。可以通过超声检查来判断是否有血肿存在并随诊其变化。

6. 宫腔粘连 对怀孕或近期怀孕的子宫进行刮宫是导致宫腔粘连的主要原因[63]。最常见于选择性终止妊娠和因不全流产行 D&C 的患者。前者宫腔粘连的风险更高。锐性刮宫对子宫内膜的损伤更大。对子宫内膜基底层的损伤会诱发宫腔前后壁的粘连。局部感染也是可能的一个原因。

十二、自然流产的预防

发生一次自然流产后，下次妊娠的风险并不高于一般人群。所谓自然流产的预防主要是针对导致复发性流产的病因治疗[39, 64]。需询问患者前次流产的详细病史；进行细致的体格检查和盆腔检查；实验室检查方面要排查雄性激素、免疫学、影像学及其他相关检查[65, 66]。

糖尿病、甲状腺功能减退等疾病应在孕前得到充分治疗。对那些明确存在先天性或获得性子宫畸形的患者，可以采取恰当的手术（子宫成形术）来纠正。[与双子宫相关的畸形可通过子宫输卵管造影和（或）超声造影证实。]

卵子的过度成熟、过早排卵或过晚排卵或其他排卵机制的异常都有可能引起早期自然流产的发生率增加[67, 68]。在疑诊卵子异常、排卵异常或黄体功能不足的复发性流产病例，可考虑诱导排卵。

如果第二次甚至第三次妊娠仍发生不明原因流产，应当考虑排查导致流产的遗传因素，如染色体重排、X 染色体显性遗传病等[11, 69]。应抽取父母双方外周血进行培养及染色体分析。如有机会，也可对流产物进行相关检查。如果父母一方发现为平衡易位，且至今仍未获得健康的孩子，他们的前景将并不乐观。当父母一方有染色体重排现象时，他们面临的选择包括：产前诊断（染色体分析）、供精人工授精、体外受精或领养。是否存在 X 染色体显性遗传病可以通过临床检查或家系调查来明确。其他推荐的排查项目包括抗磷脂抗体综合征和易栓症[23-26]。

后屈子宫嵌顿

因后屈子宫嵌顿导致的难免流产，是唯一可能通过干预避免流产发生的特例。在极罕见的情况下，子宫被固定在后屈位，嵌顿于真骨盆。患者通常在孕早期并无症状，因此这种状态往往最初很难被发现。但是，在孕 13 ～ 14 周，孕妇开始出现症状。最早是盆腔不适，接着是尿潴留。如果仍未发现病因，同时也意味着未进行相关治疗，患者最后往往会因无法缓解的盆腔疼痛及排尿障碍就诊。由于这种并发症的罕见性，即便在这个时候可能仍无法确诊。如果是这样，膀胱会被撑得极大，膀胱壁水肿增厚。部分膀胱黏膜可能发生脱落，同时会出现尿路感染甚至升级为严重的肾盂肾炎。膨胀的膀胱可能会发生破裂，尤其是不注意的盆腔检查时。如果没有进行及时的手术治疗，这种并发症可能是致命的。该病的另一种并发症——子宫壁缺血性坏死导致盆腔炎及以后的弥漫性腹膜炎，也是如此，如不手术治疗可能有生命危险[70]。

对注意到后屈子宫嵌顿这种特殊情况的医生而言，诊断很容易。患者疼痛剧烈、排尿困难、膀胱极度膨胀、下腹压痛及肌紧张，这些症状往往足以诊断。如果细心的盆腔检查发现子宫占据了骨盆后半部分，更可以确诊该疾病。

由于这些患者的宫颈方向向上，朝向耻骨支，不少患者的宫颈在检查时不可触及。

对绝大部分的子宫嵌顿病例，使用 Hodge 子宫托或孕妇夜间采用平卧位即可避免，然而由于后屈子宫嵌顿这种现象太罕见了，几乎没有人会采用这些方法来进行预防。往往要到孕妇出现临床症状，甚至之后很久才能明确诊断。而到那个时候，并发症的处理不再是那么简单的事情了。

通常需在全身麻醉下将子宫从固定位置取出。患者常常疼痛剧烈，以致无法配合接受略费时间的椎管内麻醉。因此，对这个操作而言，全身麻醉显得更为合适。

患者取膀胱截石位，导尿后，术者将两个或更多（如果可能的话）的手指伸入阴道后穹窿。适当用力上抬子宫，使其离开嵌顿位置，进入假骨盆。放置于腹壁的手此时接手子宫，将它固定于骶岬前方的新位置。此后由助手协助持续固定子宫位置，术者以纱布填塞穹窿，避免子宫回到原来的位置。术后 24h 取出填塞的纱布，可以放置子宫托替代纱布的功能。不管有没有采取这些措施，子宫一旦被上举离开真骨盆，极少会回到原来嵌顿的位置。如果不幸这样的事情发生了，那么仍需重复以上操作。幸运的是，随着妊娠的进展，子宫越来越大，发生嵌顿的可能性也越来越小。

绝大多数的子宫嵌顿可以采用以上方法进行校正。如果上述手法失败，可以在直肠内放置一根手指协助下重复操作。然而，如果依然失败，需要急诊行剖腹探查术。因此，手法复位最好在有备用方案的情况下进行。如果膀胱排空的尝试失败了，在切开腹壁前应先行耻骨上穿刺缓解膀胱的巨大张力。打开腹腔后，用手将怀孕子宫从后盆腔提出往往并不困难。如果确实存在困难，可以尝试让空气进入子宫后方的空间，这样会有利于手术。如果所有的尝试都失败了，还可以考虑子宫穿刺吸出部分羊水。或者还可以单独或联合使用产科的胎吸装置[57]。

如果所有的努力都失败了，尤其是患者面临着子宫肌层坏死的威胁时，医生最终可能不得不切开子宫，取出妊娠物。曾有人建议，对这种罕见病例，手术时必须同时行子宫的前位固定。

十三、中期引产

随着遗传咨询的不断进步，对有关的患者和家庭而言又面临了很多新的信息。对存在遗传疾病风险的夫妇而言，产前诊断配合主观意愿下的终止妊娠为他们的怀孕提供了保障。

（一）常用技术

对孕 12 周前的孕妇，常用的技术包括：宫颈扩张（机械性或药物性），后续行负压吸引或刮宫。海藻棒颈管内放置联合前列腺素引产可使胎儿排出，胚胎一般排出完整，对病理检查十分有利[11，71，72]。

孕 12 周后的引产，通常采用药物引产。不过，D&E 在中期引产中也是比较常用的[73，74]。通过引产，胎儿通常会完整排出。然而，由于胎盘排出不完整，往往仍需进行器械清宫。

理想状态下，引产应不损伤胎儿，这样有利于人们对其进行充分的组织病理学检查，并可酌情进行其他进一步检查[61]。为使妊娠产物排出，人们通常需要行宫颈扩张并使用促宫缩剂。使用以下药物可以部分满足这些要求：①前列腺素，前列腺素类似物和抗孕激素[75]；②羊膜腔内或腔外注射堕胎药物（高渗盐水，或其他溶液）[11，76]；③以海藻棒或合成扩宫棒预处理；④联合静脉滴注缩宫素。在罕见的情况下，还可以考虑行小剖宫终止妊娠。

（二）促宫颈成熟和引产

宫颈在孕期的作用往往被简单化了。人们简单地认为，它在孕期充当了括约肌的功能，分娩时括约肌松弛打开。但实际上，虽然妊娠早期的宫颈又长又紧，但它在孕中期便已经开始了逐渐变短、开大、松弛的过程，又被称为“成熟”。

雌激素和前列腺素可以引发宫颈结缔组织的生化和生物物理改变，包括胶原分子间的桥接断裂、基质中的糖胺聚糖和蛋白多糖含量增加。宫颈结缔组织中的成纤维细胞大量合成前列腺素；这些前列腺素又会相应地促进胶原代谢、减少胶原合成、使其降解增加[77]。

使用前列腺素、孕激素受体激动药和前列腺素类似物可以促进宫颈的成熟。目前市场上有多种商用的地诺前列酮制剂可供临床使用（静脉制剂、阴道内片剂、宫颈内凝胶、阴道内凝胶、带撤回装置的阴道插入剂和阴道栓剂）。

1. 前列腺素和前列腺素类似物 前列腺素是一组天然存在的脂肪酸衍生物，在产科中应用广泛，尤其与中期引产有密切相关[78]。在孕中期药物引产时，经阴道或经直肠放置米索前列醇（通常剂量为每4小时400μg）是非常安全有效地，是中期引产的首选方案。

目前中期引产的常用方案往往包括前列腺素，其中最常用的为米索前列醇，也可和米非司酮或缩宫素合用[79]。缩宫素是孕晚期引产最常用的药物，但它在孕中期的引产效率低于其他单药引产方案，这是因为孕20周前的子宫缩宫素受体较少引起。与新的引产方法相比，缩宫素的引产时间更长，也更容易出现如产后出血、水中毒等并发症。对那些需行药物引产的孕中期孕妇，现在我们有了更安全有效的选择：单用前列腺素或与孕激素拮抗药联合使用。目前临床上用于引产的前列腺素制剂如下。

- 卡前列素：一种前列腺素 $F_{2\alpha}$ 类似物，较前列腺素E类似物有更多的全身性不良反应[80]。
- 硫前列酮：一种前列腺素 E_2 类似物，因与心肌梗死有一定相关性，目前已很少使用[81]。
- 前列甲酯和米索前列醇：两者均为前列腺素 E_1 类似物，是目前用于引产的最常见的药物[82-84]。

比较性研究发现，米索前列醇和前列甲酯这两种药在引产的有效性和安全性方面优于其他类型的前列腺素（例如：卡前列素、硫前列酮），也优于单用缩宫素或缩宫素与其他类型的前列腺素联合方案[80]。米索前列醇和前列甲酯均可以用于各种孕周的诱发临产，随着妊娠进展，子宫对前列腺素的敏感性增强，需求量降低，因此随着妊娠进展，前列腺素的用量应减少。

近年来，对孕13～22周的药物引产，最常使用的是米索前列醇单药方案。在这些病例中，最常用的给药途径是阴道放置。阴道给药的优点是药效更好、不良反应更少，尽管有证据表明，孕妇更愿意接受口服给药，以避免阴道检查时的疼痛不适。

在米索前列醇阴道给药组，用药后48h内流产成功率可达100%，24h内则为86%[85, 86]。不同引产方案使用的剂量可能有所不同，有一种明确有效的方案为：米索前列醇400μg阴道内放置，每3小时可重复给药1次，每天不超过5次。

在引产过程中必须对患者进行监测。监测的目的是评估治疗的有效性和并发症。

胎盘排出后必须检查其完整性（图9-9）。流产后患者应观察至少4h，监测生命体征、观察是否有明显腹痛或阴道大出血。晚期并发症除了以上提到的，还可能出现发热。

静脉注射 PGF_{α} 和地诺前列酮会引起皮肤红斑、恶心、呕吐和腹泻等不良反应，给临床应用带来不便。也可以考虑羊膜腔内注射前列腺素来终止妊娠。如果用于羊膜腔内注射，前列腺素 $F_{2\alpha}$ 是最合适的。相较于前列腺素羊膜腔外给药，羊膜腔内给药的效果似乎更好。将一个钝头、软质的塑料或橡胶套管放置于子宫壁和胎膜之间，进行药物的注射或输注。由于注射的药物可以迅速到达子宫肌层，如果采用这种方式给药，前列腺素的使用量应更低。前列腺素 $F_{2\alpha}$ 的剂量为每2小时750μg；地诺前列酮为每2小时200ng。必须重复给药[75, 87, 88]。

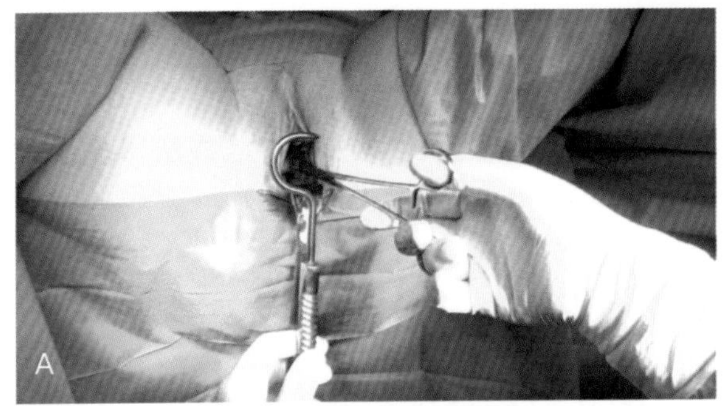
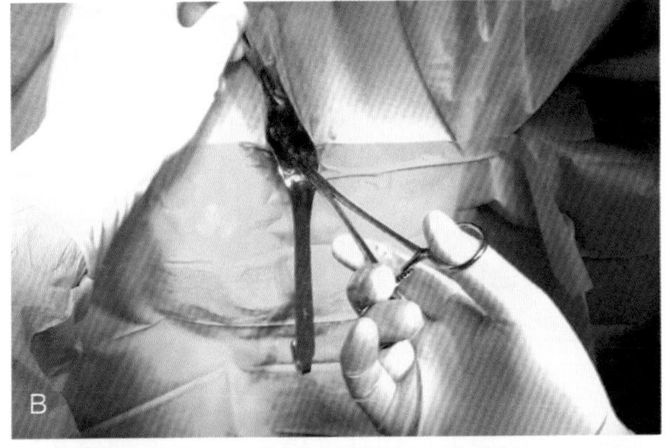
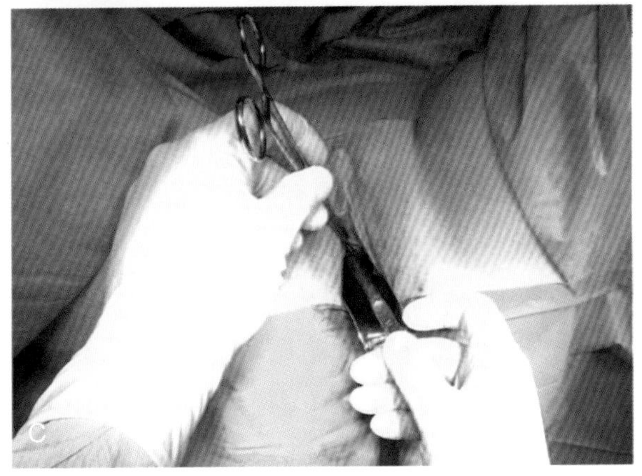

▲ 图 9-9　米索前列醇和米非司酮引产后取出妊娠残留物

天然前列腺素由于有很强的局部刺激性，不可采用肌内注射给药。但是，前列腺素类似物可以。它们甚至可以制成阴道栓剂或凝胶。对心脏、肺、肾或肝脏疾病活动期的患者，不可使用前列腺素 $F_{2\alpha}$，支气管哮喘、高血压和镰状细胞病也是前列腺素的相对禁忌证。前列腺素不会损伤胎儿，因此不会影响组织病理学检查。但是，它们也有一些不良反应，甚至偶有产妇死亡的报道[89]。如果用于促宫颈成熟的局部准备，应优先考虑使用地诺前列酮。

应定期监测孕妇的生命体征。一日内重复给药不可超过 3 次。凝胶制剂极少导致子宫张力过大，也较少引起胎膜早破，因此更优于海绵制剂。只有当宫颈内口和宫颈充分成熟了，才可以进行人工破膜。必要时也可以进行缩宫素静脉滴注。

如果宫颈未成熟，千万不要进行人工破膜。对那些有明显脑积水或腹部膨胀的无生机儿，可以在分娩时进行穿颅术（脑室内穿刺）或腹腔穿刺术，以保护产道，有利于阴道分娩[90, 91]。

Rh 阴性的患者在进行任何有创操作或流产时均需给予抗 D 丙种球蛋白注射（无论孕周大小均为 200 ～ 300μg）。

2. 高渗盐水　羊膜腔内注射高渗盐水（20% 的氯化钠 50ml）可以导致流产。脱水可导致胎儿的死亡和排出。尽管存在一定风险，在孕中期引产时有时仍会使用这项操作。

局部麻醉（1% 利多卡因）下，以 1.2mm 直径穿刺针（较用于诊断性羊膜腔穿刺的穿刺针更粗）进行经腹羊膜腔穿刺。抽出羊水量约为孕周数乘以 10ml，然后注入灭菌的 20% 盐水 50 ～ 100ml。这些液体必须注入羊水内，如果进入皮下、腹腔内或子宫肌层，可能会导致疼痛和严重的并发症[11]。

高渗盐水注射后患者往往会很快感觉到宫缩。子宫变硬，且体积变大。由于注入的 Na^+ 和 Cl^- 会进入孕妇的循环系统，孕妇会觉得口渴。

盐水进入孕妇循环系统会导致孕妇出现脸红、发热感、恶心、血压下降、心动过缓，偶有心脏停搏。决不可在全麻下进行高渗盐水引产，高血压、心脏病或肾脏疾病也是该方案的禁忌。

高渗盐水引产的晚期并发症包括不同类型的凝血功能障碍，尤其是 V 因子和Ⅷ因子的下降。还可能出现血小板降低、凝血酶原时间延长、出现纤维蛋白降解产物等现象。这些改变很少在注药数小时内发生，如果发生的话，最常见于 10 ～ 24h 后。因此，患者在引产 24h 内不可离开医院。

通常高渗盐水注射 2h 内胎心会停跳，24 ～ 36h 会出现流产。有 10% 的病例可能出现宫缩乏力，需要缩宫素点滴加强宫缩（500ml 5% 葡萄糖注射液中加入 5 ～ 30U 的缩宫素）。这种方法的优点是流产儿在娩出时几乎均无生命迹象。

除了高渗盐水，还可以使用 50% 的葡萄糖溶液羊膜腔内注射进行引产。这种方法可以避免高钠血症，但是引产速度比较慢。另外，葡萄糖是良好的培养基，因此需预防性使用抗生素。

也有人尝试使用高渗尿素溶液羊膜腔内注射引产，但是引产效率不高。所有的高渗液体注射引产方案都有一个相对的缺点，那就是会对胎儿产生伤害，因此，组织病理检查会变得比较困难甚至不能实现，尽管胎盘胎膜组织可能仍能满足细胞遗传学检查和生化检查的需要。

十四、关于妊娠结局的临床决策

通过终止妊娠来避免患有不可治愈疾病的缺陷儿的降生，这是一个十分痛苦而不幸的选择。但是，人们还是时不时会进行中期引产。如果产前诊断的疾病存在治疗的希望，尽早诱发临产也可以避免疾病在宫内进行性进展，并且（或者）有利于生后立即行产后手术校正（例如脐膨出在宫内发生破裂）。在这两种极端情况之间还有大量严重性不一的疾病，它们的处理需要个体化评估。有必要为妊娠的决策制定流程划定一些基本原则[11, 92]。

- 原则 1：确认遗传诊断结果。应使用最先进的方法来明确患病的儿童、成人，或宫内胎儿的诊断，诊断结果应有书面记录（临床工作者 / 研究人员伦理；实验室伦理）。
- 原则 2：父母应充分知情。不管他们的教育水平如何，每一对夫妇都应充分知情，并且医生应尽可能地帮助他们理解所涉疾病的性质、严重程度、预后、治愈或治疗的可能性（咨询者伦理；遗传咨询伦理）。
- 原则 3：父母享有自主的决策权。他们可以选择继续妊娠，也可以选择终止妊娠（夫妻 / 父母伦理；家庭伦理）。
- 原则 4：医疗行为应符合法律规定。社会制定了终止妊娠的相关法律。这些法律、行业守则和条例提供了一个大体框架，对病例的个体化评估不应超出此框架（社会伦理；公共健康伦理）。

终止妊娠的医疗指征

1. 危及母亲生命　如果出现危及孕妇生命的重大疾病（如心力衰竭、危及生命的产科并发症等），任何时候都可以考虑终止妊娠。对这种情况下，主诊医生应在病历中记录病情。

2. 染色体异常或致畸损伤的风险　如果胎儿发生染色体异常或致畸损伤的风险很高，该疾病 / 损伤很可能十分严重，且没有合适的产前诊断方案，那么，在许多国家孕 12 周前终止妊娠是合法的。

3. 遗传性疾病或畸形的风险　如果胎儿发生严重的遗传性疾病或畸形的风险达到 50% ～ 100%，且该病没有可行的治疗方案，在有的国家，孕 20 周前终止妊娠都是合法的，也有的国家孕 24 周前均可。

（1）胎儿患病的理论概率是 100%：父母一方携带同源平衡易位染色体（例如，21/21；父亲为 X 连锁显性疾病的突变基因携带者，其女性胎儿患病率；等等）。

（2）伴有严重的生长发育迟缓和身体缺陷的染色体疾病、代谢酶缺陷、先天性畸形，以及其他病理情况的患病可能性，达到 100%（产前诊断）。

（3）出现严重的常染色体显性遗传病（如亨廷顿舞蹈病）的理论概率达到或超过 50%。

（4）孕妇携带 X 连锁隐性基因，胎儿为男性，且不能除外胎儿为半合子状态。

（5）孕期有风疹病毒或巨细胞病毒感染，胎儿异常的风险可能会高达 50%。

偶尔会发现一些特别严重的胎儿缺陷，可能会导致胎儿出生后立即死亡。这种妊娠如果一直维持下去，可能会出现一些危及孕妇健康的产科并发症（羊水过多、羊水过少、胎盘早剥、子宫破裂或宫缩乏力）和（或）心理障碍（偶尔会发展为心理疾病）。

在法律允许的时间限制内，对出生后不可存活的胎儿，应尽早告知孕妇可以选择终止妊娠，尤其当孕妇自身的身体健康面临危险时。胎儿出生后不可存活的情况包括如下[11]。

①严重的中枢神经系统畸形［例如，无脑畸形和（或）脊柱裂，伴或不伴脑积水；积水性无脑畸形；前脑无叶无裂畸形；枕骨裂露脑畸形］。

②严重的双侧肾脏疾病（例如，Potter 综合征肾缺如；婴儿型多囊肾；多囊性肾发育不良）。

③严重的染色体畸变（例如，三倍体，13 三体）。

④新生儿致死性软骨发育不良（例如，致死性侏儒，软骨发育不全）和 II 型成骨不全症。

⑤严重的不同类型的羊膜异形、粘连、切割综合征（ADAM 综合征）（例如，颅面部损伤，胸腹部膈膨升）。

十五、多胎妊娠的选择性减胎

超声技术和侵入性产前诊断技术的进步，为多胎妊娠的胎儿畸形检查提供了重要的帮助。辅助生殖技术的进步，尤其是促排卵治疗也导致了多胎妊娠率的增加。

双胎妊娠中胎儿患病性可以一致或不一致。如果是前者，两个胎儿均患病，可以像单胎妊娠一样去终止妊娠。但如果双胎患病性不一致，仅有一胎患病，可能会出现以下三种结局。

夫妇俩拒绝任何形式的引产，妊娠维持下去。值得注意的是，一般情况下，异常 / 患病的胎儿宫内死亡率较正常胎儿高（从怀孕到足月，21 三体宫内死亡率可达 75% ～ 85%，18 三体者可达 90% ～ 95%）；双胎患病情况不一致的妊娠随着孕周增大，患病儿往往会出现“自然”死亡，健康儿可存活。

夫妇俩决定放弃这两个胎儿，不管是患病儿还是健康儿。

可能会尝试选择性终止妊娠，使患病儿死亡，保留健康儿。

在过去的 15 年中，多胎妊娠减胎术日臻完善，已经成为对激进型不孕症治疗所导致的后遗症处理方案的一个组成部分。在 20 世纪 80 年代中期，该项操作的风险和获益还只能猜测。但是，作者现在对这项操作的风险和获益有了清楚精确的数据支持，也了解多胎妊娠的起始胎儿数和目标胎儿数越大，操作风险越大。如果由有经验的医生进行操作，妊娠的协同丢失率并不高（如三胎为 4.5%，四胎为 8%，五胎为 11%，六胎或更多胎儿为 15%）[93-96]。如果决定行选择性终止妊娠，可以通过子宫切开取出患病儿，但是这项技术的操作经验极少，关于它对另一胎儿的安全性作者并不了解。选择性终止妊娠也可以通过将空气、甲醛或钾溶液注入患病儿的循环系统，诱导胎心停搏实现。注射操作可以在胎儿镜监视下注入脐静脉，也可以在超声引导下直接注入心脏。另外，还可以通过对患病儿放血实现减胎，该方法也可与注射法结合[93-96]。

以下的方法可能是对健康儿最安全的一种减胎方式。将 10ml 20% 的 NaCl 溶液注入患病儿的心脏。不对该胎儿施行放血，以避免健康儿因为两者间可能存在的动静脉交通支也发生失血。推测高渗盐水可以直接作用于心肌。随着循环流动，盐水会被稀释到一定程度，这样即便存在胎盘交通支，健康儿也不会受到伤害。

心内注射后不久，患病儿会出现心动过缓，在数小时内所有的心脏活动都会停止。孕妇应在门诊定期随诊数周，每隔 3 ～ 4 周应复查超声，随诊存活胎儿的生长情况和另一胎的吸收情况。这时还需要抽取孕妇血液样本，检查是否有弥漫性血管内凝血的征象。死胎会逐渐变成一个压扁胎，但另一胎会正常生长发育。

关于选择性终止妊娠还有很多不同的操作

方法，包括在孕 8 ～ 11 周经宫颈迷你吸宫吸出患病儿。还有一种方法是在孕 6 ～ 7 周时经阴道吸出早期胚胎。该操作在很多方面与体外受精时的取卵相似[97]。

医生会建议或要求患者进行选择性终止妊娠的疾病主要包括两大类。第一类是，患病儿可能存活数月或数年，尽管存在严重的残疾（如智力缺陷），或是晚期出现越来越严重的神经系统问题（如一些代谢酶缺陷疾病）。在这种情况下，双胎中的健康儿的宫内发育并不会受到威胁。第二类是患病儿患有不可能生后存活的先天畸形。这种情况可能会导致进行性加重的羊水过多，这会严重影响健康儿的生长发育。如果是这种情况，进行干预就更加合理有据了：为了保障健康儿的发育，避免产科并发症的发生。不管有没有进行干预，患病儿均不可能获得活产[11]。

十六、胚胎病理和胎儿病理

随着产前诊断技术的发展，许多既往只能在出生后检测出的疾病和异常，现在在胚胎期或胎儿期就可以检测到。所谓“胚胎病理和胎儿病理”，是指针对人工流产或自然流产儿的形态学检查。对人工流产儿的检查目的包括：①明确产前诊断的准确性；②找寻有没有产前检查未发现的异常情况。对自然流产儿的检查目的包括：①关注有没有提示复发性流产的高危因素；②明确是否存在具有遗传学意义的病理改变。胚胎 / 胎儿病理研究的远期目标时探讨获得性或先天性疾病和异常的病因及病理。该领域的工作不仅需要有专业的胚胎学和病理学知识，而且需要有产科遗传学的经验和培训[11, 72]。

只有新鲜的，未经固定液固定的标本可以进行检查。如果流产儿需要转运的话，应采用冷链运输（如放置冰块）。大多数情况下，一旦胎儿浸泡甲醛溶液后，再行活检没有意义或根本无法取材。如果加了固定液，也会影响流产儿的外观、皮肤颜色，由于固定液的组织穿透速度较慢，可能不能很好地保存深部脏器。在进行固定前，病理学家应明确标本有无挛缩、肢体或其他部位畸形、皮肤改变、先天性解剖结构异常及损伤。

如果要检测是否有代谢酶缺陷疾病，需要从病理代谢产物可能蓄积的特定组织（通常为肝、肾、心脏、骨骼肌、大脑和胎盘）中进行取材。皮肤和筋膜也可用于酶的测定；成纤维细胞可以在体外培养。取材时采用无菌手术刀切割，切片放置于无菌的无血清培养基中或普通生理盐水中。在室温下将样本转运到实验室，既不要冷冻也不要加温。

少数产前诊断的疾病（如先天性肾病）需要通过电子显微镜检查确诊。如果这样的话，取材时还必须遵守电子显微镜实验室的相关规定。如果需行染色体检查，可以从脐血管或直接心脏穿刺抽取血样，血样应收集于无菌的含肝素抗凝药的试管内。该法采集的血样也可用于血清学检测。用于培养细菌、病毒、真菌和寄生虫的标本必须在严格无菌条件下进行取材。培养的肺、脾、性腺或其他组织也可用于染色体分析。在对死去的胎儿和胚胎进行解剖时，需要注意，对获得性免疫缺陷综合征（acquired immunodeficiency syndrome，AIDS）感染的标本，处理时应额外采取预防措施。

大体观察结束后，病理学家会将蜕膜、绒毛膜、羊膜和胚胎 / 胎儿成分进行分离。脐带部位需要特别注意。研究者应记录不同的组织和胎膜的情况，如果存在任何的变形、解体或浸软现象，要注意区分是宫内出现的还是分娩时或分娩后标本受损产生的改变。组织学检查有助于判断一些“损伤”的确切机制及发生时间。另外还需记录胎儿头 - 臀长及头 - 足长。

胚胎全部是以矢状位切片，然后进行显微镜检查。胎儿需进行详细尸检。胎儿的脸部、眼睛、鼻孔、嘴、腭和耳朵应分别进行检查。需描述颅骨的外形，寻找是否存在小的脑膨出现象。观察颈部时应注意有无颈蹼和湿疹。胸背部、脐带及其内血管都应认真细致地检查。研究者需牢记，在孕 18 周前之前，女性胎儿的阴蒂会像男性胎儿的阴茎一样大；大阴唇此时仍未发育。人的四肢，包括手掌、手指、脚掌和脚趾都需检查。特别需要关注胎盘和胎膜的检查[82]。

对病理检查发现的任何异常都应进行描述和测量。浸软 / 自溶的程度也要进行记录。完整的胎儿要注意留取正面、侧面和后面照片，拍照时异常部位要注意特写。图片记录有助于对最初的发现进行回顾性研究，对教学、研究和出版都有很大的帮助。

外观检查后会进行尸检。各器官应在原位进行观察。因此，尸检需要剪刀、钳子、探针和放大镜。大脑先整体固定，以后再切片进行检查。对胎盘和胎膜需要进行大体和组织学的认真检查。检查时需考虑到葡萄胎的可能。

应常规进行流产儿肺、肝脏、肾脏的组织检查；其他脏器的组织学检查也是可行的。甲醛稀释液通常用于标本固定。因非医学原因行流产，所获得的标本可以充当阴性对照。

全身放射成像可用于评估和研究骨骼系统和软组织疾病。通过胶带固定可使胎儿保持在合适的体位。使用 18cm×24cm 胶片拍摄胚胎前后像和侧位像。茜素红方法可以用于确诊骨骼系统疾病。

如果要获得可靠的死后脑室成像图，需要先抽出 10ml 脑脊液，然后注入稀释的 5ml 35% ～ 40% 甲醛水溶液，接着注入 5ml 泛影葡胺（Gastrografin）。死亡胚胎的血管造影对研究血管畸形意义重大。

十七、流产后咨询

因胎儿异常终止妊娠的妇女，其随访十分重要。她们可能在流产后很快出现抑郁，甚至需要支持帮助。她们需要与人讨论到底胎儿出现了什么问题，以及将来妊娠的预后如何。遗传学家 / 产科医生应该尽力提供这样的支持 [培训良好的遗传学 / 产科专科护理人员（家访护士、心理学社工）]，例如安排“流产后咨询”[11]。

（汤萍萍　译，戚庆炜　校）

参考文献

[1] Hertig AT. Implantation of the human ovum. In: Behrman SJ, Kistner RW (eds), Progress in Infertility (2nd edition), p. 114. Boston, MA: Little, Brown, 1975.

[2] Macklon NS, Geraedts JP, Fauser BC. Conception to ongoing pregnancy: The ‘black box’ of early pregnancy loss. Hum Reprod Update 2002; 8: 333–343.

[3] Boué J, Boué A, Lazar P. Retrospective and prospective epidemiological studies of 1500 karyotyped spontaneous human abortions. Teratology 1975; 12: 11–26.

[4] Hertig AT, Sheldon WH. Minimal criteria required to prove prima facie case of traumatic abortion or miscarriage. Ann Surg 1943; 117: 596.

[5] Shepard TH, Fantel AG, Fitzsimmons J. Congenital defect rates among spontaneous abortuses. Twenty years of monitoring. Teratology 1989; 39: 325–331.

[6] Witschi E. Developmental causes of malformation. Experientia (Seperatum) 1971; 27: 1245–1247.

[7] Levy B, Sigurjonsson S, Pettersen B, et al. Genomic imbalance in products of conception: Single-nucleotide polymorphism chromosomal microarray analysis. Obstet Gynecol 2014; 124: 202–209.

[8] Harris MJ, Poland BJ, Dill FJ. Triploidy in 40 human spontaneous abortuses: Assessment of phenotype in embryos. Obstet Gynecol 1981; 57: 600–606.

[9] Canki N, Warburton D, Byrne J. Morphological characteristics of monosomy-X in spontaneous abortions. Ann Genet 1988; 31: 4–13.

[10] Dhillon RK, Hillman SC, Morris RK, et al. Additional information from chromosomal microarray analysis (CMA) over conventional karyotyping when diagnosing chromosomal abnormalities in miscarriage: A systematic review and meta-analysis. BJOG 2014; 121: 11–21.

[11] Papp Z. Obstetric Genetics. Budapest, Hungary: Hungarian Academic Press, 1990.

[12] Diczfalusy E, Borrell U. Influence of oophorectomy on steroid excretion in early pregnancy. J Clin Endocrinol Metab 1961; 21: 1119.

[13] Ziegelmüller B, Vattai A, Kost B, et al. Expression of thyroid hormone receptors in villous trophoblasts and decidual tissue at protein and mRNA levels is downregulated in spontaneous and recurrent miscarriages. J Histochem Cytochem 2015; 63: 511–523.

[14] Gávai M, Berkes E, Lázár L, et al. Factors affecting reproductive outcome following abdominal myomectomy. J Assist Reprod Genet 2007; 24: 525–531.

[15] Papp Z, Mezei G, Gávai M, et al. Reproductive performance after transabdominal metroplasty. A review of 157 consecutive cases. J Reprod Med 2006; 51: 544–552.

[16] Naessens A, Foulon W, Cammu H, et al. Epidemiology and pathogenesis of Ureaplasma urealyticum in spontaneous abortion and early preterm labor. Acta Obstet Gynecol Scand 1987; 66: 513–516.
[17] Jamieson DJ, Kourtis AP, Bell M, et al. Lymphocytic choriomeningitis virus: An emerging obstetric pathogen? Am J Obstet Gynecol 2006; 194: 1532–1536.
[18] Crane J, Mundle W, Boucoiran I, et al. Parvovirus B19 infection in pregnancy. J Obstet Gynaecol Can 2014; 36: 1107–1116.
[19] Axelsson G, Rylander R. Exposure to anaesthetic gases and spontaneous abortion: Response bias in a postal questionnaire study. Int J Epidemiol 1982; 11: 250–256.
[20] Csécsei K, Szeifert GT, Papp Z. Amniotic bands associated with early rupture of amnion due to an intrauterine device. Zentralbl Gynäkol 1987; 109: 738–741.
[21] Harlap S, Shiono PH, Ramcharan S. Spontaneous foetal losses in women using different contraceptives around the time of conception. Int J Epidemiol 1980; 9: 49–56.
[22] Kline J, Stein Z, Susser M, et al. Fever during pregnancy and spontaneous abortion. Am J Epidemiol 1985; 121: 832–842.
[23] Gharavi AE, Pierangeli SS, Levy RA, et al. Mechanisms of pregnancy loss in antiphospholipid syndrome. Clin Obstet Gynecol 2001; 44: 11–19.
[24] Kujovich JL. Thrombophilia and pregnancy complica tions. Am J Obstet Gynecol 2004; 191: 412–424.
[25] Vinatier D, Duefour P, Cosson M, et al. Antiphospholipid syndrome and recurrent miscarriages. Eur J Obstet Gynecol Reprod Biol 2001; 96: 37–50.
[26] Ernest JM, Marshburn PB, Kutteh WH. Obstetric antiphospholipid syndrome: An update on pathophysiology and management. Semin Reprod Med 2011; 29: 522–539.
[27] Homonnai ZT, Paz GF, Weiss JN, et al. Relation between semen quality and fate of pregnancy. Retrospective study of 534 pregnancies. Int J Androl 1980; 3: 574–584.
[28] Kajii T, Ferrier A. Cytogenetics of aborters and abortuses. Am J Obstet Gynecol 1978; 131: 33.
[29] Papp Z, Gardó S, Dolhay B. Chromosome study of couples with repeated spontaneous abortions. Fertil Steril 1974; 25: 713–717.
[30] Simpson JL, Meyers CM, Martin AO, et al. Translocations are infrequent among couples having repeated spontaneous abortions but no other abnormal pregnancies. Fertil Steril 1989; 51: 811–814.
[31] Tharapel AT, Tharapel SA, Bannerman RM. Recurrent pregnancy losses and parental chromosome abnormalities. Br J Obstet Gynaecol 1985; 92: 899–914.
[32] Philipp T, Philipp K, Reiner A, et al. Embryoscopic and cytogenetic analysis of 233 missed abortions: Factors involved in the pathogenesis of developmental defects of early failed pregnancies. Hum Reprod 2003; 18: 1724–1732.
[33] Papp Z, Csécsei K, Tóth Z, et al. Exencephaly in human fetuses. Clin Genet 1986; 30: 440–444.
[34] Simpson JL, Mills JL, Holmes LB, et al. Low fetal loss rates after ultrasound-proved viability in early pregnancy. JAMA 1987; 258: 2555–2557.
[35] Jouppila P. Clinical and ultrasonic aspects in the diagnosis and follow-up of patients with early pregnancy failure. Acta Obstet Gynecol Scand 1980; 59: 405–409.
[36] Liu Y, Liu Y, Zhang S, et al. Etiology of spontaneous abortion before and after the demonstration of embryonic cardiac activity in women with recurrent spontaneous abortion. Int J Gynaecol Obstet 2015; 129: 128–132.
[37] Liu XR, Mu HQ, Shi Q, et al. The optimal duration of progesterone supplementation in pregnant women after IVF/ICSI: A meta-analysis. Reprod Biol Endocrinol 2012; 10: 107
[38] Ford HB, Schust DJ. Recurrent pregnancy loss: Etiology, diagnosis, and treatment. Rev Obstet Gynecol 2009; 2: 76–83.
[39] Diejomaoh MF. Recurrent spontaneous miscarriage is still a challenging diagnostic and therapeutic quagmire. Med Princ Pract 2015; 24 (Suppl. 1): 38–55.
[40] Eschenbach DA. Treating spontaneous and induced septic abortions. Obstet Gynecol 2015; 125: 1042–1048.
[41] Lindelius A, Varli IH, Hammarstrom M. A retrospective comparison between lamicel and gemeprost for cervical ripening before surgical interruption of first-trimester pregnancy. Contraception 2003; 67: 299–303.
[42] Bartz D, Maurer R, Allen RH, et al. Buccal misoprostol compared with synthetic osmotic cervical dilator before surgical abortion: A randomized controlled trial. Obstet Gynecol 2013; 122: 57–63.
[43] Gibson KS, Mercer BM, Louis JM. Inner thigh taping vs traction for cervical ripening with a Foley catheter: A randomized controlled trial. Am J Obstet Gynecol 2013; 209: 272.e1.
[44] Mitchell MD. Biochemistry of the prostaglandins. Baillieres Clin Obstet Gynecol 1992; 6: 687.
[45] Robbin A, Spitz IM. Mifepristone: Clinical pharmacology. Clin Obstet Gynecol 1996; 39: 436–450.
[46] Fong YF, Singh KP. A comparative study using two dose regimens (200 lg or 400 lg) of vaginal misoprostol for pre-operative cervical dilatation in first trimester nulliparae. Br J Obstet Gynaecol 1998; 105: 413–417.
[47] Blanchard K, Shochet T, Coyaji K, et al. Misoprostol alone for early abortion: An evaluation of seven potential regimens. Contraception 2005; 72: 91–97.
[48] Tang OS, Ho PC. The pharmacokinetics and different regimens of misoprostol in early first-trimester medical abortion. Contraception 2006; 74: 26–30.
[49] Marret H, Simon E, Beucher G, et al. Overview and expert assessment of off-label use of misoprostol in obstetrics and gynaecology: Review and report by the Collège national des gynécologues obstétriciens français. Eur J Obstet Gynecol Reprod Biol 2015; 187: 80–84.
[50] Winikoff B, Dzuba IG, Creinin MD. Two distinct oral routes of misoprostol in mifepristone medical abortion: A randomized controlled trial. Obstet Gynecol 2008; 112: 1303.
[51] Shaw KA, Shaw JG, Hugin M, et al. Adjunct mifepristone for cervical preparation prior to dilation and evacuation: A randomized trial. Contraception 2015; 91: 313–319.
[52] Creinin MD, Potter C, Holovanisin M, et al. Mifepristone and misoprostol and methotrexat/misoprostol in clinical practice

for abortion. Am J Obstet Gynecol 2003; 188: 664–669.

[53] Kittiwatanakul W, Weerakiet S. Comparison of efficacy of modified electric vacuum aspiration with sharp curettage for the treatment of incomplete abortion: Randomized controlled trial. J Obstet Gynaecol Res 2012; 38: 681–685.

[54] Dean G, Colarossi L, Porsch L, et al. Manual compared with electric vacuum aspiration for abortion at less than 6 weeks of gestation: A randomized controlled trial. Obstet Gynecol 2015; 125: 1121–1129.

[55] Wen J, Cai QY, Deng F, et al. Manual versus electric vacuum aspiration for first-trimester abortion: A systematic review. BJOG 2008; 115: 5.

[56] Ireland LD, Gatter M, Chen AY. Medical compared with surgical abortion for effective pregnancy termination in the first trimester. Obstet Gynecol 2015; 126: 22–28.

[57] Dalenda C, Ines N, Fathia B, et al. Two medical abortion regimens for late first-trimester termination of pregnancy: A prospective randomized trial. Contraception 2010; 81: 323–327.

[58] Torre A, Huchon C, Bussieres L, et al. Immediate versus delayed medical treatment for first-trimester miscarriage: A randomized trial. Am J Obstet Gynecol 2012; 206: 215.e1-6.

[59] Larsson PG, Platz-Christensen JJ, Dalaker K, et al. Treatment with 2% clindamycin vaginal cream prior to first trimester surgical abortion to reduce signs of postoperative infection: A prospective, double-blinded, placebo-controlled, multicenter study. Acta Obstet Gynecol Scand 2000; 79: 390–396.

[60] Shinagawa S, Nagayama M. Cervical pregnancy as a possible sequela of induced abortion. Report of 19 cases. Am J Obstet Gynecol 1969; 105: 282–284.

[61] Ayers LR, Drosman S, Saltzstein SL. Iatrogenic paracervical implantation of fetal tissue during a therapeutic abortion. Obstet Gynecol 1971; 37: 755–760.

[62] Árvay A, Görgey M, Kapu L. La relation entre les avortements (interruptions de la grossesse) et les accouchements prématurés. Rev Franc Gynec Obstet 1967; 62: 81–86.

[63] Taylor PJ, Cumming DC, Hill PJ. Significance of intrauterine adhesions detected hysteroscopically in eumenorrheic infertile women and role of antecedent curettage in their formation. Am J Obstet Gynecol 1981; 139: 239–242.

[64] Houwert-de Jong MH, Eskes TKAB, Termijtelen A, et al. Habitual abortion: A review. Eur J Obstet Gynecol 1989; 30: 39.

[65] Glaser D, Wank R, Bartsch-Sandhoff M, et al. Immunotherapy after recurrent abortions with a paternal chromosomal translocation. Geburtsh Frauenheilkd 1989; 49: 58–60.

[66] Parke A, Maier D, Hakim C, et al. Subclinical autoimmune disease and recurrent spontaneous abortion. J Rheumatol 1986; 13: 1178–1180.

[67] Iffy L. Embryologic studies of time of conception in ectopic pregnancy and first trimester abortion. Obstet Gynecol 1965; 26: 490–498.

[68] Mikamo K, Iffy L. Aging of the ovum. Obstet Gynecol Annu 1974; 3: 47–99.

[69] Morton NE, Chiu D, Holland C, et al. Chromosome anomalies as predictors of recurrence risk for spontaneous abortion. Am J Med Genet 1987; 28: 353–360.

[70] Lancet M, Jakobovits A. Abnormalities of position, shape, and structure of the pregnant uterus. In: Iffy L, Kaminetzky HA (eds), Principles and Practice of Obstetrics and Perinatology, p. 1471. New York, NY: Wiley, 1981.

[71] Swahn ML, Bygdeman M. Termination of early pregnancy with RU 486 (Mifepristone) in combination with a prostaglandin analogue (Sulprostone). Acta Obstet Gynecol Scand 1990; 68: 293–306.

[72] Papp Z. (ed.). Atlas of Fetal Diagnosis. Amsterdam-London-New York-Tokyo: Elsevier, 1992.

[73] Autry AM, Hayes EC, Jaobson GF, et al. A comparison of medical induction and dilation and evacuation for second trimester abortion. Am J Obstet Gynecol 2002; 187: 393–397.

[74] Shulman LP, Ling FW, Meyers CM, et al. Dilation and evacuation is a preferable method for mid-trimester genetic termination of pregnancy. Prenat Diagn 1989; 9: 741–742.

[75] Klinte I, Hamberger L, Wiqvist N. 2nd-trimester abortion by extra-amniotic instillation of Rivanol combined with intravenous administration of oxytocin or prostaglandin-F2-alpha. Acta Obstet Gynecol Scand 1983; 62: 303–306.

[76] Uldbjerg N, Ekman G, Malmström A, et al. Biochemical and morphologic changes of human cervix after local application of prostaglandin E2 in pregnancy. Lancet 1981; 1: 267–268.

[77] WHO Task Force on the Use of Prostaglandins for the Regulation of Fertility. Prostaglandins and abortion. II. Single extra-amniotic administration of 0.92 mg of 15-methyl-prostaglandin F2a in Hyskon for termination of pregnancies in weeks 10 to 20 of gestation: An international multicenter study. Am J Obstet Gynecol 1977; 129: 593–596.

[78] Hill NCW, MacKenzie IZ. 2308 second trimester terminations using extra-amniotic or intra-amniotic prostaglandin E2: An analysis of efficacy and complications. Br J Obstet Gynaecol 1989; 96: 1424–1431.

[79] Dabash R, Vhelli H, Hajri S, et al. A double-blind randomized controlled trial of mifepristone or placebo before buccal misoprostol for abortion at 14–21 weeks of pregnancy. Int J Gynaecol Obstet 2015; 130: 40–44.

[80] Su LL, Biswas A, Choolani M, et al. A prospective, randomized comparison of vaginal misoprostol versus intra-amniotic prostaglandins for midtrimester termination of pregnancy. Am J Obstet Gynecol 2005; 193: 1410–1414.

[81] Owen J, Hauth JC. Vaginal misoprostol vs. concentrated oxytocin plus low-dose prostaglandin E2 for second trimester pregnancy termination. J Matern Fetal Med 1999; 8: 48.

[82] Kapp N, Todd CS, Yadgarova KT, et al. A randomized comparison of misoprostol to intrauterine instillation of hypertonic saline plus a prostaglandin F2alpha analogue for second-trimester induction termination in Uzbekistan. Contraception 2007; 76: 461.

[83] Wildschut H, Both MI, Medema S, et al. Medical methods for mid-trimester termination of pregnancy. Cochrane Database Syst Rev 2011; (1): CD005216.

[84] Bartley J, Brown A, Elton R, et al. Double-blind randomized trial of mifepristone in combination with vaginal gemeprost or misoprostol for induction of abortion up to 63 days gestation.

Hum Reprod 2001; 16: 2098–2102.

[85] Guest J, Chien P, Thomson M, et al. Randomised controlled trial comparing efficacy of same day administration of mifepristone and misoprostol for termination of pregnancy with the standard 36 to 48 hour protocol. BJOG 2005; 112: 1457.

[86] Bebbington MW, Kent N, Lim K, et al. A randomized controlled trial comparing two protocols for the use of misoprostol in midtrimester pregnancy termination. Am J Obstet Gynecol 2002; 187: 853–857.

[87] Schneider D, Langer R, Golan A, et al. Induced early mid-trimester abortion in primigravid adolescents: Comparison between laminaria dilatation-evacuation and extra-amniotic PGFi2a infusion. Isr J Obstet Gynecol 1991; 2: 170.

[88] WHO Task Force on Prostaglandins for Fertility Regulation, Special Programme of Research, Development and Research Training in Human Reproduction. Vaginal administration of 15-methyl-PGF2a methyl ester for preoperative cervical dilatation. Contraception 1981; 23: 251–259.

[89] Less A, Goldberger SB, Bernheim B, et al. Vaginal prostaglandin E2 and fetal amniotic fluid embolus. JAMA 1990; 263: 3259–3260.

[90] Chervenak FA, McCullough LB. An, ethically justified, clinically comprehensive management strategy for 3rd-trimester pregnancies complicated by fetal anomalies. Obstet Gynecol 1990; 74: 311–316.

[91] Papp Z, Tóth Z, Szabó M, et al. Prenatal screening for neural tube defects and other malformations by both serum AFP and ultrasound. In: Kurjak A (ed), The Fetus as a Patient, pp. 167–180. Amsterdam, the Netherlands: Elsevier, 1985.

[92] Papp Z. Genetic counseling and termination of pregnancy in Hungary. J Med Philos 1989; 14: 323–333.

[93] Kerenyi TD, Chitkara Y. Selective birth in twin pregnancy with discordancy for Down's syndrome. N Engl J Med 1981; 304: 1525–1527.

[94] Itskovitz-Eldor J, Drugan A, Levron J, et al. Transvaginal embryonic aspiration (TEA)—A safe method for selective reduction in multiple gestation. Am J Obstet Gynecol 1992; 166: 3581–3585.

[95] Evans MI, Kramer RL, Yaron Y, et al. What are the, ethical and technical problems associated with multifetal pregnancy reduction? Clin Obstet Gynecol 1998; 41: 46–54.

[96] Patkós P, Tóth-Pál E, Papp Z. Multiembryonic pregnancy reduction: The Hungarian experience. Am J Obstet Gynecol 2002; 186: 596–597.

[97] Evans MI, Krivchenia EL, Gelber SE, et al. Selective reduction. Clin Perinatol 2003; 30: 103–111.

第 10 章　经皮宫内胎儿分流

Percutaneous intrauterine fetal shunting

Sundeep G. Keswani　R. Douglas Wilson　Mark P. Johnson

本章概要

随着诊断技术、病例选择、新型胎儿治疗方法等各方面的进步，宫内胎儿外科治疗也随之持续发展。宫内胎儿外科治疗可以大致分成两大类，开放性子宫手术，以及内镜/超声引导下的微创手术，后者要求仅仅通过单一或多个路径的穿刺进入子宫后手术。微创胎儿干预的优点包括减少了像开放性手术那样的对母亲和胎儿创伤。这种微创的，或“封闭性”的手术减少了对子宫的激惹，并且能够减少开放性胎儿手术的致命性弱点——早产的发生率。另外，微创手术也不会给母亲造成子宫切开或再次妊娠须行剖宫产的后果。

膀胱流出道梗阻或胸腔积液性占位性损伤等胎儿异常会导致严重的发病率和死亡率。对罹患上述疾病的胎儿进行积液的长期宫内引流是有益的。本章旨在总结采用膀胱羊膜腔分流或胸腔羊膜腔分流技术对积液腔隙进行减压，从而实现封闭性宫内治疗的现状。

一、胎儿下尿路梗阻

简介

在所有产前能够检测到的先天异常中，泌尿系统的先天畸形约占 15%，且在 70% 的病例中合并多系统受累。已知 300 多种遗传综合征，以及

35% 的染色体异常，存在尿路畸形[1-3]。泌尿系统的先天性梗阻性疾病往往合并肾脏发育异常，并且对肾脏的生长造成直接影响。在人类胎儿中，如果在妊娠前 30 周发生严重的下尿路梗阻，可能会导致中肾胚基异常、囊性肾发育不良、间质细胞和肾小管细胞凋亡、肾单位数量减少[2, 4]。

胎儿泌尿系梗阻性疾病的原因复杂，有多种结构和病理原因。产前被诊断为巨膀胱或膀胱增大的病例，病因可以是梗阻性的，也可以是非梗阻性的。下尿路梗阻（lower urinary tract obstruction，LUTO）是一个常用的术语，其疾病谱包括了产前诊断的下尿路疾病。男性胎儿膀胱出口梗阻并合并羊水过少最常见的病因包括前列腺 / 尿道 / 膀胱颈复合体的畸形。相反，女性胎儿膀胱出口梗阻通常是泄殖腔发育畸形所致。非梗阻性巨膀胱的病例通常羊水量正常，且无论是男性胎儿还是女性胎儿都是由于多种非梗阻性病因所致。非梗阻性膀胱增大 / 巨膀胱不是进行胎儿治疗的指征。

二、胎儿膀胱出口梗阻的病理生理

随着胎儿超声检查的引入，对膀胱出口梗阻进行治疗成为可能。随着超声技术在 20 世纪 90 年代的快速发展，通过超声可对胎儿进行可视性检查并鉴别胎儿病理情况。胎儿治疗的研究最初是通过胎羊模型进行的，并逐渐过渡到人类胎儿，对胎儿膀胱出口梗阻的研究就是这些研究之一。与 LUTO 相关的先天性胎儿下尿路疾病的变异和发生率列于表 10-1 中[5, 6]。LUTO 的发生率为 3.34/10 000 例活产儿(可信区间 2.95 ～ 3.72)，这包括了 LUTO 的各个亚型及其相关的异常，但是，这一数字并没有将妊娠丢失包括在内。一项对 284 例病例的回顾性队列研究又进一步将 LUTO 分为复杂性（63 例）和孤立性（221 例）两组。通常只有孤立性 LUTO（78%）可以进行胎儿治疗。后尿道瓣膜（posterior urethral valve，PUV）梗阻是最常见的梗阻性病因，占整个 LUTO 队列的 63%，共有 179 例病例，其中 160 例（89%）是孤立性的。尿道闭锁、尿道狭窄，以及梨状腹综合征（prune belly syndrome）分别占全部 LUTO 病例的 9.9%、7.0% 和 2.5%。非特异性或特异性的其他 LUTO 亚型占全部病例的 17.6%。无论膀胱出口梗阻的病因是什么，如果梗阻是完全性的，则胎儿结局就和胎儿“变形”异常 / 羊水过少序列征类似（表 10-1）[5, 6]。

表 10-1　先天性下尿管梗阻的病理（巨膀胱 ± 产前超声表现）

胎儿诊断	发生率 /10 000 LB	备注
后尿道瓣膜	2.10（可信区间 1.79 ～ 2.41）	男性
尿道闭锁	0.33（可信区间 0.21 ～ 0.45）	男性
尿道狭窄	0.23（可信区间 0.13 ～ 0.34）	男性
梨状腹综合征	0.08（可信区间 0.02 ～ 0.14）	男性 / 女性（女性无生殖器位置问题）
前尿道		男性
瓣膜 / 憩室		＜ 50% 尿道球部；33% 位于阴茎；33% 位于阴茎阴囊连接处
先天性尿道膨出		男性 / 女性
MMIHS（致死性）		三个女性 / 一个男性
孤立性巨膀胱		MMIHS 的轻型变异型 / 膀胱肌病
巨膀胱－巨输尿管		广泛性薄壁膀胱伴有尿路扩张
并发症		大量的反复性尿液反流

LB．活产；MMIHS．巨膀胱小结肠肠蠕动迟缓综合征

不同原因造成的梗阻及其相应的结局取决于对存活者尿路情况的评估，或者是对死亡的胎儿或新生儿梗阻的膀胱颈或膀胱出口，以及其他尿路系统的病理分析。羊水量（羊水指数或最大羊水池深度，表 10-2[3, 7-18]）可以反映出梗阻的严重程度（完全性－未破裂性 PUV －尿道闭锁；部分性－破裂性 PUV －尿道狭窄）。完全性梗阻导致胎儿巨膀胱的形成，伴有膀胱平滑肌肥大和增生，并引起继发的收缩性、顺应性和弹性受损。过度的膀胱内压力会沿着输尿管膀胱瓣膜传导，从而导致输尿管积水和肾积水。随着尿液的不断产生，会进一步导致膀胱输尿管反流。肾盂和肾盏的扩张将压迫肾皮质并导致Ⅳ型囊性变性（可通过超声观察到）的发生。梗阻的进展和压力相关性病程最终导致胎儿或新生儿肾功能不全。

表 10-2 LUTO 畸形：诊断和肾脏情况评估

A. 主要通过超声筛查 / 诊断（剔除假阴性后 95% 灵敏度 / 剔除假阳性后 80% 特异性）
孕周 12 ～ 36 周
巨膀胱（最早孕 11 周；发生率 1/1800，通常自行缓解） 定义：孕 10 ～ 14 周正常膀胱大小＜ 6mm；＞ 15 ～ 17mm 提示梗阻存在 孕 14 周后外观呈大膀胱，且 45min 后无排空
羊水过少：重要的预测产后肾功能不良的指标 定义：羊水深度＜ 0.5 ～ 3.0cm；羊水指数（AFI）＜ 3.0 ～ 8.0cm
肾脏外观：肾盂积水＞ 4 ～ 7mm；肾脏强回声，肾实质囊肿，肾皮质异常，是产后肾功能最好的预测指标
尿液溢出（15%）；尿性腹水，肾周尿性囊肿，尿性胸腔积液
相关畸形 33%
心脏，心胸比增大（21%）；心室肥大（29%）；心包积液（36%）；膀胱压迫髂动脉，导致心脏后负荷增加
肾脏大小：左、右肾（在孕 20 ～ 40 周处于第 5 和第 95 百分位之间）（Yoshizaki et al）
三维多普勒组织柱状图和血管指数（Bernades et al）
四维超声成像（Ruano et al）
B. 其他影像学检查 /MRI
提供其他产前影像学资料并且可以替代尸检
C. 侵入性分析
羊水或胎儿尿液核型分析（有 25% 的风险是 13 三体或 18 三体）
微阵列分析：11.8% 的膀胱异常病例存在病理性拷贝数变异
尿液 / 肾功能分析（绝对切割值）；系列评估 ×3 每 2 天 1 次 好的预后筛查指标 钠＜ 100mmol/L（较好的预测指标） 氯＜ 90mmol/L 钙＜ 80mg/L（较好的预测指标） 渗透压浓度＜ 200mmol/L 总蛋白＜ 200mg/L β_2- 微球蛋白＜ 6mg/L
羊水游离胎儿 DNA/ 代谢组学分析：资料有限
D. 诊断性膀胱镜检查
对于预测预后的诊断能力有限，但基于循证的已发表文献提示采用膀胱镜检查改变了 25% ～ 36% 的病例的超声诊断

LUTO．下尿路梗阻；MRI．磁共振成像

原发性胎儿膀胱出口梗阻（畸形）和继发性压力相关性膀胱和肾脏的变形会对肺、骨骼肌肉系统、颜面部造成其他影响。对肺的继发性影响包括严重的肺发育不良，导致肺泡囊晚期不发育，这种情况可以是致死性的。羊水量对于维持肺气道发育所需要的流体静力学扩张（进入和排出），以及维持胎儿运动和肌肉发育所需要的空间都很重要。羊水量不足将导致多发后遗症，羊水过少序列征（Potter 综合征）已被详细描述，包括胎儿肢体关节弯曲症和颜面部压迫特征[19]。

三、胎儿膀胱出口梗阻的筛查和诊断评估

表 10-2[4, 7-18] 总结了已经报道的和目前已用于临床决策的诊断性评估和肾功能评估方法。这个总结包括了影像学筛选（超声；磁共振），侵入性实验室分析（遗传学检测；肾功能检测），以及胎儿膀胱镜检查的诊断性应用。

已有系统性回顾分析评价了非侵入性超声检查的作用。共有 13 篇文章符合研究标准，荟萃分析比较了临床类似的小组情况，以将临床异质性降至最低。最好的预测产后存活者肾功能的超声指标是肾皮质的外观［灵敏度 0.57（可信区间 0.37 ~ 0.76）；特异度 0.84（可信区间 0.71 ~ 0.94），曲线下面积 0.78］[20]。羊水量也是有用的评价指标［灵敏度 0.63（可信区间 0.51 ~ 0.74）；特异度 0.76（可信区间 0.65 ~ 0.85），曲线下面积 0.74］。MRI[7, 13] 也用于胎儿影像学检查且 MRI 技术不受羊水量的影响，因此适用于胎儿肾脏病理的评估，并且早在妊娠 20 周的时候就可以应用。MRI 是超声的补充，应该继超声评估之后应用（图 10-1）。

通过膀胱穿刺获取胎儿尿液以评估肾功能的技术（表 10-2）已被应用多年，钠、氯、β_2- 微球蛋白浓度都是较好的产后肾功能的预测指标[3, 15, 21]。一项系统性回顾[21] 揭示了尿钠和钙浓度的预测价值，尿钙浓度大于相应孕周第 95 百分位［似然比（likelihood ratio，LR）+6.65，0.23 ~ 190.96；LR-0.19，0.05 ~ 0.74］、尿钠浓度大于相应孕周第 95 百分位（LR+ 4.46，1.71 ~ 11.6；LR-0.39，0.17 ~ 0.88）是与肾脏损伤相关性最强的预测指标，而 β_2- 微球蛋白的准确性稍差（LR+ 2.92，1.28 ~ 6.69；LR-0.53，0.24 ~ 1.17）。这些基于尿液检查的预测指标可以估测产后肾功能，在系列评估时尿钠和尿钙浓度反映了检查时的肾小管功能。胎儿尿液的渗透性会随着孕周的增加逐渐降低，而肾小管对钠离子和 β_2- 微球蛋白的重吸收在妊娠 20 ~ 40 周期间会增加[22]。其他用于评价肾功能的尿液检测采用其他尿液产物分析，例如游离 DNA 分析、蛋白组学分析或代谢组学分析。

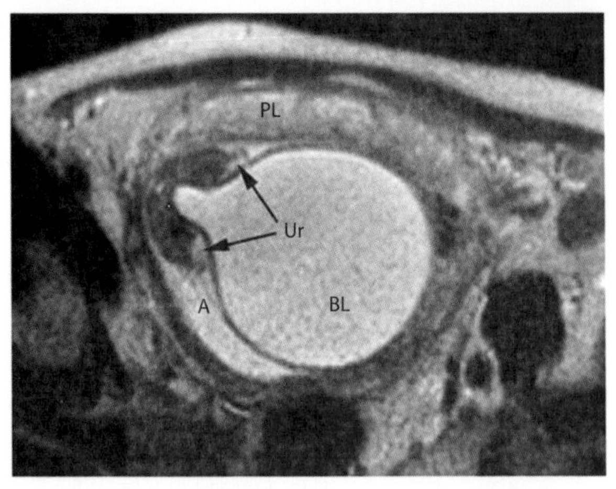

▲ 图 10-1　下尿路梗阻胎儿腹部的磁共振横切面
A．腹水；BL．膀胱；PL．胎盘；Ur．输尿管积水

一项关于对 LUTO 病理情况进行诊断性膀胱镜检查的系统性回顾分析[23]（包括了 66 篇文献），从 4 篇文献中检出了 63 例病例。到目前为止，有关针对 LUTO 的诊断性胎儿膀胱镜检查的证据质量很差。可以考虑对 LUTO 病例进行诊断性胎儿膀胱镜检查，但在获得更多的关于存活者和远期结局的结果之前，目前这只是一种实验性干预手段[21]。

四、下尿路梗阻的干预技术

对 LUTO 的干预技术的评估必须要考虑到胎儿治疗的伦理问题，既包括对胎儿的“收益 /

风险”的评估，也包括对母亲的“风险 / 收益”的评估。知情同意的过程中要考虑到产后肾功能评估和修复时维持呼吸的姑息性存活手术，或者是试图通过改善胎儿的肾功能以降低新生儿发病率，以及通过儿科治疗和外科手术来改善儿童期的结局的胎儿治疗技术[24]。

为保持胎儿的呼吸和肌肉骨骼系统，超声引导下的干预技术可以在妊娠 20 ～ 36 周进行[19]。系列羊水灌注维持足够的羊水量，可以防止变形等羊水过少序列征的发生。反复的羊水灌注操作会增加感染和胎膜早破的风险，后者可能导致早产和新生儿不成熟相关的风险。但是，系列羊水灌注的治疗作用和价值却很有限。

膀胱穿刺评估胎儿尿液 / 肾功能也是超声引导下的穿刺技术，和羊膜腔穿刺术相似，只不过靶向的液体池是增大的胎儿膀胱[3, 21]。可以采用 22G 腰穿针在膀胱的中线处较低位置进针，采用彩色多普勒技术以防止穿刺进入膀胱两侧的脐血管中。在膀胱下中线的位置可以充分抽吸到胎儿尿液。推荐采用系列膀胱穿刺术，每 2 天穿刺 1 次，共 3 次，以获得最佳的肾脏评估结果。能够较好预测产后肾功能的尿液检测指标列于表 10-2 中，这些指标也可以作为膀胱羊水分流（作为膀胱出口梗阻的旁路）的评价指标。

如果能够鉴别胎儿肾功能，且没有其他重要的遗传学 / 功能 / 器官系统结果或功能性异常存在（除了那些和 LUTO 相关的情况），可以考虑进行“封闭式”超声引导下膀胱羊膜腔分流（vesicoamniotic shunting，VAS），并对患者进行咨询和知情同意。对 VAS 技术的详细描述已经发表[25, 26]，胎儿 VAS 技术的经验[25-30]也总结在表 10-3 中。简要地说，就是在超声引导下，用一个引导套管针穿刺进入胎儿腹腔和膀胱中，之后插入一个双猪尾导管。导管的远端置于胎儿膀胱中，近端置于羊膜腔中，从而起到羊水灌注的作用。在 VAS 置入之后，可以用超声来确定正确的 VAS 位置并通过观察到胎儿膀胱体积减小而证明尿液通过 VAS 从膀胱中引流出来（图 10-2）。

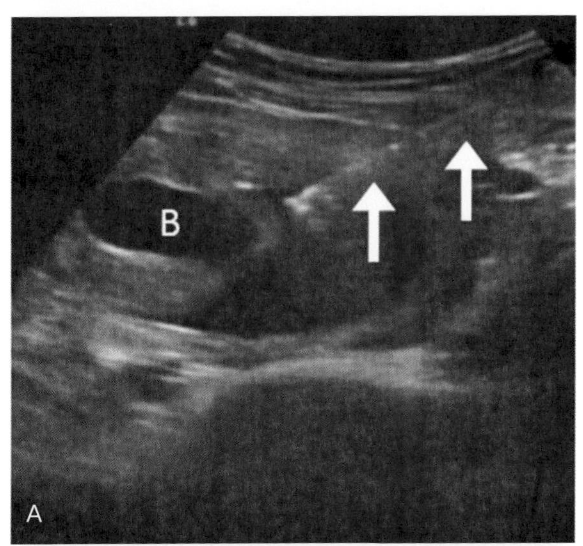

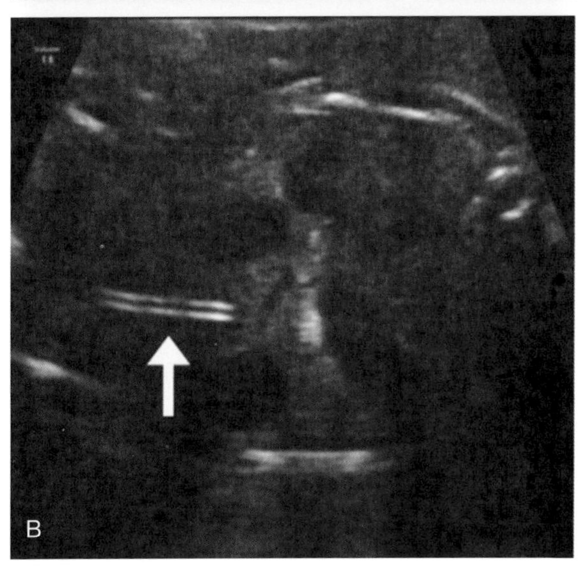

▲ 图 10–2　A. 穿刺针套管（箭）通过子宫壁穿刺如胎儿腹部和膀胱壁；B. 显示双猪尾导管在胎儿膀胱中的末端（箭）通过插入的套管被穿入膀胱

（一）并发症

在进行任何侵入性穿刺或分流操作之前应对患者进行咨询，包括对风险的讨论，这些风险包括胎膜早破、对胎儿的直接损伤、胎盘出血，以及可能的早产。膀胱穿刺时偶尔会发生一过性的膀胱腹膜瘘，从而产生尿性腹水。这些瘘往往在术后 10 ～ 14d 随着巨膀胱的再次形成而自发闭合。分流管的移位也是相当常见的并发症，文献报道的发生率为 30% ～ 45%[25]。将分流管适当定位于胎儿下腹部区域会降低由于膀胱减压所导致的分流管移位的风险。根据临床具体情况，反复的分流管插入也可能是必要的。对于分流操作之后发生妊娠丢失的风险没有很好的评估。在下尿路梗阻皮下分流（percutaneous shunting in lower urinary tract obstruction，PLUTO）试验中[27]，16 例患者中有 4 例（25%）在进行成功分流置管之后发生胎死宫内。膀胱穿刺导致的妊娠丢失率被认为和羊膜腔穿刺术的相似，为 0.5% ～ 1.0%。

（二）结局

表 10-3 总结了已经发表的 LUTO 经膀胱穿刺分流的结局。一项针对 VAS 治疗 LUTO 的有效性的系统性荟萃分析包含了 20 项对 LUTO 胎儿进行干预的研究，共 369 例胎儿，其中 12 项研究被用于围生存活率的荟萃分析，7 项研究被用于远期肾功能效果的荟萃分析（尽管有 5 项研究没有进行胎儿干预）[25]。结果认为，与不进行胎儿治疗相比，胎儿宫内治疗（主要是 VAS）能够改善围生期预后（OR 3.86，CI 2.00 ～ 7.45）。第二个荟萃分析则证明，与不进行胎儿治疗相比，VAS 并不能改善远期肾功能（OR 0.67，CI 0.22 ～ 2.00）。

表 10-4 总结了对 LUTO 采用胎儿膀胱镜（图 10-3）进行的诊断和治疗[16-18, 26, 30, 31]。Ruano 等[30]报道了一项病例对照研究，包含了 111 例胎儿，共进行了 34 次膀胱镜治疗，发现对于重度 LUTO 而言，胎儿膀胱镜检查和 VAS 可以提高 6 个月的存活率。但是，对于 PUV 胎儿，只有胎儿膀胱镜干预（即瓣膜切除术）才能够预防对肾功能的损伤。表 10-3 和表 10-4 中的治疗性证据表明，放置膀胱羊膜腔分流管并不能显著改善产后的肾功能，但可以通过改善肺功能来提高总体生存率。

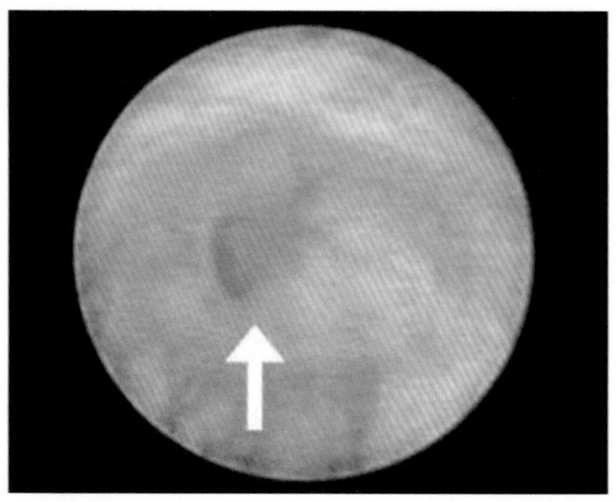

▲ 图 10-3　对胎儿下尿路梗阻进行膀胱镜检查时的尿道口（箭）

引自 Dr. Rodrigo Ruano

表 10-3　已发表的 VAS 应用 / 存活率和肾功能结局评估的回顾

作　者	研究设计	评　论
Morris 等[25]	系统性回顾（1990—2009）	主要文章 23 篇 / 统计分析 20 篇，VAS 改善存活率（OR 3.86，CI 2.00 ～ 7.45），但产后残存肾功能较差（仅限于观察性研究）
Tonni 等[26]	系统性回顾（1987—2008）	主要文章 12 篇，对 PUV 的治疗，VAS 并不改善结局和（或）远期预后
Morris 等[27]	随机对照研究	31 例胎儿（16 例 VAS；15 例无治疗）（由于缺乏入组病例没有继续进行 RCT），VAS 的生存率较高，无论是 VAS 还是保守治疗，获得正常肾功能的概率很低
Ethun 等[28]	单个中心的病例回顾（2004—2012）	14 例男性 LUTO/11 个进行干预；VAS 提高生存率，但围生期和远期发病率显著提高
Diwaker 等[29]	二次 RCT 分析	VAS 效价分析（PLUTO），VAS 远比保守治疗昂贵，对于胎儿 LUTO 的处理，VAS 不具有效价性
Ruano 等[30]	病例回顾；两个中心（1990—2013）	111 例胎儿（16 例行 VAS），VAS 提高 6 个月生存率，但不改善肾功能

OR. 优势比；PLUTO. 下尿路梗阻的皮下分流；PUV. 后尿道瓣膜；RCT. 随机对照研究；VAS. 膀胱羊膜腔分流

表 10-4 已发表的对胎儿 LUTO 进行膀胱镜检查的回顾

作 者	研究设计	评 论
Ruano 等[18]	队列研究（2006—2008）	可行性，7 个用膀胱镜进行激光治疗 /PUV/4 个仅仅进行膀胱镜检查（UA），12 个仅仅是期待治疗
Morris 等[23]	系统回顾（66 篇文献）	对 63 例病例进行回顾分析，膀胱镜治疗和不治疗相比：并不改善存活率（OR 20.51，CI 3.87 ～ 108.69）；膀胱镜和 VAS 相比：NS 存活率（OR 1.49，CI 0.13 ～ 16.97）
Ruano 等[16]	队列研究（2008—2010）	妊娠 16 周的严重巨膀胱，7 例膀胱镜治疗（3 例激光治疗 PUV；3 例 UA；1 例在膀胱镜检查前胎死宫内）；PUV2 例存活 /1 例 MMIHS 在产后死亡 /8 例期待治疗无一存活
Ruano 等[17]	回顾性分析（1995—2010）	20 例 PUV 用膀胱镜治疗，高频激光 10/20，存活 7/10；腹腔积液 4/20；存活 3/4；导丝 4/20；高频单极 1/20；尿道探针 1/20；无一存活
Tonni 等[26]	回顾性分析（计算机检索）	有限回顾：有限的膀胱镜 /LUTO
Ruano 等[30]	多中心病例对照研究	111 例胎儿（膀胱镜 34 例 /VAS16 例 / 无干预 61 例）；存活可能性：膀胱镜相比无干预，ARR 1.86（CI 1.01 ～ 3.42），VAS 相比无干预，ARR 1.73（CI 1.01 ～ 3.08）；正常肾功能：膀胱镜相比无干预，ARR 1.73（CI 0.97 ～ 3.08），VAS 相比无干预，ARR 1.16（CI 0.86 ～ 1.55）；6 个月存活率：膀胱镜相比无干预，ARR 4.10（CI 1.75 ～ 9.62），VAS 相比无干预，ARR 3.76（CI 1.42 ～ 9.97）；肾功能：膀胱镜相比无干预，ARR 2.66（CI 1.245 ～ 5.70），VAS 相比无干预，ARR 1.03（CI 0.49 ～ 2.17）
Sananes 等[31]	多中心系列研究	40 个胎儿 PUV 膀胱镜治疗性激光

ARR．校正风险比；CI．可信区间；UA．尿道闭锁

五、下尿路梗阻分流治疗的小结

用于筛查和诊断胎儿膀胱出口梗阻的超声标准已经明确，包括特征性扩大的膀胱、输尿管的压力变化、肾实质的改变及其相关的羊水量的减少。明确产前解剖性梗阻的病因需要专业的技巧和专业知识。尽管仍然是试验性质的，在风险 - 效益比合适时，诊断性膀胱镜检查可能有助于阐明一些特异性的病因。产前遗传学检查、尿液检查，以及产后肾功能的评估，需要通过羊膜腔穿刺术或膀胱穿刺术来进行胎儿染色体微阵列分析，以及多次膀胱穿刺。尿液的钙、钠、β_2- 微球蛋白是最可靠的预测产后肾功能的指标。存在继发于 PUV 或尿道发育不良的孤立性 LUTO 的男性胎儿，通过 VAS 进行羊膜腔灌注，能够减少羊水过少的发生并改善肺发育，从而提高胎儿 / 新生儿的存活率。目前尚无对孤立性 LUTO 保留肾功能的最佳治疗方法，但是，一般认为对 LUTO 的干预性治疗应针对那些合并羊水过少的病例。对于那些例数有限的、表现为不完全性膀胱颈梗阻的孤立性 LUTO，采用非手术治疗可能有效。

六、胸腔疾病进行宫内分流的简介

胎儿的胸膜腔和产后的胸膜腔很相似，是一个闭合性的腔隙，当有快速生长的包块或液体积聚时，只有很小的扩张能力。如果有包块［如大的囊性先天性肺气道畸形（congenital pulmonary airway malformation，CPAM）］或液

体积聚（如胸腔积液），则会由于占位性损伤影响胎儿发育，从而导致对发育中的肺产生胸腔内压迫，并且由于胸腔内压力增大和含有心脏、大血管的纵隔移位，对胸腔内血流造成干扰，后者则会导致胎儿水肿的发生（图 10-1）。肺发育不良和心血管受损的风险和占位病变的体积直接相关。通过宫内分流置管或胸腔穿刺来引流从而减少这些占位病变的体积对于改善胎儿的血流动力学、维持肺的正常生长，以及妊娠结局，都是有益的。

（一）胸膜腔积液

胎儿胸膜腔积液（pleural effusion，PE）可以是非免疫性胎儿水肿的全身表现中的一部分，也可以是孤立性的超声表现[32-34]。一般可以将 PE 分为原发性和继发性两大类。原发性 PE 是淋巴畸形，而继发性 PE 通常和一些异常情况相关，例如非整倍体、心脏缺陷、贫血或感染。原发性 PE 的发生率约为 1/12 000 妊娠，男性胎儿和女性胎儿的比例为 2 ∶ 1[32]，通常不到妊娠 32 周即出现，一旦出现胎儿水肿则提示围生期死亡率增加，为 36% ～ 40%[33-35]（图 10-4）。不伴有胎儿水肿的孤立性 PE 仍然可以通过占位性损伤来影响胎儿的发育，发生肺发育不良和心血管损伤的风险和占位积液的体积直接相关。PE 的侧别对妊娠结局没有影响，但双侧积液对肺发育的影响及心血管的压迫会更严重[35]。

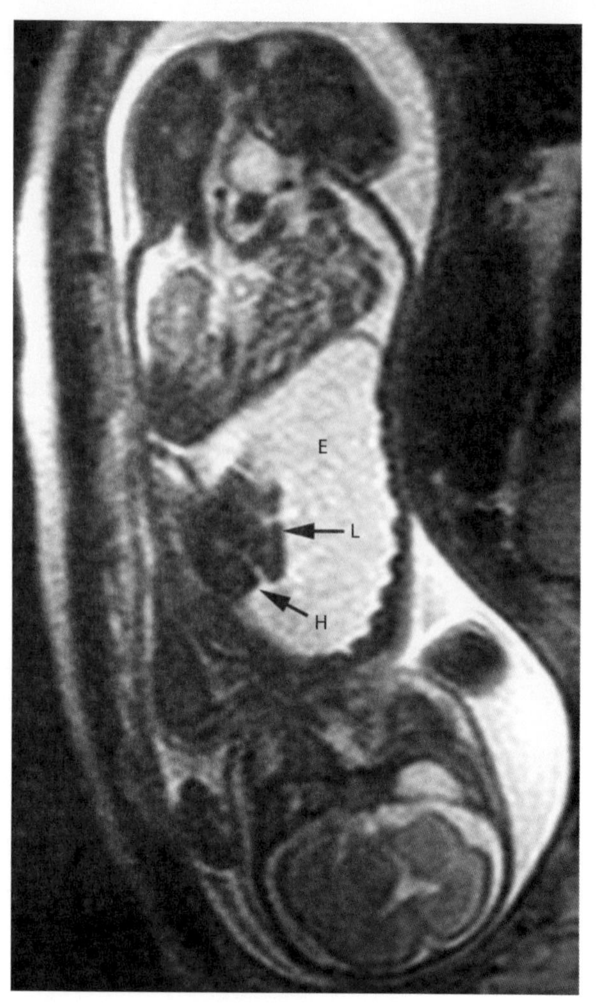

▲ 图 10-4　先天性胸膜腔积液的 MRI
注意心脏和肺的移位和压迫，以及以腹水和皮肤水肿为特征的胎儿水肿的存在（E．积液；H．心脏；L．肺）

（二）对合并胸膜腔积液的胎儿进行治疗的选择标准

胸膜腔羊膜腔分流（thoracoamniotic shunting，TAS）治疗 PE 的选择标准是原发性 PE，且不是复杂遗传综合征表型的一部分。选择标准包括胎儿核型正常、病毒学检查结果正常、胎儿超声心动图检查正常、没有显著的影响胎儿发病率和死亡率的先天畸形、胸膜腔穿刺之后积液很快复发、孕周＜ 32 周[32，33，36]。但是，最近有一项研究提出分流操作直至妊娠 37 周仍可进行，可以改善产后复苏的效果[37]。最低程度的评估应包括对积液进行细胞计数，确定是原发性的淋巴积液（单核细胞＞ 95%），通过诊断性胸膜腔穿刺或羊膜腔穿刺获取积液后通过 PCR 对细小病毒、巨细胞病毒、疱疹病毒、弓形虫进行检测。

（三）胸腔穿刺和胸膜腔羊膜腔分流技术

胸腔穿刺是在持续超声引导下采用 20 ～ 22G 的腰穿针，在腋中线上穿刺进入胎儿下胸腔。进针位点非常重要，应该是在胸膜腔中最容易收集到积液的位置，以便最大限度地将积液抽吸走。在 24 ～ 72h 后进行再评估，如果积液在引流之后迅速聚积，则 TAS 的慢性引流可能最有用（图 10-5）。TAS 技术和膀胱穿刺技术相似，但是分流的最佳位置具有侧别依赖性。对于右侧的积液，最佳的分流置管位置是胸腔下三分之一，位于纵隔和腋中线之间。对于左侧积液，最佳的分流置管位置则是胸腔上三分之一，位于腋中线。这样可以达到最佳的引流效果，使心脏回归到正常位置，肺部扩张充满胸腔。分流套管进入胸腔的合适轨迹由超声确定，应使套管的尖正好终止于胸腔靶位置的附近。之后用 1% 的利多卡因对孕妇进行皮肤局部麻醉，并切开一个 3mm 的小切口。穿过母亲腹部置入套管鞘进入羊膜腔中，并到达胎儿胸部附近，继而将套管通过肋间隙放入到已经定位好的入口，采用轻捻的手法将套管穿透胸壁直至其尖端进入积液 5 ～ 10mm。去掉尖锐的探针并抽吸 5 ～ 10ml 积液，如果积液中有颗粒物质，则建议将抽吸 10ml 积液和注入 10ml 0.9% 氯化钠溶液（37℃）交替进行以达到灌洗的目的，直至液体变清亮为止。之后迅速将双猪尾导管插入套管鞘中，这样积液就不再引流，使得导管放置更加困难，不太容易恢复到最初的卷曲形状。如果有必要的话，一过性注入 10 ～ 30ml 温的 0.9% 氯化钠溶液以扩充积液有助于固定分流置管。导入推进杆（根据制造商的不同，可有 1 ～ 2 个推进杆）并缓慢前行，将导管的近端放置目标胸腔。Rocket 导管的金属尖和高密度部分使得其很容易在积液腔的入口处被观察到。将推送杆推送 8 ～ 9mm 使得猪尾管近端可以在液体中展开。将导管鞘从胸壁中退出 1cm，这样推送杆就可以就位而外鞘则可以越过推送杆被抽出 2 ～ 3cm，从而从胸壁进入到羊膜腔中，这样分流管中间直的部分就位于羊膜腔中，固定推送杆将导管鞘再从胎儿胸壁中退出 1 ～ 2cm。这时，很重要的一点是要停止退出并旋转导管鞘的尖端，使之从穿刺位点退出而不是直接将其拔出，之后将分流管的其余部分和穿刺点成某一角度从导管鞘中展开来。这一操作非常重要，因为这样可以防止猪尾导管的近端部分进入胸壁，后者会增加分流管迁移入胸腔的风险。由于胸膜腔内压力增加，积液很快就被引流出来，但可能需要 12 ～ 48h 才能完成。建议给予预防性单次静脉抗生素。如果出现羊水过多，则可通过套管鞘进行羊水减量的操作。

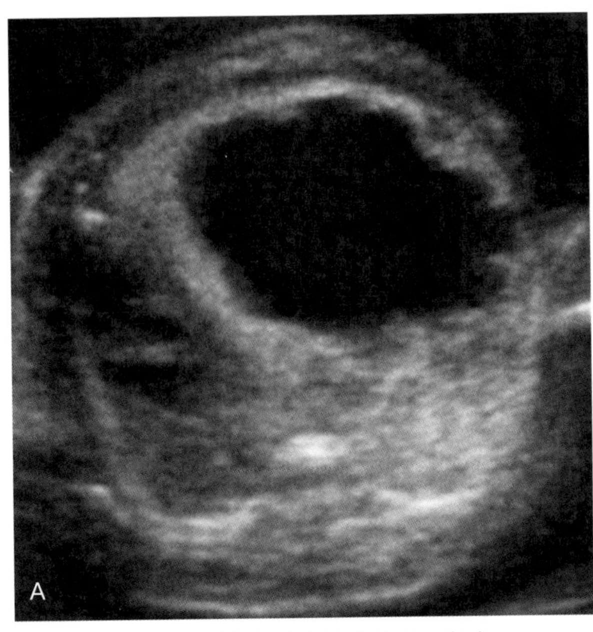

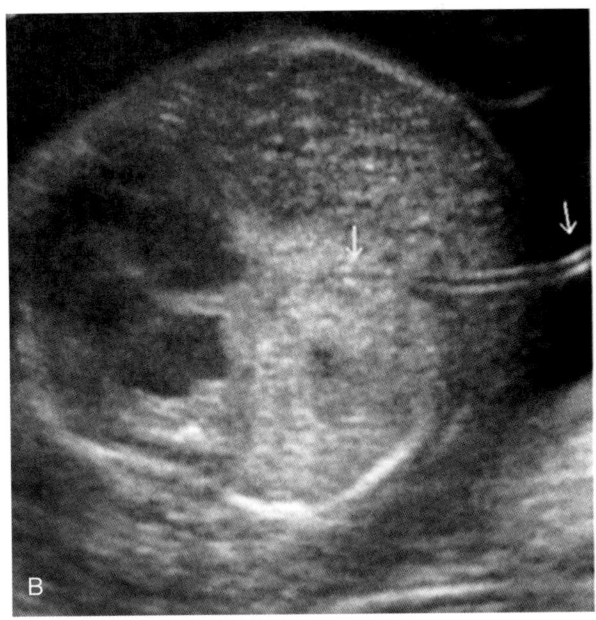

▲ 图 10-5 先天性肺气道畸形合并巨大囊肿

置管分流前（A）和置管分流后（B）；置管分流前对巨大囊肿的细针引流有助于确定后续分流置管时进入胎儿胸腔的最佳位置（箭所指为位于 CPAM 内的分流管）

（四）并发症

胸腔分流最常见的并发症和导管移位入羊膜腔中有关，其次就是导管移位入胸腔中，以及含有蛋白质的物质或血栓堵塞导管[38]。妊娠丢失率估计为 5%。胸腔穿刺导致妊娠丢失的风险估计为 0.5% ～ 1.0%。

（五）结局

TAS 之后的结局取决于对胎儿的正确选择，即选择那些水肿胎儿或有显著的肺发育不良风险的胎儿，这些胎儿能够从 TAS 治疗中获益。研究显示有效的引流有助于改善产前的肺生长、缓解水肿、提高存活率（表 10-5）。Aubard 等[33]在对存活率进行多变量分析之后发现，合并或不合并水肿的胎儿存活率分别为 67% 和 100%，因此认为水肿是唯一影响治疗结局的预后因素。如果不进行治疗，两组的存活率都只有 21% ～ 23%。Thompson 等[41]回顾了 17 个 TAS 治疗后的存活新生儿，平均孕周为 29 周（21 ～ 35 周），有 12 个胎儿在进行 TAS 时合并水肿，6 个婴儿发生复发性呼吸症状，但和适配的对照组相比没有统计学差异。Yinon 等[37]报道了 88 例大量 PE 的胎儿，其中 59 例（67.0%）合并水肿，67 例（76.1%）存在双侧积液，36 例（40.9%）合并羊水过多。分流置管的平均孕周为 27.6 周（18 ～ 37 周），平均分娩孕周为 34.2 周（19 ～ 42 周）。有 74 例（84.1%）活产，52 例（70.3%）在新生儿期存活。在 59 个水肿胎儿中，10 例（16.9%）发生胎死宫内，18 例（30.5%）在出生后死亡，围生期存活率为 52.5%。但是，在 29 例不合并水肿的胎儿中，新生儿存活率为 72.4%。有 28 例（47.5%）胎儿在分流后水肿消失，该组的存活率为 71%，而在 31 例水肿持续存在的胎儿中，存活率仅为 35%。在死亡的 22 例新生儿中，7 例是肺发育不良所致，5 例是遗传综合征所致，2 例是非整倍体所致，1 例是先天性心脏病所致。

表 10–5　对胸膜腔积液进行胸腔羊膜腔分流置管后的结局

作　者	例数	LB	SB	NND	水肿	存活率
Nicolaides 和 Azar[39]	51	33（12HR）	2	12	18	65%
Aubard 等[33]	80	57（48HR）	21	15	63	74%（O），67%（H），100%（NH）
Yinon 等[37]	88	74	–	22	59	59%
Peranteau 等[40]	37	21	3	13	21	60%（O），50%（H），100%（NH）
总计	256	185	26	62	161	48.4%（O）

H．水肿胎儿；HR．继分流置管后水肿恢复；NH．非水肿胎儿；O．总体存活率

七、先天性肺气道畸形

先天性肺气道畸形（congenital pulmonary airway malformation，CPAM）是一种良性的、由于末端呼吸性细支气管过度生长所致的占位性肿瘤。CPAM 大多为单叶的（80% ～ 95%），并可累及任何肺叶。根据囊肿的大小不同，通过产前超声和 MRI 可将其分类为小囊肿型（50%）或大囊肿型（50%）[42，43]。大囊肿型 CPAM 可包含有一个或数个大的主要的大囊肿，其中充满液体，直至其在胎儿肺内形成大的占位性区域。大的损伤可以导致快速的纵隔移位，并且通过产生水肿来影响胎儿的血流动力学状态。如果损伤发生在孕 18 ～ 24 周的从小管期到肺泡期的肺转换关键期，这些早期的损伤增大可压迫正常的胎肺组织，从而导致致死性的肺发育不良。纵隔移位和肺内包块也可导致对胎儿食管的压迫，减少胎儿吞咽羊水，从而导致羊水过多，后者会增加早产的风险。CPAM 如果和气管支气管树相通，则会增加出生后在大囊肿内发生气穴的风险，使新生儿的

肺发生快速的增大和挤压，从而导致呼吸窘迫和（或）气胸的发生。大囊肿型 CPAM 的最快生长期通常发生于孕 20 ～ 25 周，在孕 26 ～ 28 周开始其生长开始进入平台期[44]。有主要大囊肿或大囊肿簇的 CPAM 的自然生长情况更加难以预测，因为囊性部分和实性部分的生长速度可以很不一样。分流治疗的目的是对大囊肿进行缓慢引流从而减少其总体积和包块对胎儿胸腔的压迫。早期治疗是为了防止肺发育不良的发生，而当发生水肿或进行性羊水过多时，则需进行晚期干预。

八、对先天性肺气道畸形胎儿进行分流治疗的选择标准

TAS 应当被用于那些继发性并发症使其预后恶化（早发型水肿或进行性羊水过多）的胎儿，以及类固醇治疗失败的胎儿，该治疗被认为可以改变最初小囊病变的生长[45]。分流的目的是对大囊肿进行缓慢引流，从而减小包块的体积并纠正其造成的生理性干扰（图 10-2）。治疗对象应是通过超声或 MRI 确定的大囊肿型 CPAM，合并其他损伤的胎儿不太可能从 TAS 治疗中受益。开始时应行胸腔穿刺，对主要的大囊肿或大囊肿复合物（通常在这些囊肿之间存在交通）进行引流，之后再次评估并确定囊肿中的液体重新积聚需要多长时间。同时，定位从哪里对大囊肿进行引流（胸腔上部或下部）也非常重要，这可以帮助判断在大囊肿中进行分流置管的最佳位置，减少在大囊肿塌陷后分流管移位的风险。羊水过多的病例也需要进行羊水减量以降低早产的风险。胎儿的核型必须正常，且针对胎儿水肿的各项检查应正常，包括血液学、感染及心血管方面的病因。

九、胸腔穿刺和胸腔羊膜腔分流技术

胸腔穿刺和分流管插入的技术和之前描述的针对 PE 的技术相似，尽管两者之间在所涉及的右侧或左侧的肺叶方面可能会有些小的差异。选择 TAS 进入胎儿胸腔的穿刺点时，要考虑到囊肿在最初引流的过程中会如何缩小，如何选择最初的放置分流管的位置，以便能够完全引流囊肿中的液体。推荐给予母亲单剂量的预防性静脉广谱抗生素。

（一）并发症

总体的操作相关并发症与 PE 分流操作相似，尽管由于分流管堵塞所导致的风险会增加[45-47]。通过采用彩色多普勒观察那些需要避免损伤的大血管，以便最大限度地降低进入到大囊肿之前横贯肺实质过程中大血管破裂的风险。尽管并不是直接的禁忌证，但应尽一切努力防止套管穿过胎盘。如果必须要穿过胎盘，则应采用彩色多普勒以避免损伤大的胎盘表面的血管。鉴于在所有的胎儿干预性操作中，子宫易激惹的可能性都是存在的，因此应在所有这些操作之后对孕妇进行 4 ～ 6h 的监测，必要时可以采用抑制宫缩的治疗。

（二）结局

已发表的对大囊肿进行 TAS 治疗的文献摘要列于表 10-6 中。CPAM 的自然病程显示，胎儿水肿是一个重要的影响胎儿结局的预后因素。文献回顾[35，41，45-47]发现，在能够活产并存活的病例中，胎儿水肿的发生率只有 7%（8/117），而在那些发生围生期死亡的病例中，胎儿水肿的发生率则高达 52%（22/42）。Laberge 等[34]回顾了 48 个病例，发现水肿是唯一影响存活率的重要预后因素。作者也回顾分析了他们自己采用 TAS 治疗的伴有致死性胎儿水肿或严重羊水过多的大囊肿病例，10 例在平均妊娠 23 周的时候进行分流治疗，分流可以使包块总体积以及 CPAM 的包块体积 / 头围（CVR）减小 50%。平均分流的时间为 10 周，平均分娩孕周为 33 周，围生期存活率可达 70%，提示 TAS 可以显著改善该人群的妊娠结局。

Schrey 等[48]描述了 11 例进行 TAS 治疗的

CPAM 胎儿的情况，治疗对象是已经发生水肿，或将进展为胎儿水肿，或损伤非常巨大，或迅速增大的损伤的胎儿。如果存在多发囊肿，则采用试图横贯数个囊肿的单一分流方法。所有胎儿的核型均正常，亦不合并其他异常。分流管放置的平均孕周为 24.6 周（17 ～ 32 周）。有 6 例胎儿合并水肿，其余 5 例中有 1 例合并严重羊水过多，3 例的囊肿体积迅速增大（CVR > 1.6），1 例在开始时囊肿就非常巨大。总共有 4 例胎儿合并严重羊水过多。对最大的囊肿进行分流总是能够压缩包块总体积，在所有存活的胎儿中，水肿和（或）羊水过多均得到缓解。有 1 例水肿胎儿在妊娠 17 周时进行分流手术，之后发生胎死宫内。有 1 例胎儿分流管脱出但囊肿内并没有发生液体的重新积聚。所有病例均未发生胎膜早破或妊娠 35.6 周之前的早产。平均分娩孕周为 38.2 周，所有病例的 CPAM 诊断均经过产后顺利的肺叶切除术而被证实。分流治疗到分娩之间的平均间隔为 13.1 周(4.1 ～ 19.4)，总体存活率为 10/11（91%），其中 6 例水肿胎儿中有 5 例存活（83%）。有 2 例胎儿在出生后和手术前需要进行呼吸支持治疗。

2015 年，Peranteau 等[40] 回顾总结了他们对大囊肿型 CPAM 和 PE 进行 TAS 治疗的单中心经验。共对 75 个胎儿进行了 79 次分流治疗，其中 38 例为大囊肿型 CPAM，37 例为巨大 PE，均存在水肿或严重包块压迫效应。CPAM 平均放置分流管的孕周较 PE 早（24 周 ±3 周相比 26 周 ±3 周）。CPAM 的体积和 CVR 的改变分别为 55%±21% 和 57%±21%，提示 50% 以上的病例在进行分流治疗之后包块压迫效应显著减小。27% 的 PE 病例达到完全引流，73% 的病例达到不完全引流。共有 69% 的胎儿合并水肿，在进行 TAS 治疗之后有 83% 的病例水肿缓解。

总体而言，远期存活率为 68%，CPAM 为 75%，PE 为 60%，存活者产后平均 NICU 住院日是 21d（4 ～ 215d），出乎意料的是有 71% 的病例需要进行气管内插管和呼吸支持。有 2 例 CPAM 病例由于发生呼吸循环衰竭而在出生后第一天需要进行体外膜式人工氧合（extracorporeal membrane oxygenation，ECMO）支持治疗，只有 1 例存活。作者总结存活率与分流置管治疗后包块体积的减小程度及水肿缓解程度强烈相关，水肿没有缓解的胎儿无一存活。相反，存活胎儿的水肿情况在治疗后全部得到缓解，但是，在 CPAM 和 PE 患者中分别有 5 例胎儿尽管在治疗之后水肿得到缓解但仍未存活。

表 10-6　大囊肿型 CPAM 在进行胸腔羊膜腔分流置管之后的妊娠结局

作者	例数	分流	LB	SB	NND	存活率
Bernaschek 等[45]	4	4	3（1H）	–	1	75%（O，S）
Dommergues 等[46]	33（4BPS）	9（H，P）	4BPS，23CCAM（5H）	–	3（1H）	79%（O），67%（S）
Baxter 等[47]	10	10（6H）	7（4H）	1（1H）	2（2H）	70%
Wilson 等[38]	10	13（10 例患者）	9	1	2	70%
Schrey 等[48]	11	11	10	1	0	91%（83%H）
Peranteau 等[40]	37	42（37 例患者，28H）	35（28H）	2（2H）	8（8H）	73%（O），74%（H），80%（non-H）
总计	105	84（43H）	91（38H）	5（3H）	24(10H)	68.4%（O），67.4%（S），56%（H）

CPAM. 先天性肺气道畸形；BPS. 隔离支气管肺；H. 水肿；non-H，非水肿；P. 羊水过多；O. 总体存活率；S. 死产

十、总结

对经过适当选择的大囊肿型CPAM或巨大PE胎儿进行TAS治疗可以提高存活率并降低产后发病率和死亡率。在进行TAS治疗时，水肿的存在及其严重程度，以及分流置管后水肿的缓解程度是重要的预后影响因素，那些在进行TAS治疗时没有合并水肿的胎儿，以及那些在成功分流置管后水肿得到缓解的胎儿结局更好。因此，对于那些合并严重胎儿水肿和（或）TAS治疗后水肿只得到有限缓解的胎儿，对其远期预后的咨询要慎重。

十一、结论

肾脏和胸腔异常病例的产前诊断越来越常见，对其进行宫内药物和外科治疗的咨询也越来越多。对膀胱和胸腔异常进行宫内治疗的成功关键是准确的评估，以获得正确的诊断和对发病率和死亡率的预测。对胎儿进行宫内治疗的选择标准必须局限于那些预计可以从治疗中获益的胎儿。已经发表的资料显示，对于有膀胱或胸腔液体填塞性损伤的胎儿，膀胱羊膜腔分流或胸腔羊膜腔分流治疗都可使胎儿获益。由于采用这些治疗的病例发病率有所增加，尚需要进行前瞻性随机试验以确定其应用、效果、风险，以及母儿从宫内胎儿分流手术中获益的情况。

（戚庆炜　译，周希亚　校）

参考文献

[1] Firth HV, Hurst JA. Renal tract anomalies. In: Firth HV, Hurst JA, and Hall JG (ed), Oxford Desk Reference—Clinical Genetics, pp. 624–626. Oxford, UK: Oxford University Press, 2005.

[2] Chevalier RL. Congenital urinary tract obstruction: The long view. Adv Kid Dis 2015; 22(4): 312–9.

[3] Johnson MP. Fetal obstructive uropathy. In: Harrison MR, Evans MI, Adzick NS, Holzgreve W (eds), The Unborn Patient—The Art and Science of Fetal Therapy (3rd Edition), Chapter 18, pp. 259–86. Orlando, FL: W.B. Saunders Company, 2001.

[4] Chevalier RL. Fetal urinary tract obstruction: pathophysiology. In: Kilby MD, Oepkes D, Johnson A (eds), Fetal Therapy: Scientific Basis and Critical Appraisal of Clinical Benefits, Section 2, Chapter 14.1. pp. 238–45. Cambridge, UK: Cambridge University Press, 2013.

[5] Malin G, Tonks AM, Morris RK, et al. Congenital lower urinary tract obstruction: A population-based epidemiological study. BJOG 2012; 119: 1455–64.

[6] Clayton DB, Brock III JW. Lower urinary tract obstruction in the fetus and neonate. Clin Perinatol 2014; 41:643–59.

[7] Morris RK, Kilby MD. Congenital urinary tract obstruction. Best Pract Res Clin Obstet Gynaecol 2008; 22(1): 97–122.

[8] Dias T, Sairam S, Kumarasiri S. Ultrasound diagnosis of fetal renal abnormalities. Best Pract Res Clin Obstet Gynaecol 2014; 28: 403–15.

[9] Rychik J. McCann M, Tian Z, et al. Fetal cardiovascular effects of lower urinary tract obstruction with giant bladder. Ultrasound Obstet Gynecol 2010; 36: 682–6.

[10] Yoshizaki CT, Francisco RPV, Corriera de Pinho J, et al. Renal volumes measured by 3-dimensional sonography in healthy fetuses from 20–40 weeks. J Ultrasound Med 2013; 32: 421–427.

[11] Bernardes LS, Francisco RPV, Saada J, et al. Quantitative analysis of renal vascularisation in fetuses with urinary tract obstruction by three-dimensional power-Doppler. Am J Obstet Gynecol 2011; 572: E1–7.

[12] Ruano R, Pimenta EJ, Duarte S, Zugaib M. Four-dimensional ultrasonographic imaging of fetal lower urinary tract obstruction and guidance of percutaneous cystoscopy. Ultrasound Obstet Gynecol 2009; 33: 250–2.

[13] Lefere M, Sandiate I, Hindryck A, et al. Postmortem high-resolution fetal magnetic resonance imaging in three cases of lower urinary tract obstruction. Fetal Diagn Ther 2013; 34(3): 195–8.

[14] Haeri S, Hernandez Ruano S, Farah LM, et al. Prenatal cytogenetic diagnosis from fetal urine in lower urinary tract obstruction. Congenit Anom 2013; 53: 89–91.

[15] Wu S, Johnson MP. Fetal lower urinary tract obstruction. Clin Perinatol 2009; 36: 377–90.

[16] Ruano R, Yoshisaki CT, Salustiano EMA, et al. Early fetal cystoscopy for first-trimester severe megacystis. Ultrasound Obstet Gynecol 2011; 37: 696–701.

[17] Ruano R. Fetal surgery for severe lower urinary tract obstruction. Prenat Diagn 2011; 31: 667–74.

[18] Ruano R, Duarte S, Bunduki V, et al. Fetal cystoscopy for severe lower urinary tract obstruction—Initial experience of a single center. Prenat Diagn 2010; 30: 30–9.

[19] Jones KL, Jones MC, Del Campo M (eds). Oligohydramnios sequence. In: Smith's Recognizable Patterns of Human Malformation, pp. 820–1. Philadelphia, PA: Elsevier Saunders, 2013.

[20] Morris RK, Malin GL, Khan KS, Kilby MD. Antenatal ultrasound to predict postnatal renal function in congenital lower urinary tract obstruction: Systemic review of test accuracy. BJOG 2009; 116: 1290–9.

[21] Morris RK., Quinlan-Jones E, Kilby MD, Khan KS. Systematic review of accuracy of fetal urine analysis to predict poor postnatal renal function in cases of congenital urinary tract obstruction. Prenat Diagn 2007; 27: 900–911.
[22] Nicolini U, Spelzini F. Invasive assessment of fetal renal abnormalities: Urinalysis, fetal blood sampling and biopsy. Prenat Diagn 2001; 21(11): 964–9.
[23] Morris RK, Ruano S, Kilby MD. Effectiveness of fetal cystoscopy as a diagnostic and therapeutic intervention for lower urinary tract obstruction: A systematic review. Ultrasound Obstet Gynecol 2011; 37: 629–37.
[24] Clayton DB, Brock III JW. In utero intervention for urologic diseases. Nat Rev Urol 2012; 9: 207–217.
[25] Morris RK, Malin GL, Khan KS, Kilby MD. Systematic review of the effectiveness of antenatal intervention for the treatment of congenital lower urinary tract obstruction. BJOG 2010; 117: 382–390.
[26] Tonni G, Vito I, Ventura A, Grisolia G, et al. Fetal lower urinary tract obstruction and its management. Arch Gynecol Obstet 2013; 287: 187–94.
[27] Morris RK, Malin G, Quinlan-Jones E, Middleton KH, et al. Percutaneous vesicoamniotic shunting versus conservative management of fetal lower urinary tract obstruction (PLUTO): A randomized trial. Lancet 2013; 382: 1496–506.
[28] Ethun CG, Zamora IJ, Roth DR, Kale A, et al. Outcomes of fetuses with lower urinary tract obstruction treated with vesicoamniotic shunt: A single-institution experience. Journal Pediatr Surg 2013; 48: 956–62.
[29] Diwaker L, Morris RK, Barton P, Middleton LJ, et al. Evaluation of the cost effectiveness of vesico-amniotic shunting in the management of congenital lower urinary tract obstruction (based on data from the PLUTO Trial). PLoS One 2013; 8(12): 1–10.
[30] Ruano R, Sananess N, Sangi-Haghpeykar H, Hernandez-Ruano S, et al. Fetal intervention for severe lower urinary tract obstruction: A multicenter case–control study comparing fetal cystoscopy with vesicoamniotic shunting. Ultrasound Obstet Gynecol 2015; 45: 452–8.
[31] Sananes N, Favre R, Koh CJ, Zaloszyc A, et al. Urological fistulas after fetal cystoscopic laser ablation of posterior urethral valves: Surgical technical aspects. Ultrasound Obstet Gynecol 2015; 45: 183–9.
[32] Bianchi DW, Crombleholme TM, D' Alton ME. Hydrothorax. In: Fetology, pp. 313–21. New York, NY: McGraw-Hill, 2000.
[33] Aubard Y, Derouineau I, Aubard V, et al. Primary fetal hydrothorax: A literature review and proposed antenatal clinical strategy. Fetal Diagn Ther 1998; 13: 325–33.
[34] Laberge JM, Crombleholme TM, Longaker M. The fetus with pleural effusions. In: Harrison MR, Golbus MS, Fily RA (eds), The Unborn Patient, pp. 314–9. Philadelphia, PA: WB Saunders, 1991.
[35] Weber AM, Philipson EH. Reviews. Fetal pleural effusions: A review and meta-analysis for prognostic indicators. Obstet Gynecol 1992; 79: 281–6.
[36] Johnson MP, Flake AW, Quintero RA, et al. Fetal shunt procedures. In: Evans MI, Johnson MP, Moghissi KS (eds), Invasive Outpatient Procedures in Reproductive Medicine, pp. 61–89. Philadelphia, PA: Lippincott-Raven, 1997.
[37] Yinon Y, Grisaru-Ganovsky S, Chaddha V, et al. Perinatal outcome following fetal chest shunt insertion for pleural effusion. Ultrasound Obstet Gynecol 2010; 36: 58–64.
[38] Wilson RD, Baxter JK, Johnson MP, et al. Thoracoamniotic shunts: Fetal treatment of pleural effusions and congenital cystic adenomatoid malformations. Fetal Diag Ther 2004; 19: 413–20.
[39] Nicolaides KH, Azar GB. Thoraco-amniotic shunting. Fetal Diagn Ther 1990; 5: 153–64.
[40] Peranteau WH, Adzick NS, Boelig MM, et al. Thoracoamniotic shunts for management of fetal lung lesions and pleural effusions: A single institutional review and predictors of survival in 75 cases. J Pediatr Surg 2015; 50: 301–5.
[41] Thompson PJ, Greenough A, Nicolaides KH. Respiratory function in infancy following pleuro-amniotic shunting. Fetal Diagn Ther 1993; 8: 79–83.
[42] Adzick NS. Fetal cystic adenomatoid malformation of the lung: Diagnosis, perinatal management and outcomes. Semin Thorac Cardiovas Surg 1994; 6: 247–52.
[43] Stocker JT, Madewell JER, Drake RM. Congenital cystic adenomatoid malformation of the lung: Classification and morphologic spectrum. Hum Pathol 1977; 4: 155–71.
[44] Crombleholme TM, Coleman B, Hedrick HL, et al. Cystic adenomatoid malformation volume ratio predicts outcome in prenatally diagnosed cystic adenomatoid malformation of the lung. J Pediatr Surg 2002; 37: 331–8.
[45] Bernaschek G, Deutinger J, Hansmann M, et al. Feto-amniotic shunting-report of the experience of four European centres. Prenat Diagn 1994; 14: 821–33.
[46] Dommergues M, Louis-Sylvestre C, Mandelbrot L, et al. Congenital adenomatoid malformation of the lung: When is active fetal therapy indicated? Am J Obstet Gynecol 1997; 177: 953–8.
[47] Baxter JK, Johnson MP, Wilson RD, et al. Thor acoamniotic shunts: pregnancy outcome for congenital cystic adenomatoid malformation (CCM) and pleural effusion. Am J Obstet Gynecol 2001; 6: S245.
[48] Schrey S, Kelly EN, Langer JC, et al. Fetal thoraco amniotic shunting for large macrocystic congenital cystic adenomatoid malformations of the lung. Ultrasound Obstet Gynecol 2012; 39: 515–20.

第 11 章　脐血管穿刺术

Cordocentesis

Carl P. Weiner　Gene T. Lee

本章概要

一、概述

胎血取样最初是在行子宫切除术时进行的[1]。直至 20 世纪 60 年代，胎儿镜技术的发展使得在直视下进行胎儿血管穿刺成为可能。但是，胎儿镜操作复杂且风险较高，操作相关的妊娠丢失率超过 5%。高分辨超声的发展使得脐带能够清晰显像。由于需要对胎儿弓形虫病进行准确诊断，Daffos 在 20 世纪 80 年代早期进行了第一例有意识的超声引导下经皮脐血取样（脐血管穿刺术）[2]。由于安全性得到了证实[3-5]，这一技术很快就受到欢迎，并且直接促进了胎儿医学的发展。如果有技术方面的需要，胎血取样也可以在超声引导下从胎儿心脏（心脏穿刺术）或肝内脐静脉（肝内血管穿刺术）获得[6]。许多不同孕周的胎儿正常值（血液、内分泌、免疫、生化以及生物物理方面）[7] 被建立，这是胎儿医学发展过程中的关键阶段。尽管脐血管穿刺术的许多早期适应证已经被侵入性更低的技术所取代，胎血取样仍存在一些适应证。最常见的适应证是对红细胞和血小板同种免疫疾病的评估和治疗、对遗传性血液病或代谢性疾病进行快速产前诊断、在某些国家对畸形或严重生长受限胎儿进行快速核型分析，以及在罕见情况下，确定胎儿酸碱状态[8]。

二、方法

脐血管穿刺术在门诊由一位术者操作，可以有一位助手。孕妇不需要禁食、镇静、使用预防性抗生素或宫缩抑制药。脐血管穿刺术早在妊娠 12 周就可以进行，尽管妊娠 20 周之前进行脐血管穿刺术在技术上更加困难，并且妊娠 16 周之前操作相关的妊娠丢失率也更高。作者鼓励孕妇的配偶也一起参加术前咨询和手术。在签署知情同意书之前，必须明确地说明局限性及潜在的并发症，并且应该进行针对性的超声检查。

各个中心的操作方法各不相同。脐血管穿刺术有两种方法：徒手和采用固定穿刺针引导器。此外，可供选择的穿刺点有三个：胎盘脐带起始处、游离段脐带环、肝内静脉。胎儿脐带起始处的数厘米有神经分布，在该区域进行穿刺会导致胎儿疼痛和心动过缓。相比于脐动脉而言，脐静脉是更好的穿刺位点，因为后者的穿刺相关并发症更少。和所有的经皮穿刺术一样，“无接触”原则是基本。如果你没有接触到针芯，就不会污染它。

对穿刺点的选择取决于操作者的经验和到达穿刺点的可能性。一般而言，经常会选取胎盘脐带起始处，因为该位置是固定的。不过，相较于脐血管穿刺术而言，肝内脐静脉穿刺同样安全[9, 10]。在某中心，他们选择肝内脐静脉作为穿刺点的成功率更高，且穿刺点出血的发生率也更低[10]。

徒手操作法一般会选择一根长 8 ～ 12cm 的 20 ～ 22G 的腰穿针[2]。操作者用另一只手或由助手持超声探头，通过对针尖和针芯的显像来跟踪进针的路径。由于穿刺针并未被固定，因此如果进针位点不是很理想，或胎儿在穿刺过程中发生移动，则针尖可以在各个方向移动数个厘米。一旦穿刺之后，操作者固定穿刺针，助手用 1ml 注射器抽血。较大的注射器会产生足够的负压使脐静脉塌陷，从而导致错误地认为该穿刺点丢失了。不需要事先对注射器进行肝素化处理，除非需要对胎血进行血气分析。将抽出的血标本立即置于含有合适保护剂的容器中。由于操作者可以灵活进行操作，徒手操作法仍然是最常用的脐血管穿刺方法。

脐血管穿刺术也可以通过固定的位于超声探头基底部的穿刺针引导器进行（图 11-1）[3]。通常情况下由助手持有超声探头。进针路线只

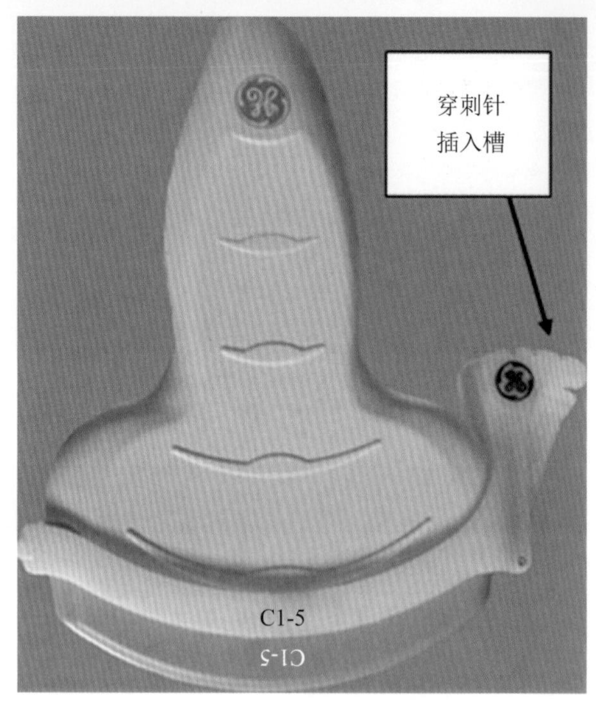

▲ 图 11–1　固定穿刺针引导器的典型例子
图中所显示的是 Civco Medical Solutions，Coralville，IA 的 Voluson E10，引导线连接屏幕显示软件

能在纵切面上，并且可以在超声屏幕上显现。这样操作者就可以事先确定好精确的穿刺点。由于穿刺针要穿过母亲的腹壁和子宫，因此只有当穿刺点和母亲的腹壁或子宫之间的相互关系突然改变才会导致预设的穿刺路径发生偏移。最常见的原因是患者突然移动，导致助手无法将超声探头平放在患者的腹壁上。由于穿刺操作很快，因此胎动很少会影响操作。由于穿刺针无法向两侧移动，因此要选择更细的穿刺针，一般选用 22G 或 25G 的穿刺针。选择脐带的纵切面而不是横切面是很重要的，一般倾向于选择直接穿刺时“最容易”的穿刺点。在超过 50% 的情况下都会选择脐带的游离段，当穿刺的适应证是红细胞或血小板同种免疫性疾病时，要尽量避免选择胎盘脐带起始处作为穿刺点，这一点和羊膜腔穿刺术是一样的。徒手穿刺技术进行穿刺时会选择较粗的穿刺针，且穿刺针可以在纵切面以外的范围移动，而采用固定穿刺针引导器则相反，当采用 22G 的穿刺针进行诊断性操作时不需要局麻。但是，如果穿刺时

间比较长（比如血管内输血），那么无论哪种方法，都需要进行皮下局麻。无论是脐血管穿刺术还是血管内输血，都不需要给予预防性抗生素。作者的经验是，如果严格遵守“无接触”原则，诊断性操作导致的羊膜炎并发症的发生率低于1/800，如果采用固定穿刺针引导器，则诊断性操作导致的羊膜炎并发症的发生率低于1/1200。

无论采用哪种穿刺方法，胎动既可能使穿刺不成功，也可能会缩短穿刺时间。如果穿刺针在血管腔内时出现胎动，会增加脐带创伤的风险。很多操作者会给予一些神经肌肉拮抗药（尤其是对游离段脐带进行穿刺时）以消除胎动，并且选择泮库溴铵［0.3mg/kg，估计胎儿体重（estimated fetal weight，EFW）］、维库溴铵（0.1mg/kg，EFW）或阿曲库铵（0.4mg/kg，EFW）。药物可以通过胎儿臀部肌内注射，或者，更倾向于在脐静脉被穿刺的即刻经脐静脉给药。药物在数秒内就可以起效。如果是单纯的诊断性操作，则更倾向于使用维库溴铵而不是泮库溴铵，因为维库溴铵的半衰期更短，可以使胎动和胎心率变异更快恢复[11]。相反，如果是进行胎儿输血治疗，则更倾向于使用泮库溴铵，因为泮库溴铵的不良反应是增加胎心率，而这恰好能够在容量负荷增加的情况下帮助维持胎儿的心排血量[12]。

取血的量取决于孕周和穿刺的指征。一般取5ml血就足以进行核型分析、脐静脉血气分析，以及全血 Kleihauer-Betke 试验，剩余2ml用于其他检测。

三、脐血管穿刺术的主要并发症和风险因素

脐血管穿刺术的主要并发症列于表11-1中。包括了所有羊膜腔穿刺术的并发症，再加上胎儿心动过缓、脐带撕裂及栓塞。脐血管穿刺术的危险因素列于表11-2中。

脐带撕裂和栓塞和徒手操作技术相关。由于采用穿刺针引导器时并不正式记录此类并发症，因此这些并发症只有零星报道[13，14]。尽管脐带穿刺点处的出血很常见，但导致后遗症的长时间出血并不常见。由于采取了“无接触”技术并使用一次性穿刺针，羊膜炎的风险被降到了最低。

表 11–1 脐血管穿刺术的并发症

1. 心动过缓或心跳停止
2. 胎膜早破
3. 早产
4. 脐带出血
5. 胎盘出血
6. 绒毛膜羊膜炎
7. 脐带血栓形成
8. 胎母出血

表 11–2 脐血管穿刺术的危险因素

1. 脐动脉穿刺（和心动过缓相关）
2. 胎儿低氧血症（和心动过缓相关）
3. 技术因素（徒手操作相比穿刺针引导）
4. 妊娠 20 周之前（两种技术都是）
5. 穿刺次数（只有徒手操作是）
6. 操作时间（只有徒手操作是）
7. 缺乏经验

心动过缓是脐血管穿刺术的主要并发症，实际上几乎所有的急诊剖宫产和大多数围生期死亡都和胎儿心动过缓相关。脐动脉穿刺和缺氧是心动过缓的主要危险因素（图 11-2）。如果没有严重的贫血或胎儿心力衰竭，胎儿缺氧就与脐动脉阻力指数升高有关，该指数可以作为风险标记物。当脐动脉舒张期血流消失和（或）反向时，胎儿心动过缓的发生率高达 25%。脐动脉穿刺会将胎儿心动过缓的风险提高 5 ～ 10 倍[15]。无论是羊水过少还是单脐动脉都会增加脐动脉穿刺的风险。如果胎儿心动过缓时只有一条脐动脉阻力指数升高而不是两条，提示心动过缓的原因可能是局部血管痉挛。对正常生长的胎儿，使用泮库溴铵可以降低心动过缓的发生率，但对生长受限的胎儿不行[15]。有时胎

儿心动过缓是由于胎动拉动了脐带，导致穿刺针创伤以及对血管平滑肌的潜在激惹。脐静脉穿刺术后发生的心动过缓可能反映出针尖横穿脐带时邻近的脐动脉血管平滑肌发生断裂。发生胎儿心动过缓时，直接观察表明触诊刺激胎儿活动是有益的，因为心率会加速，如果人工刺激过早停顿下来，胎儿心率又将减慢。没有达到预期效果时，很多变时性药物（如阿托品）和碳酸氢盐都可以作为胎儿复苏的一部分而使用。

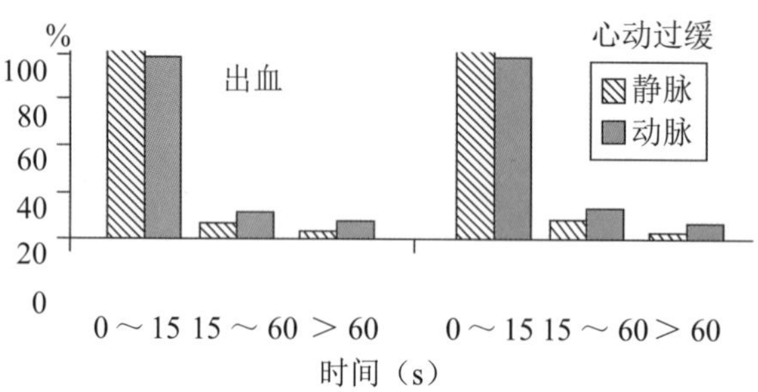

▲ 图11-2 脐动脉穿刺较脐静脉穿刺更容易发生胎儿心动过缓和羊膜腔内出血，且持续时间更长

即使是在脐带中间游离段进行穿刺，胎儿也会对脐血管穿刺“有反应”。无论是在诊断性操作之后还是在胎儿血管内输血之后，脐动脉的阻力通常都会降低[16]。阻力指数的“正常”基线越高，其下降程度就越大，这种下降往往和脐血管内皮细胞释放前列环素有关[17, 18]。内皮细胞对缺氧的适应也能够解释为什么缺氧是胎儿心动过缓的危险因素[15]。Rizzo 等[19]证实，对生长受限的胎儿进行脐静脉穿刺时内皮素会被释放，但生长正常的胎儿不会发生这种情况。发生心动过缓的胎儿会释放更多内皮素，说明过量的内皮素会导致穿刺点或邻近穿刺点的部位发生局灶性血管收缩。

两种脐血管穿刺技术都存在学习曲线，不过，使用穿刺针引导器的学习曲线可能会短一些。直至最近，选择哪种穿刺技术是操作者的个人选择而对结局并无影响的观点才被普遍接受。但是，仍有一系列的发现在挑战这个观点。

一线证据是间接的。常被提及的徒手操作的“优点”，即灵活性，可能也增加了危险性。与杠杆相似，穿刺针的轴发生很小的移动都会放大针尖移动的距离。这一不可避免的事实，导致在考虑穿过胎盘的情况下，徒手脐血管穿刺术造成的母血清甲胎蛋白（maternal serum alpha-fetoprotein，MSAFP）水平显著高于羊膜腔穿刺术[20]。相对而言，采用穿刺针引导器的脐血管穿刺术所导致的 MSAFP 水平的增加和羊膜腔穿刺术相似[21]。另外，胎儿血小板减少症和徒手脐血管穿刺后脐带穿刺部位的出血之间有很高的相关性，以至于建议有同种免疫性血小板减少症风险的所有胎儿在接受脐血管穿刺术的时候都预防性输注血小板[22]。然而，当采用穿刺针引导器进行脐血管穿刺时，胎儿血小板计数和穿刺点出血时间之间没有关联[23]。这或许反映了后者穿刺后穿刺针的侧向移动更少，或者是由于穿刺针更细，或者兼而有之。有报道在使用较细的穿刺针时，孕中期羊膜腔穿刺术的胎儿丢失率更低[24]。同样不令人感到意外的是，有报道表明使用穿刺针引导器的羊膜腔穿刺术比徒手操作更加安全[25]。

还有一些直接证据支持使用穿刺针引导器，但是没有一个中心具有足够多的随机试验样本量，而且对徒手操作和穿刺针引导技术进行妊娠丢失率的比较也存在问题，因为很难将操作相关的妊娠丢失和因原发疾病进展所导致的妊娠丢失完全区分开来。通过将作者所在中心和另一家胎儿医学中心的经验相结合，作者试图分享在所有操作中都使用固定穿刺针引导器的技术[13]。有超过 25 名经验各不相同的操作者进行了 1260 例诊断性脐血管穿刺术，平均孕周 29 周。90% 以上的病例采用了脐静脉穿刺术（通过血压读数确认），证明了可以穿刺达到预期的血管。操作相关的妊娠丢失被定义为穿刺术后两周之内发生的任何妊娠丢失，择期终止妊娠除外。总共有 12 例妊娠丢失（0.9%）（表 11-3）。为了除外潜在的病理情况造成的妊娠丢失率，应将脐血管穿刺术分成高风险和低风险两组，后者除外染色体异常、非免疫性胎儿水肿、宫内生长受限及胎儿感染。这样就除外了所有可能具有妊娠丢失风险，但丢失操作无关的异常胎儿。经过回顾发现，使用穿刺针引导器的脐血管穿刺术的操作相关妊娠丢失率为 0.2%（2/1021）。10 年之后，Liao 等[14]报道了在 1475 例采用穿刺针引导器的脐血管穿刺经验。他们报道的操作相关妊娠丢失率为 0.8%（12/1475）。两相结合，这两个研究显示的并发症发生率为 0.5%（14/2496）。

更近的有关徒手操作的大样本量研究显示，操作相关的围生期妊娠丢失率接近 1%。Donner 等[26]报道了 759 例已知妊娠结局的、采用徒手操作技术的诊断性脐血管穿刺术。除去 94 例终止妊娠的病例以外，他们计算的妊娠丢失率为 1.1%（7/665）。Tongsong 等[27, 28]报道了 1320 例妊娠 16 ～ 24 周进行的脐血管穿刺术，妊娠丢失率为 1%。同一个研究团队在 2011 年报道了 2214 例脐血管穿刺术，总体围生期妊娠丢失率为 2.2% ～ 2.9%[29]。

表 11-3 采用穿刺针引导器的脐血管穿刺术主要并发症的发生率

最终诊断	穿刺时的孕周	急诊分娩的百分比[a]	两周内胎儿死亡的百分比[b]
红细胞同种免疫	28±4	0.2	0.2
子宫胎盘功能不良	32±4	5.0	0.9
染色体异常	29±6	7.7	9.9
所有其他情况	28±6	0.3	0.2

引自 Weiner CP and Okamura K，Fetal Diagn Ther，11，169-175，1996.

a．Weiner，未发表数据；

b．引自 Weiner and Okamura. Thirteen fetuses with a chromosome abnormality delivered by cesarean section were delivered before the karyotype was completed.

这些直接和间接的证据表明，很多和脐血管穿刺术相关的妊娠丢失可能都是技术依赖性的。最终的关键问题可能是操作者的经验。那些经常实施脐血管穿刺术的熟练操作者可能获得和采用穿刺针引导器相近的结果，而大多数每年只进行数例脐血管穿刺术的操作者可能会从使用穿刺针引导器中获益。

四、脐血管穿刺术的适应证和应用

（一）血液疾病的产前诊断

在 20 世纪 70 年代和 80 年代早期，胎血取样最早的适应证是诊断血红蛋白病和影响止血的遗传性疾病[1, 30]。到了 90 年代，重组 DNA 技术应用于胎盘活检组织或羊水细胞的分析，许多这类疾病在孕早期得以诊断[30, 31]。但是，对于那些需要在连锁探针的基础上验证其正常化的患者，那些缺乏主要受累亲属的患者，那些通过任何现有探针都无法获得信息的患者，以及那些由于转诊过晚而无法进行 DNA 分析的患者，仍然需要通过脐血管穿刺术进行表型诊断。

（二）代谢性疾病的产前诊断

有超过 200 种遗传性代谢性疾病的特异性酶缺陷已经被确定，对这些病可以进行准确的诊断性生物化学分析。很多这样的疾病目前尚无有效的治疗方法，它们或者导致了儿童早期死亡，或者造成了严重残疾。目前已经能够通过对羊水、胎盘组织或胎儿血液进行分析，对 100 多种这样的疾病实现产前诊断。脐血管穿刺术在需要快速诊断时可能尤其有用，比如孕龄已经接近当地允许流产的界限，或晚期产前诊断，或绒毛活检、羊水技术失败之后。

（三）红细胞同种免疫

对于大多数的母亲红细胞同种免疫性疾病而言，仅仅为了鉴定胎儿血型并不是脐血管穿刺术的适应证。目前检测胎儿 Rh 抗原最常用的技术是对母血清胎儿游离 DNA 进行多聚酶链反应（polymerase chain reaction，PCR）[32,33]。或者，在致敏加重风险较低的情况下，临床医生也可以通过对中孕早期获得的滋养细胞或羊水细胞进行 PCR 的方法得到准确的胎儿血型[34, 35]。

在过去的 50 年里，一些治疗性措施被用来改善疾病的严重程度并预防胎死宫内。胎血取样技术有助于更好地理解疾病的病理生理，并为胎儿贫血的评估和治疗提供了更好的方法[36-41]。了解疾病的最终结果是围生期结局得以改善。

以往，对胎儿溶血严重程度的评估是通过①既往受累孕史、②在第一次致敏妊娠时孕妇的溶血性抗体水平、③羊水胆红素浓度、④胎儿和胎盘的形态学改变，以及⑤病理性 FHR 的存在。然而，用于描述这些间接评估方法和胎儿贫血之间关系的回归曲线周围的数值非常分散[42]。

也许，同种免疫性红细胞疾病无创处理的最重要的进展就是发现大多数贫血胎儿的大脑中动脉（middle cerebral artery，MCA）的流速峰值增加。绝大多数中度或重度贫血的胎儿 MCA 收缩期流速峰值（peak systolic velocity，PSV）都升高[43, 44]。但是，也有相当一部分贫血胎儿的流速正常[45]，不同胎儿之间，流速和血红蛋白缺陷程度之间的关系差异也很大。

唯一能够确定疾病严重程度的准确方法就是通过脐血管穿刺术获得胎儿血样，测量胎儿血红蛋白浓度、网织红细胞计数、血型、直接 Coombs 试验的滴度和总胆红素浓度。原则上，应减量减少侵入性操作，这不仅仅是因为有胎儿风险，还是因为穿刺过胎盘会增加胎母出血的风险[20, 21]，增加母亲的抗体滴度并使病情恶化。目前推荐的做法是尽量避免脐血管穿刺术，直到 MCA-PSV 异常[＞ 1.5 中位数的倍数（multiple of median，MoM）]。鉴于已知存在 10% ～ 12% 的假阳性率[44, 45]，有些操作者会选择对孕 20 周之前的妊娠进行等待，直至出现增长趋势，这个时期是脐血管穿刺最困难的时期。另外，由于半数轻到中度贫血的胎儿流速峰值正常，根据转诊模式和转诊距离，对所有既往有严重疾病病史、高抗体滴度、胎儿出现病理性 FHR 的孕妇进行胎血取样是合理的。

获取胎儿血样，检测血红蛋白浓度，必要时给予血管内输血（图 11-3）[46]。第一次输血的目的是完全纠正血红蛋白的不足，除非有胎儿水肿的证据。免疫性水肿几乎都继发于高排血量心力衰竭，其特征是脐静脉压升高[47]。这些胎儿对第一次血管内输血的耐受性很差，最初纠正血红蛋白水平不能超过 80 ～ 90g/L。作者常规监测脐静脉压力以避免输血过多。第二次输血是在几天之后，这时及后续输血的血红蛋白目标水平是 180g/L。后续的输血的间隔是 3 ～ 4 周，直至妊娠 34 ～ 36 周，时机取决于 MCA 的结果，以及胎儿输血之后血红蛋白水平平均下降的速度是 3g/（L・d）（图 11-4）[46]。如果第一

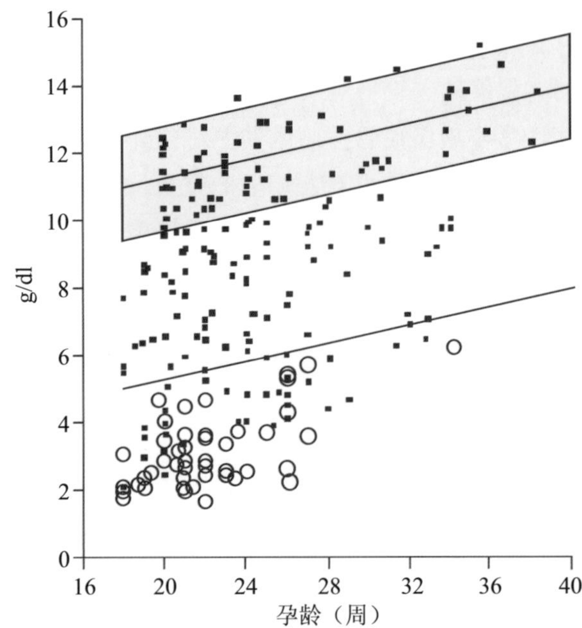

▲ 图 11-3 不同孕周的红细胞同种免疫性疾病胎儿在第一次胎血取样时胎儿血红蛋白的浓度被标注在参考范围内（平均，第 5 和第 95 百分位；阴影区域）；水肿胎儿（O）合并严重贫血

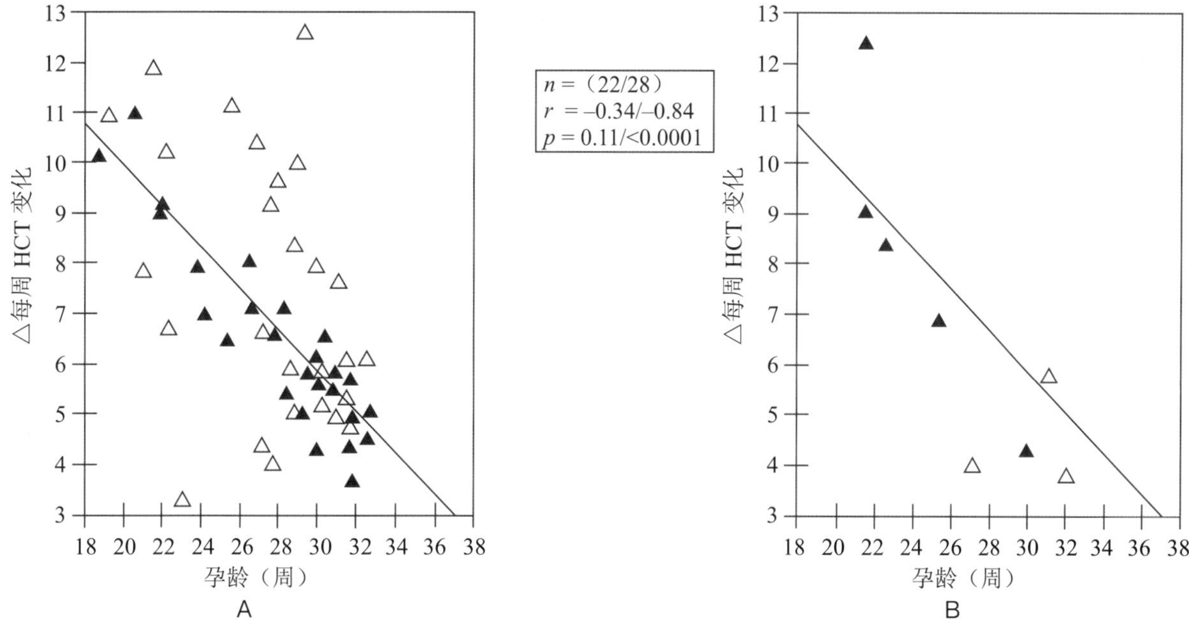

▲ 图 11–4　在第一次和第二次输血之后血细胞比容下降的速度

A. 孕周对输血后血细胞比容下降情况的影响；空心三角，在第一次和第二次输血期间 HCT 的下降情况；实心三角，所有后续输血之后的下降情况；回归曲线是基于所有后续输血之后的情况的；B. 对于图 A 中所显示的关联采用新数据进行的前瞻性验证；空心三角，第一次和第二次输血期间血细胞比容的下降情况；实心三角，所有后续输血之后的下降情况；回归曲线来自于图 A（资料引自 American Journal of Obstetrics & Gynecology，165，Weiner CP, et al. Management of fetal hemolytic disease by cordocentesis. II. Outcome of treatment，1302-1307，1991，with permission from Elsevier.）

次输血时没有胎儿水肿的情况，研究者发现第二次脐血管穿刺的时间可以被准确预计，即 MoM ＞ 1.69 的时候[48]。现在，由有经验的操作者通过脐血管穿刺术对同种免疫性红细胞疾病妊娠进行治疗，其存活率超过 90%，并且最终所有的妊娠丢失都和免疫性胎儿水肿有关[47，49]。研究显示尽管在治疗之前胎儿存在重度贫血，这些儿童的远期神经发育都是正常的[49，50]。

在一些罕见情况下，临床医生在致敏妊娠中会发现胎儿的 MCA 的 PSV ＞ 1.5MoM，但并不贫血 [血细胞比容（hematocrit，HCT）＞ 300g/L]。在这种情况下，再次脐血管穿刺的时机取决于 MCA 峰值流速的改变，以及第一次取样时确定的“溶血模式”（表 11-4）[51]。这一前瞻性的有效分级方案是基于网织红细胞计数及直接 Coombs 试验阳性效价而制订的。大多数胎儿并不需要第二次取样。没有发生重度贫血的致敏胎儿仍然存在产后高胆红素血症的风险，这和产前的胆红素水平直接相关（图 11-5）[52，53]。

（四）母体原发性血小板减少性紫癜

免疫性血小板减少性紫癜（immune thromb ocytopenia，ITP）目前并不是脐血管穿刺术的适应证[54]。严重的新生儿血小板减少症可以发生于妊娠合并 ITP 的母亲[55，56]。这些新生儿需要输注血小板、泼尼松、静脉输注免疫球蛋白（intravenous immunoglobulin，IVIG），或联合治疗。在不到 1% 的罕见情况下，新生儿会发生颅内出血[56，57]。

遗憾的是，还没有预测或识别有严重血小板减少症风险的胎儿的方法。母亲血小板计数和婴儿血小板计数之间没有相关性。也没有研究表明血小板相关免疫球蛋白 G（immunoglobulin G，IgG）能够可靠地鉴别或除外哪些婴儿将发生血小板减少症。

关于脐血管穿刺术的争论主要是认为在分

娩过程中存在颅内出血的风险。现在的资料显示这种风险不到 1%，而死产更为罕见[58，59]。相比较而言，由于脐血管穿刺所导致的胎儿丢失风险（0.2% ～ 3%）可能等于或超过颅内出血的风险。此外，目前也没有直接或间接的证据表明对自发性 ITP 的孕妇实施剖宫产能够改善新生儿结局。

表 11-4　通过胎儿溶血的方式预测后续贫血

形式	血细胞比容	网织红细胞计数	± 直接库姆斯试验结果	脐血管穿刺术的间隔（周）	超声扫描的间隔（周）	评　价
1	正常	正常	-/ 痕量	-	4	如果最初母亲的间接 Coombs 试验结果＜ 128 且有两倍增长，则重复检测
2	正常	正常或＜第 2.5 百分位	1+/2+	5 ～ 6	2	妊娠 32 周之后如果没有变化则不需要重复；足月分娩
3	正常	＞第 97.5 百分位	3+/4+	2	1	如果血细胞比容稳定则继续妊娠至 34 周；如果不输血，则在妊娠 37 ～ 38 周分娩
4	＜第 2.5 百分位但＞ 30%	任何	任何	1 ～ 2	1	只要能达到血细胞比容的要求就重复；如果不输血则根据肺成熟程度确定分娩时间

引自 Weiner CP, et al. Am J Obstet Gynecol, 165, 546-553, 1991. 经许可 .

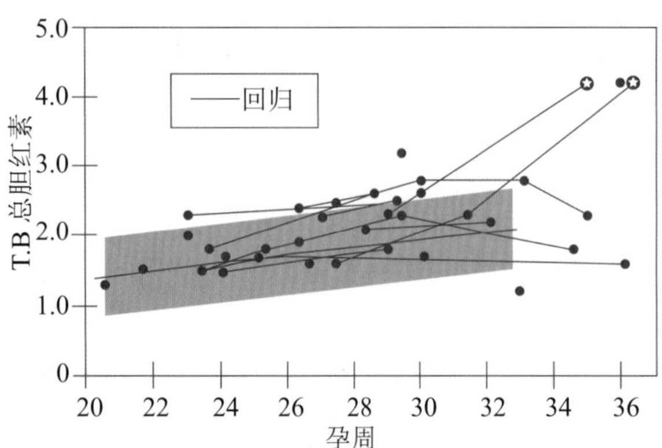

▲ 图 11-5　红细胞同种免疫妊娠胎儿胆红素水平与产后高胆红素血症之间的关系

引自 American Journal of Obstetrics & Gynecology，166，Weiner CP，Human fetal bilirubin levels and fetal hemolytic disease，1449-1444，1992，with permission from Elsevier.

（五）新生儿同种免疫性血小板减少症 - 血小板同种免疫

对严重同种免疫性血小板减少症胎儿的处理的重要进展使得对治疗形成了明确的推荐意见[60-62]。对于大多数反应不够理想的受累妊娠，目前已经明确大剂量静脉输注免疫球蛋白（每周 1 ～ 2g/kg）及泼尼松是有效的治疗方案[63，64]。根据前一次受累胎儿是否存在颅内出血、出血时的孕周，或者分娩时发生严重血小板减少症，将治疗进行分层处理。妊娠具有风险时，应该在妊娠 10 ～ 20 周开始进行治疗，具体孕周取决于既往史。在过去的 10 年中，越来越多的共识认为应避免进行胎血取样，宜采取分阶段递进治疗的方案[61，62]。唯一的例外是在妊娠 32 周后，为了确定是否能够进行阴道分娩而进行脐血管穿刺术。如果最初治疗采用的是胎儿血小板输注，则会合并较高的胎儿丢失率（最高可达 17%）[65]，目前该治疗已经作为次要方案，通常用于那些血小板计数特别低，或者在计划阴道分娩之前血小板计数＜ 50×10^9/L 的胎儿。如果使用穿刺针引导器，则胎儿血小板计数和穿刺点出血之间没有相关性（图 11-6）[23]。

前一个孩子的疾病特征并不能自动预测再次妊娠时胎儿的严重程度[66]。如果父亲和母亲

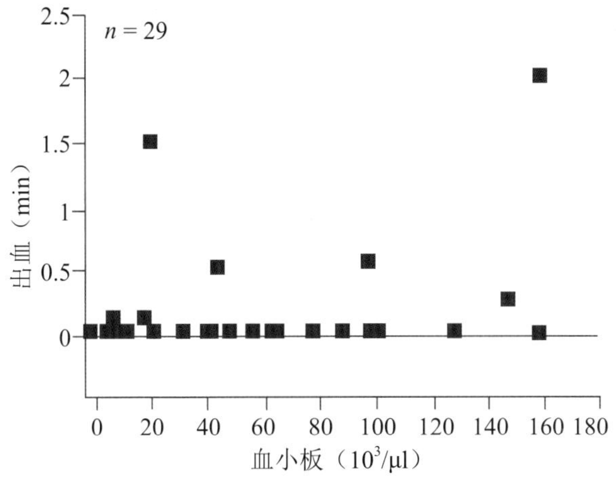

▲ 图 11-6　对同种免疫血小板减少症的胎儿，其血小板计数和从脐带穿刺点处出血时间之间缺乏相关性

引自 Fetal Diagnosis and Therapy，10，Weiner CP，Fetal blood sampling and fetal thrombocytopenia，173-177，1995，with permission from Karger.

的血小板基因型都是纯合子且互不相容，其抗体会针对互不相容的位点，那么再次妊娠的胎儿通常会受累得更加严重。但是，如果父亲是杂合子或基因型不明确或者无法获知父亲的基因型，则需要通过羊膜腔穿刺术甚至是胎血取样来确定胎儿的血小板类型。

（六）快速核型分析

如果实验室配合，胎儿淋巴细胞被刺激后可以在不到 24h 的时间内获得高质量的快速核型。这对于那些在可能存活的孕周转诊过来的重度早发型胎儿生长受限患者，或者刚好在终止妊娠的合法孕周之前发现胎儿畸形的患者来说特别有用（表 11-5）。

表 11-5　进行产前核型分析的畸形胎儿及其合并的染色体异常

缺陷	n	非整倍体发生率（%）		常见染色体异常
		孤立性	多发性	
大脑				
侧脑室增宽	185	3	27	三倍体
全前脑	52	＜1	29	13 三体
后颅窝囊肿	45	＜1	48	13，18 三体
脉络丛囊肿	121	2	46	18 三体
颜面部				
裂	64	＜1	55	13，18 三体
小下颌	56	＜1	66	18 三体
颈部				
颈部水肿	145	＜1	40	21 三体
囊性水囊瘤	52	＜1	71	特纳综合征
胸部				
膈疝	79	＜1	40	18 三体
心脏缺陷	156	＜1	65	13，18，21 三体；特纳综合征
肾脏				
肾积水				
轻度	319	2	26	13，18，21 三体
重度	294	3	25	18，21 三体
消化道				
食管闭锁	24	＜1	78	18 三体
十二指肠闭锁	23	17	53	21 三体
腹壁				
脐膨出	116	＜4	47	13，18 三体
水肿	209	7	17	21 三体

（七）非免疫性胎儿水肿的评估

进行脐血管穿刺是非免疫性水肿完全评估所必需的，因为这样可以将心源性与非心源性病因相鉴别[67]。脐静脉压力（umbilical venous pressure，UVP）可以作为中心静脉压的替代。最近对人类胎儿的研究显示[68]，UVP 和右心压力非常接近。UVP 升高与心肌功能不全是一致的，无论是由于贫血（如细小病毒感染、溶血性疾病）或心肌炎，或梗阻性心脏反流（胸腔包块效应）所致（图 11-7）。对心源性水肿的成功治疗和水肿缓解前 UVP 降至正常相关。UVP 同时还能够预测那些存在胸腔积液和水肿的胎儿能够通过放置胸腔羊膜腔分流管被治愈。如果水肿是纵隔移位使心脏反流梗阻所致，则分流治疗对水肿有效。如果在进行胸腔引流之后 UVP 既不升高也不降至正常，则分流治疗没有帮助。还有其他潜在的原因。

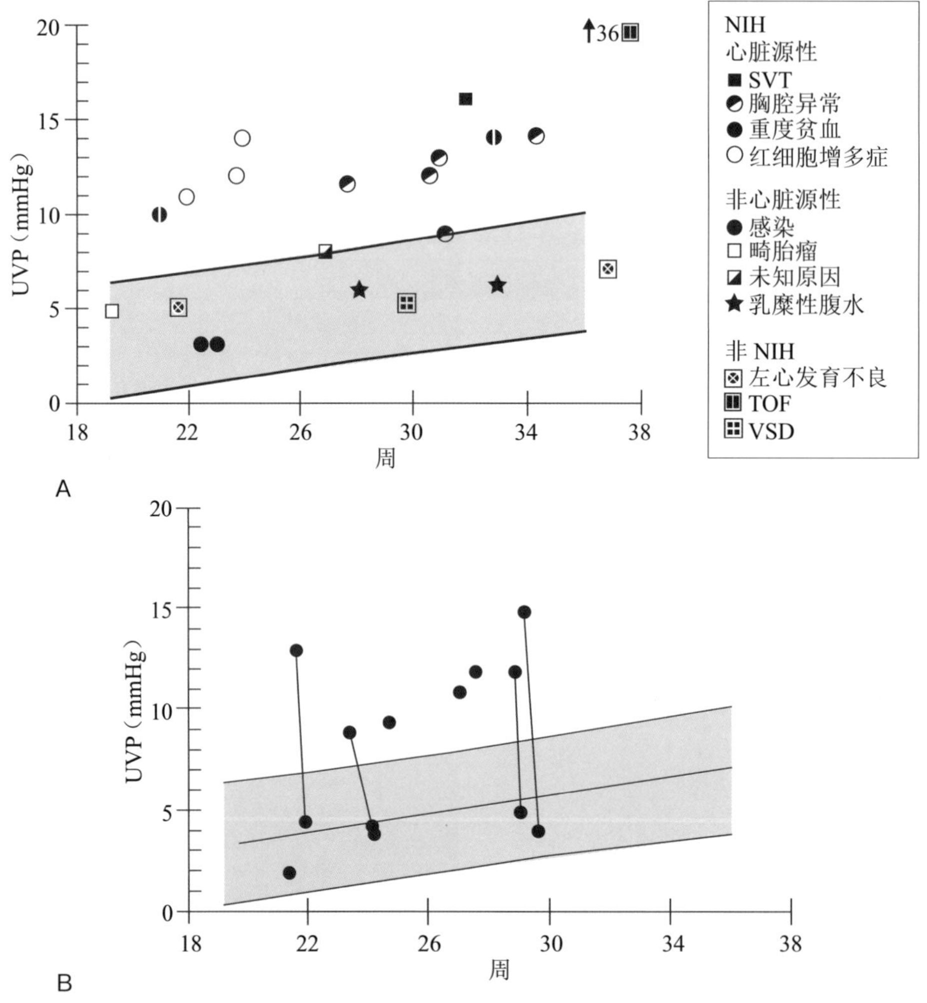

▲ 图 11–7　A. 对 17 个未经治疗的非免疫性水肿（nonimmune hydrop，NIH）胎儿和 4 个合并主要心脏结构畸形的非水肿胎儿测量脐静脉压力（umbilical venous pressure，UVP）并校正羊膜腔压力，标注各孕龄的 95% 可信区间（阴影区域），除外了那些仅仅测量了脐动脉压力的 NIH 胎儿的数据资料；SVT，室上性心动过速（supraventricular tachycardia）；TOF，法洛四联症（tetralogy of Fallot）；VSD，室间隔缺损（ventricular septal defect）；B. 对 8 个免疫性水肿胎儿进行第一次输血治疗之前测量 UVP 并校正羊膜腔压力，针对不同孕周；在第二次输血之前测量脐静脉压力（如果可以）以示对比；8 个胎儿中有 7 个脐静脉压力高；每个胎儿的脐静脉压力都在第二次输血之前及水肿缓解之前恢复正常；（引自 American Journal of Obstetrics & Gynecology，168，Weiner CP，Umbilical pressure measurement in the evaluation of nonimmune hydrops fetalis，817–823，1993，with permission from Elsevier.）

（八）严重的早发型生长受限

测定胎儿的酸碱状况不再是脐血管穿刺术的单项适应证，特别是脐动脉多普勒阻力正常，并且没有宫缩的情况下。如果母亲通气良好，且穿刺的血管能够被正确识别，血气分析得到异常结果的可能性不会超过胎儿丢失的风险。在超过 1200 多例的穿刺中，如果胎儿既没有水肿也没有败血症，作者还没有发现一例多普勒阻力指数正常但血气分析结果不正常的胎儿。对多血管多普勒研究的结果可以安全地排除胎儿低氧血症，并且对胎儿低氧血症和酸血症的预测也具有一定的临床准确性[69-71]。

（九）其他情况

虽然并没有被广泛接受，脐血管穿刺术可能还有一些其他有价值的适应证，即母体甲状腺刺激抗体（thyroid-stimulating antibody，TSiG）或活动性母体 Graves 病[72，73]。越来越多的证据表明，即使是轻度甲状腺功能不全也可能会导致远期的神经发育受损[74-76]。使用丙硫氧嘧啶时母亲和胎儿的甲状腺受抑制程度存在关联，因此母亲的甲状腺功能正常而胎儿治疗过度或不足很少见。在胎儿甲状腺功能亢进的情况下，应增加母亲抗甲状腺药物治疗的剂量并给予甲状腺素替代。在胎儿甲状腺功能减退的情况下，可以每周通过羊膜腔内注射给予胎儿甲状腺素治疗[77]。对于有 Graves 病病史并接受了甲状腺切除术的妇女，应筛查是否存在 TSiG。如果 TSiG 检测阴性则胎儿的风险很小。

（戚庆炜　译，周希亚　校）

参考文献

［1］Alter BP. Examination of fetal blood for hemog lobinopathies. In: Alter, BP (ed) Perinatal Hematology, pp. 13–29. London, UK: Churchill Livingstone, 1989.

［2］Daffos F, Capella-Pavlovsky M, Forestier F. A new procedure for fetal blood sampling in utero: Preliminary results of fifty-three cases. Am J Obstet Gynecol 1983; 146: 985–7.

［3］Weiner CP. Cordocentesis for diagnostic indications: Two years' experience. Obstet Gynecol 1987; 70: 664–8.

［4］Daffos F. Access to the other patient. Semin Perinatol 1989; 13: 252–9.

［5］Maxwell DJ, Johnson P, Hurley P, et al. Fetal blood sampling and pregnancy loss in relation to indication. Br J Obstet Gynaecol 1991; 98: 892–7.

［6］Bang J, Bock JE, Trolle D. Ultrasound-guided fetal intravenous transfusion for severe rhesus haemolytic disease. Br Med J Clin Res Ed 1982; 284: 373–4.

［7］Ramsay M, James D, Steer P, et al. Normal Values in Pregnancy (3rd edition). Philadelphia, PA: WB Saunders, 2005.

［8］Society for Maternal-Fetal Medicine, Berry SM, Stone J, et al. Fetal blood sampling. Am J Obstet Gynecol 2013; 209: 170–80.

［9］Somerset DA, Moore A, Whittle MJ, et al. An audit of outcome in intravascular transfusions using the intrahepatic portion of the fetal umbilical vein compared to cordocentesis. Fetal Diagn Ther 2006; 21: 272–6.

［10］Aina-Mumuney AJ, Holcroft CJ, Blakemore KJ, et al. Intrahepatic vein for fetal blood sampling: One center's experience. Am J Obstet Gynecol 2008; 198(387): e381–6.

［11］Mouw RJ, Klumper F, Hermans J, et al. Effect of atracurium or pancuronium on the anemic fetus during and directly after intravascular intrauterine transfusion. A double blind randomized study. Acta Obstet Gynecol Scand 1999; 78: 763–7.

［12］Shields LE, Brace RA. Cardiovascular responses to neuromuscular blockade in the anemic ovine fetus. J Matern Fetal Med 1997; 6: 195–9.

［13］Weiner CP, Okamura K. Diagnostic fetal blood sampling-technique related losses. Fetal Diagn Ther 1996; 11: 169–75.

［14］Liao C, Wei J, Li Q, et al. Efficacy and safety of cordo centesis for prenatal diagnosis. Int J Gynaecol Obstet 2006; 93: 13–17.

［15］Weiner CP, Wenstrom KD, Sipes SL, et al. A risk factors for cordocentesis and fetal intravascular transfusion. Am J Obstet Gynecol 1991; 165: 1020–5.

［16］Weiner CP, Anderson TL. The acute effect of cordocentesis with or without fetal curarization and of intravascular transfusion upon umbilical artery waveform indices. Obstet Gynecol 1989; 73: 219–24.

［17］Weiner CP, Robillard JE. Effect of acute intravascular volume expansion on human fetal prostaglandin concentrations. Am J Obstet Gynecol 1989; 161: 1494–7.

［18］Capponi A, Rizzo G, Pasquini L, et al. Indomethacin modifies the fetal hemodynamic response induced by cordocentesis. Am J Obstet Gynecol 1997; 176: S19.

［19］Rizzo G, Capponi A, Rinaldo D, et al. Release of vasoactive agents during cordocentesis: Differences between normally grown and growth-restricted fetuses. Am J Obstet Gynecol 1996; 175: 563–70.

［20］Nicolini U, Kochenour NK, Greco P, et al. Conseque nces of fetomaternal haemorrhage after intrauterine transfusion. BMJ 1988; 297: 1379–81.

［21］Weiner C, Grant S, Hudson J, et al. Effect of diagnostic and therapeutic cordocentesis on maternal serum alpha-fetoprotein concentration. Am J Obstet Gynecol 1989; 161: 706–8.

[22] Paidas MJ, Berkowitz RL, Lynch L, et al. Alloimmune thrombocytopenia: Fetal and neonatal losses related to cordocentesis. Am J Obstet Gynecol 1995; 172: 475–9.

[23] Weiner CP. Fetal blood sampling and fetal thrombocy topenia. Fetal Diagn Ther 1995; 10: 173–7.

[24] Tabor A, Philip J, Bang J, et al. Needle size and risk of miscarriage after amniocentesis. Lancet 1988; 1: 183–4.

[25] Weiner C, Williamson R, Varner MW, et al. Safety of second trimester amniocentesis. Lancet 1986; 2: 226.

[26] Donner C, Simon P, Karioun A, et al. Experience of a single team of operators in 891 diagnostic funipunctures. Obstet Gynecol 1994; 84: 827–31.

[27] Tongsong T, Wanapirak C, Kunavikatikul C, et al. Cordocentesis at 16–24 weeks of gestation: Experience of 1,320 cases. Prenat Diagn 2000; 20: 224–8.

[28] Tongsong T, Wanapirak C, Kunavikatikul C, et al. Fetal loss rate associated with cordocentesis at midgestation. Am J Obstet Gynecol 2001; 184: 719–23.

[29] Tangshewinsirikul C, Wanapirak C, Piyamongkol W, et al. Effect of cord puncture site in cordocentesis at mid-pregnancy on pregnancy outcomes. Prenat Diagn 2011; 31: 861–4.

[30] Mibashan RS, Peake IR, Nicolaides K. Prenatal diagnosis of hemostatic disorders. In: Alter BP (ed), Perinatal Hematology, pp. 64–107. The University of Michigan, MI: Churchill Livingstone, 1989.

[31] Boehm C, Kazazian HH Jr. Examination of fetal DNA for hemoglobinopathies. In: Alter BP (ed.), Perinatal Hematology, pp. 30–63. The University of Michigan, MI: Churchill Livingstone, 1989.

[32] Bills VL, Soothill PW. Fetal blood grouping using cell free DNA—An improved service for RhD negative pregnant women. Transfus Apher Sci 2014; 50: 148–53.

[33] Clausen FB, Damkjaer MB, Dziegiel MH. Noninva sive fetal RhD genotyping. Transfus Apher Sci 2014; 50: 154–62.

[34] Yankowitz J, Li S, Murray JC. Polymerase chain reaction determination of RhD blood type: An evaluation of accuracy. Obstet Gynecol 1995; 86: 214–7.

[35] Yankowitz J, Li S, Weiner CP. Polymerase chain reaction determination of RhC, Rhc, and RhE blood types: An evaluation of accuracy and clinical utility. Am J Obstet Gynecol 1997; 176: 1107–11.

[36] Berkowitz RL, Chitkara U, Goldberg JD, et al. A. Intravascular transfusion in utero: The percutaneous approach. Am J Obstet Gynecol 1986; 154: 622–3.

[37] Grannum PA, Copel JA, Plaxe SC, et al. In utero exchange transfusion by direct intravascular injection in severe erythroblastosis fetalis. N Engl J Med 1986; 314: 1431–4.

[38] Nicolaides KH, Rodeck CH, Mibashan RS, Kemp JR. Have Liley charts outlived their usefulness? Am J Obstet Gynecol 1986; 155: 90–4.

[39] Nicolaides KH. Studies on fetal physiology and pathophysiology in rhesus disease. Semin Perinatol 1989; 13: 328–37.

[40] Weiner CP, Robillard JE. Atrial natriuretic factor, digoxin-like immunoreactive substance, norepinephrine, epinephrine, and plasma renin activity in human fetuses and their alteration by fetal disease. Am J Obstet Gynecol 1988; 159: 1353–60.

[41] Soothill PW, Lestas AN, Nicolaides KH, et al. 2,3-Diphosphoglycerate in normal, anaemic and transfused human fetuses. Clin Sci (Lond) 1988; 74: 527–30.

[42] Nicolaides KH, Sadovsky G, Cetin E. Fetal heart rate patterns in red blood cell isoimmunized pregnancies. Am J Obstet Gynecol 1989; 161: 351–6.

[43] Mari G, Moise KJ Jr, Deter RL, Carpenter RJ Jr. Flow velocity waveforms of the umbilical and cerebral arteries before and after intravascular transfusion. Obstet Gynecol 1990; 75: 584–9.

[44] Mari G, Deter RL, Carpenter RL, et al. Noninvasive diagnosis by Doppler ultrasonography of fetal anemia due to maternal red-cell alloimmunization. Collaborative Group for Doppler Assessment of the Blood Velocity in Anemic Fetuses. N Engl J Med 2000; 342: 9–14.

[45] Pretlove SJ, Fox CE, Khan KS, Kilby MD. Noninvasive methods of detecting fetal anaemia: A systematic review and meta-analysis. BJOG 2009; 116: 1558–67.

[46] Weiner CP, Williamson RA, Wenstrom KD, et al. Management of fetal hemolytic disease by cordocentesis. II. Outcome of treatment. Am J Obstet Gynecol 1991; 165: 1302–7.

[47] Weiner CP, Pelzer GD, Heilskov J, et al. The effect of intravascular transfusion on umbilical venous pressure in anemic fetuses with and without hydrops. Am J Obstet Gynecol 1989; 161: 1498–1501.

[48] Detti L, Oz U, Guney I, et al. Doppler ultrasound velocimetry for timing the second intrauterine transfusion in fetuses with anemia from red cell alloimmunization. Am J Obstet Gynecol 2001; 185: 1048–1051.

[49] Lindenburg IT, Smits-Wintjens VE, van Klink JM, et al. Long-term neurodevelopmental outcome after intrauterine transfusion for hemolytic disease of the fetus/newborn: The LOTUS study. Am J Obstet Gynecol 2012; 206(141): e141–8.

[50] Harper DC, Swingle HM, Weiner CP, et al. Long-term neurodevelopmental outcome and brain volume after treatment for hydrops fetalis by in utero intravascular transfusion. Am J Obstet Gynecol 2006; 195: 192–200.

[51] Weiner CP, Williamson RA, Wenstrom KD, et al. Management of fetal hemolytic disease by cordocentesis. I. Prediction of fetal anemia. Am J Obstet Gynecol 1991; 165: 546–53.

[52] Weiner CP, Wenstrom KD. Outcome of alloimmunized fetuses managed solely by cordocentesis but not requiring antenatal transfusion. Fetal Diagn Ther 1994; 9: 233–8.

[53] Weiner CP. Human fetal bilirubin levels and fetal hemolytic disease. Am J Obstet Gynecol 1992; 166: 1449–4.

[54] Weiner C. Why Fuss over diagnosing fetal thrombocytopenia secondary to ITP? Contemp OB/GYN 1995; 40: 45–50.

[55] van der Lugt NM, van Kampen A, Walther FJ, et al. Outcome and management in neonatal thrombocytopenia due to maternal idiopathic thromb ocytopenic purpura. Vox Sang 2013; 105: 236–43.

[56] Kelton JG. Idiopathic thrombocytopenic purpura complicating pregnancy. Blood Rev 2002; 16: 43–6.

[57] Kutuk MS, Croisille L, Gorkem SB, et al. Fetal

intracranial hemorrhage related to maternal autoimmune thrombocytopenic purpura. Childs Nerv Syst 2014; 30: 2147–50.

[58] Webert KE, Mittal R, Sigouin C, et al. A retrospective 11-year analysis of obstetric patients with idiopathic thrombocytopenic purpura. Blood 2003; 102: 4306–11.

[59] Gasim T. Immune thrombocytopenic purpura in pregnancy: A reappraisal of obstetric management and outcome. J Reprod Med 2011; 56: 163–8.

[60] Radder CM, Brand A, Kanhai HH. Will it ever be possible to balance the risk of intracranial haemorrhage in fetal or neonatal alloimmune thrombocytopenia against the risk of treatment strategies to prevent it? Vox Sang 2003; 84: 318–25.

[61] Bussel J. Diagnosis and management of the fetus and neonate with alloimmune thrombocytopenia. J Thromb Haemost 2009; 7 (Suppl 1): 253–7.

[62] Pacheco LD, Berkowitz RL, Moise KJ Jr, et al. Fetal and neonatal alloimmune thrombocytopenia: A management algorithm based on risk stratification. Obstet Gynecol 2011; 118: 1157–63.

[63] Bussel JB, Berkowitz RL, Lynch L, et al. Antenatal management of alloimmune thrombocytopenia with intravenous gamma-globulin: A randomized trial of the addition of low-dose steroid to intravenous gamma-globulin. Am J Obstet Gynecol 1996; 174: 1414–23.

[64] Bussel JB, Berkowitz RL, Hung C, et al. Intracranial hemorrhage in alloimmune thrombocytopenia: Stratified management to prevent recurrence in the subsequent affected fetus. Am J Obstet Gynecol 2010; 203(135): e131–34.

[65] Overton TG, Duncan KR, Jolly M, et al. Serial aggressive platelet transfusion for fetal alloimmune thrombocytopenia: Platelet dynamics and perinatal outcome. Am J Obstet Gynecol 2002; 186: 826–31.

[66] Gaddipati S, Berkowitz RL, Lembet AA, et al. Initial fetal platelet counts predict the response to intravenous gammaglobulin therapy in fetuses that are affected by PLA1 incompatibility. Am J Obstet Gynecol 2001; 185: 976–80.

[67] Weiner CP. Umbilical pressure measurement in the evaluation of nonimmune hydrops fetalis. Am J Obstet Gynecol 1993; 168: 817–23.

[68] Weiner Z, Efrat Z, Zimmer EZ, et al. Direct measurement of central venous pressure in human fetuses. Am J Obstet Gynecol 1997; 176: S19.

[69] Baschat AA, Weiner CP. Umbilical artery Doppler screening for detection of the small fetus in need of antepartum surveillance. Am J Obstet Gynecol 2000; 182: 154–8.

[70] Baschat AA, Gembruch U, Gortner L, et al. Relationship between arterial and venous Doppler and perinatal outcome in fetal growth restriction. Ultrasound Obstetrics Gynecol 2000; 16: 407–13.

[71] Baschat AA, Gembruch U, Weiner CP, Harman CR. Qualitative venous Doppler waveform analysis improves prediction of critical perinatal outcomes in premature growth-restricted fetuses. Ultrasound Obstetrics Gynecol 2003; 22: 240–5.

[72] Wenstrom KD, Weiner CP, Williamson RA, Grant SS. Prenatal diagnosis of fetal hyperthyroidism using funipuncture. Obstet Gynecol 1990; 76: 513–7.

[73] Yankowitz J, Weiner C. Medical fetal therapy. Baillieres Clin Obstet Gynaecol 1995; 9: 553–70.

[74] Salerno M, Militerni R, Di Maio S, et al. Prognostic factors in the intellectual development at 7 years of age in children with congenital hypothyroidism. J Endocrinol Invest 1995; 18: 774–9.

[75] Kooistra L, van der Meere JJ, Vulsma T, Kalverboer AF. Sustained attention problems in children with early treated congenital hypothyroidism. Acta Paediatrica 1996; 85: 425–9.

[76] Weber G, Siragusa V, Rondanini GF, et al. Neurophysiologic studies and cognitive function in congenital hypothyroid children. Pediatr Res 1995; 37: 736–40.

[77] Van Loon AJ, Derksen JT, Bos AF, Rouwe CW. In utero diagnosis and treatment of fetal goitrous hypothyroidism, caused by maternal use of propylthiouracil. Prenat Diagn 1995; 15: 599–604.

第 12 章 微创胎儿手术——Colorado 途径

Minimally invasive fetal surgery ——The Colorado approach

Nicholas Behrendt Timothy M. Crombleholme

本章概要

一、概述

随着产前诊断越来越有经验，介入治疗的疾病数量也越来越多。进行宫内治疗的动机来源于人们认识到某些先天性畸形可能造成胎死宫内（IUFD），或者在出生时已经发生了不可逆的改变。一些先天性畸形已经能够通过开放性胎儿手术得到成功治疗，但是微创途径的指征正在增加。本章将回顾微创胎儿手术目前的指征，在上一版书籍出版后指征已经明显增加。

二、结构畸形的胎儿镜治疗

（一）下尿路梗阻

男性胎儿慢性下尿路梗阻最常见的病因是后尿道瓣膜（PUV），发生率约为 4000 例活产中有 1 例。女性胎儿最常见的膀胱流出道梗阻的原因是尿道闭锁[1]。胎儿下尿路梗阻的相关并发症包括进行性羊水过少、肺发育不良、囊性肾发育不良，以及面部和肢体变形。如果不给予治疗，多达 72% 的膀胱流出道梗阻的胎儿会死亡[2]。孕中期观察到的羊水过少如果未好转，预示着围生期死亡率将达到 80% ～ 100%。

怀疑胎儿膀胱流出道梗阻时首先应该进行详细的超声检查，除外其他相关的畸形，并进行胎儿心脏超声检查。下尿路梗阻必须与胎儿肾积水的其他病理原因相鉴别，包括尿道闭锁、残留性泄殖腔（persistent cloaca）、巨膀胱 / 小结肠、前尿道瓣膜、双侧输尿管膀胱连接处梗阻。巨膀胱、膀胱壁增厚、后尿道扩张、双侧肾积水及输尿管扩张代表着 PUV 的相关改变。然而，这些表现并不是 PUV 特异性的。除了膀胱流出道梗阻的机械性原因，巨膀胱还可能意味着梨状腹综合征（prune belly syndrome）或巨膀胱 / 小结肠蠕动迟缓综合征（megacystis/microcolon hypoperistalsis syndrome，MMHS），两者都是功能性梗阻[3]。梨状腹综合征的特征是生殖泌尿道弥漫性的扩张。内在肌肉的缺乏使得膀胱内的压力不能增加，造成肾脏发育不良，以及对膀胱羊膜腔分流的反应很差。MMHS 胎儿存在相关的肠管异常，表现为小肠扩张，这在孕 28 周前是很罕见的。MMHS 预后极差，对膀胱羊膜腔分流没有反应[4]。存活的个体有严重的生殖泌尿系统和胃肠道功能不良，通常在生后的第一年或数年之内就会死亡。胎儿尿路扩张更常见的原因是输尿管肾盂连接处梗阻、输尿管膀胱梗阻，以及膀胱尿道反流，通常是单侧性的，没有巨膀胱。集合系统重复可以有膀胱内的异位输尿管囊肿，囊肿可以增大并在少见的情况下阻塞膀胱流出道，与 PUV 或尿道闭锁的表现相同。女性胎儿残留性泄殖腔可以有功能性的膀胱流出道梗阻，因为膀胱、直肠和阴道共用一个狭长的管道进行引流。它可能表现为阴道积水或子宫阴道积水伴残渣，可以看到膀胱内的漩涡，这是与直肠交通造成的。在羊水过少的情况下，应当考虑对残留性泄殖腔的胎儿放置分流。作者有 7 例这样的病例，与 PUV 相比出生后保留的肾功能更好。由于膀胱流出道梗阻的胎儿中多达 12% 存在染色体异常，有指征进行胎儿核型分析[2]。

处理下尿路梗阻的胎儿时，最主要的问题是选择哪些胎儿最可能因宫内干预而获益。在胎儿尿路梗阻的病例中，保留有肾功能的胎儿产生的是低渗尿液，而晚期肾功能不全的胎儿是“盐的浪费者”，生成高渗尿液。胎儿梗阻性尿路疾病时，尿液化学分析评估的用处是根据胎儿尿液张力反映的肾功能保留程度，将胎儿分为“预后好”和“预后差”两类。在一项研究中，那些后来预后较好的胎儿的尿液样本 Na^+ 水平＜ 100mmol/L，Cl^- 水平＜ 90mmol/L，渗透压＜ 210mOsm/L[5]。选择这些数值是因为它们与预后良好的胎儿的平均值相差两个标准差。尿液检测值大于这些数值的胎儿肾损害不可逆，并且严重少尿会造成肺发育不良。这些被推荐指标的有效性之后被证实能够反映生后结局，并用于选择适合进行干预的胎儿。

然而，建立胎儿尿液电解质标准是用于孕 20 周后出现的膀胱流出道梗阻。而今，膀胱流出道梗阻通常在孕 16 周之前就得以诊断，早于少尿出现的时间。这一孕周羊水主要来自胎儿皮肤的渗出液。一旦皮肤的屏障功能建立，胎儿羊水就要依赖于尿液的生成，胎儿就会出现羊水过少。孕 20 周以前，没有发育不良时也会有 Na^+、Cl^- 和渗透压、Ca^{2+} 的升高。如果数值低于肾功能保留的切割值，它们可能对诊断有价值，而这一孕周数值升高不能解释为肾功能恶化。这限制了胎儿尿液电解质在孕 20 周之前的应用。

Johnson 等[6] 改良了这一方式，进行 3 次系列膀胱穿刺，每次间隔 24h。这一方案可以比较积存的尿液（第一个样本）和新鲜的尿液（第三个样本）。新鲜的尿液样本被认为能够更准确地反映胎儿的肾功能，这一方式提高了胎儿尿电解质的预测价值。然而，作者发现系列采样需要进行 3 次膀胱穿刺，可能不利于之后进行膀胱羊膜腔分流，因为未足月胎膜早破（PPROM）的发生率更高。

目前还没有关于梗阻性尿道疾病产前膀胱羊膜腔分流的随机试验。在一项包括了 9 个病例系列（147 个胎儿）和 7 个对照系列（195 个胎儿）的荟萃分析中，膀胱引流病例相对于对照研究中的不引流病例，增加了围生期的活产率（OR 2.5，95% CI 1.1 ～ 5.9，$P = 0.03$）[7]。

产前干预通过纠正羊水过少和肺发育不良而提高了胎儿生存机会，但是膀胱羊膜腔分流后儿童的远期结局可能有肾功能不全、膀胱功能不全和生长问题。Freedman 等[8] 报道了 14 个宫内放置膀胱羊膜腔分流后、存活超过 2 年的患者的结局。仅有 6 人（43%）肾功能正常。

其余的 8 个患者中，5 人肾衰竭需要行肾移植，3 人慢性肾功能不全。4 个因 PUV 而发生梗阻性尿道病的患者中，3 人需要膀胱扩大术。此外，这些孩子的生长也是一个问题，86% 低于第 25 百分位，50% 低于第 5 百分位。在另一项研究中，患者接受过多种手术，大多数人接受的是膀胱羊膜腔分流，8 名活产婴儿中 5 名（63%）发生慢性肾病[9]。2 名接受了肾移植，另一名正在等待移植。8 名婴儿中有 5 名出生后接受了尿流改道术。

已有假设认为诊断膀胱流出道梗阻时，胎儿肾脏已经发生不可逆损害。经皮下尿路梗阻（PLUTO）试验是一项评估膀胱羊膜腔分流效果的随机试验[10]。然而，由于收集病例困难，该试验不得不提前终止。在被分析的患者中，进行了膀胱羊膜腔分流的患儿与仅进行了观察的患儿的相比，生后存活到 28d 的比例更高，但差异没有统计学显著性。

现有的分流管有两种商品，美国食品和药物监督管理局（FDA）认证的膀胱羊膜腔分流管包括 Harrison 分流管（Cook Medical，Inc.，Bloomington，IN）和 Rocket KCH 或 Rodeck 导管（Rocket Medical，Washington Tyne&Wear，英国）。两者都是膀胱内端为双头猪尾管，外侧端为单猪尾管。Harrison 导管比较软，更容易放置，Rodeck 导管质地较硬，放置更具挑战性。Harrison 分流管有自己的引导装置，但作为替代，Storz 胎儿镜可用于放置导管。相比之下，Rodeck 导管更坚硬，需要单独的引导装置，比 Harrison 装置中的套管（trocar）大。Rodeck 导管的优点是更不容易移位。尽管放置膀胱羊膜腔分流管看似容易，手术在技术上仍然具有挑战性，并且有一定的并发症发生率。分流的远期成功率各异，很大程度上是因为分流管梗阻和移位。据报道，在分流管成功放置后，功能失败的发生率为 40% ～ 50%，大多数是因为分流管移位到了胎儿腹腔或羊膜腔。其他报道的并发症包括 PPROM、羊膜炎和医源性腹壁裂。另一篇病例报道中，分流管在进入膀胱前于皮下组织中横穿股三角和股骨沟韧带，增加了肢体损伤的可能[11]。

膀胱羊膜腔分流术存在的出生后问题催化了其他治疗梗阻性尿道疾病的胎儿镜技术的发展。内镜方式易于被接受，因为分流管是在直视下放置的，诊断更为准确，并可以尝试直接对尿道畸形进行治疗。一种方式是通过膀胱镜识别潜在的病因，例如 PUV 的病例，去除膜的梗阻。工程学和制造技术的进步使得纤维内镜变得更小，胎儿膀胱镜成为可能。最开始时使用的是 1.7 ～ 2.2mm 的内镜，Quintero 等[12]展示了宫内诊断性膀胱镜是可能的，之后又成功识别了近端的尿道梗阻。激光消除 PUV 的数次尝试在技术上是成功的，但术后的产科并发症导致没有远期存活者[13]。最近，1mm、半刚性的纤维内镜系统使微创方式可以用于诊断性膀胱尿道镜。在 1.2mm×2.4mm、双管腔 trocar 鞘的帮助下，可以通过引导线探针或激光纤维辅助进行诊断性评估，并使激光消除 PUV 成为可能。最近，对系统设计的改良让医生能够更可靠地看到近端尿道梗阻的来源，并鉴别尿道闭锁和 PUV。Clifton 等[14]已报道了成功激光消除 PUV 后使用经尿道导管的病例。

希望通过孕中期治疗梗阻来源，能够保留肾功能，并减少或消除出生后对泌尿外科手术矫治继发性膀胱解剖畸形的需求。然而，尽管有相当大的比例进行了胎儿 PUV 的膀胱镜治疗，胎儿镜技术也取得了进步，这一方式仍然对下尿路梗阻的治疗更为有效。膀胱与后尿道之间的成角在孕 20 周之后变得更尖锐。出于这个原因，在孕 20 周后观察 PUV 会格外困难，因此作者将这种方式限于 20 周以前的病例。

（二）先天性膈疝

先天性膈疝（CDH）是原始膈肌融合不完全造成的膈肌缺损。2500 ～ 5000 例活产中有 1 例 CDH 发生，产前超声研究发现 2200 例中有 1 例。CDH 最常见于左侧（85% ～ 90%）。右侧缺损大约占 10%，双侧缺损可能少于 5%。CDH 的所有病例中，25% ～ 57% 可以看到相关畸形，95% 的死胎 / 死产合并有 CDH [15，16]。10% ～ 20% 产前诊断的 CDH 病例存在染色体异常，包括 21、18 和 13 三体。这种畸形有的产后治疗后预后良好，也有的非常严重，婴儿肺发育不良而影响产后生存。

肺发育不良的程度是 CDH 生存的关键决定因素。与 CDH 相关的内脏疝通常发生在肺脏发育的假腺期（孕 5 ～ 17 周）。尽管存在主要的支气管芽，支气管分支的数量明显减少。如果疝持续至肺发育的后期，肺泡的绝对数量也会减少 [17]。肺血管床有相似的异常，血管生成数量减少，肌化延伸至腺泡前毛细血管床。这些腺泡前毛细血管的改变是肺动脉高压的组织学变化。尽管横膈的缺损在出生后容易修复，但肺发育不良和肺动脉高压不易纠正。

衡量左侧膈疝的严重程度的指标通常是肝脏在膈上还是膈下，以及超声测量肺头比（LHR）（图 12-1）[18-20]。磁共振成像（MRI）可以更好地确定肝脏的位置。一项包含了 38 例 CDH 病例的研究报道，MRI 准确诊断了 37 例肝脏位置（97%），而超声准确诊断了 32 例（84%）的肝脏位置 [21]。

肺发育不良的程度是 CDH 生存最重要的决定因素。Metkus 等 [21] 报道了采用正确的 LHR 作为胎儿膈疝生存的超声预测指标。LHR 是四腔心切面测量的右肺的二维面积，除以头围。一篇对 55 个左侧先天性膈疝的胎儿进行的回顾性综述发现，LHR 在极限值时具有预测价值。在低值下（例如右肺小），LHR < 0.6 的胎儿经过生后治疗不能存活。然而，LHR > 1.35 的胎儿经过传统的生后治疗后可以 100% 存活，包括体外膜肺氧合（extracorporeal membrane oxygenation，ECMO）[22，23]。

Jani 等 [24] 采用 354 个孕 12 ～ 24 周的正常胎儿数据建立了观测比期待（observed to expected，O/E）LHR，从而使各孕龄的 LHR 标准化。O/E LHR 在各孕周都能反映生后存活，但在孕 32 ～ 33 周比孕 22 ～ 23 周更准确。

在孕 12 ～ 32 周，正常的肺面积比头围增多了 4 倍 [25]。因此，Jani 等 [25] 建议采用观测的 LHR 与该孕周的平均 LHR 期待值的比值作为该孕周的参考 LHR。在一项 CDH 产前注册研究中，纳入了 354 名孕 18 ～ 38 周、孤立性左侧或右侧 CDH 的胎儿，Jani 等发现 O/E LHR 能够预测生后的存活情况。O/E LHR 在孕 32 ～ 33 周比孕 22 ～ 23 周更准确。O/E LHR 还和短期患病率相关。

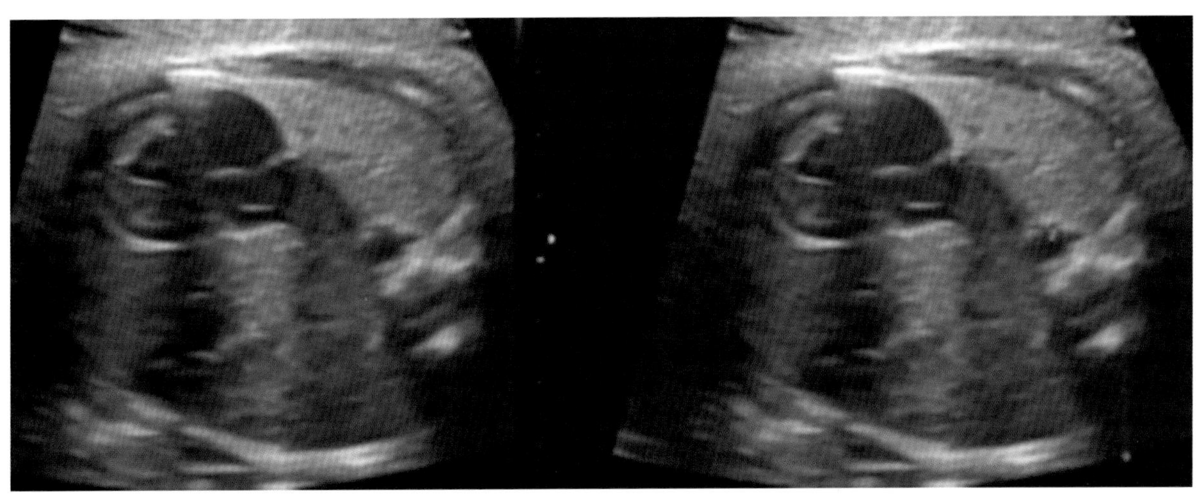

▲ 图 12-1　用于测量右肺面积的两种技术的超声图像

肺头比是通过这一评估中得到的肺面积除以头围；左侧的图使用的是示踪法，测量移位心脏后方右肺的面积；右侧的图采用的是前－后法；两个图像都是四腔心水平的轴位成像

很久以前就发现，阻塞胎儿气管会造成肺显著增大和增生。这一现象被用于膈疝的治疗。整个孕期胎儿肺产生的液体通过正常的呼吸运动从气管排出。这些液体的外引流，不通过声门机制，会造成肺生长迟缓和肺发育不良。相反地，气管阻塞会造成肺生长加速和肺增生。在膈疝的胎羊模型中，气管阻塞加速了肺生长，将内脏推回到腹腔，与对照组相比，出生时增大的肺脏功能显著改善。试验结果令人印象深刻，这一方法被 Harrison 用于肝脏左叶疝入胸腔的胎儿[26]。

尽管完全气管阻塞的生物学反应优异，最初进行气管阻塞的患者中只有一个幸存儿。费城儿童医院的团队在孕 28 周实施手术，遇到了类似的问题。当胎儿气管夹的应用提前到孕 26 周时，原来预测死亡率将超过 90% 的胎儿，存活率增加到了 40%[27]。

因为放置气管夹的开放性胎儿手术和胎儿镜手术都很困难，加州大学洛杉矶分校（University of California at San Francisco，UCSF）团队开始放置可拆开的腔内球囊进行气管阻塞。图 12-2 显示了胎儿气管内放置的腔内球囊的超声图像。国家健康研究中心（National Institutes of Health，NIH）资助的比较胎儿镜气管阻塞（fetoscopic tracheal occlusion，FETO）与传统生后治疗的随机试验，对肝脏疝入胸腔、LHR ＜ 1.4 的孤立性左侧 CDH 的治疗进行比较[28]。研究者的初步数据表明，传统治疗的预期生存率为 50%，而 FETO 为 75%。试验的关键之处是两种方案的患者都在 UCSF 出生和进行生后治疗。试验在仅随机入组了 24 名患者后就被中止了，因为经典的生后治疗的生存率出乎意料的高。随机至气管阻塞组的 11 名胎儿中 8 名存活（73%），随机至标准治疗的 13 名胎儿中 10 名（77%）存活到生后 90d。气管阻塞组（孕 30.8 周）与传统治疗组（孕 37 周）的分娩孕周存在显著差异。试验证实与该中心的历史对照相比，生存率有显著提高。然而，纳入的胎儿

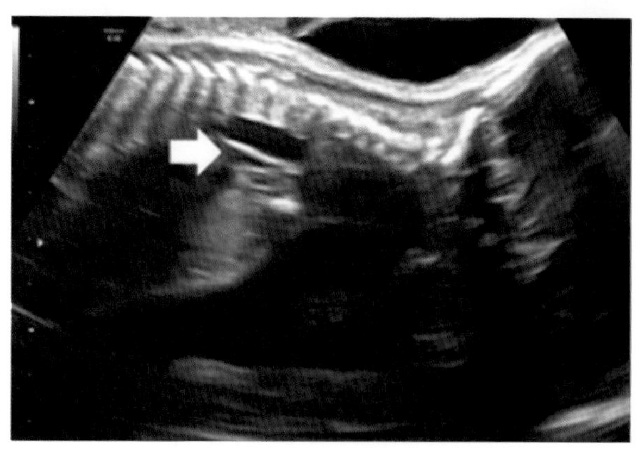

▲图 12-2　胎儿气管内阻塞球囊的超声影像
箭指向的是球囊及放置的球囊后方聚集的液体

LHR ＞ 1 但＜ 1.4 造成了偏倚，使研究指向了不太严重的病例，其效力不足以用于分析 LHR ＜ 1.0 的患者亚组。

目前进行的气管阻塞手术是在局麻或区域麻醉下，通过经皮途径，将 3.3mm 的接口和可拆开的球囊置入阻塞气管[29]。球囊在 27^{+0} ～ 29^{+6} 周放入，34 周取出。如果患者在孕 34 周前分娩，需要急诊进行围生期球囊取出，因此需要始终有经过训练的临床医生。欧洲胎儿协作组报道了他们超过 150 例的经验，气管阻塞的生存率为 50% ～ 57%[29]。然而，这些研究受到了批评，因为缺乏同期对照。无论如何，没有报道存在母体并发症，但是约有 20% 的病例发生了医源性胎膜早破。对婴儿的远期随访仍在进行中。DePrest 及其欧洲胎儿协作组的同事在孕 26 ～ 28 周进行气管阻塞，之后在超声引导下针刺破球囊，或者通过第二次胎儿镜取出球囊，生存率能够达到 83%。

通过气管阻塞加速肺生长的试验（tracheal occlusion to accelerate lung growth trial，TOTAL trial）是一项前瞻性随机临床试验，已经在欧洲的多家中心进行，左侧 CDH、O/E LHR ＜ 25% 的胎儿随机接受气管阻塞或传统生后治疗。由于试验纳入病例缓慢，北美中心受邀加入，7 家医院形成了同盟（科罗拉多、辛辛那提、费城儿童医院、马里兰、多伦多、UCSF、得克萨斯儿童及纪念 Hermann 医院）并得到了 FDA 的批准，

包括对 BALT 球囊和用于放置球囊的 Storz 胎儿镜的研究设备责任免除（investigational device exemption，IDE）。在写这本书的时候，仅科罗拉多和费城儿童医院获得了 FDA 和伦理委员会（institutional review board，IRB）的批准，只有多伦多和科罗拉多在新的 IDE 后放置了球囊。IDE 的目的是一旦某中心已经实施了 FETO 手术，则该中心有随机分配 TOTAL 受试者的资质。

对高危 CDH 唯一的其他胎儿手术是子宫外产时处理（ex utero intrapartum treatment，EXIT）到 ECMO。Kunisaki 等[30] 报道的初步结果显示，对肝脏疝入和 PPLV < 20% 的胎儿给予 EXIT 到 ECMO，生存率 65%。作者已经在一组小队列中看到了类似结果，生存率 50%。这种治疗创新尚未得到证实，但对于高危的 CDH 病例可能很有希望，而传统的治疗方法生存率明显更低。

（三）脊髓脊膜膨出

胎儿脊髓脊膜膨出（myelomeningocele，MMC）治疗处于胎儿疾病治疗的第一线，主要因其造成疾病而非死亡。在脊髓脊膜膨出处理研究（management of myelomeningloele study，MOMS）中，诊断 MMC 的胎儿被随机分为宫内开放性胎儿治疗组和标准生后治疗组，研究显示接受了宫内修复的患者在 1 岁时需要脑室腹腔分流的比例更低[31]。这一结果使得开放性胎儿手术的量显著增加。不幸的是，开放性胎儿手术的母儿并发症仍然很多，因此呼唤更微创的途径。

内镜修复 MMC 已经在动物模型中显示了很好的结果，包括 Chiari 畸形和神经功能的改善[32, 33]。这些结果促使人们对患者开展类似的手术。Bruner 等[34] 首先发表了 MMC 内镜治疗的结果，但令人失望。这导致了开放性胎儿手术的进一步发展。最近，人们再次尝试通过胎儿镜修复 MMC。Pedreira 等[35] 最近报道了 10 例尝试内镜手术的病例，显示该途径在技术上可以有不错的结局；然而，这种途径仍然有相当的并发症发生率，尤其是未足月胎膜早破。这可能是因为使用了多个内镜入路，减少了微创手术的收益。

Kohl[36] 报道了使用多个内镜入路的病例系列，PPROM 率达到 84%，明显高于 MOMS 中看到的比例。相反，Peiro 等[37] 在绵羊模型上发展了 1 个入路或 2 个入路的技术，并开始小心地将该技术用于患者。相似的，Belfort 等[38] 已开始采用胎儿镜途径，CO_2 充气，并缝合基板表面的皮肤。

人类羊膜腔内 CO_2 充气的安全性并未明确，胎儿缺乏碳酸酐酶，可能导致术中胎儿酸中毒。这些途径能够减少开放性胎儿手术中的子宫大切口，并避免本次和以后妊娠时手术分娩。还不清楚这些微创途径是否能够和 MOMS 试验中的开放性胎儿手术一样减少脑室腹腔分流的需求。此外，这些胎儿镜手术是否会造成其他并发症，例如 PPROM、早产或脐带缠绕，也言之尚早。必须认识到目前修复 MMC 的胎儿镜技术是试验性质的，应当通过前瞻性研究评估其有效性和并发症发生率，并与开放性胎儿手术相比较。

（四）羊膜带综合征

羊膜带综合征（amniotic band syndrome，ABS）是又一个通常不致死、可能胎儿镜治疗的畸形。这一综合征是胎儿发育过程中羊膜破裂，继而附着于或包绕发育中的胎儿造成的（图 12-3）。羊膜带最常影响到肢体，但也可以累及颅面部、躯体或脐带。累及脐带时可能造成胎死宫内。孤立的肢体 ABS 的产前自然病史以远端水肿逐渐进展为特征，这是因为静脉阻塞、血流不足导致了继发的宫内截肢。如果诊断足够早，患者可以通过宫内消融羊膜带获益。

根据 Crombleholme 等[39] 的试验性工作，证实羊膜带束缚的肢体一旦松解，功能可能恢复。Quintero 等[40] 对两例胎儿进行了最初的胎儿镜羊膜带溶解，对一个胎儿使用了内镜

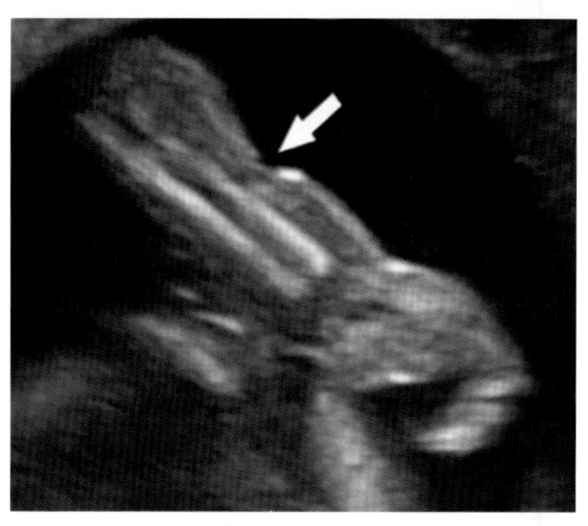

▲ 图 12-3　羊膜带综合征胎儿的超声图像
箭指向羊膜带束紧的胎儿胳膊，可见凹陷

剪刀，另一个胎儿使用了钇铝石榴石（yttrium aluminium garnet，YAG）激光。肢体得到了挽救，但是一个胎儿存在 ABS 造成的严重面部缺陷，另一例因担心伤及脚踝没有完全松解。Keswani 等[41]对两名胎儿三个肢体的羊膜带进行了胎儿镜激光松解，两例都即将发生截肢。一个胎儿生后持续存在继发性淋巴水肿，另一个胎儿手萎缩。一个下肢在羊膜带造成不可逆损伤前得到了松解，分娩时肢体完全正常。这几例结果至少说明胎儿镜下可以松解累计肢体的羊膜带。作者还有脐带受累病例的经验；胎儿镜手术可能挽救生命，因为脐带受累时可以突然发生意外的胎死宫内。当超声图像上看到一团脐带圈随着肢体活动而一起活动时，要怀疑脐带受累。预测脐带事件发生是不可能的，所以所有脐带受累的病例都应考虑松解羊膜带。

（五）巨大绒毛膜血管瘤

胎盘绒毛膜血管瘤被认为是来自绒毛膜组织的血管的异常增生。绒毛膜血管瘤的发生率为 1%，是最常见的胎盘肿瘤[42]。巨大绒毛膜血管瘤是指直径＞ 4cm 或 5cm 的血管瘤，比较罕见，发生率仅为 1/（9000 ～ 50 000）个胎盘[42]。绒毛膜血管瘤的诊断很重要，因为相关并发症会造成高达 18% ～ 40% 的围生期死亡[43，44]。绒毛膜血管瘤造成的高速血流分流会导致羊水过多、早产、胎儿贫血、宫内生长受限、高排出量心衰、水肿及死亡[44，45]。

巨大绒毛膜血管瘤可能发生自发性血栓，因此并不是每一例都需要治疗。巨大绒毛膜血管瘤可能并发胎儿贫血，这或者是因为肿瘤出血，或者由微血管病性溶血性贫血造成，表现为大脑中动脉峰值流速（middle cerebral artery peak systolic velocity，MCA PSV）指数增高[＞ 1.5 中位数的倍数（MoM）][46，47]。羊水过多可能是肾脏对分流血液的超滤造成的，或是肿瘤表面的渗出造成的[48]。高心排血量状态下的羊水过多可能通过羊水减量得到缓解；然而，这可能使血流动力学状态急性恶化，因为羊膜腔内压力的降低可能使通过肿瘤的血流增加，突发水肿或胎儿死亡。在一个病例系列中，胎儿镜阻断血供的指征为存在高排血量心力衰竭或胎儿水肿[49]。在该系列中，10 名患者中 5 人有高排血量心力衰竭的证据，需要进行干预。已报道很多技术都可以治疗巨大绒毛膜血管瘤，包括栓塞、乙醇、微弹簧圈、激光凝固及双极电凝。这些技术都被使用过，或独立被使用，或联合应用，报道显示后面的技术比栓塞更容易获得成功。一个常见的现象是一根脐动脉的全部血液直接供给绒毛膜血管瘤，这可以解释高排出状态。双极电灼、血管夹或缝合可以控制血流。然而，某些病例在阻断血流的过程中，血管发生破裂，不可避免地导致即刻失血。对于经过治疗的病例，可以通过激光凝固绒毛膜血管瘤表面的侧支血管，防止再次发生高排出状态。已有一些巨大绒毛膜血管瘤阻断血供后胎盘功能不足的报道，但是大多数病例中，绒毛膜血管瘤占据的胎盘是无功能的，阻断血供不会使已经存在的胎盘功能不良恶化。

三、单绒毛膜双胎并发症的胎儿镜治疗

（一）单绒毛膜双胎之一畸形

通过胎儿镜处理单绒毛膜双胎的并发症仍然是微创胎儿手术中最具影响的领域。这些并发症包括但不仅限于：双胎之一存在可能胎死宫内的畸形、双胎反向动脉灌注（twin-reversed arterial perfusion，TRAP）序列征、双胎贫血一红细胞增多序列（twin anemia polycythemia，TAPS）和双胎输血综合征（twin-to-twin transfusion syndrome，TTTS）。双胎妊娠中先天性畸形也更为常见，包括先天性心脏缺陷，在单合子双胎中发病率是双合子双胎或单胎妊娠的两倍[50]。在双胎的治疗中，更多的担心是对无畸形胎儿的潜在危害。根据双胎之一畸形的不同，无畸形胎儿发生胎死宫内的风险可高达30%[51]。单绒毛膜双胎一胎发生胎死宫内，会显著增加另一个胎儿死亡和神经发育问题的风险[52]。此外，双胎之一畸形分娩时间早于双胎平均分娩孕周（孕 34 周）[53]。

对于双绒毛膜妊娠，可以等待自发的胎死宫内，或通过注射氯化钾进行选择性减胎，这不会显著增加健康胎儿的风险。但是单绒毛膜妊娠情况不同，因为双胎之间存在血管交通。双胎之一胎死宫内时，这些血管交通会增加另一个胎儿的患病和死亡率。因此，已经推荐采用一些干预措施，试图减少这些并发症。

最初的治疗集中在对异常胎儿进行胎儿镜脐带结扎或电凝。Crombleholme 等[54]最早报道了双胎之一即将死亡时，应用胎儿镜进行脐带结扎来预防存活胎儿的神经系统损伤。这一手术通常需要两个入口，一个放置胎儿镜，另一个放置双极设备至羊膜腔，可以电凝并切断脐带。Lanna 等[55]的一项更大的研究显示，总体存活率为71%，存活胎儿神经发育异常的风险较低。

最近，射频消融（radiofrequency ablation，RFA）被用于单绒毛膜双胎不一致时的选择性减胎。这一技术需要在超声引导下放置 19 号 RFA 设备，到达畸形胎儿腹部脐带插入水平。高频交互电流使组织温度升高，造成组织凝固和血流终止。RFA 后的生存率报道各不相同，最高在 70% ～ 88%[56，57]。RFA 的潜在好处是创伤更小，并可以避免一些双极电凝的并发症，其中最重要的就是早产。

然而，对这两种治疗方式的荟萃分析并未显示存活率或分娩中位孕周存在差异[58]。因此，两种治疗在这些并发症的治疗中都是可以接受的方法。

（二）双胎反向动脉灌注序列征

TRAP 序列仅发生于单绒毛膜妊娠。发生率大约为 1/35 000 次分娩，在单绒毛膜双胎妊娠中占 1%。在 TRAP 序列中，无心 / 无头胎儿的血供完全来自正常或“泵血”胎儿（图 12-4）。名词“反向灌注”被用于描述该情形，因为血液通过脐动脉进入无心 / 无头胎儿，并通过脐静脉流出。寄生无心胎的畸形循环通过正常泵血胎维持，这增加了正常胎儿心脏的需求，造成心力衰竭。如果不进行治疗，泵血胎的死亡率高达 50% ～ 75%。此外，存在明显 TRAP 时，泵血胎发生早产、胎儿生长受限和心脏衰竭的风险增加。当无心 / 无头胎的大小超过泵血胎估重的 50%，这些并发症风险增加的可能更大[59]。图 12-5 显示的是一个 TRAP 胎儿明显大于泵血胎的情况。

已经有很多方式用于 TRAP 序列征的治疗尝试（脐带栓塞、脐带结扎、激光、双极电凝、胎儿内酒精注射等），但目前治疗主要采用脐带凝结 / 结扎或 RFA。治疗旨在打断泵血胎与无心胎之间的血供。Quintero 等[60]报道了第一例成功的 TRAP 序列征脐带结扎，阻断了胎儿之间的血流交通。双极电凝阻断无心胎血供后，泵血胎的生存率相对较高[61，62]。但是，并发症包括未足月胎膜早破、早产和阻断不完全。因此，焦点集中在能阻断血流的更微创的技术上。

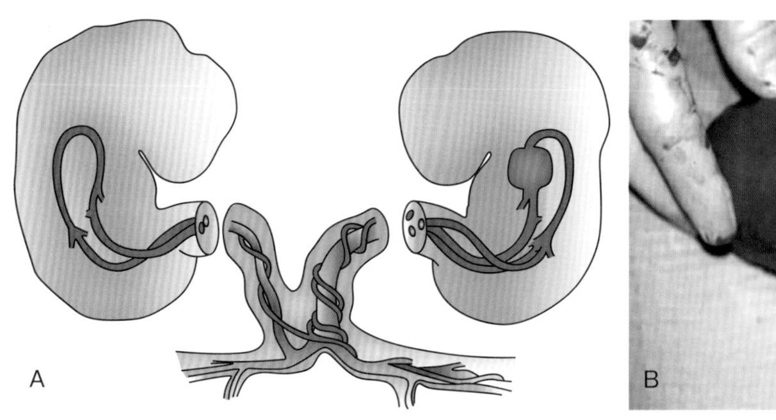

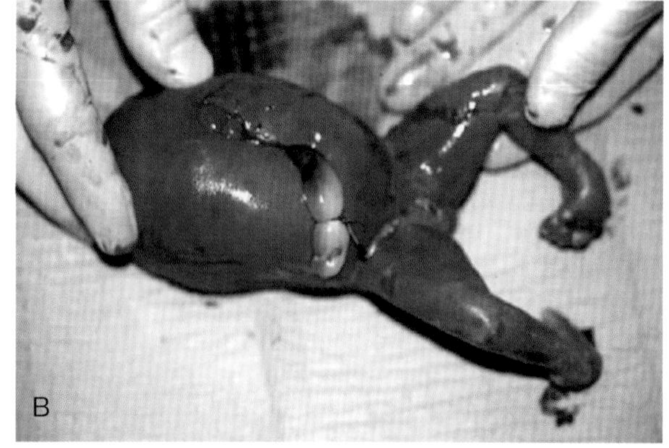

▲ 图 12-4 A. 双胎反向动脉灌注（TRAP）序列征的病理生理示意，无心胎儿的循环（左侧）是不正常的，该寄生胎靠正常"泵血"胎（右侧）维持；B. 经脐带结扎后分娩的无心 / 无头胎儿

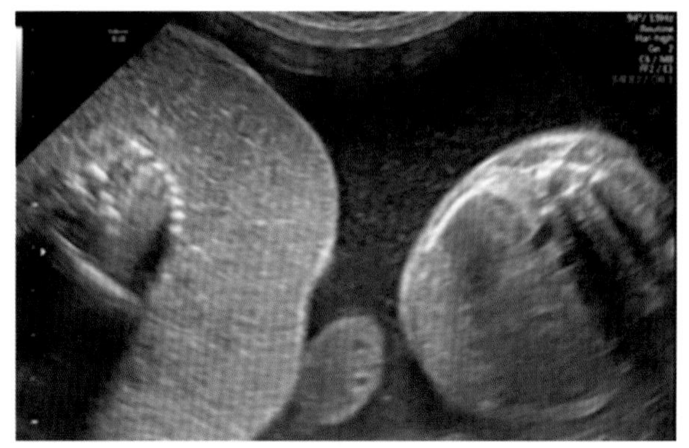

▲ 图 12-5 TRAP 序列征双胎的超声图像

无心胎（左侧）显著大于"泵血"胎（右侧）；这一病理过程增加了并发症的发生风险

RFA 是用于这类患者治疗的一种更为微创的技术。与 RFA 用于双胎之一畸形类似，RFA 的针是在超声引导下进入无心胎的脐带血管，通过电流阻断血供。这种治疗方式的优点是不受无心胎羊水过少的限制，也不受无心胎脐带短难以进入的影响。北美胎儿治疗协作组（North American Fetal Therapy Network，NAFTNet）报道，RFA 是治疗 TRAP 序列征的一种切实可行的选择，泵血胎出生后 30d 存活率可达 80%[63]。总的平均分娩孕周为 33.4 周，存活胎儿的平均分娩孕周为 36 周。这些病例显示，RFA 对于复杂 TRAP 序列是一种合理的治疗方法，作为更为微创的技术有自身的潜在优势。

作者目前对 TRAP 序列征进行每周的超声监测，评估无心 / 泵血胎的体重比、羊水量、水肿和心功能。如果有证据表明无心胎较大（大于泵血胎体重的 70%），或者有泵血胎心衰的证据，作者会进行治疗。作者最常使用的是 RFA，因为它更为微创，然而，在单羊膜囊 TRAP 妊娠，可能存在脐带缠绕时，我们会采用双极电凝。

四、双胎输血综合征

（一）双胎输血综合征的治疗选择

大家已经了解了严重 TTTS 的自然病史，如果不治疗，死亡率接近 100%，特别是孕 20 周前发病的病例[64, 65]。因此尝试了很多治疗，包括选择性减胎、脐带凝固、胎盘放血、给予母亲洋地黄、给予母亲吲哚美辛、多次羊水减量、双胎间羊膜中隔微穿孔术，以及非选择性或选择性胎儿镜激光治疗。

以往，羊水减量和羊膜中隔穿孔术是 TTTS 最常用的治疗方法。对多次羊水减量的评估显示胎儿的总体存活率为 49%[66]。遗憾的是，这一生存率会因 TTTS 的严重程度而波动。Mari 等[67]发现，孕 22 周前发生高期别 TTTS 的患者，以及受血胎脐动脉舒张末期血流消失时，积极的羊水减量只能获得 13% 的生存率；供血胎脐动脉舒张末期血流消失时，生存率为 33%。Saade 等[68]最早报道了单次羊水减量后羊水过少反而缓解，这是因为穿刺针无意间刺破了双胎间的羊膜。尽管最早的小规模研究表明羊膜中隔微穿孔术可以达到高达 81% 的存活率，一项比较羊水减量和羊膜中隔微穿孔术的多中心研究显示两种方式存活率相似，约为 65%[69, 70]。各治疗方式总体生存率低可能是因为治疗集中在缓解 TTTS 的不良后果上，而不是治疗其根本的病理过程。对于严重的 TTTS 病例，治疗几乎没有效果，因为两个胎儿仍然面临胎盘循环交通及随之而来的疾病 / 死亡问题。因此，目标变为寻找一种能够治疗疾病、打断病理过程的治疗方式。

（二）胎儿镜激光凝固

TTTS 最早的治疗是针对该综合征的解剖学基础进行的，由 DeLia 等报道[71, 72]。胎儿镜激光用于凝固跨越两个羊膜囊的血管，称为“非选择性激光凝固”。治疗的理论基础是激光凝固 TTTS 两胎儿间的血管能够治疗疾病并改善其造成的后果（图 12-6）。在最早的小样本病例中，De Lia 报道 26 名患者的总体生存率为 53%[72]。尽管生存率并未显著高于以往的羊水减量，96% 存活儿经头颅超声评估，神经系统结局是“正常的”。

起初，非选择性激光消融术被用于 TTTS 的治疗。非选择性胎儿镜激光凝固所有跨过两个羊膜囊的血管，无论其是否有交通吻合。这种方式会带来问题，因为两个羊膜囊之间的血管往往与胎盘血管赤道（placenta vascular equator）无关。对所有跨膜血管的非选择性激光凝固牺牲了那些并未造成 TTTS 的血管，供血胎因急性胎盘功能不足而死亡的比例升高[73]。

非选择性激光治疗在生存率方面缺乏明显优势，因此选择性激光凝固术发展起来了[73]。在这项技术中，胎儿镜用于“绘制”胎儿胎盘血管。仅对胎儿之间交通的血管进行激光凝固。此外，对邻近的血管（靠近小叶）和无配对的动脉、静脉也进行治疗。理论上，这一方法不需要对供体血管进行治疗，因此降低了急性胎盘功能不足的风险。最早采用这项技术的临床试验结果是好的，至少一胎存活的比例为 79%，而羊水减量仅有 60%[74]。

Senat 等[75]进行的欧洲胎儿（Eurofetus）试验和 Crombleholme 等进行的 NIH 资助的试验是迄今最大的两项比较激光治疗与羊水减量的研究[76]。Eurofetus 试验显示与羊水减量相比，激光治疗后至少一胎存活率明显提高（76% 相比 56%），而神经影像研究看到的神经系统畸形更少（31% 相比 52%）。这一研究显示激光优于传统的羊水减量。Crombleholme 等未能证实 Eurofetus 试验所显示出的生存率改善，但他们引入了一种重要的 TTTS 新诊断方法。这一试验显示心血管情况评分（cardiovascular profile

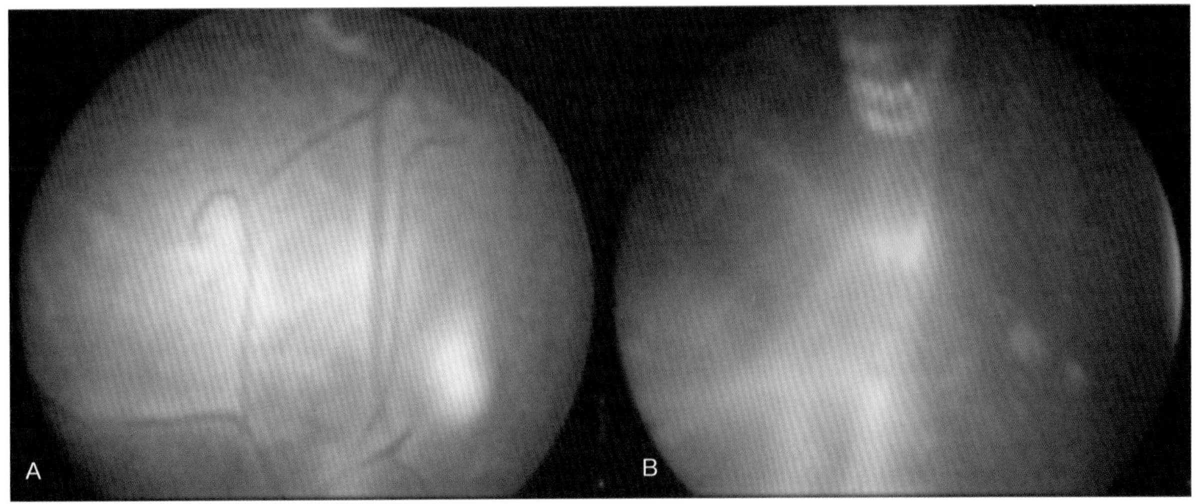

▲ 图 12-6 A. 胎儿镜下所见胎盘表面，可见胎盘表面的动静脉交通；B. 同一动静脉交通在激光凝固术后的表现，图片 12 点位置可见激光纤维

score）是最重要的受体死亡预测指标。

经过激光凝固术治疗的 TTTS 病例存活率持续改善。Habli 等[77]报道胎儿总体存活率为77.5%，双胎之一或双胎均存活的比例为 88%。Mullers 等[78]最近的文章显示胎儿的总体存活率为 61%，双胎之一或双胎均存活的比例为75%。作者所在中心目前的结果是双胎之一或双胎均存活的比例为 95%，80% 的妊娠双胎均存活。由于更好地理解了诊断，治疗也得到了优化，结局有可能持续改善。

激光技术的其他改良包括续贯激光凝固及 Solomon 技术[79, 80]。续贯技术是指有次序地治疗异常交通血管，目的是最大限度地减少激光手术过程中可能发生的胎儿间输血。最先治疗的是从供体到受体的动静脉交通血管，其次是从受体到供体的动静脉交通血管，然后是静脉－静脉和动脉－动脉交通支。最早的报道表明，采用这一技术后，与该中心以往的对照样本相比，受体胎获得了好处。

Solomon 随机试验是近期发表的，结果令人鼓舞[81]。这一技术的产生是因为 TTTS 复发 / 持续 TTTS 的发生率较高，激光治疗后 TAPS 的发生率也比较高，分别可以达到 14% 和 13%。这一技术首先进行选择性激光凝固，然后从胎盘表面的一边到另一边激光凝固一条线。该试验的作者发现复发 / 持续性 TTTS 和 TAPS 序列的发生率较非所罗门化（nonsolomonized）的胎盘要低（TTTS 5% 相比 1%，TAPS 22% 相比 4%）。尽管复发性 TTTS 和 TAPS 减少，并发症的发生还是有所增加。报道的并发症包括医源性造成单羊膜囊、出血和未足月胎膜早破发生率增高，尽管没有统计学意义。这些并发症必须与技术的潜在好处进行衡量。除了改善结局，这些改良体现了手术技术的进步。在激光治疗前对胎儿间异常交通血管的完全“绘制”有助于更快的治疗（减少血容量波动）和完全的血管治疗（减少复发 / 持续性 TTTS 及 TAPS），因此真正的选择性激光凝固技术可能是有益的。

TTTS 诊断和治疗的其他进步不一定需要使用胎儿镜，但是也应该提及。最初对 TTTS 严重程度的描述是通过 Quintero 的分期系统[82]进行的。该方法仅依赖于双胎的超声评估。更近的分期系统“修改”了 Quintero 系统，加入了胎儿的心脏评估，受体胎的心功能成为系统的重要组成部分。还有多个系统被提出[83-85]。作者使用的是 Quintero 分期系统的辛辛那提修改版，描述了胎儿心肌病变是否存在及其严重程度[86]。该系统描述了心肌病变的诊断标准，并分为轻度、中度或重度。相当数量的 Quintero Ⅰ期 TTTS 病例有心肌病变的证据。一个像作者这样的系统可以显示最严重受累的 TTTS 病例，因此可以得出需要治疗的病例。TTTS 治疗的另一进步是在并发心肌病变时使用硝苯地平。Crombleholme 等[86]研究发现与传统手术治疗相比，同时使用硝苯地平可以从总体上改善生存率（83% 相比 75%），特别是能够改善总体的受体胎生存率（90% 相比 82%）以及Ⅲ C 期和Ⅳ期的生存率（93% 相比 86%），但对供体胎生存率没有影响。这可能代表了另一类致力于稳定 / 逆转心肌病变的治疗，特别是对受体胎。

五、胎儿内镜手术的并发症

早产仍然是胎儿治疗的软肋[87]。在一定程度上，它是所有胎儿手术的并发症。使用胎儿镜应当能降低早产风险，但不能解决这个问题。早产的原因可能与疾病有关（即，与羊水过多或畸形有关）。早产还可能与治疗后的胎儿系统性炎症反应有关[88]。母体对子宫创伤的炎症反应可能也参与了早产宫缩的发动。避免或抑制胎儿手术病例的早产将使这一领域迈出更大的一步。

早产并不是唯一的并发症。绒毛膜羊膜分离是胎儿内镜手术最常见的并发症，至少 36% 的病例会发生[89]。此外，其他主要并发症的发生率各不相同。Habli 等[77]报道 PPROM 的发生率为 17.8%，24 周前妊娠丢失的发生率为

3.3%，胎盘早剥发生率为 8%。每种并发症都会导致妊娠发病率和死亡率的增加，影响分娩的平均孕周。减少并发症也会有利于该领域的发展。

出血通常不是胎儿内镜手术的主要问题。在术前花时间通过超声进行详细计划是值得的，以便在避免胎盘和阔韧带血管的同时给内镜留下操作空间。对于胎盘前壁的病例，患者可能需要完全侧卧。在所有病例中，患者都最好稍微侧身以避免压迫下腔静脉。

六、总结

胎儿内镜手术经过这些年有了巨大的飞跃，即使是从这本书的上一版开始也有很大发展。随着对潜在病生理更多的了解以及手术技术的进步，可以预期更好的结局。尽管有进展，但胎儿手术仍应用于那些不治疗患病或死亡风险就会明显增加的病例。

（周希亚 译，戚庆炜 校）

参考文献

[1] Reuss A, Stewart PA, Wladimiroff JW, et al. Non-invasive management of fetal obstructive uropathy. Lancet 1988; 2: 949–51.

[2] Cusick EL, Didier F, Droulle P, et al. Mortality after an antenatal diagnosis of foetal uropathy. J Pediatr Surg 1995; 30: 463–6.

[3] Ciftei AO, Cook RCM, voon Vetzen D. Megacystic microcolon enteral hypoperistaltic syndrome: Evidence of primary myocellular defect of contractile fiber synthesis. J Pediatr Surg 1996; 31: 1706–1711.

[4] Maximel JC, Pettinato G, Reinbert Y, et al. Prune Belly Syndrome: Clinicopathologic study of 29 cases. Pediatr Pathol 1989; 9: 691–711.

[5] Glick PL, Harrison MR, Golbus MS, et al. Manage-ment of the fetus with congenital hydronephrosis II. Prognostic criteria and selection for treatment. J Pediatr Surg 1985; 20: 376–87.

[6] Johnson MP, Bukowski TP, Reitleman C, et al. In utero surgical treatment of fetal obstructive uropathy: A new comprehensive approach to identify appropriate candidates for vesicoamniotic shunt therapy. Am J Obstet Gynecol 1994; 170: 1770–9.

[7] Clark TJ, Martin WL, Divakaran TO, et al. Prenatal bladder drainage in the management of fetal lower urinary tract obstruction: A systematic review and meta-analysis. Obstet Gynecol 2003; 102: 367–82.

[8] Freedman AL, Johnson MP, Smith CA, et al. Long-term outcome in children after antenatal intervention for obstructive uropathies. Lancet 1999; 354: 374–7.

[9] Holmes N, Harrison MR, Baskin LS. Fetal surgery for posterior urethral valves: Long-term postnatal outcomes. Pediatrics 2001; 108: el–7.

[10] Morris RK, Malin GL, Quinlan-Jones E, et al. Percutaneous vesicoamniotic shunting versus conservative management for fetal lower urinary tract obstruction (PLUTO): A randomized trial. Lancet 2013; 382: 1496–1506.

[11] Gatti JM, Kirsch AJ, Massad CA. Antenaral intervention: Jeopardizing life or limb. Urology 2002; 60: iii–ix.

[12] Quintero RA, Johnson MP, Smith C, et al. In utero percutaneous cystoscopy in the management of fetal lower obstructive uropathy. Lancet 1995; 346: 537–40.

[13] Quintero RA, Hume R, Smith C, et al. Percutaneous fetal cystoscopy and endoscopic fulguration of posterior urethral valves. Am J Obstet Gynecol 1995; 172: 206–9.

[14] Clifton MS, Harrison MR, Ball R, et al. Fetoscopic transuterine release of posterior urethral valves: A new technique. Fetal Diag Ther 2008; 23: 89–94.

[15] Fauza DO, Wilson JM. Congenital diaphragmatic hernia and associated anomalies: Their incidence, identification, and impact on prognosis. J Pediatr Surg 1994; 29: 1113–7.

[16] Puri P. Congenital diaphragmatic hernia. Curr Prob Surg 1994; 31: 787–846.

[17] Albanese CT, Lopoo J, Goldstein RB, et al. Fetal liver position and perinatal outcome for congenital diaphragmatic hernia. Prenatal Diagn 1998; 18: 1138–42.

[18] Guibaud L, Filiatraut D, Gare L, et al. Fetal congenital diaphragmatic hernia: Accuracy of sonography in the diagnosis and prediction of the outcome after birth. AJR Am J Roentgenol 1996; 166: 1195–202.

[19] Lipshutz GS, Albanese CT, Feldstein VA, et al. Prospective analysis of lung-to-head ratio predicts survival for patients with prenatally diagnosed congenital diaphragmatic hernia. J Pediatr Surg 1997; 32: 1634–6.

[20] Landy JAM, Van Gucht M, Van Dooren MF, et al. Congenital diaphragmatic hernia: An evaluation of the prognostic value of the lung-to-head ratio and other prenatal parameters. Prenat Diagn 2003; 23: 634–9.

[21] Metkus AP, Filly RA, Stringer MD, et al. Sonographic predictors of survival in fetal diaphragmatic hernia. J Pediatr Surg 1996; 31: 148–52.

[22] Cannie M, Jani JC, De Keyzer F, et al. Fetal body volume use at MR imaging to quantify relative lung volume in fetuses suspected of having pulmonary hypoplasia. Radiology 2006; 241: 847–53.

[23] DePrest J, Jani J, Van Schoubroeck D, et al. Current consequences of prenatal diagnosis of congenital diaphragmatic hernia. J Pediatr Surg 2006; 41: 423–430.

[24] Jani J, Nicolaides KH, Keller RL, et al. Observed to expected lung area to head circumference ratio in the prediction of survival in fetuses with isolated diaphragmatic hernia. Ultrasound Obstet Gynecol 2007; 30: 67–71.

[25] Jani J, Nicolaides KH, Benachi A, et al. Timing of lung size

assessment in the prediction of survival in fetuses with diaphragmatic hernia. Ultrasound Obstet Gynecol 2008; 31: 37–40.

[26] Harrison MR, Mychaliska GB, Albanese CT, et al. Correction of congenital diaphragmatic hernia in utero. IX. Fetuses with poor prognosis (liver herniation, low lung-to-head ratio) can be saved by fetoscopic temporary tracheal occlusion. J Pediatr Surg 1998; 33: 1017–23.

[27] Flake AW, Crombleholme TM, Johnson MP, et al. Treatment of severe congenital diaphragmatic hernia by fetal tracheal occlusion: Clinical experience with fifteen cases. Am J Obstet Gynecol 2000; 183: 1059–66.

[28] Harrison MR, Keller RL, Hagwood SB, et al. A randomized trial of fetal endoscopic tracheal occlusion for severe fetal congenital diaphragmatic hernia. N Engl J Med 2003; 349: 1916–24.

[29] Deprest J, Gratacos E, Nicolaides KH; FETO Task Group. Fetoscopic tracheal occlusion (FETO) for severe congenital diaphragmatic hernia: Evolution of a technique and preliminary results. Ultrasound Obstet Gynecol 2004; 24(2): 121–6.

[30] Kunisaki SM, Barnewolt CE, Estroff JA, et al. Ex utero intrapartum treatment with extracorporeal membrane oxygenation for severe congenital diaphragmatic hernia. J Pediatr Surg 2007; 41: 98–106.

[31] Adzick NS, Thom EA, Spong CY, et al. A randomized trial of prenatal versus postnatal repair of myelomeningocele. N Engl J Med 2011; 364(11): 993–1004.

[32] Kohl T, Hartlage MG, Kiehitz D, et al. Percutaneous fetoscopic patch coverage of experimental lumbosacral full-thickness skin lesions in sheep. Surg Endosc 2003; 17(8): 1218–23.

[33] Fontecha CG, Peiro JL, Sevilla JJ, et al. Fetoscopic coverage of experimental myelomeningocele in sheep using a patch with surgical sealant. Eur J Obstet Gynecol Reprod Biol 2011; 156(2): 171–6.

[34] Bruner JP, Richards WO, Tulipan N, et al. Endoscopic coverage of fetal myelomeningocele in utero. Am J Obstet Gynecol 1999; 180: 153–8.

[35] Pedreira DA, Zanon N, Nishikuni K, et al. Endoscopic surgery for the antenatal treatment of myelomeningocele: The CECAM trial. Am J Obstet Gynecol 2015; 214(1): 111. e1–111.e11.

[36] Kohl T. Percutaneous minimally invasive fetoscopic surgery for spina bifida aperta. Part I: Surgical technique and perioperative outcome. Ultrasound Obstet Gynecol 2014; 44: 515–24.

[37] Peiro JL, Fontecha CG, Ruano R, et al. Single-Access Fetal Endoscopy (SAFE) for myelomeningocele in sheep model I: Amniotic carbon dioxide gas approach. Surg Endocs 2013; 27(10): 3835–40.

[38] Belfort MA, Whitehead WE, Shamshirsaz AA, et al. Fetoscopic repair of myelomeningocele. Obstet Gynecol 2015; 126: 881–4.

[39] Crombleholme TM, Dirkes K, Whitney TM, et al. Amniotic band syndrome in fetal lambs. Part I: Fetoscopic release and morphometric outcomes. J Pediatr Surg 1995; 30(7): 974–8.

[40] Quintero RA, Morales WJ, Phillips J, et al. In utero lysis of amniotic bands. Ultrasound Obstet Gynecol 1997; 10: 316–20.

[41] Keswani SG, Johnson MP, Adzick NS, et al. In utero limb salvage: Fetoscopic release of amniotic bands for threatened limb amputation. J Pediatr Surg 2003; 38: 848–51.

[42] Fox H, Elston CW. Pathology of the Placenta. Major Problems in Pathology, pp. xvii, 491. Philadelphia, PA: Saunders, 1978.

[43] Quintero RA, Reich H, Romero R, Johnson MP, et al. In utero endoscopic devascularization of a large chorioangioma. Ultrasound Obstet Gynecol 1996; 8(1): 48–52.

[44] Sepulveda W, Alcalde JL, Schnapp C, Bravo M. Perinatal outcome after perinatal diagnosis of placental chorioangioma. Obstet Gynecol 2003; 102: 1028–33.

[45] Zanardini C, Papageorghiou A, Bhide A, Thilaganathan B. Giant placental chorioangioma: Natural history and pregnancy outcome. Ultrasound Obstet Gynecol 2010; 35: 332–6.

[46] Hamill N, Rijhsinghani A, Williamson RA, Grant S. Prenatal diagnosis and management of fetal anemia secondary to a large chorioangioma. Obstet Gynecol 2003; 102: 1185–8.

[47] Hirata GI, Masaki DI, O’ Toole M, et al. Color flow mapping and Doppler velocimetry in the diagnosis and management of a placental chorioangioma associated with non-immune fetal hydrops. Obstet Gynecol 1993; 81: 850–2.

[48] Wanapirak C, Tongsong T, Sirichotiyakul S, et al. Alcoholiz ation: The choice of intrauterine treatment for chorioangioma. J Obstet Gynaecol Res 2002; 28: 71–5.

[49] Lim FY, Coleman A, Polzin W, et al. Giant chorioangiomas: Perinatal outcomes and techniques in fetoscopic devascularization. Fetal Diagn Ther 2015; 37: 18–23.

[50] Burn J. The spectrum of genetic disorders in twins. In: Ward RH, Whittle M (eds), Multiple Pregnancy, pp. 74–83. London, UK: RCOG Press, 1995.

[51] Kang HJ, Liao AW, Brizot ML, et al. Prediction of intrauterine death and severe preterm delivery in twin pregnancies discordant for major fetal abnormality. Eur J Obstet Gynecol Reprod Biol 2014; 175: 115–8.

[52] Ong SS, Zamora J, Khan KS, Kilby MD. Prognosis for the co-twin following single-twin death: A systematic review. BJOG 2006; 113(9): 992–8.

[53] Malone FD, D’ Alton ME. Multiple gestation: Clinical characteristics and management. In: Creasy RK, Resnik R (eds), Maternal-Fetal Medicine (4th edition), pp. 598–615. Philadelphia, PA: WB Saunders, 1999.

[54] Crombleholme TM, Robertson F, Marx G, et al. Fetoscopic cord ligation to prevent neurologic injury in monozygous twins. Lancet 1996; 348: 191.

[55] Lanna MM, Rustico MA, Dell’ Avanzo M, et al. Bipolar cord coagulation for selective feticide in complicated monochorionic twin pregnancies: 118 consecutive cases at a single center. Ultrasound Obstet Gynecol 2012; 39(4): 407–13.

[56] Bebbington MW, Danzer E, Moldenhauer J, et al. Radiofrequency ablation vs bipolar umbilical cord coagulation in the management of complicated monochorionic pregnancies. Ultrasound Obstet Gynecol 2012; 40(3): 319–24.

[57] Roman A, Papanna R, Johnson A, et al. Selective reduction in complicated monochorionic pregnancies: Radiofrequency ablation vs. bipolar cord coagulation. Ultrasound Obstet Gynecol 2010; 36(1): 37–41.

[58] Gaerty K, Greer RM, Kumar S. Systematic review and meta-analysis of perinatal outcomes after radiofrequency ablation and bipolar cord occlusion in monochorionic pregnancies. Am J Obstet Gynecol 2015; 213(5): 637–43.
[59] Moore TR, Gale S, Benirschke K. Perinatal outcome of forty-nine pregnancies complicated by acardiac twinning. Am J Obstet Gynecol 1990; 163: 907–12.
[60] Quintero RA, Reich H, Pruder KS, et al. Brief report: Umbilical cord ligation to an acardiac twin by fetoscopy at 19 weeks gestation. N Engl J Med 1994; 330: 469–71.
[61] Corbacioglu A, Gul A, Bakirci IT, et al. Treatment of twin reversed arterial perfusion sequence with alcohol ablation or bipolar cord coagulation. Int J Gynaecol Obstet 2012; 117(3): 257–9.
[62] Gul A, Gungorduk K, Yildirim G, et al. Fetal therapy in twin reversed arterial perfusion sequence pregnancies with alcohol ablation or bipolar cord coagulation. Arch Gynecol Obstet 2008; 278(6): 541–5.
[63] Lee H, Bebbington M, Crombleholme TM, et al. The North American Fetal Therapy Network Registry data on outcomes of radiofrequency ablation for twin-reversed arterial perfusion sequence. Fetal Diagn Ther 2013; 33(4): 224–9.
[64] Chescheir NC, Seeds JW. Polyhydramnios and oligohydramnios in twin gestations. Obstet Gynecol 1988; 71: 882–4.
[65] Weir PE, Ratten GJ, Beischer IMA. Acute polyhydramnios—A complication of monozygous twin pregnancy. Br J Obstet Gynaecol 1979; 86: 849–53.
[66] Moise KJ Jr. Polyhydramnios: Problems and treatment. Semin Perinatol 1993; 17: 197–209.
[67] Mari G, Roberts A, Detti L, et al. Perinatal morbidity and mortality rates in severe twin-twin transfusion syndrome: Results of the International Arnnioreduction Registry. Am J Obstet Gynecol 2001; 185: 708–15.
[68] Saade GR, Olson G, Belfort MA, et al. Amniotomy: A new approach to the ‘stuck twin’ syndrome. Am J Obstet Gynecol 1995; 172: 429–34.
[69] Saade GR, Belfort MA, Berry DL, et al. Amniotic septostomy for the treatment of twin oligohydramnios-polyhydramnios sequence. Fetal Diagn Ther 1998; 13: 86–93.
[70] Saade G, Moise K, Dorman K, et al. A randomized trial of septostomy versus amnioreduction in the treatment of twin oligohydramnios polyhydramnios sequence (TOPS). Am Obstet Gynecol (Society for Maternal-Fetal Medicine, Oral presentation, abstract 3) 2002; 187(6): S54.
[71] De Lia JE, Cruikshank DP, Kaye WR. Fetoscopic neodymium–YAG laser occlusion of placental vessels in severe twin-twin transfusion syndrome. Obstet Gynecol 1990; 75: 1046–53.
[72] De Lia JE, Kuhlmann RS, Harstad TW, et al. Fetoscopic laser ablation of placental vessels in severe twin-twin transfusion syndrome. Am J Obstet Gynecol 1995; 172: 1202–11.
[73] Quintero RA, Morales WJ, Mendoza G, et al. Selective photocoagulation of placental vessels in twin-twin transfusion syndrome: Evolution of a surgical technique. Obstet Gynecol Survey 1998; 53: 597–603.
[74] Hecher K, Plath H, Bregenzer T, et al. Endoscopic laser surgery versus serial amniocenteses in the treatment of severe twin-twin transfusion syndrome. Am J Obstet Gynecol 1999; 180: 717–24.
[75] Senat MV, Deprest J, Boulvain M, et al. Endoscopic laser surgery versus serial amnioreduction for severe twin-to-twin transfusion syndrome. N Engl J Med 2004; 351: 136–44.
[76] Crombleholme TM, Shera D, Lee H, et al. A prospective, randomized, multicenter trial of amnioreduction vs selective fetoscopic laser photocoagulation for the treatment of severe twin-twin transfusion syndrome. Am J Obstet Gynecol 2007; 197(4): 396 el-9.
[77] Habli M, Bombrys A, Lewis D, et al. Incidence of complications in twin-twin transfusion syndrome after selective fetoscopic laser photocoagulation: A single-center experience. Am J Obstet Gynecol 2009; 201(4): 417 el-7.
[78] Mullers SM, McAuliffe FM, Kent E, et al. Outcome following selective fetoscopic laser ablation for twin to twin transfusion syndrome: An 8 year national collaborative experience. Eur J Obstet Gynecol Reprod Biol 2015; 191: 125–9.
[79] Chmait RH, Kontopoulos EV, Quintero RA. Sequential laser surgery for twin-twin transfusion syndrome. Am J Perinatol 2014; 31 (Suppl 1): S13–8.
[80] Slaghekke F, Lewi L, Middeldorp JM, et al. Residual anastomoses in twin-twin transfusion syndrome after laser: The Solomon randomized trial. Am J Obstet Gynecol 2014; 211(3): 285 el-7.
[81] Quintero RA, Morales WJ, Allen MH, et al. Staging of twin-twin transfusion syndrome. J Perinatol 1999; 19(8 Pt 1): 550–5.
[82] Stirnemann JJ, Nasr B, Proulx F, et al. Evaluation of the CHOP cardiovascular score as a prognostic predictor of outcome in twin-twin transfusion syndrome after laser coagulation of placental vessels in a prospective cohort. Ultrasound Obstet Gynecol 2010; 36(1): 52–7.
[83] Shah AD, Border WL, Crombleholme TM, et al. Initial fetal cardiovascular profile score predicts recipient twin outcome in twin-twin transfusion syndrome. J Am Soc Echocardiogr 2008; 21(10): 1105–8.
[84] Habli M, Michelfelder E, Cnota J, et al. Prevalence and progression of recipient-twin cardiomyopathy in early-stage twin-twin transfusion syndrome. Ultrasound Obstet Gynecol 2012; 39(1): 63–8.
[85] Crombleholme TM, Lim FY, Habli M, et al. Improved recipient survival with maternal nifedipine in twin-twin transfusion syndrome complicated by TTTS cardiomyopathy undergoing selective fetoscopic laser photocoagulation. Am J Obstet Gynecol 2010; 203(4): 397 el–9.
[86] Harrison MR. Fetal surgery. Am J Obstet Gynecol 1996; 174: 1255–64.
[87] Romero R, Gomez R, Ghezzi F, et al. A fetal systemic inflammatory response is followed by the spontaneous onset of preterm parturition. Am J Obstet Gynecol 1998; 179: 186–93.
[88] Harrison MR, Tsao K, Hirose S, et al. Chorioamniotic membrane separation following fetal surgery. Am J Obstet Gynecol 2001; 184: SI43

第 13 章　胎儿手术——Texas 儿童胎儿中心方法

Fetal surgery——The Texas Children's Fetal Center approach

Alireza A. Shamshirsaz　Michael A. Belfort　Robert H. Ball

本章概要

一、胎儿手术简史

超声成像和筛查过程使未出生的胎儿成为一个真正的患者。胎儿手术经过过去的 30 多年，已经从一个模糊的概念成为一个被熟悉、有管理、创新的医学领域。新的手术中技术用于开放性手术，影像引导下的经皮途径胎儿镜微创修复技术对结局产生了正面的影响。此外，术后护理的整体改善降低了患病率。胎儿成像、诊断、麻醉和手术后抑制宫缩的进步，加速了胎儿手术的发展，以至于胎儿干预目前已经成为胎儿患者生存所必需的，否则胎儿可能终身患病，并且死亡率增高。

第一例成功的胎儿直接干预是 William Liley 爵士在 1963 年完成的经子宫胎儿腹腔内红细胞输注，治疗胎儿溶血性贫血。在超声时代之前，这曾经是在荧光透视下完成的[1]。在之后的几十年里，该领域迅速发展，很大程度上得益于 Michael Harrison 博士。他是儿科医生，也是胎儿手术的先驱。1982 年，在 Santa Ynez Valley 召开了第一次有组织的胎儿治疗会议。Harrison 博士对第一次会议进行了总结，也就是之后在一篇论文[2]中提到的国际胎儿医学和手术协会（International Fetal Medicine and Surgery Society，IFMSS）。这篇文章中的一项重要声明建立了重要的科学原则，指导这个新生领域中的人们，“所有的病例材料，无论结局如何，都要报告给胎儿治疗登记处，以便尽快明确胎儿治疗的益处及可靠性。”今天，这一理念与 30 年前同样重要。IFMSS 签署的共识已经成为胎儿手术的标准和指征（表 13-1）[3]。

表 13-1 胎儿手术的标准

1. 能够准确诊断并分期，除外相关畸形
2. 疾病的自然病史已有记录，并已了解预后
3. 目前没有有效的生后治疗
4. 动物模型证实宫内手术可行，可以逆转疾病的恶化
5. 在多学科专家团队所在的胎儿治疗中心开展手术，有严格的方案，并获得该地区伦理委员会的批准，以及孕妇或夫妻双方的知情同意
6. 胎儿应该是无伴发畸形的单胎
7. 家庭应当对风险和收益获得了充分的咨询，并同意治疗

引自 Harrison MR 和 Adzick NS，Ann Surg，213，279-291，1991.

胎儿畸形会给孕妇及其家庭带来独特而又复杂的问题。拥有多学科团队对产前评估、手术治疗和出生后护理都非常重要。目前理想的多学科胎儿干预团队包括母胎医学专家、儿科手术专家、母胎麻醉专家、小儿神经外科专家、儿科泌尿专家、儿科肾病专家、儿科心脏病和心脏介入专家、新生儿学家，并能找到生物伦理学家及熟悉该问题的社会工作者[4]。

二、开放性胎儿手术及其并发症

“开放性”胎儿手术是指将子宫切开，对胎儿进行手术，在完成手术后关闭子宫切口，并继续妊娠。与 Harrison 最初的原则[2]相同，在进行人类开放性胎儿手术试验之前是动物试验，包括将此概念在灵长类动物模型上进行试验[5]。选择灵长类是由于其他大型动物模型，例如绵羊，有一个子宫和早产的情况比人类和灵长类更加多见。此外，绵羊的子宫壁薄，有一个多叶的上皮绒毛膜胎盘，与人类的盘状、绒毛膜血管胎盘非常不同。

在美国，大多数胎儿计划中使用的开放性胎儿手术技术是这样的。手术前给予吲哚美辛（作为预防性宫缩抑制药）和抗生素。术前放置硬膜外管，但只用于需要术后镇痛的病例。全麻开始时采用异丙酚和中到高水平（1 ～ 3 级麻醉监测护理，monitored anesthesia care）的吸入制剂（通常是七氟醚），以使子宫达到最佳松弛状态。在准备和铺巾后，放置套有无菌外套的超声探头识别胎方位及胎盘位置。在耻骨联合和肚脐之间下 1/3 处做皮肤横切口（胎盘位于前壁时切口位置更低，以便更容易将子宫取出）。有时需要横断或部分横断腹直肌，以获得理想的暴露。一旦进入腹腔，就可以将超声探头直接放置于子宫肌层表面，识别胎盘边缘并通过烧灼标记。通常的策略是子宫切口尽可能远离胎盘，切口方向与胎盘边缘平行。这样能够降低切口延伸至胎盘的风险。如此小心是因为胎盘床出血难以控制。如果需要，可以在切开子宫之前将胎儿外倒转至对手术有利的胎先露和方位。这一点很重要，因为一旦子宫被切开，对胎儿的操作要尽可能少，以免心脏失代偿。

为顺利切开子宫，在超声引导下，与拟定的切口位置相平行，将两根可吸收单股缝线全层缝过子宫壁。通过这种方法，胎膜向子宫壁褶皱，以限制绒毛膜羊膜分离。在两根缝线之间切开子宫，子宫钉合器继而被引入到子宫腔里。在这一装置帮助下放置两排平行的不可溶 U 形钉，大约 8cm 长，然后在其间打开子宫。这样做出的子宫肌层切口不易出血，并且胎膜被钉在了子宫肌层上，使剥离的风险最小化。某些机构不用钉合器，而是采用止血缝线缝在子宫切口周围。偶尔，子宫肌层边缘出血需要无损伤止血钳钳夹或 8 字缝合。在放置 U 形钉的过程中，应当通过超声确认没有将胎儿组织或脐带钉合到装置上。胎膜和子宫壁之间的出血会导致绒毛膜下血肿，这是切开子宫时可能出现的严重并发症，血肿可以使胎膜从子宫壁分离，引起母体失血。尽早识别这一问题，通过缝合可以控制出血。

此后，在超声监测下，胎儿得到部分暴露或取出胎儿。在某些病例中，通过脉搏 - 氧饱和度仪和直接的胎儿心脏超声监测。在开始胎儿手术之前，肌内注射镇痛药（芬太尼）、阿托品和维库溴铵来镇痛、使胎儿静止并抑制胎儿压力反应（心动过缓）。通过一个导管将温盐水注入子宫腔，以便在手术过程中保持羊水量，并防止脐带受压和胎儿降温。在手术的胎儿部分完成后，将胎儿被取出的部分轻轻放回子宫。含有抗生素的温热生理盐水被滴注进羊膜腔，可吸收线分两层缝合关闭子宫。第一层间断缝合，但不打结，第二层连续缝合关闭子宫切口。在连续缝合打结之前，在超声引导下通过一个导管注满羊膜腔。液体注满至正常高水平。然后，打紧线结。确认缝线止血且不漏水后，常规方式关闭腹壁各层。偶尔情况下，通过大网膜悬垂部分关闭子宫切口（图 13-1）。

母亲麻醉苏醒后给予静脉的硫酸镁抑制宫缩。手术后在待产分娩室给予硫酸镁积极抑制宫缩，并继续给予吲哚美辛，共 48h。

开放性胎儿手术的并发症包括早产宫缩、母亲使用宫缩抑制药后的不适、绒毛膜羊膜分离、羊水过少、胎膜破裂、子宫裂开及胎儿失代偿。术后子宫收缩是开放性胎儿手术的软肋。羊水渗漏可以发生在子宫切开的部位，而阴道流液更为常见，这是因为绒毛膜羊膜分离或明显的胎膜破裂[6, 7]（表 13-2）。分娩时应当采用剖宫产，以避免子宫破裂。所有接受了开放性胎儿手术、切口位于子宫上段的母亲之后都需要剖宫产分娩，并建议下次妊娠间隔 2 年。之后妊娠的潜在风险为胎盘粘连。原因是孕中期

表 13-2　开放性胎儿手术治疗脊髓脊膜膨出的并发症

	费城儿童医院研究（MOMS 后）	MOMS 试验
胎儿数	100	78
麻醉	全麻	全麻
入路	开腹	开腹
切口直径（mm）	同子宫切除术	同子宫切开术
治疗时的孕周（周）（中位数和范围）	23.2（20.4 ～ 25.8）	23.6±1.4
手术时间	78.5（54 ～ 106）	无显著性
成功率	无显著性	无显著性
术中出血并发症	无显著性	无显著性
围术期死亡率	无显著性	2/78（2.6%）
绒毛膜羊膜炎	4/96（4.1%）	2/78（3%）
羊水过少	6/96（6.3%）	16/78（21%）
PPROM	31/96（32.3%）	36/78（46%）
孕 30 周前分娩	9/96（9.4%）	10/78（13%）
孕 34 周前分娩	44/96（45.8%）	36/78（46%）
出生孕周（周）（中位数和范围）	34.3（22.1 ～ 34.6）	34.1±3.1（无显著性）

MOMS．脊髓脊膜膨出治疗研究；PPROM．未足月胎膜早破

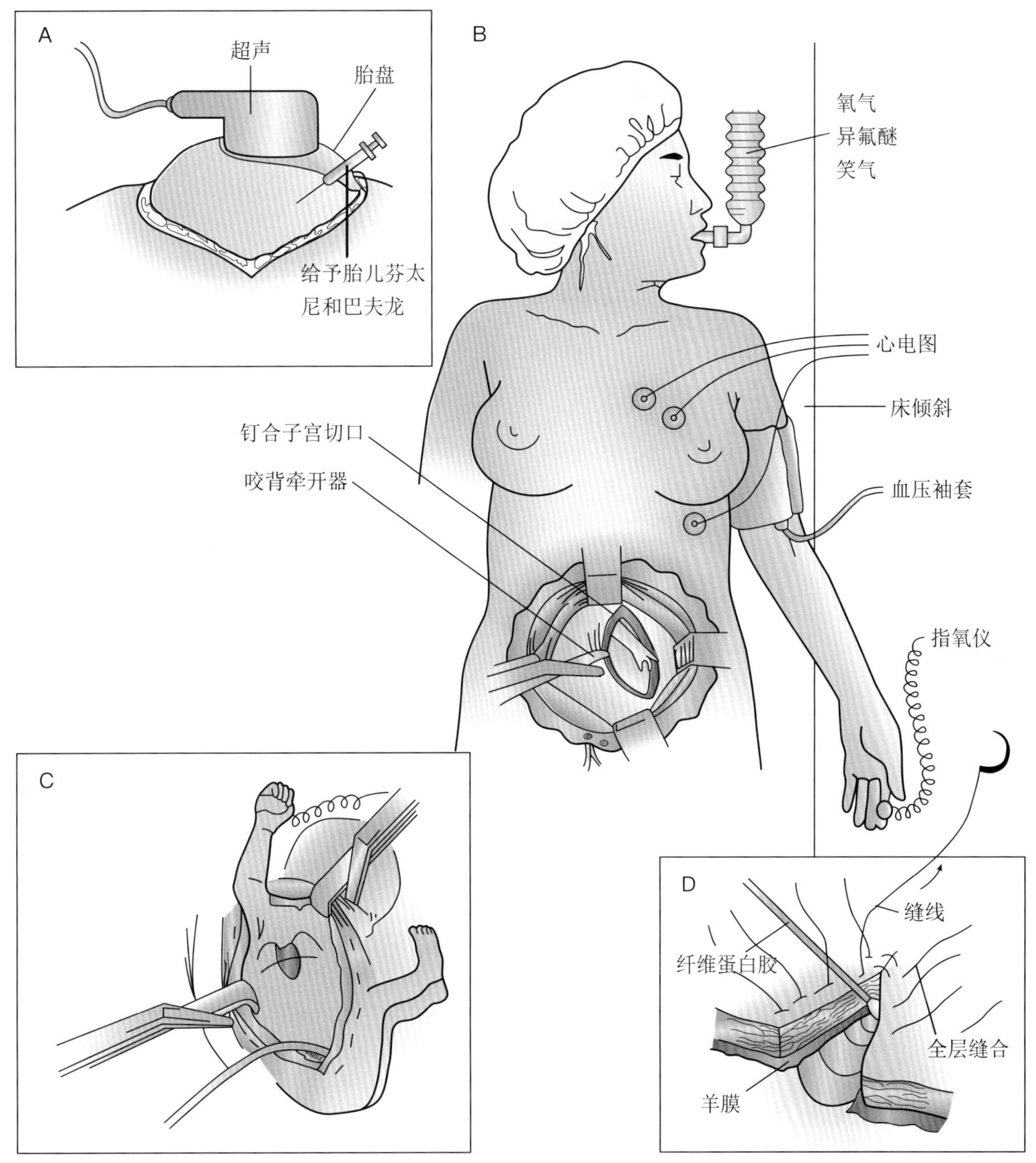

▲图 13–1　手术室准备及开放性胎儿手术技术

手术时子宫切开的部位通常不是孕晚期剖宫产时切开子宫的位置。当胚胎植入部位位于子宫瘢痕处时，所有病例的胎盘粘连风险都有增加。目前我们将母体开腹 / 子宫切开手术用于神经管缺陷（neural tube defect，NTD）、骶尾部畸胎瘤（sacrococcygeal teratoma，SCT）和其他肿瘤（心包肿瘤）的切除，以及先天性肺气道畸形（congenital pulmonary airway malformation，CPAM）的切除。

三、开放性胎儿手术治疗的疾病

（一）开放性脊柱裂

神经管缺陷（NTD），包括无脑畸形、脑膨出和脊髓脊膜膨出（myelomeningocele，MMC），是最常见的人类先天性结构缺陷。MMC 是神经管不完全闭合（发生在受孕后第 22 ～ 28 天）造成的，并以脊髓和脑膜从开放性椎弓中膨出为特征。MMC 患者会受到肠道和膀胱功能障碍、矫形残疾和终身瘫痪的影响，也可能有学习障碍[8]。MMC 的不良后果可以发生在病损所在的水平，也可以发生在脑部。在补充叶酸之前，每 1000 次妊娠中有 1 或 2 次会发生 NTD。美国在麦片和谷物中强化叶酸使 NTD 的发生率降低了 22.9%[9]。

"二次打击"假说解释了 MMC 的神经损伤。第一次打击是指胚胎期脊椎管闭合失败。第二次打击是指脊髓暴露，突出的神经受到的直接损伤以及羊水中的神经毒性物质对神经的损伤造成的序列征，神经毒性物质对发育中的神经系统造成进行性的损害。仅有半数受累胎儿在孕 24 周前存在侧脑室增宽，而足月时侧脑室增宽的发生率在 90% 以上，这支持了"二次打击"理论[10]。这一理论解释了孕中期关闭缺损的合理性。由于出生后会发生额外的神经损害，任何能够降低脑室腹腔分流需求的治疗都能够改善结局。

脊髓脊膜膨出治疗研究（management of myelomeningocele study，MOMS）试验是一项雄心勃勃的研究，由 Eunice Kennedy Shriver 美国国家儿童健康和人类发育研究院及美国国立卫生研究院资助，比较 MMC 的产前与生后修复。该研究在三家胎儿手术中心（费城儿童医院、Vanderbilt 大学医学中心和加州大学旧金山分校）进行，数据处理和分析由位于华盛顿特区的乔治 • 华盛顿大学数据研究和协调中心进行。MOMS 前瞻性试验的入组标准在表 13-3 中概括。在开始试验前，美国所有其他中心都自愿同意不提供 MMC 的手术治疗，从而在试验完成前关闭了"后门"。研究要求三家参与中心要有一支多学科医生团队，能够评估患者的所有临床和心理社会问题，并提供标准化的产前、手术和围术期治疗[6]。这是第一个 MMC 母胎手术的多中心前瞻性随机对照试验（RCT），并且所有三家中心的手术医生都要建立并严格遵守研究方案，方案涵盖手术、围术期治疗、母亲和胎儿随访等方面。研究的显著缺点是不向非美国居民开放，使微创介入手术的发展放缓了脚步。2010 年，数据安全和监测委员会按计划对 200 例预期病例中的 183 例进行了中期分析，MOMS 试验因其有效性被终止[6]。产前手术组的实际引流放置率为 40%，生后手术组为 82% [相对风险（RR）0.48，97.7% 可信区间（CI）0.36 ～ 0.64，$P < 0.001$]。产前手术还改善了 30 个月时精神发育和运动功能的综合评分（P=0.007）及一些继发结局，包括 12 个月之前的后脑脑疝及 30 个月之前的步行活动。然而，产前手术会增加早产和分娩时子宫裂开的风险。在 12 个月大时，产前手术组婴儿存在后脑脑疝证据的比例（64%）或中 / 重度后脑脑疝的比例（25%）低于生后手术组，后者的比例分别为 96% 和 67%。此外，产前手术组脑干弯折（kinking）、第四脑室位置异常和脊髓空洞症的发生率较低。相反，产前手术组与生后手术组相比，有更多的儿童需要对栓系脊髓进行手术（8% 相比 1%）[6]。

表 13–3　前瞻性 MOMS 试验的排除和入组标准

入组标准
孕妇年龄 ≥ 18 岁
随机分组时孕周 19 周 0d ～ 25 周 6d
没有核型异常
病变位置不低于 S_1
产前超声和 MRI 诊断 Arnold-Chiari 畸形 II 型
排除标准
其他胎儿畸形
孕前胰岛素依赖型糖尿病
肥胖（BMI ≥ 35kg/m^2）
胎儿驼背角度 ≥ 30°
双胎、三胎或更多胎妊娠
前置胎盘
宫颈缩短或功能不全
母亲患有疾病
自发性早产史
母儿 Rh 血型不合
母亲病毒血清学阳性（如 HIV、乙型肝炎或丙型肝炎）
缺乏家庭支持
子宫畸形
社会心理受限
不能遵从随访计划

BMI. 体质量指数；HIV. 人免疫缺陷病毒；MRI. 磁共振成像

（二）先天性囊性腺瘤样畸形

先天性囊性腺瘤样畸形（congenital cystic adenomatoidmalformation，CCAM），也就是 CPAM，是一种支气管肺部畸形，一般通过超声看到肺内肿物被发现，通常局限于一个肺叶。通过超声看到的囊泡大小进行分类。大囊泡（Stocker Ⅰ型）包含至少 1 个＞ 5mm 的囊泡，小囊泡（Stocker Ⅲ型）表现为回声增强，没有可见的囊泡。Ⅱ型是混合型。

如果小囊泡型 CCAM 的胎儿被认为因肿物造成了胎儿水肿，那么不宜通过分流或引流来减压。对于这些病例，产前使用与促胎肺成熟等量的皮质类固醇能够缓解大多数（78%）胎儿水肿[11]。其中的机制还不清楚，但可能是皮质类固醇加速了病变的成熟或转归。从这点证据来看，皮质类固醇看上去是高危病例里一种合理的一线治疗方法或辅助药物。为了更确切地研究这一问题，该小组正在着手一项随机对照试验（www.clinicaltrials.gov，study NCT00670356）。

少数情况下，患有肺部肿物的胎儿能够从开放性胎儿手术中获益。大家已经知道有大块肺肿物、出现心力衰竭引起的进行性非免疫性水肿的胎儿（与乳糜胸或没有心力衰竭征象的水肿相对）[12]，可能从子宫内减压手术或囊性纵隔肿物切除中收益[13]。患 CCAM 的胎儿如果纵隔移位，肺的发育受到压迫，可能从上述手术中获益。对于 CCAM 合并优势大囊腔的病例，可以实施胸腔羊膜腔分流术，而对于孕 32 周以下、肿物体积大、多囊泡、实性为主的 CCAM 或支气管肺隔离症，可以实施开放性胎儿手术。对于孕周超过 32 周的水肿胎儿，可以考虑提前分娩，通过子宫外产时治疗（ex utero intrapartum treatment，EXIT）策略切除病灶。这样做的原因是，非常大的 CCAM 病灶与支气管树之间有气道连接，当新生儿开始呼吸时，肿物充满了空气但却不能减压，结果造成胸腔内肿物增大，压迫心脏，如同张力性气胸。理想的治疗选择是在有胎盘支持的情况下分娩，打开胎儿胸腔，进行肺减压，建立气道并开始新生儿通气，然后结束分娩并将新生儿转运至另一个手术间，完成病灶切除。尽管病例数少，结果表明这一方式是有益的。大多数幸存者在随访发育检测中表现正常[14]。在 EXIT 手术中，母亲开腹和子宫切开手术要在全麻气管插管下完成，子宫完全放松，如脊柱裂修复手术部分所述，切开子宫暴露胎儿胸腔。作者常规是建立胎儿静脉通道，并在胎儿手指上放置脉氧仪。静脉阿托品和扩容（通常用静脉补液的方法）预处理胎儿，因为胎儿胸腔的突然减压可能导致胎儿心动过缓、心室灌注不足、心排血量骤降。作者建议对所有开放性胎儿手术的病例进行持续的胎儿心脏超声监测，无论病变类型，以监测胎儿心肌表现和容量状态。母 - 胎全麻对胎儿心肌有潜在的镇静作用，必须有一个新生儿心脏病专家在手术台旁，积极应对胎儿复苏。

对于产前的 CCAM 治疗，微创手术，包括采用热凝固、激光、电烙和射频消融（radiofrequency ablation，RFA）破坏病灶，以及使用硬化剂的方法，都有报道[15, 16]。

（三）骶尾部畸胎瘤

胎儿 SCT 的发生率为 1 ～ 2 例 /20 000 次妊娠。产后诊断的 SCT 远期结局好[17]，并且大多数产前诊断的 SCT 也可以顺利度过妊娠期。少数病例会发生早产，通常是羊水过多造成的。偶尔有胎死宫内的情况，这是因为大的动静脉（arteriovenous，AV）瘘造成了高排血量心力衰竭[18]。由于孤立性 SCT 中异常核型罕见，通常不需要进行羊膜腔穿刺[19]。监测肿瘤大小、生长速度，以及胎儿心功能，能够早期识别这些胎儿是否有失代偿的风险[20]。

大的血流丰富的胎儿 SCT 如果在胎儿可存活之前就造成了高排血量心力衰竭和胎儿水肿，结局都很差[21]。因此，作者相信胎儿治疗适用于合并水肿的 SCT，微创和开放性胎儿手术方法都已有所应用。微创治疗包括激光消融、RFA、间质激光（interstitial laser）和放置血管线圈[22]。开放性手术也已被尝试[23]。治疗的目的都是降低肿物对胎儿心血管系统的影响，使胎儿能够在子宫内恢复。结局各异。

四、胎儿镜手术：Texas 方法及并发症

“封闭性”胎儿手术是指将一根针或胎儿镜插入子宫壁，避免子宫切开的手术方法。在某些病例中手术可以经皮进行，有些需要在母亲腹壁上做一个小切口。胎儿镜手术是微创手术。

进入羊膜腔可以通过薄壁、半柔软的一次性塑料端口（port），或通过可重复使用的坚硬的金属管道辅助；两者都能够提供器械进入羊膜腔的入口。

术前给予预防量的宫缩抑制药（尼非地平10～20mg口服，或吲哚美辛50mg口服）和抗生素（头孢唑林2g静脉）。

大多数胎儿中心最常实施的胎儿镜手术是双胎输血综合征（twin-to-twin transfusion syndrome，TTTS）胎盘吻合血管的激光消融手术。胎儿镜置入操作描述如下。

操作通常在局麻下进行，沿预期的入路径注射局麻药。22G针在超声引导下进行软组织麻醉，直至子宫肌层。在操作过程中也可以给予补充静脉镇静药雷米芬太尼，使母亲镇静。腹部消毒铺巾后，无菌材料覆盖超声探头，超声帮助识别最佳入路位置，此时要考虑胎方位和胎盘位置。然后在超声引导下将一根18G的针插入子宫腔，导丝通过针芯进入羊水。拔出针，导丝留在原位。采用Seldinger技术将一根放在扩张器上的特氟龙套管（Cook Medical Inc.，Bloomington，IN）沿导丝推进。鞘的大小为8～12Fr。大多数胎儿镜手术通常只需要一个子宫穿刺点。目前的胎儿镜直径在1.0～4.0mm，0～70°视野。偶尔，出血或胎脂会干扰视野；对于这些病例，温盐水进行羊水交换（通过温血器或特殊的羊水灌注器）能够改善视野。

对于TTTS、前壁胎盘的患者，作者考虑采用腹腔镜辅助的胎儿镜技术。简单来说，患者采用斜侧位，面向胎儿镜计划入路相反的方向。在子宫底部上方2～3cm处做一切口暴露腹膜。将一个10mm的钝头trocar置入腹腔，袖套充气使之密闭。然后建立气腹。在直视下置入腹腔镜，再在锁骨中线插入带有5mm钝探针的第二个trocar。通过钝探针，子宫移位至对侧，暴露了阔韧带后方的子宫壁。钝探针可以使阻挡入路的肠管和大网膜移位。然后在腹腔镜监视下，在锁骨中线、上髂嵴和下肋骨之间向腹腔插入一根18G的针，并将针刺入子宫。从针芯置入导丝，进入羊水中。接着拔出针，将导丝留在原位。腹腔内的部分CO_2会释放，减小了腹壁与子宫之间的空间，在腹腔镜直视下将一根放在扩张器上的12Fr的特氟龙套管沿导丝推入子宫。一旦发现套管尖进入羊膜腔（通过超声），就可以缓慢释放气腹，套管进一步向前完全进入羊水。然后取出腹腔镜，只留下trocar在原位不动。接着通过套管置入胎儿镜，进入羊膜腔，以通常的方式进行激光消融。

总体而言，任何有创性操作中胎儿都可能感受到疼痛，因此应当采用胎儿镇痛药，当然是在孕18～20周后。可以在超声引导下，也可以在胎儿镜直视下用22G的针肌肉或静脉给药。作者通常给维库溴铵（0.2mg/kg）、阿托品（20μg/kg）和芬太尼（15μg/kg）来止痛，镇静胎儿，并抑制胎儿的应激反应（心动过缓）。

尽管胎儿镜是微创的，仍然会有并发症，包括先兆早产、母亲因宫缩抑制药产生的并发症、未足月胎膜早破、胎盘早剥、绒毛膜羊膜炎和胎儿窘迫。然而，与开放性胎儿手术不同，子宫破裂的风险不是问题，也不是必须剖宫产分娩。作者目前将胎儿镜用于激光凝固治疗TTTS、经皮胎儿内镜气道阻塞治疗先天性膈疝（congenital diaphragmatic hernia，CDH），以及其他罕见病例的处理，例如绒毛膜血管瘤、前置

血管及羊膜带综合征（amniotic band syndrome，ABS）。

五、胎儿镜治疗的疾病

（一）胎盘激光凝固术治疗双胎输血综合征

9% ～ 15% 的单绒毛膜双胎会发生 TTTS，这是单绒毛膜双胎发生死胎的最重要原因；典型情况下，在孕 16 ～ 26 周临床能发现[24, 25]。通常认为是双胎之间血流分配不平衡造成的。胎盘血管吻合有四种类型：动静脉吻合、静动脉吻合、动动脉吻合（arterio-arterial，AA）和静静脉吻合。动静脉吻合和静动脉吻合是单向的，当双胎胎儿的胎盘表面血管连接到同一个胎盘小叶时会发生。胎盘表面的 AA 和静静脉吻合血流可以是单向或双向的。动静脉吻合只允许单向血流，因此会造成胎儿间循环分配的不平衡，可能导致 TTTS。双向的动动脉吻合被认为能够避免 TTTS 的发生。尽管血管吻合是发生 TTTS 的解剖学前提，但 TTTS 的发病机制比红细胞的单纯转移更为复杂。

血管吻合造成的循环血量的失衡导致了心血管反应，最终不能适应。尽管供血胎通常能保持正常的心功能，受血胎的血容量过多会造成前负荷增加，导致右心室肥大，最终造成高血压和心肌病。血压升高也可能是右心室后负荷增加、右心排血量减少的结果，造成获得性肺动脉狭窄[26]和胎儿最终死亡。接近 10% 的受血胎会发生右心室流出道梗阻。心脏受损的受血胎通常比供血胎存活率更低，而心功能正常的受血胎可能生存率更佳。

为使这一疾病的命名标准化，Quintero 等（1999）建议根据胎儿受损的程度将 TTTS 分为 5 期（表 13-4）。TTTS 的诊断是基于羊水和膀胱充盈不一致的严格超声标准。供血胎存在少尿性羊水过少，最深羊水深度（deepest vertical pocket，DVP）2cm 或更少。相反，受血胎有多尿性羊水过多，孕 20 周以前 DVP 的切割值为 8cm 或更多，孕 20 周以后为 10cm 或更多。在美国，整个妊娠期都采用 DVP 8cm 的切割值。鉴别诊断包括单羊膜囊、双胎生长不一致、孤立性羊水过多或羊水过少，以及出生时严重的双胎间血红蛋白差异。尽管 Quintero 的分期系统在一定程度上预测了结局，该分期更应该被用于反映疾病的严重表现，这比作为疾病进展时间顺序的指标更合适。

表 13-4 Quintero 双胎输血综合征分期系统

分期	分 类
Ⅰ	羊水量不一致，一个囊羊水过少，最大羊水深度（maximum vertical pocket，MVP）≤ 2cm，另一个囊羊水过多（MVP ≥ 8cm）[a]；供血胎的膀胱可见，多普勒血流正常
Ⅱ	供血胎的膀胱不可见（在检查过程中，通常 1h 左右），但多普勒血流无明显异常
Ⅲ	双胎中任意一个多普勒血流明显异常，典型表现为脐动脉舒张末期血流异常或反向，静脉导管血流反向，或脐静脉可见搏动
Ⅳ	腹水、心包积液或胸腔渗出、头皮水肿或存在明显的水肿
Ⅴ	1 或 2 个胎儿死亡

改编自 Quintero RA, et al. J Perinatol，19(8 Pt 1):550，1999.

a．大多数欧洲中心在妊娠 20 周后采用 10cm 作为切割值；如果早于 18 周出现表现，切割值没有统一意见

要识别哪些单绒毛膜双胎会发生 TTTS 依然很困难。关于使用颈部透明层和顶臀长不一致预测不良结局的报道结果不一致[25, 27]。最近一项单绒毛膜双羊膜囊（monochorionic diamniotic，MCDA）双胎的多中心研究表明，孕早期双胎间的不一致（颈部透明层和顶臀长）不能预测不良产科结局和新生儿结局[24]。然而，一些证据表明孕中期之初超声检查发现腹围和胎儿估

重不一致可能与后续不良产科结局风险增高有关[28]。尽管如此，血管吻合模式和血流可能随着胎盘的增大发生不可预测的改变，可能依然难以准确预测 TTTS 的发展。作者建议对所有的单绒毛膜双胎，从孕 16 周开始每 2 周进行 1 次超声监测评估。在这些检查中，应当评估羊水量、膀胱充盈、胎儿生长，以及能否看到双胎之间自由漂浮的羊膜。多普勒检查在早期双胎，以及在未患 TTTS 的双胎中的作用，仍存在争议。应告知患者 TTTS 的症状，并建议她们在发现腹围快速增大或出现先兆早产宫缩时尽快就医。

建议所有的单绒毛膜双胎孕妇接受胎儿心脏超声检查，因为 MCDA 双胎的心脏畸形风险增加了 9 倍。在没有其他并发症的 MCDA 妊娠中，已报道先天性心脏畸形的发生率为 2%，在 TTTS 病例中为 5%，其中受血胎儿的患病率更高[29]。功能性胎儿心脏超声将会是 TTTS 病例处理中重要的辅助手段，只是目前尚未证实如何发挥作用。

未经治疗的进行性孕中期 TTTS 的死亡率大约为 90%[30]。干预的目的是使双胎间的血流恢复更为平衡的状态，并中止或逆转心脏的失代偿状况。即便是采用了最新的治疗措施，不良结局的风险仍很高。在治疗之后必须严密监测妊娠情况，直至分娩，因为不断发展的 TTTS 和（或）激光治疗都存在并发症。因此，在患者咨询时应当提出终止妊娠的选择。TTTS 的治疗选择包括期待治疗和提早分娩、选择性减胎、羊水减量、羊膜间隔造口，以及胎盘表面吻合血管的激光凝固术；除选择性减胎外，所有治疗都已经过随机试验的评估[31-33]。Eurofetus 随机对照试验是目前对于 TTTS 理想治疗的最佳数据，有 142 名在孕 16 ～ 26 周诊断的Ⅰ - Ⅳ期患者入组。这项研究显示，与羊水减量组相比，激光组至少一胎存活至生后 28d 的可能性明显更高（76% 相比 56%）[34]。美国的另一项随机对照试验比较了激光凝固术与羊水减量，由于入组情况不佳没有继续下去。在这个小规模的试验中，激光治疗组至少一胎生后 30d 存活的比率是 65%，羊水减量组是 75%[35]。有几个因素可能解释这项随机对照试验的生存率为何较低，包括入组患者数量较少，操作者激光凝固手术的操作经验相对有限。

实施激光凝固术时使用的是二极管或 YAG 激光，400μm 或 600μm 的纤维，胎儿镜通过 9 ～ 12F 的血管导管置入子宫，放置过程在超声引导下完成。在胎儿镜下，胎盘表面血管吻合情况被识别并被消融。

尽管有几个项目为Ⅰ期 TTTS（目前正在一项国际 RCT-NCT01220011 中研究）提供干预，大多数项目只考虑为 Quintero Ⅱ - Ⅳ期的患者，或Ⅰ期情况加重（快速恶化的羊水过多、心脏征象提示即将恶化）的患者提供激光凝固治疗。各项目提供激光凝固治疗的适宜孕周，不一致，有些中心在孕 24 周后不提供激光凝固治疗，其他中心在孕 25 周或 26 周后不提供。基于数据表明结局相同，最近有呼声，考虑为孕 17 周前和孕 26 周后的病例提供激光治疗[36]。然而，这尚未被广泛接受，还需要进一步的研究。

已有不同的手术操作技术被建议用在胎儿镜激光消融手术中[37，38]。最初，进行的是非选择性胎盘血管激光凝固，所有跨过双胎间隔膜（胎盘赤道）的血管都被凝固[37]。之后报道了胎盘血管选择性激光凝固（selective laser coagulation of placental vessel，SLCPV），这种方法识别并凝固跨越双胎血管赤道的吻合血管[38]。Chalouhi 等[39]建议在 SLCPV 操作后，对消融的吻合血管之间的胎盘再进行表面凝固，目的是在受体和供体的血管领地之间建立胎盘表面的物理分隔。这种手术操作也称为“所罗门化（Solomonization）”或“所罗门技术（Solomon technique）”。在一项对照试验中，274 名 TTTS 的孕妇被随机分组至标准激光凝固组和血管赤道完全凝固组。血管赤道完全激光凝固组双胎贫血 - 红细胞增多序列征明显减少[比值比（OR）0.16，95% CI 0.05 ～ 0.49]，TTTS 复发减少（OR

0.21，95% CI 0.04 ～ 0.98），但围生期死亡率或严重新生儿发病率没有差异[40]。所罗门技术的优势在其他研究中也有报道[41]。

胎盘完全前壁对技术是一种挑战，它限制了胎儿镜的入路。为了得到理想的结局，已经评估了很多不同的技术。包括正中开腹暴露子宫[42]，以及套管内激光调整[43]。不能适当暴露胎盘表面的血管赤道（两条脐带插入点发出的表面血管之间的无血管区）会显著妨碍对所有吻合血管的满意消融。胎儿镜与胎盘表面之间锐角的角度越小，激光能量越不足，清晰显示越困难，因为胎儿镜纤维是半刚性的。对于没有可行入路的病例，作者所在团队会采用腹腔镜辅助的方法，如前所述。这允许操作者以更为直接的方式看到吻合血管，并为成功消融吻合血管提供更好的机会[44]。

在双绒毛膜和单绒毛膜三胎中，胎儿 - 胎儿输血综合征（feto-fetal transfusion syndrome，FFTS）都已有描述。FFTS 可以发生在 5% 的双绒毛膜三胎，和约 8% 的单绒毛膜三胎中[45]。单绒毛膜三羊膜囊或双绒毛膜三羊膜囊三胎中，早发 FFTS 病例具有很高的围生期死胎风险，对交通吻合血管的激光凝固可以改善新生儿生存率，但在技术上更具挑战，并且成功率更低[45]。

（二）先天性膈疝

先天性膈疝（CDH）的发生率为 1 ～ 5 例 / 10 000 例活产婴儿，是一种罕见的疾病[46]。疾病的确切原因还不清楚。大多数病例位置在左侧，13% 位于右侧；双侧病变、完全不发育及其他罕见情况少于 2%。CDH 可以与其他畸形同时发生，或作为孤立疾病存在。

CDH 的产前诊断是基于几项经典超声表现做的，包括在胸腔内看到腹部器官（胃、肠、肝），心脏向缺损对侧的半侧胸腔移位，心脏轴移位，以及羊水过多。磁共振成像（magnetic resonance imaging，MRI）在超声表现模糊的 CDH 的诊断中是有用的。

26% ～ 58% 的 CDH 胎儿有其他的无关畸形，可能与遗传综合征有关或无关。相关的畸形包括心脏、肾脏、中枢神经系统和胃肠道畸形[47]。这些病例通常不考虑进行胎儿手术，因为生存率低。应提供遗传咨询和羊膜腔穿刺。

在过去的 30 年里，患孤立性 CDH 的新生儿总体生存率从 50% 提高到了 80%[48]，这主要得益于多种形式生后护理的显著进步，包括使用体外膜氧合、一氧化氮、复杂的通气技术和策略[49]。

在诊断 CDH 后，第一个目标是除外其他畸形。核型分析是基本步骤，但是染色体正常不能排除其他的遗传疾病和综合征。最广泛应用的 CDH 结局预测方法是通过超声评估肺的大小，以及肝脏是否疝入胸腔，并计算所谓的肺头比（lung-to-head ratio，LHR）。在四腔心水平，测定病变对侧的肺面积，在标准双顶径平面测量头围。通过肺面积除以头围，估计肺发育不良的影响。

现在，严重 CDH 的胎儿治疗是经皮胎儿镜气管腔内阻塞（percutaneous fetoscopic endoluminal tracheal occlusion，FETO）。该手术被认为有效，因为它能防止肺里的液体流出，从而增加了气道的压力，促进了肺组织的增殖，增加了肺泡的空间，并促进了肺血管的成熟。在孕 26 ～ 28 周时放入球囊，孕 34 周时取出球囊，接触阻塞。后面的干预主要是由于试验性观察提示它能够改善肺的成熟[50, 51]。一旦球囊被取出，就可以根据产科原则决定分娩。如果患者在球囊被取出前就临产，就需要进行 EXIT 手术，在有胎盘循环的情况下安全地解除气管梗阻。在少见情况下，球囊是在产后急诊取出或放气的，通过喉镜或经皮穿刺完成。

欧洲 FETO（percutaneous fetal endoscopic tracheal occlusion）特别小组报道了对 201 名患者[52]实施的胎儿内镜气道阻塞手术，仅 16.7% 在 3 周内发生了未足月胎膜早破（premature preterm rupture of the membrane，PPROM）。根据产前 CDH 登

记注册的分层数据，FETO 提高了严重病例的生存率，左侧 CDH 从 24.1% 提高到了 49.1%，右侧 CDH 从 0 提高到了 35.3%（$P < 0.001$）[50，52]。在一项更新的试验中，严重胎儿 CDH 的患者被随机分至了胎儿镜气道内阻塞组（n=20）或经典产后处理组（n=21）。50% 的胎儿镜气管内阻塞组的胎儿存活到生后 6 个月，而产后治疗组仅有 4.8%[53]。应注意这项试验中两组都没有使用 ECMO。

子宫内 FETO 干预的有效性还没有结论，因此它仍被认为是试验性质的，仅应当在有监测的研究方案中实施。

（三）胎儿镜治疗的其他疾病

1. 羊膜带综合征（ABS） ABS 是一种罕见的产前并发症，在最终活产的妊娠中发生率为 1/3000 ～ 15 000。综合征可以导致脐带绞窄、胎儿死亡，和（或）先天性肢体畸形或缺失，这可能是羊膜带影响了血液灌注，造成缺血引起的[54]。羊膜带可能的致病因素和病理生理还不清楚。自然的或医源性的胎膜破裂能够解释大多数病例，但羊膜的先天性畸形也有一定作用[55]。

胎儿镜微创手术松解羊膜带已有实施开展，可能使胎儿存活和（或）保留肢体功能。在可能的情况下，胎儿镜松解羊膜带可以通过胎儿镜激光或剪刀进行。50% 的病例能够获得可接受的功能结局，尽管还需要更多的经验和进一步的研究，确定能够证明 ABS 宫内微创治疗风险的病例选择标准[56]。

2. 前置血管 前置血管是一种非常罕见的妊娠并发症，可以分为 1 型（帆状脐带附着，胎儿血管横跨宫颈内口）或 2 型（胎儿血管跨过胎盘两叶之间或双叶胎盘之间的胎膜，使血管横跨宫颈内口）[57]。前置血管的围生期死亡率高，因为在胎膜破裂时血管受损，胎儿失血。准确的产前诊断和适宜的剖宫产时功能够改善新生儿结局[58]。Quintero 等报道了几例子宫内激光凝固 2 型前置血管获得成功的病例[58，59]。

作者所在团队对 1 例孕 29 4/7 周的前置血管病例实施了宫内激光血管凝固，该病例还合并了胎儿巨大颈部肿物，阻碍了气道。患者在孕 34^{+4} 周胎膜破裂后接受了 EXIT 手术，新生儿结局良好[43]。作者确实发现这种形式的干预应用范围很窄，前置血管的产前诊断和不同类型的特征，以及受影响的胎盘比例，都需要非常仔细地进行评估，对每个病例制订个体化治疗方案。

3. 绒毛膜血管瘤 绒毛膜血管瘤是一种胎盘肿瘤，是血管异常增殖形成的。大多数胎盘绒毛膜血管瘤没有症状，临床和超声检测不到，尤其是那些直径＜ 4cm 的血管瘤。相反，＞ 4cm 的血管瘤尽管少见，可能造成围生期并发症。一个大绒毛膜血管瘤可能起到外周 AV 分流的作用，导致高排血量心力衰竭、胎儿弥散性血管内凝血、胎儿贫血和血小板减少、心脏肥大，最终出现非免疫性水肿。其他并发症包括羊水过多、早产和胎儿生长受限。总体相关围生期死亡率为 30% ～ 40%[60]。

已有一些胎儿治疗方法被用于干扰肿瘤血供并逆转胎儿心力衰竭。内镜激光消融是最常用的治疗方式，结局较好[61，62]。

六、超声引导下的胎儿干预措施：技术和并发症

这些干预措施的程序与上面所说的胎儿镜是一致的，包括胎儿止痛。

在膀胱羊膜腔分流术中，用一个 trocar 穿刺胎儿腹壁和膀胱，经 trocar 放置双猪尾管导管（Harrison 分流或 Rocket 导管）。猪尾管远端置于胎儿膀胱内，近端放置在羊膜腔内。在胸腔羊膜腔分流术中，作者使用同样的双猪尾导管。为了更好地放置分流管，需要仔细考虑之前观察到的引流期间的囊肿包绕方式。在左侧胸腔放置分流管时，很重要的一点是保证分流管在大囊肿的上方和左外侧进入胎儿胸腔，使囊肿

向上向外。不推荐在锁骨中线放置分流管，因为会增加移位的风险，并可能影响纵隔结构的正常复位。

FIGS 的并发症包括导管移位、栓塞材料造成阻塞、手术相关胎盘早剥、未足月胎膜早破、先兆早产、早产，尽管没有开放性胎儿手术和胎儿镜手术常见。作者目前的 FIGS 应用包括膀胱羊膜腔分流术用于下尿路梗阻（lower urinary tract obstruction，LUTO）、胸腔羊膜腔分流术用于胎儿胸腔渗出（pleural effusion，PE）或占据胸腔的充满液体的病灶、球囊瓣膜成形术用于严重的主动脉或肺动脉狭窄、RFA 或双极电凝用于多胎妊娠问题的处理。

七、超声引导下的胎儿干预措施治疗的疾病

（一）下尿路梗阻

LUTO 是一个描述性名词，包括了很多异源性疾病，均与膀胱颈的解剖畸形相关。最常见的是男性近端尿道内的梗阻性膜造成的后尿道瓣膜（posterior urethral valves，PUV），以及男性和女性都可能发生的尿道闭锁[63]。完全梗阻造成的后果包括膀胱扩大、输尿管肾积水、肾发育不良，以及作为结果的无羊水、肺发育不良和骨骼畸形。大约 45% 的严重梗阻病例以新生儿死亡告终[64]。

LUTO 通常能够在孕 18 ～ 20 周胎儿系统超声检查时得到诊断。超声发现包括后尿道扩张（“钥匙孔征”）、膀胱增大（巨膀胱）、单侧或双侧肾积水合并或不合并肾实质囊性表现（囊性肾病）。

由于未经治疗的 LUTO 可能造成新生儿致死性的肺发育不良和肾衰竭，应仔细选择产前干预的对象，保证缓解 LUTO 的手术仅用于那些有足够肾功能的胎儿。应当进行详细的超声检查，除外共存的畸形。羊水灌注可能对某些病例有帮助，能够改善胎儿结构成像。应证实胎儿性别，女性胎儿显著增加了复杂畸形的可能性，包括尿道闭锁、残留性泄殖腔、巨膀胱小结肠肠道蠕动迟缓综合征（megacystis microcolon intestinal hypoperistalsis syndrome）。应当评估胎儿核型，除外非整倍体。在作者所在中心，他们进行胎盘活检或胎儿血取样，而不是膀胱穿刺（无羊水）或羊膜腔穿刺（严重羊水过少），以保证获得合适的核型分析组织。通过单次尿液样本通常无法确定胎儿肾功能。最好的预测是通过间隔数日进行两次或更多次的序贯膀胱穿刺。常用的预后阈值见表 13-5[65]。通过膀胱穿刺获得的胎儿尿样检查结果可以提供一些关于肾脏受损程度的信息，尽管这些指标在预测生后肾功能方面还存在疑问，2007 年一篇对 23 项研究的系统回顾提出了这个问题[66]。

表 13-5　用于选择产前干预胎儿的尿液值[a]

	预后好	预后差
钠	＜ 90mmol/L	＞ 100mmol/L
氯	＜ 80mmol/L	＞ 90mmol/L
渗透压	＜ 180mOsm/L	＞ 200mOsm/L
钙	＜ 70mg/L	＞ 80mg/L
总蛋白	＜ 200mg/L	＞ 400mg/L
β_2- 微球蛋白	＜ 6mg/L	＞ 100mg/L

引自 Muller FI et al.，Clin Chem，42(11)，1996.

a．基于孕 18 ～ 22 周，通过间隔 24 ～ 48h 的系列膀胱引流获得的最新尿液样本

在作者所在中心，他们的操作是为了获得尿液进行生物化学检测，作为最初评估的一部分（与核型分析、心脏超声和胎儿系统超声一起）。如果最初的生化检测结果较好，可以考虑进行膀胱羊膜腔分流，不需要二次取样。如果结果不好，48h 后采取第二个标本进行检测。如果仍不好，不提供分流手术。未来，胎儿尿液和（或）血液的蛋白质组学和代谢组学评估可能提供更好的预后信息[67]，但目前还不是标准治疗。

Ruano 等报道了采用胎儿镜联合机械或激光

破坏瓣膜，消除 PUV。这种方法可能可以预防肾脏功能恶化，并改善生后结局[68]。由于受到现有设备的限制，并且在激光电灼后有可能形成瘘，将胎儿膀胱镜用于临床实践仍然过早，还处于研究试验中[69]。

经皮膀胱羊膜腔分流与保守治疗下尿路梗阻比较试验（percutaneous vesicoamniotic shunting versus conservative management for lower urinary tract obstruction，PLUTO）评估了膀胱羊膜腔分流的有效性。遗憾的是仅有 31 位患者入组后试验就停止了，因为入组情况不佳，需要的样本量是 150 例，难以达到。尽管样本量小，治疗分析显示接受分流的胎儿比未接受分流的胎儿生存率更高（RR 3.30，95% CI 1.02 ～ 9.62，*P*=0.03）。不能作出（或缺乏）关于膀胱羊膜腔分流对远期肾功能是否有益处的结论[70]。

（二）单绒毛膜双羊膜囊双胎的选择性减胎

单绒毛膜双羊膜囊（MCDA）双胎可以并发很多临床问题，例如严重的不一致畸形，双胎反向动脉灌注（twin-reversed arterial perfusion，TRAP）序列征、TTTS 或重度选择性宫内生长受限（intrauterine growth restriction，IUGR）。在许多情况下，可能需要选择性减胎，使正常的胎儿有更好的生存机会。如果采用胎儿内注射的方法进行选择性减胎，则双胎之间的血液交通可能导致很大风险。

多种闭合技术都已被用于单绒毛膜双胎的选择性减胎。激光、单极和射频凝固技术采用的都是将一根 14 ～ 17G 的针在超声引导下放入胎儿腹腔，目标是腹腔内而不是脐血管。这一技术很有吸引力，因为它很简单，产生的羊膜缺损小，并且直觉上 PPROM 的风险较低。RFA 变得更加受欢迎。这是一种创伤更小的选择，使用一个 RF 电极和一根 17G（直径 1.4mm）的探针，仅在超声引导下就可以进行。超声引导的双极脐带电凝（bipolar cord coagulation，BCC）被用于更大孕周的患者。有 2.4mm 和 3.0mm 的一次性或可重复使用的钳子，选择时取决于目标脐带的直径。在超声引导下可以抓住一部分脐带并凝固之。Bebbington 等发表了一篇回顾性综述，比较 58 例 RFA 和 88 例 BCC。尽管 RFA 的设备口径更小，它的产科结局并没有更多优势[71]。

（三）胸腔羊膜腔分流

患有胸腔渗出（PE）或有充满液体的胸腔占位病变的胎儿是分流管放置的候选对象。最常诊断的肺部疾病包括先天性囊性腺瘤样畸形（CCAM）、支气管肺隔离症（bronchopulmonary sequestration，BPS）和混合病变[72]。少数胎儿的肺部病变或 PE 过大，造成纵隔移位，心脏和对侧的肺脏受压。这些胎儿发生肺发育不良和（或）胎儿水肿的风险增加。水肿本身可能是胎儿即将死亡的预测因素[73]。此外，即便没有胎儿水肿，肺发育不良也有很高的围生期发病率和死亡率[74]。因此，患有先天性肺部疾病或原发 PE、胸腔内肿物效应明显并且肺发育不良和（或）水肿的胎儿，没有其他畸形或染色体异常，可能是胎儿治疗的候选对象。干预方式取决于病变的类型（小囊型相比大囊型相比 PE）和孕龄。对于孕 32 周以后的水肿胎儿，通常会建议分娩。然而，有建议认为直到孕 37 周都可以考虑进行干预，其理论基础是胎儿在有胎盘支持的情况下水肿可能改善，肺可以进一步成熟[75, 76]和恢复，而没有新生儿期血流动力学改变的压力。

重度 PE 和充满液体的胸腔占位病变会增加胎儿胸腔内的静水压，造成肺发育不良或胎儿心脏受压，导致心脏失代偿和非免疫性水肿。必须相信评估胎儿结构并进行胎儿心脏超声检查。建议进行胎儿核型分析，因为 PE 与非整倍体相关[77]。母亲血型、抗体状态、Kleihauer-Betke 检测、病毒检测（包括弓形虫、风疹、巨细胞病毒、单纯疱疹病毒、细小病毒 B19）包括在评估内容里。

美国国立卫生和临床指南研究院（National

Institute for Health and Clinical Excellence Guidelines）声明，应当将胎儿胸腔积液的有创胎儿治疗限定在原发或孤立性积液，造成水肿的胎儿[78]。一些有经验的临床医生建议，干预的标准应当包括：胎儿水肿的可能病因是 PE，孤立性 PE 且水肿占据不足 50% 的胸腔，纵隔移位，病变体积快速增大，羊水过多，或孤立性渗出不合并相关畸形[79]。

超声引导下的胸腔穿刺通常作为第一个方法，去除尽可能多的液体。应当进行液体的淋巴细胞计数，确定是否为乳糜胸（淋巴液积聚）。淋巴细胞数量多（通常超过 80%）证实是乳糜胸。液体引流后可以评估胎儿肺复张的程度，评估肺脏除外潜在畸形。液体再次快速渗出的胎儿可能从放置胸腔羊膜腔分流管中获益。

另一个可能从胸腔羊膜腔分流术中获益的先天性畸形是 CCAM[80]。CCAM 体积比（CCAM volume ratio，CVR）已被建议作为是否发生水肿的预后评价指标。CCAM 的体积（以毫升表示）是通过超声测量的，采用椭圆的公式：CCAM 体积 = 长 × 高 × 宽 ×0.52，CVR=CCAM 体积 / 头围。当 CVR ＞ 1.6 时，预测胎儿的水肿风险为 80%[81]。根据 CVR，作者的超声随诊方案是：CVR ＜ 1.2 时每周 1 次，CVR ＜ 1.2 ～ 1.6 时每周 2 次，CVR ＞ 1.6 时更加频繁。对于发生水肿的大囊泡型 CCAM，应当考虑进行胎儿干预，保护残存的肺组织，因为期待治疗预后差。Knox 等[82]的综述发现，宫内治疗可以显著提高水肿胎儿的生存率。

应当使用彩色多普勒评估胎儿肺部病变，鉴别 CCAM 与肺支气管隔离症（病变的血供来自主动脉）。MRI 是胎儿胸部肿物成像的有用工具，能够辅助区分 CCAM 与其他的胸腔内病变，将病变定位于特定的肺叶，并显示受压的正常肺组织。对于突然发生水肿或水肿进展的病例，建议进行心脏超声，以除外心脏畸形并评价心功能。CCAM 不是核型分析的指征，除非存在其他畸形。目前，对大囊泡型病变和无水肿胎儿进行胸腔羊膜腔分流的好处和安全性还有待确认。作者所在小组注意到即便患有胸腔肿物的胎儿发生了水肿，除非水肿与心脏失代偿有关，不需要进行干预[83]。

（四）先天性心脏缺损

重度主动脉瓣狭窄通常在妊娠中期出现表现，即重度左心室（left ventricular，LV）功能不良和左心室增大。后续进行性左心室功能不全会导致左心发育不良综合征（hypoplastic left heart syndrome，HLHS）。尽管这种心脏畸形新生儿治疗有所改善，它仍然预后不良。这种心脏畸形已经成为产前干预的主要指征。最初，主动脉瓣狭窄的产前球囊瓣膜成形术结果令人失望，但是奥地利林茨和美国波士顿仍然在坚持对严重病例进行产前干预的研究。在一个时间窗里，胎儿主动脉瓣瓣膜成形术可能成功地保留左心室功能并防止单心室生理，这可以减少短期和长期发病率和死亡率[84]。波士顿儿童医院的小组报道了令人鼓舞的结果，43% 的活产患者能够保留双心室循环。[85]

胎儿心脏干预可以在全麻或局麻下进行。对于 HLHS，一旦胎儿停止活动，就将一根针（17 ～ 19G，取决于手术及胎儿大小）在心尖部，并与左心室流出道连线水平插入胎儿左心室。导丝、导管和冠状动脉扩张球囊推进通过主动脉瓣，扩张至瓣膜面积的 120%。没有特别设计的商业化心内装置用于胎儿干预。选择的针应尽可能小，必须能够方便地插入所选择的球囊系统。类似的经皮心脏球囊手术已被建议用于卵圆孔高度受限的 HLHS（房间隔切开术），以及室间隔完整的肺动脉瓣闭锁[86]。

在成功的手术后，从胎儿心脏和母亲腹部退出针和球囊导管。大多数病例会出现胎儿心包积液，如果造成了心动过缓，或者心脏快速扩大，需要用 22G 或 20G 的针进行引流。这样的手术后，胎儿心动过缓非常常见，应当准备心内注射的复苏药物，包括肾上腺素、阿托品、钙和重碳酸盐。

八、子宫外产时治疗

EXIT 手术的概念最早是在严重 CDH 胎儿取出气管阻塞物时发展出来的。EXIT 手术的优势是保证了胎盘支持下的子宫胎盘气体交换，并延迟了对气道或循环的需求。为了达到理想的子宫胎盘灌注，并有充足的时间实施复杂的胎儿气道手术，EXIT 要在子宫最大程度松弛的情况下进行，典型的采用深度吸入性全身麻醉。母亲的麻醉方案包括异丙酚、罗库溴铵和雷米芬太尼快速顺序诱导，然后插管，并用异丙酚、雷米芬太尼，以及最低肺泡浓度的七氟醚保持麻醉。七氟醚优于异氟醚，因为它起效更快、清除更快，能够在钳夹脐带后更快地使子宫松弛状态逆转。手术中需要切开子宫，以及钉合设备和可吸收钉（与开腹胎儿手术所用的相同），胎头和胎肩从切口娩出。在胎盘仍提供气体交换时，通过喉镜或硬支气管镜给胎儿插管，气管造口甚或肿瘤切除来建立气道。在子宫切缘钉合控制出血。手术医生和麻醉医生要协调配合，缩短吸入麻醉的时间，减少缩宫素的用量，平衡子宫的松弛与张力。为了避免子宫腔缩小可能引起的胎盘剥离与脐带受压，可以将温盐水灌入子宫。此外经脐动脉和静脉的导管是围生期复苏的适宜血管通路。

EXIT 手术的适应证范围扩大，目前包括胎儿颈部巨大肿物、肺或纵隔肿瘤、为进行体外膜氧合（extracorporeal membrane oxygenation，ECMO）的 EXIT，以及胎儿先天性高位气道梗阻综合征（喉或气管缺乏或阻塞）[87, 88]。作者对 52 例手术进行了回顾，在保留胎盘循环的情况下平均手术时间为 45min±25min，平均失血量为 970ml±510ml[89]。然而，这项回顾也注意到在有胎盘循环的情况下成功完成 EXIT 手术且没有母儿并发症的最长时间可达 150min。

胎盘组织病理发现进行 EXIT 后存在凝血病改变。通常不认为 EXIT 手术存在血栓并发症风险，但现在有记录，可能导致近期和远期不良结局。因此，在治疗 EXIT 分娩的胎儿和新生儿时，应当考虑残留的新生儿凝血病[90]。

九、胎儿手术的未来

胎儿镜手术近期的一些进展很有可能对该领域产生革命性改变。作者和其他人相信[90-96]，恰当的母亲麻醉和细致的外科技术能够保护胎膜，CO_2 气在孕 22 周或之后可以进入子宫，从而为胎儿手术制造出新的手术空间。这些手术包括胎儿神经管修复、羊膜带切除和分流管取出[91-98]。作者现有的方法是开腹暴露母亲子宫，定位胎儿和子宫入路涉及的区域。将 2 或 3 个血管输液端口（7 ～ 16F）放置于子宫壁，使用内镜器械和镜头。理论上 CO_2 有造成胎儿酸中毒的风险，但胎羊试验表明母亲的过度通气可以减少这一风险[95]。然而作者看到了一例胎儿镜期间发生严重酸中毒，是由 CO_2 毒性造成的。其他人尝试经皮的气体中胎儿镜修复胎儿 NTD，但目前该方法有过高的未足月胎膜早破和早产发生率[93, 96]。这可能是由于经皮途径对胎膜的保护比开腹少。经皮手术明显创伤更小[96]。未来，通过开腹手术在孕 35 周后分娩且不发生 PPROM，与经皮不开腹但在孕 34 周前后分娩，且 PPROM 风险增高相比，后者的风险仍需解决。

CO_2 气中的胎儿镜仍处于试验阶段，仅在伦理委员会（institutional review board，IRB）和食品药品监督管理局（Food and Drug Administration，FDA）的监督下，由有经验、手术量大的胎儿中心进行尝试。作者相信，随着越来越多专门的器械被制造生产，未来会有更多复杂的技术被应用，胎儿镜手术可能代替开放性胎儿手术。高位子宫切开使用已久，但对母亲的生育健康影响恶劣，因此呼唤更为微创的选择。

（周希亚　译，戚庆炜　校）

参考文献

[1] Liley AW. Intrauterine transfusion of foetus in haemolytic disease. Br Med J 1963; 2: 1107.

[2] Harrison MR, Filly RA, Golbus MS, et al. Fetal treatment. N Engl J Med 1982; 307: 1651.

[3] Harrison MR, Adzick NS. The fetus as a patient. Surgical considerations. Ann Surg 1991; 213(4): 279–91.

[4] Bliton MJ. Ethics: "Life before birth" and moral complexity in maternal–fetal surgery for spina bifida. Clin Perinatol 2003; 30: 449.

[5] Adzick NS, Harrison MR, Glick PL, et al. Fetal surgery in the primate. III. Maternal outcome after fetal surgery. J Pediatr Surg 1986; 21: 477–80.

[6] Adzick NS, Thom EA, Spong CY, et al. A randomized trial of prenatal versus postnatal repair of myelomeningocele. N Engl J Med 2011; 364: 993.

[7] Moldenhauer JS, Soni S, Rintoul NE, et al. Fetal myelomeningocele repair: The post-MOMS experience at the Children's Hospital of Philadelphia. Fetal Diagn Ther 2015; 37: 235–40.

[8] Meuli M, Meuli-Simmen C, Hutchins GM, et al. The spinal cord lesion in human fetuses with myelomeningocele: Implications for fetal surgery. J Pediatr Surg 1997; 32: 448.

[9] Centers for Disease Control and Prevention (CDC). Racial/ethnic differences in the birth prevalence of spina bifida—United States, 1995–2005. MMWR Morb Mortal Wkly Rep 2009; 57(53): 1409.

[10] Babcook CJ, Goldstein RB, Barth RA, et al. Prevalence of ventriculomegaly in association with myelomeningocele: Correlation with gestational age and severity of posterior fossa deformity. Radiology 1994; 190: 703.

[11] Curran PF1, Jelin EB, Rand L, et al. Prenatal steroids for microcystic congenital cystic adenomatoid malformations. J Pediatr Surg 2011; 45: 145–50.

[12] Cass DL, Olutoye OO, Cassady CI, et al. Prenatal diagnosis and outcome of fetal lung masses. J Pediatr Surg 2011; 46: 292.

[13] Adzick NS. Open fetal surgery for life-threatening fetal anomalies. Semin Fetal Neonatal Med 2010; 15: 1.

[14] Adzick NS. Management of fetal lung lesions. Clin Perinatol 2009; 36(2): 363.

[15] Ruano R, da Silva MM, Salustiano EM, et al. Percutaneous laser ablation under ultrasound guidance for fetal hyperechogenic microcystic lung lesions with hydrops: A single center cohort and a literature review. Prenat Diagn 2012; 32: 1127–32.

[16] Lee FL1, Said N, Grikscheit TC, et al. Treatment of congenital pulmonary airway malformation induced hydrops fetalis via percutaneous sclerotherapy. Fetal Diagn Ther 2012; 31: 264–8.

[17] Swamy R, Embleton N, Hale J, et al. Sacrococcygeal teratoma over two decades: Birth prevalence, prenatal diagnosis and clinical outcomes. Prenat Diagn 2008; 28: 1048.

[18] Bond SJ, Harrison MR, Schmidt KG, et al. Death due to high-output cardiac failure in fetal sacrococcygeal teratoma. J Pediatr Surg 1990; 25: 1287–91.

[19] Batukan C, Ozgun MT, Basbug M, et al. Sacrococcygeal teratoma in a fetus with prenatally diagnosed partial trisomy 10q (10q24.3 → qter) and partial monosomy 17p (p13.3 → pter). Prenat Diagn 2007; 27: 365–8.

[20] Westerburg B, Feldstein VA, Sandberg PL, et al. Sonographic prognostic factors in fetuses with sacrococcygeal teratoma. J Pediatr Surg 2000; 35: 322; discussion 325.

[21] Benachi A, Durin L, Maurer SV, et al. Prenatally diagnosed sacrococcygeal teratoma: A prognostic classification. J Pediatr Surg 2006; 41: 1517.

[22] Van Mieghem T, Al-Ibrahim A, Deprest J, et al. Minimally invasive therapy for fetal sacrococcygeal teratoma: Case series and systematic review of the literature. Ultrasound Obstet Gynecol 2014; 43: 611.

[23] Hedrick HL, Flake AW, Crombleholme TM, et al. Sacrococcygeal teratoma: Prenatal assessment, fetal intervention, and outcome. J Pediatr Surg 2004; 39(3): 430.

[24] Allaf MB, Vintzileos AM, Chavez MR, et al. First-trimester sonographic prediction of obstetric and neonatal outcomes in monochorionic diamniotic twin pregnancies. J Ultrasound Med 2014; 33: 135.

[25] Lewi L, Jani J, Boes AS, et al. The natural history of monochorionic twins and the role of prenatal ultrasound scan. Ultrasound Obstet Gynecol 2007; 30: 401.

[26] Simpson LL, Marx GR, Elkadry EA, et al. Cardiac dysfunction in twin-twin transfusion syndrome: A prospective longitudinal study. Obstet Gynecol 1998; 92: 557.

[27] Kagan KO, Gazzoni A, Sepulveda-Gonzalez G, et al. Discordance in nuchal translucency thickness in the prediction of severe twin-to-twin transfusion syndrome. Ultrasound Obstet Gynecol 2007; 29: 527.

[28] Allaf MB, Campbell WA, Vintzileos AM, et al. Does early second-trimester sonography predict adverse perinatal outcomes in monochorionic diamniotic twin pregnancies? J Ultrasound Med 2014; 33(9): 1573.

[29] Bahtiyar MO, Dulay AT, Weeks BP, et al. Prevalence of congenital heart defects in monochorionic/diamniotic twin gestations: A systematic literature review. J Ultrasound Med 2007; 26: 1491.

[30] Simpson LL for the Society of Maternal-Fetal Medicine (SMFM). Twin–twin transfusion syndrome. Am J Obstet Gynecol 2013; 208: 3.

[31] Saade GR, Belfort MA, Berry DL, et al. Amniotic septostomy for the treatment of twin oligohydramnios-polyhydramnios sequence. Fetal Diagn Ther 1998; 13(2): 86.

[32] Moise KJ Jr, Dorman K, Lamvu G, et al. A randomized trial of amnioreduction versus septostomy in the treatment of twin-twin transfusion syndrome. Am J Obstet Gynecol 2005; 193(3 Pt 1): 701, Erratum in: Am J Obstet Gynecol 2005; 193(6): 2183.

[33] Moise KJ Jr, Dorman K, Lamvu G, et al. A randomized trial of amnioreduction versus septostomy in the treatment of twin-twin transfusion syndrome. Am J Obstet Gynecol 2005; 193(3 Pt 1): 701, Erratum in: Am J Obstet Gynecol 2005; 193(6): 2183.

[34] Senat MV, Deprest J, Boulvain M, et al. Endoscopic laser surgery versus serial amnioreduction for severe twin-twin transfusion syndrome. N Engl J Med 2004; 351: 136.

[35] Crombleholme TM, Shera D, Lee H, et al. A prospective, randomized, multicenter trial of amnioreduction vs selective

fetoscopic laser photocoagulation for the treatment of severe twin-twin transfusion syndrome. Am J Obstet Gynecol 2007; 197(4): 396.e1.

[36] Baud D, Windrim R, Keunen J, et al. Fetoscopic laser therapy for twin-twin transfusion syndrome before 17 and after 26 weeks' gestation. Am J Obstet Gynecol 2013; 208(3): 197.e1.

[37] De Lia JE, Cruikshank DP, Keye WR Jr. Fetoscopic neodymium: YAG laser occlusion of placental vessels in severe twin–twin transfusion syndrome. Obstet Gynecol 1990; 75: 1046.

[38] Ville Y, Hyett J, Hecher K, et al. Preliminary experience with endoscopic laser surgery for severe twin–twin transfusion syndrome. N Engl J Med 1995, 332: 224.

[39] Chalouhi GE, Essaoui M, Stirnemann J, et al. Laser therapy for twin-to-twin transfusion syndrome (TTTS). Prenat Diagn 2011; 31: 637.

[40] Slaghekke F, Lopriore E, Lewi L, et al. Fetoscopic laser coagulation of the vascular equator versus selective coagulation for twin-to twin transfusion syndrome: An open-label randomized trial. Lancet 2014; 383: 2144.

[41] Ruano R, Rodo C, Peiro JL, et al. Fetoscopic laser ablation of placental anastomoses in twin–twin transfusion syndrome using 'Solomon technique' . Ultrasound Obstet Gynecol 2013; 42: 434.

[42] Deprest JA, Van Schoubroeck D, Van Ballaer PP, et al. Alternative technique for Nd: YAG laser coagulation in twin-to-twin transfusion syndrome with anterior placenta. Ultrasound Obstet Gynecol 1998; 11: 347.

[43] Quintero RA, Chmait RH, Bornick PW, et al. Trocar-assisted selective laser photocoagulation of communicating vessels: A technique for the laser treatment of patients with twin-twin transfusion syndrome with inaccessible anterior placentas. J Matern Fetal Neonatal Med 2010; 23(4): 330.

[44] Shamshirsaz AA, Javadian P, Ruano R, et al. Comparison between laparoscopically assisted and standard fetoscopic laser ablation in patients with anterior and posterior placentation in twin-twin transfusion syndrome: A single center study. Prenat Diagn 2015; 35(4): 376.

[45] Blumenfeld YJ, Shamshirsaz AA, Belfort MA, et al. Fetofetal transfusion syndrome in monochorionic-triamniotic triplets treated with fetoscopic laser ablation: Report of two cases and a systematic review. Am J Perinatol 2015; 5(2): 153.

[46] Torfs CP, Curry CJ, Bateson TF. A population based study of congenital diaphragmatic hernia. Teratology 1992; 46: 555.

[47] Holder AM, Klaasens M, Tibboel D, et al. Genetic factors in congenital diaphragmatic hernia. Am J Hum Genet 2007; 80: 825.

[48] Skari H, Bjornland K, Haugen G, et al. Congenital diaphragmatic hernia: A meta-analysis of mortality factors. J Pediatr Surg 2000; 35: 1187.

[49] Downward CD, Jaksic T, Garza JJ, et al. Analysis of an improved survival rate for congenital diaphragmatic hernia. J Pediatr Surg 2003; 38: 729.

[50] Jani J, Keller RL, Benachi A, et al. Prenatal prediction of survival in isolated left-sided diaphragmatic hernia. Ultrasound Obstet Gynecol 2006; 27: 18.

[51] Deprest J, Nicolaides K, Done E, et al. Technical aspects of fetal endoscopic tracheal occlusion for congenital diaphragmatic hernia. J Pediatr Surg 2011; 46: 22.

[52] Jani JC, Nicolaides KH, Gratacos E, et al. Severe diaphragmatic hernia treated by fetal endoscopic tracheal occlusion. Ultrasound Obstet Gynecol 2009; 34: 304.

[53] Ruano R, Yoshizaki CT, Da Silva MM, et al. A randomized controlled trial of fetal endoscopic occlusion versus postnatal management of severe isolated congenital diaphragmatic hernia. Ultrasound Obstet Gynecol 2012; 39: 20.

[54] Garza A, Cordero JF, Mulinare J, et al. Epidemiology of the early amnion rupture spectrum of defects. Am J Dis Child 1988; 142: 541.

[55] Sentilhes L, Verspyck E, Eurin D, et al. Favorable outcome of a tight constriction band secondary to amniotic band syndrome. Prenat Diagn 2004; 24: 198.

[56] Javadian P, Shamshirsaz AA, Haeri S, et al. Perinatal outcome after fetoscopic release of amniotic bands: A single-center experience and review of the literature. Ultrasound Obstet Gynecol 2013; 42(4): 449.

[57] Catanzarite V, Maida C, Thomas W, et al. Prenatal sonographic diagnosis of vasa previa: Ultrasound findings and obstetric outcome in ten cases. Ultrasound Obstet Gynecol 2001; 18(2): 109.

[58] Lee W, Kirk JS, Comstock CH, et al. Vasa previa: Prenatal detection by three-dimensional ultrasonography. Ultrasound Obstet Gynecol 2000; 16(4): 384.

[59] Chmait RH, Chavira E, Kontopoulos EV, et al. Third trimester fetoscopic laser ablation of type II vasa previa. J Matern Fetal Neonatal Med 2010; 23(5): 459.

[60] Hosseinzadeh P, Shamshirsaz AA, Cass DL, et al. Fetoscopic laser ablation of vasa previa for a fetus with a giant cervical lymphatic malformation. Ultrasound Obstet Gynecol 2015; 46(4): 507.

[61] Amer HZ, Heller DS. Chorangioma and related vascular lesions of the placenta—A review. Fetal Pediatr Pathol 2010; 29(4): 199.

[62] Hosseinzadeh P, Shamshirsaz AA, Javadian P, et al. Prenatal therapy of large placental chorioangiomas: Case report and review of the literature. Am J Perinatol 2015; 5(2): 196.

[63] Gunn TR, Mora JD, Pease P. Antenatal diagnosis of urinary tract abnormalities by ultrasonography after 28 weeks gestation: Incidence and outcome. Am J Obstet Gynecol 1995; 172: 479.

[64] Makayama DK, Harrison MR, deLorimer AA. Prognosis of posterior urethral valves presenting at birth. J Pediatr Surg 1986; 21: 43.

[65] Muller FI, Dommergues M, Bussières L, et al. Development of human renal function: Reference intervals for 10 biochemical markers in fetal urine. Clin Chem 1996; 42(11): 1855.

[66] Morris RK, Quinlan-Jones E, Kilby M, et al. Systematic review of accuracy of fetal urine analysis to predict poor postnatal renal function in case of congenital urinary tract obstruction. Prenat Diagn 2007; 27: 900.

[67] Klein J; Lacroix C, Caubet C, et al. Fetal urinary peptides to predict postnatal outcome of renal disease in fetuses with posterior

urethral valves (PUV). Sci Transl Med 2013; 5(198): 14.

[68] Ruano R, Sananes N, Sangi-Haghpeykar H, et al. Fetal intervention for severe lower urinary tract obstruction: A multicenter case-control study comparing fetal cystoscopy with vesicoamniotic shunting. Ultrasound Obstet Gynecol 2014; 45(4): 452.

[69] Sananes N, Favre R, Koh CJ, et al. Urological fistulas after fetal cystoscopic laser ablation of posterior urethral valves: Surgical technical aspects. Ultrasound Obstet Gynecol 2015; 45(2): 183.

[70] Morris RK, Malin GL, Quinlan-Jones E, et al. Percutaneous vesicoamniotic shunting versus conservative management for lower urinary tract obstruction (PLUTO): A randomised trial. Lancet 2013; 382: 1496.

[71] Bebbington MW, Danzer E, Moldenhauer J, et al. Radiofrequency ablation vs bipolar umbilical cord coagulation in the management of complicated monochorionic pregnancies. Ultrasound Obstet Gynecol 2012; 40: 319.

[72] Khalek N, Johnson MP. Management of prenatally diagnosed lung lesions. Semin Pediatr Surg 2013; 22: 24.

[73] Wilson RD, Baxter JK, Johnson MP, et al. Thoracoamniotic shunts: Fetal treatment of pleural effusions and congenital cystic adenomatoid malformations. Fetal Diagn Ther 2004; 19: 413.

[74] Laberge JM, Flageole H, Pugash D, et al. Outcome of prenatally diagnosed congenital cystic adenomatoid lung malformations: A Canadian experience. Fetal Diagn Ther 2001; 16: 178

[75] Peranteau WH, Adzick NS, Boelig MM, et al. Thoracoamniotic shunts for the management of fetal lung lesions and pleural effusions: A single-institution review and predictors of survival in 75 cases. J Pediatr Surg 2015; 50(2): 301.

[76] Yinon Y, Kelly E, Ryan G. Fetal pleural effusions. Best Pract Res Clin Obstet Gynaecol 2008; 22(1): 77.

[77] Achiron R, Weissman A, Lipitz SA, et al. Fetal pleural effusion: The risk of fetal trisomy. Gynecol Obstet Invest 1995; 39: 153.

[78] NICE Guideline IPG 190. Insertion of Pleuro-Amniotic Shunt for Fetal Pleural Effusion. London, UK: National Institute for Health and Clinical Excellence, 2006.

[79] Yinon Y, Grisaru-Granovsky S, Chadda V, et al. Perinatal outcome following fetal chest shunt insertion for pleural effusion. Ultrasound Obstet Gynecol 2010; 36: 58.

[80] Stocker JT, Madewell JE, Drake RM. Congenital cystic adenomatoid malformation of the lung. Classification and morphologic spectrum. Hum Pathol 1997; 8: 155.

[81] Crombleholme TM, Coleman B, Hedrick H, et al. Cystic adenomatoid malformation volume ratio predicts outcome in prenatally diagnosed cystic adenomatoid malformation of the lung. J Pediatr Surg 2002; 37: 331.

[82] Knox EM, Kilby MD, Martin WL, et al. In-utero pulmonary drainage in the management of primary hydrothorax and congenital cystic lung lesion: A systematic review. Ultrasound Obstet Gynecol 2006; 28: 726.

[83] Cass DL, Olutoye OO, Ayres NA, et al. Defining hydrops and indications for open fetal surgery for fetuses with lung masses and vascular tumors. J Pediatr Surg 2012; 47(1): 40.

[84] Donofrio MT, Moon-Grady AJ, Hornberger LK, et al. Diagnosis and treatment of fetal cardiac disease: A scientific statement from the American Heart Association. Circulation 2014; 129: 2183.

[85] McElhinney DB, Marshall AC, Wilkins-Haug LE, et al. Predictors of technical success and postnatal biventricular outcome after in utero aortic valvuloplasty for aortic stenosis with evolving hypoplastic left heart syndrome. Circulation 2009; 120: 1482.

[86] Tulzer G, Arzt W, Franklin RCG, et al. Fetal pulmonary valvuloplasty for critical pulmonary stenosis or atresia with intact septum. Lancet 2002; 360: 1567.

[87] Laje P, Peranteau WH, Hedrick HL, et al. Ex utero intrapartum treatment (EXIT) in the management of cervical lymphatic malformation. J Pediatr Surg 2015; 50(2): 311.

[88] Cass DL, Olutoye OO, Cassady CI, et al. EXIT-to-resection for fetuses with large lung masses and persistent mediastinal compression near birth. J Pediatr Surg 2013; 48: 138.

[89] Hirose S, Farmer DL, Lee H, et al. The ex utero intrapartum treatment procedure: Looking back at the EXIT. J Pediatr Surg 2004; 39: 375.

[90] Stanek J, Sheridan RM, Le LD, et al. Placental fetal thrombotic vasculopathy in severe congenital anomalies prompting EXIT procedure. Placenta 2011; 32(5): 373.

[91] Belfort MA, Shamshirsaz AA, Whitehead WE, et al. Unusual pleuro-amniotic shunt complication managed using a 2-port in-CO_2 fetoscopic technique: Technical and, ethical considerations. Ultrasound Obstet Gynecol 2015; 47(1): 123–4.

[92] Belfort MA, Whitehead WE, Shamshirsaz AA, et al. Fetoscopic repair of meningomyelocele. Obstet Gynecol. 2015; 126(4): 881–4.

[93] Kohl T. Percutaneous minimally invasive fetoscopic surgery for spina bifida aperta. Part I: Surgical technique and perioperative outcome. Ultrasound Obstet Gynecol 2014; 44(5): 515–24.

[94] Degenhardt J, Schürg R, Winarno A, et al. Percutaneous minimal-access fetoscopic surgery for spina bifida aperta. Part II: Maternal management and outcome. Ultrasound Obstet Gynecol 2014; 44(5): 525–31.

[95] Saiki Y, Litwin DE, Bigras JL, et al. Reducing the deleterious effects of intrauterine CO_2 during fetoscopic surgery. J Surg Res 1997; 69: 51–4.

[96] Pedreira DA, Zanon N, Nishikuni K, et al. Endoscopic surgery for the antenatal treatment of myelomeningocele: The CECAM trial. Am J Obstet Gynecol 2015; pii: S0002-9378(15)01104-7. [Epub ahead of print]

[97] Bevilacqua NS, Pedreira DA. Fetoscopy for meningomyelocele repair: Past, present and future. Einstein (Sao Paulo) 2015; 13(2): 283–9.

[98] Whitehead WE, Ball R, Silver R, et al. Fetoscopic amniotic band release in a case of chorioamniotic separation: An innovative new technique. AJP Rep 2016; 6(2): e222-5.

第 14 章　宫颈功能不全

Cervical insufficiency

Rupsa Boelig　Vincenzo Berghella

本章概要

一、宫颈功能不全定义

宫颈“太松弛以致不能正确地……保留胚胎”的概念，最早是 Rivière 等[1] 于 1658 年在课本《生理学实践》（*Practice of Physick*）中提出的。20 世纪 40 年代和 50 年代，宫颈功能不全这一名词流行起来，手术干预被形容用来治疗“弱”宫颈。直到最近关于这一问题的对照研究才开展起来。

宫颈功能不全（cervical insufficiency，CI）代表了早产（preterm birth，PTB）的一个亚组。它的定义存在争议，但最被认可的是无痛性宫颈扩张导致反复中期妊娠丢失[2]。中期妊娠丢失（先出现无痛性宫颈扩张）通常发生在孕 16～28 周。此定义认为 PTB 是由宫颈问题造成的：子宫颈太弱，以致不能维持妊娠。历史上，宫颈的“功能”被看作是一个二分类变量：宫颈功能或者足以将妊娠维持到足月，或者功能不全，导致无痛性扩张和中期妊娠丢失。最近，Iams 等[3] 令人信服地表明宫颈功能是一个连续变量。在没有宫缩或其他症状的情况下，宫颈缩短也可被认为是 CI。尤其是前次自发早产（spontaneous PTB，sPTB）、孕 16～24 周宫颈长度（cervical length，CL）＜ 25mm 的女性，可以被认为在 CI 谱中，并按照 CI 进行治疗。这一新的概念为新的治疗方法拓宽了道路，特别是以超声为指征的宫颈环扎，尝试在 PTB 前改变宫颈缩短进程。理论上，这种方法可以避免等到两次或多次 PTB 再采取治疗措施的临床限制。

二、发病率

由于诊断存在困难，很难确定 CI 的发生率。CI 只占孕 32 周前的所有 PTB 的一部分，在美国为 2%，其他发达国家（例如欧洲）为 1%。对 CI 发生率最好的估计方法是回顾宫颈环扎的发生率。宫颈环扎是最常用的 CI 干预措施。最佳的估计报道美国的宫颈环扎发生率为 0.3% ～ 0.4%[4]。应该注意即使未行环扎术，前次中期妊娠丢失的女性有 70% ～ 90% 的机会在后续妊娠时足月分娩[5]。

三、人类宫颈的解剖和生理

子宫颈是远端苗勒管融合，而后中央萎缩形成的。宫颈主要（70%）由纤维结缔组织组成，大部分为Ⅰ型和Ⅲ型胶原，其余大部分由平滑肌组成。宫颈上段平滑肌所占的百分比（29%）比下段（6%）更多[6]。仅有约 1% 的宫颈组织由弹性蛋白组成。很难区分非妊娠女性的宫颈上限和子宫体。在妊娠期，子宫体的肌性下段，或者说峡部，扩张并延长，它的下缘与纤维组织为主的宫颈一起形成了功能性子宫内口。这个括约肌样的区域在以毫米为单位的组织学上不易辨别，它能够帮助维持宫内妊娠。

子宫颈强度主要来自结缔组织。宫颈中结缔组织的量与强度成正比，而平滑肌组织的量与强度成反比[6]。

在妊娠期间，宫颈的胶原束变得更加分散，交联更少，可溶性胶原蛋白片段更多，羟脯氨酸更少。CI 女性的弹性蛋白减少。松弛素造成结缔组织重塑，可能在 CI 中发挥作用。孕中期血清松弛素的升高与宫颈长度缩短有关。

四、可能病因与相关因素

宫内暴露于己烯雌酚（Diethylstilbestrol，DES）的女性[7]和那些埃勒斯－当洛综合征或结缔组织疾病的患者，被认为具有更高的 CI 发生率。CI 的先天性原因非常罕见，这些疾病与 CI 的关系从未被证实。一些与 CI 有关的病史方面的因素如表 14-1 所述。大多数获得性因素与宫颈的手术或外伤有关，可以被认为是医源性的。通过冷刀或激光锥切或宫颈环形电切手术（loop electrosurgical excision procedure，LEEP）切除宫颈上皮内瘤变可以导致 CI，是否发生取决于切除的宫颈组织的量。宫颈扩张和刮宫（dilation and curettage，D&C），或者己烯雌酚扩张宫颈的清宫（diethylstilbestrol dilation and evacuation，D&E）手术，特别是多次进行自愿流产，甚至是自然流产，都与 CI 有关。在 D&C 或 D&E 之前，推荐用天然海藻棒轻柔地扩张宫颈[8]，但在临床实践中很少使用，除非是孕中期。还没有数据能够证实产科宫颈裂伤与 CI 相关。

表 14–1　与宫颈功能不全相关的疾病

先天性
Ehlers-Danlos 苗勒管畸形综合征
DES 暴露
获得性（通常为外伤性或医源性）宫颈锥切
冷刀激光 LEEP
多次 D&E[a]
产科宫颈裂伤

DES．己烯雌酚；D&E．扩张和清宫；LEEP．宫颈环形电切术

a．无论是自然或选择终止妊娠

除了解剖学宫颈缺陷外，功能性宫颈缺陷可能发挥着重要的作用。CI 可能代表了许多孕中期妊娠丢失病因最后的共同路径，是 PTB 谱最严重的一端。导致 PTB 的主要路径包括感染、炎症、免疫因素、子宫过度增大或结构性因素（苗勒管，己烯雌酚，子宫肌瘤等）和胎儿异常（遗传性或结构 / 综合征性的）。

五、诊断方法

（一）产科病史

无痛性宫颈扩张导致反复中期妊娠丢失的病史是最被接受的 CI 定义。不幸的是，反复中期妊娠丢失意味着在做出诊断前，一位女性必须丢失至少 2 个胎儿，需要采用预防措施。中期妊娠丢失的临床特点，无论患者是否有无痛

性收缩和（或）流血症状，似乎并不能预测哪些妇女会再次发生中期妊娠丢失[8]。

当中期妊娠丢失发生于多胎妊娠时，CI 的诊断应当慎重。作者发现在双胎妊娠早期丢失（平均 23 周）后，后续单胎妊娠在孕 24 周前发生复发性 PTB 的发生率为 12%，其中 88% 分娩时≥ 35 周[9]。

仅根据产科病史进行诊断的局限性促使了对孕前检查和孕期诊断方法的探索，努力尝试在多次妊娠丢失发生前诊断 CI。

（二）非妊娠期检查

过去，非妊娠状态下的宫颈评估已被广泛用于 CI 的评估。已提出几种筛查检测，包括 8 号 Hegar 扩宫棒可以轻松通过、Foley 导管牵引试验、宫腔镜检查或子宫输卵管造影时液体易漏、宫颈管上段宽度测量（通过放射影像或子宫 X 线摄影术）等。虽然多数检测异常都伴随着既往妊娠结局不佳，但是几乎没有哪项检测能够预测未来的妊娠结局。有人建议将这些检测结果联合，可以给出宫颈顺应性评分[10]，但似乎并未具有很好的预测性及临床应用价值。因此，现有证据表明，基于孕前及两次妊娠间期的检测预测未来妊娠是否发生 CI 的效果非常差。这可能因为同一女性在妊娠和非妊娠状态下宫颈组织的功能不同。在临床实际应用之前，需要对非妊娠期检查进行更多研究。

（三）妊娠期检查

经阴道超声测量宫颈长度 CI 或早期 PTB 之前通常都有宫颈口的扩张，首先发生于宫颈内口。宫颈从内向外进行性开放导致宫颈有功能的长度缩短，不能通过手查宫颈发现。经阴道超声（transvaginal ultrasound，TVU）测量宫颈长度被证实是安全的，女性接受度高，可重复，能够预测 PTB。最近的一项综述总结了关于这个问题的一篇文献[11]。TVU 是妊娠期宫颈评估、预测 PTB 的参考标准。鉴于其局限性，不能仅仅根据经腹（transabdominal，TA）超声测量宫颈作临床决策[11]。宫颈的 TVU 比手查宫颈具有更好的预测准确性[12]。宫颈缩短和开放从宫颈内口开始，超声发现宫颈缩短的无症状女性中大约 3/4 在手检时没有明显变化[13]。筛查妊娠期宫颈改变来预测 PTB 或 CI 时应采用 TVU，而非手检或其他超声技术。对 TVU 技术已有很好的说明（图 14-1 ～图 14-3）[11, 14]。尽管可以测量不同参数，宫颈长度是最具可重复性的，检查者间和同一检查者的变异低（＜ 10%）。其他变量，例如漏斗形成，并未显著增加仅基于宫颈长度的 PTB 预测效果（图 14-2 和图 14-3）[15]。自然改变或经宫底压力改变后应当多次测量宫颈长度，用最短、图像最好的测量结果进行 PTB 的预测。所有妊娠女性在孕 14 ～ 24 周时宫颈长度为 25 ～ 50mm 是正常的。在低风险女性中，宫颈长度是一个持续变量，孕 14 ～ 30 周平均长度为 35 ～ 40mm，第 10 百分位是 25mm，第 90 百分位是 50mm[16]。孕 14 周前宫颈很少短于 25mm，只能见于那些锥切史或中期妊娠丢失的女性[17]。孕 20 周前早期检测到宫颈长度短可以预测中期妊娠丢失和宫颈功能不全。许多未来发生 PTB 的女性最初宫颈缩短是在孕 18 ～ 22 周[11, 14]。TVU 发现宫颈长度短的越早，且宫颈长度越短，PTB 的风险就越高。宫颈短于 25mm 对孕 35 周以前的 PTB 的阳性预测值（positive predictive value，PPV）是 70%，高风险女性在孕 14 ～ 18 周能检测到，在孕 18 ～ 22 周检测到的有 40% 具有高风险[12]。因此，PTB 风险最高的患者（例如可能宫颈功能不全的患者，早期 PTB 或者锥切史）可以得益于早期（即孕 14 ～ 18 周）超声检查，以决定是否需要干预。

建议将 TVU CL 筛查用于有 sPTB 史的单胎妊娠女性。一项大型随机试验和荟萃分析已经证实，环扎术可以有效降低孕 24 周前 CL ＜ 25mm、具有 PTB 史女性的风险，包括孕 35 周前 PTB 的风险和围生期发病率[18, 19]。对 sPTB 史的女

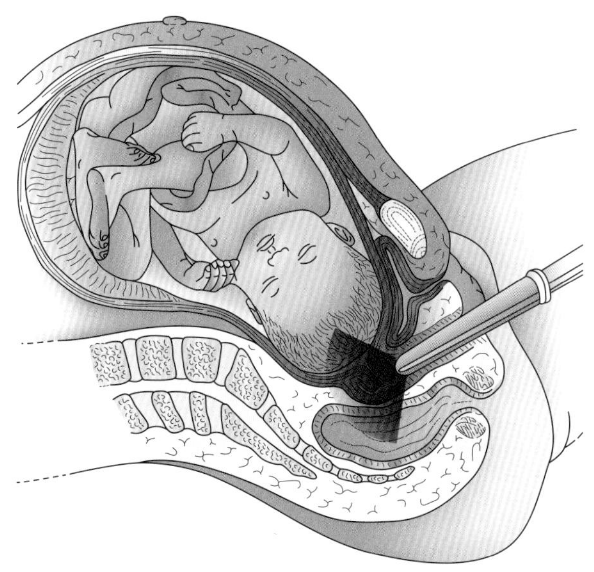

▲ 图 14-1 将阴道内超声探头放置于阴道前穹窿，获得相应的宫颈超声图像

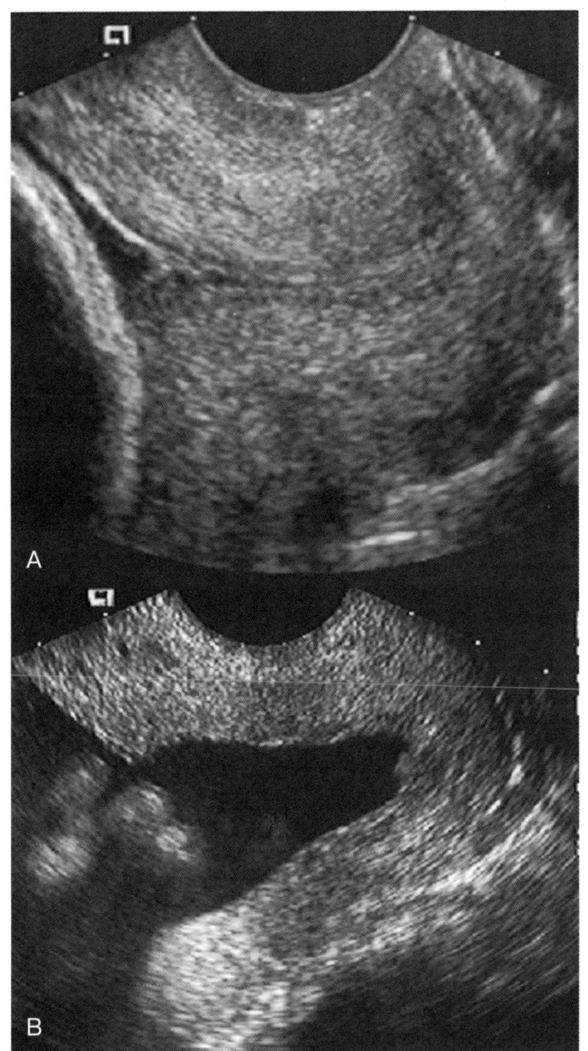

▲ 图 14-2 经阴道超声图像（TVU）

A. 闭合正常宫颈；B. 存在漏斗的缩短的宫颈

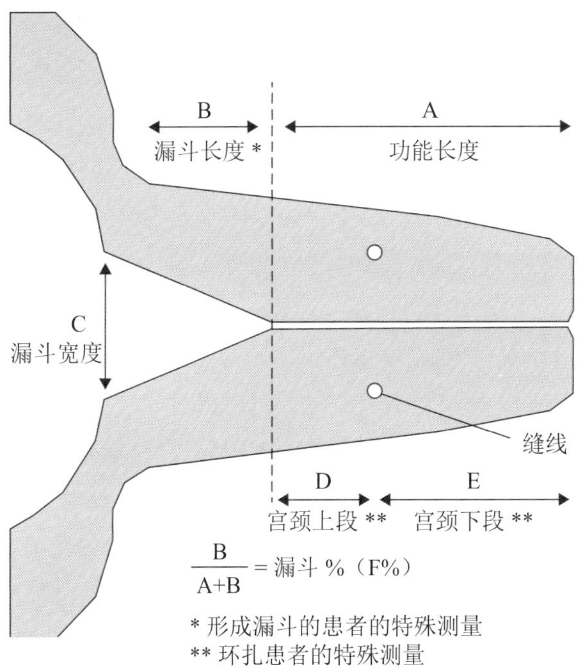

▲ 图 14-3 TVU 宫颈测量示意

性目前的建议是孕 16^{+0} ～ 23^{+6} 周每 2 周进行 1 次 TVU CL 筛查，如果宫颈长度在 25 ～ 30mm 则增加至每周 1 次，并建议对 CL ＜ 25mm 者进行以超声为指征的宫颈环扎。

对于低风险女性（即无 sPTB 史的单胎妊娠），可以考虑普遍进行 TVU CL 筛查（美国妇产科学会 ACOG，母胎医学会 SMFM 推荐）。可以在孕 18^{+0} ～ 23^{+6} 周筛查 1 次，对 CL ≤ 20mm 者开始阴道孕激素治疗，已证实这可以将 sPTB 的风险降低 40% 左右[11，20，21]。尽管这个人群中宫颈短（≤ 20mm）的发生率很低，约 1% 的研究已证实宫颈长度筛查是一种成本效益很好的方法，是作者所在中心预防 PTB 的做法[22，23]。一项荟萃分析已证实这项干预措施即便对宫颈长度在 21 ～ 25mm 的女性可能也是有益的[24]。

已经对许多不同的人群进行了筛查，包括无症状的单胎、双胎和三胎妊娠女性，以及有早产宫缩或未足月胎膜早破（premature preterm rupture of themembrane，PPROM）的有症状女性。已经对低危、高危人群和宫颈环扎的女性进行了研究。实际筛查的人群对 TVU CL 结果的显著性具有极大的意义。在没有 sPTB 史的单胎妊娠低风险女性中，孕 22 ～ 24 周 TVU CL ＜ 25mm 对孕 35 周以前的 PTB 的预测敏感性只有 37%，PPV 只有 18%[16]。这意味着孕 24 周时 CL ＜ 25mm 的低危女性中，82% 分娩时不少于孕 35 周。单胎妊娠但前次 sPTB 在孕 32 周以前的女性，孕 16 ～ 24 周 TVU CL ＜ 25mm 的预测敏感性增加至 69%，PPV 为 55%[15]。

在双胎妊娠中，孕中期 TVU CL ＜ 25mm 的敏感性为 30%，PPV 为 60%[25]。敏感性低可能是由于多胎妊娠发生 PTB 并不是因为 CI，而是因为子宫过度膨胀。此外，尽管一些研究可能证实了阴道孕激素的益处，但结果是混杂的，没有充足的证据推荐对无症状、宫颈长度短但未扩张的双胎妊娠采取任何干预措施（黄体酮、宫颈托或环扎）[24，26-30]。

由于种种原因，宫颈可能早在孕中期就缩短。短宫颈长度是最后的共同路径，最终导致 PTB。尽管少数女性由于先天性疾病或结缔组织病造成宫颈本质上薄弱，较早发生短宫颈长度，CI 更常见的原因是外伤或手术损伤。导致宫颈短的其他机制包括炎症、感染或免疫因素，以及单纯由于宫缩。正常宫颈长度的女性有机械和免疫保护，抵抗下段阴道微生物的上行。一旦宫颈长度缩短，就会使潜在的致病性阴道微生物更易进入子宫内环境，导致持续存在亚临床绒毛膜羊膜炎，以及后续的 CI 或 PTB。TVU 发现短宫颈长度和感染之间有很强的相关性。羊水中白细胞介素 6（IL-6）水平高，之后发生的绒毛膜羊膜炎，以及胎盘的急性炎性病变都和 TVU 发现的短宫颈长度相关。导致 CI 和 PTB 的短宫颈长度通常与 PPROM 而不是早产宫缩（preterm labor，PTL）相关，为感染的作用提供了额外的证据。

通常，其原因和作用并不清楚：是短宫颈长度首先发生，允许了上行性感染，还是感染和炎症首先发生，造成了宫颈缩短[31]？最近研究表明，大多数孕 24 周前 CL ＜ 25mm 的无症状女性有一些宫缩，比正常宫颈的对照组宫缩多[32，33]。再一次地，并不清楚是宫缩造成了短宫颈长度还是宫缩是短宫颈长度的结果，或是这两个因素协同作用。短宫颈长度可能是以上因素共同作用的结果。

一些作者认为妊娠期短宫颈长度本身是 CI 的典型征象。作者认为这是不准确的，因为短宫颈长度只是导致 PTB 的最后共同途径。例如，双胎妊娠由于子宫过度膨胀导致了宫缩，发生短宫颈长度，这是一个继发的而非原发的过程。作者假设短宫颈长度可能只能证实前次孕中期妊娠丢失、后续妊娠在孕中期之初（＜ 24 周）就发生短宫颈长度的无症状女性存在 CI。

六、处理

（一）避免干预（无伤害原则）

在不同人群中，如果在孕 14 ～ 24 周进行测量，CL ≥ 25mm 预测 PTB 的阴性预测值相对较高。即便是 PTB 高风险的女性，如前次 PTB 或双胎妊娠的女性，阴性预测值也有 88% ～ 96%。临床医生根据这一信息可以避免对孕产史不良但 CI 不明确的女性进行环扎和采用其他干预措施。

事实上，大约 60% 的高风险女性在孕 24 周后仍然保持着正常宫颈长度，能够足月分娩，并且不做任何干预。只有大约 40% 发生短宫颈长度，确实有 PTB 风险，应当进行干预。一项对包括了 466 名女性的 4 项随机对照试验进行的荟萃分析[34-37]表明，宫颈长度筛查联合以超声为指征的环扎，与以病史为指征的环扎或预防性环扎相比，孕 37 周前的 PTB 与孕 34 周前的 PTB 发生率相似，围生期死亡率也相似（表 14-2）[38]。

表 14-2 高危人群中以超声为指征环扎与预防性环扎的随机比较试验

	n	PTB（周）	PTB，n(%)		风险比
			HC	TVU	
① Althuisius 等[34]	67	＜ 34	3/23(13)	6/44(14)	NS
② Kassanos 等[35]	55	＜ 37	11/27(41)	11/28(39)	NS
③ Beigi 等[36]	97	＜ 37s	9/45(20)	13/52(25)	NS
④ Simcox 等[37]	247	＜ 37	44/125(35)	39/122(32)	NS
总数（①+②+③+④）	466	＜ 37 或 34	67/220(30)	69/246(28)	1.08(0.82，1.44)
总数（②+③+④）	399	＜ 37	64/197(32)	63/202(31)	0.97(0.73，1.29)

引自 Berghella V and Mackeen AD，Obstet Gynecol，118(1)，148-155，2011.

NS．无显著性；PTB．早产；HC．以病史为指征的环扎；TVU．以超声为指征的环扎

（二）非手术干预

1. 卧床休息或适度活动 通常会推荐有明确、可能或有 CI 征象的女性卧床休息。遗憾的是，没有试验证实其有效或有害。已有报道血栓栓塞发生率高达 1.5%，与长期卧床有关[39]。最近的一篇综述发现，限制活动对预防 PTB 没有益处[40]。此外，卧床休息实际上可能增加了 PTB 的风险。近期一项研究发现，短宫颈长度的初产妇限制活动与不限制活动相比，限制活动的 PTB 发生率升高[41]。

2. 药物 对于前次 PTB 发生在孕 20 ～ 36 周的女性，本次妊娠从孕 16 ～ 20 周开始至孕 36 周，每周肌内注射（intramuscularly，IM）一次 250mg 的 17- 羟孕酮，能够将 PTB 的风险降低大约 33%[42]。如果前次 PTB 发生在孕 28 周以前，并且可能有 CI，那么获益轻微提高。根据之前荟萃分析[43]的结果和最近的另一项试验[44]，产科医生应当考虑对所有前次 PTB 的女性给予孕激素预防，包括 CI 的女性[45]。对于之前没有 sPTB，但是目前 CL ≤ 20mm 且无症状，可以阴道应用孕激素，将 sPTB 的风险降低 40% 左右[20，21，45]。

吲哚美辛、抗生素、ω 3- 脂肪酸和其他药物干预已被认为对 CI 或早期 PTB 女性的处理有帮助，但没有证据证实明确的收益。需要更多的研究[45]。

3. 宫颈托 关于宫颈托预防 CI 或 PTB 有效性的研究很少。一项回顾性研究的对象是孕 15 ～ 24 周、宫颈扩张和胎膜外凸的女性，比较宫颈托、环扎术和期待治疗，发现以宫颈检查为指征的环扎术显著改善了围生期结局和并延长了妊娠，而宫颈托与期待治疗相比并没有额外收益[46]。一项小规模研究发现，宫颈托作为孕中期以宫颈检查为指征的环扎术的辅助手段，可以改善结局[47]。宫颈托对短宫颈长度的低风险单胎孕妇益处的试验结果不一[48，49]。一项双胎妊娠使用宫颈托的大规模随机对照试验发现没有益处，而另一项试验发现仅对宫颈长度小于第 25 百分位的双胎妊娠有益[26，50]。在这一点上，还没有足够的证据推荐将宫颈托用于 CI 的治疗。

（三）手术干预：环扎术

宫颈环扎是 CI 诊断后的传统治疗方法。这种干预最初是 Lash 和 Lash 建议的[51]，然后由 Shirodkar[52] 和 McDonald[53] 改良。在他们的研究中，环扎可以用于有 PTB 史或 CI 的女性，也可以用于反复人工宫颈扩张的女性。全世界的文献中已报道了超过 35 种不同的治疗 CI 的措施[54]。表 14-3 总结了环扎术的围术期处理指南[55]，在后面的“环扎术的医学和技术考虑”部分会详细讨论。

表 14-3　宫颈环扎术的围术期处理策略

变量	以病史为指征	以超声为指征	以检查为指征
术前			
胎儿超声	是	是	是
羊膜腔穿刺术	否	否	考虑
围术期抗生素	否	否	考虑
围术期吲哚美辛	否	考虑	考虑
术中			
麻醉	脊髓	脊髓	脊髓
环扎方式	McDonald	McDonald	McDonald
缝合	术者偏好	术者偏好	术者偏好
缝针	术者偏好	术者偏好	术者偏好
环扎高度	尽量高	尽量高	尽量高
缝的数量	1	1	1
胎膜下垂的处理	术者偏好	术者偏好	术者偏好
术后			
住院或门诊	门诊	门诊	门诊
限制活动	否	否	否
如果失败，重复环扎	否	否	否

引自 Berghella V et al，Am J Obstet Gynecol，209(3)，181-192，2013.

1. 环扎术的适应证

（1）以病史为指征

①定义：仅根据之前的产科或妇科病史进行环扎，通常称为预防性或选择性环扎。作者认为名词“选择性”会误导大家，因为对于操作并没有什么可选择的，还是应当根据特定的指征进行。

②指征：唯一有证据和数据支持的指征是有 3 次或 3 次以上的中期妊娠丢失或 PTB 的单胎妊娠[56]。其他医学指征可能包括 CI（定义为无痛性宫颈扩张导致反复孕中期妊娠丢失）。其他指征例如宫颈锥切史、苗勒管畸形、己烯雌酚暴露、与 CI 无关的 PTB 史，以及埃勒斯 - 当洛综合征，偶尔会在临床应用，但并未证实能够作为指征，从以病史为指征的环扎中获益。

③操作：以病史为指征的环扎通常在孕 12 ～ 15 周施行。这个时间过了孕早期胚胎自然丢失的阶段，并允许孕早期超声来证实胎儿存活和早期解剖结构正常（例如颈部透明层）。

④有效性：对 PTB 的预防已被证实只用于有 3 次或 3 次以上的孕中期妊娠丢失或 PTB 的患者（表 14-4）[56]。对基于产科病史的 PTB 低风险女性的试验表明，她们并未从以病史为指征的环扎中获益[56, 58, 59]。有限的随机数据显示，以病史为指征的环扎对其他 PTB 高风险的人群并无益处，例如双胎[57]。遗憾的是，非常有限的非随机数据显示，以病史为指征的环扎对其他 PTB 高风险人群没有益处，例如宫颈锥切史、苗勒管畸形、己烯雌酚暴露、与 CI 无关的 PTB 史和埃勒斯 - 当洛综合征。少量数据显示了以病史为指征的环扎术的益处，最近处理方案已经转移到对高危妊娠进行 TVU 宫颈测量，确定妊娠期间 PTB 的风险，因为大部分 PTB 高风险的女性在没有干预的情况下也能足月分娩[11]。

表 14–4　预防性环扎的随机试验

	n	PTB < 37 周		P
		环扎 (%)	未环扎 (%)	
Dor 等[57]	50	45	48	无显著性
Lazar 等[58]	506	7	6	无显著性
Rush 等[59]	194	34	32	无显著性
MRC/RCOG[56]	1292	26	31	无显著性
2 ∶ 3STL/PTB[56]	45	32	53	a

CI．可信区间；MRC．医学研究委员会；RCOG．皇家妇产科学院；RR．风险比；STL．孕中期胎儿丢失
a．RR=0.6，95% CI=0.37 ～ 0.95

（2）以超声为指征

①定义：以超声为指征的环扎定义为因妊娠期 TVU 检测到宫颈短而进行的环扎，通常在孕中期，没有宫颈扩张。这种环扎也被称为治疗性、挽救性、救援性环扎。这些术语会与紧急环扎混淆，因此称为以超声为指征的环扎似乎最合适。

②指征。如前所述，孕中期 TVU 发现短宫颈长度显著增加了所有研究人群中PTB的风险。有 3 次及 3 次以上孕中期妊娠丢失或 PTB 的女性应该接受以病史为指征的环扎。前次 sPTB 的单胎妊娠是以超声为指征的环扎的候选对象，如果在孕 16 周至 23^{+6} 周 TVU 宫颈短于 25mm，应当手术。[2，45，60]

③操作：在孕 14 周前 TVU 通常检测不到短宫颈长度，而以超声为指征的环扎通常在检测到短宫颈长度时才实施，因此一般在孕 14 ～ 24 周。以超声为指征的环扎通常不在孕 24 周或以后施行。这是因为在这个孕龄胎儿已经可能存活，子宫也对异物更加敏感，例如环扎线。一些作者，特别是在欧洲，将以超声为指征的环扎延续到了孕 27 ～ 28 周[60，61]。

④有效性：五项随机试验[18，60-63]（表 14-5）检验了以超声为指征的环扎对 sPTB 史的单胎妊娠的有效性。对这些试验的一项荟萃分析证实，以超声为指征的环扎与期待治疗相比，孕 35 周前的 PTB 显著降低了 30%，围生期死亡率和发病率也得到了改善[38]。值得注意的是，对于双胎妊娠，以超声为指征的环扎与 PTB 增加相关，最近的一项荟萃分析发现，环扎与新生儿发病率升高相关，因此不应当将这条指征用于多胎妊娠[28，64]。

（3）以宫颈检查为指征

①定义：以宫颈检查为指征的环扎（例如紧急环扎）是因为查体发现宫颈扩张而施行的环扎。

②指征：以宫颈检查为指征的环扎可以应用于孕 24 周前出现宫颈扩张的单胎或双胎妊娠。

③操作：与以超声为指征的环扎相似，以宫颈检查为指征的环扎通常在孕 14 ～ 23^{+6} 周施行。经常发现外凸的胎膜位于宫颈外口或超过外口，头低足高位（Trendelenburg 位）、逆行膀胱充盈、Foley 导尿管、棉签和（或）羊膜腔穿刺可能对减少胎膜脱垂是必需的，以便进行缝合。

④有效性：宫颈扩张超过 2cm 的女性中 50% 以上有微生物侵入羊膜腔[65]。因此，在以查体为指征的环扎术实施前应考虑羊膜腔穿刺术。由于感染和炎症的发生率高，无论是否干预，对预后通常都要谨慎。

仅有一项试验评估了以宫颈检查为指征的环扎的有效性[66]。23 名女性（7 例双胎）在孕 20 ～ 24 周时胎膜位于或超过宫颈外口，她们被随机分配到环扎和吲哚美辛或常规治疗组。所有女性均卧床休息、预防血栓形成并应用抗生素。环扎组中 13 位女性妊娠延续更久（54d 相

表 14-5　前次 PTB 的女性以超声为指征环扎的随机试验

作者	分组	n	研究时的 GA（周）	宫颈长度切割值（mm）	< 35 周 PTB，n(%)	风险比
Althuisius 等[60]	环扎	14	16 ～ 27	＜ 25	0（0）	
	对照	12	16 ～ 27	＜ 25	6（50）	
Rust 等[62]	环扎	53	16 ～ 24	＜ 25	13（25）	
	对照	49	16 ～ 24	＜ 25	16（32）	
To 等[61]	环扎	21	22 ～ 24	＜ 15	5（24）	
	对照	23	22 ～ 24	＜ 15	8（35）	
Berghella 等[63]	环扎	14	14 ～ 24	＜ 25	5（36）	
	对照	17	14 ～ 24	＜ 25	11（65）	
Owen 等[18]	环扎	148	16 ～ 21	＜ 25	48（32）	
	对照	153			64（42）	
总数	环扎	250			71（28）	0.70（0.55，0.89）
	对照	254			105（41）	

引自 Berghella V，et al. Obstet Gynecol，117(3)，663-671，2011.
GA. 孕周

比 20d，$P < 0.05$），并且比对照组延后 4 周分娩（30 周相比 26 周）。这项研究主要的局限性是样本量小，并且包括了双胎。最近有一篇荟萃分析研究以宫颈检查为指征的环扎的有效性，它包括了上述随机试验，以及其他 9 项队列研究，发现以宫颈检查为指征的环扎与新生儿生存率改善、妊娠时间延长、PTB 发病率降低，特别是早期 PTB 降低有关[67]。

（4）经腹

①定义：如同字面意思，经腹（transabdominal，TA）宫颈环扎是经腹部切口对宫颈进行环扎，因此是“从上面”而不是经阴道环扎，后者是“从下面”。

②指征：经腹环扎有两个主要的指征，即以病史为指征的前次经阴道环扎失败，或者宫颈没有阴道内部分（即由于之前宫颈手术 / 切除）。“前次环扎失败”通常的意思是患者的病史提示存在 CI，她因此接受了以病史为指征的环扎，但未能预防另一次早期的 PTB 发生。“前次经阴道环扎失败”这一指征受到了经腹环扎对照试验的支持[68]。没有或宫颈阴道内部分很小的女性通常有大锥切、手术创伤的病史或环扎并发症，并且有提示 CI 的病史。

③操作：经腹环扎通常是预防性手术，在孕 10 ～ 12 周施行。与以病史为指征的环扎一样，应当在孕 10 ～ 12 周行 TVU 来排除胎儿大体畸形。鉴于对妊娠子宫手术操作困难，经腹环扎应在孕 12 周前进行。如果孕妇在孕 12 周后就诊，经腹环扎可以在孕 18 ～ 20 周前开展，但是随着孕周增大，技术难度增加。大约有半数被报道的经腹环扎病例系列是在孕前实施的。这一方式的好处是避免了妊娠子宫造成的技术难度。孕前经腹环扎的缺点是自然流产和胎儿畸形时，必须进行手术操作才能处理。

④有效性：已有超过 22 篇关于经腹环扎妊娠结局的观察性病例系列研究被发表。几乎所有文献都报道了很好的足月分娩率，通常超过 80%，无论环扎是在孕前还是孕期施行[69]。遗憾的是，几乎所有的研究都没有对照，与更微创的处理方式进行比较。唯一一个适当对照的研究比较了具有相似经阴道环扎失败史（孕 33 周前 PTB）的女性，接受经腹环扎或另一次经阴道环扎（都在孕 10 ～ 15 周）的结局。行经腹环扎的女性结局好于经阴道环扎的对照组（孕 35 周前 PTB，18% 相比 42%；P=0.04；分娩孕

周 36.3 相比 32.8 周，P=0.03）[68]。应当注意在这项试验中，接受经腹环扎的女性都使用了抗生素和孕激素。关于腹腔镜和机器人环扎有效性的数据有限，因为几乎所有的病例系列都没有对照组。至今文献中所有关于经腹环扎的数据都来自因 PTB 病史因素行手术的单胎妊娠女性。还没有关于宫颈变化（查体或 TVU）者行经腹环扎的数据。

2. 环扎术的手术技术

（1）经阴道环扎：适当止痛（典型做法是脊髓麻醉）后，患者取截石位，进行会阴和阴道的术前准备（如果胎膜凸出宫颈，阴道内消毒需轻柔）。作者使用重窥具和直角牵开器，并用 2 或 3 把海绵钳（或 DeLee 宫颈把持钳）钳夹宫颈显露手术野（图 14-4）。目前，绝大多数环扎都是 Shirodkar 和 McDonald 描述的技术的改良版。

Shirodkar 环扎，最早在 1950 年巴黎的一个电影节上呈现，Shirodkar 手术治疗 CI 使用的是人类阔筋膜作为缝合材料。在宫颈阴道上皮的前面（膀胱腹膜反折）和后面做横切口后，向头侧上推膀胱阴道筋膜和直肠阴道筋膜，至宫颈内口水平，如同阴式子宫切除的初始步骤（图 14-5）。长 Allis 钳钳夹前、后切口两侧，位置尽可能高，使向头侧的分离尽量充分。Allis 钳用于向外牵拉黏膜下组织，使环扎线环扎中间的宫颈时能够避免外侧移位的子宫血管（图 14-6）。用一根无损伤缝针在两侧各穿过两次（从后向前或反方向），恰位于 Allis 钳的远端、主韧带与宫颈连接处上方（图 14-7）。在确认了后面的环扎线平整后，与前面打结，线结的打紧程度以一个指尖能进入宫颈外口但不能进入宫颈内口为宜（图 14-8）。理想的线结位于能够识别和方便以后拆除的地方。只有在活跃出血的情况下需要关闭黏膜切口（露出环扎线）（图 14-9）。

McDonald 环扎。1957 年，McDonald 描述

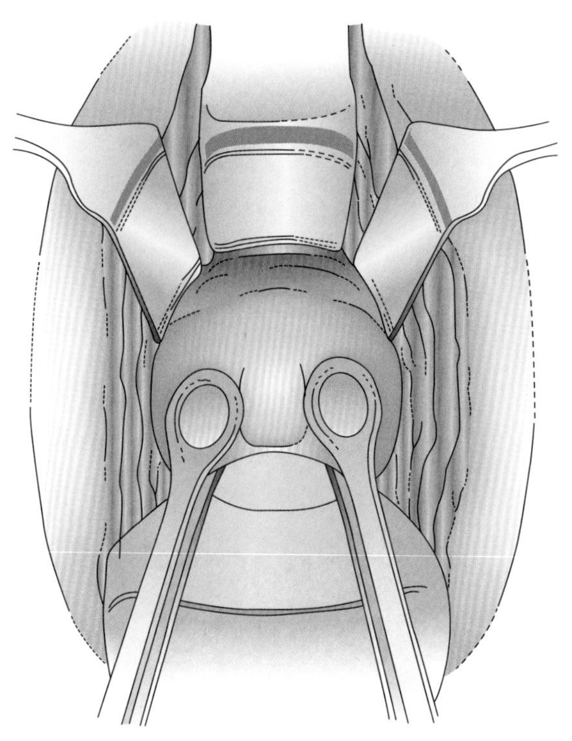

▲ 图 14-4　经阴道宫颈环扎

重窥具、直角牵开器及 2 或 3 把钳夹宫颈的海绵钳，用于显露手术野

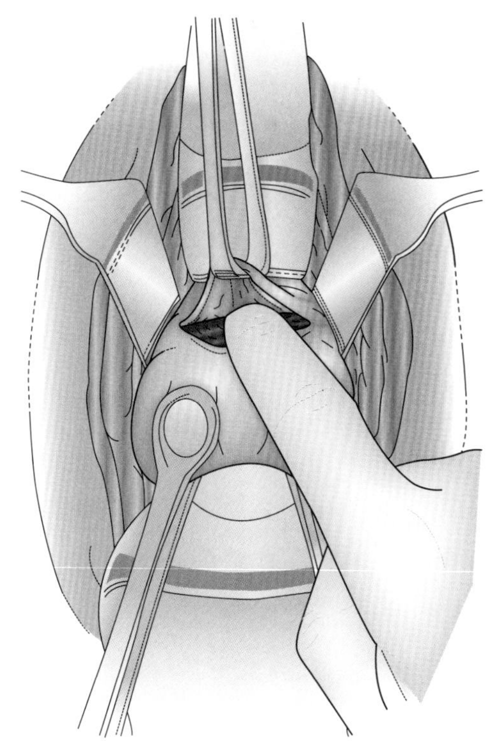

▲ 图 14-5　改良的 Shirodkar 环扎术

在膀胱反折处对宫颈阴道上皮做一横切口，膀胱阴道筋膜向头侧反折至宫颈内口水平，这与阴式子宫切除的初始步骤相似

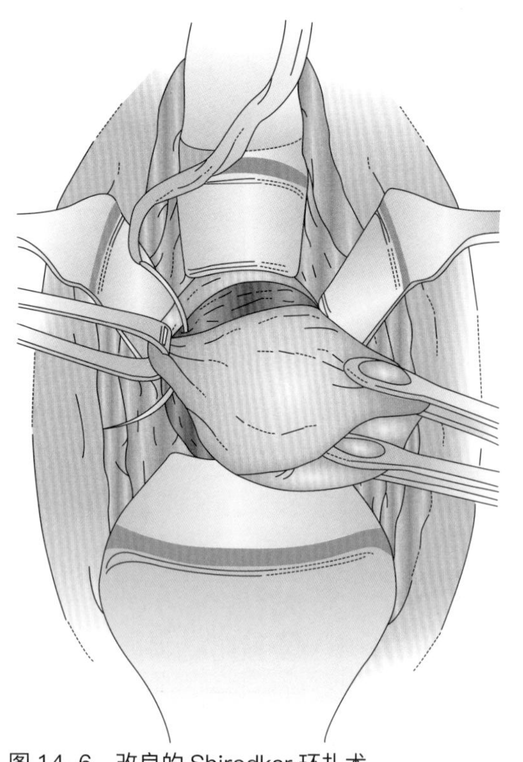

▲ 图 14-6　改良的 Shirodkar 环扎术

一把 Allis 钳夹在前、后切口的外侧，位置尽可能高，使向头侧的分离尽量充分；向两侧牵拉黏膜下组织，避开子宫血管

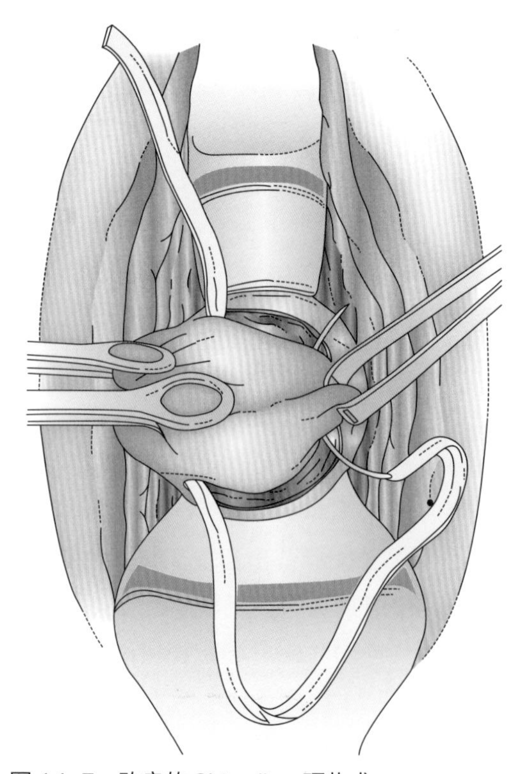

▲ 图 14-7　改良的 Shirodkar 环扎术

用无损伤缝针在两侧穿过，恰位于 Allis 钳的远端、主韧带与宫颈连接处上方

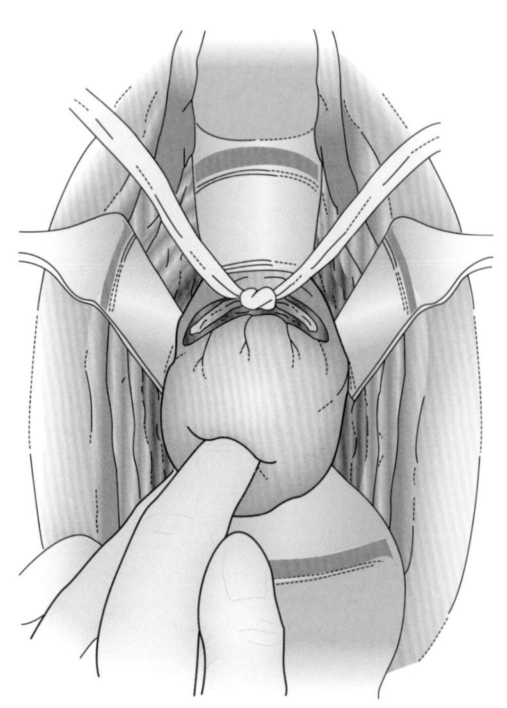

▲ 图 14-8　改良的 Shirodkar 环扎术

在确认了后面的环扎线平整后，与前面打结，线结的打紧程度以一个指尖能进入宫颈外口但不能进入宫颈内口为宜

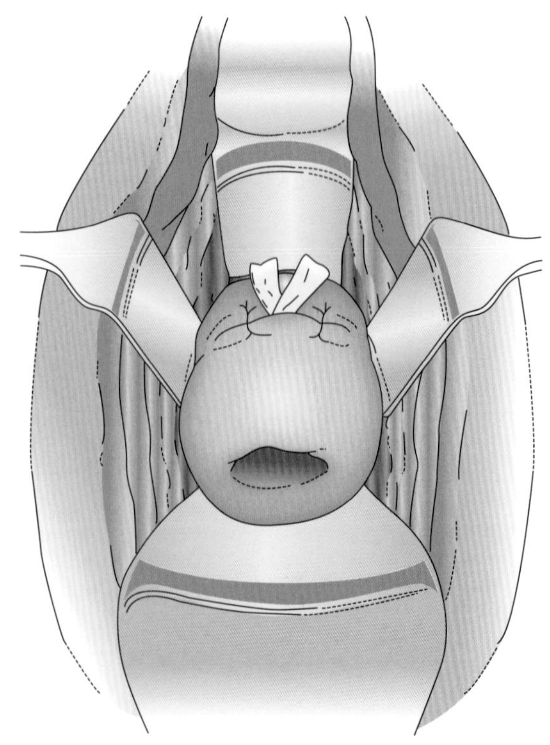

▲ 图 14-9　改良的 Shirodkar 环扎术

理想的线结位于能够识别和方便以后拆除的地方。只有在活跃出血的情况下需要关闭黏膜切口

了一种不需要分离黏膜下组织的环扎技术。就在膀胱宫颈反折的远端（外宫颈与有皱褶的阴道前壁的连接处），采用荷包缝合环绕宫颈，缝针穿过宫颈 4 ～ 6 次（图 14-10）。每次穿过宫颈都应当足够深，包括足够的宫颈基质以避免“拉豁”，但是深度不要到达宫颈管（有刺破胎膜的风险）。注意避免两侧的子宫血管（图 14-11）。缝线应当位于宫颈后面的高位，这是缝线最容易移位的地方。在前面打紧缝线，线结末端要足够长（2 ～ 3cm），以便以后拆除（图 14-12）。与 Shirodkar 技术一样，缝线应足够紧，保证宫颈内口闭合。

（2）经腹环扎：有几种环扎技术已被描述，可以使环扎线的位置更高，更靠近宫颈内口，包括经腹宫颈峡部环扎。在作者所在中心，已经施行了超过 100 例这类手术，在脊髓麻醉下通过 Pfannesteil 切口进行的一种简单、无创伤的手术。用手指将子宫血管向两侧推开，在宫颈内口水平用直角钳在阔韧带内做一个钝性开口，一根 5mm 的 Mersilene 带从中穿过（图 14-13）[68]。缝线在宫颈前面打结，留在原位，直到孕 38 ～ 39 周需要剖宫产时拆除。

腹腔镜 / 机器人辅助的腹腔镜环扎。腹腔镜方式被描述为一种间隔操作（interval procedure）[70，71]，但不应在没有适当的腹腔镜

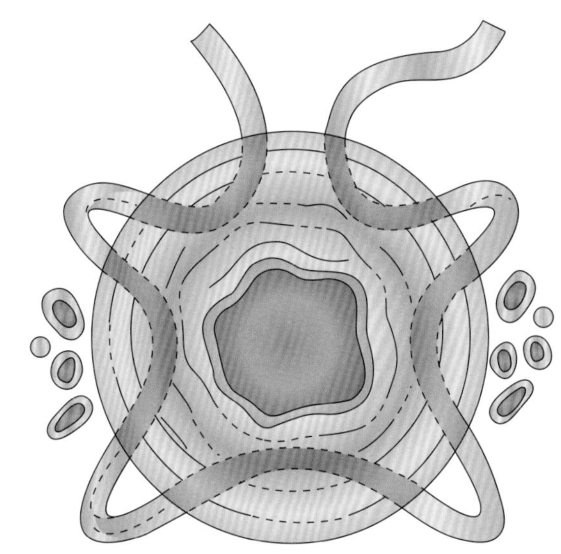

▲ 图 14-11　McDonald 环扎的冠状面

每次穿过宫颈都应当足够深，包括足够的宫颈基质，避免“拉豁”，但是深度不要到达宫颈管；注意避开两侧的子宫血管

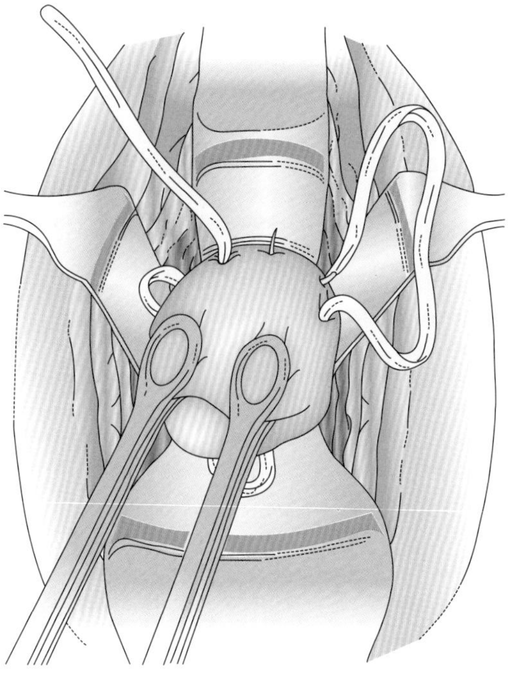

▲ 图 14-10　McDonald 环扎术

就在膀胱宫颈反折的远端采用荷包缝合环绕宫颈，缝针穿过宫颈 4 ～ 6 次；缝线应当位于宫颈后面的高位，这是缝线最容易移位的地方

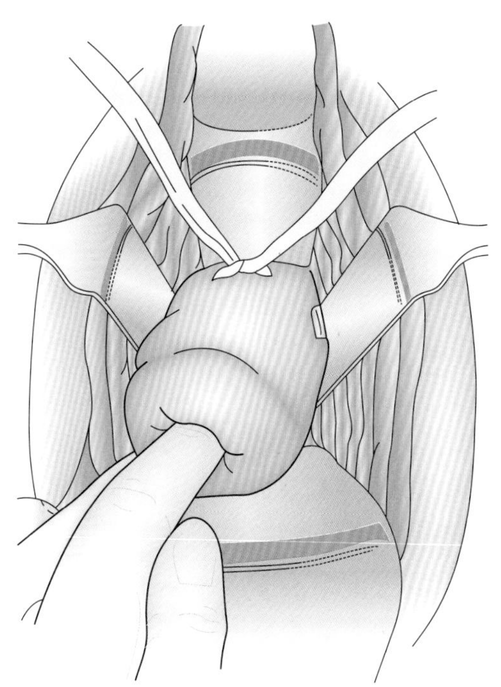

▲ 图 14-12　McDonald 环扎术

在前面打紧缝线，打紧程度以一个指尖能进入宫颈外口但不能进入宫颈内口为宜；线结末端要足够长，以便以后拆除

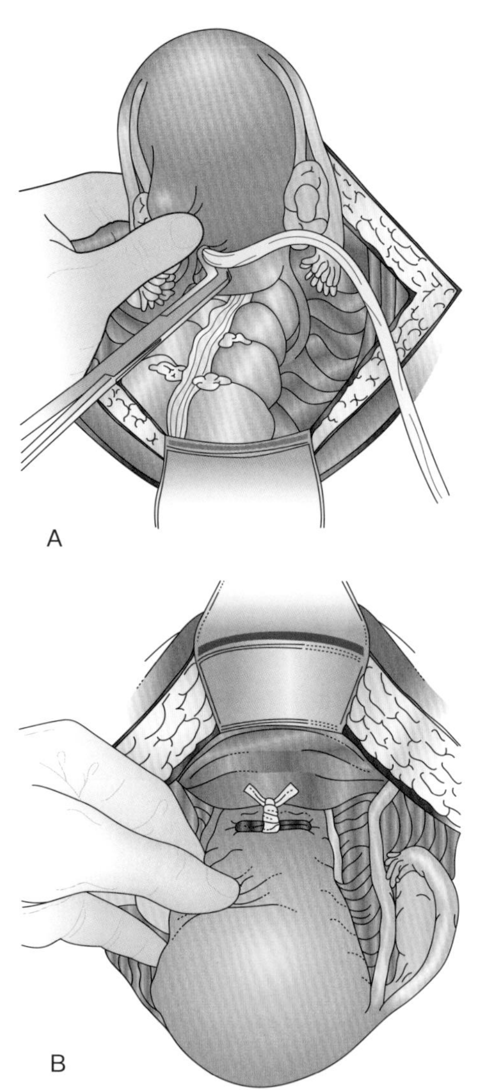

▲图 14-13　经腹环扎术

用手指将子宫血管向两侧推开，在宫颈内口水平用直角钳在阔韧带内做一个钝性开口，将一根 5mm 的 Mersilene 带穿过，在前面打结

缝合经验时尝试。最近的综述发现腹腔镜环扎的结局与开腹环扎相当，并发症并未增加，尽管这并没有以随机对照的方式进行研究；最近的一项前瞻性队列研究证实了这一发现[69, 72, 73]。不久前，有中心发表了他们关于机器人辅助的腹腔镜环扎的经验；这种方法也是安全的，再次强调，需要在有经验的中心开展[74]。

3. 环扎术的医学和技术考虑

（1）超声：在放置环扎线前，必须确认胎儿存活，并尽可能确定孕周和胎儿解剖结构正常。这对于经腹环扎尤其重要。

（2）感染的筛查：在放置环扎线前，筛查感染是很重要的。尽管细菌性阴道病可能与复发性 PTB 有关[75]，常规术前阴道培养并未显示有益[55]。

接受以超声为指征的环扎的女性中，羊膜腔内微生物感染的发生率不到 2%[62]，在以宫颈检查为指征的环扎的女性中，感染发生率超过 50%[65]。鉴于羊膜腔内感染发生率低，不推荐在以病史或超声为指征的环扎术前常规进行羊膜腔穿刺。然而，队列研究证实通过羊膜腔穿刺评估羊膜腔内感染，可以选择出可能从环扎中获益的人群。因此，尽管没有随机研究，仍强烈建议在以宫颈检查为指征的环扎前进行羊膜腔穿刺，因为在这个人群中亚临床羊膜腔内感染的发生率很高[55, 76-78]。总体而言，这些患者 PPROM 或 PTL 的风险很高，一项研究证实，诊断性羊膜腔穿刺与 PTB 或 PPROM 发生率升高无关[79]。亚临床羊膜腔内感染是环扎的禁忌证[55]。

（3）预防性抗生素和宫缩抑制药：通常在环扎时会使用“预防性”抗生素和宫缩抑制药，尽管没有任何证据表明其益处。由于以病史为指征的环扎的成功率高且手术时间早，这个时期感染、炎症和宫缩罕见，所以这些辅助治疗能增加获益是非常值得怀疑的。对于以超声为指征的环扎，一项研究认为吲哚美辛可以增加环扎的收益，但另一项回顾性队列研究发现宫缩抑制药没有好处[60, 80, 81]。在以宫颈检查为指征的环扎实施的时间段里，由于亚临床感染、炎症和子宫收缩更常见，因此在这种情况下使用抗生素和吲哚美辛治疗可能有益。一项随机试验证实，围术期接受吲哚美辛和抗生素（头孢唑林 ×3 次）与围术期未接受药物治疗的女性相比，妊娠延长 28d 以上的比例增加[82]。

（4）缝线：一些不同的缝线材料已被用于环扎。关于这个问题，唯一的对照研究数据没有发现 Mersilene、Tecdek 和 Prolene 的有效性存在差异。Tevdek 造成的 PPROM 发生率的升高没有显著性[83]。

（5）环扎技术：没有随机对照试验比较各环扎技术。Shirodkar 和 McDonald 技术间的主要差异在于 Shirodkar 技术需要从宫颈上分离膀胱和直肠，以便在更高的位置放置缝线。尽管并未在随机试验中研究，病例系列证实两种技术的有效性相似[55]。McDonald 技术节约了分离膀胱和直肠的时间，避免了分离过程中潜在的并发症，并具有相似的有效性，大多数术者更愿意采用 McDonald 技术。

（6）环扎后的处理：TVU 宫颈测量已被用于随访评估以病史为指征、以超声为指征或以宫颈检查为指征的环扎。大多数研究表明，大多数经阴道宫颈环扎的环扎线位于宫颈的中间部分，除了经腹环扎，它的环扎线位置更高，接近宫颈内口（图 14-14）[84-86]。术前和术后 TVU 评估宫颈长度发现，环扎术后宫颈长度通常增加，宫颈长度的增加与足月分娩率增高有关[87]。有几项研究评估了 TVU 预测环扎后女性 PTB 的准确性[84-86]。这些研究都显示 TVU 宫颈参数可以用来预测 PTB。CL ＜ 25mm 和上段宫颈（环扎线以上的闭合部分）＜ 10mm 可能是两项最好预测指标。当 TVU 筛查发现环扎的宫颈不正常时，不知道什么干预措施（如果有）能够预防 PTB。有限的数据显示进行另一次加固环扎没有益处[88]。

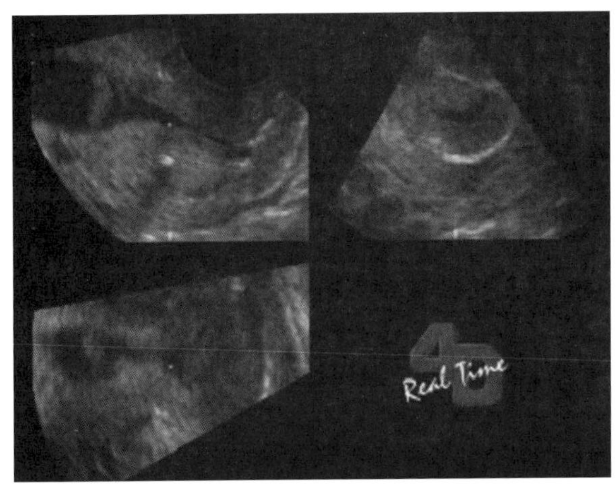

▲ 图 14–14　经腹环扎的二维和三维超声图像

三维超声多平面显示了宫颈和在位环扎线；二维超声中，正常情况下能看到两个亮点，代表缝线；在三维超声的轴状面里，能看到完整的缝线；这个视图能够全面评估环扎及其与宫颈管的关系，在轴状面中呈“鱼嘴”状

通过三维（3D）超声可以获得环扎线水平宫颈的轴面图像，显示整个缝线（图 14-14）。通过常规的二维（2D）超声不能获得这个图像。还不知道 3D 成像能否能够改善患者的临床处理，无论是否有环扎线。

如果持续宫缩，应当拆除经阴道环扎线，以防宫颈裂伤。对于经阴道环扎后发生 PPROM 的病例，通常需要即刻拆除环扎线，以避免母亲和胎儿 / 新生儿的高比例的后续感染。在孕 28 周前，可以考虑在给予类固醇促进胎肺成熟后再拆除环扎线[89]。应当在孕 36 周左右拆除经阴道环扎线，以避免足月宫缩造成的并发症。一项包含了 6 个回顾性研究的荟萃分析发现，有计划拆除缝线与产程中拆除缝线相比，环扎线宫颈裂伤的发生率降低了 30%（11.4% 相比 6.4%），差异无统计学意义。尽管没有显著性，鉴于 2 型错误的风险，作者仍然推荐在孕 36 周有计划地拆除缝线[90]。

只要线结处线尾足够长、可识别，McDonald 环扎线通常可以直接拆除。拆线几乎总是（94% 的病例）在门诊进行，不需要麻醉，只要一个窥具、一把卵圆钳和一个长线剪。偶尔（少于 10% 的病例），线结被埋在组织里或孕妇耐受性差，需要在手术室于局麻下拆除环扎线。一旦缝线拆除，许多女性和她们的医生都预计很快会出现宫颈扩张、临产和分娩。实际上，从拆除环扎线到自然分娩的平均时间间隔是 16d，仅有 3% 的女性在环扎线拆除后的 48h 内分娩[91]。对于前次妊娠中因不明确的指征进行过环扎的女性，再次妊娠时进行环扎并未显示比密切观察更好[92, 93]。因此，“一旦环扎，总是环扎”的说法是误导。这说明第一次环扎应当只在适宜的情况下开展。

4. 禁忌证　环扎的禁忌证包括存在致死性胎儿畸形、有宫内感染证据（绒毛膜羊膜炎）、活动性出血、有早产宫缩，以及胎膜破裂。之前的出血和早产宫缩如果缓解，那么它们可以成为相对禁忌证。胎儿可存活的最小孕周应该作为环扎手术的最大孕周。发达国家是孕 23 ～ 24 周，而新生儿救治能力有限的地区这个时间可以高达孕 26 ～ 28 周。在妊娠较晚的时期，子宫和宫颈对这项手术操作的敏感性增加，也限制了更晚开展环扎术。

5. 并发症 与环扎有关的最常见的疾病是胎膜破裂、绒毛膜羊膜炎和缝线移位[2]。环扎线的存在可以导致早产宫缩、临产和宫颈裂伤。产程中发热和子宫内膜炎在环扎女性中发生率更高[94]。环扎过程中或环扎后宫颈出血和宫缩常见，但没有很好的研究。一些临床医生使用吲哚美辛预防或治疗子宫的痉挛和收缩，这通常发生于环扎后。以超声为指征和以宫颈检查为指征的环扎比以病史为指征的环扎发病率更高，可能是由于分娩过程已经存在炎症 / 感染。

环扎过程中膀胱或尿道损伤已有报道[95, 96]，它们极为罕见，但尝试在“更高”位置放置缝线理论上会增加风险。术中超声是否可以将这一理论上的风险最小化尚未确定。

经腹环扎不仅与环扎时开腹或腹腔镜的风险增加有关，还与子宫血管撕裂造成的出血风险增加有关。此外，胎儿分娩时还需要再进行一次开腹手术，无论是在足月时（理想情况下）还是在孕中期环扎后胎膜破裂或宫缩时。腹腔镜下经腹环扎为减少开腹相关的并发症带来了希望。子宫破裂和母体败血症非常罕见，但却是威胁生命的并发症，已报道与所有类型的环扎都相关。

七、结论

CI，即无痛性宫颈扩张导致反复孕中期妊娠丢失，见于 0.5% 以下的妊娠，可能代表了 PTB 谱中最极端的病例。诊断标准不仅基于病史，目前还根据前次 sPTB 的无症状女性孕 24 周前 TVU CL ≤ 25mm，或没有前次 sPTB 的单胎妊娠 CL ＜ 20mm 而作出。孕前检查是不可靠的，而孕期 TVU 宫颈测量可能会显示复发性 PTB 的风险，即那些之前 CI 不明确或有早期 PTB 史，孕中期 TVU 发现宫颈长度短的女性。

医学处理方法是有限的，但是对于前次 PTB 的女性，孕 16 ～ 20 周开始使用孕激素对预防复发性 PTB 有益。手术处理包括环扎，McDonald 描述的技术经改良，是今天最常用的术式。因为没有试验比较不同技术的有效性，还因为几乎所有关于环扎的 RCT 采用的都是 McDonald 术式，所以 McDonald 术式仍然更受欢迎，这也是因为缝线更易放置和拆除。随机试验显示，以病史为指征的环扎对 3 次或 3 次以上孕中期妊娠丢失的女性有益。未确诊 CI 的女性，例如仅有 1 或 2 次 PTB 或仅有 1 次孕中期妊娠丢失者，可以通过 TVU 测量宫颈随诊。在 TVU CL ≤ 25mm 的女性中，约 40% 应当进行以超声为指征的环扎。一项小规模试验显示了以宫颈检查为指征的环扎的益处。对于前次 PTB 发生在孕 33 周前的女性，即便是早期进行了以病史为指征的经阴道环扎，经腹环扎与再次经阴道环扎相比，减少了复发性 PTB。

（庄彩霞　译，周希亚　校）

参考文献

[1] Rivieère L, Culpeper N, Cole A, et al. Practice of Physick. London, UK: Peter Cole, 1658.

[2] American College of Obstetricians and Gynecologists. ACOG practice bulletin no. 142: Cerclage for the management of cervical insufficiency. Obstet Gynecol 2014; 123(2 Pt 1): 372–9.

[3] Iams JD, Johnson FF, Sonek J, et al. Cervical competence as a continuum: A study of ultrasonographic cervical length and obstetric performance. Am J Obstet Gynecol 1995; 172(4 Pt 1): 1097–103; discussion 1104–6.

[4] Friedman AM, Ananth CV, Siddiq Z, et al. Trends and predictors of cerclage use in the United States from 2005 to 2012. Obstet Gynecol 2015; 126(2): 243–9.

[5] Berghella V, Haas S, Chervoneva I, Hyslop T. Patients with prior second-trimester loss: Prophylactic cerclage or serial transvaginal sonograms? Am J Obstet Gynecol 2002; 187(3): 747–51.

[6] Danforth DN. The fibrous nature of the human cervix, and its relation to the isthmic segment in gravid and nongravid uteri. Am J Obstet Gynecol 1947; 53(4): 541–60.

[7] Ludmir J, Landon MB, Gabbe SG, et al. Management of the diethylstilbestrol-exposed pregnant patient: A prospective study. Am J Obstet Gynecol 1987; 157(3): 665–9.
[8] Harlap S, Shiono PH, Ramcharan S, et al. A prospective study of spontaneous fetal losses after induced abortions. N Engl J Med 1979; 301(13): 677–81.
[9] Pelham J, Arvon R, Berghella V. Prior preterm birth of twins: Risk of preterm birth in a subsequent singleton pregnancy. Am J Obstet Gynecol 2003; 101: 78S.
[10] Zlatnik FJ, Burmeister LF. Interval evaluation of the cervix for predicting pregnancy outcome and diagnosing cervical incompetence. J Reprod Med 1993; 38(5): 365–9.
[11] Berghella V. Universal cervical length screening for prediction and prevention of preterm birth. Obstet Gynecol Surv 2012; 67(10): 653–8.
[12] Berghella V, Tolosa JE, Kuhlman K, et al. Cervical ultrasonography compared with manual examination as a predictor of preterm delivery. Am J Obstet Gynecol 1997; 177(4): 723–30.
[13] Berghella V, Kuhlman K, Weiner S, et al. Cervical funneling: Sonographic criteria predictive of preterm delivery. Ultrasound Obstet Gynecol 1997; 10(3): 161–6.
[14] Berghella V, Bega G, Tolosa JE, Berghella M. Ultrasound assessment of the cervix. Clin Obstet Gynecol 2003; 46(4): 947–62.
[15] Owen J, Yost N, Berghella V, et al. Mid-trimester endovaginal sonography in women at high risk for spontaneous preterm birth. JAMA 2001; 286(11): 1340–8.
[16] Iams JD, Goldenberg RL, Meis PJ, et al. The length of the cervix and the risk of spontaneous premature delivery. National Institute of Child Health and Human Development Maternal Fetal Medicine Unit Network. N Engl J Med 1996; 334(9): 567–72.
[17] Berghella V, Talucci M, Desai A. Does transvaginal sonographic measurement of cervical length before 14 weeks predict preterm delivery in high-risk pregnancies? Ultrasound Obstet Gynecol 2003; 21(2): 140–4.
[18] Owen J, Hankins G, Iams JD, et al. Multicenter randomized trial of cerclage for preterm birth prevention in high-risk women with shortened midtrimester cervical length. Am J Obstet Gynecol 2009; 201(4): e1–8.
[19] Berghella V, Rafael TJ, Szychowski JM, et al. Cerclage for short cervix on ultrasonography in women with singleton gestations and previous preterm birth: A meta-analysis. Obstet Gynecol 2011; 117(3): 663–71.
[20] Fonseca EB, Celik E, Parra M, et al. Fetal Medicine Foundation Second Trimester Screening Group. Progesterone and the risk of preterm birth among women with a short cervix. N Engl J Med 2007; 357(5): 462–9.
[21] Hassan SS, Romero R, Vidyadhari D, et al. Vaginal progesterone reduces the rate of preterm birth in women with a sonographic short cervix: A multicenter, randomized, double-blind, placebo-controlled trial. Ultrasound Obstet Gynecol. 2011; 38(1): 18–31.
[22] Orzechowski KM, Boelig RC, Baxter JK, Berghella V. A universal transvaginal cervical length screening program for preterm birth prevention. Obstet Gynecol. 2014; 124(3): 520–5.
[23] Werner EF, Hamel MS, Orzechowski K, et al. Cost-effectiveness of transvaginal ultrasound cervical length screening in singletons without a prior preterm birth: An update. Am J Obstet Gynecol 2015; 213(4): 554.e1–554.e6.
[24] Romero R, Nicolaides K, Conde-Agudelo A, et al. Vaginal progesterone in women with an asymptomatic sonographic short cervix in the midtrimester decreases preterm delivery and neonatal morbidity: A systematic review and metaanalysis of individual patient data. Am J Obstet Gynecol 2012; 206(2): 124.e1–124.19.
[25] Goldenberg RL, Iams JD, Miodovnik M, et al. The preterm prediction study: Risk factors in twin gestations. national institute of child health and human development maternal-fetal medicine units network. Am J Obstet Gynecol 1996; 175(4 Pt 1): 1047–53.
[26] Nicolaides KH, Syngelaki A, Poon LC, et al. Cervical pessary placement for prevention of preterm birth in unselected twin pregnancies: A randomized controlled trial. Am J Obstet Gynecol 2016; 214(1): 3.e1–3.e9.
[27] Rafael TJ, Berghella V, Alfirevic Z. Cervical stitch (cerclage) for preventing preterm birth in multiple pregnancy. Cochrane Database Syst Rev 2014; 9: CD009166.
[28] Saccone G, Rust O, Althuisius S, et al. Cerclage for short cervix in twin pregnancies: Systematic review and meta-analysis of randomized trials using individual patient-level data. Acta Obstet Gynecol Scand 2015; 94(4): 352–8.
[29] Brubaker SG, Pessel C, Zork N, et al. Vaginal progesterone in women with twin gestations complicated by short cervix: A retrospective cohort study. BJOG 2015; 122(5): 712–8.
[30] Senat MV, Porcher R, Winer N, et al. Prevention of preterm delivery by 17 alpha-hydroxyprogesterone caproate in asymptomatic twin pregnancies with a short cervix: A randomized controlled trial. Am J Obstet Gynecol 2013; 208(3): 194.e1–194.e8.
[31] Odibo AO, Talucci M, Berghella V. Prediction of preterm premature rupture of membranes by transvaginal ultrasound features and risk factors in a high-risk population. Ultrasound Obstet Gynecol. 2002; 20(3): 245–51.
[32] Berghella V. Frequency of uterine contractions in asymptomatic pregnant women with or without a short cervix on transvaginal ultrasound. Am J Obstet Gynecol 2003; 187: S127.
[33] Lewis D, Pelham J, Sawhney H, et al. Most asymptomatic pregnant women with a short cervix on ultrasound are having uterine contractions. Am J Obstet Gynecol 2001; 185: S144.
[34] Althuisius SM, Dekker GA, van Geijn HP, et al. Cervical incompetence prevention randomized cerclage trial (CIPRACT): Study design and preliminary results. Am J Obstet Gynecol 2000; 183(4): 823–9.
[35] Kassanos D, Salamalekis E, Vitoratos N, et al. The value of transvaginal ultrasonography in diagnosis and management of cervical incompetence. Clin Exp Obstet Gynecol 2001; 28: 266–8.
[36] Beigi A, Zarrinkous F. Elective versus ultrasound-indicated

cervical cerclage in women at risk for cervical incompetence. Med J Islamic Rep Iran 2005; 19: 103–7.

[37] Simcox R, Seed PT, Bennett P, et al. A randomized controlled trial of cervical scanning vs history to determine cerclage in women at high risk of preterm birth (CIRCLE trial). Am J Obstet Gynecol 2009; 200: 623–9.

[38] Berghella V, Mackeen AD. Cervical length screening with ultrasound-indicated cerclage compared with history-indicated cerclage for prevention of preterm birth: A meta-analysis. Obstet Gynecol 2011; 118(1): 148–55.

[39] Kovacevich GJ, Gaich SA, Lavin JP, et al. The prevalence of thromboembolic events among women with extended bed rest prescribed as part of the treatment for premature labor or preterm premature rupture of membranes. Am J Obstet Gynecol 2000; 182(5): 1089–92.

[40] Sciscione AC. Maternal activity restriction and the prevention of preterm birth. Am J Obstet Gynecol 2010; 202(3): 232.e1-232.e5.

[41] Grobman WA, Gilbert SA, Iams JD, et al. Activity restriction among women with a short cervix. Obstet Gynecol 2013; 121(6): 1181–6.

[42] Meis PJ, Klebanoff M, Thom E, et al. Prevention of recurrent preterm delivery by 17 alpha-hydroxyprogesterone caproate. N Engl J Med 2003; 348(24): 2379–85.

[43] Keirse MJ. Progestogen administration in pregnancy may prevent preterm delivery. Br J Obstet Gynaecol 1990; 97(2): 149–54.

[44] da Fonseca EB, Bittar RE, Carvalho MH, Zugaib M. Prophylactic administration of progesterone by vaginal suppository to reduce the incidence of spontaneous preterm birth in women at increased risk: A randomized placebo-controlled double-blind study. Am J Obstet Gynecol 2003; 188(2): 419–24.

[45] Committee on Practice Bulletins-Obstetrics, The American College of Obstetricians and Gynecologists. Practice bulletin no. 130: Prediction and prevention of preterm birth. Obstet Gynecol 2012; 120(4): 964–73.

[46] Gimovsky AC, Suhag A, Roman A, et al. Pessary versus cerclage versus expectant management for cervical dilation with visible membranes in the second trimester. J Matern Fetal Neonatal Med 2016: 29: 1363–6.

[47] Kosinska-Kaczynska K, Bomba-Opon D, Zygula A, et al. Adjunctive pessary therapy after emergency cervical cerclage for cervical insufficiency with protruding fetal membranes in the second trimester of pregnancy: A novel modification of treatment. Biomed Res Int 2015; 2015: 185371.

[48] Goya M, Pratcorona L, Merced C, et al. Cervical pessary in pregnant women with a short cervix (PECEP): An open-label randomised controlled trial. Lancet 2012; 379(9828): 1800–6.

[49] Hui SY, Chor CM, Lau TK, et al. Cerclage pessary for preventing preterm birth in women with a singleton pregnancy and a short cervix at 20 to 24 weeks: A randomized controlled trial. Am J Perinatol 2013; 30(4): 283–8.

[50] Liem S, Schuit E, Hegeman M, et al. Cervical pessaries for prevention of preterm birth in women with a multiple pregnancy (ProTWIN): A multicentre, open-label randomised controlled trial. Lancet 2013; 382(9901): 1341–9.

[51] Lash AF. The incompetent internal os of the cervix: Diagnosis and treatment. Am J Obstet Gynecol 1960; 79: 552–6.

[52] Shirodkar VN. A new method of operative treatment for habitual abortions in the second trimester of pregnancy. Antiseptic 1955; 52: 299–300.

[53] McDonald IA. Suture of the cervix for inevitable miscarriage. J Obstet Gynaecol Br Emp 1957; 64(3): 346–50.

[54] Shortle B, Jewelewicz R. Clinical Aspects of Cervical Incompetence. Chicago, IL: Yearbook Medical Publishers, 1989.

[55] Berghella V, Ludmir J, Simonazzi G, Owen J. Transvaginal cervical cerclage: Evidence for perioperative management strategies. Am J Obstet Gynecol 2013; 209(3): 181–92.

[56] Final report of the Medical Research Council/Royal College of Obstetricians and Gynaecologists multicentre randomised trial of cervical cerclage. MRC/RCOG working party on cervical cerclage. Br J Obstet Gynaecol 1993; 100(6): 516–23.

[57] Dor J, Shalev J, Mashiach S, et al. Elective cervical suture of twin pregnancies diagnosed ultrasonically in the first trimester following induced ovulation. Gynecol Obstet Invest 1982; 13(1): 55–60.

[58] Lazar P, Gueguen S, Dreyfus J, et al. Multicentred controlled trial of cervical cerclage in women at moderate risk of preterm delivery. Br J Obstet Gynaecol 1984; 91(8): 731–5.

[59] Rush RW, Isaacs S, McPherson K, et al. A randomized controlled trial of cervical cerclage in women at high risk of spontaneous preterm delivery. Br J Obstet Gynaecol 1984; 91(8): 724–30.

[60] Althuisius SM, Dekker GA, Hummel P, et al. Final results of the cervical incompetence prevention randomized cerclage trial (CIPRACT): Therapeutic cerclage with bed rest versus bed rest alone. Am J Obstet Gynecol 2001; 185(5): 1106–12.

[61] To MS, Alfirevic Z, Heath VC, et al. Cervical cerclage for prevention of preterm delivery in women with short cervix: Randomised controlled trial. Lancet 2004; 363(9424): 1849–53.

[62] Rust OA, Atlas RO, Reed J, et al. Revisiting the short cervix detected by transvaginal ultrasound in the second trimester: Why cerclage therapy may not help. Am J Obstet Gynecol 2001;185(5): 1098–105.

[63] Berghella V, Odibo AO, Tolosa JE. Cerclage for prevention of preterm birth in women with a short cervix found on transvaginal ultrasound examination: A randomized trial. Am J Obstet Gynecol 2004; 191(4): 1311–17.

[64] Berghella V, Odibo AO, To MS, et al. Cerclage for short cervix on ultrasonography: Meta-analysis of trials using individual patient-level data. Obstet Gynecol 2005; 106(1): 181–9.

[65] Romero R, Gonzalez R, Sepulveda W, et al. Infection and labor. VIII. Microbial invasion of the amniotic cavity in patients with suspected cervical incompetence: Prevalence and clinical significance. Am J Obstet Gynecol 1992; 167(4 Pt 1): 1086–91.

[66] Althuisius SM, Dekker GA, Hummel P, van Geijn HP. Cervical incompetence prevention randomized cerclage trial.

Cervical incompetence prevention randomized cerclage trial: Emergency cerclage with bed rest versus bed rest alone. Am J Obstet Gynecol 2003; 189(4): 907–10.

[67] Ehsanipoor RM, Seligman NS, Saccone G, et al. Physical examination-indicated cerclage: A systematic review and meta-analysis. Obstet Gynecol. 2015; 126(1): 125–35.

[68] Davis G, Berghella V, Talucci M, Wapner RJ. Patients with a prior failed transvaginal cerclage: A comparison of obstetric outcomes with either transabdominal or transvaginal cerclage. Am J Obstet Gynecol 2000; 183(4): 836–9.

[69] Tulandi T, Alghanaim N, Hakeem G, Tan X. Pre and post-conceptional abdominal cerclage by laparoscopy or laparotomy. J Minim Invasive Gynecol 2014; 21(6): 987–93.

[70] Scibetta JJ, Sanko SR, Phipps WR. Laparoscopic transabdominal cervicoisthmic cerclage. Fertil Steril 1998; 69(1): 161–3.

[71] Gallot D, Savary D, Laurichesse H, et al. Experience with three cases of laparoscopic transabdominal cervico-isthmic cerclage and two subsequent pregnancies. BJOG 2003; 110(7): 696–700.

[72] Ades A, Dobromilsky KC, Cheung KT, Umstad MP. Transabdominal cervical cerclage: Laparoscopy versus laparotomy. J Minim Invasive Gynecol 2015; 22(6): 968–73.

[73] Burger NB, Brolmann HA, Einarsson JI, et al. Effectiveness of abdominal cerclage placed via laparotomy or laparoscopy: Systematic review. J Minim Invasive Gynecol 2011; 18(6): 696–704.

[74] Foster TL, Addleman RN, Moore ES, Sumners JE. Robotic-assisted prophylactic transabdominal cervical cerclage in singleton pregnancies. J Obstet Gynaecol 2013; 33(8): 821–2.

[75] McDonald H, Brocklehurst P, Parsons J. Antibiotics for treating bacterial vaginosis in pregnancy. Cochrane Database Syst Rev 2005; (1): CD000262.

[76] Diago Almela VJ, Martinez-Varea A, Perales-Puchalt A, et al. Good prognosis of cerclage in cases of cervical insufficiency when intra-amniotic inflammation/infection is ruled out. J Matern Fetal Neonatal Med 2015; 28(13): 1563–8.

[77] Mays JK, Figueroa R, Shah J, et al. Amniocentesis for selection before rescue cerclage. Obstet Gynecol 2000; 95(5): 652–5.

[78] Suhag A, Berghella V. Cervical cerclage. Clin Obstet Gynecol 2014; 57(3): 557–67.

[79] Airoldi J, Pereira L, Cotter A, et al. Amniocentesis prior to physical exam-indicated cerclage in women with midtrimester cervical dilation: Results from the expectant management compared to physical exam-indicated cerclage international cohort study. Am J Perinatol 2009; 26(1): 63–8.

[80] Visintine J, Airoldi J, Berghella V. Indomethacin administration at the time of ultrasound-indicated cerclage: Is there an association with a reduction in spontaneous preterm birth? Am J Obstet Gynecol 2008; 198(6): 643.e1-643.e3.

[81] Smith J, DeFranco EA. Tocolytics used as adjunctive therapy at the time of cerclage placement: A systematic review. J Perinatol 2015; 35(8): 561–5.

[82] Miller ES, Grobman WA, Fonseca L, Robinson BK. Indomethacin and antibiotics in examination-indicated cerclage: A randomized controlled trial. Obstet Gynecol 2014; 123(6): 1311–6.

[83] Pereira L, Llevy C, Lewis D, et al. Effect of suture material on the outcome of emergent cerclage. Am J Obstet Gynecol 2004; 103:S35.

[84] Andersen HF, Karimi A, Sakala EP, Kalugdan R. Prediction of cervical cerclage outcome by endovaginal ultrasonography. Am J Obstet Gynecol 1994; 171(4): 1102–6.

[85] Berghella V, Davis G, Wapner RJ. Transvaginal ultrasound of the cervix in pregnancies with prophylactic cerclage. Am J Obstet Gynecol 1999; 180: S173.

[86] Guzman ER, Houlihan C, Vintzileos A, et al. The significance of transvaginal ultrasonographic evaluation of the cervix in women treated with emergency cerclage. Am J Obstet Gynecol 1996; 175(2): 471–6.

[87] Althuisius SM, Dekker GA, van Geijn HP, Hummel P. The effect of therapeutic McDonald cerclage on cervical length as assessed by transvaginal ultrasonography. Am J Obstet Gynecol 1999; 180(2 Pt 1): 366–9.

[88] Baxter JK, Airoldi J, Berghella V. Short cervical length after history-indicated cerclage: Is a reinforcing cerclage beneficial? Am J Obstet Gynecol 2005; 193(3 Pt 2): 1204–7.

[89] Jenkins TM, Berghella V, Shlossman PA, et al. Timing of cerclage removal after preterm premature rupture of membranes: Maternal and neonatal outcomes. Am J Obstet Gynecol 2000; 183(4): 847–52.

[90] Simonazzi G, Curti A, Bisulli M, et al. Cervical lacerations in planned versus labor cerclage removal: A systematic review. Eur J Obstet Gynecol Reprod Biol 2015; 193: 19–22.

[91] Arvon R, Berghella V, Farrell C, Sawnhey H. Interval to spontaneous delivery after elective removal of cerclage. Am J Obstet Gynecol 2002; 187: S119.

[92] Fejgin MD, Gabai B, Goldberger S, et al. Once a cerclage, not always a cerclage. J Reprod Med 1994; 39(11): 880–2.

[93] Pelham J, Lewis D, Farrell C, Berghella V. Prior cerclage: To repeat or not to repeat, that is the question. Am J Obstet Gynecol 2002; 187: S115.

[94] Drakeley AJ, Roberts D, Alfirevic Z. Cervical stitch (cerclage) for preventing pregnancy loss in women. Cochrane Database Syst Rev 2003; (1): CD003253.

[95] Ben-Baruch G, Rabinovitch O, Madjar I, et al. Ureterovaginal fistula—A rare complication of cervical cerclage. Isr J Med Sci 1980; 16(5): 400–1.

[96] Bates JL, Cropley T. Complication of cervical cerclage. Lancet 1977; 2: 1035.

第 15 章 晚期异位妊娠
Advanced extrauterine pregnancy

David Kulak Gerson Weiss Sara S. Morelli

本章概要

晚期异位妊娠（advanced extrauterine pregnancy，AEP）被定义为妊娠物种植在子宫腔外的生殖器官、腹腔器官和（或）腹膜表面，并且存活到20周或20周以上。晚期异位妊娠是一种罕见的并发症，造成母亲、胎儿的发病率和死亡率增高。各孕周的异位妊娠占妊娠相关死亡的9%[1]，母亲死亡的风险随着孕周而增加。典型情况下，根据两个因素（妊娠位置、种植位置）对AEP进行原发或继发的分类。后者最常发生于输卵管妊娠破裂或妊娠物通过输卵管伞端排出、种植于周围组织，证据为受损的卵管与其他部位的妊娠同时存在[2,3]。AEP的常见部位是腹部、卵巢、韧带内和残角子宫。

最早描述异位妊娠的是Albucasis（公元936—1013），一位阿拉伯医生，在他的论文*At-Tasrif liman 'Ajiza 'an at-Ta'lif*（医学的方法）中提及[4]，自那以后有很多相关报道。16世纪，Jacob Nufer完成了首例腹腔妊娠的手术分娩，母亲和胎儿都得以存活[5]。16世纪，Cordaeus报道了法国桑斯的一例石胎，即“石化的胎儿”。在18世纪，乔治•华盛顿的外科医生John Bard报道了美国第一例通过手术成功治疗异位妊娠的病例。而后在1903年，Edwin Craig爵士支持进行早期手术干预，因为这是能够降低母亲死亡率的手段[6]。

在那个年代，评估孕龄的唯一方法是停经时间。孕早期的临床体征如Chadwick征（宫颈呈紫蓝色、阴道黏膜充血）和Hegar征（子宫峡部变软）[7]及孕中期胎动开始是推测妊娠的证据。

现在，敏感的人绒毛膜促性腺激素（human chorionic gonadotropin，β-hCG）检测和高分辨率的超声及磁共振成像（magnetic resonance imaging，MRI）使得对孕龄及妊娠位置的估计更加准确，可以及时作诊断。此外，这些进步有助于更好地了解 AEP 的自然进展。例如，现在大家知道孕 20 周后 AEP 的进展取决于种植部位的特征，如血管分布和可以适应胎儿生长的可扩张性。过去，胎儿生存的机会基本为零，随着更先进的影像技术和更好的手术技术，以及现代新生儿复苏方法的出现，现在已经有了一些分娩后存活的报道。

一、腹腔妊娠

腹腔妊娠是异位妊娠的一种罕见形式，世界范围内的发生率为 1 ∶ 10 000 ～ 30 000 次分娩[8]，占所有异位妊娠的 1% ～ 4%[9]。文献报道，孕产妇和围生儿死亡率分别为 0.5% ～ 18% 和 40% ～ 95%[9, 10]。腹腔妊娠极少能够进展到晚期；此外，很少会选择期待治疗至可存活。几个近期发表的病例报道描述了晚期腹腔妊娠最终足月分娩活产儿[11, 12]。即使在那些胎儿存活的病例中，晚期腹腔妊娠通常也会并发产时大量出血，以及大约 20% 的胎儿畸形[11, 13]。

尽管最常报道的腹腔妊娠部位是 Douglas 窝和子宫后壁，但也可以在其他部位，包括子宫底、盆腔外部位如肝、脾、小网膜囊和膈[14]。1942 年，Studdiford[2] 提出四个诊断标准来鉴别腹腔妊娠是原发的而不是继发的：①正常的输卵管和卵巢，没有损伤证据；②没有子宫腹膜瘘的证据；③妊娠只局限于腹膜表面；④在足够早期除外了继发种植、最初着床于输卵管的可能性。然而，继发种植更为常见，但由于原发和继发的 AEP 处理方式相同，所以鉴别来源的临床意义很小。

在 MRI 或超声技术应用之前，诊断通常很困难，临床医生不得不依赖某些症状和体征，例如腹痛、胃肠道症状、胎动时疼痛、胎先露异常、宫颈不消退并且位置改变、阴道流血，以及触及子宫以外的盆腔包块。缩宫素滴注时不能引发子宫收缩也是一个很好的诊断技术[15]。目前，影像学技术可以证实任何的临床怀疑并精确定位种植部位及血供来源，以便及时制定治疗计划。然而，尽管有影像技术的进步，世界范围内仍有多达 40% 的病例直到分娩才得以诊断[13]。

治疗通常需要手术，开腹清除所有的妊娠产物。然而，在患者因宗教、道德或个人信仰而拒绝手术的情况下，可能采取更为保守的方式。这些患者必须住院，并持续监测母亲和胎儿的状况。必须告知患者由于羊水过少和受压，活产儿有 20% ～ 40% 的畸形风险，例如面部不对称、斜颈、肺发育不良和关节畸形（图 15-1）[4]。对于分娩时机、方法的决策将在本章的后面讨论。

二、输卵管妊娠

输卵管壶腹部是异位妊娠最常见的部位。早期输卵管妊娠的结局可能是流产，妊娠物从伞端排出。输卵管妊娠通常不会超过 12 ～ 14 周。过了这个时间点会发生输卵管破裂，有时造成灾难性的后果，因此这些妊娠不会发展为 AEP。对这个问题的进一步讨论超出了本章的范畴，通常收录在普通妇科教材中。

三、宫颈妊娠

当胎盘组织的植入部位在宫颈内口以下时，就会发生宫颈妊娠。在经阴道超声（transvaginal sonography，TVUS）应用之前，仅有 18% 的病

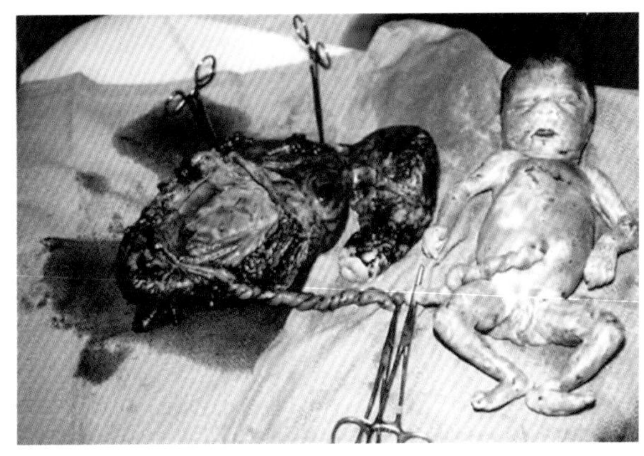

▲ 图 15-1　晚期腹腔妊娠
孕 28 周胎死宫内，胎盘附着于右侧宫角和阔韧带；进行了经腹子宫切除术，没有明显的出血和术后并发症（Courtesy of Dr. JJ Apuzzio.）

例能在术前得到诊断，通常被拟诊为不全流产，直到扩张宫颈和刮宫时才诊断，常伴随着严重的出血并发症。今天，当β- 人绒毛膜促性腺激素、超声和 MRI 联合应用时，87.5% 的病例能够被确诊[16]。

对于宫颈妊娠在美国真实发病率的估计有差异，尽管如此，很明显的是这是一种极为罕见的情况。文献中美国的发病率为 1 ∶ 2500 ～ 12 422 次分娩[16-18]。典型的临床表现是早期无痛性阴道（子宫）流血。窥具检查时可见宫颈充血、明显扩大，腹部超声呈现出“沙漏”样表现（变软和明显增大的宫颈与子宫体大小相当或比子宫体大）。

孕 10 周或 10 周以上、有胎心搏动的宫颈妊娠可以通过超声引导下注射药物杀死胎儿，但是这种类型的异位妊娠在没有进展到晚期时就会出现症状，因此进一步的讨论超出了本章的范畴。

四、卵巢妊娠

1682 年，Saint Maurice de Périgod 首次报道了卵巢妊娠，它仅占所有异位妊娠的 0.5% ～ 3%，发病率仅为 1/7000 ～ 40 000 例分娩[19，20]。现有的关于卵巢 AEP 的文献都是病例报道，多数来自美国以外。大约 75% 的卵巢妊娠在孕早期被终止，12% 在孕中期，12% 在孕晚期被终止[21]。卵子在卵巢内受精，胚胎不向输卵管转移而是在卵巢种植，这一发病机制理论被广为接受。盆腔炎性疾病或宫内节育器（intrauterine device，IUD）（译者注：原著为 intrauterine disease use）等因素与卵巢妊娠无关。几位研究者指出，卵巢妊娠患者比典型的输卵管妊娠患者更年轻，妊娠次数更多，生育问题更少。Lehfeldt 等[22]证实，IUD 是有效地避免宫内孕的方法，能够避免 99.5% 的宫内妊娠和 95% 的输卵管妊娠，但是对预防卵巢妊娠几乎无效。Shibahara 等[23]认为囊胚期胚胎移植可能也与胚胎种植于卵巢有关，但是潜在机制需要进一步阐明。

由于术前表现与输卵管妊娠相似，卵巢异位妊娠往往在术中诊断。经阴道超声等影像学检查可以引起怀疑；然而确切诊断只能通过腹腔镜或开腹手术确定。未破裂的卵泡内卵巢妊娠的特异性超声征象为妊娠囊壁增厚且回声一致，被卵巢基质包围。原发卵巢妊娠时，两侧卵巢都没有黄体形成，因为胎儿在此范围内生长。

1873 年，Spiegelberg[24]提出了以下四条原发性卵巢妊娠诊断标准：①受累侧的输卵管必须完整；②羊膜囊必须占据卵巢的位置；③羊膜囊必须通过卵巢韧带与子宫相连接；④羊膜囊囊壁内必须存在卵巢组织，并在术后得到组织学证实。单纯通过组织学可以确诊。它可以鉴别四种不同的类型：卵泡内、近卵泡、近皮质和间质内。

当较早作诊断或患者渴望未来生育时，为了去除妊娠物，可以实施卵巢囊肿剔除或楔形切除等保守手术。确切的处理是单侧附件切除术。晚期病例可能发生出血，如同腹腔妊娠。叶酸拮抗药甲氨蝶呤（Methotrexate，MTX）可以作为辅助治疗，仅用于保留卵巢但切除不完全或滋养细胞组织持续存在的情况。

尽管罕见，如果有充足的血供，卵巢妊娠可以进展到孕中期。在最近的一篇病例报道中，卵巢异位妊娠在孕 16 周通过超声诊断，患者主诉腹部隐痛[25]。随后的盆腔 MRI 显示了来自髂内和子宫周围血管的粗大寄生血管。在被转运到更高水平的机构后，患者接受了剖腹探查术。解剖输尿管并切除右侧附件，胎儿、胎盘被完整去除，没有并发症。

五、韧带内妊娠

尽管有些学者倾向于将此类妊娠归类到广义的腹腔妊娠，但韧带内妊娠是一种腹膜后妊娠，是输卵管妊娠破裂后种植于阔韧带两叶之间的结果。它和腹腔妊娠的相似处包括危险因素和临床表现。已报道的发生率为所有异位妊娠的 1 ∶ 75 ～ 613[26]。术前通常难以诊断，因为与子宫腔邻近并且本身罕见。MRI 对确诊妊娠物在腹膜后还是子宫内非常有效，当超声表现提示孕囊与子宫分开时可以使用。尽管孕囊破裂可导致出血，大量出血不易出现，因为阔韧带的两叶可以产生类似填塞的效果[27]，事实上，阔韧带可以延展，适应妊娠至其可存活。如果诊断早，可以通过腹腔镜治疗，尽管通常采用的是开腹手术。没有对阔韧带妊娠使用 MTX 的报道。

六、残角子宫妊娠

残角子宫是单角子宫对侧的苗勒管发育不全的残余，这个位置的妊娠非常罕见，发生率为 1/76 000 ～ 150 000 次分娩[28]。然而，由于残角子宫没有比其他异位妊娠部位具有更好的延展性和血供，仅有约半数的残角子宫妊娠会破裂[29]。

妊娠可以发生在残角子宫，即使没有与宫颈在大体上相通的证据。关于残角子宫妊娠的发生有两种理论，精子穿过腹膜移动[30]或残角子宫与宫颈有显微镜下的交通，后者有时在手术切除后的病理检查中能够发现[31]。

如前所述，大约半数的残角子宫妊娠是在破裂后发现的。这些病例通常表现为剧烈腹痛，常被认为是正常的宫内妊娠。在这些情况下，实际种植部位可以在寻找腹痛原因时通过 MRI 等影像学检查确定[32]。偶尔，妊娠部位在手术时才被发现。2002 年日本的一篇病例报道描述了一例孕 26 周的残角子宫妊娠，患者被认为是宫内妊娠因卵巢囊肿破裂发生腹腔内出血，在开腹探查的过程中诊断残角子宫妊娠，最终分娩一存活胎儿[31]。

最初的残角子宫妊娠可能破裂，随后种植到继发部位，与输卵管妊娠相似。最近的一篇病例报道描述了一例残角子宫妊娠破裂后继发种植于腹腔的病例。因为超声发现无羊水，在孕 30 周时开腹切除残角子宫，娩出了一个活产儿[33]。

尽管残角子宫可能有正常的内膜组织，残角子宫内的妊娠会增加胎盘异常的风险，包括胎盘粘连、植入或穿透性植入[32]，因此，发生残角子宫时，应当在胎儿可存活前完整切除残角子宫及同侧输卵管[34]。如果娩出了可存活的胎儿，分娩后应切除残角子宫。当发现非妊娠患者存在单角子宫和残角子宫时，应当预防性切除残角子宫，避免异位妊娠和（或）无交通的残角子宫经血逆流造成子宫内膜异位症的风险[35, 36]。

七、诊断性评估

一旦异位妊娠达到了可以存活的孕周，很少需要用血清激素或标志物来评估 AEP。尽管如此，在这一临床背景下全面了解这些评估手段极为重要，以便在更早的孕周实施治疗计划，显著降低母体发病率。

（一）激素评估

1. 人绒毛膜促性腺激素　β- 人绒毛膜促性腺激素定量测量仍是评估异位妊娠的重要工具。当子宫腔内空虚时或人绒毛膜促性腺激素翻倍异常时，β- 人绒毛膜促性腺激素检测可以用于诊断异位妊娠，并可以通过系列检测评估药物或手术治疗的有效性[16]。

正常情况下，血清人绒毛膜促性腺激素浓度每 48 ～ 84 小时翻倍，曲线上升，直到达到最高水平，通常为 100 000mU/ml，然后在孕 8 ～ 12 周保持稳定。由于孕早期人绒毛膜促性腺激素的增加基本呈线性，可以用增加率评估胚胎是否存活[37, 38]。将血清人绒毛膜促性腺激素水平在 48h 后升高小于 53% 作为切割值，对异位妊娠诊断的敏感性可以达到 91%，但特异性仅为 66%[39]。对于什么水平的 β- 人绒毛膜促性腺激素可以诊断异位妊娠没有统一意见[40, 41]。过去，人绒毛膜促性腺激素 1500mU/ml 或 2000mU/ml 曾作为切割值，推荐用作可见的异位妊娠的“鉴别区”。然而，最近 Connolly 等[42]证实这一鉴别水平在20%的病例中不能预测妊娠囊可见，在10%的病例中不能预测胎儿存活。随着异位妊娠的进展，β-人绒毛膜促性腺激素的滴度会在孕20周后达到约100 000mU/ml的顶峰，与宫内孕的平台相似，随后下降。

2. 血清孕激素 一些研究人员试图将孕激素水平用于区分胚胎存活或未存活。然而，一项荟萃分析显示单独使用血清孕激素水平不足以诊断异位妊娠[43]。孕激素水平在25ng/ml以上通常提示正常妊娠，< 5ng/ml很少说明存活。如果孕激素水平低、人绒毛膜促性腺激素上升慢同时存在，那么增加了对异位妊娠的怀疑。5～25ng/ml是诊断的“灰区”，不能可靠地区分宫内孕与异位妊娠。遗憾的是，在这种情况下仅常规检测孕激素不是研究人员所希望的灵丹妙药。

（二）血清标志物

1. 血管内皮生长因子 广为人知的血管生成因子，血管内皮生长因子（vascular endothelial growth factor，VEGF），参与胚胎植入和早期妊娠机制。这种通透性因子还被认为是胎膜中羊水转运的关键调节因子。一些研究者报道，子宫内膜和黄体中VEGF的表达受卵巢类固醇和人绒毛膜促性腺激素的调节。正常宫内妊娠孕早期VEGF水平的升高与孕龄、β-人绒毛膜促性腺激素、雌二醇和孕激素水平呈正相关。异常植入进一步增加了局部VEGF的产生。Daniel等认为由于VEGF的产生依赖于缺氧，并且子宫腔外是滋养细胞的敌对环境，因此VEGF的产生必须增加。为了检测他们的假设，他们比较了三组的血清VEGF水平：Ⅰ组（正常宫内妊娠），Ⅱ组（异常宫内妊娠）和Ⅲ组（异位妊娠）。每组都根据末次月经和超声测量进行孕周的匹配。

异位妊娠妇女的血清VEGF水平（中位数226.8pg/ml，范围19.4～561.7ng/ml）显著高于正常宫内妊娠的女性（中位数24.4pg/ml，范围2.7～196.8ng/ml）。异位妊娠女性血清VEGF水平显著高于异常宫内妊娠的女性（中位数59.4pg/ml，范围12.1～334.1ng/ml），尽管这不是统计学意义上的显著性。血清VEGF水平超过200ng/ml可以鉴别是宫内妊娠而非异位妊娠，其特异性为90%，阳性预测值（positive predictive value，PPV）为86%，鉴别是异常宫内妊娠而非异位妊娠的特异性为80%，PPV为86%。此外，将孕激素水平与VEGF相结合，结果优于使用单一指标——这反映了它们的来源不同。血清VEGF水平超过200pg/ml与血清孕激素低于18ng/ml联合，可以鉴别是宫内妊娠而非异位妊娠，特异性为95%，PPV为92%。更为显著的是它可以鉴别是异位妊娠而非异常宫内妊娠，特异性为95%，PPV为92%，优于单一标志物[44，45]。

2. 血清肌酸激酶 因为肌酸激酶（creatine kinase，CK）是一种存在于肌细胞内的酶，因此假设这些细胞受损会使CK水平升高。几项前瞻性研究发现，CK对输卵管肌细胞无特异性，因此不能作为输卵管妊娠的血清标志物[46]。

（三）放射学评估

1. 放射影像 随着过去20年超声影像技术的进步，常规使用放射影像胶片评估AEP已成为医学轶事。过去，放射影像主要用于怀疑腹腔妊娠和囊内妊娠（在宫角内，如双角子宫）时[15]，在侧位片上能看到母亲脊柱与胎儿部分相重叠的特征性表现[46]。类似的相关表现有：①胎儿位置固定且不寻常；②位于腹部较高的位置，胎儿横位且背部朝上；③胎头与躯干的位置关系奇特；④母体的肠气在胎儿表面；⑤由于没有中间的子宫壁或“子宫影”，胎儿异常清楚；⑥2%的病例胎儿死后存在钙化，导致石胎形成。在大部分病例中，石胎是尸检、手术或腹部/盆腔影像检查时的偶然发现，但也可以表现为继发于盲肠扭转或肠梗阻、瘘管或盆腔脓肿的腹痛。

2. 超声影像 超声影像从一开始就改变了异位妊娠的处理，超声与人绒毛膜促性腺激素水平结合可以用于诊断，显著降低了过去 25 年母亲的发病率和死亡率[44]。目前的方案是将血清人绒毛膜促性腺激素浓度 3000mU/ml 作为 TVUS 可见宫内妊娠所需要的最低水平。人绒毛膜促性腺激素在这一水平，但没有看到宫内妊娠，预测异位妊娠的敏感性和特异性分别为 100% 和 99%[44]。由于异位妊娠的 β- 人绒毛膜促性腺激素水平通常低于相似孕周的宫内妊娠，所以常常可以在更低的人绒毛膜促性腺激素水平通过 TVUS 看到它们。经腹超声检测到异位妊娠的人绒毛膜促性腺激素阈值为 6000 ～ 6500mU/ml。Kadar 等[47]报道，无论单胎或多胎妊娠，末次月经的 38d 后超声可以看到孕囊。

毫无疑问，超声在 AEP 的诊断和处理中已变得极为重要，尤其是在腹腔妊娠的情况下。腹腔妊娠的征象是胎儿与子宫分离，胎盘位于子宫外（图 15-2）。有趣的是，腹部超声的许多发现与平片上的放射征象相同（前后位 / 侧位视图），尽管分辨率和清晰度更高。例如，胎儿部分与腹壁紧邻，胎儿先露异常且位于腹部较高位置，侧面扫描时胎儿部分覆盖母体脊柱，以及母体膀胱与胎儿之间没有子宫壁，是腹腔妊娠的所有征象[48]。

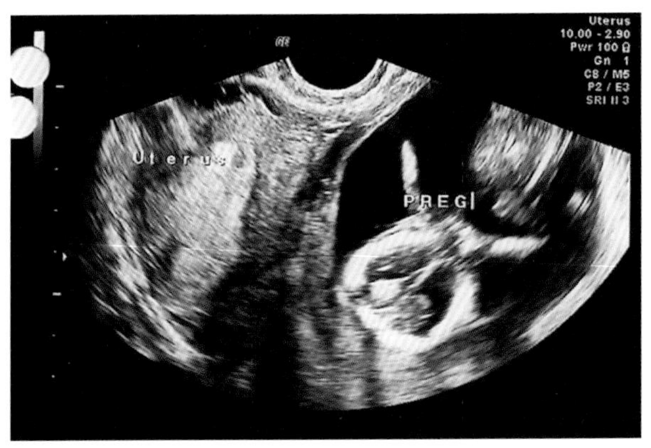

▲ 图 15-2 孕 14 周腹腔妊娠的超声

注意子宫与胎儿邻近但没有包绕胎儿；引自 Dahab AA et al.，J Med Case Rep，5，531，2011，以开放进入形式发表

超声诊断宫颈妊娠的能力也有改善。最重要的一点是鉴别不同形式的流产与宫颈妊娠[16]。对于卵巢妊娠或韧带内妊娠的诊断，超声评估并不可靠。通过超声回声不能清晰勾画出种植部位；因此需要 MRI 或直视。彩色和脉冲多普勒可以用于评估血流，是对所有形式异位妊娠标准超声评估的有效辅助措施。彩色多普勒最初用于评估妊娠囊周围增加的血流，有时称为绒毛膜环或“火环”，因为它在彩色多普勒超声上呈红色外观。用彩色多普勒定量两侧附件之间的血流差异，发现异位妊娠时血流增加 20%，而宫内妊娠时血流仅增加 8%[49]。当彩色多普勒加入标准超声影像时，诊断异位妊娠的敏感性从 71% 增加至 95%[49]。

3. 磁共振成像 MRI 不是对妊娠位置、生长或腹痛评估的一线放射评估方法。在急诊情况下，它既昂贵又不实际。然而，对于 TVUS 分辨率不足的疑难病例，它可以起到辅助作用。例如，血性腹水通常在 T_2 加权像上比水的信号低，合并血肿的妊娠囊会在低信号区显示出信号强度的异质性[50]。在孕中晚期和孕晚期，仅采用超声评估胎儿与相邻子宫肌层的关系，或鉴别子宫肌层与其他腹腔内组织变得越来越困难。通过多平面成像，MRI 可以清楚地区分种植部位。因此，通过 MRI 可以清楚地将阔韧带妊娠与宫内妊娠相鉴别。

MRI 血管造影和计算机重建可以用于术前评估胎盘组织的位置，并建立一个完整的胎盘血管及其来源的“地图”。MRI 能够准确定位胎盘，以及它与周围组织黏附的水平和深度，并检查动脉和滋养血管[51]。支持胎盘的血管可能来源各异，包括漏斗骨盆韧带、子宫动脉、肠系膜血管或其他大血管[52]。因此，术前确定胎盘和周围器官的关系有助于决定是否剥离胎盘，以及手术时应当有哪些团队（即泌尿科、血管科或普通外科）在场。MRI 还可以用于精准的位置监测，以及术后甲氨蝶呤治疗期间残留胎盘组织的退化。MRI 对于母亲和胎儿都是安全的，因为它没有电离辐射。即使在孕早期也是如此[7]。

荧光成像可以用于绘制血管图谱。Smrtka 等利用荧光检查对一例孕晚期肝脏部位腹腔妊娠的病例进行了双叶胎盘的血供成像。如同这一例，在血管成像后通常会将导管留在原位，以便术中出血时供胎盘床栓塞使用[53]。

八、治疗

无论是药物还是手术治疗，都取决于孕龄和植入部位。继续妊娠时由于胎盘位置灌注不足，有胎儿死亡的可能[54]。尽管继续妊娠对母亲和胎儿会造成严重风险，患者偶尔还是会要求非手术治疗，这种情况下需要立即住院并严密监测母亲和胎儿情况。每周超声监测胎儿生长，当胎儿达到可存活的孕周后，每周进行 2 次无应激试验。Shiu 和 Langer[5]报道了两名活婴，分别为孕 28.5 周和 33 周。如果母亲拒绝手术干预，应当在孕中期胎儿可存活后对胎儿进行评估。

（一）药物治疗

甲氨蝶呤改变了我们治疗早期异位妊娠的方式，在有选择的非常早期异位妊娠病例中，甲氨蝶呤与腹腔镜同样有效。然而，甲氨蝶呤对 AEP 的治疗作用有限。在 20 世纪 80 年代初，Tanaka 和 Miyazaki 首先将甲氨蝶呤用于异位妊娠的治疗，他们是在 30 年前 Li 工作的基础上进行的，当时使用的是与治疗绒毛膜癌相同的抗代谢药[55-57]。治疗的基本适应证是血流动力学稳定、未破裂的早期输卵管妊娠患者，甲氨蝶呤也可作为 AEP 手术治疗或栓塞治疗的辅助手段，它有助于开腹手术胎盘原位保留情况下的复旧。甲氨蝶呤与活跃增殖的滋养细胞及其他有丝分裂活跃的细胞相互作用[58, 59]，作为叶酸拟似物发挥作用，破坏的 DNA 合成和修复，并通过抑制二氢叶酸还原酶抑制细胞增殖[60]。最初，大多数采用甲氨蝶呤治疗的病例用药方案与妊娠滋养细胞肿瘤相似，在第 1，3，5，7 天肌内注射（intramuscular，IM）1mg/kg，在第 2、第 4、第 6、第 8 天用 0.1mg/kg 叶酸（甲酰四氢叶酸解救）[61]。

现在，单次（50mg/m^2 体表面积或约 1mg/kg 体重）肌内注射最常用，因为与多剂量方案相比，单剂量方案的有效性更好，不良反应罕见。甲氨蝶呤最常见的不良反应是口腔炎、骨髓抑制、厌食和胃肠道紊乱，由于多数方案调整了剂量方案并增加了甲酰四氢叶酸，现在罕有报道[62]。

没有报道单独使用甲氨蝶呤能成功治疗孕 13 周以上的妊娠。Lipscomb 等[37]发现血清人绒毛膜促性腺激素高（6500mU/ml）是治疗失败最重要的因素，由于晚期妊娠人绒毛膜促性腺激素水平通常高于该阈值，甲氨蝶呤通常仅用于治疗原位残留的滋养细胞组织。

（二）手术治疗

AEP 导致的孕产妇死亡率比早期异位妊娠高 8 倍[63]。AEP 病例的手术治疗通常相似，不因中、晚期异位妊娠的位置而不同。然而，在理想的治疗中必须考虑一些重要的问题。

在卵巢妊娠中，腹腔镜可以在孕早期诊断并去除妊娠组织，同时应通过楔形切除保留尽可能多的卵巢组织。在晚期妊娠病例中，没有切除卵巢或其他相邻组织的替代方案[64]。

腹腔妊娠或阔韧带妊娠时，输尿管是需要考虑的一个重要问题。术前在患侧，必要时在双侧放置输尿管支架有助于显示输尿管，输尿管在子宫动脉下方或更近的位置沿盆骨缘走行。正确定位输尿管可以有效减少并识别损伤[65]。

一旦胎儿完整娩出，胎盘可能被去除或原位保留，在结扎脐带后可能吸收。可以通过甲氨蝶呤加速残留胎盘组织的吸收。如果原位保留胎盘，无论是否使用甲氨蝶呤，败血症、腹腔或盆腔脓肿、延迟出血、粘连、瘘管形成、尿路或胃肠道梗阻都是应当预期和预防的并发症。

在残角子宫妊娠中，应当切除整个残角和同侧输卵管。在这些病例中，胎盘组织的浸润可能超过子宫蜕膜，但通常不会侵入周围盆腔组织，因此可以在初次手术时完整去除[34]。

在进行手术干预前，必须通过 MRI 或动脉造影定位胎盘并明确其血供[66]。充分术前准备，胎盘剥离且不能结扎胎盘床血供时可能大量出血。

术中使用红细胞自体血回输系统已被证明是避免或减少异体输血的重要工具。Rh 阴性血的女性需要额外注意母血是否被胎儿红细胞污染。在自体输血完成后应当行 Kleihauer- Betke 试验，Rh 阴性患者相应地应接受抗 Rh（D）免疫球蛋白治疗[67]。

（三）动脉栓塞的辅助应用

动脉栓塞最初用于胃肠道，现在用于身体各个部位以控制出血。对于 AEP 治疗，动脉栓塞主要用于腹腔和宫颈妊娠，对 AEP 术中减少出血并发症非常有效。Rahaman 等报道了一例 29 岁、孕 21 周腹腔妊娠的初产妇，在腹腔镜辅助胎儿娩出前采用动脉栓塞治疗。术后每 3 周给予甲氨蝶呤 $50mg/m^2$ 肌内注射，共 4 次，治疗残留的腹腔胎盘。不需要输血，系列超声和 β-人绒毛膜促性腺激素监测证实在最后一次甲氨蝶呤后 13 周完全恢复。两年后，患者再次妊娠并分娩一足月儿[68]。在一篇相似的病例报道中，一位 33 岁的腹腔妊娠女性在孕 33 周时胎儿死亡。术前栓塞胎盘血供，手术分娩胎儿后原位保留胎盘，以保留生育功能，因为胎盘种植在生殖器官表面。患者术后长期肠梗阻但其他恢复好。2 个月后胎盘功能停止[69]。Cardosi 等[69]建议如果可能最好去除胎盘，即便是在栓塞后，因为有纤维化和吸收不全的风险。

一般情况下，术前栓塞胎盘床被证实是减少 AEP 术中失血的有效方法，并在原位保留胎盘时促进滋养细胞组织的退化。术前栓塞时，可以在供应胎盘的动脉血管中放置支架，在围术期需要时可以使用，加快治疗。在计划分娩可存活胎儿时，可以在娩出胎儿后使用术前已放置的支架。无论是否进行了栓塞，分娩过程都应该由有经验的产科手术医生进行，特别小心避免滋养细胞组织的提前或意外剥离，这个过程中可能出血[70]。

（四）术中决策：胎盘的命运

当处理腹腔妊娠时，娩出胎儿后遇到的棘手难题通常是去除胎盘还是原位保留，胎盘可能附着于重要的腹部结构，包括肠道（图 15-3）、髂血管、骨盆韧带、肝门血管系统或脾脏[71]。因此，分离胎盘可能导致不可控制的出血，但留原位保留患者容易形成脓肿、盆腔积液或纤维化[72，73]。

如果决定去除胎盘，应当有血流动力学复苏的充足资源，以备出血时使用。多学科团队应当在场或能够立即到位，包括介入放射和其他手术亚专业的医生。因为多功能手术间的出现，现在术中经常使用介入放射技术。这种手术间结合了所有手术和介入放射的功能，努力将血管造影用于术前和术中的诊断和治疗，尤其是可存活的异位妊娠病例。

如果因为有出血或损伤周围组织的风险，决定将胎盘原位保留，就必须格外小心。必须非常轻柔，不分离胎盘，应当在脐带附着于胎盘处切断脐带，并应修齐多余的胎膜。大部分

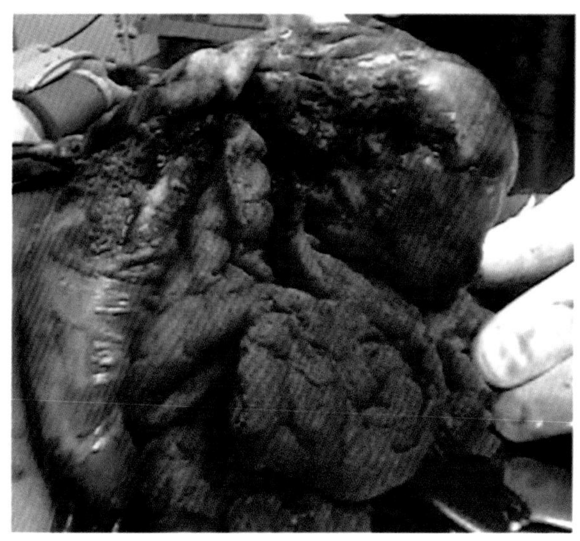

▲ 图 15–3　腹腔妊娠足月分娩后，胎盘和胎膜粘连于肠襻，原位保留

引自 Masukume G et al.，J Med Case Rep，7，10，2013，以公开进入形式发表

原位保留的胎盘会逐渐退化[42]，最终被吸收[74]。Valenzano 等描述了一例孕 30 周的腹腔妊娠，在分娩活产儿后未用甲氨蝶呤治疗的情况下胎盘的自然退化过程。通过系列 β- 人绒毛膜促性腺激素和彩色、脉冲多普勒超声检查记录胎盘退化。分娩后 47d β- 人绒毛膜促性腺激素转为阴性，随着时间推移，胎盘体积缩小，同时血管化减少。11 个月时胎盘体积减少了 82%，5 年后胎盘仍存在，表现为无血供的小的残留回声[74]。当甲氨蝶呤用于手术辅助治疗时，胎盘完全退化需要 4 ～ 6 个月。Huang 等（2014 年）报道了一例术后口服米非司酮（50mg，每天 2 次，×12d）治疗的患者，引起胎盘缓慢的退化和纤维化，随之肌内注射甲氨蝶呤（75mg）。术后 3 个月 β- 人绒毛膜促性腺激素转阴[71]。

遗憾的是，胎盘退化并不都是没有并发症的。术后，快速坏死可能导致胎盘急性剥离和出血。腹部盆腔脓肿可能是胎盘残留非常严重的并发症[75]。如果发生感染或其他后遗症，需要二次手术去除纤维化的残留组织[13]。

九、结论

20 世纪，药物和技术的进步帮助我们进入了一个孕产妇死亡率显著下降的时代。没有比 AEP 更为明显的领域。生物检测的发展，例如人绒毛膜促性腺激素，以及影像技术的发展，例如超声、MRI 和血管造影，帮助明确了 AEP 的发病机制和进展，使我们能快速分娩并有效治疗，而不对母亲造成不良后果。总体来说，AEP 的治疗进步显著，多种治疗方式联合应用的重要性不言而喻。促进早期产前保健可以尽早进行干预，并显著降低发病率。

致　谢

本章作者感谢前一版本章的作者 Armando E. Hernandez-Rey。

（庄彩霞　译，周希亚　校）

参考文献

[1] Centers for Disease Control. Ectopic pregnancy—United States, 1988–1989. MMWR Morb Mortal Wkly Rep 1992; 41(32): 591–4.
[2] Studdiford WE. Primary peritoneal pregnancy. Am J Obstet Gynecol 1942; 44: 487–91.
[3] Friedrich EG Jr, Rankin CA Jr. Primary pelvic peritoneal pregnancy. Obstet Gynecol 1968; 31(5): 649–53.
[4] Costa SD, Presley J, Bastert G. Advanced abdominal pregnancy. Obstet Gynecol Surv 1991; 46: 515–24.
[5] Shiu AT, Langer A. Advanced extrauterine pregnancy. In: Iffy L, Apuzzio JJ, Vintzileos AM (eds), Operative Obstetrics (2nd edition), pp. 144–53. New York, NY: McGraw-Hill, 1992.
[6] King G. Advanced extrauterine pregnancy. Am J Obstet Gynecol 1954; 67: 712–40.
[7] Pritchard JA, MacDonald PC, Gant NF (eds). Williams' Obstetrics (17th edition), pp. 85–89. Norwalk, CT: Appleton-Century-Crofts, 1985.
[8] Badria L, Amarin Z, Jaradat A, et al. Full-term viable abdominal pregnancy: A case report and review. Arch Gynecol Obstet 2003; 268(4): 340–2.
[9] Atrash HK, Friede A, Hogue CJR. Abdominal pregnancy in the United States: Frequency and maternal mortality. Obstet Gynecol 1987; 84: 1257–68.
[10] Foster HW, Moore DT. Abdominal pregnancy. Report of 12 cases. Obstet Gynecol 1967; 30: 249–57.
[11] Dahab AA, Aburass R, Shawkat W, et al. Full-term extrauterine abdominal pregnancy: A case report. J Med Case Rep 2011; 5: 531.
[12] Mengistu Z, Getachew A, Adefris M. Term abdominal pregnancy: A case report. J Med Case Rep 2015; 9: 168.
[13] Masukume G, Sengurayi E, Muchara A, et al. Full-term abdominal extrauterine pregnancy complicated by post-operative ascites with successful outcome: A case report. J Med Case Rep 2013; 7: 10.
[14] Martin JN, Sessums K, Martin RW, et al. Abdominal pregnancy: Current concepts of management. Obstet Gynecol 1988; 71: 549–56.
[15] Beacham WD, Hernquist WC, Beacham DW, et al. Abdominal pregnancy at Charity Hospital in New Orleans. Am J Obstet Gynecol 1962; 84: 1257–72.
[16] Ushakov FB, Elchalal U, Aceman PJ, et al. Cervical pregnancy: Past and future. Obstet Gynecol Surv 1997; 52: 45–59.
[17] Parente JT, Ou CS, Levy J, Legatt E. Cervical pregnancy analysis: A review and report of five cases. Obstet Gynecol 1983; 62(1): 79–82.
[18] Dicker D, Feldberg D, Samuel N, Goldman JA. Etiology of cervical pregnancy. Association with abortion, pelvic pathology, IUDs and Asherman's syndrome. J Reprod Med 1985; 30(1): 25–7.
[19] Gaudoin MR, Coulter KL, Robins AM, et al. Is the incidence of ovarian ectopic pregnancy increasing? Eur J Obstet Gynecol Reprod Biol 1996; 70(2): 141–3.
[20] Raziel A, Golan A, Pansky M, et al. Ovarian pregnancy: A

report of twenty cases in one institution. Am J Obstet Gynecol 1990; 163(4 Pt 1): 1182–5.

[21] Sandberg EC. Ovarian pregnancy. In: Langer A, Iffy L (eds), Extrauterine Pregnancy, pp. 245–53. Littleton, MA: PSG Publishing, 1986.

[22] Lehfeldt H, Tietze C, Gorstein F. Ovarian pregnancy and the intrauterine device. Am J Obstet Gynecol 1970; 108: 1005–9.

[23] Shibahara H, Funabiki M, Shiotani T, et al. A case of primary ovarian pregnancy after in vitro fertilization and embryo transfer. J Assist Reprod Genetic 1997; 14: 63–4.

[24] Spiegelberg O. Zur Casuistik der Ovarialschwanger-schaft. Arch fur Gynakol 1873; 13: 73.

[25] Elwell KE, Sailors JL, Denson PK, et al. Unruptured second-trimester ovarian pregnancy. J Obstet Gynaecol Res 2015; 41(9): 1483–86.

[26] Vorapong P, Ruangsak L, Surang T, et al. Pregnancy in the broad ligament. Arch Gynecol Obstet 2003; 268: 233–5.

[27] Dorfman SF. Deaths from ectopic pregnancy, United States, 1979–1980. Obstet Gynecol 1983; 62: 344–8.

[28] Nahum GG. Rudimentary uterine horn pregnancy. The 20th-century worldwide experience of 588 cases. J Reprod Med 2002; 47(2): 151–63.

[29] Lewis AD, Levine D. Pregnancy complications in women with uterine duplication abnormalities. Ultrasound Q 2010; 26(4): 193–200.

[30] Nahum GG, Stanislaw H, McMahon C. Preventing ectopic pregnancies: How often does transperitoneal transmigration of sperm occur in effecting human pregnancy? BJOG 2004; 111(7): 706–14.

[31] Nishi H, Funayama H, Fukumine N, et al. Rupture of pregnant noncommunicating rudimentary uterine horn with fetal salvage: A case report. Arch Gynecol Obstet 2003; 268(3): 224–6.

[32] Pillai SA, Mathew M, Ishrat N, et al. Ruptured rudimentary horn pregnancy diagnosed by preoperative magnetic resonance imaging resulting in fetal salvage. Sultan Qaboos Univ Med J 2015; 15(3): e429–32.

[33] Fekih M, Memmi A, Nouri S, et al. Asymptomatic horn rudimentary pregnant uterine rupture with a viable fetus. Tunis Med 2009; 87(9): 633–6.

[34] Reichman D, Laufer MR, Robinson BK. Pregnancy outcomes in unicornuate uteri: A review. Fertil Steril 2009; 91(5): 1886–94.

[35] Canis M, Wattiez A, Pouly JL, et al. Laparoscopic management of unicornuate uterus with rudimentary horn and unilateral extensive endometriosis: Case report. Hum Reprod 1990; 5(7): 819–20.

[36] Nezhat F, Nezhat C, Bess O, Nezhat CH. Laparoscopic amputation of a noncommunicating rudimentary horn after a hysteroscopic diagnosis: A case study. Surg Laparosc Endosc 1994; 4(2): 155–6.

[37] Lipscomb GH, Stovall TG, Ling FW. Nonsurgical treatment of ectopic pregnancy. N Engl J Med 2000; 343: 1325–9.

[38] Braunstein GD, Rasor J, Adler D, et al. Serum human chorionic gonadotropin levels throughout normal pregnancy. Am J Obstet Gynecol 1976; 152: 299–303.

[39] Barnhart K, Sammel MD, Chung K, et al. Decline of serum human chorionic gonadotropin and spontaneous complete abortion: Defining the normal curve. Obstet Gynecol 2004; 104(5 Pt 1): 975–81.

[40] Tay JI, Moore J, Walker JJ. Ectopic pregnancy. BMJ 2000; 320: 916–19.

[41] Mol BWJ, Hajenius PJ, Engelsbel S, et al. Serum human chorionic gonadotropin measurement in the diagnosis of ectopic pregnancy when transvaginal sonography is inconclusive. Fertil Steril 1998; 70: 972–81.

[42] Connolly A, Ryan DH, Stuebe AM, Wolfe HM. Reevaluation of discriminatory and threshold levels for serum beta-hCG in early pregnancy. Obstet Gynecol 2013; 121(1): 65–70.

[43] McCord ML, Muram D, Buster JE, et al. Single serum progesterone as a screen for ectopic pregnancy: Exchanging specificity and sensitivity to obtain optimal test performance. Fertil Steril 1996; 66: 513–16.

[44] Lemus JF. Ectopic pregnancy: An update. Curr Opin Obstet Gynecol 2000; 12: 369–75.

[45] Daniel Y, Geva E, Lerner-Geva L, et al. Levels of vascular endothelial growth factor are elevated in patients with ectopic pregnancy: Is this a novel marker? Fertil Steril 1999; 72: 1013–17.

[46] Borlum KG, Blorn R. Primary hepatic pregnancy. Int J Gynecol Obstet 1988; 27: 427–43.

[47] Kadar N, Bohrer M, Kemmann E, et al. The discriminatory human chorionic gonadotropin zone for endovaginal sonography: A prospective, randomized study. Fertil Steril 1994; 61: 1016–21.

[48] Ombelet W, Vandermerve JV, Van Assche FA, et al. Advanced extrauterine pregnancy: Description of 38 cases with literature survey. Obstet Gynecol Surv 1988; 43: 386–92.

[49] Stenchever MA, Droegmuller W, Herbst AL, Mishell DR (eds). Comprehensive Gynecology (4th edition), pp. 443–78. Norwalk, CT: Mosby, 2001.

[50] Nishino M, Hayakawa K, Iwasaku K, et al. Magnetic resonance imaging findings in gynecologic emergencies. J Comput Assist Tomogr 2003; 27: 564–70.

[51] Kao LY, Scheinfeld MH, Chernyak V, et al. Beyond ultrasound: CT and MRI of ectopic pregnancy. AJR Am J Roentgenol 2014; 202(4): 904–11.

[52] Malian V, Lee JH. MR imaging and MR angiography of an abdominal pregnancy with placental infarction. AJR Am J Roentgenol 2001; 177(6): 1305–6.

[53] Smrtka MP, Gunatilake R, Miller MJ, et al. Improving the management of an advanced extrauterine pregnancy using pelvic arteriography in a hybrid operating suite. AJP Rep 2012; 2(1): 63–6.

[54] Gilbert W, Moore J, Resnick R. Angiographic embolization in the management of hemorrhagic complications of pregnancy. Am J Obstet Gynecol 1992; 116: 43–9.

[55] Li MC, Hertz A, Spencer DB. Effect of methotrexate therapy on choriocarcinoma and chorioadenoma. Proc Soc Exp Biol Med 1956; 93: 361–6.

[56] Tanaka T, Hayashi H, Kutsuzawa T, et al. Treatment of interstitial ectopic pregnancy with methotrexate: Report of a

successful case. Fertil Steril 1982; 37: 851–2.

[57] Miyazaki Y, Shrina Y, Wake N, et al. Studies on nonsurgical therapy of tubal pregnancy. Acta Obstet Gynaecol Jpn 1983; 35: 489.

[58] Berkowitz RS, Goldstein DP, Bernstein MR. Ten years' experience with methotrexate and folinic acid as primary therapy for gestational trophoblastic disease. Gynecol Oncol 1986; 23: 111–18.

[59] Gabbe SG, Niebyl JR, Simpson JL (eds). Obstetrics: Normal and Problem Pregnancies (4th edition), pp. 745–6. London, UK: Churchill Livingstone, 2002.

[60] Takimoto CH. Antifolates in clinical development. Semin Oncol 1997; 24 (5 Suppl 18): S18–40–51.

[61] Yankowitz J, Leake J, Hugguns G, et al. Cervical ectopic pregnancy: Review of the literature and report of a case treated by single-dose methotrexate therapy. Obstet Gynecol Surv 1990; 45: 405–14.

[62] Maymon R, Shulman A, Maymon BBS, et al. Ectopic pregnancy, the new gynecological epidemic disease: Review of the modern work-up and the nonsurgical treatment option. Int J Fertil 1992; 37: 146–64.

[63] Atrash HK, Friede A, Hogue CJ. Abdominal pregnancy in the United States: Frequency and maternal mortality. Obstet Gynecol 1987; 69(3 Pt 1): 333–7.

[64] Tulandi T, Saleh A. Surgical management of ectopic pregnancy. Clin Obstet Gynecol 1999; 42: 31–8.

[65] Tanaka Y, Asada H, Kuji N, Yoshimura Y. Ureteral catheter placement for prevention of ureteral injury during laparoscopic hysterectomy. J Obstet Gynaecol Res 2008; 34(1): 67–72.

[66] Tulandi T, Sammour A. Evidenced-based management of ectopic pregnancy. Curr Opin Obstet Gynecol 2000; 12: 289–92.

[67] Sullivan I, Faulds J, Ralph C. Contamination of salvaged maternal blood by amniotic fluid and fetal red cells during elective Caesarean section. Br J Anaesth 2008; 101(2): 225–9.

[68] Rahaman J, Berkowitz R, Mitty H, et al. Minimally invasive management of an advanced abdominal pregnancy. Obstet Gynecol 2004; 103: 1064–8.

[69] Cardosi RJ, Nackley AC, Londono J, et al. Embolization for advanced abdominal pregnancy with a retained placenta: A case report. J Reprod Med 2002; 47: 861–3.

[70] Strafford JC, Ragan WD. Abdominal pregnancy: Review of current management. Obstet Gynecol 1977; 50: 548–58.

[71] Huang K, Song L, Wang L, et al. Advanced abdominal pregnancy: An increasingly challenging clinical concern for obstetricians. Int J Clin Exp Pathol 2014; 7(9): 5461–72.

[72] Cagnazzi A, Landi S, Volpe A. Rhythmic variation in the rate of ectopic pregnancy throughout the year. Am J Obstet Gynecol 1999; 180: 67–71.

[73] Babic D, Colic G, Mrden D. Complications after surgery for abdominal pregnancy due to retained placenta. Ginekol Obstet 1983; 23: 93–4.

[74] Cetinkaya MB, Kokcu A, Alper T. Follow up of the regression of the placenta left in situ in an advanced abdominal pregnancy using the Cavalieri method. J Obstet Gynaecol Res 2005; 31(1): 22–6.

[75] Worley KC, Hnat MD, Cunningham FG. Advanced extrauterine pregnancy: Diagnostic and therapeutic challenges. Am J Obstet Gynecol 2008; 198(3): 297. e1–7.

第 16 章 胎儿畸形情况下剖宫产的使用

The role of cesarean delivery in the management of fetal malformations

Nadia B. Kunzier Tracy Adams Martin R. Chavez Anthony M. Vintzileos

本章概要

一、概述

人类的发育由基因和环境共同决定，是一个复杂而连续的过程。大约 3% 的活产新生儿有明显的结构畸形[1]，得益于超声技术的进步，越来越多的畸形能够在产前被检出。这项技术能够为患者及其医生提供最多的选择。在孕期诊断出了胎儿畸形后，首要的一步就是评估这种畸形的预后。当出现的先天畸形提示染色体非整倍体风险增加时，应常规向患者提供有创产前诊断。早期诊断及充分的预后评估可以指导患者下一步是否去有条件的母胎医学中心进行宫内治疗，或联系相关专家参与患者的孕期保健。

本章侧重讨论剖宫产技术在畸形胎儿处理过程中的应用，尤其是剖宫产分娩患有致死或非致死性畸形的胎儿，此外本章还初步讨论了指导宫内畸形处理中的一些基本概念。

二、致死性畸形

先天性畸形、变形和染色体异常是导致美国婴儿死亡最主要的三个原因[2]。产前超声检查是发现畸形非常有效的手段，约可以发现 80% 的主要胎儿畸形[3]，这意味着大部分接受规律产前检查的孕妇可以在分娩前发现胎儿畸形并在妊娠期对进一步处理作决策。一般发现致死性畸形时，虽然孕妇很可能选择终止妊娠，但仍有可能在一些情况下作继续妊娠的决定。目前，对于“致死性畸形”这一名词的使用其实还存在着争议[4]，在本文中“致死性畸形”用来描述那些一旦出现，大部分婴儿会死产或在生后 1 年内死亡的畸形。表 16-1，以及图 16-1 和图 16-2 罗列了一些致死性畸形的例子。遇到这些情况后仍选择继续妊娠经常是由于孕妇要求、宗教信仰因素、社会经济学考虑或超过法律规定的可以终止妊娠的孕周。值得注意的是，当能够获得充分的孕期保障时，有 40% ～ 85% 的孕妇在怀有致死性畸形儿的情况下选择妊娠至足月[5-7]。这种保障措施包括产前诊断、悲痛情绪的心理援助以及临终关怀等多学科方法[8]。

通常情况下会选择经阴道分娩存在致死性畸形的胎儿，从而避免剖宫产可能引起的一系列并发症，包括大出血、血栓栓塞、感染及对未来生育的潜在不利影响。但有时出于对母体安全性、产妇本人要求或难产的考量，则可能选择剖宫产终止妊娠。

表 16–1　常见胎儿畸形

致死性	非致死性
无颅畸形	脊柱裂和脑积水
露脑畸形	面部和颈部肿物
枕骨裂露脑畸形	脐膨出
无叶全前脑	非实性肿物
水脑畸形	骶尾部畸胎瘤
13 三体[a]	
18 三体[a]	
肾缺如	
梗阻性尿路疾病伴长期无羊水	
致死性骨骼发育异常 致死性骨发育不全 短肋骨多指（趾）综合征 躯干发育异常 成骨发育不全 2 型 先天性低磷酸酯酶症	
Meckel-Gruber 综合征	

a．不包括嵌合体

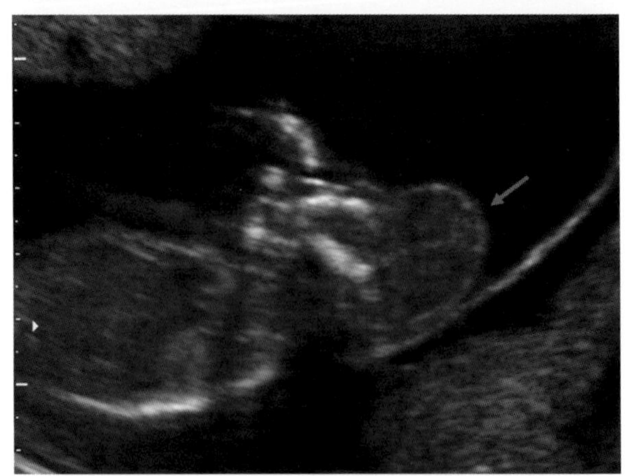

▲ 图 16–1　孕 16 周无脑畸形胎儿超声矢状面成像

箭所指的是缺少颅骨覆盖的脑组织漂浮于羊水中

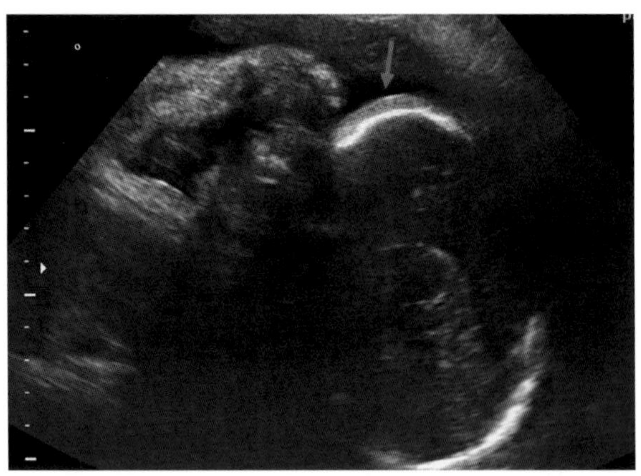

▲ 图 16–2　孕 32 周致死性骨发育不良胎儿矢状面超声成像

箭所指的是前后径增加的胎儿头部及增厚的前额

（一）孕妇的安全性

所有分娩方式的选择必须把母体的安全性放在第一位。在胎盘异常附着的情况下（如前置胎盘或胎盘植入），剖宫产是一种避免产后出血的有效措施。当患者存在易于发生子宫破裂的因素时，如前次古典式剖宫产史、子宫破裂史、肌瘤剔除史或超过两次的剖宫产史，产科医生必须权衡阴道试产时可能的子宫破裂风险和剖宫产带来的风险。产时不佳的胎心监护往往是子宫破裂的最早的征兆[9]。经过充分评估后如果发现母体阴道试产时发生大出血或子宫破裂的风险较大，无论胎儿预后如何都应首选剖宫产分娩。

（二）孕妇的要求

对于被诊断胎儿存在致死性畸形但坚持要求继续妊娠的孕妇，她们强烈的盼望产下的婴儿能够存活，她们或许想抱一抱活着的婴儿或者想让婴儿在死前能够接受一些和宗教信仰相关的仪式。如果这些是孕妇和家人的强烈愿望，应该考虑在产时进行胎心监护，以及因胎儿因素选择剖宫产分娩。上述情况下，如果患者能够充分理解胎儿病情的严重性及剖宫产的相关风险，患者的意愿应该得到满足[8-10]。

（三）难产

致死性畸形可能存在一些特殊的生理特征，试产时极有可能难产，所以要考虑剖宫产。在产前需要用超声对重要数据进行测量，了解胎儿生物径线、胎位和胎儿头围和腹围之比。对于脑积水（hydranencephaly）或伴有脑积水的无叶全前脑（alobar holoprosencephaly with hydrocephalus present），过大的胎头可能难以通过骨产道，很可能导致难产并最终需要剖宫产终止妊娠。有报道通过穿颅术来缩小头围从而有助于阴道分娩[11]；但必须让患者充分知情穿颅术本身就会导致胎儿的死亡，且穿颅并不一定保证成功的阴道分娩。枕骨裂脑露畸形（iniencephaly）是一种经常因异常胎方位造成难产的致死性畸形，它本身属于一种罕见的神经管缺陷，患儿颈椎不能闭合，胎头后屈，脊柱前弯[12]。如果妊娠至足月，通常会发生难产并需要剖宫产。Chile报道对于流产违法的国家地区，推荐在足月前进行引产，减少头盆不称的发生概率[12]。另一种经常造成难产的胎儿畸形是 Meckel-Gruber 综合征，与头围相比，足月胎儿的腹围显著增大，它是一种脑膨出（encephalocele）、双侧多囊肾（bilateral multicystic kidneys）和多指（postaxial polydactyly）三联征。肾脏增大使腹围过大导致头盆不称，足月时需要剖宫产分娩。

虽然其他胎儿的综合征也可能造成难产，但前述的几种畸形是最常见的原因。与怀有致死性畸形儿的孕妇讨论分娩方式时，一定要对胎儿生物径线和比例进行测量，并对胎方位进行充分评估。

三、非致死性畸形

与致死性畸形类似，非致死性畸形胎儿分娩方式的评估也是多步骤的。超声影像及侵入性产前诊断对于明确胎儿畸形的诊断和预后是非常必要的，从而帮助患者的咨询。对于一些疾病，仅通过一次超声检查就能明确胎儿畸形，并且如果已知其长期预后，当即就可以对孕妇及家属进行咨询。但大多数情况下，孕妇往往需要接受一系列的超声检查，随后还需要侵入性产前诊断明确病因，需要胎儿医学专家提供专业的咨询和提供治疗的建议。这时通常需要一位导诊护士协助安排所有相关专科医生，包括儿科医生的会诊，大家共同商讨分娩方式的选择。但很多时候即使是经过多学科团队的讨论，也必须等到孕晚期才能真正决定分娩方式的选择。

在产前咨询时必须告知患者并非所有的先天性畸形胎儿都能从剖宫产中获益。缺乏指征的剖宫产常会导致许多母体并发症的出现，正确分娩方式的选择应该使母体安全和新生儿预后的获益都达到最大化，要时刻想到前面提到的致死性胎儿畸形中适用同样的法则。当阴道试产会威胁新生儿健康时，才会考虑剖宫产终止妊娠。胎儿畸形会导致头盆不称或难产时应选择剖宫产，从而减少母体创伤和（或）子宫破裂的发生。有时胎儿的情况需要即刻的内外科干预，这种情况下择期剖宫产终止妊娠可以在儿科相关抢救人员齐全的情况下分娩婴儿，便于救治。以下是一些常见的需要剖宫产终止妊娠的非致死性胎儿畸形的情况。

（一）脊柱裂与脑水肿

神经管缺陷（neural tube defect，NTD）是一组发生于脊柱和颅脑异质性的疾病，80% 是单独发生的，其他以遗传综合征的形式出现[13]。病因和畸形的程度是指导下一步咨询和处理的重要信息。非致死性 NTD 所包含的疾病非常广泛，预后不一，其诊断有赖于产前超声检查对于颅部和脊柱结构，以及其他相关的结构畸形的准确描述。

脊柱裂（spinal bifida）（图 16-3 和图 16-4）是最常见的非致死性先天性中枢神经系统畸形，

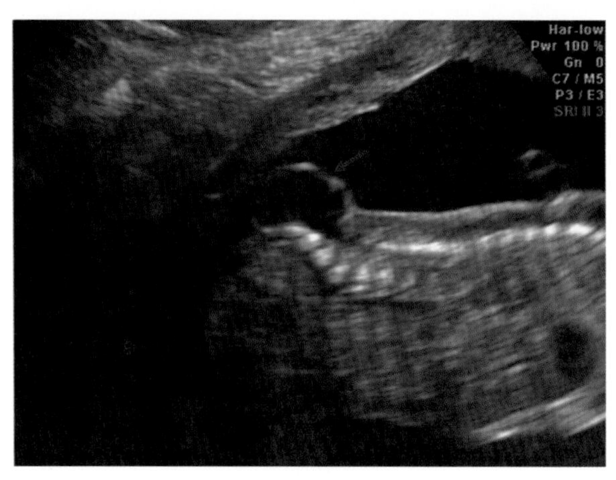

▲ 图 16–3　孕 18 周脊柱裂胎儿超声图像
箭所指的是出现缺陷的脊柱节段

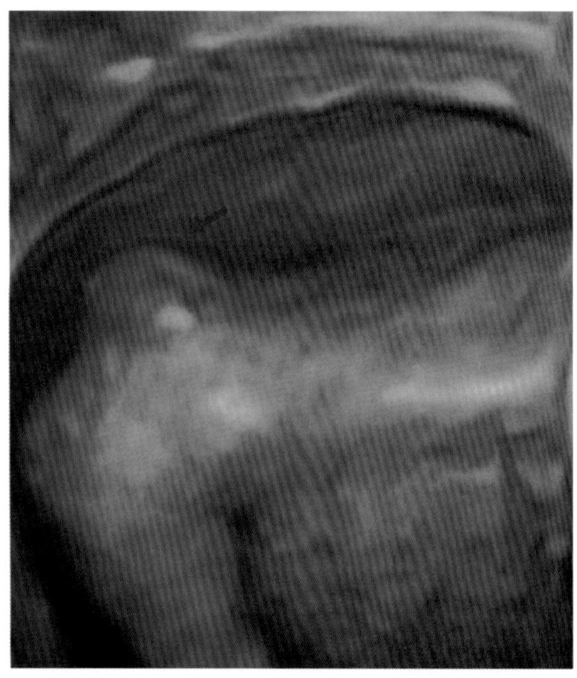

▲ 图 16–4　孕 18 周脊柱裂胎儿的三围超声成像
箭所指是脊柱缺陷

最常表现为脊髓脊膜膨出(myelomeningocele)[14]。脊膜的膨出通常神经系统预后较好，而脊髓脊膜膨出则与多种神经损伤相关，其预后与膨出脊髓的节段、病变的程度、病因及伴发出现的畸形有关[15]；NTD 可伴发染色体的异常，尤其对于合并其他畸形者更是如此，因而必须向患者提供侵入性产前诊断[16]。一旦 NTD 合并了染色体异常或其他遗传综合征，通常预后很差。此外，神经系统病变的严重程度还和畸形导致神经组织暴露于宫内羊水环境的长短有关[17]。基于这项理论，人们开始尝试宫内手术干预来减少神经成分在羊水中的暴露，从而改善患儿的长期预后。传统的开放式胎儿手术造成的母儿风险都很大，目前越来越提倡胎儿镜手术[18]。在明确了 NTD 的诊断和病变程度后，可结合患者及家属的意愿来选择下一步的处理措施[14]。

根据传统观点，很多文献都认为对于脊髓脊膜膨出的患儿，剖宫产较阴道分娩更有优势，他们认为剖宫产避免了阴道试产过程中机械力对于已经暴露受损的神经组织的进一步破坏[19]。但现今越来越多的研究指出，不论 NTD 的病变部位在哪里，与阴道分娩相比，剖宫产并没有改善患儿的长期预后和减少神经损伤[20, 21]。因此，现在对于 NTD 患儿，尤其是对小而平坦的或有皮肤覆盖的病变，更倾向于阴道试产。对于大于 5cm 的较大病变，还是应当酌情考虑剖宫产以避免膨出囊的破裂和难产。另外，地域医疗水平的差别，尤其是新生儿专家产后第一时间能为患儿提供治疗与否也是应当纳入考量的，必要时为配合进一步救治，应当择期剖宫产终止妊娠。

孤立性脑积水（isolated hydrocephalus）（图 16-5）或 NTD 相关的脑积水属于非致死性的胎儿畸形，常常需要剖宫产分娩。在评估分娩方式时需要监测胎儿径线，尤其是在孕晚期。对于明显的脑积水而胎儿预后较好者应选择剖宫产以减少产时新生儿病死率。这种情况下阴道试产通常会导致头盆不称、难产，产妇大出血风险也增加，常继发于第二产程延长及子宫破裂等并发症。

（二）胎儿面部及颈部包块

水囊瘤（cystic hygromas）（图 16-6）主要在孕早期诊断，通常位于胎儿颈后部。巨大的水囊瘤累及的范围更广，可一直延伸到胎儿的面部和胸部。产前发现的水囊瘤中超过一半与染色体异常相关，染色体核型正常的胎儿中，

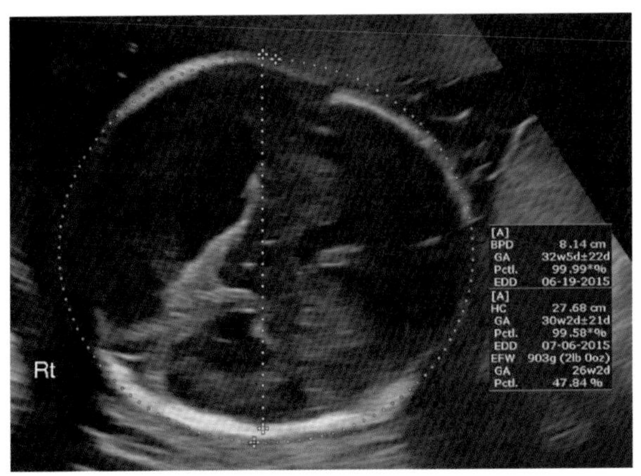

▲ 图 16–5　孕 26 周脑水肿胎儿的冠状面超声成像

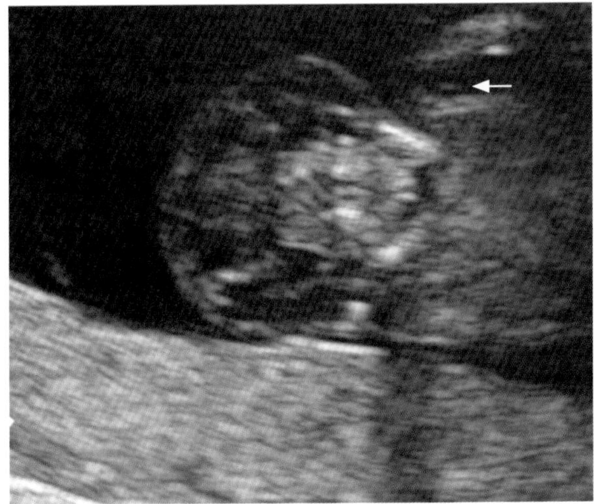

▲ 图 16–6　孕 13 周颈部水囊瘤胎儿超声成像
箭所指是颈后部分隔的肿物

有 30% 可伴有其他畸形[22]。巨大的水囊瘤以及持续超过孕 14 周的水囊瘤发生染色体非整倍体的风险更高[22]。胎儿水肿合并颈部水囊瘤通常是致死性的。这些孕妇应接受侵入性产前诊断来进一步明确诊断。如果染色体检查的结果无异常，需要对胎儿连续超声检查，并进行胎儿超声心动图检查。整个孕期对囊肿穿刺抽吸并不能减轻胎儿病死率及畸形的情况。在分娩前进行囊肿的抽吸可减轻囊肿压迫及产道梗阻，有助于阴道试产。对于孤立的颈部巨大囊肿，三级医疗中心可以选择择期剖宫产，在小儿外科和母胎医学专家的参与下开展产时宫外治疗，即 EXIT 手术（ex utero intrapartum treatment，子宫外分娩治疗），帮助患儿在仍有胎盘供血的情况下完成声门下高级气道的建立[23]。EXIT 手术通常在足月或近足月时实施，主要针对的患者是胎儿经超声评估见气道偏离、受压迫或阻塞，以及患儿口腔存在畸形者，它们的共同特点是分娩后气道易梗阻而建立气管插管困难。

其他的颈部、面部占位，如畸胎瘤（teratoma），也遵从同样的分娩方式选择标准。虽然绝大多数面部畸胎瘤都是良性的，但这类肿物通常起源于口腔并且挤占、替代颅内容物的生长空间，其预后通常较差。颈部畸胎瘤也多是良性的，尽管它具有恶性潜能，但最危险的是它会挤压胎儿胸腔，造成肺部发育不良。建议上述情况接受侵入性产前诊断以评估胎儿染色体非整倍体风险，尤其当合并其他畸形时尤为重要。如果实性或部分实性的颈部肿物推挤胎儿颈部造成过伸的固定姿势，这种情况是难以经阴道分娩的，此时仍是首推足月或近足月的剖宫产，必要时进行 EXIT。

（三）脐膨出

脐膨出（omphalocele）是一种在孕 12 周中肠结构完成内旋转后才能做出诊断的中线发育缺陷疾病（图 16-7）。由于前腹壁中线的缺陷导致覆盖着羊膜和腹膜的腹腔内容物疝出。发现该异常时需要仔细的形态学评估来确定脐膨出的病因和伴发的畸形，此外还需借助侵入性产

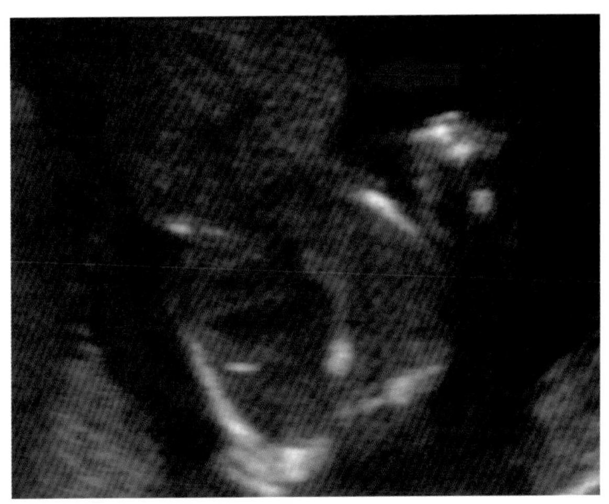

▲ 图 16–7　孕 18 周脐膨出胎儿腹部横切面超声成像
箭所指是疝出的腹腔器官

前诊断来指导预后和进一步处理。脐膨出的分类和处理须考虑疝囊的大小、内容物，以及是否合并其他畸形。小型脐膨出是指直径＜ 5cm，仅包含肠管和胃，但无肝脏疝出的情况。如果超过 5cm 且包含肠管、胃和肝脏的疝囊则称为巨大膨出。疝囊可以发生破裂，导致腹腔内脏漂浮于羊膜腔内[24]。腹壁缺陷越大且包含有肝脏膨出时，伴发其他异常和遗传综合征的可能性很大。伴有肝脏膨出的脐膨出更易合并心脏、肢体和肾的发育不良；即使是小型脐膨出也会增加伴发胃肠道及中枢神经系统异常的风险[25]。大部分脐膨出都伴有其他畸形，仅 30% 是单纯膨出，而剩余的 70% 左右常伴有染色体异常、单基因病或遗传综合征[25]。50% 的脐膨出都存在心脏畸形，所以必须行胎儿超声心动检查以排除心脏畸形[26]。

对于非致死性脐膨出产时的处理取决于脐膨出的类型。对于小型的脐膨出是可以尝试阴道试产的，因为剖宫产并不能改善母儿预后；巨大的膨出尤其是膨出物中包含肝脏时，当没有早产指征时，应在足月或近足月进行剖宫产分娩以预防难产、疝囊破裂或腹腔脏器的创伤[24]。手术地点应设在具有有经验的小儿内科和外科医生的三级医学中心。

（四）非实性肿物

所有的器官或潜在的腹膜腔隙都可以因液体的积聚而形成一个非实性肿物。一般可以通过超声来发现病因明确诊断，有时也需要抽取积液取样化验来查找积液的来源（如腹腔积尿或尿性囊肿）、评估肾脏功能（如胎儿膀胱扩张）（图 16-8）及明确病因（如乳糜胸）。一旦诊断后孕妇应当密切随访，定期超声监测，必要时还需要反复的积液取样或穿刺放液来保护脏器功能（如膀胱出口梗阻时肾功能的保护）。分娩时机及分娩方式的选择是个体化的。通常这类胎儿的腹围会增大，分娩前需要仔细测量胎儿各径线来评估难产风险。大部分患者可以阴道试产，有时可以在分娩前先行引流积液来缩小腹围、减轻积液对膈肌的压迫，这可以减少剖宫产率并帮助胎儿呼吸。

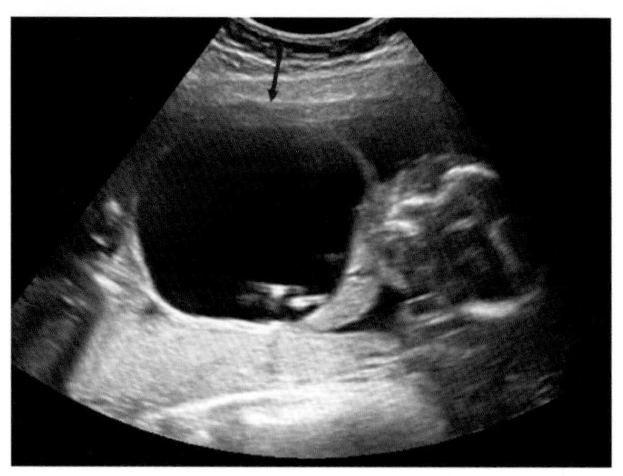

▲ 图 16-8　孕 28 周胎儿矢状面超声成像
箭所指是因出膀胱口梗阻造成的继发性膀胱扩张

（五）骶尾部畸胎瘤

骶尾部畸胎瘤（sacrococcygeal teratoma）（图 16-9）是一种起源于胎儿尾椎的外生性肿瘤，包含了实性和液性成分。如果肿瘤本身体积过大且血供丰富，胎儿易发生高排血性的心力衰竭，继而出现胎儿水肿和胎死宫内。胎儿宫内治疗包括了羊水减量，肿瘤切除，以及新近的微创胎儿介入手术，通过激光消融肿瘤血管，来改善胎儿预后[27]。由于产伤可能造成胎儿大出血，只有体积小、血管不丰富的肿瘤，才可以选择经阴道分娩。如果肿瘤血供不丰富，并可以在产时安全地穿刺放出囊液，则可以进行阴道试产。对于大多数情况，剖宫产更加安全，分娩

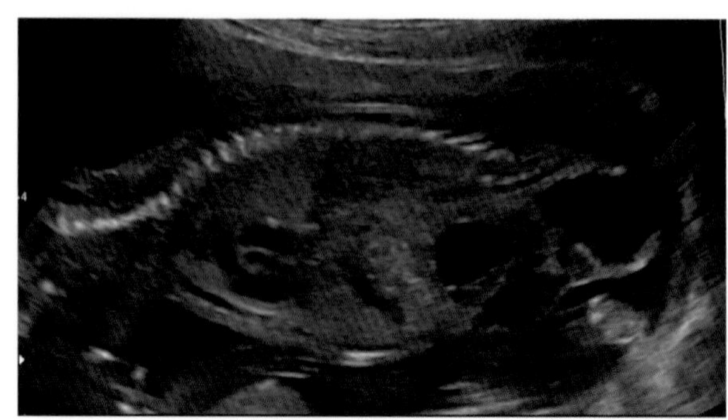

▲ 图 16-9　孕 21 周胎儿脊柱超声成像
箭所指是胎儿脊柱骶尾部的畸胎瘤

时最好有有经验的小儿外科医生在场以便能够对新生儿进行即刻治疗[28]。

四、其他考虑

所有需要在产后第一时间进行新生儿或小儿外科救治干预的畸形胎儿都应该考虑有计划的择期剖宫产分娩，例如新生儿科或小儿外科医生对先天性心脏病胎儿的分娩方式和时间可能会提出专业的要求。如果不能满足择期的日间分娩或存在其他条件问题，孕妇应被转运到具有全天候处理能力的医学中心进行自然分娩或剖宫产。

五、总结

准确而全面的产前诊断结合充分的超声评估可以指导孕期发现的畸形胎儿的进一步管理。母胎医学专家应向孕妇提供基于个体化情况的病情咨询并提供所有的处理方式供孕妇参考。对于这类涉及多个学科的复杂疾病，应设立专门的护士以帮助患者联系、协调和预约各个相关学科的专家。不论对致死性还是非致死性畸形，胎儿分娩方式的选择都需要满足母体安全、胎儿或新生儿预后最佳的前提，必要时应行剖宫产分娩。

（张多多 译，宋亦军 校）

参考文献

[1] Martin J, Hamilton B, Osterman M, et al. Births: Final data for 2013. Natl Vital Stat Rep 2014; 64(1): 1–68.

[2] Heron M. Deaths: Leading causes for 2011. Natl Vital Stat Rep 2015; 64 (7): 76–9.

[3] American College of Obstetricians and Gynecologists. ACOG Practice Bulletin 101. Ultrasound in pregnancy. February 2009.

[4] Wiliknson D, de Crespigny L, Xafis V. Ethical language and decision-making for prenatally diagnosed lethal malformations. Semin Fetal Neonatal Med 2014; 19(5): 306–11.

[5] Almeida M, Hume R, Lathrop A, et al. Perinatal hospice: Family-centered care of the fetus with a lethal condition. J Am Phys Surg 2006; 11(2): 52–5.

[6] Calhoun BC, Napolitano P, Terry M, et al. Perinatal hospice: Comprehensive care for the family of the fetus with a lethal condition. J Reprod Med 2003; 48(5): 343–8.

[7] Leuthner S, Jones EL. Fetal concerns program: A model for perinatal palliative care. MCN An J Matern Child Nurs 2007; 32: 272–8.

[8] Hoeldtke NJ, Calhoun BC. Perinatal hospice. Am J Obstet Gynecol 2001; 185(3): 525–9.

[9] Macones GA, Peirpert J, Nelson D, et al. Maternal complications with vaginal birth after cesarean delivery: A multicenter study. Am J Obstet Gynecol 2005; 193(5): 1656–62.

[10] Spinnato J, Cook V, Cook C, Voss D. Aggressive intrapartum management of lethal fetal anomalies: Beyond beneficence. Obstet Gynecol 1995; 85(1): 89–92.

[11] Chasen ST, Chervenak FA, McCullough LB. The role of cephalocentesis in modern obstetrics. Am J Obstet Gynecol 2001; 185(3): 734–6.

[12] Sahid S, Sepulveda W, Dezerega V, et al. Iniencephaly: Prenatal diagnosis and management. Prenatal Diagnosis 2000; 20: 202–5.

[13] Parker SE, Yazdy MM, Mitchell AA, et al. Description of spina bifida cases and co-occurring malformations, 1976–2011. Am J Med Genet A 2014; 164A(2): 432–40.

[14] Adzick NS, Thom EA, Spong CY, et al. MOMS investigators. A randomized trial of prenatal versus postnatal repair of myelomeningocele. N Engl J Med 2011; 364: 993–4.

[15] Bowmen RM, McLone DG, Grant JA, et al. Spina bifida outcome: A 25 year prospective. Pediatr Neurosurg 2001; 34: 114–20.

[16] Goetzinger KR, Stamilio DM, Dicke JM, et al. Evaluating the incidence and likelihood ratios for chromosomal abnormalities in fetuses with common central nervous system malformations. Am J Obstet Gynecol 2008; 199(3): 285.e1.

[17] Sival DA, Beeger JH, Staal-Schreine-machers AL, et al. Perinatal motor behavior and neurolical outcome in spina bifida aperta. Early Hum Dev 1997; 50: 27–37.

[18] Kohl T, Tchatcheva K, Merz W, et al. Percutaneous fetoscopic patch closure of human spina bifida aperta: Advances in fetal surgical closure techniques may obviate the need for early postnatal neurosurgical intervention. Surg Endosc 2009; 23: 890–5.

[19] Chervenak FA, Ducan C, Ment LR, et al. Perinatal management of myelomeningocele. Obstet Gynecol 1894; 63: 376–80.

[20] Lewin D, Tolosa JE, Kaufmann M, et al. Elective cesarean delivery and long-term motor function or ambulation status in infants with meningomyelocele. Obstet Gynecol 2004; 103(3): 469–73.

[21] Preis K, Swiatkowska-Freund M, Janczewska I. Spina bifida—A follow-up study of neonates born from 1991 to 2001. J Perinatal Med 2005; 33(4): 353–6.

[22] Scholl J, Durfee SM, Russell MA, et al. First-trimester cystic hygroma: Relationship of nuchal translucency thickness and outcomes. Obstet Gynecol 2012; 120(3): 551–9.

[23] Laje P, Peranteau WH, Hedrick HL, et al. Ex utero intrapartum treatment (EXIT) in the management of cervical lymphatic malformation. J Pediatr Surg 2015; 50(2): 311–4.

[24] Mann S, Blinman TA, Wilson RD. Prenatal and postnatal management of omphalocele. Prenat Diagn 2008; 28: 626–32.

[25] Boyd PA, Bhattacharjee A, Gould S. Outcome of prenatally diagnosed anterior abdominal wall defects. Arch Dis Child Fetal Neonatal Ed 1998; 78(3): F209–13.

[26] Gibbin C, Touch S, Broth RE. Abdominal wall defects and associated congenital heart disease. Ultrasound Obstet Gynecol 2003; 21(4): 334–7.

[27] Sananes N, Javadian P, Britto IS, et al. Technical aspects and effectiveness of percutaneous fetal therapies for large sacrococcygeal teratomas: Cohort study and a literature review. Ultrasound Obstet Gynecol 2015; 47(6): 712–9.

[28] Anteby E, Yagel S. Route of delivery of fetuses with structural anomalies. Eur J Obstet Gynecol Reprod Biol 2003; 106(1): 5–9.

第 17 章　死胎的评估和管理

Evaluation and management of stillbirth

Sevan A. Vahanian　Wendy L. Kinzler，Anthony M. Vintzileos

本章概要

死胎不论对于患者夫妇双方还是对于医务工作者都是一种让人十分难受和沮丧的情况。不论孕周大小，面对死胎都需要一个系统的、同情的方法进行诊断、评估和处理。世界卫生组织（WHO）将胎死（fetal death）定义为“妊娠物完全被母体娩出或经其他手段牵拉出母体前发生的死亡，且无论孕周大小；而这种死亡是指当胎儿与母体分离后，没有呼吸或任何生命迹象，包括心跳、脐带搏动或自主肌肉群的活动。”[1] 死胎（stillbirth）分为妊娠 20 周前的早期死胎，妊娠 20 ～ 27 周的中期死胎，以及 28 周以后的晚期死胎。美国死胎发生率为 1/160，每年约有共 26 000 例死胎[2]。

尽管国家健康数据中心（National Center for Health Statistics，NCHS）一直致力于规范死胎的报道来获得更准确的死胎数据信息，但是美国本土仍存在着漏报和不一致的情况[3]。NCHS 将死胎定义为孕期任何阶段自发的胎死宫内。大多数国家都将死胎定义在 20 周或以上的胎儿死亡，或当孕周不详时发生死胎时胎儿体重超过 350g。根据 NCHS 的统计数据，妊娠 20 周后死胎率在 2006—2012 年基本稳定在 6.05‰（每 1000 例活产儿有 1 例死胎），但是种族间的不一致相当显著，在非西班牙裔白人妇女中死胎率是 4.9‰，西班牙裔是 5.33‰，而非西班牙裔黑人妇女中这一比例高达 10.67‰[4]。于是美国启动了死胎协作研究网（the stillbirth collaborative research network，SCRN）以期进一步认识种族与地域不同对死胎原因的影响[5]。

一、死胎的诊断

由于实时超声监测设备的广泛普及应用，死胎很容易明确诊断，敏感度和特异度均为 100%。使用经腹的超声检查最早可以在孕 7 ～ 8 周检测到胎心搏动，而高频的经阴道超声探头则可最早在孕 5 周半至 6 周左右探测到胎心[6]。

如果探测不到胎心，则意味着已经胎死宫内。其他常见提示死胎的超声征象是胎动消失、由于颅骨重叠导致胎头形状异常，以及羊水量减少或消失。在超声确诊前有很多临床表现提示可疑死胎，包括胎动减少或消失、宫底高度下降、阴道出血，经腹多普勒未闻及胎心，以及母体血清甲胎蛋白水平可能升高。

对于超声检查者，死胎是很容易被检出的，整个宫内环境“寂静无声”，除了母体主动脉波动外，没有其他动态征象。在发现没有胎心搏动后非常重要的是必须与孕妇本人一起确认死胎的诊断，即在探头固定的情况下让孕妇看到屏幕上并没有显示出胎心活动的影像。经过几秒钟的观察后，征得孕妇本人对胎儿已经死亡的确认。这个过程会减少诊断过程中不必要的麻烦，以及后续孕妇或家属否认胎死宫内。有些医生会马上问孕妇最后是何时感到胎动的，这种问题会激起孕妇强烈的自责与内疚，因为她会认为是她的疏忽而没有及时的就诊。然而这种情况对医生明确诊断毫无帮助，所以要避免询问此类问题。

二、死胎的评估

许多情况都与胎死宫内有关（表 17-1）[7]。一般来说，胎死发生的越早，越有可能与染色体异常相关（表 17-2）[8]。无论何时发生的胎死都必须尽量明确其原因，这一点非常重要。首先，它可以帮助患者夫妇理解导致他们胎儿死亡的原因，并减轻自责感；其次，有助于对患者夫妇恰当地咨询再次妊娠的再发风险；最后，对于可能再发的情况，再次妊娠时应当密切监测胎儿情况并给予相应的宫内干预措施。由于导致胎儿死亡的可能原因较多，在评估死因时一定要系统性地分析潜在的母体因素、胎儿因素及胎盘因素（表 17-3）。SCRN 开发了一种用来分析胎儿死亡原因的研究工具（initial causes of fetal death，INCODE）。INCODE 囊括了 6 大类原因，包括：母体疾病；产科并发症；母体或

表 17-1 与胎儿死亡相关的疾病

与胎儿死亡相关的疾病
母体因素
高血压疾病
糖尿病
肥胖
自身免疫病（SLE）
妊娠肝内胆汁淤积症
甲状腺疾病
肾病
药物滥用
感染
癫痫
产科并发症
胎母输血
宫颈功能不全
早产
未足月胎膜早破
绒毛膜羊膜炎
产时窒息
胎盘早剥
多胎妊娠
子宫破裂
孕妇外伤
子宫胎盘功能不全
母体或胎儿的血液系统疾病
遗传性易栓症
获得性易栓症（抗磷脂抗体综合征）
红细胞同种免疫
血小板自身免疫
胎儿遗传、结构或核型异常
染色体病
常染色体隐性遗传病
男性 X 连锁显性遗传病
结构畸形
胎儿代谢病
胎盘和（或）胎儿的感染
胎儿脑、心脏、肺和肝脏的感染（李斯特菌病、上行性多种病原感染）
引起胎儿畸形的感染（CMV、风疹、细小病毒、弓形虫、水痘病毒）
胎盘感染（梅毒）
胎儿附属结构异常
胎盘附着异常（前置、植入）
胎膜异常（脐带帆状附着、羊膜破裂序列征）
脐带异常（脐带先露、脐带缠绕、真结、狭窄）
胎膜感染
循环异常
其他

引自 Dudley DJ et al.，Obstet Gynecol，116，254-260，2010.

CMV. 巨细胞病毒；SLE. 系统性红斑狼疮

表 17-2　不同孕龄染色体异常相关的胎儿丢失百分比

孕龄（周）	染色体异常比例（%）
8 ～ 11	53.5
12 ～ 15	47.9
16 ～ 19	23.8
20 ～ 23	11.9
24 ～ 27	13.2
≥ 28	6.0

引自 Warburton D，Clin Obstet Gynecol，30，268，1987.

胎儿的血液疾病；胎儿遗传性、结构和核型异常；胎盘感染、胎儿感染或两者并存；胎盘病理情况。其目的是为了发现可能导致胎死的原因。这些原因又可进一步被分为“很可能导致死亡原因”和“有可能导致死亡的原因”[7]。2006—2008 年 SCRN 用该工具在美国进行了一项病例对照研究，评价了 663 名死胎的孕妇。在 60.9% 的孕妇中发现了“很可能导致胎儿死亡的原因”，包括产科并发症 29.3%，胎盘异常 23.6%，胎儿遗传与结构异常 13.7%，感染 12.9%，脐带异常 10.4%，高血压病 9.2% 和其他母体疾病 7.8% [5]。虽然存在很多可能的死因，但是对胎儿死亡的真正原因还需要更深入的分析。例如，仅有组织学绒毛膜羊膜炎并不一定是胎儿可能的死因，除非有脐带炎的证据。

（一）母体

细致的询问孕妇病史及体格检查是诊断胎儿死亡原因的必要步骤。医生需要询问孕妇的基础病、产科既往史、本次妊娠情况、是否使用任何药物或毒品、可能的感染暴露、外伤及家族史。询问时要小心，切忌让孕妇产生自责感。实验室检查包括血常规、母血中存在胎儿细胞或胎母输血筛查（Kleihauer-Betke 试验）、间接 Coombs 试验、毒物筛查、梅毒血清试验，以及抗细小病毒 B19 血清 IgM 和 IgG。抗磷脂抗体综合征（狼疮抗凝物、抗心磷脂抗体 IgM 和 IgG，以及抗 β_2 糖蛋白抗体）和遗传性易栓症（Ⅴ因子突变；凝血酶原 G20210A 突变；蛋白 C、蛋白 S 和抗凝血酶Ⅲ缺乏）的检测在一些诸如胎儿生长受限、子痫前期、复发性流产和个人 / 家族血栓史的病例中有一定价值 [9]。而其他像 TORCH（弓形虫、风疹病毒、巨细胞病毒、单纯疱疹病毒）的血清学筛查、促甲状腺激素

表 17-3　用于死胎评估的诊断性方法

- 孕妇
  - 病史和体格检查
    - 基础病
    - 产科病史
    - 本次妊娠情况
    - 药物或毒品使用情况
    - 感染
    - 外伤
- 家族史
  - 实验室检查
    - 血常规
    - 间接 Coombs 试验
    - Kleihauer-Betke 试验
    - 毒物分析
    - 梅毒血清学
    - 细小病毒 B19 IgM 和 IgG
    - 遗传性易栓症（部分病例）
    - 获得性易栓症（部分病例）
    - TORCH 滴度（价值不明确）
    - 促甲状腺激素（价值不明确）
    - 糖化血红蛋白 A1c（价值不明确）
- 胎儿
  - 超声评估
    - 推算死亡孕周（长骨）
    - 多胎妊娠时确定绒毛膜性及是否存在双胎输血综合征
    - 先天性畸形
    - 胎盘位置
    - 胎盘早剥
    - 感染或胎儿红细胞增多症
    - 羊水量
  - 胎儿标本检测
    - 羊水穿刺（核型分析，芯片检查，培养）
    - 脐带插入点下方胎盘小叶、脐带片段或胎儿组织（肋骨肋软骨交界或髌骨）
    - 影像学（照片、X 线片、磁共振）
    - 尸体解剖
- 胎盘
    - 培养
    - 病理学检查

和糖化血红蛋白（HbA1c）等检查的价值还不明确[10]。

（二）胎儿

超声技术在诊断胎儿或胎盘因素导致的死胎中扮演了重要的角色。假设没有早发型胎儿生长受限，通过测量胎儿长骨（如股骨、肱骨）的长度可以推算胎儿死亡时的大致孕周。颅骨和颅内容物径线的测量则不能用来推算孕周，因为一旦胎儿死亡，颅骨很快就可以被挤压而塌陷，导致测量径线偏小，不像长骨可以保持原有形态数周。所有的死亡胎儿都需要仔细排查是否存在先天畸形或水肿，但是不可将胎儿死后发生的改变（如皮肤及头皮的水肿）误认为是先天性畸形。

染色体的异常在所有孕周都是导致胎儿死亡的主要原因，所以非常有必要进行胎儿的染色体核型分析和芯片检查。一旦确诊胎儿死亡，即应尽快行羊水穿刺或绒毛活检获得染色体和芯片信息。胎儿死亡后胎儿组织会很快发生自溶。因此，在胎儿娩出时很难有活的组织来进行细胞遗传学分析。另一方面，胎儿死亡后羊水中的胎儿脱落细胞还可以存活数天[11]，所以相比之下羊水穿刺更易获得标本用于细胞遗传学检测。如果不能取到羊水，其他可用的标本还包括脐带插入点下方的胎盘组织、一段脐带或者是胎儿体内的组织（肋骨软骨交接处或髌骨等）。最近，胎儿细胞游离 DNA 也已经用于 50 例死胎或流产的检测[12]。整体上 76% 的患者能取得充足的胎儿游离 DNA 片段并得到检测结果；孕 8 周及以上者这一数字能达到 88%，而孕 8 周内者只有 53%。结果发现胎儿整倍体占 76%，三体占 21%，微缺失则占 3% 左右。至少截至本书编写为止，这一研究结果漏诊很多 X 单体，这占到了非整倍体胎儿丢失的 25% 左右。目前，仅在羊水穿刺无法进行或死胎标本无法进行核型和芯片检查时才进行胎儿细胞游离 DNA 检测。将来，胎儿细胞游离 DNA 则会成为死胎原因分析的常规检测。

如果死胎能被完整娩出，需拍照片和 X 线存档，尤其是当胎儿存在罕见或异常特征时。进行遗传咨询会有帮助。医生应该鼓励所有患者同意将死胎送检尸体解剖。一般把尸体解剖的好处充分告知患者及家属后，他们基本都会同意。在 Rankin 等的调查中，81% 的女性同意将死胎进行尸体解剖，拒绝尸体解剖的人中约有 14% 后悔这一决定[13]。研究表明在超声已经明确胎儿异常的情况下，尸体解剖能给 27% 的患者提供额外影响其再发风险的信息[14]。该检查应由有经验的或对围产儿病理感兴趣的病理医生完成。对死胎进行核磁共振检查也可以成为拒绝尸检患者的补充方案，尤其当诊断颅内病变时[15, 16]。

（三）胎盘

胎盘和脐带病变可以为寻找胎儿死因提供很多线索。胎盘异常增厚可见于胎儿红细胞增多症和一些特殊感染（如梅毒，细小病毒 B19）。胎盘早剥的病例则能见到胎盘后的血凝块，胎盘增厚，绒毛下血肿或羊膜腔内积血。分娩后可以进行胎盘培养，检测是否有需氧菌、厌氧菌、李斯特菌、脲原体和支原体。胎盘的组织学检查非常重要，应寻找是否存在血栓、梗死、炎症、羊膜炎和寄生虫感染等证据。对期待和胎盘进行大体检查可发现是否有轮廓胎盘、脐带帆状附着、扭转和（或）脐带血栓。胎盘病理学检查需要与死因相联系，例如单纯的脐带因素很少引起胎儿死亡，除非有证据表明脐带血管阻塞或胎儿缺氧。

（四）多胎妊娠的死胎

多胎妊娠时出现一胎死亡需要特别的关注。这种情况的准确发病率还不清楚，占双胎妊娠的 0.5% ～ 6.8%[17]。双胎同时死亡更为少见。双胎之一胎死宫内的预后与死胎发生的孕周及绒毛膜性密切相关。孕早期一胎死亡对另一胎一般无影响[18]。在中孕晚期出现这种情况时，单绒双胎和双绒双胎都有早产的风险。单绒双羊双胎的存活胎还面临着多脏器缺血损伤、多囊性脑软化和神经系统后遗症的风险。双胎存活胎儿损伤发生的比例占 5% ～ 40%。这种对存活胎的损伤很可能在另一胎死亡时就发生了，所以即使立刻终止妊娠也很难改善结局[19, 20]。

多胎妊娠之一胎死宫内时的超声检查十分必要，明确绒毛膜性可以确定存活胎儿的风险。在确诊单绒毛膜双胎后需要进一步明确是否有分隔的羊膜腔和双胎输血综合征。两胎都应该接受结构异常的筛查，并考虑进行羊水穿刺对两个胎儿进行染色体核型分析。如果胎儿不可存活，可选择期待治疗或终止妊娠。如果已经足月，建议立即分娩。在妊娠 24 ～ 34 周，推荐密切监测存活胎的生长发育情况，注意早产征兆。母体因为死胎释放物质造成的消耗性凝血异常非常罕见，建议进行基础凝血功能的检测，包括凝血酶原时间、部分凝血活酶时间、纤维蛋白原及血小板计数，如果继续妊娠则需要定期监测上述指标。

三、死胎的处理

一旦发现胎死宫内，医患双方就需要开始规划下一步的处理策略，包括继续观察期待死胎自然排出，药物引产或手术干预。选择的标准一般依据孕周、确诊时子宫大小、基础病、产科情况（如瘢痕子宫、医生的经验）和患者心理状态。

（一）期待治疗

在妊娠后半期发生死胎后选择期待观察是合理的，尤其对于那些心理上没有准备好接受其他医疗措施的患者。其主要弊端就是有可能发生低纤维蛋白原血症，好在这种继发于死胎的凝血异常非常少见。如果不存在胎盘早剥或子宫穿孔时，这种可能性仅在 3% 左右[21]。此外，大部分孕妇会在死胎发生两周内自然分娩[22]，这也减少了死胎滞留宫内过久引起凝血异常的风险[23]。如果选择期待治疗，每周都应密切随访纤维蛋白原水平。一旦发现凝血功能异常，应该即时补充血制品纠正凝血异常并立即清除子宫内的妊娠残留物。

（二）手术干预

1. 清宫术 对于有前次剖宫产史且本次妊娠为前置胎盘或子宫前壁低置胎盘的患者，决定清宫前务必充分除外剖宫产瘢痕妊娠的可能性。如果盲目对这类患者清宫，可能引起严重的出血。剖宫产瘢痕妊娠的处理将在本书第 32 章详细讨论。

如果没有剖宫产史，孕中期清宫常规包括扩张宫颈和清除宫内组织物，清宫的过程可以使用负压吸引，刮匙搔刮，必要时也可以钳出组织物。术前可考虑阴道内使用前列腺素类药物（prostaglandin）或昆布塞条（laminaria tent）。Hackett 等的研究报道了宫颈内置入 14 号 Foley 尿管并注入 25ml 水比后穹窿放置 3mg 地诺前列酮促宫颈成熟的效果更好[24]。

清宫术最严重和显著的并发症包括宫颈裂伤、子宫穿孔、出血、妊娠物残留、感染和宫腔粘连。这些并发症发生的风险随着孕周增加而增加，尤其是孕 20 周后显著升高[25]。孕 13 ～ 15 周清宫导致的死亡风险约为 3/100 000，而孕 21 周时再清宫这种风险增加了 4 倍[26]。

大部分情况下清宫术效果良好，但是对于大孕周（孕 16 周以上）的患者常难以彻底清除妊娠物。尤其是胎头和胸廓常常嵌顿宫内。操作过程中应注意检查胎儿组织以确认全部胎儿主要躯体部分都被清出。如果怀疑有宫内组织残留时，应在超声引导下继续完成清宫。还有一种处理残留的方法是先静脉使用缩宫素，几小时后再重新开始手术。一般此时残留的胎儿组织就被推挤到宫口，方便钳夹和清除。超声引导和使用静脉缩宫素对于明确残留所在部位及清除残留组织都比盲目继续清宫要更有优势，后者更易引起子宫穿孔和出血。有学者建议应在持续的超声引导下清宫，穿孔概率较低（3.7% 相比 15.9%），手术时间也较短[27]。

清宫术不仅安全有效，也避免了期待和药物引产的不可预知性和等待，但是清宫术造成胎体破损，无法与完整的胎儿和胎盘提供相同的信息。同样，如果夫妻双方希望看到或抱抱死胎来排解他们的哀思，清宫术也是不合适的。因此术前应和患者及家属充分交流清宫术的利弊。

2. 剖宫取胎、子宫切除和开腹探查 剖宫取胎术和子宫切除术一般很少在处理死胎时用到，除非在剖宫产史患者合并了胎盘植入时。虽然孕妇常常要求立即将胎儿自宫腔内取出，但是医生不可盲从这些要求。没有充分指征的剖宫取胎会增加母体发病率、死亡率，以及术后漫长的恢复过程。剖宫术后常常形成的较薄的瘢痕，进而增加再次妊娠时子宫破裂的风险[28]。正因如此，很多再次妊娠选择以剖宫产终止妊娠。

个别情况下剖宫取胎和子宫切除则会成为处理死胎的首选方式。比如合并其他需要开腹手术的情况如腹部外伤、可疑卵巢癌、浸润性宫颈癌时，首选剖宫取胎或子宫切除术。其他可能到指征包括可疑胎盘植入、产道梗阻、腹腔妊娠或孕妇大出血。如果选择剖宫取胎，手术操作应参照剖宫产术，只是子宫切口应足够大以便清除所有的妊娠组织。如果为了再次妊娠而保留子宫，就要避免做宫底部切口，并且要分层缝合切口。如果引产失败需要怀疑有腹腔妊娠、瘢痕妊娠或宫颈妊娠的可能。如果明确为腹腔妊娠则应开腹取出胎儿。应该在尽可能贴近胎盘插入点处结扎切断脐带，原位保留胎盘等待自然吸收。盲目地剥离胎盘则会造成大出血，应尽量避免。

（三）药物治疗

PGE_1 即米索前列醇，是一种安全有效的药物引产方法，其价格便宜，容易耐受，方便储存，相似剂量可经口服、舌下、阴道和直肠给药。常见的不良反应包括一过性发热、恶心、腹泻，可经阴道给药代替口服来缩短上述不良反应持续时间[29]。如果提前给患者服用解热药、止呕药、缓泻药还可以进一步减轻这些不良反应。舌下含服米索前列醇被证实有较高的生物学活性，因为它产生的血药浓度峰值更高[30]。而且这种给药方式还能避免肝脏的首过效应并减少阴道检查次数。因此，舌下含服及直肠给药都可以成为口服或阴道给药的合理的替代方案，尤其对于阴道出血影响阴道吸收者。

孕 28 周前，经典的用药方案是米索前列醇 200 ～ 400μg，经阴道、口服或舌下给药，每 4 小时 1 次。孕 28 周后则改为孕晚期剂量米索前列醇 25 ～ 50μg，经阴道、口服或舌下给药，每 4 小时 1 次；或者用地诺前列酮栓剂每 12 小时 1 次。此外，缩宫素静脉滴注引产也是安全有效的方案。用药期间需要监测宫缩强度，避免宫缩过频。如果宫颈条件不佳，使用昆布塞条、Folly 球囊或低剂量的前列腺素预处理可以缩短引产至分娩的时间。如果有阴道分娩禁忌，如古典式剖宫产史、横位、头盆不称或胎盘植入，则避免使用缩宫素引产。

随着剖宫产率的升高，临床中经常会遇到剖宫产史者出现胎死宫内的情况。许多研究认为孕中期使用前列腺素引产是安全有效的。122 名孕 11 ～ 15 周的妇女使用 600 ～ 800μg 米索前列醇或羊膜腔外使用地诺前列酮引产，无一例发生子宫破裂[31-33]。仅有 1 例既往有过两次子宫下段横切口剖宫产史，本次妊娠 23 周、未足月胎膜早破、绒毛膜羊膜炎的孕妇，在使用单次 200μg 的米索前列醇后发生了子宫破裂的报道[34]。因此，推荐对于 28 周前有瘢痕子宫的孕妇采用与无瘢痕子宫的患者相同的引产方法：米索前列醇 200 ～ 400μg，经阴道、口服或舌下给药，每 4 小时 1 次。孕 28 周后，推荐使用缩宫素静脉滴注引产，当宫颈条件不成熟时，可结合经宫颈 Foley 球囊促宫颈成熟。

四、胎死宫内的情感问题

胎死宫内往往是意料之外的不幸事件，目前关于死胎对夫妻双方的情感打击与失去心爱之人类似，尚无很好的解释。这些情感波动不仅可以发生在孕晚期死胎时，也普遍存在于孕早期的流产、双胎之一死亡和孕中期因畸形而引产病例中[35-37]。虽然患者的内疚情感很复杂，但有一些相似的情感变化有迹可循[38]。患者如何走出阴影并面对这些变化。医护工作者应熟悉这些心理变化，在胎儿丢失发生时帮助患者在情感上恢复。只有那个时候需要识别并提供合适的支持和帮助。

大部分女性得知胎死宫内后即刻会有一种强烈的情感反应[39]。具体表现为震惊，可以持续数小时至 2 周不等，也可伴有拒绝接受。如果向孕妇展示超声实时图像，显示胎心搏动消失，可以帮助她们走出拒绝接受期。接下来患者会开始悲伤、烦躁不安、内疚和焦虑。这个阶段尤其应该避免一些问题或评论被患者曲解，从而增加她们内心的自责。医务工作者需要努力减轻患者的内疚感，因为它可以加重悲伤情绪、处理问题困难，并可加重抑郁情绪[39]。确诊死胎的最初一段时间，应注意与患者相处时要充满同情、感情细腻、方式温和。下一个阶段患者会进入较长时间的内心混乱期，经常被悲伤的感觉打断[38]。3 ～ 4 个月后，患者精神恢复，情感重建。有些情况可以增强这种情感反应的强度和持续时间，比如既往妊娠丢失的病史、尚无子女、没有征兆的孕晚期死胎、既往有处理问题障碍、抑郁或缺乏社会支持[39]。医务工作者应向所有夫妇推荐能提供心理支持的小组、抚恤团队、社工或对围生儿死亡有经验的精神心理医生。

应当认识到，胎死宫内对于孕妇和她的丈夫同样都会产生心理打击，但是父亲的表现可能与母亲大相径庭。男性倾向于压抑自己的悲伤和愤怒，努力帮助其配偶。因为缺乏外在的悲伤表现，他们可能得到较少的帮助、感到孤单，这也增加了他们发展成慢性的悲伤情绪的风险，而最终这些情绪会影响夫妻之间的感情[40，41]。因此，对夫妻双方给予同样的支持和交流是非常重要的。

在提供了必要的精神和情感援助后，患者抑郁的发生明显减少[42]。情感援助包括很多方面。如前所述，当诊断死胎时就应立即减少患者的否认情绪和自责情绪。必须要和患者及家属讨论对于死胎的下一步处理，但除非有必须立刻住院的医学情况，患者夫妇不必急于做出决定。在分娩时应鼓励患者夫妇看一看和抱一抱胎儿，并且留取一些纪念物（照片，一撮头发，脚印或信息腕带），这可以缓解一部分悲伤的情绪。Kellner[43] 发现 92% 的夫妇选择看一眼他们的孩子，54% 会选择抱一抱胎儿。这一决定并不取决于胎儿的外观是否正常，即使对有严重畸形的胎儿，这些举动都会让患者夫妇从情感上获益。选择看胎儿的患者一般不再遗憾，而拒绝看胎儿的患者事后往往后悔当初的选择。此外，应该鼓励给胎儿起一个名字，这能够增强他 / 她的存在感[44]。另外应该与患者及家属讨论处理尸体的可能方式，包括交由医院处理，带回家埋葬或活化。火化后骨灰还可以交还给家属。虽然交给医院处理最为方便，但患者自己举办追思活动或葬礼等的情感获益会更多。这一服务会使胎儿死亡这件事情终结，让正常的悲伤情绪继续进展。它提供给这个家庭和朋友们一个机会来表达哀思，并且因为知道埋葬胎儿遗骸的地方而得到安慰[45]。

虽然需要尊重患者夫妇的隐私与个人空间，但这不意味着要孤立和放弃他们。适当的表达来自医务人员的关爱并和他们讨论家庭和朋友的可能反应对这些夫妇很有帮助。在任何情况、无论胎死发生在任何孕周，都不要说“你还年轻，你还有机会再生”或“好在你已经有一个健康的孩子了，应该感激这一点”这类话。研究表明超过 50% 发生死胎的孕妇认为她们的医生不能敏锐的识别她们的感受并且给她们表达伤痛的机会，她们感到这是缺乏关爱与同情心的表现。一旦这样，这些患者难免心生怨念，再次妊娠时会找其他医生产检。

门诊随访这类患者也需要同时关注母亲在医学上和心理上的问题。不要回避与患者讨论死胎这件事，并且要寻找导致死胎原因的可能信息。医务工作者不仅要识别出一般的悲伤情绪，还要识别病理性的悲伤反应，包括发展为抑郁、焦虑、神经官能症、精神躯体症状、甚至自杀倾向。如果发现这类表现，应立即转诊精神心理科医生。超过一半的妇女在死胎发生后 1 ～ 2 年内都能再次妊娠[46]。有研究认为如果在死胎发生 6 个月内即再次妊娠者容易持续沉溺于悲伤的心境之中[45，47]。但也有研究并不支持这一观点。不论再次妊娠时距离死胎分娩的时间长短，下一次妊娠均会表现出强烈的焦虑，尤其在临近上次死胎发生的孕周时更为明显[48]。

五、总结

胎死宫内的发生不论对患者夫妻双方还是对医务工作者都是强烈的打击。产科医生需要处理许多死亡相关问题，明确死胎诊断、评估病因和处理方法，同时也要兼顾患者夫妇的情感需要。患者和医生共同讨论是期待自然分娩或积极引产，后者可以通过药物或手术的方式实现。引产方法和时机的选择依据包括孕周、医生的经验，以及患者的医学和心理需求。全面系统的胎儿及胎盘的超声和病理检查非常重要，它有助于解释妊娠丢失的原因、评估再发风险、并确定再次妊娠时的特殊干预措施。医务工作者在帮助患者及家属时一定要富有同情心，鼓励他们理性、勇敢地面对这一不幸事件。

（张多多　译，宋亦军　校）

参考文献

[1] World Health Organization. Manual of the International Classification of Diseases, Injuries and Causes of Death (9th revision, volume 1), p. 763. Geneva, Switzerland: WHO, 1977.

[2] MacDorman MF, Kirmeyer Se, Wilson EC. Fetal and Perinatal Mortality, United States, 2006. Natl Vital Stat Rep 2012; 60(8): 1–22.

[3] Goldhaber MK. Fetal death ratios in a prospective study compared to state fetal death certificate reporting. Am J Public Health 1989; 79: 1268–70.

[4] Gregory ECW, MacDorman MF, Martin JA. Trends in Fetal and Perinatal Mortality in the United States, 2006–2012. NCHS Data Brief No. 169. Hyattsville, MD: National Center for Health Statistics, 2014.

[5] Stillbirth Collaborative Research Network Writing Group. Causes of death among stillbirths. JAMA 2011; 306(22): 2459–68.

[6] Goldstein SR, Timor-Tritsch IE. Ultrasound in Gynecology, p. 150. New York, NY: Churchill Livingstone, 1995.

[7] Dudley DJ, Goldenberg R, Conway D, et al. A new system for determining the causes of stillbirth. Obstet Gynecol 2010; 116: 254–60.

[8] Warburton D. Chromosomal causes of fetal death. Clin Obstet Gynecol 1987; 30: 268.

[9] Arkel YS, Ku DH. Thrombophilia and pregnancy: Review of the literature and some original data. Clin Appl Thromb Hemost 2001; 7: 259–68.

[10] Silver RM, Varner MW, Reddy U, et al. Work-up of stillbirth: A review of the evidence. Am J Obstet Gynecol 2007; 196(5): 433–44.

[11] Saal HM, Rodis JF, Weinbaum PJ, et al. Cytogenetic evaluation of fetal death: The role of amniocentesis. Obstet Gynecol 1987; 70: 601.

[12] Clark-Ganheart CA, Fries MH, Leifheit KM, et al. Use of cell-free DNA in the investigation of intrauterine fetal demise and miscarriage. Obstet Gynecol 2015; 125: 1321–9.

[13] Rankin J, Wright C, Lind T. Cross sectional survey of parents' experience and views of the postmortem examination. BMJ 2002; 324: 816–8.

[14] Boyd PA, Tondi F, Hicks NR, et al. Autopsy after termination of pregnancy for fetal anomaly: Retrospective cohort study. BMJ 2004; 328: 137–40.

[15] Woodward PJ, Sohaey R, Harris DP, et al. Postmortem fetal MR imaging: Comparison with findings at autopsy. AJR Am J Roentgenol 1997; 168(1): 41–6.

[16] Cannie M, Votino C, Moerman P, et al. Acceptance, reliability and confidence of a diagnosis of fetal and neonatal virtuopsy compared with conventional autopsy: A prospective study. Ultrasound Obstet Gynecol 2012; 39(6): 659–65.

[17] Cleary-Goldman J, D' Alton M. Management of single fetal demise in a multiple gestation. Obstet Gynecol Survey 2004; 59: 285–98.

[18] Pompler HJ, Madjar H, Klosa W, et al. Twin pregnancies with single fetal death. Acta Obstet Gynecol Scand 1994; 73: 205–8.

[19] D' Alton ME, Newton ER, Cetrulo CL. Intrauterine fetal demise in multiple gestation. Acta Genet Med Gemellol 1984; 33: 43–9.

[20] Fusi L, Gordon H. Twin pregnancy complicated by single

intrauterine death. Problems and outcomes with conservative management. Br J Obstet Gynaecol 1990; 97: 511–6.
[21] Maslow AD, Breen TW, Sarna MC, et al. Prevalence of coagulation abnormalities associated with intrauterine fetal death. Can J Anaesth 1996; 43: 1237–43.
[22] Tricomi V, Kohl SG. Fetal death in utero. Am J Obstet Gynecol 1957; 74: 1092.
[23] Prichard JA. Fetal death in utero. Obstet Gynecol 1959; 14: 573.
[24] Hackett GA, Reginald P, Paintin DB. Comparison of the foley catheter and dinoprostone pessary for cervical preparation before second trimester abortion. Br J Obstet Gynaecol 1989; 96: 1432–4.
[25] Peterson WF, Berry FN, Grace MR, et al. Second trimester abortion by dilation and evacuation: An analysis of 11,747 cases. Obstet Gynecol 1983; 62: 185.
[26] Grimes DA, Schulz KF. Morbidity and mortality from second trimester abortions. J Reprod Med 1985; 30: 505.
[27] Acharya G, Morgan H, Paramanantham L, et al. A randomized controlled trial comparing surgical termination of pregnancy with and without continuous ultrasound guidance. Eur J Obstet Gynecol Reprod Biol 2004; 114: 69–74.
[28] Clow WM, Crompton AC. The wounded uterus: Pregnancy after hysterotomy. BMJ 1973; 1: 321.
[29] Pang MW, Lee TS, Chung TKH. Incomplete miscarriage: A randomized controlled trial comparing oral with vaginal misoprostol for medical evacuation. Hum Reprod 2001; 16: 2283–7.
[30] Zeiman M, Fong S, Benowitz N, et al. Absorption kinetics of misoprostol with oral or vaginal administration. Obstet Gynecol 1997; 90: 88–92.
[31] Herabutya Y, Chanarachakul B, Punyavachira P. Induction of labor with vaginal misoprostol for second trimester termination of pregnancy in the scarred uterus. Int J Gynecol Obstet 2003; 83: 293–7.
[32] Debby A, Golan A, Sagiv R, et al. Midtrimester abortion in patients with a previous uterine scar. Eur J Obstet Gynecol Reprod Biol 2003; 109: 177–80.
[33] Shapira S, Goldberger S, Beyth Y, et al. Induced second trimester abortion by extra-amniotic prostaglandin infusion in patients with a cesarean scar: Is it safe? Acta Obstet Gynecol Scand 1999; 78: 511–4.
[34] Chen M, Shih JC, Chiu WT, et al. Separation of cesarean scar during second-trimester intravaginal misoprostol abortion. Obstet Gynecol 1999; 94: 840.
[35] Peppers LG, Knapp RJ. Maternal reactions to involuntary fetal/infant death. Psychiatry 1980; 43: 155.
[36] Wilson AL, Fenton LJ, Stevens DC, et al. The death of a newborn twin: An analysis of parental bereavement. Pediatrics 1982; 70: 587.
[37] Adler B, Kushnick T. Genetic counseling in prenatally diagnosed trisomy 18 and 21: Psychosocial aspects. Pediatrics 1982; 69: 94.
[38] Parkes CM. Bereavement. Br J Psychiatry 1985; 146: 11.
[39] Brier N. Understanding and managing the emotional reactions to a miscarriage. Obstet Gynecol 1999; 93: 151–5.
[40] Murphy FA. The experience of early miscarriage from a male perspective. J Clin Nurs 1998; 7: 325–32.
[41] Samuelsson M, Radestad I, Segesten K. A waste of life: Fathers' experience of losing a child before birth. Birth 2001; 28: 124–30.
[42] Carrera L, Diez-Domingo J, Montanana V, et al. Depression in women suffering perinatal loss. Int J Gynecol Obstet 1998; 62: 149–53.
[43] Kellner KR, Donnelly WH, Gould SD. Parental behavior after perinatal death: Lack of predictive demographic and obstetrical variables. Obstet Gynecol 1984; 63: 809.
[44] Peppers LG, Knapp RJ. Motherhood and Mourning. Perinatal Death, p. 125. New York, NY: Praeger, 1980.
[45] LaRoche C, Lalinee-Michaud M, Engelsmann F, et al. Grief reactions to perinatal death—A follow-up study. Can J Psychiatry 1984; 29: 14.
[46] Cuisinier M, Janssen H, de Graauw C, et al. Pregnancy following miscarriage: Course of grief and some determining factors. J Psychosom Obstet Gynaecol 1996; 17: 168–74.
[47] Hughes PM, Turton P, Evans CDH. Stillbirth as risk factor for depression and anxiety in the subsequent pregnancy: Cohort study. BMJ 1999; 318: 1721–4.
[48] Cote-Arsenault D, Nomvuyo M. Impact of perinatal loss on the subsequent pregnancy and self: Women's experiences. J Obstet Gynecol Neonat Nurs 1999; 28: 274–82.

第 18 章　产前出血

Antepartum hemorrhage

Shauna F. Williams

本章概要

产前出血（antepartum hemorrhage，APH）是一种常见的妊娠期并发症，发生率约 15%，是指孕 20 周至临产前发生的阴道出血。产科出血严重威胁母儿安危。妊娠中晚期发生的出血可使早产和围生儿死亡率升高许多倍。造成 APH 最常见的原因是胎盘早剥和前置胎盘，其他一些原因还包括宫颈病变、生殖道感染、外伤，以及一些罕见疾病如脐血管前置、外阴阴道静脉曲张及生殖器肿瘤。非妇产科原因的病变如血尿和直肠出血也需要鉴别。由于 APH 与高发病率和死亡率相关，临床工作中一定要重视其评估和处理。

一、胎盘早剥

（一）病因与流行病学

正常附着状态下的胎盘提前发生剥离对母儿都很危险，其造成的围生期死亡率明显高于普通产科人群[1]。它的临床表现从没有症状到危及生命轻重不等。

胎盘早剥的发生率为 0.6% ～ 1%[1, 2]。在过去的几十年中，有人报道胎盘早剥的发生率增加，而也有人报道其发病率减少[2, 3]。20 世纪 30 年代，纽约 Lying-In 医院报道有外出血表现的胎盘早剥母体死亡率在 1.7%。到 70 年代，由产科大出血造成的产妇死亡就明显减少了[4]，但胎盘早剥仍然有很高的母儿死亡率。即便是近年来，每 9 例胎盘早剥中就有 1 例发生围生儿死亡[5]。其他新生儿的并发症还包括早产、贫血、生长受限、脑室内出血和脑室旁白质软化症[6, 7]。

当蜕膜和肌层间发生出血并压迫胎盘时就会发生胎盘早剥。在典型的病例中，急性的胎盘后血肿起源于母体小血管的破裂，这可能是由于母体血管痉挛或血栓继发的坏死造成的。通常认为高血压出血导致螺旋动脉破裂，血液最终在胎盘后壁聚集，并使胎盘从附着处剥离。

如果持续出血，最终将导致整个胎盘的剥离。胎盘早剥还可以是腹部外伤或子宫腔压力骤减后的急性过程。

一些因素可以增加患者发生胎盘早剥的风险。既往妊娠发生过胎盘早剥等妇女再次妊娠发生胎盘早剥等风险显著增加。而且前次胎盘早剥的程度越重，胎盘早剥发生的风险越高。两次既往胎盘早剥病史者，胎盘早剥再发风险为 2% ～ 24%[8]。

妊娠期高血压、子痫前期和慢性高血压都与胎盘早剥相关。慢性高血压孕妇胎盘早剥发生的风险较非高血压孕妇增高了 3 倍[9, 10]。年轻孕妇更易发生[11]，产次增多是否更易发生胎盘早剥仍有争议[11, 12]。

孕前或孕期抽烟的多少与胎盘早剥的发生呈正相关[13, 14]。可卡因的暴露也是早剥的独立危险因素[15]。要告知孕妇吸烟和可卡因的危害，并劝其在妊娠期戒烟。

腹部外伤和车祸都会产生剪切力使胎盘自子宫壁剥离。胎盘早剥也可继发于一些宫内操作如外转胎位和脐血管穿刺。宫腔内压力突然减小也可以导致胎盘早剥的发生，如双胎之一先分娩后。同样，自然或人工破膜羊水大量流出，尤其是合并羊水过多的患者，也会导致胎盘早剥。

子宫肌瘤和孕早期出血也是胎盘早剥的危险因素[16]。血清学筛查异常同样与胎盘早剥有关，尤其是甲胎蛋白（AFP）较高而妊娠相关血浆蛋白 A（PAPP-A）偏低者[17, 18]。其他一些胎盘早剥相关因素包括高同型半胱氨酸血症和异常纤维蛋白原血症[19]。部分回顾性研究还认为易栓症也是一种危险因素，尽管尚未被所有研究证实[20, 21]。

如果孕期发生了未足月胎膜早破，胎盘早剥的风险比没有未足月胎膜早破的孕妇升高 3 倍。如果破膜后还继发了感染，那风险将超过 9 倍[22, 23]。值得注意的是在发生胎盘早剥的人群中，即使没有显性的临床感染，组织学上发现绒毛膜羊膜炎的比例也会增高[24]。

（二）临床表现及诊断

胎盘早剥的临床表现差异很大，从少量阴道出血到大出血都可以发生。常见症状和体征包括背痛、阴道出血、胎心监护不满意、强直宫缩引起的腹痛。可以发生晕厥、休克、弥散性血管内凝血（DIC）和胎死宫内。

通常前置胎盘的出血是无痛性的，但胎盘早剥的腹痛则很明显。既往这种区别对两者的鉴别十分重要，而现今的产科医生则更多依靠超声来除外前置胎盘。

当出现以下症状时应怀疑胎盘早剥。

- 孕 20 周后的出血。
- 子宫激惹表现：宫缩过频（10min 内超过 5 次宫缩）或宫缩过强。
- 子宫张力大或背痛。
- 胎儿窘迫在胎儿电子监护时表现为晚期减速、变异减速、变异减少或消失、胎心过缓或正弦波。

胎盘的剥离可分为胎盘后剥离或胎盘边缘剥离（图 18-1）。由于剥离位置不同，母儿的危险度可能和阴道出血量并不明显相关。在 10% ～ 20% 的病例中，胎盘早剥仅引起很少甚至无阴道流血，称为隐匿性胎盘早剥。如果完全依靠显性出血来估计出血量，很可能严重低估出血量而造成严重后果。值得注意的是，如果患者表现为腹痛而无阴道出血，还必须考虑到产科之外的疾病如阑尾炎、泌尿系感染、卵巢扭转和肌瘤变性。

分娩前确诊胎盘早剥较困难，虽然超声可以帮助我们除外前置胎盘，但它对胎盘早剥的诊断并不敏感。超声可能漏诊胎盘后积血，但其鉴别诊断的意义在于除外胎盘低置和前置胎盘。临床医生必须意识到超声未发现胎盘早剥并不代表没有发生早剥。超声诊断胎盘早剥的敏感性约为 24%，阴性预测值 53%。但特异性和阳性预测值分别为 96% 和 88%[25]。胎盘早期剥离的超声表现可以是高回声或等回声，一段

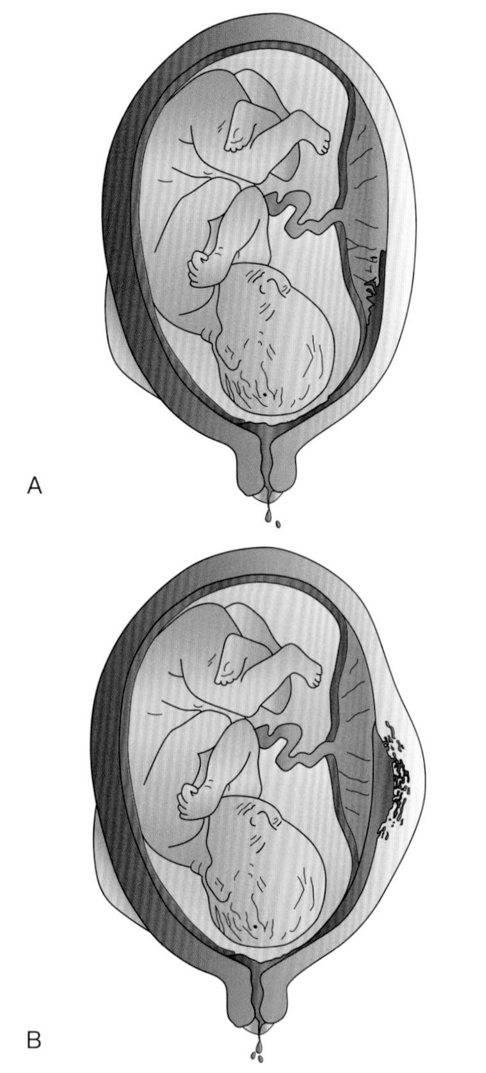

▲ 图 18-1　两种主要的胎盘剥离机制

A. 边缘型；B. 胎盘后型；引自本书的第一版，Kjell Haram，Per Bergsjo，and Magnar Ulstein. ©2006 Leslie Iffy.

时间后病灶区域转变为低回声。胎盘增厚、不均匀、边缘圆钝和胎盘内存在透声区域都是胎盘后血肿的超声表现。正常胎盘一般厚4～5cm，而此时可增厚至9cm[26]。

其他的辅助检查手段非常有限。最初的血液检查可以提示贫血、凝血异常或低纤维蛋白原血症。有时临床也会进行Kleihauer-Betke试验，但是这项检查对诊断和指导治疗的价值有限，除非为了计算Rh阴性血型者抗Rh（D）免疫球蛋白的注射剂量。低危患者和遭受腹部外伤的患者相比，上述检查的阳性率并无显著差别。外伤患者出现阳性的检测结果时也可以没有胎盘早剥的临床表现[27]。其他的影像学检查包括计算机断层扫描（CT）和磁共振（MRI）也可有助于诊断胎盘早剥[28, 29]。一项研究对最终确诊胎盘早剥的患者比较了MRI和超声的诊断率，MRI诊断的准确率达到100%，而超声只发现52%的胎盘早剥病例（19人中诊断出10人）[29]。

分娩后仔细检查胎盘，早剥的病例可以发现胎盘剥离和梗死的迹象。可有凝血块压迹，其严重程度提示了胎盘早剥的程度。病理检查可发现胎盘母体面有凝血块并有组织压迹。慢性的剥离可有棕黄色和纤维素改变[30]。

（三）处理

处理早期妊娠的产前出血需要准确的医学判断并依据出血的严重程度、妊娠的时限及母儿情况综合作决定。如果选择期待观察，则需要考虑不同孕周胎儿的存活能力和目前出血对母儿造成的影响，以及继续长期出血对继续妊娠的影响。延误诊断可能造成灾难性后果，胎儿在宫内的情况随时可能急转直下。有胎盘早剥表现的患者需要住院观察评估。密切监测孕妇的生命体征、尿量、电解质和酸碱情况，凝血功能和纤维蛋白原水平也需要常规监测。个别病例还需要监测中心静脉压。需要连续监测实验室检查直至患者病情平稳。患者应开通大孔径的静脉通路，并且完善交叉配血，因为患者的血流动力学可以迅速发生改变。常规留置导尿以监测尿量。每小时尿量30ml或0.5ml/kg体重以上提示肾功能良好。除非患者病情已经完全平稳，否则应连续胎心监护。如果需要终止妊娠应该请新生儿科和麻醉科会诊。

患者的孕周和一般情况是下一步处理依据。孕周超过34周时一旦发生早剥应立即分娩。孕34周前的胎盘早剥如果患者临床情况稳定且出血明显减少是可以选择期待观察的。应使用糖皮质激素促胎肺成熟。中等程度的胎盘早剥发生时，胎儿在生后的疾病主要和早产相关。然而，通常认为应禁止使用宫缩抑制药。但由于早产的风险极高，有研究观察了病情稳定的患者使用宫缩抑制药，并没有对母儿产生不良影响。但要注意这些研究是回顾性的，要慎用宫缩抑制药[31，32]。

如果阴道出血量较少且没有进一步出血，患者可以出院回家，门诊随诊监护。如果车祸、外伤后出现阴道出血或宫缩，应留院观察至少24h。研究表明钝挫伤后如果没有出现母儿异常、宫缩或胎心变化，观察6h后离开医院是安全的[33]。

历史上，在 20 世纪中叶，大部分胎盘早剥都进行引产并且经阴道分娩了[34]。到 80 年代，剖宫产分娩在美国成为一种治疗方法。这种处理方式的改变使 20 世纪末围生儿死亡率显著降低[35]。如果早剥情况较轻且没有胎儿窘迫的证据，如果产程进展且母儿均能很好耐受，则可以阴道试产。一旦评估决定尝试经阴道分娩，应人工破膜加速产程进展。一般胎盘早剥后孕妇很快会自然临产。在这些情况下产程进展会很快，否则，应给予缩宫素点滴加强宫缩。

发生胎盘早剥到分娩之间的时间对新生儿的存活至关重要，必须牢记从第一次出现胎儿窘迫到发生胎死宫内的时间间隔可能很短，连续电子胎心监护非常有必要。反复出血或胎儿宫内情况恶化必须立即终止妊娠，因为上述情况距离分娩的时间与不良结局有关[36]。肾衰竭和继发于大出血的凝血障碍都不是剖宫产的禁忌证。但决定手术时一定要积极补充血制品。

如果胎死宫内，可以破膜后使用缩宫素引产。若引产失败，且胎盘早剥和死胎已经使母体出现凝血功能障碍，仍需要考虑剖宫产术。当出血蔓延至子宫肌层时，称为子宫胎盘卒中，即 Couvelaire 子宫，少数情况下需要切除子宫。

在没有发生产科出血的情况下，大量的组织因子会在胎盘早剥时释放进入母体循环，激发弥散性血管内凝血（disseminated intravascular coagulation，DIC）过程。这些释放出的凝血因子导致大量纤维蛋白的形成，激活纤溶系统产生纤维蛋白原降解产物。纤维蛋白和血小板被大量降解和消耗，最终导致凝血功能障碍。微血管内出血可以自创伤区域向周围蔓延。失血和微血栓导致的缺氧和组织缺血导致进一步组织损伤。最终引起肾功能和肺功能衰竭，以及希恩综合征，即腺垂体缺血坏死。

临床和（或）实验室指标提示凝血功能异常说明已经出现了弥散性血管内凝血或稀释性或消耗性凝血障碍。虽然两类情况的处理方式都是积极补充血制品，但一定要纠正导致这些凝血异常的根本病因。胎盘早剥时这一处理就是尽快分娩胎儿，可经阴道分娩或在血制品充足的情况下尽可能安全地进行剖宫产。

治疗初始可以从补充晶体液开始，当快速输注 1 ～ 2L 晶体液后循环指标即会发生改善。但是输入过多晶体液又会导致稀释性凝血功能障碍、第三间隙液体积聚和肾损伤加重，所以务必尽早尽快开始输入血制品，应尽快开始复苏。输入浓缩红细胞（packed red blood cells，PRBC）能够增加患者血液的携氧能力。如果患者有肝病、凝血障碍、血栓性或血小板减少性紫癜，还应该补充新鲜冰冻血浆（fresh frozen plasma，FFP）。当凝血酶原时间和（或）活化的部分凝血活酶时间（APTT）超过 1.5 倍正常值时就应该输入。当出现严重产后出血时，应尽早补充 FFP。在创伤文献中提出增加 FFP 相对于 PRBC 的输注比例可减少患者死亡率，目前推荐 1 ∶ 1 输入[37]。另外一种输血方式是每输入 3U 浓缩红细胞就输入 2U 新鲜冰冻血浆，当输完 6U 浓缩红细胞后开始以 1 ∶ 1 输入两种血制品[38]。目前仍需要更多的研究结论来指导产科输血策略。当出现弥散性血管内凝血时，需要大量的血制品来维持患者病情稳定，此时快速输血需要血库、麻醉医生和产科医生的互相配合。

当输入孕妇身体的 1.5 ～ 2 倍血量时易出现血小板减少症或消耗性 / 稀释性凝血功能障碍。血小板计数＜ 20×10^9/L 时、如果考虑手术而血小板计数只有 50×10^9/L 时或严重产后出血时，均需要输血小板。在纤维蛋白原消耗比例明显高于其他凝血因子时应补充冷沉淀。

胎盘早剥患者分娩后因为凝血功能异常或子宫收缩乏力经常发生产后出血。所以一定要在第三产程预防性使用缩宫素。如果分娩结束并且已排出所有的妊娠组织物，则可以期待出血和凝血异常在数小时内自然纠正。

（四）预防

胎盘早剥的预防主要包括戒烟，以及避免使用非法药物。对慢性高血压恰当的治疗，以及对子痫前期患者适时终止妊娠，对于减少胎盘的异常剥离也很重要。乘车时务必使用安全带，应使用肩部和膝部的双重安全带以减少外伤造成的剥离，后者应向下放置在耻骨水平。

虽然既往胎盘早剥病史会增加再次发生早剥的机会，但对此没有预防方法。可以用超声监测胎儿生长发育情况，但不需要常规胎儿监护。

二、前置胎盘

前置胎盘是仅次于胎盘早剥最常见的导致 APH 的原因。既往前置胎盘被分为中央型、部分型、边缘型和低置胎盘这几类。经阴道超声可以更精确的评估胎盘附着位置，现在只要覆盖宫颈内口就称为前置胎盘，当胎盘边缘距宫颈内口＜ 2cm 称为低置胎盘。

孕中期之初超声检查会发现很多胎盘位于子宫下段，在后续随访中 90% 的胎盘位置会恢复正常，这主要是因为胎盘会向血供更加丰富的部位生长。此外，随着子宫增大，胎盘下缘距离宫颈内口的距离也会变长。正因如此，推荐孕晚期之初（28 ～ 32 周）再次行超声检查评估胎盘附着位置。

既往有前置胎盘史、剖宫产史或其他的子宫手术史、孕妇高龄、不孕症、多胎妊娠、吸烟和其他生殖系统疾病，以及既往有胎盘低置状态，都是前置胎盘的高危因素[39，40]。

有研究报道前置胎盘会增加胎儿生长受限的发生概率[41]，但近期研究并未证实胎儿生长受限与前置胎盘或死产有关。前置胎盘对新生儿最主要的危险与早产有关[42]。

（一）症状和体征

前置胎盘最常见的临床表现是孕晚期无痛性的阴道出血。过去偶有少部分患者因缺乏临床表现而未被诊断前置胎盘，直到足月或近足月临产才发现，随着超声的常规使用，现在这种情况已经很少见了。孕中晚期出现阴道出血一定要与前置胎盘鉴别。体格检查时子宫较软无明显张力。如果患者之前没有接受过超声检查除外前置胎盘，在进行阴道检查之前必须先进行超声检查。经腹的超声即可快速除外前置胎盘，因为超声检查很容易发现前壁胎盘附着的部位。如果胎盘位置紧邻宫颈内口，则应请有经验的超声医生进行更为准确的经阴道超声检查。检测后壁胎盘的附着位置同样也很困难。孕妇肥胖、膀胱充盈或者子宫收缩都会干扰经腹检查的准确性。经阴道检查则可以更清晰地显示宫颈内口位置。对于有经验的超声医生，经阴道检查可以安全进行，并不会引起出血[43，44]。当可疑前置胎盘时阴道指检是绝对禁忌。所以对于 APH 最初步的阴道检查仅限于窥检。

（二）处理

到 19 世纪中叶，前置胎盘造成的孕产妇死亡率可达 25%。在剖宫产技术问世之前胎儿的死亡率几乎为 100%。直到 20 世纪剖宫产才能够由产科医生安全进行。它很快成为前置胎盘标准处理方法。因此孕妇死亡率在 20 世纪初下降到 5%，且大部分胎儿都能活产。到 20 世纪 20 年代，剖宫产术已经大量用于前置胎盘的处理。尽管抗生素和输血技术在 10 年后才开始应用，孕妇死亡率仍下降到 2%[45]。第二次世界大战前和第二次世界大战期间，纽约市的围生儿死亡仍为 25%。到 20 世纪 80 年代，围生儿死亡率约 81‰，孕妇死亡率为 0.03%[46，47]。

处理孕中期及孕晚期之初前置胎盘造成出血的一般原则与前述的胎盘早剥类似，包括实验室检查、胎儿监护和维持孕妇循环稳定。明确诊断后进一步处理方案取决于当前孕周、出血情况和胎儿状况。反复的、严重的出血常常需要在足月前终止妊娠。早产率较高使得因早产导致的围生儿患病率较高。新生儿贫血需要输血也是常见并发症。

通过宫颈环扎来延迟宫颈扩张进而减少前置胎盘出血的方法在过去数十年来一直备受争议。一些回顾性的研究并不支持常规使用这一方法[48]。如果使用宫缩抑制药，硫酸镁的心血管不良反应更小，且有新生儿脑保护作用，尤其当 APH 合并子痫前期时更为适用。

Rh 阴性血型且未被致敏的孕妇应使用抗 Rh（D）免疫球蛋白。

孕周＜ 34 周且不需要立即终止妊娠者应该使用糖皮质激素促胎肺成熟。如果可以继续期待治疗，则需要住院监护。如果患者贫血，应补充铁剂。前置胎盘者应该从首次出血一直住院观察到分娩，因为再次出血的量无法预估，而仅仅 1 ～ 2h 的延误处理可以严重威胁母儿生命安危。无症状的孕妇可以暂时在门诊随访[49，50]。如果选择门诊随访，患者需要在家休息，并且当再次出血时能够立即到医院就诊。患者需要多休息、减少活动，但并不建议严格卧床，目前研究并不支持卧床有益处，反而可能带来其他风险。

如果患者情况一直稳定，可以在 36 周末或 37 周初择期剖宫产，这也可以减轻早产对新生儿的影响[51]。如果考虑患者术中出血不多，应首选区域性麻醉而非全身麻醉[52]。手术中产科医生和麻醉医生的配合至关重要。

前置胎盘剖宫产因为常常发生大出血而更有挑战性。术中需要慎重选择子宫切口位置，要尽量避免在娩出胎儿前切开胎盘。术前超声检查有助于确定子宫切口的位置。手术的难度很大程度上取决于胎盘附着的部位，如果胎盘附着前壁，手术很可能需要切开胎盘才能娩出胎儿。一旦娩出胎儿速度太慢，就会引起胎儿窘迫。为避免这类情况的发生，有些医生在处理前置胎盘时更倾向于古典式剖宫产而非子宫下段横切口剖宫产。尤其对于小于孕 34 周的、子宫下段形成较差的孕妇。古典式剖宫产能大大缩短切开子宫至胎儿娩出的时间。

前壁附着的胎盘常有植入可能，如果胎盘没有植入肌层，手术出血较好控制。如果是后壁胎盘，进入子宫和娩出胎盘都更为容易，但如果后壁下段胎盘附着处收缩不佳，止血会更加困难。不论采用任何措施止血，一定要快速、有效。

种种原因都有导致手术时的实际出血量较难估计，所以前置胎盘的剖宫产手术前一定要全面并有预见性。手术团队需要为各种极端困难做出预案，包括子宫动脉结扎、B-Lynch 缝合，锁边缝合出血区域甚至子宫切除。子宫下段收缩较差，胎盘附着部位的出血可以很多。中央型前置胎盘会覆盖整个宫颈内口，一定要预计到这种情况会大量出血。要注意液体和血制品的补充要和出血量匹配。因此，手术团队的密切配合非常重要。

胎盘边缘距离宫颈内口＞ 2cm 时，患者可以在准备剖宫产的情况下阴道试产；如果距离宫颈内口＜ 2cm，可在严密监护下尝试阴道分娩。有文献报道胎盘边缘距离宫颈内口 1 ～ 2cm 时阴道分娩的成功率是 76.5%，＜ 1cm 时大部分患者产前选择了剖宫产分娩[53]。如果胎盘下缘距离宫颈内口＜ 1cm，由于有产后出血的风险，多数患者选择剖宫产分娩。术前一定要再次超声评估胎盘位置，减少那些可能不再是胎盘低置患者不必要的剖宫产。

三、胎盘粘连、植入和穿透

胎盘异常附着并侵袭子宫肌层时就会出现胎盘粘连或植入。蜕膜发育缺陷时绒毛组织更容易植入子宫肌层，这种侵袭生长行为可使胎盘穿透前壁下段，甚至侵犯膀胱。胎盘侵入肌层被称为胎盘植入，当胎盘侵袭超过子宫浆膜层则称为胎盘穿透。随着剖宫产率的增高，胎盘植入的发生率在过去几十年中不断增长[54]。前次剖宫产史增加了前置胎盘和胎盘植入的发生。在一项大规模的前瞻性队列研究中，不伴前置胎盘的胎盘植入在1次、2次、3次和4次剖宫产史的患者中分别是0.2%、0.1%、0.8%和0.8%；如果合并了前置胎盘，这种概率分别增加为11%、40%、61%和67%[55]。其他的危险因素还包括孕妇高龄、多产、肌瘤剔除史、其他子宫手术史或黏膜下肌瘤[56]。

由于胎盘植入在孕期缺乏症状表现，早期诊断需要很高的警惕性和对危险因素的充分认识。需要确定胎盘的位置并且寻找穿透肌层的静脉血池。超声下的可疑表现包括肌层变薄、子宫和膀胱的交界面异常、胎盘组织突向子宫浆膜层和胎盘实质内有虫蚀样或“瑞士奶酪”样改变。当孕中期胎盘出现这种虫蚀样改变，对胎盘植入预测价值更高，它对胎盘植入预测的敏感性为79%，阳性预测值可达到92%[57]。也有研究认为这种征象的预测敏感性77%～93%，特异性71%～91%[58]。值得注意的是，一项研究在对检查者设盲的情况下，超声医生靠这种征象检出胎盘植入的敏感性仅53.3%，说明病史对超声检查结果的重要影响[59]。

多普勒，包括三维成像技术，有助于胎盘植入的诊断，敏感性最高可达到100%[60, 61]。诊断不明确时、后壁胎盘时MRI检查的敏感性可达到75%～100%，特异性65%～100%[58, 62]。

胎盘穿透是指胎盘完全穿透了子宫肌层，是一种致命的产科并发症。临床上，胎盘可侵及膀胱或其他盆腔结构。危险因素包括前次剖宫产史、清宫史、肌瘤剔除史、孕妇高龄、妊娠组织物残留、子宫内膜炎史和既往滋养细胞疾病史。术前预见这种危重情况对手术在人力、设备上的充分准备至关重要。

处理

前置胎盘伴胎盘植入患者选择最佳分娩时间可减少早产的风险且不增加急诊分娩的风险。在34～39周计划分娩的决策分析研究显示，34周择期分娩更安全，个别情况下也可以期待至足月，或37周再分娩[63]。对于前次剖宫产史患者的再次剖宫产一定要进行充分术前准备，因为术中很可能遇到胎盘植入甚至穿透。相应的术前准备包括开放两条静脉通道及交叉配血。产科医生应考虑到前次手术粘连可能会使急诊子宫切除术变得很困难。遇到这种粘连情况时，应先松解所有可能阻碍紧急情况下快速子宫切除的粘连结构。在能提供多学科合作的三级医院完成手术可显著减少出血量[64]。能开展这类手术的医院应配备经验丰富的产科医生、泌尿科医生、普外科医生、介入科医生、新生儿专家、血库和重症监护设备[65]。

遇到胎盘植入时可以选择剖宫产同时切除子宫或在剖宫产术后将胎盘原位保留的保守治疗方法[66]。既往大家会首选切除子宫，但是这种处理方法会导致很高的孕产妇患病率，对产妇造成很大的身心伤害，并且永久丧失生育能力[67]。术中原位保留胎盘是一种保守性的处理方法，这种方法可能出现严重并发症，但是可以减少术中大出血并保留子宫。

患者应以截石位手术，并放置充气压力装置和三腔Foley尿管。手术一般选择宫底部纵切口，娩出胎儿后可等待胎盘自然剥离，如果胎盘不能剥离，在切除子宫前也要快速缝合关闭子宫切口。为减少进一步失血，可以先钳夹所有血管，再逐一离断。术前需要预防性使用抗生素，手术进行2～3h后或出血量＞1500ml时应再次给药。

术前放置输尿管支架可以减少术中误伤输尿管的机会[68]。放置子宫动脉球囊或导管也可用于减少出血，但是对其有效性的研究还有争议。一项针对1990—2011年子宫动脉球囊的回顾性研究认为这种方式减少了出血量的估计值[69]。而另一项病例对照研究则认为使用与不使用球囊在术中出血量和血制品使用量方面没有差别。在 19 名使用者中有 3 例（15.8%）出现了放置球囊的并发症，包括髂内动脉血栓、腹股沟血肿、股动脉血栓和髂内动脉破裂[70]。一项对 27 例患者的随机对照研究并未发现使用球囊能减少出血量和 PRBC 的使用量。[71]

将胎盘原位保留的保守治疗是一种不常用但可行的治疗方案。术中在近脐带的胎盘插入点处结扎切断脐带后原位保留胎盘。虽然这种方法术中较为安全，但术后并发症较多，包括迟发性出血、败血症、瘘和急诊子宫切除[72]。关于甲氨蝶呤使用有效性的研究结论并不一致，并发症包括败血症、腹膜炎和弥散性血管内凝血等[73，74]。

四、前置血管与脐带帆状附着

前置血管（vasa previa）是指胎儿血管游离于胎盘和脐带之外，在胎膜上走行，形成脐带的帆状附着（velamentous cord insertion）。更少见的类型是裸露的血管走行于分离的胎盘小叶之间（双胎盘或副胎盘）。自然或人工破膜时，这些走行于胎膜上的裸露血管可能破裂，导致胎儿迅速失血[75]。脐带帆状附着是前置血管的先决条件，在单胎妊娠的发生率约 1%，多胎妊娠可达到 10%。更少见的情况下，即使没有出血，压迫到异常的血管也会导致胎儿缺氧甚至死亡。除了人工破膜，胎儿头皮电极也可以导致这些血管的破裂出血。

通常，诊断前置血管出血需要满足以下三联征：自然或人工破膜；胎膜破裂后很快出现出血；在上述两条出现后数秒或数分钟后胎儿电子监护显示胎儿窘迫。

要避免前置血管出血造成的围生儿死亡，就要在产前诊断这一情况并在破膜前剖宫产终止妊娠。因此标准的产科超声应尽量报告胎盘的位置和脐带插入点位置[76]。对于高危的孕妇（孕中期胎盘低置、体外受精妊娠和存在副胎盘），如经腹超声不能除外前置血管，应常规进行经阴道彩色多普勒检查宫颈上方区域以明确诊断。超声产前诊断能够尽可能避免前置血管破裂导致的胎儿死亡。

五、绒毛膜外胎盘

绒毛膜外胎盘（extrachorial placenta）是指胎盘的绒毛膜板小于基层板，所以绒毛组织长出了绒毛膜板之外。如果绒毛和绒毛膜之间有一平台的环状结构，形成轮廓胎盘（circummarginata）。在绒毛膜外胎盘和胎膜之间有一层蜕膜层。绒毛膜外胎盘占所有胎盘的 30%，但轮廓胎盘只占 0.5% ～ 6.9%[77]。该病的诊断主要依赖于产后对胎盘的仔细检查。虽然轮廓胎盘本身没有明确的临床意义，但是 25% ～ 50% 的轮廓胎盘可以发生剥离，剥离后其附着面边缘会出血导致 APH。这种出血的临床表现类似于前置胎盘。虽然大部分病例的出血较少，但是也可以引起孕中期的流产、早产和严重的 APH。

致　谢

向本章节前一版的作者 Gabor Nemeth、Gerard Hansen 和 Gyorgy Bartfai 致以谢意。

（张多多　译，宋亦军　校）

参考文献

[1] Salihu HM, Bekan B, Aliyu MH, Rouse DJ, et al. Perinatal mortality associated with abruptio placenta in singletons and multiples. Am J Obstet Gynecol 2005; 193(1): 198–203.

[2] Ananth CV, Oyelese Y, Yeo L, Pradhan A, et al. Placental abruption in the United States, 1979 through 2001: Temporal trends and potential determinants. Am J Obstet Gynecol 2005; 192: 191–8.

[3] Cunningham F, Leveno KJ, Bloom SL, et al. Obstetrical hemorrhage. In: Cunningham F, Leveno KJ, Bloom SL, et al. (eds), Williams Obstetrics (24th edition). New York, NY: McGraw-Hill, 2013. http://accessmedicine.mhmedical.com.proxy.libraries. rutgers.edu/content.aspx?bookid=1057&Sectionid=59789185. Accessed October 20, 2015.

[4] Kaunitz AM, Hughes JM, Grimes DA, et al. Causes of maternal

mortality in the United States. Obstet Gynecol 1985; 65: 605–12.

[5] Ananth CV, Wilcox AJ. Placental abruption and perinatal mortality in the United States. Am J Epidemiol 2001; 153: 332–7.

[6] Ananth CV, Berkowitz GS, Savitz DA, Lapinski RH. Placental abruption and adverse perinatal outcomes. JAMA 1999, 3; 282(17): 1646–51.

[7] Gibbs JM, Weindling AM. Neonatal intracranial lesions following placental abruption. Eur J Pediatr 1994; 153: 195–7.

[8] Rasmussen S, Irgens LM. Occurrence of placental abruption in relatives. BJOG 2009; 116: 693–9.

[9] Ananth CV, Savitz DA, Williams MA. Placental abruption and its association with hypertension and prolonged rupture of membranes: A methodologic review and meta-analysis. Obstet Gynecol 1996; 88(2): 309–18.

[10] Boisramé T, Sananès N, Fritz G, et al. Placental abruption: Risk factors, management and maternal-fetal prognosis. Cohort study over 10 years. Eur J Obstet Gynecol Reprod Biol 2014; 179: 100–4.

[11] Ananth CV, Wilcox AJ, Savitz DA, et al. Effect of maternal age and parity on the risk of uteroplacental bleeding disorders in pregnancy. Obstet Gynecol 1996; 88(4 Pt 1): 511–6.

[12] Toohey JS, Keegan KA Jr, Morgan MA, et al. The "dangerous multipara" : Fact or fiction? Am J Obstet Gynecol 1995; 172(2 Pt 1): 683–6.

[13] Ananth CV, Savitz DA, Luther ER. Maternal cigarette smoking as a risk factor for placental abruption, placenta previa, and uterine bleeding in pregnancy. Am J Epidemiol 1996; 144: 881–9.

[14] Tikkanen M, Surcel HM, Bloigu A, et al. Self-reported smoking habits and serum cotinine levels in women with placental abruption. Acta Obstet Gynecol Scand 2010; 89(12): 1538–44.

[15] Addis A, Moretti ME, Ahmed Syed F, et al. Fetal effects of cocaine: An updated meta-analysis. Reprod Toxicol 2001; 15(4): 341–69.

[16] Stout MJ, Odibo AO, Graseck AS, et al. Leiomyomas at routine second-trimester ultrasound examination and adverse obstetric outcomes. Obstet Gynecol 2010; 116(5): 1056–63.

[17] Tikkanen M, Hämäläinen E, Nuutila M, et al. Elevated maternal second-trimester serum alpha-fetoprotein as a risk factor for placental abruption. Prenat Diagn 2007; 27: 240–3.

[18] Dugoff L, Hobbins JC, Malone FD, et al. First-trimester maternal serum PAPP-A and free-beta subunit human chorionic gonadotropin concentrations and nuchal translucency are associated with obstetric complications: A population-based screening study (the FASTER Trial). Am J Obstet Gynecol 2004; 191(4): 1446–51.

[19] Edwards RZ, Rijhsinghani A. Dysfibrinogenemia and placental abruption. Obstet Gynecol 2000; 95(6 Pt 2): 1043.

[20] Kupferminc MJ, Eldor A, Steinman N, et al. Increased frequency of genetic thrombophilia in women with complications of pregnancy. N Engl J Med 1999; 340(1): 9–13.

[21] Procházka M, Happach C, Marsál K, et al. Factor V Leiden in pregnancies complicated by placental abruption. BJOG 2003; 110(5): 462–6.

[22] Ananth CV, Oyelese Y, Srinivas N, et al. Preterm premature rupture of membranes, intrauterine infection, and oligohydramnios: Risk factors for placental abruption. Obstet Gynecol 2004; 104(1): 71–7.

[23] Gonen R, Hannah ME, Milligan JE. Does prolonged preterm rupture of the membranes predispose to abruptio placentae? Obstet Gynecol 1989; 73: 347–50.

[24] Darby MJ, Caritis SN, Shen-Schwarz S. Placental abruption in preterm gestation: An association with chorioamnionitis. Obstet Gynecol 1989; 74: 88–92.

[25] Glantz C, Purnell L. Clinical utility of sonography in the diagnosis and treatment of placental abruption. J Ultrasound Med 2002; 21: 837–40.

[26] Nyberg DA, Finberg HJ. The placenta, placental membranes and umbilical cord. In: Nyberg DA, Mahony BS, Pretorius DH (eds), Diagnostic Ultrasound of Fetal Anomalies. Text and Atlas, p. 623. Chicago, IL: YearBook Medical Publishers, 1990.

[27] Dhanraj D, Lambers D. The incidences of positive Kleihauer-Betke test in low-risk pregnancies and maternal trauma patients. Am J Obstet Gynecol 2004; 190: 1461–3.

[28] Kopelman TR, Berardoni NE, Manriquez M, et al. The ability of computed tomography to diagnose placental abruption in the trauma patient. J Trauma Acute Care Surg 2013; 74(1): 236–41.

[29] Masselli G, Brunelli R, Di Tola M, et al. MR imaging in the evaluation of placental abruption: Correlation with sonographic findings. Radiology 2011; 259(1): 222–30.

[30] Benirschke K, Burton GJ, Baergen RN. Pathology of the Human Placenta (6th edition), Berlin Heidelberg: Springer-Verlag 2012.

[31] Saller DN Jr, Nagey DA, Pupkin MJ, Crenshaw MC Jr. Tocolysis in the management of third trimester bleeding. J Perintaol 1990; 10(2): 125–8.

[32] Combs CA, Nyberg DA, Mack LA, et al. Expectant management after sonographic diagnosis of placental abruption. Am J Perinatol 1992; 9(3): 170–4.

[33] Towery R, English TP, Wisner D. Evaluation of pregnant women after blunt injury. J Trauma 1993; 35(5): 731–5.

[34] Hurd WW, Miodovnik M, Hertzberg V, et al. Selective management of abruptio placentae: A prospective study. Obstet Gynecol 1983; 61: 467–73.

[35] Nimmo RA, Murphy GA, Adhate A, et al. Factors affecting perinatal mortality in an urban center. Natl Med Assoc J 1991; 83: 147–52.

[36] Kayani SI, Walkinshaw SA, Preston C. Pregnancy outcome in severe placental abruption. BJOG 2003; 110: 679–83.

[37] Wafaisade A, Maegele M, Lefering R, et al. High plasma to red blood cell ratios are associated with lower mortality rates in patients receiving multiple transfusion (4 ≤ red blood cell units < 10) during acute trauma resuscitation. J Trauma 2011; 70(1): 81–8.

[38] Shields LE, Wiesner S, Fulton J, Pelletreau B. Comprehensive maternal hemorrhage protocols reduce the use of blood

products and improve patient safety. Am J Obstet Gynecol 2015; 212(3): 272–80.

[39] Silver RM. Abnormal placentation: Placenta previa, vasa previa, and placenta accreta. Obstet Gynecol 2015; 126(3): 654–68.

[40] Handler AS, Mason ED, Rosenberg DL, Davis FG. The relationship between exposure during pregnancy to cigarette smoking and cocaine use and placenta previa. Am J Obstet Gynecol 1994; 170(3): 884–9.

[41] Gabert HA. Placenta previa and fetal growth. Obstet Gynecol 1971; 38: 403–6.

[42] Yeniel AO, Ergenoglu AM, Itil IM, et al. Effect of placenta previa on fetal growth restriction and stillbirth. Arch Gynecol Obstet 2012; 286(2): 295–8.

[43] Timor-Tritsch IE, Yunis RA. Confirming the safety of transvaginal sonography in patients suspected of placenta previa. Obstet Gynecol 1993; 81(5 Pt 1): 742–4.

[44] Leerentveld RA, Gilberts EC, Arnold MJ, Wladimiroff JW. Accuracy and safety of transvaginal sonographic placental localization. Obstet Gynecol 1990; 76(5 Pt 1): 759–62.

[45] Bill AH. The treatment of placenta previa by prophylactic blood transfusion and cesarean section. Am J Obstet Gynecol 1927; 14: 523.

[46] McShane PM, Heyl PS, Epstein ME. Maternal and perinatal morbidity resulting from placenta previa. Obstet Gynecol 1985; 65: 176–82.

[47] Iyasu S, Saftlas AK, Rowley DL, et al. The epidemiology of placenta previa in the United States, 1979 through 1987. Am J Obstet Gynecol 1993; 168: 1424–9.

[48] Neilson JP. Interventions for suspected placenta praevia. Cochrane Database Syst Rev 2003; (2): CD001998.

[49] Mouer JR. Placenta previa: Antepartum conservative management, inpatient versus outpatient. Am J Obstet Gynecol 1994; 170: 1683–5.

[50] Wing DA, Paul RH, Millar LK. Management of the symptomatic placenta previa: A randomized, controlled trial of inpatient versus outpatient expectant management. Am J Obstet Gynecol 1996; 175(4 Pt 1): 806–11.

[51] Spong CY, Mercer BM, D' Alton M, et al. Timing of indicated late-preterm and early-term birth. Obstet Gyncol 2011; 118: 323–33.

[52] Hong JY, Jee YS, Yoon HJ, Kim SM. Comparison of general and epidural anesthesia in elective cesarean section for placenta previa totalis: Maternal hemodynamics, blood loss and neonatal outcome. Int J Obstet Anesth 2003; 12: 12–6.

[53] Bronsteen R, Valice R, Lee W, et al. Effect of a low-lying placenta on delivery outcome. Ultrasound Obstet Gynecol 2009; 33: 204–8.

[54] Wu S, Kocherginsky M, Hibbard JU. Abnormal placentation: Twenty-year analysis. Am Obstet Gynecol 2005; 192: 1458–61.

[55] Silver RM, Landon MB, Rouse DJ, et al. Maternal morbidity associated with multiple repeat cesarean deliveries. Obstet Gynecol 2006; 107(6): 1226–32.

[56] Committee on Obstetric Practice. Committee opinion no. 529: Placenta accreta. Obstet Gynecol 2012; 120(1): 207–11.

[57] Comstock CH, Love JJ, Bronsteen RA, et al. Sonographic detection of placenta accreta in the second and third trimesters of pregnancy. Am J Obstet Gynecol 2004; 190: 1135–40.

[58] Warshak CR, Eskander R, Hull AD, et al. Accuracy of ultrasonography and magnetic resonance imaging in the diagnosis of placenta accreta. Obstet Gynecol 2006; 108(3): 573–81.

[59] Bowman ZS, Eller AG, Kennedy AM, et al. Accuracy of ultrasound for the prediction of placenta accreta. Am J Obstet Gynecol 2014; 211(2): 177.e1–7.

[60] Shih JC, Palacios Jaraquemada JM, Su YN, et al. Role of three-dimensional power Doppler in the antenatal diagnosis of placenta accreta: Comparison with gray-scale and color Doppler techniques. Ultrasound Obstet Gynecol 2009; 33(2): 193–203.

[61] Collins SL, Stevenson GN, Al-Khan A, et al. Three-dimensional power doppler ultrasonography for diagnosing abnormally invasive placenta and quantifying the risk. Obstet Gynecol 2015; 126(3): 645–53.

[62] Rahaim NS, Whitby EH. The MRI features of placental adhesion disorder and their diagnostic significance: Systematic review. Clin Radiol 2015; 70(9): 917–25.

[63] Robinson BK, Grobman WA. Effectiveness of timing strategies for delivery of individuals with placenta previa and accreta. Obstet Gynecol 2010; 116(4): 835–42.

[64] Shamshirsaz AA, Fox KA, Salmanian B, et al. Maternal morbidity in patients with morbidly adherent placenta treated with and without a standardized multidisciplinary approach. Am J Obstet Gynecol 2015; 212: 218.e1–9.

[65] Silver RM, Fox KA, Barton JR, et al. Center of excellence for placenta accreta. Am J Obstet Gynecol 2015; 212(5): 561–8.

[66] O' Brien JM, Barton JR, Donaldson ES. The management of placenta percreta: Conservative and operative strategies. Am J Obstet Gynecol 1996; 175: 1632–8.

[67] Bennett MJ, Sen RC. 'Conservative' management of placenta previa percreta: Report of two cases and discussion of current management options. Aust NZ J Obstet Gynaecol 2003; 43: 249–51.

[68] Tam Tam KB, Dozier J, Martin JN Jr. Approaches to reduce urinary tract injury during management of placenta accreta, increta, and percreta: A systematic review. J Matern Fetal Neonatal Med 2012; 25(4): 329–34.

[69] Ballas J, Hull AD, Saenz C, et al. Preoperative intravascular balloon catheters and surgical outcomes in pregnancies complicated by placenta accreta: A management paradox. Am J Obstet Gynecol 2012; 207(3): 216.e1–5.

[70] Shrivastava V, Nageotte M, Major C, et al. Case-control comparison of cesarean hysterectomy with and without prophylactic placement of intravascular balloon catheters for placenta accreta. Am J Obstet Gynecol 2007; 197: 402.e1–5.

[71] Salim R, Chulski A, Romano S, et al. Precesarean prophylactic balloon catheters for suspected placenta accreta. Obstet Gynecol 2015; 126(5): 1022–8.

[72] Pather S, Strockyj S, Richards A, et al. Maternal outcome after conservative management of placenta percreta at caesarean section: A report of three cases and a review of the literature.

Aust N Z J Obstet Gynaecol 2014; 54(1): 84–7.

[73] Mussalli GM, Shah J, Berck DJ, et al. Placenta accreta and methotrexate therapy: Three case reports. J Perinatol 2000; 20(5): 331–4.

[74] Sentilhes L, Ambroselli C, Kayem G, et al. Maternal outcome after conservative treatment of placenta accreta. Obstet Gynecol 2010; 115(3): 526–34.

[75] Oyelese Y, Catanzarite V, Prefumo F, et al. Vasa previa: The impact of prenatal diagnosis on outcomes. Obstet Gynecol 2004; 103: 937–42.

[76] Society of Maternal–Fetal (SMFM) Publications Committee, Sinkey RG, Odibo AO, Dashe JS. Diagnosis and management of vasa previa. Am J Obstet Gynecol 2015; 213(5): 615–9.

[77] Fox H. Pathology of the Placenta, p. 107. Philadelphia, PA: WB Saunders, 1978.

第 19 章　产时胎心监护
Intrapartum fetal monitoring

Maria Andrikopoulou　Yinka Oyelese　Anthony M. Vintzileos

本章概要

一、概述

直到 20 世纪中期，大部分的产时干预仍关注于保证母体健康而不是胎儿健康。原因是像剖宫产这样的手术干预对胎儿而言多数是不安全的。随着外科无菌技术、静脉输血和安全的麻醉技术的降临，使得产程中出现针对胎儿健康方面的干预成为可能。这些技术进步让母亲可以免于遭受剖宫产的致命并发症。然而，直到 20 世纪中期仍没有可靠的产时胎儿评估技术出现。

听诊胎心率（FHR）是日内瓦医生 Francois Mayor 在 1818 年报道的，他首次将胎心率与母亲心率区分开。1822 年 Kegadarac 首次描述了胎心率，并且提出“通过胎心率的变化来评价胎儿的健康或疾病状况难道是不可能的吗？”[1] 现代医学对于产程中的胎儿评估是基于 20 世纪 50 年代末耶鲁大学的 Ed Hon [2] 提出的持续电子胎心率监护（electronic fetal heart rate monitoring，EFM）。后来，在 60 年代早期，Saling [3] 引入了胎儿头皮血取样评估胎儿 pH 和氧合状态。到 2002 年，美国超过 85% 的分娩中采用了持续 EFM [4]。

产时胎心监护的主要目的是预防死产，以及由于分娩时缺氧造成的胎儿脑损伤。

二、病理生理

分娩过程中，胎儿承受着相当强的压力。宫缩时，子宫肌层的压力超过子宫血管内的压力。因此，每次宫缩时供应给胎盘和胎儿的血流会暂时中断。通常，胎儿有足够的氧气储备以应对暂时氧气供给的中断。如果宫缩之间没有间歇（或宫缩过频超过 10min 内 5 次），或者即便是正常的子宫收缩情况，但胎儿氧储备不足，胎儿就可能失去应对宫缩压力的能力。生理性胎儿脐带血流中断对已经有宫内缺氧的胎儿影响更大，如胎儿生长受限。这些胎儿可能无法耐受正常的子宫收缩。

胎儿血流或氧气供给的中断也可能由于脐带受压导致（如脐带脱垂、脐带真结、羊水过少或者脐带绕颈绕身过紧），其他原因包括胎盘早剥或胎儿血管破裂。

产时胎儿评估的目标首先是早期发现胎儿氧合不足，进而可以及时干预以避免缺氧相关的死胎或死产，以及无可挽回的新生儿损伤。

三、间断的胎心率监护

目前一些指南接受间断的胎心率听诊作为对低危患者胎儿的产程中评估。不过，美国妇产科学会（American College of Obstetricians and Gynecologists，ACOG）推荐针对有高危因素的产妇，产程中使用连续的胎心率监护 [5]。首先，通过触诊孕妇的腹部来确定胎产式和胎姿势，然后用胎心听诊器或头戴式多普勒装置从靠近胎背的胎儿胸部水平听诊胎心。低危妊娠中，需要在第一产程每隔 15 分钟听诊一次胎心率，第二产程中每隔 5 分钟听诊一次胎心率。这个过程中非常重要的一点是需要同时测母亲的脉搏，以防误将其当成胎心率。查看产妇时还需常规触诊宫缩情况并在宫缩后至少听诊 1min 的胎心率。每一次检查都应在病历上记录听诊时间、胎心率、宫缩持续时间和强度。那些采用间断听诊胎心率的方法监测产程进展并且获得良好结局的研究通常都是在整个产程采用一对一的方式，由一名护士或助产士全程照顾一名产妇。不用说，在美国的大多数现代产科中这种耗费人力和时间的方式使其难以付诸实践。重要的是，产程中的一些灾难性事件可以通过持续胎心监护早期发现，但如果采用间断听胎心的方法就可能在听诊间期漏诊而导致不良结局。这些事件包括脐带事件、胎盘早剥和子宫破裂。尽管如此，在仔细选择病例并有条件进行一对一产科护理的情况下可以使用间断听胎心的方法，但须告知患者这种方法的局限性。

四、连续的电子胎心率监护

连续电子胎心率监护（EFM），在欧洲叫胎心宫缩图（cardiotocography，CTG），现在在美国超过 80% 的产程中应用此项技术 [4]。做电子胎心率监护时，将一个多普勒超声探头放置在母亲腹部，对胎心率进行连续性监护。超声探头放在胎儿胸部水平胎儿背部上方。多普勒超声监测出胎儿房室瓣的运动所造成的多普勒位移；该位移稍后通过一台微处理器转换成胎心率。因为用于计算胎心率的特定瓣膜运动的每次搏动之间都有所不同，所以从这些监护仪中计数的胎心率就有可能出错。因此，自动纠错模式就被用于改进胎心率计数的正确率。宫缩压力计是一个独立的监护探头，用绑带将其固定在产妇腹壁以描记子宫收缩情况。宫缩压力计提供子宫收缩频率的量化数据，宫缩持续时间的半定量数据，以及宫缩强度的非量化数据。宫缩压力计是一种压力测量计，它对咳嗽等增加腹压的活动也同样有反应。这样，胎心率和子宫活动可以同时被记录在电脑监视器和（或）记录纸上。在美国，记录纸的走纸速度是 3cm/

min，而欧洲的走纸速度是 1cm/min。记录纸的上方记录了胎心率，其下方记录子宫的收缩情况。

在某些情况下，可能需要进行侵入性的胎儿监护。在分娩过程中，可能很难连续记录到正确的胎心率。导致记录不准确的原因包括孕妇肥胖，胎儿和母体的过度活动或者第二产程胎儿下降至产道内。在这些情况下，可以将一个小的螺旋电极通过宫颈放置在胎儿头皮或臀部（计划臀位阴道分娩者）。为了连接电极，必须先破膜，而且宫颈需要扩张到足够大以利于放置电极。胎儿心电信号是通过计算 R-R 间期得到每次的胎儿心跳。胎心外监护中有时发生的信号丢失问题，随着胎心内监护的应用而逐渐被克服，所得到的胎心率评估也更加准确。应用胎心内监护的并发症并不常见，但是，诸如胎儿头皮脓肿、颅骨骨髓炎、穿透性眼外伤和脑脊液漏出等不良事件也时有报道[6-9]。因此，只有在指征明确时才可以应用胎儿头皮电极。此外，有报道在死胎的情况下通过胎儿头皮电极也可能传导出母亲的脉搏[10]。

宫内压力导管（IUPC）可以客观地监测子宫收缩压力及宫缩频率。IUPC 是柔软的硅胶或塑料导管。通过它可以连续描记宫缩时间、频率和强度等量化数据。它在以下一些情况中可能很有用，比如在使用缩宫素静脉滴注加强后产程仍无进展，或者需要监测子宫收缩力但因为母亲肥胖或胎动导致无法准确外监护时。IUPC 还可以用于宫腔内注射盐水以缓解变异减速。现在的 IUPC 多是透明的，可以看见羊水的颜色。使用 IUPC 的并发症很少见，但包括胎盘早剥、损伤脐带，以及更罕见的子宫穿孔或破裂。侵入性监护的禁忌证包括活动性生殖道疱疹，HIV 感染和母体乙肝病毒感染。

五、电子胎心率监护指南的解读

尽管连续电子胎心率监护（EFM）已经被广泛接受和使用，但是对于不同胎心率模式的解读和管理各有不同。多项研究表明不同的人和同一人在不同时刻对相同的胎心率模式的解读都有显著的差异[11]。为了使 EFM 的解读更标准化，国家儿童健康和人类发展研究计划工作组（NICHD）1997 年召开会议并宣布了胎心监护模式的标准化定义[12]。随后，在 2008 年，Eunice Kennedy Shriver NICHD，美国产科学会及母胎医学会共同建立了另一个工作组，组织 EFM 方面的专家重新探讨 EFM 的命名，解读以及研究建议等[13]。工作组推荐对 EFM 的组成部分进行标准化定义（表 19-1），并建议在解读胎心监护时引入新的三级分类系统。Ⅰ、Ⅱ和Ⅲ类胎心监护分类的主要特点详见表 19-2。

在这个分类系统里。胎心监护的特征用基线，周期性或一过性分类。周期性模式与子宫收缩相关，而一过性模式则与宫缩不相关。周期性模式被定义为波形表现为“陡然的”或“渐进性的”。加速是指从基线水平胎心率升高，减速是指从基线水平胎心率减低。基线心率，基线胎心率变异，加速和减速的定义详见表 19-1。FHR 的解读是直观的，EFM 的全面描述包括如下内容：FHR 的基线、基线变异、加速、宫缩、周期性或一过性的减速，以及一段时间后胎心监护的变化。

六、胎心率模式的不同组成部分的重要性

（一）胎心基线

正常的基线胎心率是 110 ～ 160/min[13]。胎心过快可能出现在母亲发热，羊膜腔内感染，胎儿甲状腺功能亢进症，胎儿贫血，胎儿快速性心律失常，胎儿缺氧和母亲应用某些药物，如，β 拟交感神经宫缩抑制药和副交感神经抑制药诸如阿托品或东莨菪碱。单纯性心动过速（如：心动过速但不伴有变异缺失或减速）通常预后良好[14]。心动过缓可能因为脐带受压，药物因素（如母亲服用 β 受体拮抗药），缺氧和胎儿房室传到阻滞（通常是因为母体抗体通过胎盘损

表 19–1　电子胎心率监护模式各组分的定义

模式	定义
基线	• 10min 内 FHR 的平均水平，要求变异幅度不超过 5/min（bpm），除外以下情况 　• 周期性或一过性变化 　• 显著的 FHR 变化 　• 节段性的胎心基线变化超过 25bpm • 确定基线水平必须在 10min 一段胎心监护内观察至少 2min，如果此刻的胎心基线不能确定，则应该根据之前 10min 内的胎心监护决定 • 正常的 FHR 基线：110 ～ 160bpm • 胎心过快：胎心基线超过 160bpm • 胎心过缓：胎心基线低于 110 bpm
基线变异	• 基线 FHR 的波动在幅度和频率上都是不规律的 • 变异是指胎心搏动从高峰到低谷的振幅在视觉上的定量 　• 变异消失——振幅范围不可测量 　• 微小变异——变异幅度小于 5bpm 　• 正常——振幅 6 ～ 25bpm 　• 变异显著——振幅超过 25bpm
加速	• 显示为突然 FHR 增快（启动到峰值之间少于 30s）。 • 32 周及以后，加速应超过基线水平 15bpm，持续时间≥ 15s，但是持续时间应短于 2min • 32 周之前，加速的峰值超过 10bpm，持续时间≥ 10s，但是持续时间应短于 2min • 延长加速超过 2min，但应短于 10min • 如果加速持续超过 10min 以上，那其实是基线水平已经升高
早期减速	• 明显可见的与子宫收缩相关的，逐渐的 FHR 减低和回升，胎心监护的图形通常是对称的 • FHR 逐渐减低的定义是从胎心率开始降低到最低点≥ 30s • FHR 降低从减速开始计算到最低点 • 减速的最低点与子宫收缩的最高峰同时出现 • 大多数情况下，减速的开始、最低点和恢复正常与子宫收缩的开始、峰值，以及收缩结束，一一对应
晚期减速	• 明显可见的与子宫收缩相关的，逐渐的 FHR 减低和回升，胎心监护的图形通常是对称的 • FHR 逐渐减低的定义是从 FHR 开始降低到最低点≥ 30s • FHR 降低从减速开始计算到最低点 • 晚期减速在时间上延迟，减速的最低点发生在子宫收缩最高点的后面 • 在大多数病例里，减速的起始、最低点和恢复分别发生在子宫收缩的开始、峰值，以及收缩结束的后面
变异减速	• 明显可见的突然发生的 FHR 减低 • 突然发生的 FHR 减低定义为从减速开始到胎心率最低点短于 30s • FHR 的减低应从减速开始计算到胎心最低点 • FHR 减低≥ 15bpm，持续时间≥ 15s，但不超过 2min • 当变异减速与子宫收缩相关时，他们的起始、深度和持续时间通常随着连续的子宫收缩变化
延长减速	• 明显可见的 FHR 减低到基线以下 • FHR 减低≥ 15bpm，持续时间≥ 2min，但不超过 10min • 如果减速持续超过 10min，属于基线的改变
正弦曲线	• 明显可见的围绕 FHR 基线出现的平滑的、正弦曲线样的波浪图形，频率固定，3 ～ 5/min，持续时间≥ 20min

引自 Macones GA et al. Obstet Gynecol，212，661-666，2008. 已授权

bpm．每分钟心搏次数；FHR．胎心率

表 19-2　根据 2008 NICHD 分类系统的胎心率模式分类

Ⅰ类（正常）
应该满足以下所有情况
　基线胎心率：110 ～ 160/min
　变异：中等
　加速：有或无
　减速：没有晚期、变异或延长减速
Ⅱ类（不确定）
包括所有不能归入Ⅰ类和Ⅲ类的胎心率模式
Ⅲ类（异常）
缺乏变异且包含以下情况之一
　反复的晚期减速
　反复的变异减速
　心动过缓
或
　正弦曲线

NICHD. 国家儿童健康和人类发展协会

害了胎儿传导系统，常见于母亲患系统性红斑狼疮）。

（二）基线变异

基线变异指围绕胎心基线上下变动的胎心率。正常的基线变异能可靠预测胎儿不存在酸中毒[13]。胎心率变异代表胎儿脑干的心动加速中心与心动抑制中心的相互作用，且受自主神经系统调节。生理学方面，基于每次心跳的胎心率的变化围绕胎心率均值有 3 ～ 8/min 的变化。如果基线振幅变化监测不到，就称为变异消失[13]。持续的变异消失可能是胎心率最能预示胎儿不良结局的一个特征。不过，变异消失并不是一定表示胎儿酸血症[13]。短时间的变异减少（30 ～ 45min 或更短）可能与胎儿睡眠有关。产程中应用麻醉药或镇静药也可能与变异减少有关[5]。

（三）加速

胎心率加速通常发生在胎儿活动时。不管是自发的或是刺激后产生的胎心率加速，都能可靠排除胎儿代谢性酸血症[5, 13, 15, 16]。这是因为胎心加速受到存在于后下丘脑和延髓的一个中心控制，该中心对 pH 变化非常敏感。因此，加速的存在意味着中枢神经系统（CNS）的这个中心完整及功能正常且没有低氧血症。但非常重要的一点是，反之并不能推测出相反的情况；比如，胎心率加速的消失可能是因为睡眠周期，且加速消失并不意味着胎儿酸血症[13]。

（四）变异减速

变异减速通常意味着脐带受压[17]。它们在出现的时机、形状、深度和持续时间上都不同。减速是由迷走神经介导的，心率的下降程度取决于脐带受压的程度。变异减速在臀位合并羊水过少及脐带绕颈（或绕身）时经常可见。当脐带受阻时，胎儿外周阻力增加，胎儿氧分压（PO_2）下降，二氧化碳分压（PCO_2）升高。通过压力感受器和化学感受器，窦房结反射释放乙酰胆碱导致胎心率几乎瞬时出现不稳定的下降。变异减速在生产过程中可以频繁出现。这种情况通常可以通过改变母亲体位或者羊膜腔内灌注纠正[5]。

变异减速可能导致脐血流减少，导致胎儿呼吸性酸中毒。反复的或长时间的变异减速，胎儿代谢性酸中毒可能会叠加，导致混合性胎儿酸血症。随着缺氧进一步严重，胎心率恢复到基线水平也会越来越延迟。有时胎心率可能低于 60/min。出现严重或深度的变异减速时应行阴道检查以排除脐带脱垂或前置血管[18]。而且，在行剖宫产后阴道试产的患者中，变异减速可能是子宫破裂的第一个迹象[19]。最后，严重的产时变异减速可能是羊膜腔内感染的征兆，特别是在早产儿中[20]。

（五）晚期减速

晚期减速被认为代表子宫胎盘功能不足和胎儿与母体之间的绒毛间交换减低[21-23]。最初，它们可能代表迷走神经介导的对于正常心率变异的反射性反应。然而，晚期减速可能与胎儿低氧血症和酸血症相关，特别是当其与胎心率变异缺失同时出现时[21-24]。它们可能与胎盘早剥，子宫收缩过度（无论是自发性还是催产素诱导），母体的低血压，贫血或酮症酸中毒有关。如果反复出现哪怕只是减低 5 ～ 10/min 的晚期减速也可能表明胎儿缺氧的程度很高，最终可能导致酸中毒和脑损伤。持续的晚期减速可能表明胎儿心肌抑制。

（六）早期减速

早期减速通常是良性的，并且被认为与活跃期胎头下降至产道的时候，胎头受压导致由迷走神经介导的心率反射性减慢。

（七）正弦曲线样胎心率模式

正弦曲线样的胎心率是一种异常的胎心率模式，应被视为胎儿受损的不良预示，它与胎儿死亡风险或严重发病风险显著相关（图 19-1）[25]。正弦曲线样胎心率模式的定义是指超过 20min 的胎心监护显示有稳定的胎心基线，胎心率围绕基线上下摆动，每分钟摆动频率 3 ～ 5 次，振幅 5 ～ 15/min，且缺乏短期变异[13, 26]。出现这样的胎心率模式是需要立刻评估并干预，因为它们可能与以下这些情况相关，包括因同种异体免疫导致的严重胎儿贫血、破裂的前置血管、胎母出血、胎盘早剥、子宫破裂、双胎输血、胎儿缺氧、胎儿心脏畸形或母体体外循环[18]。有一些类似的模式，被称为假正弦样胎心率，可能是因为在产程中应用阿片类药物导致的[27]。但是假正弦样胎心率大多与正常的新生儿结局相关，当出现这样的胎心率模式时一定要仔细评估胎儿状况。

（八）锯齿样胎心率模式

这种胎心率模式曾经被误当作假正弦样或良性的胎心率模式，它的图形看起来也很像正弦曲线。尽管这种特殊的胎心率模式没有在 2008NICHD 胎心率模式分类中描述，它却在近期被报道与宫内缺氧缺血导致的胎儿中枢神经损伤相关[28]。这种胎心率模式有着不稳定或不确定的胎心基线，锯齿样振动的频率大概每分钟 3 ～ 5 次，振幅超过 20/min。这种胎心率模式应该和真正的正弦样模式区分开。正弦样胎心率模式有稳定的胎心基线，每分钟振动频率也是 3 ～ 5 次，但曲线更平滑，振幅更小（10 ～ 15/min），往往与胎儿贫血有关（图 19-2）。作者观察到 3 例锯齿样胎心率模式，与胎儿宫内中枢神经损伤有关[28]。因此，作者认为一旦发现这样的胎心率模式，应该将其归为第Ⅲ类胎心率模式，而不是第Ⅱ类。

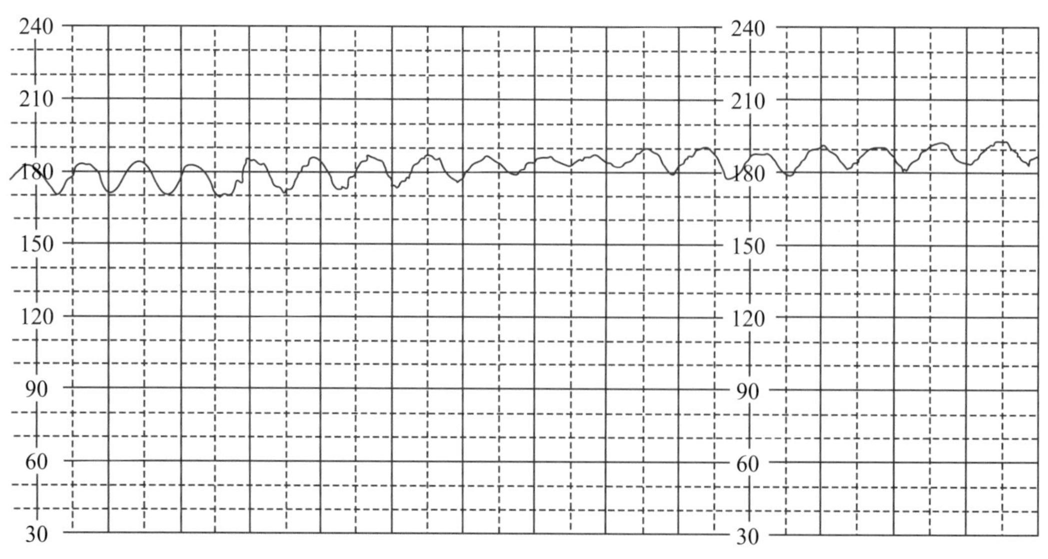

▲ 图 19-1　正弦曲线样胎心率模式为基线稳定且伴随平滑的振动波，每分钟 3 ～ 5 次，振幅为每分钟 5 ～ 15 次

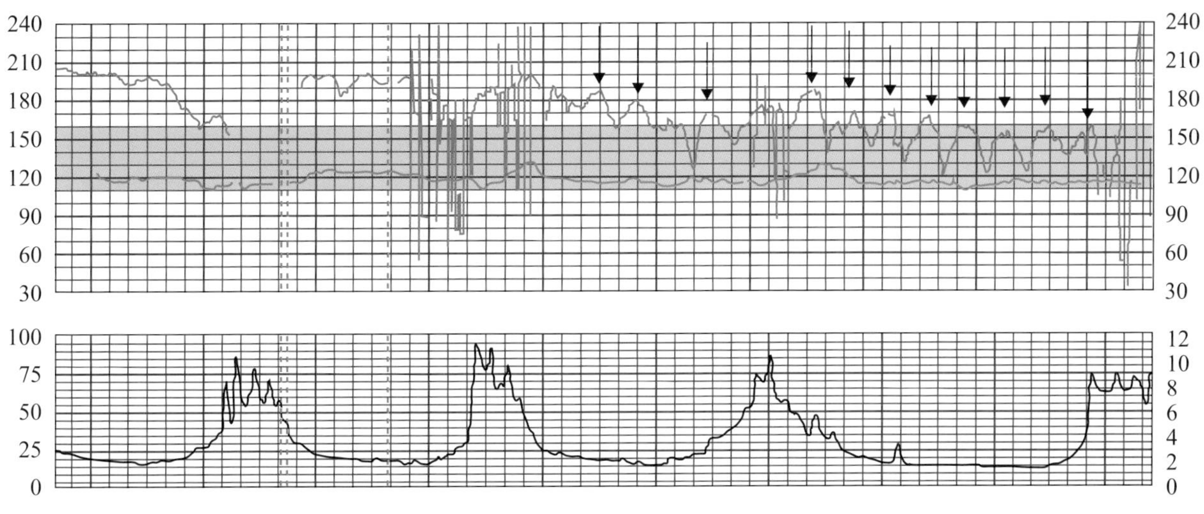

▲ 图 19-2　锯齿样胎心率模式为基线不稳定，箭所指的区域为锯齿样振动波，每分钟 3 ～ 5 次，振幅＞ 20/min；引自 Andrikopoulou M，Vintzileos AM．Am J Obstet Gynecol，214，403.e1—4，2016．

七、胎心率模式的分类和它们的解读与管理

Ⅰ类胎心率曲线通常预示胎儿处于正常的酸碱状态[5，13]。可能在Ⅰ类胎心率曲线最重要的发现就是加速的出现，不论加速是自发的还是诱发产生的。这一点可以可靠预示胎儿不存在代谢性酸血症[5，13]。同样的，出现中等程度的胎心率变异亦可以排除代谢性酸血症[5，13]。因此，当胎心率曲线归为Ⅰ类，则考虑胎儿此时是正常的，且通常不需要进一步干预[5，13]。在第一产程中可以每隔 30 分钟进行间断性监护，在第二产程中可以每隔 15 分钟进行间断性监护或持续性胎心监护。

相反，Ⅲ类胎心率曲线被认为是不正常的且预示胎儿非正常的酸碱状态[5，13]。Ⅲ类胎心率模式的特点是缺乏胎心率变异同时反复出现晚期减速、变异减速或胎儿心动过缓[5，13]。正弦曲线样胎心率模式应该归为Ⅲ类胎心率模式[5，13]。出现这些图形时，胎儿的安全将无法得到保证，而且胎儿极有可能出现不良结局。因此，当出现Ⅲ类胎心率曲线时，及时评估且努力改善胎心率模式或者及时有效地终止妊娠为上策。在一些病例中，在准备分娩的过程中可以尝试进行如下的复苏方法：如中断分娩刺激，使用子宫松弛药，改变母亲体位，氧疗或静脉输液[5，13]。

Ⅱ类胎心率是既不能归入Ⅰ类也不能归入Ⅲ类的胎心率[5，13]。大体上，Ⅱ类胎心率模式提示胎心率并不是完全可靠，但也不能说明胎儿已出现异常的酸碱状态。在分娩过程中出现的绝大多数胎心率模式是Ⅱ类的。正是因为Ⅱ类胎心率模式以及与之相关的临床意义及处理存在太多变数，这些胎心率模式已成为巨大争议的主体。

八、Ⅱ类胎心率模式的管理

对于Ⅰ类和Ⅲ类胎心率模式的解读和管理已经相当清晰，但对于Ⅱ类胎心率重要性和管理还存在巨大争议[5，13]。不幸的是，在产程中的某个阶段，尽管超过 80% 的产程中胎心率模式都被归为Ⅱ类胎心率模式，无论是 NICHD 协作组还是 ACOG 指南对Ⅱ类胎心率模式的处理都未给出明确的指导[5，29，30]。不幸的是，在临床实践中往往很难区分Ⅱ类和Ⅲ类胎心率模式，从而造成这两类胎心率的分类错误，因此而导致了很多不必要的干预或是必要干预的延迟。导致分类错误的两大最重要的原因是：①肉眼很难区分变异消失还是微小变异；②胎心率减速的严重程度在 2008NICHD 分类中并未被纳入

考虑之中。为了规避上述三层分类法的不足，Parer 等[31]提议了一个五层分类系统，用于改善这些胎心率模式的管理。近期，Clark 等主张应该对Ⅱ类胎心率模式的管理标准化，他们提议了一个用于评估和管理这类胎心率的流程图（图 19-3）。这张流程图并没有关于如何区分变异消失还是微小变异；取而代之的是它考虑到一些主要标准：①是否存在加速和中等程度的变异，这两个特征预示一个非酸血症的胎儿；②超过 50% 的宫缩时合并或没有显著的减速；③产程所处的阶段和进展。对于显著减速的定义详见表 19-3。重要的是，如果Ⅱ类胎心率模式有中等程度的变异和（或）加速，并且产程进展正常，即使出现减速也是可以观察的。如果超过 30min 里反复出现减速并且没有加速或中等程度的变异，应剖宫产或手术阴道助产尽快结束分娩[29]。很多胎儿出生后是有酸血症的，但产程中并没有出现Ⅲ类胎心率模式，临床应用 Clark 等提出的流程图是十分必要的，这不仅是因为能及时发现上述那样的胎儿，更可以避免其进展至濒死状态的Ⅲ类胎心率模式。

表 19-3 “严重”胎心率减速的定义

- 变异减速持续超过 60s 并且最低降至基线以下 60/min
- 变异减速持续超过 60s，最低降至 60/min 以下，不论基线是多少
- 任何深度的晚期减速
- 任何延长减速（2 ～ 10min）
- 任何减速伴随代偿性的胎儿心动过速

九、胎心率模式在产程中的变化

评估胎心监护时，非常重要的一点是意识到胎心率模式和分类是动态变化的，这两者在分娩过程中可以随着产程进展出现迅速的变化[5, 13]。有时候，胎心率模式可能从一类变化到另一类。因此，对胎心率模式的解读只有是针对当时的胎心率模式才是有效的[5, 13]。以下因素对胎心率模式有显著影响，包括孕周，产妇体位，产程阶段，应用的药物（包括缩宫素、子宫松弛药及硬膜外麻醉），是否存在发热。根据当时的临床情况解读胎心监护十分重要，比如产程所

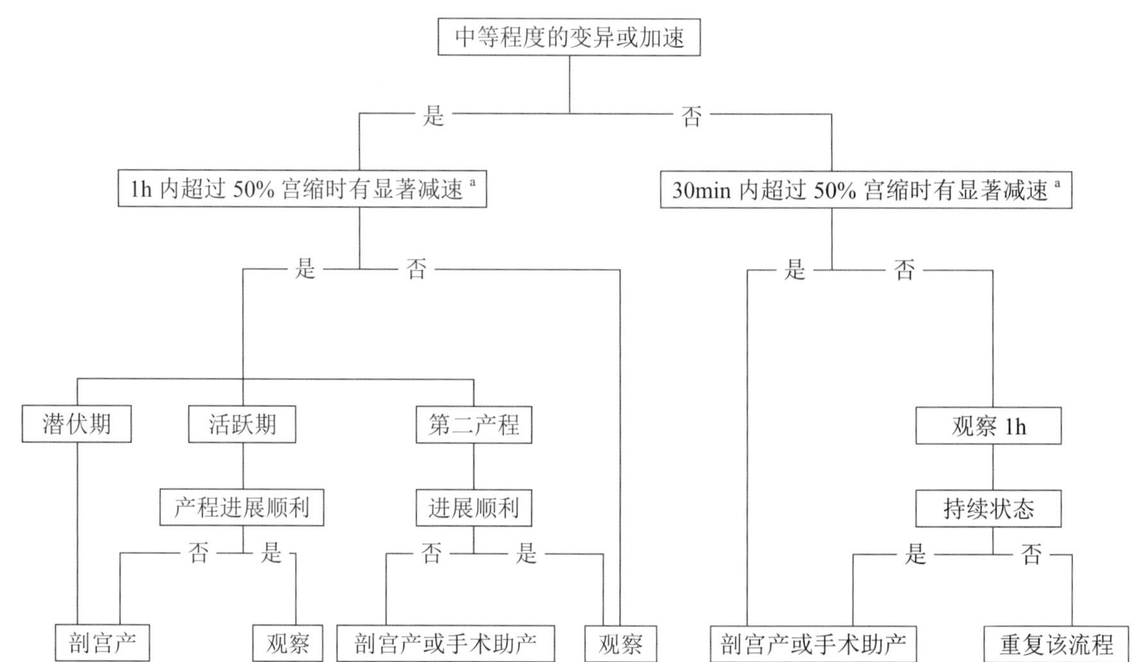

▲ 图 19-3 对产程中Ⅱ类胎心率模式管理的流程

a. 通过正确的保守措施尚未纠正的，其中可能包括吸氧，产妇体位的改变，静脉输液，纠正低血压，减少或停止子宫刺激，应用子宫松弛药，羊膜腔内灌注，和（或）改变第二产程产妇的呼吸和使劲技巧

授权引自 Clark SL, et al.Am J Obstet Gynecol，209，89，2013.

处的阶段或产程进展程度，是否有脐带脱垂，或者是否有阴道出血。胎心率模式的分类从一类过渡到另一类取决于受损害的本质，损害的严重程度还有持续时间。因此，并非所有的胎心率分类的转换和过渡都是相似的。

一个Ⅰ类的胎心监护在经过一个灾难性的事件以后可以瞬间转变成Ⅲ类的胎心率模式，这些灾难性事件包括脐带脱垂、胎盘早剥、子宫破裂、前置血管破裂、急性脐带受压，或是在第二产程中突发变化，尤其是胎儿枕后位时。当一个Ⅰ类的胎心监护突然出现变化时，上述这些情况都必须纳入鉴别诊断的考虑之中。比如，剖宫产后的阴道试产中，突然的胎儿心动过缓应考虑到子宫破裂或胎盘早剥的诊断。当Ⅰ类的胎心率模式突然变成正弦曲线样且伴随心动过缓的Ⅲ类的胎心率模式，就必须考虑到前置血管破裂的可能，特别是有阴道出血或是这种胎心率模式的变化正好出现在胎膜破裂以后。最后，Ⅰ类的胎心率模式意味着正常的胎儿储备，也可以在第二产程中突然变成Ⅱ类或Ⅲ类胎心率模式。在这些病例中，第二产程的胎儿心动过缓的严重程度和持续时间与胎儿酸血症相关（表19-4）[32]。

表19-4 第二产程胎儿心动过缓的持续时间和胎儿酸血症的相关性[a]

胎心率（/min）	持续时间（min）
80	25
70	13
60	8
50	6
40	5

引自 Tranquilli AL et al. J Matern Fetal Neonatal Med，26，1425-1429，2013.

a．脐带动脉 pH ＜ 7.10

图19-4中，一个Ⅰ类的胎心监护随着产程进展逐渐变为Ⅲ类的胎心监护，原因是原发的子宫胎盘功能不足或是由于宫缩过频或子宫过度活动继发的子宫胎盘功能不足。通常这是一个逐渐变化的过程，胎心率模式会先变为Ⅱ类，接着出现显著的变异减速或晚期减速，然后出现胎儿心动过速和变异减少。诊断上述顺序性出现的胎心率变化（图19-5）很重要，因为这些变化表明第Ⅱ类胎心率模式的结束，应该实施干预以避免过渡到Ⅲ类胎心率模式，其特征在于可能的濒死前的改变，例如变异缺失伴有延长减速，以及最终的心动过缓。如果没有正确的解读并采取行动，上述的序列性事件有可能导致死产或无法挽回的胎儿中枢神经系统损伤。在这一点上，应该强调的是，有的胎儿可能在出现酸中毒的同时仍然表现为Ⅱ类胎心率模式，过渡到Ⅲ类胎心率模式并不是发展为酸血症的先决条件。

在改善不良刺激的环境后（例如治疗糖尿病酮症酸中毒，治疗宫缩过频，改善硬膜外镇痛导致的低血压），偶有Ⅲ类胎心监护恢复到Ⅰ类胎心监护的时候。然而，在大多数情况下，Ⅲ类胎心率模式的复苏措施不太可能成功，因此这类复苏措施仅在准备分娩时进行。医生应熟悉各种情况和逐步出现的胎心率变化，以便及时识别它们，并在濒死期或终末期胎心监护之前进行干预。

十、胎儿感染和胎心率模式

虽然EFM的最初目的是鉴别由于子宫胎盘功能不全引起的缺氧和（或）胎儿酸血症，但随着其广泛的临床应用，发现不管母亲有没有感染的临床表现，如果胎儿受到羊膜腔内感染的不利影响时，即使没有出现胎儿酸血症，也可能出现胎儿行为异常和异常的胎心率模式[33，34]（图19-6）。为什么胎儿感染不合并酸血症也会导致胎心率异常的机制并不清楚，但是感染可能会增加新陈代谢率和胎儿氧需求，从而导致组织缺氧和中枢神经系统内控制胎心率模式的部分功能障碍。出现频繁减速的另一种可能性是出现羊膜腔内感染时，脐带和绒毛膜胎盘血

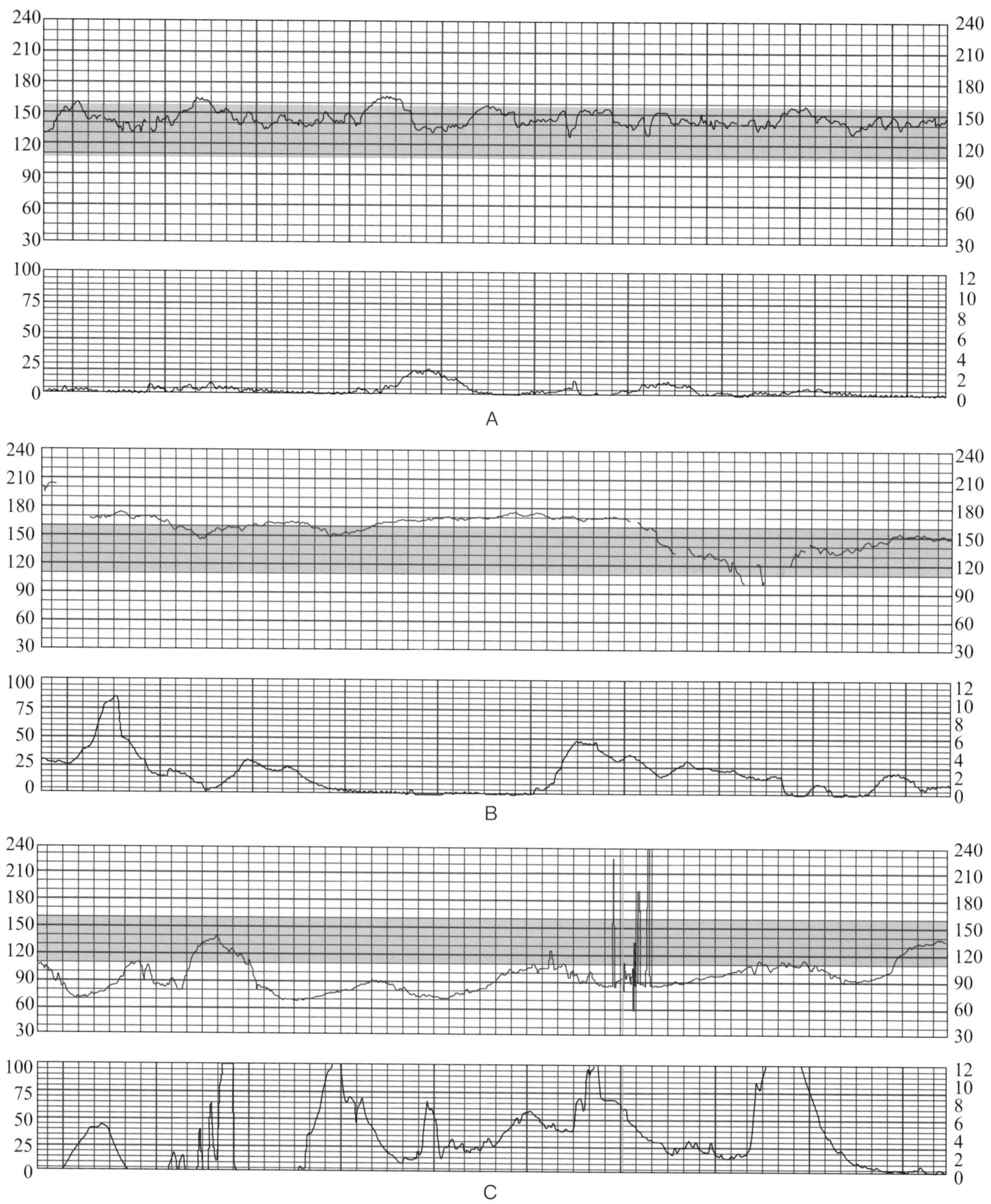

▲ 图 19-4 因为宫缩药导致子宫过度活动使胎心监护从 I 类（A）到 II 类（B）最终变为 III 类（C）

管的敏感度和收缩都增强了。这些新生儿通常出生时状态低迷（低 Apgar 评分），但是脐带血 pH 却总是在正常范围内。虽然 2008 年 NICHD 研讨会报告[13]没有提到胎儿感染，临床医生应该在出现异常产时胎心率模式时总是考虑到胎儿羊膜腔内感染的可能性，特别是在有易感因素的患者中。这些因素包括早产胎膜早破或胎膜破裂时间过长，即便没有上述易感因素或产妇未出现临床感染迹象时也不能忽略。

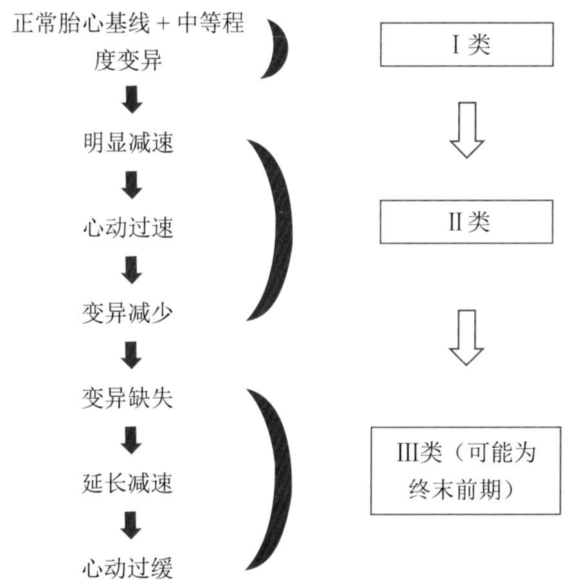

▲ 图 19-5　因为原发子宫胎盘功能不足或子宫过度活动导致胎心监护由 I 类逐渐过渡为 III 类

十一、胎儿头皮血取样

产时胎儿头皮血取样评估胎儿状况的方法，由 Saling[3] 在 1960 年提出，可以对胎儿氧合和酸碱状态做出相当准确的估计。但是，它仅能说明采样时那一刻胎儿的状态。因此，需要反复头皮血取样，直到分娩结束。头皮血采样的主要指征是出现不安全的胎心监护。胎儿头皮毛细血管 pH ≥ 7.25 是正常的，当数值正常可以继续分娩。pH7.20 ～ 7.24 被认为是酸中毒前期，需要密切持续的评估，应每 20 ～ 30 分钟重复头皮血取样。pH ≤ 7.19 时表示胎儿酸中毒，需要立即结束分娩。Goodwin 等[35] 检查了他们中心超过 7 年的胎儿头皮血取样的情况，该中心每年平均分娩量为 16 330 例。取样率从 1.76% 下降到 0.03%。最近的经验表明，尽管头皮血 pH 取样在一些国家得到广泛的应用，但是在美国这个方法已经不再热门。

十二、胎儿头皮刺激

也许有两个主要因素促成了胎儿头皮血采样在美国不再热门。首先，在分娩过程中反复进行头皮血采样的不便和复杂性，其次，人们观察到在进行头皮血采样的过程中，胎儿出现胎心率加速，并且发现出现加速的胎儿的 pH 始终高于 7.2[16]。Clark 等[16] 回顾性分析了 200 例胎心监护，这些胎心监护均是在进行胎儿头皮血取样时描记的。他们发现当胎儿血 pH ＜ 7.20 时，无一例胎儿在头皮血取样时出现胎心率加速。然而，在 144 例头皮血 pH ＞ 7.28 的胎儿中，有 142 例伴有胎心率加速。因此，进行头皮刺激并出现正向加速作用已被用作鉴别非酸性胎儿的标记。

十三、特殊情况

（一）双胎

双胎的产时监护是一个特别的诊断困境。Bakker 等[36] 检查了 172 例双胎妊娠的产时胎心监护，发现在第一产程有 26% ～ 33% 的胎心率信号不满意，第二产程不满意的比值为 41% ～ 63%。重要的是，在产程中监测双胎的胎心率，一定要确保所获得的是两个不同的胎心率，也就是说他们不会出现相同的加速和减速模式。一旦子宫颈扩张并且先露位置安全可以破膜，对双胎的产时监测工作就可以采用人工破膜并将头皮电极连接到位置较低的胎儿头皮上来完成。

（二）剖宫产术后阴道试产

剖宫产后阴道分娩有发生子宫破裂的风险，这可能会导致灾难性的后果。在剖宫产术后阴道试产（TOLAC）的情况下，需要进行连续胎儿监测，因为胎心率异常是出现子宫破裂最早和最一致的迹象[37, 38]。反复出现的变异或晚期减速和心动过缓是 TOLAC 患者出现子宫破裂最常见到的胎心率异常[36, 37]。因此，在正常分娩中被视为良性的变异减速在 TOLAC 中必须早期评估并正确处理[37, 38]。以前认为 IUPC 可能有助于预测子宫破裂。然而，研究表明并没有哪种 IUPC 模式可以预测或诊断子宫破裂[39]。因此，IUPC 不应该用于此目的。

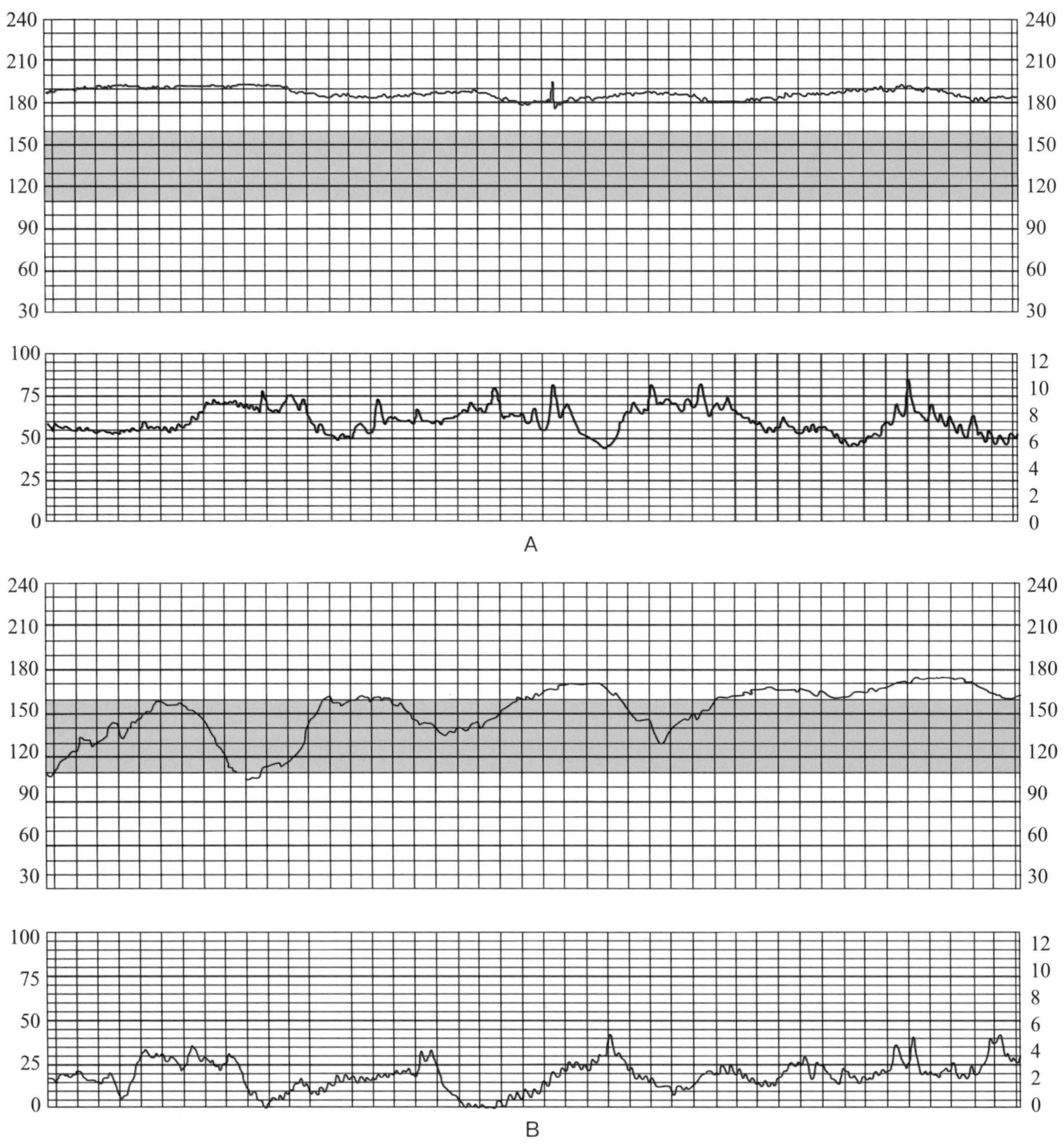

▲ 图 19-6　一名产妇由于背部疼痛和胎动减少入院，她入院时（A）和分娩前（B）的胎心监护都是 III 类；剖宫产时，羊水呈恶臭味，Apgar 评分 1min 和 5min 分别为 1 分和 6 分，脐带血 pH 分别为 7.21（静脉）和 7.18（动脉）；新生儿血培养为单核细胞李斯特菌阳性

（三）早产儿的监护

对早产儿的产时监测是一项特殊的挑战[5, 40]。必须仔细考虑对于一段不可靠的胎心率作出的每一项干预的潜在获益和风险（如剖宫产）[5, 40]。这通常取决于胎龄，以及胎儿健康存活的可能性。这项决定应该由患者，新生儿科医生和产科医生共同做出[5, 40]。无论分娩方式如何，早产本身就是出现神经系统功能不全的高危因素。早产儿的胎心率反应可能与足月胎儿不同。例如，早产儿的可能没有胎心率加速。早产儿在经历一些对于足月胎儿可接受的胎心率异常时则可能出现不良结局，特别是当早产儿还合并宫内生长受限、胎位异常、子痫前期或羊水过少等情况时。60% 的早产过程中都存在不可靠的

胎心率模式。此外，早产过程中有 55% ～ 70% 可以出现变异减速，而足月分娩中出现变异减速的概率只有 20% ～ 30%[5, 40]。因此，在出现Ⅱ类或Ⅲ类胎心监护时早产儿更有可能通过剖宫产终止妊娠。

十四、新技术：胎儿心电图 ST 段的分析

在过去 10 年中，人们十分关注胎儿心电图（ECG）用于胎儿的产时监测[41-43]。动物实验数据表明胎儿心电图 ST 段的模式反映了心肌应对缺氧状态的能力。胎儿酸血症导致儿茶酚胺激增，β 肾上腺素能的激活，心肌糖原分解，ST 段抬高，以及 T 波幅度增加[44]。另一方面，除非出现了严重的低氧血症或酸血症，一般 QRS 波可以保持相对稳定。因此，测量 T/QRS 是可靠的。ST 抬高和 T 波振幅增大可以识别正在经历缺氧的胎儿，但此时他还足以代偿出现的损害。随着酸血症的恶化，心肌失代偿并发生心肌缺血，可导致 ST 段压低。

根据这些发现，开发出 CTG 加 ST 波形分析仪（STAN®）。STAN 系统由胎儿头皮心电图电极和母亲皮肤参比电极组成，一台微处理器将胎儿 ST 和 T 波变化与该患者的基线水平进行比较。监视器需要有一段初始正常的胎心率模式，用于与后续的变化进行比较。初始的正常心率模式需要至少 500 次连续心跳（约 5min 的连续监测）。监视器使用专用的软件来检测 ST 段抬高或 T 波振幅的增加，并发出视觉警报（ST 事件）。每个胎儿的基线 T/QRS 是不同的。监视器记录 30 个连续的胎儿心电图复合体，并以这些创建出一个平均的心电图复合体。大多数胎儿在整个分娩过程中保持稳定的 T/QRS。当 ST 段的斜率增加或 T 波振幅增加时，监视器上会显示 ST 事件。一共有三种类型的 ST 事件：①阵发性 T/QRS 增加，②基线 T/QRS 增加，③双相 ST 段。

使用 STAN 和 EFM 的组合，将胎心率模式分为绿色、黄色或红色三类。绿色区域模式者可以进一步期待，红色区域模式需要尽快结束分娩，黄色区域模式需要仔细观察和重新评估。这些类别与 NICHD 的三级 EFM 分类相似，可能有助于辅助管理Ⅱ类胎心率模式。

STAN 在欧洲被广泛使用，但在美国并没有被接受。STAN 于 2005 年经美国食品和药品管理局（FDA）有条件批准，用作常规 EFM 的辅助手段。有几项随机对照试验（RCT）比较了单独使用传统的产时胎心监护 CTG 与 CTG 联合胎儿心电图的 ST 段分析的效果[41-47]。这些研究中的第一项，普利茅斯试验显示与传统胎心监护相比，后者将因为“胎儿窘迫”所导致的手术分娩率降低了 46%[45]。此后，瑞典的多中心试验（其中包括 4966 名产妇）显示采用 CTG 和 ST 联合监测组的新生儿出生时脐动脉代谢性酸中毒较单用 CTG 组降低了 61%（脐动脉代谢性酸中毒定义为 pH ＜ 7.05 或碱缺失超过 12.0mmol/L）[46]。在该研究中，单用 STAN 组因为异常胎心率模式导致的手术分娩率也降低了 28%。随后，芬兰和法国的 RCT 研究未能发现单用 CTG 常规监测和联合 CTG 与 STAN 监测组在新生儿结局和手术分娩率方面的差异[41, 42]。在最近的一项纳入 5681 名产妇的荷兰随机对照试验研究中，研究者发现 CTG 联合 STAN 组的新生儿代谢性酸中毒（定义为脐动脉 pH ＜ 7.05，细胞外液碱缺失＞ 12mmol/L）发生率略低，为 0.7%；而在 CTG 组的发生率为 1.1% [相对危险度（RR）0.70；95% 置信区间（CI）0.38 ～ 1.28][47]。然而，这项研究未能显示两组之间在手术分娩率，低 Apgar 评分，新生儿入院率和新生儿缺氧缺血性脑病等方面的差异。

几项荟萃分析发现，单独 CTG 监测与联合 CTG 和 STAN 监测的患者之间的新生儿结局和手术分娩率并无差异[48-50]。或许唯一的差异是减少了进行胎儿头皮血取样。最近，NICHD 母胎医学联合网络牵头进行多中心 RCT 研究，共纳入 11 108 名妊娠 36 周以上的临产产妇，随机将这些产妇分入“开放”或“遮蔽”的胎儿 ST 段分析组

[43]。主要结局定为联合存在以下情况，包括了死产，新生儿死亡，5 分钟 Apgar 评分＜ 4 分，脐动脉血气 pH ＜ 7.05 且碱缺失≥ 12mmol/L，分娩后即刻气管插管或新生儿脑病。两组间只有 5 分钟 Apgar 评分＜ 4 分的频率有统计学差异。作者得出结论，胎儿心电图分析用作常规 EFM 的辅助手段并没有改善围生儿结局或减少剖宫产率[43]。作为本研究的结果，结合对 STAN 的荟萃分析评估，该技术目前不太可能在美国广泛应用。

十五、脐带血酸碱状态

脐带血 pH 和血气在分娩过程中可以提供关于胎儿氧合情况的客观信息，因此能指示分娩过程中是否存在缺氧。一旦结束分娩，应该双重钳夹脐带的一段并放在一边。理想情况下，应从动脉和静脉都取血。血样应该抽在肝素抗凝的注射器里。ACOG 建议仅在存在分娩或妊娠并发症[51]或 5 分钟 Apgar 评分≤ 5 分[52]时才抽脐带血气。不过，也有些专家推荐在所有分娩后都获取脐带血气[53]。关于这点的争论是，所有脑瘫病例中只有不到 10% 是由产时事件引起的，有些则发生在活力很好的新生儿中。专家们争论，脐带血气能以客观的方式确定脑损伤是否是产时缺氧损伤的结果。ACOG 工作组 2003 年报告说，严重的产时胎儿酸血症（脐动脉血 pH ＜ 7，碱缺失≥ 12mmol/L），应作为将产时窒息与缺血性新生儿脑病联系起来的四项标准之一[54]。因此，从法医学的立场来看，常规测定脐带血 pH 可能是可取的，并且还将有助于了解脑损伤的病理生理学，因为大多数出生时反应不佳的新生儿在出生时并没有严重的酸血症。当然，有共识认为，在所有高风险和有并发症的妊娠中都应查脐带血气，当发生新生儿反应不佳时也应查脐带血气。Helwig 等[55]和 Vintzileos 等[56]都建立了脐带血气的正常值范围。此外，Vintzileos 等发现早产儿和足月儿脐带血气和酸碱测量方面并无差异。不过，根据产妇有没有用力，标准还是有所不同的，因为产妇用力可以导致更低的 pH。在产妇用力的情况下，胎儿酸血症定义为脐动脉 pH ＜ 7.15 或脐静脉 pH ＜ 7.20，而在没有用力的情况下，这些切割值都高一些，即脐动脉 pH ＜ 7.20 或脐静脉 pH ＜ 7.26[56]。异常的脐带血气切割值定义出生时的酸血症应考虑到有无产妇用力的情况，其具体情况见表 19-5[56]。

十六、持续胎心率监护对分娩结局的影响

尽管最初人们热情澎湃地认为产时 EFM 的出现将使死胎和脑瘫消失，但经验表明情况并非如此。相反，因为“胎儿窘迫”而进行的剖宫产的激增并没有全面降低脑瘫的发生率[5, 57]。早期的报道，包括对近 47 656 名接受电子监护的患者的回顾，注意到死产和新生儿死亡率显著降低[58]。然而，多年后，这些最初的过高的预期显得过于乐观[5, 29]。几项随机对照研究未能显示出持续 EFM 与间歇性胎心率听诊相比能降低死产率[59-64]。最著名的都柏林试验是一项对 12 964 例妇女进行的随机对照研究，比较的是连续 EFM 与间歇性听诊[62]。两组间在死胎、新生儿死亡、剖宫产和产钳分娩率、Apgar 评分和新生儿重症监护住院率方面均无差异。虽然在间歇性听诊组的新生儿癫痫发作次数是 EFM 组中两倍，但产后 1 年和 4 年随访均未能显示出两组间在脑瘫或神经系统疾病方面的差异[65]。

在另一项随机对照试验研究中，Vintzileos 等[66]比较了 1428 例孕妇的妊娠结局，她们分别采用产前 EFM 与间歇性听诊进行产程中的监护。由于产程中采用连续电子胎儿监测的新生儿窒息率降低（EFM 组为 0/746，间歇性听诊组为 6/682），前一组死产的胎儿数明显减少（P=0.03）。但是，EFM 组的产时干预（剖宫产，产钳和胎吸）的发生率明显增高（11.2% 相比间歇听诊组的 4.8%；P=0.04）。作者将出生时预测胎儿酸血症作为主要结局（定义为脐动脉 pH ＜ 7.15）[67]，对同一研究进行进一步分析。EFM 诊断酸血症

表 19-5　分娩时用不同的血气切割值定义不同类型的酸血症，是否分娩用力纳入考虑因素

	未分娩用力	分娩用力
动脉血		
酸血症	pH < 7.20	pH < 7.15
代谢性	BE < -10mmol/L 且 PCO_2 ≤ 60mmHg	BE < -11mmol/L 且 PCO_2 ≤ 65mmHg
呼吸性	BE ≥ -10mmol/L 且 PCO_2 > 60mmHg	BE ≥ -11mmol/L 且 PCO_2 > 65mmHg
混合性	BE < -10mmol/L 且 PCO_2 > 60mmHg	BE ≥ -11mmol/L 且 PCO_2 > 65mmHg
静脉血		
酸血症	pH < 7.26	pH < 7.20
代谢性	BE < -6mmol/L 且 PCO_2 ≤ 50mmHg	BE < -8mmol/L 且 PCO_2 ≤ 55mmHg
呼吸性	BE ≥ -6mmol/L 且 PCO_2 > 50mmHg	BE ≥ -8mmol/L 且 PCO_2 > 55mmHg
混合性	BE < -6mmol/L 且 PCO_2 > 50mmHg	BE < -8mmol/L 且 PCO_2 > 55mmHg

引自 Vintzileos AM, et al. J Matern Fetal Med, 1, 7-13, 1992.
BE. 碱剩余

的敏感性为 97%，而听诊的敏感性仅为 34%（$P < 0.001$）。虽然本研究与以前的研究不一致，但这是当时唯一采用严格标准定义正常和异常胎心率模式所进行的研究。随后，Vintzileos 等[68]进行了荟萃分析，分析了 9 项随机对照研究表明，与间歇性听诊相比 [比值比（OR）0.41]，EFM 可以降低由胎儿缺氧引起的围生期死亡。然而，EFM 组因为胎儿窘迫而导致的剖宫产率（OR 2.55），产钳和胎吸（OR 2.50）均升高。一年后，Thacker 等[69]进行的另一项荟萃分析，共分析了 12 项随机对照试验，发现 EFM 组新生儿惊厥发作较少（RR 0.5），且 1 分钟 Apgar 评分< 4 分（RR 0.82）的新生儿更少，同样的，这些都是以增加剖宫产率（RR 1.33）为代价的。

重要的是，没有研究将 EFM 与根本没有产时监测进行比较。如果没有产时监测，很可能会有大量的死产和胎儿窒息。显然，EFM 与间歇性听诊相比，导致因异常胎心率（RR 1.63，95% CI 1.29 ～ 2.07）而行的剖宫产率总体上升[70]。另外，EFM 的使用也增加了产钳和胎吸分娩的比率。

目前尚不清楚为什么 EFM 未能降低脑瘫的发生率。Parer 和 King[71]提供了一些解释。首先，大概只有 10% 以下的脑瘫可归因于产时窒息。因此，产时胎心监护不能预防其他 90% 的脑瘫病例。其次，一些胎儿窒息发作是如此迅速和灾难性的，即使立即分娩也不能阻止胎儿脑损伤。最后，对胎心率模式的理解，以及不同医生对这些模式的反应，是存在着相当大的变异性的[72]。最近，Clark 等[29]认为未能证明 EFM 获益的主要原因可能是由于缺乏 EFM 模式的标准化，以及缺乏管理和干预异常模式的标准化流程。有趣的是，Vintzileos 等[66]做出的可能是唯一一项显示 EFM 益处的随机研究，这项研究定义了异常胎心率模式，并采用了一种定义准确的算法来管理这些异常的胎心率模式。

Clark 等[72]对 14 398 名接受缩宫素引产的产妇进行了一项前瞻性研究。在这项研究中，当出现 II 类胎心率模式时减少缩宫素的使用率，与围生儿结局改善有关（新生儿重症监护病房的入院率，以及 1 分钟和 5 分钟的 Apgar 评分< 7 分）。作者得出结论，当明确的定义与特定干预措施相结合时，EFM 可改善新生儿结局。

因此，未能观察到 EFM 的获益很可能在某种程度上是由于缺乏胎心率模式的标准化定义，以及缺乏对异常胎心率模式的标准化处理。作者希望当新的标准化定义加上标准化的处理流程，EFM 将有助于改善新生儿结局，同时也可

降低剖宫产率。

（范　融　译，宋亦军　校）

参考文献

[1] Baskett TF. On the Shoulders of Giants; Eponyms and Names in Obstetrics and Gynaecology. London, UK: RCOG Press, 1988.

[2] Hon E. The electronic evaluation of the fetal heart rate: Preliminary report. Am J Obstet Gynecol 1958; 77: 1084–99.

[3] Saling E. Neues vorgehen zur untersuchung des kindes unter der gebrut: Einführung, technik, und grundlagen. [New technique for examining the fetus during labor: Introduction, technique and basics] . Arch Gynakol 1962; 197: 108–22.

[4] Martin JA, Hamilton BE, Sutton PD, et al. Births: Final data for 2002. Natl Vital Stat Rep 2003; 52(10): 1–113.

[5] American College of Obstetricians and Gynecologists. ACOG Practice Bulletin No. 106: Intrapartum fetal heart rate monitoring: Nomenclature, interpretation, and general management principles. Obstet Gynecol 2009; 114: 192–202.

[6] Cordero L, Anderson CW, Zuspan FP. Scalp abscess: A benign and infrequent complication of fetal monitoring. Am J Obstet Gynecol 1983; 146: 126–30.

[7] McGregor JA, McFarren T. Neonatal cranial osteomyelitis: A complication of fetal monitoring. Obstet Gynecol 1989; 73(3 Pt 2): 490–2.

[8] Nieburg P, Gross SJ. Cerebrospinal fluid leak in a neonate associated with fetal scalp electrode monitoring. Am J Obstet Gynecol 1983; 147: 839–40.

[9] Miyashiro MJ, Mintz-Hittner HA. Penetrating ocular injury with a fetal scalp monitoring spiral electrode. Am J Ophthalmol 1999; 128: 526–8.

[10] Ramsey PS, Johnston BW, Welter VE, et al. Artifactual fetal electrocardiographic detection using internal monitoring following intrapartum fetal demise during VBAC trial. J Matern Fetal Med 2000; 9: 360–1.

[11] Nielsen PV, Stigsby B, Nickelsen C, Nim J. Intra- and inter-observer variability in the assessment of intrapartum cardiotocograms. Acta Obstet Gynecol Scand 1987; 66: 421–4.

[12] American College of Obstetricians and Gynecologists. Electronic fetal heart rate monitoring: Research guidelines for interpretation. National Institute of Child Health and Human Development Research Planning Workshop. Am J Obstet Gynecol 1997; 177: 1385–90.

[13] Macones GA, Hankins GD, Spong CY, et al. The 2008 National Institute of Child Health and Human Development workshop report on electronic fetal monitoring: Update on definitions, interpretation, and research guidelines. Obstet Gynecol 2008; 212: 661–6.

[14] Sherer DM, Onyeije CI, Binder D, et al. Uncomplicated baseline fetal tachycardia or bradycardia in postterm pregnancies and perinatal outcome. Am J Perinatol 1998; 15: 335–8.

[15] Parer JT, King T, Flanders S, et al. Fetal acidemia and electronic fetal heart rate patterns: Is there evidence of an association? J Matern Fetal Neonatal Med 2006; 19: 289–94.

[16] Clark SL, Gimovsky ML, Miller FC. Fetal heart rate response to scalp blood sampling. Am J Obstet Gynecol 1982; 144: 706–8.

[17] Ball RH, Parer JT. The physiologic mechanisms of variable decelerations. Am J Obstet Gynecol 1992; 166: 1683–8.

[18] Cordero DR, Helfgott AW, Landy HJ, et al. A non-hemorrhagic manifestation of vasa previa: A clinicopathologic case report. Obstet Gynecol 1993; 82: 698–700.

[19] Sheiner E, Levy A, Ofir K, et al. Changes in fetal heart rate and uterine patterns associated with uterine rupture. J Reprod Med 2004; 49: 373–8.

[20] Salafia CM, Ghidini A, Sherer DM, et al. Abnormalities of the fetal heart rate in preterm deliveries are associated with acute intra-amniotic infection. J Soc Gynecol Invest 1998; 5: 188–91.

[21] Low JA, Victory R, Derrick EJ. Predictive value of electronic fetal monitoring for intrapartum fetal asphyxia with metabolic acidosis. Obstet Gynecol 1999; 93: 285–91.

[22] Murata Y, Martin CB Jr, Ikenoue T, et al. Fetal heart rate accelerations and late decelerations during the course of intrauterine death in chronically catheterized rhesus monkeys. Am J Obstet Gynecol 1982; 144: 218–23.

[23] Martin CB, de Haan J, van der Wildt B, et al. Mechanisms of late decelerations in the fetal heart rate. A study with autonomic blocking agents in fetal lambs. Eur J Obstet Gynecol Reprod Biol 1979; 9: 361–73.

[24] Williams KP, Galerneau F. Intrapartum fetal heart rate patterns in the prediction of neonatal acidemia. Am J Obstet Gynecol 2003; 188: 820–3.

[25] Manseau P, Vaquier J, Chavinie J, et al. Sinusoidal fetal cardiac rhythm. An aspect evocative of fetal distress during pregnancy. J Gynecol Obstet Biol Reprod (Paris) 1972; 1: 343–52.

[26] Modanlou HD, Murata Y. Sinusoidal heart rate pattern: Reappraisal of its definition and significance. J Obstet Gynaecol Res 2004; 30: 169–80.

[27] Hofmeyr GJ, Sonnendecker EW. The prevalence, aetiology and clinical significance of pseudosinusoidal fetal heart rate patterns in labour. Br J Obstet Gynaecol 1992; 99: 528–9.

[28] Andrikopoulou M, Vintzileos AM. Sawtooth fetal heart rate pattern due to in-utero fetal central nervous system injury. Am J Obstet Gynecol 2016; 214: 403.e1–4.

[29] Clark SL, Nageotte MP, Garite TJ, et al. Intrapartum management of category II fetal heart rate tracings: Toward standardization of care. Am J Obstet Gynecol 2013; 209: 89.

[30] Jackson M, Holmgren CM, Esplin ES, et al. Frequency of fetal heart rate categories and short-term neonatal outcome. Obstet Gynecol 2011; 118: 803–8.

[31] Parer TJ, Ikeda T, King TL. The 2008 National Institute of Child Health and Human Development report on fetal heart rate monitoring. Obstet Gynecol 2009; 114: 136–8.

[32] Tranquilli AL, Biagini A, Greco P, et al. The correlation

between fetal bradycardia area in the second stage of labor and acidemia at birth. J Matern Fetal Neonatal Med 2013; 26: 1425–9.

[33] Vintzileos AM, Campbell WA, Nochimson DJ, et al. The fetal biophysical profile in patients with premature rupture of the membranes—An early predictor of fetal infection. Am J Obstet Gynecol 1985; 152: 510–6.

[34] Vintzileos AM, Campbell WA, Nochimson DJ, Weinbaum PJ. The use of the nonstress test in patients with premature rupture of the membranes. Am J Obstet Gynecol 1986; 155: 149–53.

[35] Goodwin TM, Milner-Masterson L, Paul RH. Elimination of fetal scalp blood sampling on a large clinical service. Obstet Gynecol 1994; 83: 971–4.

[36] Bakker PCAM, Colenbrander GJ, Vestraeten AA, et al. Quality of intrapartum cardiotocography in twin deliveries. Am J Obstet Gynecol 2004; 191: 2114–9.

[37] Ridgeway JJ, Weyrich DL, Benedetty TJ. Fetal heart rate changes associated with uterine rupture. Obstet Gynecol 2004; 103: 506–12.

[38] Sheiner E, Levy A, Ofir K, et al. Changes in fetal heart rate and uterine patterns associated with uterine rupture. J Reprod Med 2004; 49: 373–8.

[39] Rodriguez MH, Masaki DI, Phelan JP, et al. Uterine rupture: Are intrauterine pressure catheters useful in the diagnosis? Am J Obstet Gynecol 1989; 161: 666–9.

[40] Ecker JL, Kaimal A, Mercer BM, et al. American College of Obstetricians and Gynecologists and the Society for Maternal–Fetal Medicine: Periviable birth. Am J Obstet Gynecol 2015; 213: 604–14.

[41] Ojala K, Vaarasmaki M, Makikallio K, et al. A comparison of intrapartum automated electrocardiography and conventional cardiotocography—A randomised controlled study. BJOG 2006; 113: 4189–423.

[42] Strachan BK, van Wijngaarden WJ, Sahota D, et al. Cardiotocography only versus cardiotocography plus PR-interval analysis in intrapartum surveillance: A randomised, multicentre trial. FECG Study Group. Lancet 2000; 355: 456–9.

[43] Belfort MA, Saade GR, Thom E, et al. A randomized trial of intrapartum fetal ECG ST-segment analysis. N Eng J Med 2015; 373: 632–41.

[44] Belfort MA, Saade GR. ST segment analysis as an adjunct to electronic fetal monitoring, Part 1: Background, physiology, and interpretation. Clin Perinatol 2011; 38: 143–57.

[45] Westgate J, Harris M, Curnow JS, et al. Plymouth randomized trial of cardiotocogram only versus ST waveform plus cardiotocogram for intrapartum monitoring in 2400 cases. Am J Obstet Gynecol 1993; 169: 1151–60.

[46] Amer-Wahlin I, Hellsten C, Noren H, et al. Cardiotocography only versus cardiotocography plus ST analysis of fetal electrocardiogram for intrapartum fetal monitoring: A Swedish randomised controlled trial. Lancet 2001; 358: 534–8.

[47] Westerhuis ME, Visser GH, Moons KG, et al. Cardiotocography plus ST analysis of fetal electrocardiogram compared with cardiotocography only for intrapartum monitoring: A randomized controlled trial. Obstet Gynecol 2010; 115: 1173–80.

[48] Steer PJ, Hvidman LE. Scientific and clinical evidence for the use of fetal ECG ST segment analysis (STAN). Acta Obstet Gynecol Scand 2014; 93: 533–8.

[49] Potti S, Berghella V. ST waveform analysis versus cardiotocography alone for intrapartum fetal monitoring: A meta-analysis of randomized trials. Am J Perinatol 2012; 29: 657–64.

[50] Salmelin A, Wiklund I, Bottinga R, et al. Fetal monitoring with computerized ST analysis during labor: A systematic review and meta-analysis. Acta Obstet Gynecol Scand 2013; 92: 28–39.

[51] American College of Obstetricians and Gynecologists. Umbilical Artery Blood Acid-Base Analysis. Technical Bulletin No. 216. Washington, DC, ACOG, November 1995.

[52] American College of Obstetricians and Gynecologists. The Apgar score. ACOG Committee Opinion Number 644, October 2015. Obstet Gynecol 2015; 126: e52–5.

[53] Thorp JA, Rushing RS. Umbilical cord blood gas analysis. Obstet Gynecol Clin North Am 1999; 26: 695–709.

[54] Hankins GD, Speer M. Defining the pathogenesis and pathophysiology of neonatal encephalopathy and cerebral palsy. Obstet Gynecol 2003; 102: 628–36.

[55] Helwig JT, Parer JT, Kilpatrick SJ, et al. Umbilical cord blood acid-base state: What is normal? Am J Obstet Gynecol 1996; 174: 1807–12.

[56] Vintzileos AM, Egan JFX, Campbell WA, et al. Asphyxia at birth as determined by cord blood pH measurements in preterm and term gestations: Correlation with neonatal outcome. J Matern Fetal Med 1992; 1: 7–13.

[57] Freeman R. Intrapartum fetal monitoring: A disappointing story. N Eng J Med 1990; 322: 624–6.

[58] Yeh SY, Diaz F, Paul RH. Ten-year experience of intrapartum fetal monitoring in Los Angeles County/University of Southern California Medical Center. Am J Obstet Gynecol 1982; 143: 496–500.

[59] Haverkamp AD, Orleans M, Langendoerfer S, et al. A controlled trial of the differential effects of intrapartum fetal monitoring. Am J Obstet Gynecol 1979; 134: 399–412.

[60] Luthy DA, Shy KK, van Belle G, et al. A randomized trial of electronic fetal monitoring in preterm labor. Obstet Gynecol 1987; 69: 687–95.

[61] Kelso IM, Parsons RJ, Lawrence GF, et al. An assessment of continuous fetal heart rate monitoring in labor. A randomized trial. Am J Obstet Gynecol 1978; 131: 526–32.

[62] MacDonald D, Grant A, Sheridan-Pereira M, et al. The Dublin randomized controlled trial of intrapartum fetal heart rate monitoring. Am J Obstet Gynecol 1985; 152: 524–39.

[63] Shy KK, Luthy DA, Bennett FC, et al. Effects of electronic fetal heart-rate monitoring, as compared with periodic auscultation, on the neurologic development of premature infants. N Engl J Med 1990; 322: 588–93.

[64] Herbst A, Ingemarsson I. Intermittent versus continuous electronic monitoring in labour: A randomised study. Br J Obstet Gynaecol 1994; 101: 663–8.

[65] Grant A, O' Brien N, Joy MT, et al. Cerebral palsy among children born during the Dublin randomised trial of intrapartum monitoring. Lancet 1989; 2(8674): 1233–6.

[66] Vintzileos AM, Antsaklis A, Varvarigos I, et al. A randomized trial of intrapartum electronic fetal heart rate monitoring versus intermittent auscultation. Obstet Gynecol 1993; 81: 899–907.

[67] Vintzileos AM, Nochimson DJ, Antsaklis A, et al. Comparison of intrapartum electronic fetal heart rate monitoring versus intermittent auscultation in detecting fetal acidemia at birth. Am J Obstet Gynecol 1995; 173: 1021–4.

[68] Vintzileos AM, Nochimson DJ, Guzman ER, et al. Intrapartum electronic fetal heart rate monitoring versus intermittent auscultation: A meta-analysis. Obstet Gynecol 1995; 85: 149–155.

[69] Thacker SB, Stroup DF, Peterson HB. Efficacy and safety of intra-partum electronic fetal monitoring: An update. Obstet Gynecol 1996; 86: 613–620.

[70] Alfirevic Z, Devane D, Gyte GM. Continuous cardiotocography (CTG) as a form of electronic fetal monitoring (EFM) for fetal assessment during labour. Cochrane Database Syst Rev 2013; (5): CD006066.

[71] Parer JT, King T. Fetal heart rate monitoring: Is it salvageable? Am J Obstet Gynecol 2000; 182: 982–7.

[72] Clark SL, Meyers JA, Frye DK, et al. Recognition and response to electronic fetal heart rate patterns: Impact on newborn outcomes and primary cesarean delivery rate in women undergoing induction of labor. Am J Obstet Gynecol 2015; 212: 494.

第 20 章　正常阴道分娩

Normal vaginal delivery

Lisa N. Gittens-Williams

本章概要

助产人员的职责是引导胎儿通过下产道，而不对母儿造成损伤。为了达到这个目标，参与者必须了解分娩过程。他或她必须能够正确处理产程，帮助分娩或预防有害并发症。

大部分现代产科病房都会为即将分娩的孕妇提供分娩恢复室（labor delivery recovery room，LDR）。这种设置有利于以家庭为中心的保健和新生儿早接触。在 LDR 中可以实现自然分娩及器械助产[1]。产妇分娩体位包括背截石位、蹲位、侧位或屈膝位。如果预期不用器械助产，产妇可保持任何自己认为舒服的体位。第二产程无论采用何种体位，都不影响母胎结局[2]。可用脚蹬，但不是必需的[3, 4]，不应将腿固定，因为在肩难产时需要腿部自由活动。应避免损伤产妇的神经。会阴铺巾可保护产妇及助产者免受感染。

一、胎头分娩

胎头下降、俯屈、旋转成枕前位后，小阴唇将扩张，胎头着冠。这时阴道口开 3 ～ 4cm。会阴切开是指手术切开产妇会阴，增加骨盆出口径线，应避免常规行会阴切开术[5]。后面会详述对会阴切开术的限制性应用。

当胎儿枕骨降至耻骨弓下，助产者应当用消毒巾铺在优势手上，朝向会阴部。已有很多胎头分娩的方法被描述。随着胎头仰伸分娩，助产者可以使用无保护（the techniques of no-touch）、被动会阴保护、Ritgin 手法或会阴按摩。Ritgin 手法是通过托住胎儿下颌，向前下方牵引，以减少覆盖胎头和下颌的会阴体（图 20-1)。虽然尚未证实手法进行会阴保护能够减少肛门括约肌的损伤，但仍建议采用手法避免胎儿快速娩出[6, 7]。

如果一只手进行会阴保护，另一只手就手指伸展并部分张开，置于胎儿头顶。当胎头枕部从耻骨联合下方娩出，用位置较低的手引导会阴上方的胎头，较高的手保证孕妇用力或子宫收缩时不会快速仰伸或突然娩出，助产者应直视会阴部，观察并预防会阴撕裂或会阴切口的延伸。

一旦胎头娩出，助产者应丢弃可能被胎粪污染的消毒巾。应将胎头复位至之前的位置 [左枕前（LOA），右枕前（ROA）]。可以用消毒巾擦拭新生儿面部，清除黏液。如无明显的呼吸梗阻，不建议常规吸痰[8-12]。出生时擦拭口鼻对于 35 周及以上的新生儿同样有效[13]。呼吸困难的新生儿可以吸口鼻，要小心避免刺激后咽部，以防发生迷走反应和心动过缓，以及窒息[14]。

目前，对羊水粪便污染新生儿，分娩处理不建议常规进行口眼或鼻咽部的吸引，并未显示常规吸引能降低胎粪吸入综合征的发生率[14]。

擦净婴儿口腔和鼻咽后，助产者应观察并触诊颈部，是否有脐带绕颈。如果可能，应轻轻将任何可以发现的脐带从婴儿头部滑过，以减少脐带绕颈。如果缠绕较紧，不能松解，处理有争议。很多教科书建议双重钳夹这样的脐带并从中间剪断，然而，这样的操作可能并不明智，如非绝对需要应避免进行，因为助产者牵拉胎体会遇到困难，可能造成胎儿不可逆的损伤，Iffy 等报道了一些类似的病例[15]，结论是在婴儿完全娩出前断脐可能很危险。

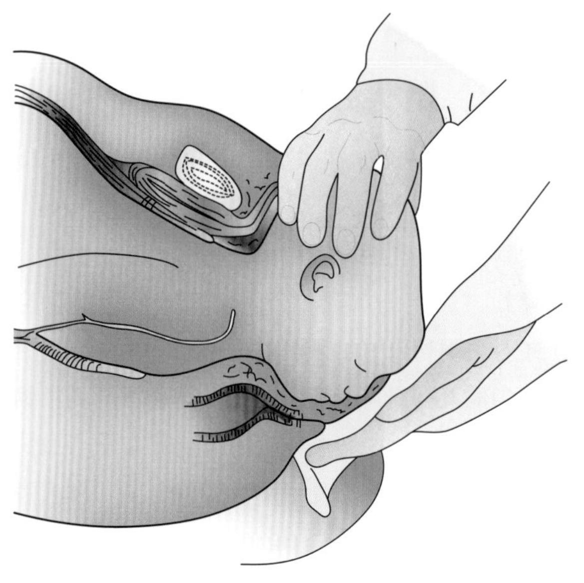

▲ 图 20-1　改良的 Ritgen 手法示意

二、胎体娩出

胎头复位后，助产者应将他或她的手放在胎头顶骨的任意一侧，手指指向枕骨。助产者应避免将手放置在胎儿颈部，这可能造成神经损伤。在很多病例中，胎头娩出后胎儿肩部会迅速自然娩出；然而，通常会有延迟。在外旋转和下一次宫缩最强、胎肩通过骨盆之前，自然生理过程下有 2 ～ 4min 的停顿，允许胎儿肩部进行旋转[16]。在没有并发症的情况下，例如脐带脱垂或胎盘早剥，这种延迟是无害的。如果胎肩不能自然娩出，助产者应等待下一次宫缩，然后鼓励产妇用力[16]。持续轻柔地向下牵引胎头，朝向地板的方向，能够娩出前肩（图 20-2A）。此后，助产者应当看着会阴，上抬胎儿躯体娩出后肩（图 20-2B）。一旦娩出（图 20-3），应将新生儿放置在与胎盘平齐的水平或低于胎盘水平，直至完成脐带钳夹，或直接将新生儿置于母亲腹部（参考“新生儿的处置”部分）。

三、断脐

对于最佳断脐时间的争议和讨论一直存在[17, 18]。支持立即钳夹脐带的人认为向新生儿输注额外的血可能导致过多的红细胞破坏及高血容量。反对者认为新生儿可以从额外的胎盘血中获益。已有随机对照试验评估了对足月和早产儿延迟钳夹脐带与立即钳夹脐带的好处，然而，最佳钳夹脐带的时间仍未确定。一些研究支持延迟 30 ～ 60s，并将新生儿置于胎盘水平或低于胎盘水平。好处包括增加新生儿血容量、减少输血需求、减少早产儿颅内出血、降低足月儿 4 ～ 6 月龄时缺铁性贫血的发生率。

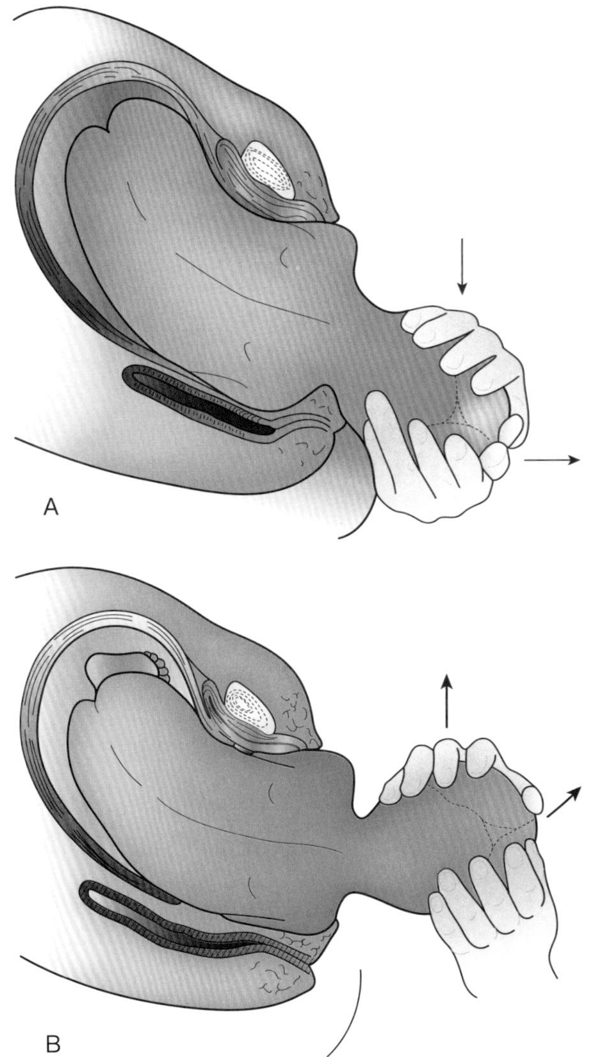

▲ 图 20-2　胎肩分娩

A. 前肩；B. 后肩

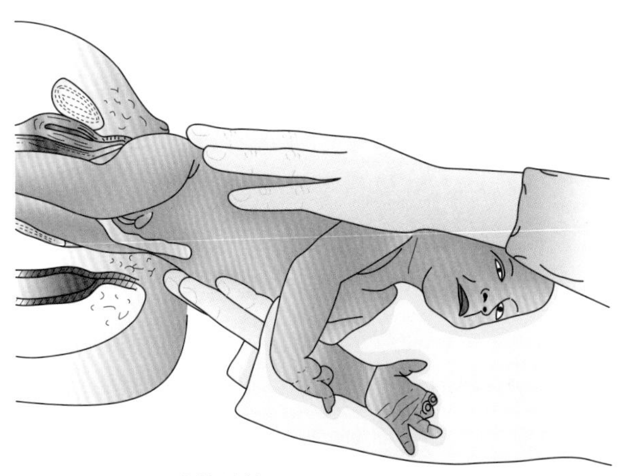

▲ 图 20-3　胎体分娩

延迟钳夹脐带主要的好处是将早产儿颅内出血的发生率降低了 50%[19-21]。对于小于 33 周的早产儿，挤压脐带和延迟钳夹脐带相比，新生儿出生后 1h 的血红蛋白无明显差异[22-25]。

在距离新生儿腹部 4 ～ 5cm 处钳夹脐带，并用两把钳子直接剪断脐带。处理新生儿时，在距离新生儿腹部 1 ～ 2cm 处用一个塑料脐带夹夹住脐带，并再次断脐。如果需要评估脐血的 pH，在剩下的脐带上进行钳夹，剪断，在收集新生儿血样前进行血气分析。

新生儿的处置

不需进一步处置的新生儿可立即交给母亲，进行皮肤接触。将婴儿放在母亲胸前，通过与母亲的皮肤接触，婴儿皮肤进一步变干，体温调节得以改善[25]。早期皮肤接触已被证实可以改善母乳喂养结局和早期母儿联系[26]。一项多中心试验发现，在钳夹脐带前将足月婴儿置于母亲腹部的分娩技术不影响胎盘血液灌注量，因此，应优先进行婴儿早期皮肤接触，可以将婴儿放在产妇腹部后完成脐带钳夹[27]。

四、胎盘娩出

通常会积极处理第三产程，在婴儿娩出后给予缩宫素，帮助胎盘剥离并按摩子宫。这一过程已被证明可以减少失血[28-30]。胎盘剥离的征象包括脐带延长、母体腹部能够触及一个球状包块，伴随胎盘从宫颈至阴道过程中的突然出血。

第三产程的平均时间是 8min。97% 的胎盘剥离在胎儿娩出后 30min 内发生，第三产程延长多见于孕龄小的孕妇[31, 32]。因为第三产程少于 30min 时出血不会增加，所以建议至少等待 30min，仍无胎盘剥离征象时才开始手取胎盘。

一旦出现胎盘剥离征象，接产者可协助胎盘娩出。将一只手张开置于产妇的腹部，就在耻骨联合上方，用手指在宫底部按摩。另一只手轻柔地牵拉脐带（Brant-Andrews 手法）（图

20-4）[33]。可以让产妇向下用力。

在胎盘娩出过程中，操作者不能强行剥离胎盘。要持续用腹部的手握住宫底，直至胎盘娩出。这可以减少脐带撕裂或子宫内翻的风险[34]。另一种方法是 Crede 手法，腹部的手轻轻压迫宫底，下面的手固定脐带。有数据表明，比起不用手协助胎盘分娩，有控制地牵拉脐带可以减少产后出血的风险；然而，使用缩宫素是这个过程中最为重要的一环。

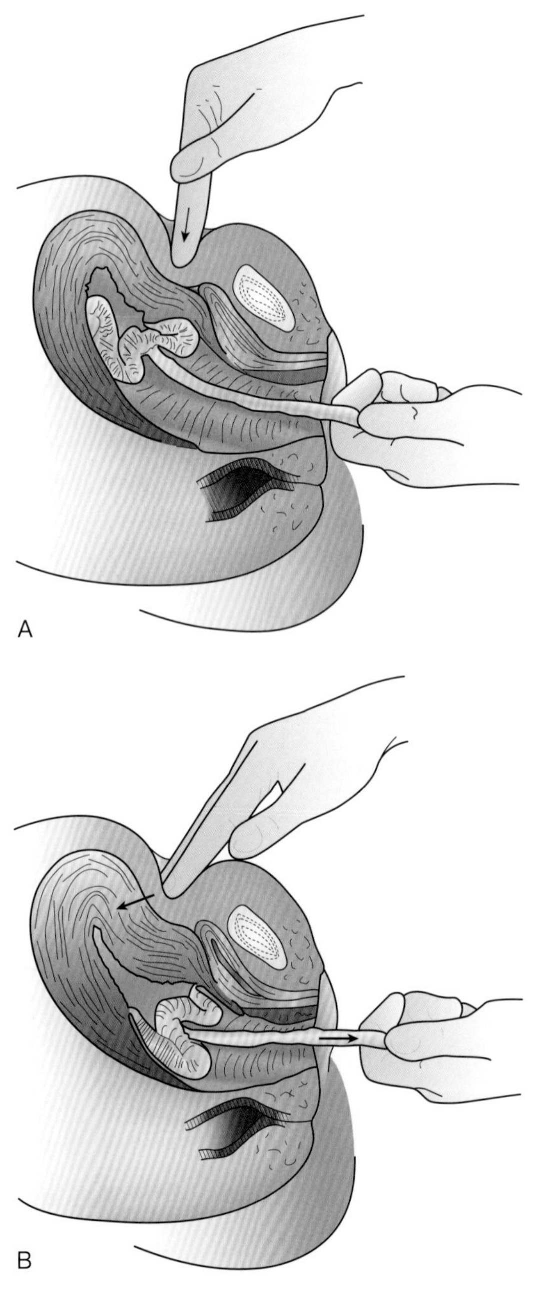

▲ 图 20–4　Brandt–Andrews 手法娩出胎盘
A. 腹部手定位；B. 手法操作示意

偶尔，胎盘娩出但胎膜没有剥离，仍残留在子宫内。可以用卵圆钳夹住胎膜同时旋转以剥除胎膜。另一把卵圆钳夹住更高处的胎膜，两把卵圆钳重复这一过程，直至胎膜完全排出。应立即检查胎盘及胎膜，确认其完整性。

副叶胎盘可能会在无意间残留在子宫里。胎盘边缘有断裂血管或者胎盘边缘呈锯齿状时，助产者应警惕胎盘小叶残留的可能性。若怀疑有胎盘残留，应当徒手（或带纱布）进宫腔探查。检视胎盘时还应查看脐带是否有两条动脉和一条静脉。单脐动脉可能会增加胎儿畸形或生长受限的风险。如果发现，应当告知儿科医生。

胎盘娩出后，应触摸宫底评估宫缩情况。助产者将一手置于产妇腹部并轻轻按摩宫底，同时给予缩宫素。尽管按摩子宫常被应用，但只有为数不多的研究支持这种方法有助于预防产后出血[35]。

触摸宫底、评估子宫大小的习惯可以提醒助产者子宫收缩乏力或收缩不佳。对于肥胖的产妇，宫底难以触及，或者可以触及但很难进行按摩。在计划肥胖孕妇的分娩时，应考虑到这一点，因此要尽快给予促进子宫收缩的药物，或其他能够使子宫收缩的方法。

五、缩宫素的应用

缩宫素（Pitocin）、甲基麦角新碱（Methergine）和米索前列醇（Cytotec）被广泛用于控制产后出血[36, 37]。缩宫素已被证实优于安慰剂或无干预。子宫收缩对控制产后出血至关重要。子宫收缩关闭了子宫壁上的血管。缩宫素促进子宫节律性收缩，主要作用于宫底部。持续输注缩宫素对血压影响很少或没有继发影响。麦角新碱会造成子宫下段收缩痉挛，会造成很多产妇血压升高。它会造成股动脉压、肺动脉压、动脉压和楔形压的升高。

15- 甲基 -F- 前列腺素（前列腺素 15M）是一种促进宫缩的药物，可以肌内注射或直接注射到子宫肌层内。它主要用于治疗产后出血，如同前列腺素 E_1 和米索前列醇。前列腺素 E_1 和米索前列醇被认为是缩宫素的替代物，用于第三产程的处理。其不良反应与剂量相关，包括寒战和发热[38]。在资源匮乏地区，它被建议用于减少产后出血[39]。

比较缩宫素与麦角新碱用于第三产程处理的试验表明，麦角新碱经常会引起恶心、呕吐及血压升高[38]。大多数专家建议在处理第三产程时常规给予缩宫素，以减少产妇失血，但各医疗机构的剂量方案各不相同。

六、胎盘滞留的处理

0.5% ～ 3% 的产妇会发生胎盘滞留。在第三产程中，通过放射影像和超声的动态观察显示，胎盘剥离取决于子宫肌层的收缩及后续的分离、排出。孕周＜ 26 周及第三产程延长时，胎盘滞留及出血的风险大大增加[40]。

不论孕周大小，产后出血最易发生在产后 40min。大约 90% 的足月分娩胎盘会在 15min 内排出，只有 2% ～ 3% 的胎盘在 30min 时仍未娩出[41]。如果胎盘在 30min 后仍未排出，可能存在异常粘连，或由于宫颈收缩而嵌顿。在此情况下应当手取胎盘，因为有证据表明超过 30min 胎盘仍未娩出会增加出血风险。同时，产后出血、输血及刮宫的发生率均会升高[41]。

手取胎盘的前提包括：建立静脉通路，必要时补液。应当留取一管母血进行血型定型、筛查或交叉配血，或者两者都做。应向患者解释操作的必要性并获得同意。给予患者适当的麻醉，局麻、全麻或静脉镇静。

操作者应佩戴无菌手套。如果有条件，主利臂还应戴无菌袖套。操作区域应当重新铺巾。操作者用辅助手握住脐带，主利手深入子宫腔。再将外面的手置于宫底。操作者用手指找到子宫壁与胎盘之间的界面。当找到此界面时，轻柔地移动指尖以分离胎盘（图 20-5）。操作者应当避免过度牵拉脐带，以免胎盘或脐带撕裂而造成部分组织残留宫腔。操作者还应当避免在取胎盘时将其抓碎。通常，胎盘剥离不困难。操作应持续进行直至胎盘完全分离。另一只手通过将宫底推向检查手，形成反向压力来辅助胎盘的娩出。一旦胎盘取出，应当进行刮宫，操作者的手上可以放一块无菌纱布，也可以不放。目的是完整清除胎盘。

当胎盘被取出后，应检查其完整性。如果胎盘不完整或取出时已破碎，操作者应再次探查子宫，清除残留的胎盘和胎膜。在特殊情况下，如果不能徒手取出残留的胎盘组织，可以使用大的钝头刮匙刮出。要避免使用锋利的刮匙。并未证实常规使用抗生素会带来益处[42]。为肥胖患者手取胎盘很有挑战性，因为难以触及宫底。如果需要刮宫，超声引导可能有帮助。

七、第四产程的处理

第四产程包括检查产道、缝合裂伤及会阴切口。在这段时间里，应关注产妇是否稳定及产后出血。

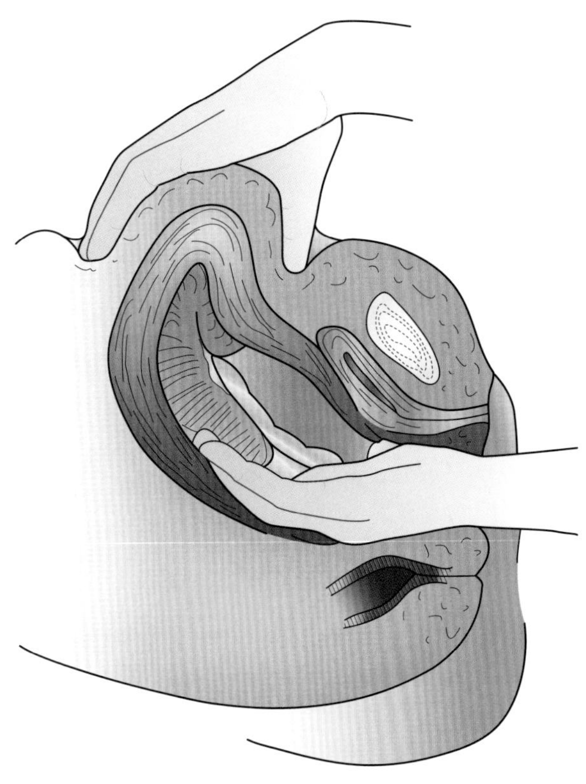

▲ 图 20-5　手取胎盘的手法示意

检查产道包括系统评估裂伤及出血。第一步是检查会阴有无裂伤，如果进行了会阴切开，评估切口是否有延裂或有其他会阴损伤。应注意会阴切开造成的出血。如果出血过多，应及时干预。然后检查阴道有无裂伤。操作者应当将一只手探入阴道，并用卵圆钳和一块大海绵检查较深的区域。应及时发现阴道裂伤，并用 2-0 铬肠线或类似的合成可吸收线进行缝合。有些病例阴道裂伤较深，为了缝合，需要助手协助暴露视野。

检查完阴道后，应当检查宫颈。操作者可以将一只手放在盆底，有助于直接观察宫颈。如果不能看到整个宫颈，可以用卵圆钳钳夹宫颈前、后唇，轻柔牵拉、上抬以便观察宫颈。或者，可以用卵圆钳钳夹宫颈前唇，第二把卵圆钳以环绕的方式钳夹宫颈，“沿着宫颈走”，直至看到所有区域。任何宫颈上的裂伤都必须缝合，从裂伤的尖端上方开始缝合。

不推荐常规探查子宫腔。探查只用于那些出血过量，或者胎盘剥离不完全的患者。

八、会阴切开术的应用

会阴切开术，作为一种松解性切开，通常用于保护母体的软组织免于过度伸展或撕裂。1985—2004 年，美国的会阴切开比例降低，2012 年，一项对 510 家医院的调查报道会阴切开率为 12%[43，44]。尽管目前尚没有证据支持常规进行会阴切开，选择会阴切开的一些常用的临床指征包括在胎儿情况不佳时加速分娩，计划行器械助产，或发生裂伤的可能性很大，例如会阴体较短。会阴切开不改善新生儿结局、会阴支持或改善手术分娩的结局[45]。

有两种会阴切开术可以实施。会阴正中（中线）切开是指自阴唇后系带朝向直肠垂直切开[45]。这种切开方式切开了皮肤、皮下组织、成对的球海绵体肌、坐骨海绵体肌及会阴浅横肌的中央联合——该区域又被称为会阴体。

会阴中侧切可以减少三度及四度会阴裂伤的风险。

会阴中侧切减少了会阴后部损伤的发生，长时间内一直推荐用于患炎性肠病的孕妇、前次阴道直肠瘘的孕妇或会阴后部修复史的孕妇，在这些情况中保护直肠至关重要。

九、会阴切开技术

会阴正中切应该在胎头着冠、外阴可见 2 ～ 3cm 胎头时进行。如果已经进行了区域阻滞，就不需要进行额外麻醉；否则应予局麻。操作者的手指应置于阴道内以保护胎头。用直剪自阴唇后系带中点向下，朝向直肠方向，经过会阴体的大约一半。可以在垂直方向上延伸切口，阴道黏膜向上 2 ～ 3cm。

会阴中侧切是自阴唇后系带中点以 45° 角切开阴道黏膜。切口可以向左侧或向右侧。方向通常取决于术者的优势手的侧别。正中切的长度应合适，保证胎头分娩。

十、会阴切开的并发症

除了增加三度和四度会阴裂伤的发生外，会阴切开可能造成出血过多，尤其是在胎头尚未扩展阴道口时就进行切开。与不进行会阴切开或自然裂伤相比，会阴正中切开会造成更多的会阴和盆底损伤。当会阴切开合并三度或四度裂伤时，可能造成肛门括约肌失禁、盆底损伤、直肠阴道瘘以及盆腔器官脱垂[45]。

会阴中侧切通常更多地造成外观欠佳，以及更多的失血。然而，没有证据表明会阴中侧切相比于正中切更加疼痛。两种会阴切开都可能并发感染、血肿和伤口裂开[45]。

十一、会阴切开的缝合

通常会阴切开的缝合要等到胎盘娩出后再进行。这样可以避免胎盘滞留、需要手取胎盘时将修补的切口破坏。通常使用 2-0 或 3-0 的铬肠线或相当的合成可吸收线，连续缝合会阴正中切口[46]。

缝合会阴切口要从顶端开始。第一针缝合和打结要在切口顶端的上方。应当以连续缝合的方式对合阴道黏膜。第一针应当锁一针，以帮助顶端止血，但其他针不需要，除非切缘出血。在这些区域锁边可能导致阴道黏膜内翻，形成包裹性囊肿。当阴道缝合到达处女膜环时，应当在阴道黏膜内深深地缝合一针，使两侧的球海绵体肌在中线对合。打结缝线并将线结埋在组织内（图 20-6A）。然后，间断缝合 2 或 3 针对合会阴深层（图 20-6B）。最后，从会阴的阴道边缘开始连续缝合皮下，留下最末端的线结以备稍后使用。可以用止血钳暂时钳夹住末端。皮下连续缝合至会阴切口下缘（图 20-6C），然后表皮下返回缝合至阴道的会阴边缘（图 20-6D）。然后与预留的止血末端打结。这样可以将最后的线结包埋，避免缝线暴露。

会阴切开后的疼痛和肿胀可以用冰敷袋和口服或局部止痛药处理。

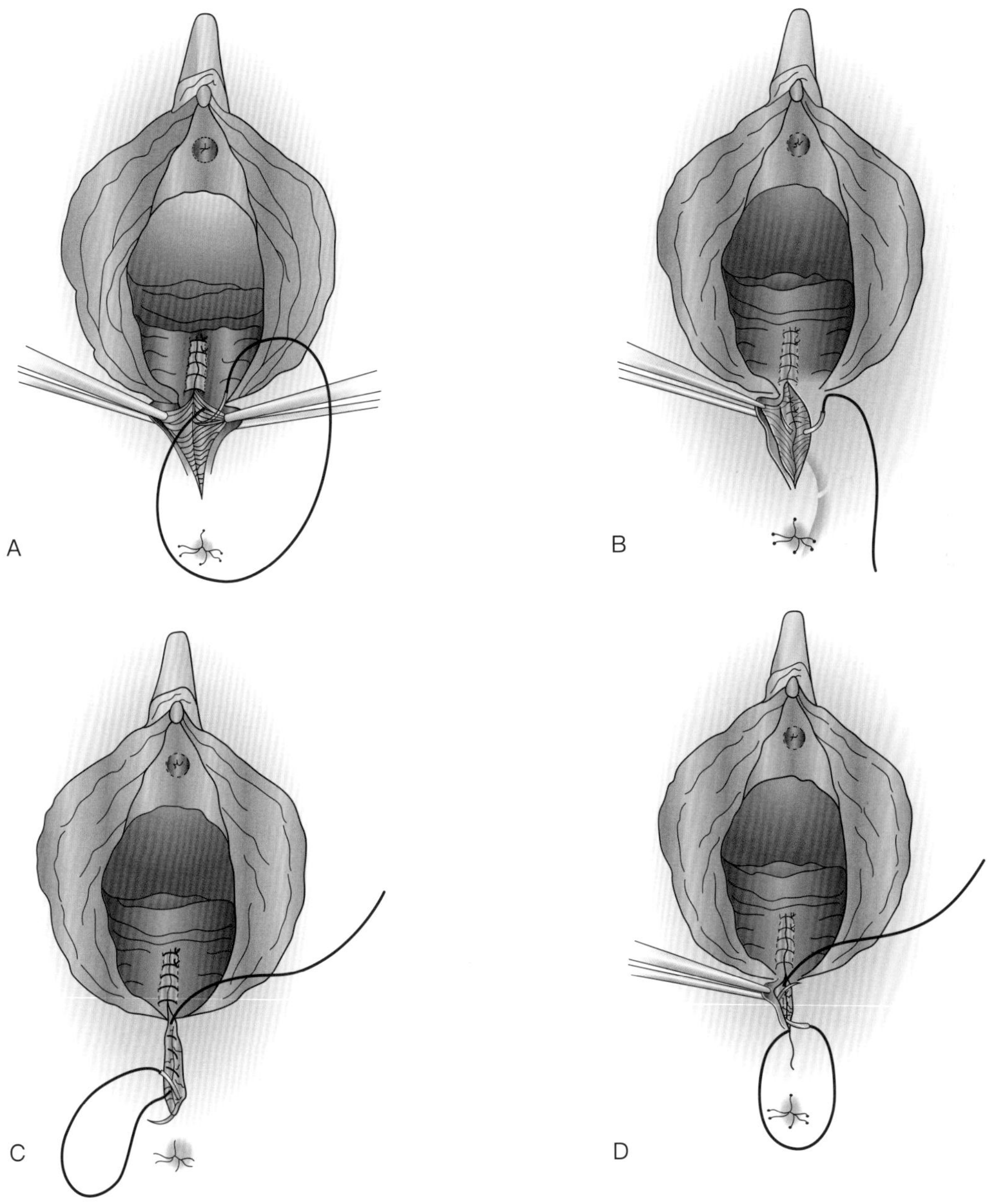

▲ 图 20–6　会阴正中切开的缝合

A. 关闭阴道和球海绵体肌；B. 关闭会阴深层；C. 皮下缝合；D. 表皮下缝合

十二、胎头先露异常的分娩

（一）面先露

面先露的发生率占所有头位分娩的 0.1% ～ 0.3%，如果新生儿体重＞ 4000g，面先露的风险增加 2.9 倍[47，48]。可疑头盆不称、大婴儿、宫缩断断续续、产程停滞是剖宫产的指征。如果是持续性的颏后位，胎儿无法自然娩出，应当行剖宫产。

总的来说，50% 的剖宫产与面先露相关。在一项对 50 300 次分娩的回顾中，40 例为面先露。30% 的手术分娩是因为胎儿窘迫；剩下则是因为产程无进展。88% 的颏前位、45% 的颏横位和 2.5% 的颏后位旋转实现了阴道分娩。27% 的颏后位自然转为颏前位。颏后位时胎儿窘迫尤其常见。对面先露的恰当处理可以实现自然分娩，除非有剖宫产指征。如果骨盆和子宫收缩适宜，可能实现阴道分娩[49]。

胎头下降后，随着面部在外阴显露，下颌将位于耻骨联合下方，操作者可以通过协助俯屈来娩出胎头（图 20-7）。然后按头先露分娩胎肩。

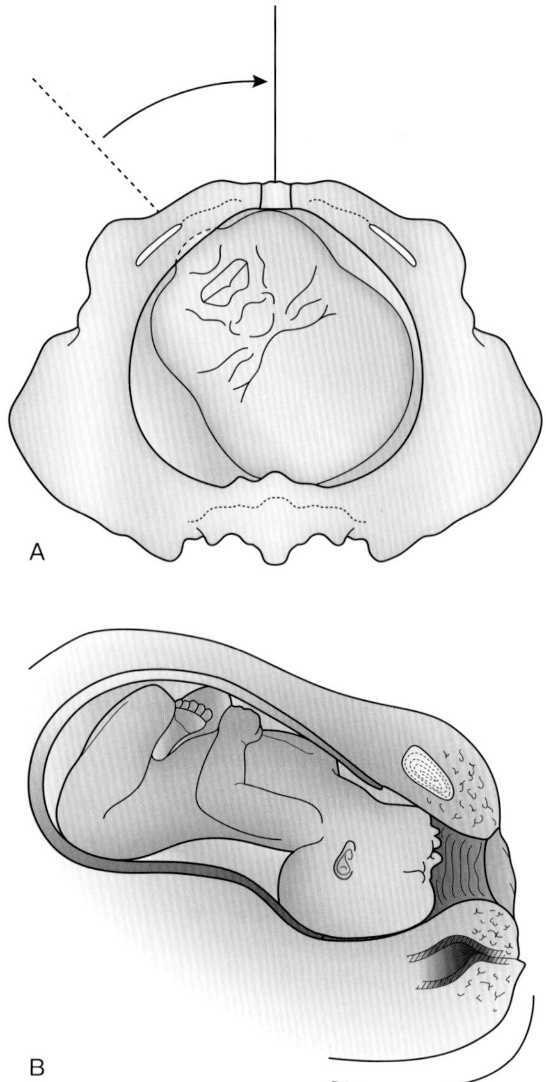

▲ 图 20–7　颏前位的面先露（A 和 B）

（二）额先露

额先露是介于枕先露完全俯屈以及面先露完全仰伸之间的胎方位中间阶段（图 20-8）。除了一些胎儿非常小或者骨盆非常大的病例外，胎头以额先露衔接是不可能的。由于头盆不称和胎头塑形明显，因此胎头被锁定在固定的位置，应当进行剖宫产。如果在产程中额先露持续存在，阴道分娩的预后并不乐观。如果额先露能转为更小的胎头先露径线，就可以像枕先露那样分娩。手转胎头暂无发生不良结局的报道[50]。

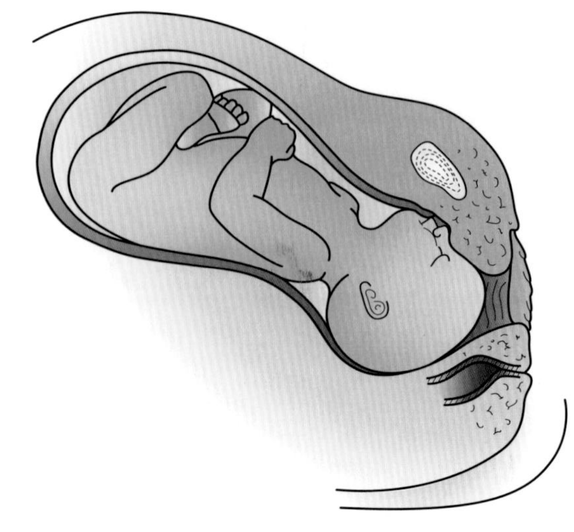

▲ 图 20–8　额先露

十三、胎头旋转不良

据报道，枕后位病例在产程早期有 10% ～ 25% 发生旋转，在活跃期为 10% ～ 15%。持续性枕后位的发生率大约占所有分娩的 5%。初产妇的发生率高于经产妇[49]。持续性枕后位可导致产程延长、需要引产、需要缩宫素增强和硬膜外麻醉。持续性枕后位与母亲身材矮小及前次剖宫产分娩有关。

即使是宫口开全，大多数枕后位也可以转为枕前位。胎头俯屈良好时，先露径线会缩小；如果俯屈不良，那么先露的是较大的枕额颈。这两种情况，胎头经过进一步俯屈都能分娩。面部应当先娩出至下颌部，再尝试分娩胎头的其他部分[49]。

各种方式，包括孕妇膝盖靠胸、摇动盆骨的体位，都被描述有助于胎位旋转。但这些方法尚未被证实有效。与枕前位分娩相比，枕后位与较高的会阴三度和四度裂伤率、出血过多和产后感染相关。

十四、早产儿的阴道分娩

头先露的早产儿分娩是正常阴道分娩的一种变化。因为胎儿相对于母亲骨盆较小，先露异常、不均倾、复合先露及急产都相对常见。这些情况的处理与足月儿相同。操作者在看到一圈脐带或其他可能与胎头共同先露的胎儿部分时必须警惕。如果一只手或胳膊伴随胎头一起入盆，最好的方法是观察和等待。如果复合先露持续存在，可以试着轻轻将手或者胳膊推回盆腔。

如果胎儿相对于盆腔较小，即使是复合先露，阴道分娩也没有困难。多数研究显示，没有胎儿窘迫征象的低出生体重儿，更适于阴道分娩。减少对早产儿的损伤和加强新生儿监护在处理中至关重要。应当立即有人员进行新生儿复苏。宫颈扩张时，经常是突出的羊膜囊先露出来。操作者必须记住胎膜破裂时，宫颈扩张可能还不完全。一部分脐带或胎儿部分可能比胎头提前到达宫颈口。超声检查有助于明确这一情况。在这种情况下人工破膜必须慎重，只有在宫口基本开全时才能尝试进行。用针刺破胎膜，羊膜囊缓慢减压，这样胎头能够安全地下降进入骨盆。之后的自然分娩中要注意控制胎头，防止胎头娩出过快。

致 谢

本章包含之前版本共同作者 Morten A. Stenchever 的资料，在此表示感谢。

（孙 鉴 译，周希亚 校）

参考文献

[1] Hawkins J, Gibbs C, Orleans M, et al. Use of labor-delivery-recovery rooms. Anesthesiology 1998; 88(1): 283.
[2] Gupta JK, Hofmeyr GJ, Shehmar M. Position in the second stage of labour for women without epidural anaesthesia. Cochrane Database Syst Rev 2012; 5: CD002006.
[3] Corton MM, Lankford JC, Ames R, et al. A randomized trial of birthing with and without stirrups. Am J Obstet Gynecol 2012; 207: 133.el–5.
[4] Kemp E, Kingswood CJ, Kibuka M, et al. Position in the second stage of labour for women with epidural anaesthesia. Cochrane Database Syst Rev 2013; 1: CD008070.
[5] Argentine Episiotomy Trial Collaborative. Routine vs selective episiotomy: A randomised controlled trial. The Lancet 1993; 342(8886): 1517–8.
[6] Bulchandani S, Watts E, Sucharitha A, et al. Manual perineal support at the time of childbirth: A systematic review and meta-analysis. BJOG: An International Journal of Obstetrics & Gynaecology 2015; 122(9): 1157–65.
[7] McCandlish R, Bowler U, van Asten H, et al. A randomised controlled trial of care of the perineum during second stage of normal labour. Br J Obstet Gynaecol 1998; 105: 1262.
[8] Carrasco M, Martell M, Esotl PC. Oronasopharyngeal suction at birth: Effects on arterial oxygen saturation. J Pediatr 1997; 130: 832.
[9] Waltman PA, Brewer JM, Rogers BP, May WL. Building evidence for practice: A pilot study of newborn bulb suctioning at birth. J Midwifery Women's Health 2004; 49: 32.
[10] Estol PC, Piriz H, Basalo S, et al. Oro-naso-pharyngeal suction at birth: Effects on respiratory adaptation of normal term vaginally born infants. J Perinat Med 1992; 20(4): 297–305.
[11] Gungor S, Teksoz E, Ceyhan T, et al. Oronasopharyngeal suction versus no suction in normal, term and vaginally born infants: A prospective randomised controlled trial. Aust N Z J Obstet Gynaecol 2005; 45: 453–6.
[12] Gungor S, Kurt E, Ceyhan T, et al. Oronasopharyngeal suction versus no suction in normal and term infants delievered by elective cesarean section: A prospective randomized controlled trial. Gynecol Obstet Invest 2006; 61: 69.
[13] Kelleher J, Bhat R, Salas AA, et al. Oronasopharyngeal suction versus wiping of the mouth and nose at birth: A randomised equivalency trial. Lancet 2013; 382: 326.
[14] American Heart Association. 2005 American Heart Association (AHA) guidelines for cardiopulmonary resuscitation (CPR) and emergency cardiovascular care (ECC)

of pediatric and neonatal patients: Pediatric basic life support. Pediatrics 2006; 117: e989.

[15] Iffy L, Varadi V, Papp E. Untoward neonatal sequelae deriving from cutting of the umbilical cord before delivery. Med Law 2001; 20: 627–34.

[16] Gittens Williams L. Contemporary management of shoulder dystocia. Women's Health 2010; 6: 861–869.

[17] Laines VB, Bergel AE, Cafferrate Thompson ML, et al. [Early or late cord clamping. A systematic review of the literature]. An Pediatr (Barc) 2005; 63: 14.

[18] Andersson O, Lindquist B, Lindgren M, et al. Effect of delayed cord clamping on neurodevelopment at 4 years of age: A randomized clinical trial. JAMA Pediatr 2015; 169: 631.

[19] Committee on Obstetric Practice, American College of Obstetricians and Gynecologists. Committee Opinion No. 543. Timing of umbilical cord clamping after birth. Obstet Gynecol 2012; 120: 1522.

[20] McDonald SJ, Middleton P, Dowswell T, et al. Effect of timing of umbilical cord clamping of term infants on maternal an neonatal outcomes. Cochrane Database Syst Rev 2013; (7): CD004074.

[21] Duley L, Dorling J, Gyte G. When should the umbilical cord be clamped? BMJ 2015; 351: h4206.

[22] Rabe H, Jewison A, Alvarez RF, et al. Milking compared with delayed cord clamping to increase placental transfusion in preterm neonates: A randomized controlled trial. Obstet Gynecol 2011; 117: 205.

[23] Hosono S, Mugishima H, Fujita H, et al. Umbilical cord milking reduces the need for red cell transfusions and improves neonatal adaptation in infants born at less than 29 weeks' gestation: A randomised controlled trial. Arch Dis Child Fetal Neonatal Ed 2008; 93: F14.

[24] Al-Wassia H, Shah PS. Efficacy and safety of umbilical cord milking at birth: A systematic review and meta-analysis. JAMA Pediatr 2015; 169: 118.

[25] Van Den Bosch CA, Bullough CH. Effect of early sucking on term neonates' core temperature. Ann Trop Paediatr 1990; 10: 347–53.

[26] Moore ER, Anderson GC, Bergman N, Dowswell T. Early skin-to-skin contact for mothers and their healthy newborn infants. Cochrane Database Syst Rev 2007; (5): CD003519.

[27] Vain NE, Satragno DS, Gorenstein AN, et al. Effect of gravity on volume of placental transfusion: A multicentre, randomised, non-inferiority trial. Lancet 2014; 384: 235.

[28] Gülmezoglu AM, Lumbiganon P, Landoulsi S, et al. Active management of the third stage of labour with and without controlled cord traction: A randomised, controlled, non-inferiority trial. Lancet 2012; 379: 1721.

[29] Du Y, Ye M, Zheng F. Active management of the third stage of labor with and without controlled cord traction: A systematic review and meta-analysis of randomized controlled trials. Acta Obstet Gynecol Scand 2014; 93: 626.

[30] Hofmeyr GJ, Abdel-Aleem H, Abdel-Aleem MA. Uterine massage for preventing postpartum haemorrhage. Cochrane Database Syst Rev 2013; (7): CD006431.

[31] Dombrowski MP, Bottoms SF, Saleh AA, et al. Third stage of labor: Analysis of duration and clinical practice. Am J Obstet Gynecol 1995; 172: 1279.

[32] Combs CA, Laros RK Jr. Prolonged third stage of labor: Morbidity and risk factors. Obstet Gynecol 1991; 77: 863.

[33] Brandt ML. The mechanism and management of the third stage of labour. Am J Obstet Gynecol 1933; 25: 662–7.

[34] Prendiville WJ, Harding JE, Elbourne DR, et al. The Bristol third state trial: Active versus physiological management of third stage of labour. BMJ 1988; 297: 1295–300.

[35] Chen M, Chang Q, Duan T, et al. Uterine massage to reduce blood loss after vaginal delivery: A randomized controlled trial. Obstet Gynecol 2013; 122: 290.

[36] Saito K, Hakuri A, Ishikawa H, et al. Prospective study of intramuscular ergometrine compared with intramuscular oxytocin for prevention of post partum hemorrhage. J Obstet Gynaecol Res 2007; 33(3): 254–8.

[37] Tuncalp O, Hofmeyer GJ, Gulmezoglu AM. Prosta-glandins for preventing postpartum hemorrhage. Cochrane Database Syst Rev 2012; (8): CD 000494.

[38] Tang J, Kapp N, Dragoman M, et al. WHO Recommendations for misoprostol use for obstetric and gynecological indications. Int J Gynaecol Obstet 2013; 121(2): 186.

[39] Liabsuetrakul T, Choobun T, Peeyananjarassi K, et al. Prophylactic use of ergot alkaloids in the third stage of labour. Cochrane Database Syst Rev 2007; (2): CD005456.

[40] Romero R, Hsu YC Athanassiadis AP, et al. Preterm delivery: A risk factor for retained placenta. Am J Obstet Gyncol 1990: 1936: 823.

[41] Combs CA, Laros RK Jr. Prolonged third stage of labor: Morbidity and risk factors. Obstet Gynecol 1991; 77: 863.

[42] Chongsomchai C, Lumbiganon P, Laopaiboon M. Prophylactic antibodies for manual removal of retained placenta in vaginal birth. Cochrane Database Syst Rev 2014; (10): CD004904.

[43] Goldberg J, Holtz D, Hyslop T, et al. Has the use of routine episiotomy decreased? Examination of episiotomy rates from 1983 to 2000. Obstet Gynecol 2002; 99: 395–400.

[44] Friedman AM, Ananth CV, Prendergast E, et al. Variation in and factors associated with use of episiotomy. JAMA 2015; 313: 197.

[45] American College of Obstetricians Gynecologist. ACOG Practice Bulletin No. 71: Episiotomy. Obstet Gynecol 2006; 107: 957.

[46] Kettle C, Dowswell T, Ismail K. Continuous and interrupted suturing techniques for repair or episiotomy or second degree tears. Cochrane Database Syst Rev 2012; (11): CD000947.

[47] Shaffer BL, Cheung YW, Vargas JE, et al. Face presentation: Predictors and delivery route. Am J Obstet Gynecol 2006; 194: 10.

[48] Tapisiz OL, Aytan H, Kiykae Altinbas S, et al. Face presentation at term: A forgotten issue. J Obset Gynaecol Res 2014; 40: 1573–7.

[49] Ponkey SE, Cohen AP, Heffner LJ, et al. Persistent fetal occiput posterior position: Obstetric outcomes. Obstet Gynecol 2003; 101: 915–20.

[50] Verspyck E, Bisson, V, Gromez A, et al. Prophylactic attempt at manual rotation in brow presentation at full dilation. Acta Obstet Gynecol Scand 2012; 91: 1342–5.

第 21 章　肩难产

Shoulder dystocia

John P. Keats

本章概要

在多年产科住院医师工作的基础上，作者能回想起产程处理中的许多特殊病例和紧急情况。本章节要介绍的重要主题——肩难产（shoulder dystocia），让作者想起多年前的一个病例。

有一天深夜，作者守护一个初产妇已经一整天了。沿用 Zhang 等[1]修订的 Friedman 曲线，她的产程潜伏期延长但活跃期进展顺利。产妇患有妊娠期糖尿病，血糖经饮食控制满意。产妇已经屏气用力 3h，因为镇痛所以第二产程经历的时间更长。胎头在 S+3 的位置持续了 30 多分钟没有什么进展，她感觉精疲力竭，于是作者决定使用胎吸助产。产妇屏气使劲时分开阴唇能看见胎头，但宫缩间歇期胎头似乎有点退缩。使用胎吸助产第二次牵引时，露出胎儿下颏，然后逆时针旋转。取下胎吸装置后作者发现胎头又回缩紧靠在会阴体了！作者只好在产妇使劲时用手将胎头轻揉下压。胎头没有移动。作者忽然意识到，我遇到了肩难产！

一、定义

分娩并发症中很少有像意外肩难产这样的突然发病。产科医生负责着母儿两个人的安全。在正常的第二产程快结束时发生胎头突然回缩，对母儿来说都极其危险，对产科医生来说也是一个挑战。

肩难产定义为：胎头娩出后需要使用其他的助产方法来娩出胎肩的困难分娩，或是胎头娩出至胎体娩出的间隔时间超过 60s[2，3]。肩难产常发生于母体骨盆相对于胎儿较小的情况，直接原因是胎儿前肩嵌顿于母体耻骨联合或后肩嵌顿于母体骶岬。

二、发病率

肩难产发病率为 1% ～ 2%[4，5]。这个较大的报道范围也反映了肩难产缺乏统一的诊断标准，或可能随研究人群特点的不同而不同。有趣的是，即使近年来剖宫产率增加了 5 ～ 10 倍，但肩难产的发病率并没有下降[6, 7]。作为肩难产并发症之一的胎儿臂丛神经损伤，是产科医疗事故的主要诉讼部分。肩难产的法律责任意义重大[8, 9]。

三、发病因素

肩难产（框 21-1）的高危因素包括：巨大儿[10-12]（定义为新生儿出生体重＞ 4500g，或者糖尿病孕妇——显性糖尿病或妊娠期糖尿病新生儿出生体重＞ 4000g），肥胖，过期妊娠，多产，孕妇骨盆结构异常或既往有巨大儿分娩史或肩难产史。其他的因素包括催产素引产，硬膜外麻醉，产程延长，以及使用手术助产（operative vaginal delivery，OVD）。

框 21–1　处理肩难产手法的推荐顺序

- McRobert 手法应第一步使用，易于实施，常能奏效
- 若 McRobert 方法失败，需注意正确实施耻骨上加压（而非宫底加压）
- 接下来可尝试先娩胎儿后肩，可能会成功分娩
- 紧接着使用旋转胎肩法
- Gaskin 手法（图 21-4）
- 折断胎儿锁骨法（很难实施）
- 剖宫产而不是 Zavanelli 手法

肩难产另一个重要的危险因素是没有结合既往的风险因素对母亲骨盆和胎儿大小做充分评估，以致未能准备好对可能出现的肩难产的预案。尽管肩难产的不可预测性被广泛报道[13]，产前充分评估也能预测、预防或减少并发症的发生。保障患者安全的倡议主要集中在预测的方法、预案的准备，以及肩难产发生时训练有素的医疗团队协作[14, 15]。

四、预测与预防

根据已知的风险因素对肩难产出现的可能性进行预测是为了能提前做好充分准备。已经有人试图开发一些算法来预测产程中哪些产妇可能发生肩难产，满足条件的需要进行剖宫产。目前这些方法都没有足够的预测价值。一些作者认为，为避免一例肩难产的发生所需要的剖宫产数量太多，这是不合适的[16, 17]。另外很多臂丛神经损伤甚至发生在没有肩难产的情况下，这就需要做更多的努力来预测和预防永久性臂丛神经损伤[8]。然而，一旦出现某些肩难产的特定的高危因素时，应将选择性剖宫产术作为患者的一种选择。近来，有学者建议若前次分娩肩难产且后果严重，此次哪怕复发的风险很小，都应选择剖宫产术。这些学者也指出前次剖宫产史的孕妇，若具有相似的虽然低危但也有意义的子宫破裂的危险因素，应选择剖宫产分娩[18]。在这些状况下进行剖宫产或阴道分娩可能带来的风险和并发症都应充分讨论并详细记录。（见“十、记录和报告”）

需采用剖宫产终止妊娠的产前危险因素包括：①巨大儿[14]：胎儿估重（最好是超声估重），非肥胖非糖尿病孕妇，＞ 5000g，肥胖和糖尿病妇女[4]，胎儿估重＞ 4500g；②前次肩难产合并胎儿损伤。此项处理指南中对于肥胖和糖尿病或 GDM 患者胎儿体重限制低于普通孕妇，这是由于肥胖和糖尿病孕妇（包括 GDM）的胰岛素抵抗和血糖代谢的效应使得胎儿的躯干相较于头的比例更大。进而出现胎体过大，尤其是双肩峰过大的状况，增加了胎头通过后过大的双肩嵌顿于耻骨联合和骶岬的风险。糖尿病（包括 GDM）和（或）母体肥胖均与包括肩难产在内的不良妊娠结局独立相关[19-22]。

减少肩难产的发生也应当考虑到产时的危险因素[23, 24]。当产程延长或胎头下降阻滞，准备实施手术助产比如产钳或胎吸，首先就要考虑到可能会出现胎头顺利通过会阴体而胎肩意外嵌顿的可能性。这个原则并不仅限于因胎心变慢所采用的紧急的低位手术助产，还包括因第二产程延长或孕妇体力耗竭所采用的选择性手术助产。需要注意以下问题（或准备记录）：①第二产程持续多久了？第二产程延长更有可能发生肩难产。②胎先露的位置和胎方位如

何？胎头是否有塑形？中位手术助产与肩难产发生更密切。③孕妇是否合并有糖尿病（包括GDM）、肥胖或身材矮小？④预估的胎儿体重怎样？若为经产妇，前几次分娩的胎儿体重怎样？产程是否困难？

若考虑到存在一个或多个高危因素，在手术助产之前，需要向全体分娩团队成员汇报这些信息。最好有一个专门的护士，尤其是在肩难产处理和正确的耻骨上加压方面有经验者（见“六、主要手法”）。甚至可以考虑通知新生儿重症监护（NICU）人员或者儿科医师，以及麻醉科人员，告知他们随时应召参与抢救。多数情况下是不需要这些人员的，但一旦发生困难的肩难产，提前做好通知能节约宝贵的时间。重要的是，无论是使用产钳还是胎吸作为首选的手术助产（OVD），都应当作“试验性的”助产。换句话说，一定要事先制订一个助产失败（定义为不能成功实施胎头下降，胎吸多次滑脱，或者限定时间已到）后的备份计划。

最后，不建议在一种手术助产失败后转换成另一种手术助产方法（如产钳助产失败后转胎吸助产）。这会大大增加胎儿和（或）孕妇损伤的风险，包括肩难产。手法助产失败的病例应立即实施剖宫产[25，26]。

五、处理

肩难产发生时安全而成功地实施分娩的要诀，是每一次阴道分娩时头脑里要牢记处理的原则。肩难产无法很好预测，且可能发生在各种大小的胎儿分娩中[27]，时刻准备好处理计划非常重要。肩难产的识别可以从出现“海龟征”开始——胎头娩出并完成外旋转后又迅速回缩[28]。仅有这一种征象尚不足以诊断肩难产，也不是每一例肩难产都能出现这种征象。更为规范的诊断方法是孕妇用力、轻压胎头牵引时胎肩仍嵌顿在耻骨联合。当胎头娩出后产妇用力做了初步尝试后，胎肩仍嵌顿时最好不要持续牵引胎头，因为牵引时胎头相对前肩向外侧偏斜[29-31]，可导致如下所述的神经损伤。

一旦前肩自耻骨联合下方娩出失败，即应启动肩难产处理流程。当胎头分娩、胎体仍在盆腔时，胎儿尚未建立呼吸，而脐血流却被阻断[32，33]。因此，短暂有限的时间内完成分娩是必要的，因为胎儿酸中毒及酸血症将进一步加重直到肩难产被解除[34,35]。因此，肩难产发生时，在开始任何处理流程之前应先大声且清楚地宣告。这应作为每个产科医生头脑里肩难产处理流程清单上的第一步。这个宣告将启动后续的一系列处理，这时整个产科团队将应用到已经演练和模拟培训过的流程（如下所述）。

在宣告肩难产之后，流程清单上的下一条即寻求援助。需要更多护士，其他产科医生或产科指导医师，新生儿复苏团队或儿科医师，和麻醉指导医师。这时也应提前准备一个手术间。应指派一个护士专门负责时间点的记录。这个护士应标记胎头娩出的时间和胎头位置以确定哪个胎肩为前肩。应继续记录接下来的任何处理方法和所花费的时间。胎头娩出后每隔 30s 大声宣告一次时间是非常有用的。在处理肩难产时，主观感觉的时间可能会不准确或有偏差，大声宣告时间间隔有助于当前手法无效时尽快采用下一步手法。一旦胎儿成功娩出，计时员需记录自胎头娩出至胎儿完全娩出的时间花费。

当援助人员已经到位，接产的指导医师接下来可以实施一系列如下所述的处理肩难产手法来娩出胎儿。当胎儿娩出断脐时留一段脐带很重要，便于同时测定脐动脉和脐静脉的血气和 pH，也有助于儿科医生或新生儿科医生对胎儿窒息的处理。另外，从法医学的角度，当 Apgar 评分很低的时候记录是否有胎儿酸中毒很重要，最好是能获取脐静脉和脐动脉的血样。这样不仅有利于比较，而且也不会让原告律师利用其实是动脉血的静脉血样的单一结果[36]。

流程清单的最后应是肩难产处理结束后尽快询问每位参与者并写出报告。即使是适时分娩健康新生儿之后也应这么做。回顾处理的过程将会进一步提高下一次肩难产发生时的应对处理能力。这次询问也是一个回顾各项操作的耗时和顺序的好机会，这样整个过程中产科医生的报告才能与护士的记录相匹配。这样不仅能体现良好的医疗水平，从法医学的角度来说，对医疗诉讼也很重要[37]。

六、主要手法

肩难产有几种经典的处理手法，可使嵌顿在耻骨联合的胎儿前肩娩出。所有的手法及使用建议如下。

1. McRobert 法 即让产妇尽可能屈曲大腿，双膝贴近胸部和上腹部[38]。尽管一些产妇可通过手抱膝自己完成这个动作（图 21-1），但是由两名护士帮忙分别协助产妇一侧下肢常能更好地完成屈曲。此手法可旋转松动骨盆带肌，增加耻骨联合与骶岬之间的距离。常常需要结合产妇屏气用力以及胎头轻柔牵引来处理肩难产。

2. 耻骨上加压 肩难产发生时，胎前肩以前后肩垂直的平面嵌顿于孕妇耻骨联合。解除肩难产的关键是移动前肩，使得前肩自耻骨联合后方松动，将其移开“直上直下”的平面。

A

B

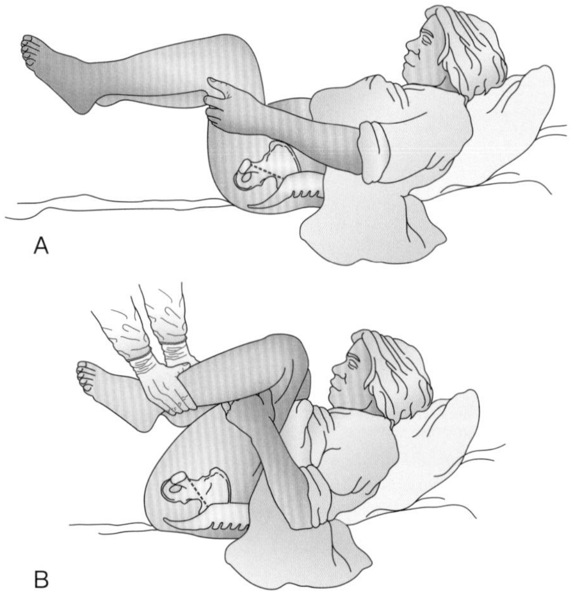

▲ 图 21-1 产妇自我实施的屈曲手抱大腿

处理肩难产时，产科助理人员应辅助产妇每一侧下肢屈曲；A. 产妇自我屈曲时的径线；B. 辅助屈曲后骶耻径增加

最有效的方法之一是耻骨上加压（图 21-2）。切记不要和宫底加压相混淆，宫底加压不仅无效而且有潜在危害[39]。宫底加压（操作时高于宫底水平）使得胎前肩和耻骨联合贴合更紧，导致松动前肩更困难。另外，宫底猛烈的加压可导致灾难性的子宫破裂，应予避免。另一方面，耻骨上加压是助手的拳头或手掌侧正好在产妇下腹部的耻骨联合上使力。这个手法的目的是将胎肩推离中线的纵向平面，旋转靠近前胸。因此，接产者给助手提示哪个胎肩是前肩和怎样用力非常关键。助手应将手放在中线稍偏一侧的胎背面，朝下和对侧用力。打个比方，如果胎儿的右肩是前肩，助手应将手放在耻骨联合中线稍偏左，朝右下施压。有时需要踩在一个脚凳上辅助。当联合 McRobert 手法正确实施后，可感觉到胎肩放松了，自耻骨联合下移开，接下来可正常娩出胎儿。

3. 旋转手法 (Woods Corkscrew 法和 Rubin 法) 如上所述，前两个操作手法的目标是使前肩旋离纵向平面。另一个能达到此目标的方法是通过旋转手法，这时操作者的手伸入阴道旋转胎儿[40]。常用到的两种旋转手法：Woods Corkscrew 法（图 21-3）和 Rubin 法[41, 42]。

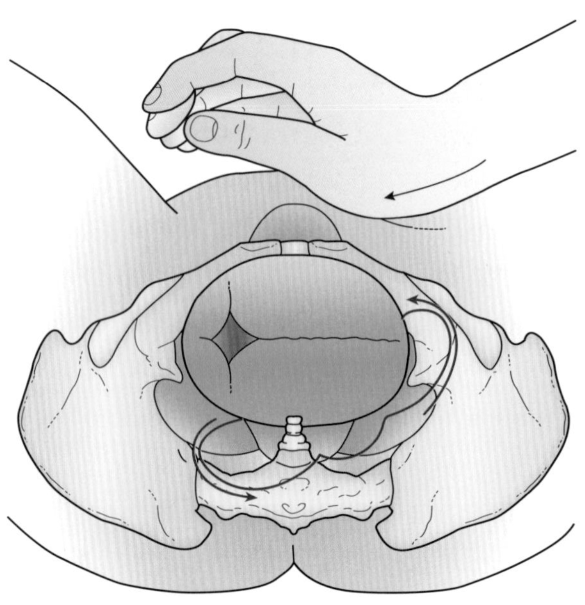

▲ 图 21-2 处理肩难产时正确的耻骨上加压方式

不正确的手法（如宫底加压）进一步加重难产

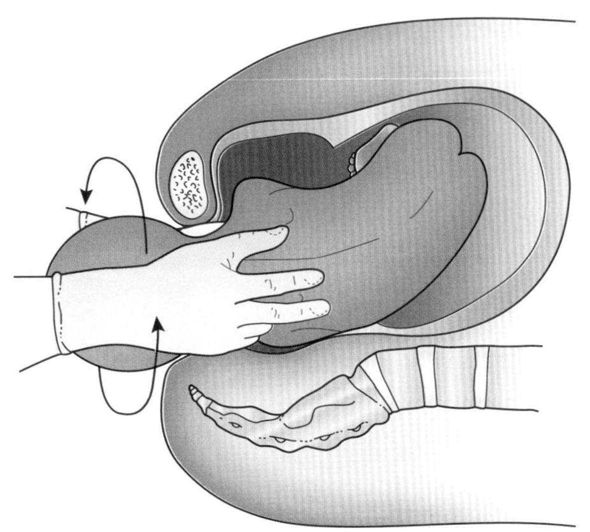

▲ 图 21-3　Corkscrew 手法
通过对肩胛骨和锁骨加压旋转胎肩，应固定胎头位置而不是分别旋转

Woods Corkscrew 法，操作者手指进入胎儿后肩的前方施压，使后肩外展旋转胎体。Rubin 法，自最易触及的胎肩的后面向前施压，使胎体旋转，胎前肩不再垂直嵌顿在纵轴上，可自耻骨联合下推离。每一种手法实施的时间均小于 1min，这样一种手法不成功还有机会尝试另一种。

4. 胎儿后臂娩出法　这种手法包括操作者把手伸入阴道后壁，抓住后面的胎儿手臂[43]。完成这个手法需要整只手自会阴体上方、胎体下方进入阴道。做到这一点，伸进阴道之前，需要所有的手指并拢，包括大拇指。缺乏经验的操作者常将大拇指留在阴道外面，这将无法够到胎儿后臂。所谓“大拇指原则”，操作者务必选择将整只手放在胎儿胸部——若胎儿的左肩是前肩则放右手，若胎儿的右肩是前肩则放左手。一旦进入阴道，如果胎儿手臂固定，胎儿的手易于触及。抓住胎儿的手滑过胎儿胸部，这时操作者的手撤回，使胎儿手位于嵌顿的前肩一侧。尝试娩出胎儿的手，否则有损伤胎儿后肩的风险[44]。如果胎儿手臂伸展而不易触及胎儿的手，操作者的手应该沿着胎儿手臂伸入直到可触及肘窝。此处施压可使胎儿前臂屈曲，这样就有可能抓住胎儿的手。然后如前述方法娩出胎儿后臂。一旦娩出胎儿后臂，前肩常较易从耻骨联合下方滑动从而完成分娩。若胎儿过大，有时需要旋转胎儿 180°，使前肩娩出，这样后肩变成前肩娩出，前面嵌顿的胎肩即可通过会阴体。

5. Gaskin 法　这种手法也称为“四肢着地”法。由 Ida May Gaskin 助产士第一次命名[45]。产妇四肢着地（图 21-4），继续使劲，结合轻柔牵引新位置的胎头。其原理是依靠重力作用造成阴道后方有更多空间，使得胎后肩及手臂易于娩出。接着向上的牵引可使耻骨联合后方的胎肩能随着胎头的娩出很快娩出。同上述后臂娩出相似，若另一个胎肩不能顺利娩出，则需要旋转胎体使得另一个肩膀先从会阴娩出。

6. 其他少用手法（极端、更高危）　当以上所有的手法均未成功，可尝试其他一些手法，不过现在已经很少用。将胎儿的锁骨折断被认为可使前肩塌陷[46]，这可旋转胎儿前肩从耻骨联合下方娩出，但是仅仅靠操作者的手指完成锁骨折断是非常困难的。一些专家建议利用止血钳或其他一些小金属器械在锁骨上加压，但操作也很困难并不推荐。若所有这些手法都失

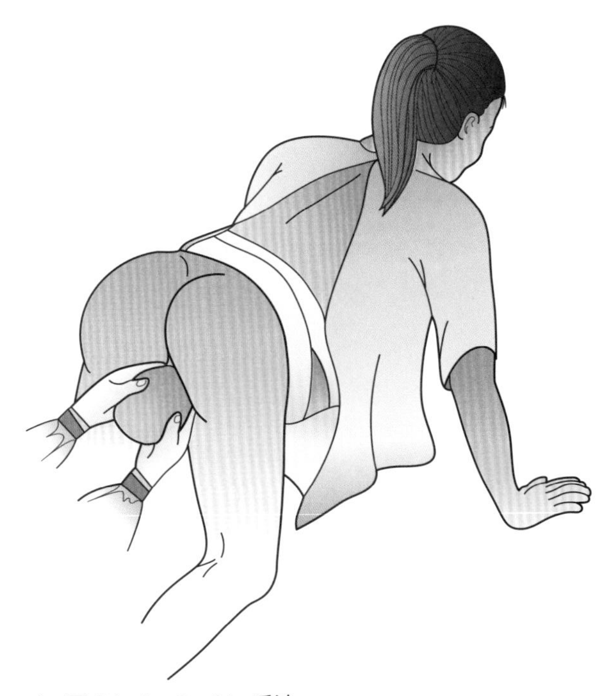

▲ 图 21-4　Gaskin 手法
患者采用四肢支撑，使得耻骨尾骨径更大，有利于胎儿娩出；这个姿势也具备了更大的地球引力

败了，可进手术间切开子宫，旋转前肩或者辅助重置胎头，自腹部娩出胎儿。另一种手法是 Zavanelli 法[47]，也称为“胎头重置”。这种手法现在不常使用是因为很多专家认为这种手法的母儿风险太高，剖宫产可不经过这一步实施。这个手法需要将正常的分娩过程翻转。操作者旋转胎头使下颏向后，然后使胎头尽量俯屈，直到下颏退回到会阴体内。一旦完成，胎头常常就退回到产道内。然后将产妇迅速转移到手术室急诊剖宫产分娩。在转运过程中最好持续监测胎心变化，若转运时显示胎儿氧供良好，可以短时间内宫内复苏，这样可以更有序地准备手术。若胎儿已经死亡但仍嵌顿在会阴处，则行耻骨联合切开术来使得胎儿娩出[48-50]。

七、怎样实施主要手法

哪一种手法作为处理肩难产的首要手法很多年来都不确定。近年来，不断积累的数据显示肩难产的各种处理手法应有一个优先的顺序[51-54]。推荐的顺序详见框 21-1。需要注意的是框 21-1 并没有依次常规列出会阴切开，会阴切开曾一度被认为是处理肩难产重要的起始步骤。目前认为会阴切开本身并不能帮助嵌顿在耻骨后的胎前肩娩出[55]。然而，若下一步所需，在处理肩难产的推荐手法的任何步骤中行会阴切开都是合理的。比如，会阴切开给娩后臂带来了更多的操作空间。最后，如果一种手法不奏效及时转换另一种手法十分重要。再次重申指定一个计时员的重要性。当一种手法已经耗费 30 ～ 60s 仍不能奏效，则需及时转向下一步。

八、培训：模拟和演练

肩难产是一种产科急症，需要团队为实现安全分娩而快速行动。处理这种紧急事件最好能事先培训和模拟演练。模拟演练能提高医生和团队的处理能力，从而改善新生儿结局[56, 57]。虽然这一章不做深入讨论，但几乎在任何医疗环境下均有多种组织肩难产模拟演练的条件。可在模拟实验室里采用复杂的模型进行演练，有些模型还可记录操作者施压的强度。模拟演练常包括代表不同专业的团队，演练的视频录像可以用来辅助之后的反馈总结。也可在产房仅利用简单的分娩模型来练习一些简单的手法。这些演练的目标是为了不断完善肩难产的团队反应能力[58]。

在演练中提前安排好起关键作用的角色是非常重要的，比如由谁来担任计时员或操作助理。正如产科其他 的一些少见情况，肩难产处理中“没有计划”等于“计划失败”。

九、并发症

经过正确培训、充分准备和团队合作，绝大多数肩难产可在无伤母儿的情况下成功处理[59]。然而，应当了解肩难产可发生母儿的双重损伤。在操作者手进入阴道进行手法操作时可能会造成阴道或会阴的损伤，包括会阴三 - 四度的损伤及阴道裂伤。肩难产产妇具有产后出血的高风险，分娩后要注意严密观察[60]。最后，应意识到任何困难分娩都可能导致产妇的创伤后应激障碍（posttraumatic stress disorder，PSD），这是很重要的。若产后产妇出现失眠、高警觉状态、无法进行日常活动，对其进行精神健康的专业评估可能会有帮助[61, 62]。

对胎儿来说，最大的危险是前臂的臂丛神经损伤[63]。这种损伤在没有任何操作的状况下也可能发生，仅仅是由于子宫压力促使胎体挤向嵌顿的胎肩，使得供应同侧上肢的颈部的神经过度拉伸。然而，当分娩时过度下压胎头，而胎肩嵌顿造成过度拉伸，会使情况变得更糟。这使得臂丛神经被最大限度拉伸而损伤，故应尽量避免。臂丛神经麻痹的两种主要形式是 Erb 麻痹和 Klumpke 麻痹[64-66]。前者更常见，包括颈神经根 C_5 和 C_6 的损伤。上臂肌肉大多会受累，形成类似“侍者等小费姿势”，上肢没有肌力而软绵，后者是因为 C_8 和 T_1 神经根受损引起的手和前臂肌力减弱。

除此之外，胎儿还有骨折的风险。大多数骨折的部位是锁骨和肱骨，常常与处理肩难产时娩后肩有关[67]。幸运的是，几乎绝大多数病例不会留下永久后遗症。最后，胎儿存在缺氧的风险，若产程过长甚至会导致死亡。关于诊断肩难产后至分娩之间多长时间才会导致胎儿有缺氧性脑病，很多文献得出的结论互相矛盾。尽管目前没有统一的结论，这些研究总体似乎提示，若诊断肩难产 4 ～ 5min 结束分娩，胎儿发生严重脑损伤的风险降低，若 6 ～ 10min 后仍不能分娩，则风险大大增加[35，68]。

十、记录和报告

肩难产的记录有时从产前就需要开始。如果产妇有明确的肩难产高危因素，如上所述，诸如胎儿估重过大或既往有肩难产分娩史，在妊娠期间应该进行分娩方式的讨论，一般建议剖宫产术。若产妇拒绝进行剖宫产，应予以书面记录，若确实发生肩难产，这些记录将会非常有意义。

如果发生了意料之外的肩难产，一旦成功分娩，记录其中所有关键部分则非常重要。首要的一步便是尽快听取产房里所有参与人员的报告。这将有助于提高产房内对肩难产的应对能力。也可使医护双方对于发生的情况记录一致。如之前强调，这在法医学上很重要，比如新生儿发生永久损伤的医疗事故诉讼。

正确的记录对于医疗文件的完整性也很重要，无论是产后的医疗护理还是以后妊娠的处理，并且有助于回顾分析所提供的医疗服务，对事后完善医疗质量或同行评议都很有必要。意外发生的肩难产的各个文件里都应记录关键的因素，包括：产房里参与抢救的所有医护人员；产前的高危因素；使用手术助产的器械；产程发动的时间和第二产程的时间；识别肩难产；启动各种肩难产处理的手法；胎儿娩出的时间；前肩是胎儿哪个肩膀；使用何种手法，以及新生儿结局评估如 Apgar 评分、新生儿体重以及是否有新生儿损伤。记录事件发生时与产妇家属、儿科医生、NICU 人员的交流沟通，以及制订产后护理计划，这些也很有益。

肩难产的各项文件里应包括大量的关键要素[69]。采用纸质的或电子的标准化表格会方便记录[70]。2012 年 ACOG 发布过这样一种表格[71]。不过遗憾的是，不合格的文件很常见，可能对日后的医疗诉讼带来不良的影响[72]。

十一、总结

肩难产是产科急重症之一，快速识别，完善而成熟的处理计划，以及训练有素的团队协作，对于最终是顺利分娩、得到健康的母儿结局，还是对母儿造成灾难性后果，具有显著的影响。为具有肩难产高危因素的产妇实施剖宫产能明显改善分娩结局。正确处理肩难产的其他关键因素是当出现高危因素时要有充分的准备，此时避免用一些手术助产的方法。标准操作手法的模拟演练能改善肩难产真正发生时的个人和团队的表现，并能减少新生儿损伤。肩难产的各项记录的完善对于患者的治疗护理、医疗质量的提高、高危因素的处理很重要。重视肩难产处理的各个环节，能降低接生人员对于这一少见的、难以预测有时又无法避免的产科急症的焦虑感。

框 21-2 显示了在合并或不合并肩难产的情况下，降低新生儿臂丛神经损伤风险的方法指南。

框 21-2 关于避免新生儿臂丛神经麻痹的 ACOG 推荐

1. 轴向牵引（胎头与脊柱在一条线上），要好于胎头向外侧倾斜，但仍可导致臂丛神经损伤
2. 优先考虑先娩出后臂
3. 团队培训
4. 演练和培训
5. 正确记录

引自 American College of Obstetricians and Gynecologists, Obstet Gynecol; 123(4):902-904, 2014.

（周慧梅　译，宋英娜　校）

参考文献

[1] Zhang J, Landy HG, Branch DW, et al. Contemporary patterns of spontaneous labor with normal neonatal outcomes. Obstet Gynecol 2010; 116: 1281–7.

[2] Hobel C. Uterine contractility and dystocia. In: Essentials of Obstetrics and Gynecology, Chapter 11 (6th edition). Philadelphia, PA: Saunders-Elsevier, 2016.

[3] Beall MH, Spong C, McKay J, Ross MG. Objective definition of shoulder dystocia: A prospective evaluation. Am J Obstet Gynecol 1998; 179: 934–7.

[4] American College of Obstetricians and Gynecologists. ACOG Practice Bulletin No. 40. Shoulder dystocia. Obstet Gynecol 2002; 100: 1045–50.

[5] Lanni SM, Seeds JW. Malpresentations. In: Gabbe SG, Niebyl JR, Simpson JL (eds), Obstetrics (4th edition), p. 473. New York, NY: Churchill Livingston, 2002.

[6] Hankins GD, Clark SM, Munn MB. Cesarean section on request at 39 weeks: Impact on shoulder dystocia, fetal trauma, neonatal encephalopathy, and intra-uterine fetal demise. Semin Perinatol 2006; 30: 276–87.

[7] Towner D, Castro MA, Eby-Wilkens E, et al. Effect of mode of delivery in nulliparous women on neonatal intracranial injury. N Engl J Med 1999; 341: 1709–14.

[8] American College of Obstetricians and Gynecologists. Executive Summary: Neonatal brachial plexus palsy. Report of the American College of Obstetricians and Gynecologists' Task Force on Neonatal Brachial Plexus Palsy. Obstet Gynecol. 2014; 123(4): 902–4.

[9] Mavroforou A, Koumantakis E, Michalodimitrakis E. Physicians' liability in obstetric and gynecology practice. Med Law 2005; 24: 1–9.

[10] Benedetti TJ, Gabbe SG. Shoulder dystocia. A complication of fetal macrosomia and prolonged second stage of labor with mid-pelvic delivery. Obstet Gynecol 1978; 52: 526.

[11] Modanlou HD, Dorchester WY, Phorosian A, et al. Macrosomia—Maternal, fetal and neonatal implications. Obstet Gynecol 1980: 55: 420–4.

[12] Nesbitt TS, Gilbert WM, Herrchen B. Shoulder dystocia and associated risk factors with macrocosmic infants born in California. Am J Obstet Gynecol 1998; 179: 476–80.

[13] Gherman RB, Chauhan S, Ouzounian JG, et al. Shoulder dystocia: The unpreventable obstetric emergency with empiric management guidelines. Am J Obstet Gynecol 2006; 195: 657–72.

[14] Draycott TJ, Crofts JF, Ash JP, et al. Improving neonatal outcome through practical shoulder dystocia training. Obstet Gynecol 2008; 112:14–20.

[15] Crofts JR, Fox R, Ellis D, et al. Observations from 450 shoulder dystocia simulations: Lessons for skills training. Obstet Gynecol 2008; 112: 906–12.

[16] Rouse DJ, Owen J, Goldenberg RL, et al. The effectiveness and costs of elective cesarean delivery for fetal macrosomia by ultrasound. JAMA 1966; 276: 14.

[17] Langer O, Berkus MD, Huff RW, et al. Shoulder dystocia: Should the fetus weighing >4,000 gm be delivered by cesarean section. Am J Obstet Gynecol 1991; 165: 831–7.

[18] Jaspan D, Cohen AW. First person: Our shoulder dystocia policy. Contem Obstet Gynecol August 13, 2015.

[19] Iffy L, Djordjevic MM, Apussio JJ, et al. Diabetes, hypertension and birth injuries: A complex interrelationship. Bull Isr Soc Obstet Gynecol 2004; 2: 36.

[20] Robinson H, Katch S, Mayes DC, et al. Is maternal obesity a predictor of shoulder dystocia? Obstet Gynecol 2003; 101: 24–7.

[21] Klebanoff MA, Mills JL, Berendes HW. Mother's birthweight as a predictor of macrosomia. Am J Obstet Gynecol 1985; 153: 353–7.

[22] Catalano PM, McIntyre HD, Cruickshank JK, et al. The hyperglycemia and adverse pregnancy outcomes study. Associations of GDM and obesity with pregnancy outcomes. Diabetes Care 2012; 35: 780–6.

[23] Hassaan AA. Shoulder dystocia: Risk factors and prevention. Aust N Z J Obstet Gynaecol 1988; 28: 107–9.

[24] El Madany AA, Jallad KB, Radi FA, et al. Shoulder dystocia: Anticipation and outcome. Int J Gynaecol Obstet 1990; 34: 7–12.

[25] American College of Obstetricians and Gynecologists. Practice Bulletin No. 154. Operative vaginal delivery. Obstet Gynecol 2015; 126: e56–65.

[26] Bofill JA, Rust OA, Devidas M, et al. Shoulder dystocia and operative vaginal delivery. J Matern Fetal Med 1997; 6: 220–224.

[27] Bryant DR, Leonardi MR, Landwehr JB, Bottoms SF. Limited usefulness of fetal weight in predicting neonatal brachial plexus injury. Am J Obstet Gynecol 1998; 179: 686–9.

[28] Baxley EG, Gobbo RW. Shoulder dystocia. Am Fam Physician 2004; 69: 1701–14.

[29] Gonik B, Zhang N, Grimm NG. Prediction of brachial plexus stretching during shoulder dystocia using a computer simulation model. Am J Obstet Gynecol 2003; 189: 1168–72.

[30] Ouzounian LG, Korst LM, Phelan JP. Permanent Erb's palsy: A traction related injury? Obstet Gynecol 1997; 89: 139–41.

[31] Deering SH, Weeks L, Benedetti TJ. Evaluation of force applied during deliveries complicated by shoulder dystocia using simulation. Am J Obstet Gynecol 2011; 204: 234.e1–5.

[32] Iffy L, Gittens-Williams LN. Shoulder dystocia and nuchal cord. Acta Obstet Gynecol Scand 2007; 86: 253.

[33] Cunningham FG, MacDonald PC, Grant NF, et al. Williams Obstetrics (20th edition). Norwalk, CT: Appleton & Lange, 1997.

[34] Stallings SP, Edwards RK, Johnson JWC. Correlation of head-to-body delivery intervals in shoulder dystocia and umbilical artery acidosis. Am J Obstet Gynecol 2001; 185: 268–74.

[35] Leung TY, Stuart O, Sahota DS, et al. Head-to-body delivery interval and risk of fetal acidosis and hypoxic ischaemic encephalopathy in shoulder dystocia: A retrospective review. BJOG 2011; 118: 474–9.

[36] Gottlieb AG, Galan HL. Shoulder dystocia: An update. Obstet Gynecol Clin N Am 2007; 34: 501–31.

[37] Gurewitsch ED, Johnson TL, Narayan AK, et al. Subjective debriefing following shoulder dystocia: How good is it?

Reprod Sci 2009; 16: 308A.

[38] McRoberts WA. Maneuvers for shoulder dystocia. Contemp Obstet Gynecol 1984: 24: 17.

[39] Focus Group Shoulder Dystocia. In: Confidential Enquiries into Stillbirths and Deaths in Infancy. Fifth Annual Report, pp. 73–9. London, UK: Maternal and Child Health Research Consortium, 1998.

[40] Gurewitsch ED. Optimizing shoulder dystocia management to prevent birth injury. Clin Obstet Gynecol 2007; 50: 592–606.

[41] Woods CE. A principle of physics as applicable to shoulder delivery. Am J Obstet Gynecol 1943; 45: 796–804.

[42] Rubin A. Management of shoulder dystocia. JAMA 1964; 189: 835–7.

[43] Barnum CG. Dystocia due to the shoulders. Am J Obstet Gynecol 1945; 50: 439–42.

[44] Gherman RB, Ouzounian JG, Goodwin TM. Obstetric maneuvers for shoulder dystocia and associated fetal morbidity. Am J Obstet Gynecol 1998; 178: 1126–30.

[45] Bruner JP, Drummond SB, Meenan AL, Gaskin IM. All-fours maneuver for reducing shoulder dystocia during labor. J Reprod Med 43: 439–43.

[46] Bankoski BR, Allen RH, Nagey DA, et al. Measuring clavicle strength and modeling birth: Towards understanding birth injury. In: Vossoughi J (ed), Proceedings of the 13th Southern Biomedical Engineering Conference, April 1994. Washington, DC. pp. 586–9.

[47] Sandberg EC. The Zavanelli maneuver: A potentially revolutionary method for the resolution of shoulder dystocia. Am J Obstet Gynecol 1985; 152: 479–84.

[48] Van Roosmalen J. Shoulder dystocia and symphysiotomy. Eur J Obstet Gynecol Reprod Biol 1995; 59: 115–6.

[49] Hartfield VJ. Symphysiotomy for shoulder dystocia. Am J Obstet Gynecol 1986; 155: 228.

[50] Goodwin TM, Banks E, Millar LK, Phelan JP. Catastrophic shoulder dystocia and emergency symphysiotomy. Am J Obstet Gynecol 1997; 177: 463–4.

[51] Royal College of Obstetricians and Gynecologists. RCOG Green-top Guideline No. 42, Shoulder dystocia. R Coll Obstet Gynecol 2012; 6–9.

[52] Leung TY, Stuart O, Suen SS, et al. Comparison of perinatal outcomes of shoulder dystocia alleviated by different type and sequence of manoeuvres: A retrospective review. BJOG 2011; 118: 985–90.

[53] Hoffman MK, Bailit JL, Branch DW, et al. A comparison of obstetric maneuvers for the acute management of shoulder dystocia. Obstet Gynecol 2011; 117: 1272–8.

[54] Poggi SH, Spong CY, Allen RH. Prioritizing posterior arm delivery during severe shoulder dystocia. Obstet Gynecol 2003; 101: 1068–72.

[55] Gurewitsch ED, Donithan M, Stallings SP, et al. Episiotomy versus fetal manipulation in managing severe shoulder dystocia: A comparison of outcomes. Am J Obstet Gynecol 2005; 192: 153–7.

[56] Crofts JF, Lenguerrand E, Bentham GL, et al. Prevention of brachial plexus injury—12 years of shoulder dystocia training: An interrupted time-series study. BJOG 2016; 123: 111–8. doi:10.1111/1471–0528. 13302.

[57] Inglis SR, Feier N, Chetiyaar JB, et al. Effects of shoulder dystocia training on the incidence of brachial plexus injury. Am J Obstet Gynecol 2011; 204: 322. e1–6.

[58] Grobman WA, Miller D, Burke C, et al. Outcomes associated with introduction of a shoulder dystocia protocol. Am J Obstet Gynecol 2011; 205: 513–7.

[59] Gurewitsch ED, Allen RH. Reducing the risk of shoulder dystocia and associated brachial plexus injury. Obstet Gynecol Clin North Am 2011; 38: 247–69, x. doi: 10.1016/j.ogc.2011.02.015.

[60] Mazouni C, Menard JP, Porcu G, et al. Maternal morbidity associated with obstetrical maneuvers in shoulder dystocia. Eur J Obstet Gynecol Reprod Biol 2006; 129: 15–8.

[61] Menage J. Post-traumatic stress disorder in women who have undergone obstetric and/or gynaecological procedures. J Reprod Infant Psychol 1993; 11: 221–8.

[62] Beck, CT. Post-traumatic stress disorder due to childbirth: The aftermath. Nurs Res 2004; 53: 216–24.

[63] Donelly V, Foran A, Murphy J, et al. Neonatal brachial plexus palsy—An unpredictable injury. Am J Obstet Gynecol 2002; 187: 1209–12.

[64] McFarland LV, Raskin M, Daling JR, et al. Erb/Duchenne's palsy: A consequence of fetal macrosomia and method of delivery. Obstet Gynecol 1986; 68: 784–8.

[65] Gilbert WM, Newbitt TS, Danielsen B. Associated factors in 1611 cases of brachial plexus injury. Obstet Gynecol 1999; 93: 536–40.

[66] Jennett RJ, Tarby TJ. Brachial plexus palsy: An old problem revisited again. Am J Obstet Gynecol 1997; 176: 1354–7.

[67] Nocon JJ, McKenzie DK, Thomas LJ, Hansell RS. Shoulder dystocia: An analysis of risks and obstetric maneuvers. Am J Obstet Gynecol 1993; 168: 1732–9.

[68] Leung T, Stuart O, Sahota D, et al. Head-to-body delivery interval and risk of fetal acidosis and hypoxic ischaemic encephalopathy in shoulder dystocia: A retrospective review. BJOG 2011; 118(4): 474–9. doi: 10.1111/j.1471–0528.2010.02834.x.

[69] Crofts JF, Bartlett C, Ellis D, et al. Documentation of simulated shoulder dystocia: Accurate and complete? BJOG 2008; 115: 1303–8.

[70] Deering SH, Tobler K, Cypher R. Improvement in documentation using an electronic checklist for shoulder dystocia deliveries. Obstet Gynecol 2010; 116: 63–6.

[71] American College of Obstetricians and Gynecologists. Patient Safety Checklist No. 6. Documenting shoulder dystocia. Obstet Gynecol 2012; 120: 430–1.

[72] Gross TL, Sokol RJ, Williams T, et al. Shoulder dystocia: A fetal-physician risk. Am J Obstet Gynecol 1987; 156; 1408–18.

第 22 章　产后出血
Postpartum hemorrhage

Haywood L. Brown　James Edwards　Maria Small

本章概要

一、定义与分类

传统上，产后出血（postpartum hemorrhage，PPH）的定义是经阴道分娩后失血量超过 500ml，剖宫产后失血量超过 1000ml。在世界范围内，严重产后出血是产妇死亡的最常见原因，约占所有产妇死亡的 25%[1]。其中超过一半是由于产后 24h 内发生的严重产后出血。在非洲和亚洲，产后出血分别占所有产科直接死亡原因的 30.8% 和 33.9%。每年全世界约有 140 000 名产妇死于产后出血，或每 4 分钟即有 1 名产妇死于产后出血[2]。在美国，产后出血与高血压疾病、栓塞事件一起，是妊娠相关死亡的三大主要原因[3]。

2.9% 的分娩会发生 PPH，造成了 19.1% 的产后院内死亡[4]。当 PPH 发生于第三产程结束后 24h 之内，称为原发性或即刻产后出血；如果出血发生在产后 24h 至产后 6 ～ 12 周，则称为继发性或延迟性产后出血。PPH 也是产妇发病率和凝血病、休克、成人呼吸窘迫综合征及围生期重症监护病房入室等危重症的重要原因[4, 5]。

将失血量超过 500ml 定义为产后出血比较武断。PPH 的另一个定义是产后血细胞比容下降超过 10%。然而，对这一定义的顾虑是由于妊娠的生理改变，在测到血细胞比容下降之前，急性失血可能触发明显的低血压性心血管反应。英国皇家妇产科学院将 PPH 分为轻微的（minor）（500 ～ 1000ml）和主要的（major）（＞ 1000ml）。主要的产后出血又进一步分为中度（1000 ～ 2000ml）和重度（＞ 2000ml）[6]。

一个国际专家小组定义 PPH 为"产后 24h 内"，尽管使用了初步措施，包括一线促进宫缩药和子宫按摩后，活跃性出血仍大于 1000ml [7]。在双胎病例中，38.2% 产后失血量超过 500ml，6.6% 超过 1000ml。出血量与双胎合子性及胎儿性别无关[8]。

根据法国的数据，58% 的产科出血发生于分娩后。其中，51% 发生于器械助产后，19% 发生于自然阴道分娩后，30% 发生于剖宫产后。作者发现在严重出血病例中，患者经常不能得到恰当的治疗，因为不能及时意识到出血严重性。研究认为 90% 的孕产妇死亡是可以避免的[9-11]。

根据PPH的定义不同，发生率为1%～5%[12]。来自美国国家住院样本（national inpatient sample）的累积数据显示，1994 － 2006 年，PPH 发生率为 2% ～ 3%[13]。

精确估计失血量存在一定困难，使得产后出血不能被准确诊断[14]。定量失血的方法往往繁复、耗时，并需要复杂的实验室分析，因此很少使用。多数情况下，临床估计失血量比较主观。这也解释了发病率为何差异很大[15]。在无明显晚期出血的情况下，血细胞比容从产程中到产后第三天下降超过 5% 反映出失血量超过 500ml，可能是一个有用的指标。产后最初数日内液体的变化和多尿使得产后最初的 24h 内血细胞比容的降低不可靠，而这段时间里失血量的计算是最为关键的。从实践角度出发，由于孕期血容量增加，以及产后的血流动力学改变，如果产前没有严重贫血，多数患者可以耐受多达 1500ml 的失血[16]。

二、危险因素与预防

加拿大和澳大利亚的研究显示在过去的 10 年间 PPH 的发生率上升[17, 18]。病史方面的危险因素包括高龄、多产和 PPH 史。在美国，过去几十年产科实践的变化包括剖宫产率和多胎妊娠率的上升[19, 20]，可能导致产后出血风险升高。妊娠并发症，例如高血压病、糖尿病、贫血、血液系统疾病、子宫畸形和子宫肌瘤、孕晚期出血和子宫张力过大，容易发生出血。缩宫素在发达国家被广泛用于引产或增强宫缩，是重度 PPH 的独立危险因素[21]。产程中 PPH 的其他危险因素包括绒毛膜羊膜炎、应用硫酸镁等宫缩抑制药、急产或产程延长、头盆不称、第二产程延长等。最后，胎盘不能正常娩出显著增加了 PPH 的风险（表 22-1）[22]。

当存在危险因素时，应采取相应预防措施。措施包括临产前纠正贫血；放置大号的静脉通路以便快速补液；血型定型及交叉配血；存在出血性疾病时补充凝血因子；产后预防性使用促进宫缩药物。充盈的膀胱会妨碍产后子宫复旧，可以通过导尿解决。

三、诊断

大量出血一般容易发现，尤其是在第三产程后的第 1 个小时内。胎盘娩出后，阴道口马上会有大量的血持续流出。在快速失血后很短的时间内，患者可能会表现出心血管代偿性的症状和体征，包括苍白、心动过速、呼吸急促和低血压，如果失血超过了临界点，患者可能表现出休克和心血管失代偿。如果出血是间歇而持续的，或者少至中量，且患者生命体征保持稳定，产后出血的诊断可能不明显。在这种情况下，可能需要数日，直到患者感到步行时

表 22-1　产后出血的危险因素

病史	产前	产程中	其他
高龄	子宫张力过大	急产	子痫前期
多产	巨大儿	产程延长	高血压
产后出血史	多胎妊娠	使用缩宫素	盐水流产
子宫破裂史	羊水过多	全身麻醉	脓毒血症
子宫手术史	前置胎盘	器械助产	胎死宫内
胎盘粘连史	胎盘早剥	产钳	血栓栓塞病
前置胎盘史	羊膜炎	胎足倒转术	
已知子宫畸形	硫酸镁	Duhrssen 切开	
平滑肌瘤 / 腺肌瘤	药物	生殖道损伤	
凝血功能障碍性疾病	阿司匹林，NSAIDs	裂伤	
ITP	抗生素	血肿	
TTP	噻嗪类利尿药	子宫破裂	
血友病	镇静药	胎盘粘连	
血管性血友病	苯二氮䓬类		

ITP．特发性血小板减少性紫癜；NSAIDs．非甾体抗炎药；TTP．血栓性血小板减少性紫癜

虚弱头晕，出现苍白、心动过速，检查发现红细胞压积显著下降时才意识到出血程度。

根据病理生理机制对 PPH 进行分类比较实用（表 22-2）。即刻 PPH 的主要原因包括宫缩乏力、生殖道裂伤和胎盘组织残留。延迟 PPH 的主要原因包括胎盘部位复旧不全、胎盘组织残留和慢性子宫内膜炎。

表 22-2　产后出血的原因

即刻出血	延迟出血
宫缩乏力	子宫复旧不全
组织残留	胎盘组织残留
生殖道损伤	慢性子宫内膜炎
子宫内翻	胎盘息肉
凝血功能障碍性疾病	

四、处理的一般原则

重度出血可以十分惊险，甚至立即危及生命。失血过量可以迅速导致凝血病，进一步使复苏复杂化，并导致严重的并发症和后遗症，包括低血容量性休克、肾损伤、垂体功能减退（Sheehan syndrome，席汉综合征）、产后闭经（Asherman syndrome，Asherman 综合征），以及罕见的输血相关并发症。然而，如果能迅速识别疾病进展，正确判断出血原因，积极快速输注适当的血制品，多数 PPH 的妇女预后良好。

必须按照系统顺序采取治疗措施来控制出血，包括积极治疗出血原因，通过适当输血和晶体维持有效循环血量，及时发现和纠正凝血病。凝血病继发于凝血因子的消耗和积极液体复苏后的血液稀释，会导致进一步的出血。

应当尽快输血，尽可能减少控制出血必需的凝血因子进一步丢失。很多机构应用紧急出血或大量输血方案来指导 PPH 的输注治疗。方案联合应用浓缩红细胞（packed red blood cells，PRBCs）、同型血浆、冰冻血浆、冷沉淀和机采血小板。如果尚未进行血型定型和交叉配血，可以使用 O 型 Rh 阴性血。采用温血设备并加压快速输注。应当建立超过一条静脉通路，并使用大孔径的静脉导管，尽管可能已有中心静脉导管。尿道置 Foley 尿管有助于监测液体治疗效果。输血补液方案进一步要进行的是进行实验室检测，包括血红蛋白 / 血细胞比容和血小板计数、

弥散性血管内凝血（dissemination intravascular coagulation，DIC）全套、动脉血气和电解质（钾、钙和血糖水平）。适当的晶体液，如乳酸林格液或生理盐水，也是液体复苏的一部分。近期的研究证据对半合成胶体溶液（例如羟乙基淀粉）用于复苏产生了疑问，因为它们会改变凝血，尤其是黏弹性测量和纤溶[23]。一个快速易行的凝血功能障碍检测方法是额外采一管血（采用无抗凝/普通红管），用胶布粘在床或墙上，抽血 5 ～ 7min 后观察是否有血块形成。

在产科急症中，及时输血可以挽救患者生命。然而，输血补液并不是没有风险。过量/大量输血可能导致肺水肿和与血相关的急性肺损伤（transfusion-related acute lung injury，TRALI），需要呼吸机支持治疗。输血相关的急性循环负荷过重（transfusion-related acute circulatory overload，TACO）表现为高血压、呼吸困难和肺水肿。鉴别诊断可能比较困难，但却是恰当治疗的基础[24-26]。其他潜在危险包括同种免疫、溶血反应、同源性血清黄疸、变态反应、发热反应、枸橼酸中毒和心搏骤停[27]。对供血者感染性疾病的筛查，例如人免疫缺陷病毒（human immunodeficiency virus，HIV）和肝炎病毒，将传播风险降到了非常低的水平。

对 PPH 的成功处理有赖团队协作。护士、产科医生、麻醉科医生、血库和实验室人员必须合作，系统有序地采取治疗措施。

五、第三产程的处理

第三产程的处理对PPH的发生有很大影响。胎盘剥离一般发生在胎儿娩出后的数分钟内，被认为是子宫收缩导致的机械剪切力造成的。胎盘剥离的征象包括一股新鲜的阴道流血、脐带下降、子宫底的形状和位置变化。然而，这些也可能是胎盘下降的征象，因此临床上鉴别胎盘剥离和排出存在困难。传统上对第三产程采用期待处理，不给促进宫缩的药物，直到胎盘娩出，胎盘剥离没有干预措施。Fliegner[28] and Hibbard[29] 的研究数据显示，如果对宫底和脐带尽可能少地进行操作，并在胎盘下降征象明显时挤压，90% 的胎盘会在 15min 内娩出，仅 2% ～ 3% 在 30min 后滞留。

对于第三产程常规处理的意见和实践操作不尽相同。积极处理包括：①胎儿娩出后 1min 内应用促进宫缩的药物；②在胎盘剥离和娩出前有控制地牵拉脐带并反向牵拉支持子宫；③在胎盘娩出后进行子宫按摩。在胎肩娩出后早期应用缩宫素可以促进子宫收缩和胎盘剥离[30, 31]。在一个已发表的病例系列中，将牵拉脐带和 Brandt 手法相结合促进胎盘分娩，可以将 PPH 的发生率从大约 5% 降至 2%[32]。

在钳夹切断脐带并应用缩宫素后，有控制地牵拉脐带并反向牵引宫底。在子宫收缩间期保持脐带有轻微的张力。一旦子宫收缩，轻轻向下牵拉脐带以帮助胎盘娩出。如果有控制地牵拉脐带 30 ～ 40s 胎盘仍未娩出，最好避免继续牵拉脐带，直到子宫再次收缩。胎盘娩出后再按摩宫底是很重要的。

过去曾担心的问题是，在胎盘娩出前应用促进宫缩的药物可能增加胎盘嵌顿、手取胎盘的风险。一项 Cochrane 系统回顾纳入了 5 项随机对照试验，比较 6400 多名产妇积极与期待处理第三产程的结局。相比于期待处理，积极处理的第三产程时间更短，PPH 和严重出血的风险更低，产后贫血的风险更小，输血的需求更低，对额外的促进宫缩药物的需求也更少。同时，积极处理第三产程并不增加手取胎盘、子宫内翻和脐带断裂的风险[33]。

缩宫素仍然是预防 PPH 的一线药物。它比麦角新碱或前列腺素类药物更有效，不良反应更少。虽然胎盘娩出后常规应用促进宫缩药物的做法近几十年来在美国已经广泛应用，但 PPH 的发生率增加，说明积极处理第三产程应当成为阴道分娩妇女的常规处理方案。在剖宫产术中，在钳夹脐带后常规给予缩宫素，帮助胎盘剥离并减少出血。相比于期待处理，常规积极处理能更有效地预防PPH和出血导致的严重并发症。对于产后促进宫缩药物的选择尚无国际共识。根据本地习惯和是否有电力供应，有很多药物和剂量可供使用。缩宫素的用法是向 1000ml 静脉注射液体中加入 10 ～ 40U 缩宫素，以 150ml/h 的速度输注。或者，可以在 1 ～ 2min 内缓慢入壶 5 ～ 10U 缩宫素，或 10U 缩宫素肌内注射（intramuscular，IM）[34]。当静脉或肌内注射时，不良反应一般很少或没有。一些数据表明，单次卡贝缩宫素（Carbetocin）100μg 肌内注射可能优于缩宫素 5U 肌内注射[35]。尽管麦角新碱（Ergotrate）和甲基麦角新碱（Methergine）疗效相当，但其血管加压素活性可能导致急性肺水肿、脑血管意外和视网膜脱落[36]。在一项纳入了 27 项对照试验的综述中，研究组第三产程常规应用缩宫素可使 PPH 风险降低 40%[37]。

需常规检查胎盘以明确其完整性。提倡产后常规影像学检查宫腔情况，但一些研究反驳了这一观点[38]。

六、子宫收缩乏力

PPH 最常见的原因是子宫收缩乏力。当子宫肌层不能收缩，或者当胎盘娩出后不能保持收缩时，出现子宫收缩乏力，导致胎盘种植部位的持续出血。由于宫缩乏力的发生率增加，1995—2004 年 PPH 的发生率增长了 27.5%[4]。每 20 次分娩就有 1 次发生宫缩乏力，占所有 PPH病例的近 80%[39-41]。如果存在任何易感因素，应当预见到过度出血的潜在风险，应预置大孔径的静脉注射导管并充分备血。麻醉医师也应当认识到患者存在的潜在问题，并就是否要避免深度麻醉和使用子宫松弛类药物进行商讨。

腹部检查时，在脐上方可触及大而软的子宫时，提示子宫收缩乏力。在此基础上，应采取一定顺序的操作来改善宫缩乏力（表 22-3）。第一步是用一只手在腹部用力按摩子宫底。在按摩的同时，将 20U 缩宫素加入 1L 生理盐水或乳酸林格液中，以 500 ～ 1000ml/h 的速度输注。应避免静脉注射入壶给予缩宫素，以避免血压突然或剧烈下降、高血压心脏代偿[42]、甚至死亡[43]。

表 22-3　控制宫缩乏力的步骤

腹部按摩子宫
缩宫素 20 ～ 40U 肌内注射或 20 ～ 40U/L 静脉注射
卡前列甲酯 0.25mg 肌内注射 / 静脉注射 / 子宫肌层注射
子宫填塞
宫腔探查 / 刮宫
子宫压迫
血管造影栓塞
髂内动脉 / 子宫动脉结扎
子宫切除

如果按摩子宫和促进宫缩治疗后仍然出血，应检查产道。在适当麻醉下，仔细检查下生殖道，以除外外阴、阴道和宫颈的裂伤。下一步，应当用一只手探查宫腔，取出任何残留的胎盘小叶。

如果继续出血并且子宫仍然收缩乏力，有研究显示应用前列腺素（prostaglandins，PG）可以成功治疗 60% ～ 80% 对标准缩宫素治疗无反应的患者[44]。前列腺素 $F_{2\alpha}$ 和前列腺素 E 系列药物可以整合到 PPH 的治疗中[44]。与其亲代化合物相比，0.25mg 卡前列酯更有效和持久[45]。它可以肌内注射、静脉用药或子宫肌层注射，效果相当。肌内注射 15 ～ 60min 后达到血峰值水平。根据临床情况，可以间隔 15 ～ 90min 重复给药。大多数患者在 1 或 2 次用药后即有反应。总量不超过 1 ～ 1.5mg。前列腺素治疗的不良反应包括胃肠道症状，例如腹泻和呕吐的发生率为 10% ～ 25%，发热的发生率为 5%。尽管血压升高罕见，但由于药物潜在的高血压和支气管收缩效应，心血管疾病和肺部疾病是该药的禁忌证[46]。子宫肌内注射后过量前列腺素 $F_{2\alpha}$ 导致的心血管衰竭伴肺水肿也有报道[47]。

在 PPH 的处理中，球囊作为一种填塞物，基本取代了宫纱填塞压迫。宫纱填塞在现代产科实践中已很少使用，它的有效性仍存在争议。在求助于手术或血管造影前，值得尝试球囊压迫。操作前要确认没有胎盘组织残留、子宫破裂或子宫内翻、生殖道损伤或未经治疗的凝血疾病。填塞球囊膨胀后填充宫腔，从内部给予子宫壁压力。同时，导管尖可以引流其上方无效腔内的所有积血。Bakri 填塞球囊是专为继发于子宫收缩乏力的 PPH 进行子宫腔内填塞而设计的[48]。球囊内可注入 300 ～ 500ml 生理盐水，以封闭子宫腔并起到压迫作用。其他用于宫腔填塞的球囊包括胃三腔两囊管（gastric Sengstaken-Blakemore tube）和泌尿科 Rusch 球囊。在资源不足的国家，Foley 尿管或安全套也被用于制作球囊样填塞物来压迫止血[49]。如果成功，可以暂时控制出血，并为准备手术和输血赢得时间。在置入和充盈球囊后应立刻观察是否有效止血。球囊留置一般不超过 24h。如果仍有出血或再次出血，患者应接受栓塞或手术治疗。宫纱或球囊填塞后使用预防性抗生素可能对控制感染有益处。

当发生严重产后出血时，建议采用以下步骤[50]。

1. 详细记录。
2. 求助。
3. 启动大量输血方案。
4. 放置大孔径静脉通路。
5. 放置 Foley 尿管。
6. 在获得血制品前使用晶体和胶体进行替代。
7. 注意进展为出血性凝血病的征象。
8. 请血液科医生会诊。
9. 开始中心静脉压监测。
10. 如果没有完全相配的血制品，则输注 O 型 Rh 阴性血。
11. 如果需要快速输注，先温血。
12. 在重症监护病房开展治疗。

七、胎盘残留

在所有分娩中，胎盘残留发生率为 4% ～ 8%[38, 51]。胎盘残留的情况从已剥离的胎盘或未剥离的胎盘完全滞留到部分胎盘组织、胎盘小叶或胎膜残留均可出现。部分剥离或完全剥离的胎盘残留可导致早期 PPH，而部分胎盘组织残留相对更易引起晚期产后出血。部分胎膜残留更加常见，不造成 PPH。

胎盘娩出失败可能由子宫下段收缩导致胎盘嵌顿、胎盘不剥离、胎盘粘连、植入或穿透性植入造成。此外，不恰当处理第三产程可能造成脐带断裂，或副叶胎盘、胎盘破碎组织残留。已剥离胎盘发生嵌顿比较常见。胎盘残留的独立风险因素包括胎盘残留史、早产、子痫前期和超过两次流产史。Endler 等的研究[52]表明，长时间应用缩宫素也是独立危险因素，缩宫素使用时间在 195 ～ 415min 的相对危险度为 2.00，而应用超过 415min 的相对危险度为 6.55。此外，因失血导致需要输血的风险亦显著提高。

八、手取胎盘

如果胎盘在胎儿娩出 30min 后仍滞留，或者大量出血需提前干预，就有手取胎盘的指征。应在恰当的麻醉下进行操作，尽可能降低患者的不适。可以给予松弛子宫的药物，例如静脉或舌下给予硝酸甘油，使子宫快速有效地松弛，以利于手取胎盘。硝酸甘油的剂量为 50μg，如果患者耐药，可重复给药以达到效果[53-55]。用一只手在腹部紧握宫底（图 22-1），另一只手沿脐带进入宫腔，直到触及胎盘及胎盘边缘。随后用手指轻柔地沿间隙分开胎盘和子宫壁。

如果不能找到剥离面，不应当用力强行剥离。不建议在手指剥离前牵拉胎盘体部。取胎盘时用力可能导致胎盘部分组织的残留、子宫内翻、阴道裂伤或子宫破裂。取出胎盘后，应仔细检查脐带插入部位、胎盘边缘、血管断端，是否有残留的胎盘小叶或副叶胎盘。当取出的胎盘不完整时，应当探查宫腔并用手指轻柔地剥离残留的胎盘组织。在此过程中，外面的手应当紧握宫底，并作为宫腔内操作手的指引。少见情况下，可能需要使用大号刮匙（banjo-type）仔细轻柔地搔刮宫腔，以清除残留的胎盘组织。

目前尚无充分证据支持或反对在此情况下应用预防性抗生素[56]。

当以上操作不能完整娩出胎盘或控制出血时，要立即采取其他措施，包括宫腔填塞、血管结扎和子宫切除。给予促进宫缩的药物，保证子宫处于收缩状态。如果胎盘不剥离，应怀疑胎盘粘连并放弃尝试取出胎盘。此时应立刻开始准备开腹手术。

九、胎盘粘连、胎盘植入与胎盘穿透性植入

胎盘异常植入已经成为 PPH 越来越常见的原因。Mhyre 等[57]报道住院分娩期间需要大量输血的最常见危险因素包括胎盘形成异常 [1.6/10 000 次分娩，调整后比值（odds ratio，OR）为 18.5，95% 可信区间（confidence interval，CI）14.7 ～ 23.3]、胎盘早剥（1.0/10 000，调整后 OR 14.6，95% CI 11.2 ～ 19.0）、重度子痫前期（0.8/10 000，调整后 OR 10.4，95% CI 7.7 ～ 14.2）和胎死宫内（0.7/10 000，调整后 OR 5.5，95% CI 3.9 ～ 7.8）。胎盘异常植入子宫肌层可涉及全部（完全性）或部分（部分性 / 局灶性）胎盘（胎盘粘连）。胎盘植入深度可能达到深肌层（胎盘植入），或穿透全部肌层达浆膜层（穿透性植入）（图 22-2）。不同程度的胎盘粘连 / 植入的发生率为 1/（500 ～ 70 000）次分娩[58]。易感因素包括剖宫产史、多产、高龄妊娠、在黏膜下肌瘤部位着床、前次刮宫形成子宫内膜瘢痕、子宫肌瘤剔除史或 Asherman 综合征。

要特别引起重视的是前置胎盘覆盖于前次剖宫产切口处。Clark 等阐述了前置胎盘与胎盘植入异常及剖宫产次数的关系[59]。无剖宫产史的女性发生前置胎盘的风险为 0.26%，而四次或更多剖宫产史的女性风险为 10%。在一项纳入 109 例前置胎盘的研究中，孕产妇病死率为 7%[60]。如果分娩前超声发现了胎盘植入异常，孕产妇

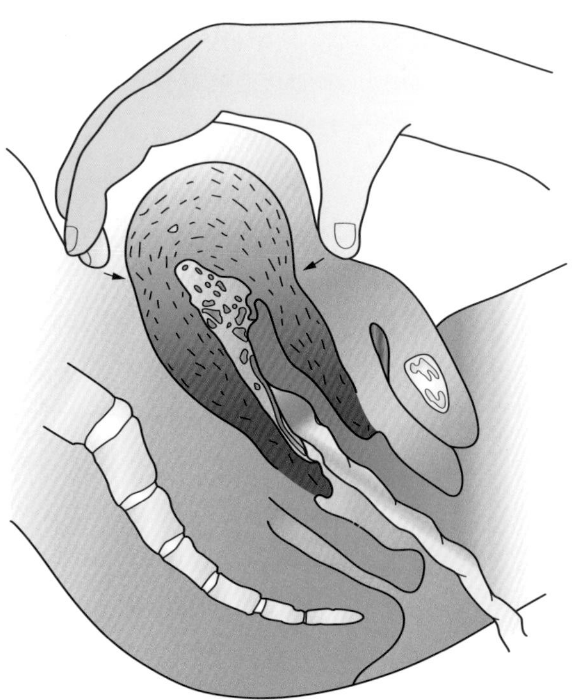

▲ 图 22-1　手取胎盘

一只手经阴道探入，手指在胎盘边缘和子宫壁的间隙内分离，直至胎盘完全剥离

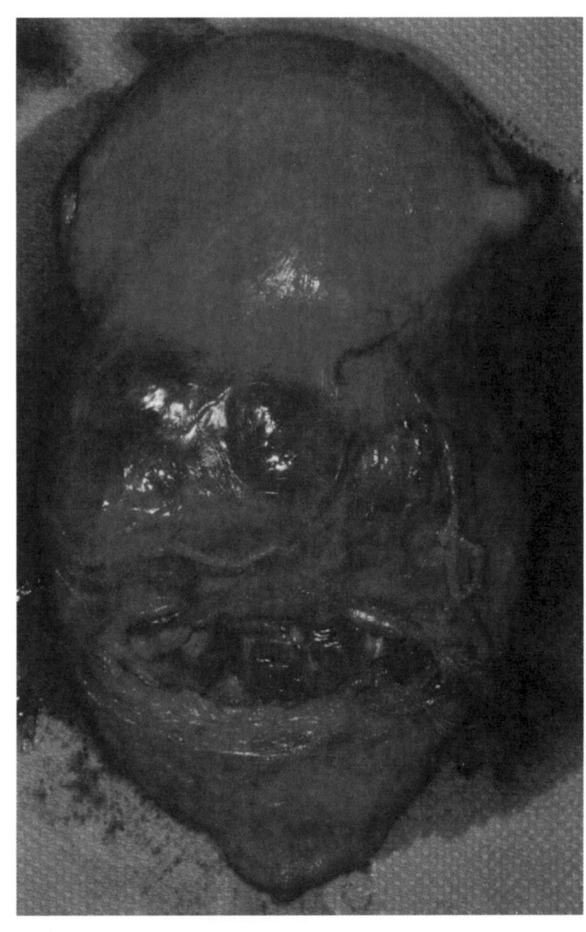

▲ 图 22-2　子宫切除大体标本

胎盘原位保留，浆膜面可见胎盘穿透性植入的血管

的发病率和死亡率将大大降低。彩色多普勒超声有助于发现胎盘血管向膀胱等邻近器官的异常延伸（图 22-3）[61]。磁共振成像（magnetic resonance imaging，MRI）可帮助确诊穿透性植入胎盘病例[62]。

前置胎盘合并两次及以上剖宫产史的患者胎盘粘连 / 植入的风险升高到了 40% ～ 60%。超声仍然是首选的筛查方法，可以检测出 50% ～ 80% 的胎盘粘连 / 植入病例[63，64]。存在缺损和彩色多普勒异常成像是最有助于诊断胎盘植入的征象（图 22-4）。胎盘下无回声和肌层厚度对诊断的作用有限，需要结合胎盘粘连 / 植入的其他证据表现。超声表现模糊或后壁胎盘是 MRI 检查的明确指征。最可靠的核磁征象是子宫外凸、胎盘信号异质性及胎盘带（placental band）。MRI 亦可发现胎盘植入部位子宫肌层低信号边界局部中断征象[65]。

计划性择期剖宫产、同时或延迟行子宫切除术在降低胎盘植入性疾病发病率和死亡率方面具有重要作用[66]。围术期孕妇方面的准备包括由产科医生、母胎医学亚专业医生和手术专家（妇科肿瘤、血管外科、泌尿科医生）组成多学科手术团队，以及孕 35 周左右在有能力处理出血的机构实施计划性择期剖宫产，这对减低穿透性胎盘植入的孕产妇发病率和病死率至关重要[39]。一旦术中发生严重出血，在一个能够放置血管内导管并行球囊栓塞或选择性动脉栓塞的多功能手术室进行手术可能挽救患者生命。

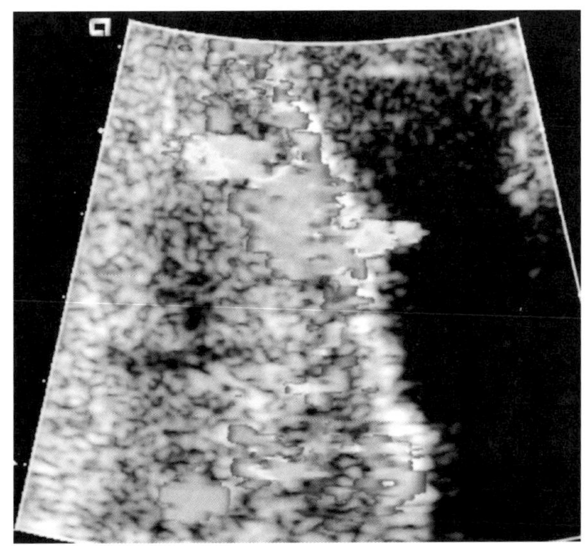
▲ 图 22-3 多普勒超声显示胎盘穿透性植入母体膀胱伴血管延伸

十、其他病因

子宫破裂或子宫瘢痕裂开是产科出血的一个主要原因。在一次剖宫产手术后，子宫破裂的风险比未行手术的子宫升高了 8 倍。比起较低部位的切口，较高部位的子宫下段横切口更易发生产前子宫破裂。其他危险因素包括多产、双胎妊娠和器械助产[14，67，68]。

腹膜后血肿是一种不常见但危险的产后出血形式。因起病隐匿，难以诊断。严重失血可能导致失血性休克。出血来源可能难以发现，需要血管外科或肿瘤外科医生协助。如果没有找到出血血管，髂内动脉结扎可能有帮助。

十一、血管造影栓塞术

1979 年，子宫动脉栓塞被引入 PPH 的治疗[69]。选择性血管造影可以发现出血部位，当其他措施失败时，血管造影栓塞已被发现能够有效地控制出血[70]。该技术治疗原发性及继发性 PPH 具有较高的成功率，且临床结局良好[71，72]。

对于经充分药物治疗和产科处理后仍持续

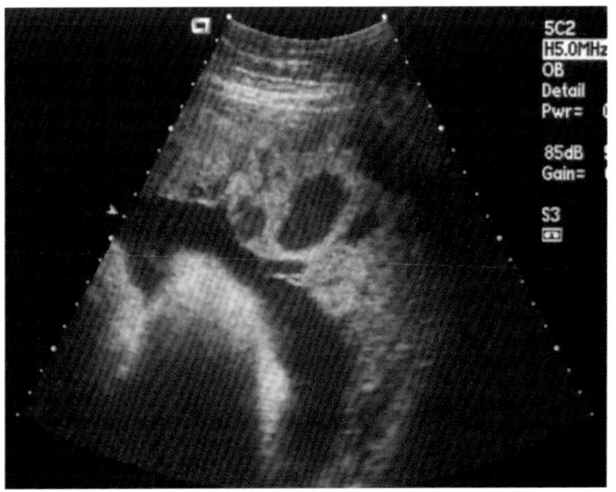

▲ 图 22-4 胎盘粘连的超声
显示胎盘内多发血管腔隙（箭头）

出血，或不适合手术治疗的 PPH，如深部阴道血肿，应考虑施行子宫动脉栓塞术[73]。如果所采用的手术不能很好地控制出血，例如已采取子宫切除或选择性动脉结扎时，也应当考虑子宫动脉栓塞术。

该操作应由技术熟练、经验丰富的医生在具备相应设备的机构开展。操作步骤包括在荧光镜引导下经股动脉放置血管内导管，向头侧推进导管并对出血部位造影。在实施血管造影的过程中，了解盆腔侧支血管是很重要的，可以识别所有可能的出血部位。应当将导管推进到恰好低于肾动脉的水平，这样可以发现所有的侧支血管。栓塞后，应当行血管造影确认出血停止。如果在主要动脉栓塞后仍继续出血，可以再次栓塞，分别识别侧支血管并栓塞。

上述操作中有多种栓塞剂和血管收缩药已被使用。包括 Gelfoam 或吸收性明胶海绵，一种可溶解的海绵样材料，以及制成 2 种大小的聚乙烯醇颗粒（355 ～ 500μm 和 500 ～ 710μm）。1μm 为 0.001m，相当于一粒沙子的大小。Embosphere 微球是一种丙烯酸微球，2000 年经美国食品药品监督管理局（Food and Drug Administration，FDA）批准用于子宫动脉栓塞。多种血管收缩药，如垂体后叶素、多巴胺和去甲肾上腺素既往都有提到。使用血管收缩药（如垂体后叶素）可以降低缺血性并发症的风险。随着局部血管收缩，侧支血管重建导致的出血也可以减少。然而，由于这些药物的减量需要超过 24h，因此需要延长导管留置时间。药物输注过程需要医生和护士加强监护。

盆腔血管栓塞的主要潜在并发症是缺血，造成神经损伤或血管供血区域的梗死。同时栓塞髂内动脉的前干和后干会阻断坐骨神经和股神经的血液供应，导致下肢麻木[74]。使用直径较小的吸收性明胶海绵颗粒，或在栓塞侧支血管前先手术结扎了主干时，更易出现此类并发症。也可以使用短效的栓子，例如血块；然而，明胶海绵更容易制备，并且颗粒大小更容易控制。已有报道后续妊娠时动脉复通[75]。

十二、主动脉压迫

主动脉压迫常常被忽视，然而，在准备其他手术或药物治疗 PPH 时，主动脉压迫是一种简单的辅助方法。操作手法是用握紧的拳头在腰骶连接处，也就是主动脉分叉以上、肾动脉水平以下，将腹壁推向主动脉进行压迫。产后患者是这一操作的理想人选，因为腹壁松弛且腹直肌分离。如果已经开腹，在控制出血时直接压迫主动脉是有效的初始步骤，直到完成子宫或髂内动脉结扎，或找到出血部位。如果需要较长时间的压迫，可以使用 Harris 仪器等主动脉压迫装置[76]。

十三、抗休克裤

抗休克裤或军用抗休克裤（military anti-shock trouser，MAST）最早是军用装备[77, 78]。尽管目前 MSAT 服装已有多种医疗用途，它最初是用于术前或手术干预不能止血时、严重腹腔内出血的患者[79]。在后一种情况下，MAST 可以成功地稳定生命体征并控制出血，可能避免手术[78]。目前报道在产科用于处理坐骨直肠窝血肿和弥散性血管内凝血导致的难以控制的 PPH。

该装置是由两层聚乙烯布制成的无缝裤，类似一条包腿裤，从肋下缘包裹至足踝处。它包含三个独立充气囊——一个腹部气囊和两个腿部气囊。充气时，它可以维持高达 104mmHg 的内部气压。通过足踏泵，首先充盈腿部气囊，然后充盈腹部气囊。通过压力计或环路中的测量器测定压力。从 10mmHg 开始，每次加压 5 ～ 10mmHg，直至生命体征稳定并建立恰当的灌注。40 ～ 60mmHg 的压力可以使大多数静脉出血停止，动脉出血的患者曾使用高达 100mmHg 压力，但该压力不能长时间维持。出血停止后，衣服应保持充气状态，维持中等压力 12 ～ 24h。应当以 5mmHg 为梯度逐渐放气。

腹部气囊放气后再放腿部气囊[78]。获得成功时，血压将迅速回升，出血减少。对血管的直接加压会造成外周阻力增高，从而改善血压，将下肢的血流引向对维持生命更为重要的身体上半部，促进静脉回流至中央循环，增加心输出量。由于压力加于血管外面，使得动脉和静脉的管径都明显变小，因而出血减少。MAST 装置还能够降低静脉晶体液的需求，为输注安全、完全交叉配型的血液争取了宝贵时间。

潜在的不良反应包括通气不足、高碳酸血症和低氧血症，尤其是腹腔内压力过高影响了膈肌运动时。如果充气压力超过了收缩压，到达下肢的血流就会减少，导致乳酸形成和高钾血症。其他风险包括尿量减少、皮肤受损和心源性休克加重。如果抗休克裤位置正确，仅使用中度压力且不超过 48h，可以避免大多数潜在的不良反应。最初的顾虑后来并未被证实，那是一例气体栓塞，是胎盘未剥离时产后出血应用 MAST 发生的[80]。

十四、手术治疗

当发生难以控制的出血时，例如子宫破裂造成的出血，应当直接进行手术探查。如果患者渴望继续生育，并且血流动力学稳定，可以首先尝试选择性或治疗性盆腔血管结扎或出血部位的缝合。

选择结扎子宫动脉还是髂内动脉和（或）卵巢动脉，取决于出血原因和出血部位，以及手术医生对各项操作的经验。子宫动脉结扎的成功率较高，使得它成为首选操作[81]。然而，如果未达到合适的标准，不应尝试结扎盆腔血管，而应当立即切除子宫。

十五、子宫动脉结扎

在大多数棘手的 PPH，尤其是剖宫产病例中，子宫血管结扎应当是最先采取的手术步骤之一，因为很快就能实施。子宫动脉起源于髂内动脉前干，沿骨盆侧壁走行，在子宫外侧大约 2cm 处跨过输尿管，该处输尿管走行于主韧带下方筋膜隧道内。子宫动脉在此发出下行支至宫颈，与阴道支及重要的上行支相吻合。上行支沿阔韧带的中间部分向上，在阔韧带的内上角与卵巢血管相吻合。妊娠时，子宫动脉增长、变粗，负责 90% 的子宫血供。子宫静脉和增粗的卵巢静脉是主要的回流血管。

子宫动脉结扎是一项简单的技术，通过结扎双侧子宫动脉上行支完成。1952 年，Waters 首次提出当更为保守的方法失败时，采用这项技术治疗 PPH[82]。O’ Leary 发现这一操作在 95% 的情况下有效，并发症的发生率为 1%[81]。

该操作包括总体结扎或单独结扎子宫动脉。早期强调解剖子宫动脉和静脉，并单独结扎子宫动脉的重要性[82]。近来，总体结扎子宫动、静脉因操作简单、有效、速度更快而被提倡[81]。剖宫产时，一只手的手指压迫阔韧带前后叶，向下达宫颈内口水平，恰位于标准子宫横切口下方。不需要解剖阔韧带，可扪及左侧子宫动脉上行支的搏动。随后以大针穿 0 号聚乙二醇缝线或其他延迟吸收缝线，在子宫血管内侧 2 ～ 3cm 处从前向后穿过子宫肌层。一旦针从后面的子宫肌层穿出，将其从后向前穿过阔韧带的无血管区，即子宫血管的外侧，然后打紧缝线（图 22-5）。可以在子宫后方放置压肠板，以保护腹膜后结构和肠管。可以采用 8 字缝合，尤其是存在大的子宫动脉撕裂或子宫切口延伸至阔韧带时。或者可以锁边向上缝合，关闭这类缺损。缝合中带入一定量的子宫肌层、关闭肌层内的动脉上行支很重要，因为子宫缺血的程度与缝合的子宫肌层量直接相关。即便子宫仍然收缩乏力，出血通常也能得到控制。据报道，前置胎盘 / 胎盘植入病例的失败率较高，特别是当胎盘植入部位在前次子宫下段剖宫产瘢痕处时；当出血来源是阴道动脉的分支血管时；当出血是由于凝血功能障碍时。

子宫动脉结扎的并发症罕见。缝针反复穿过造成的静脉损伤可以导致阔韧带血肿。有动

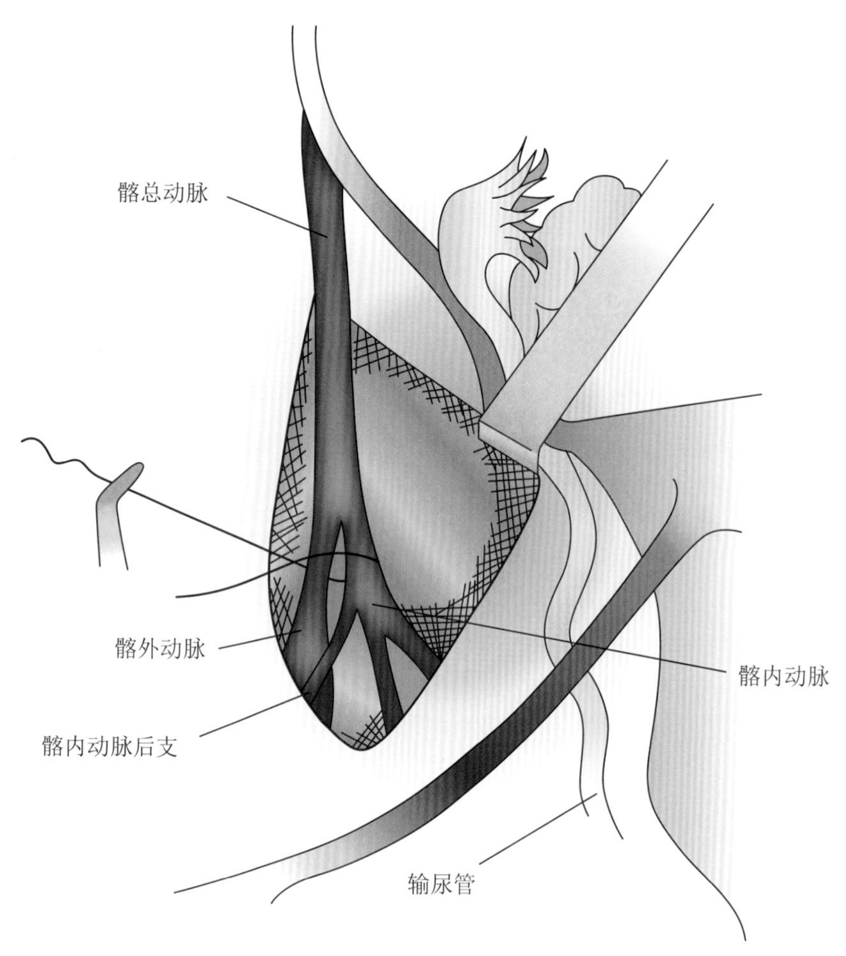

▲ 图 22-5 子宫动脉结扎
缝线绕子宫动脉升支和卵巢动脉的交通支（CA Apuzzio 惠赠）

静脉窦形成的报道，但是该并发症可以通过使用可吸收缝线、避免 8 字缝合和结扎一定量的子宫肌层组织避免[83]。没有关于双侧子宫动脉结扎远期不良反应的报道。正常月经恢复和后续妊娠时血管都会再通[84]。

十六、髂内动脉结扎

髂内动脉结扎降低了动脉搏动压、将盆腔动脉循环转移至静脉系统来减少远端血流，从而控制了出血。该操作有一定技术难度，并且需要有盆腔手术经验的医生。在控制严重出血方面，髂内动脉结扎比子宫切除术的风险更大，只有 42% 的病例能获得成功[85]。

了解解剖位置及其与周围结构的关系有助于医生识别、解剖和结扎髂内动脉。主动脉在第 4 腰椎水平分支成为髂总动脉。髂总动脉进一步在骶岬水平分为髂外动脉和髂内动脉。髂外动脉在外侧向腿部走行，成为股动脉。髂内动脉沿腰大肌边缘向内下方下行进入盆腔。输尿管位于腹膜后，在髂内动脉发出处由外向内跨过髂内动脉。髂外静脉和闭孔神经位于髂内动脉的后外侧，而回肠内静脉位于其后内侧。髂内动脉的外侧是腰大肌和腰小肌。髂内动脉分支为前干和后干。前干供应盆腔脏器，后干供应筋膜、臀部和大腿内侧。左右侧盆腔都有广泛的（包括纵向、同侧和横向跨越中线的）血管交通网络。这种丰富的侧支血供使得即使结扎了髂内动脉和卵巢动脉，也能保留生育功能并实现足月妊娠[86]。

由于髂内动脉是腹膜后结构，操作的第一

步是进入该间隙。通过腹膜外或经腹膜进入，具体选择何种取决于出血部位、手术医生的技术和患者的一般情况。如果对腹腔内是否存在出血有疑问，就应当采取经腹膜途径。首先，将子宫向前拉至耻骨联合上方，再将肠管从手术野推至上腹腔，可见圆韧带和骨盆漏斗韧带。组织钳夹起两韧带间的腹膜，平行于骨盆漏斗韧带切开。只有确认了输尿管、骨盆漏斗韧带、髂总动脉、髂内动脉和髂外动脉以后，才能结扎髂内动脉。一旦找到髂内动脉，就用直角钳放置在其下方。随后将缝线放置在钳尖中，在髂内动脉下方自内向外带线穿过，避开左、右髂总静脉与下腔静脉的连接处。缝线必须放置于髂总动脉分叉处，避免线结近端形成血栓。最好使用可吸收线，不要截断动脉（图 22-6A）。同法处理对侧血管。尽管使用永久缝线材料也不会减少最终子宫血供，但使用可吸收线有利于未来血管再通[87]。

如果能正确辨认、仔细解剖标志性结构，髂内动脉结扎发生严重并发症的风险较低。不幸的是，由于该技术在大量产科出血的现代处理中已很少使用，手术医生的技术水平在过去的 20 年中明显下降。并发症包括辨认错误而意外结扎髂外动脉、髂内和髂外静脉撕裂、损伤输尿管、腹膜后血肿及缺血导致的后遗症[88]。

如果未能发现意外结扎髂外动脉，会导致同侧下肢丧失血供。如果分离动脉周围间隙组织时过于用力，或者直角钳从髂内动脉下方穿过的操作不正确，可能划伤薄壁的髂静脉。损伤会导致严重出血，难以修补。以 Babcock 钳抬起动脉，将钳尖自外向内，可以避免损伤髂静脉。

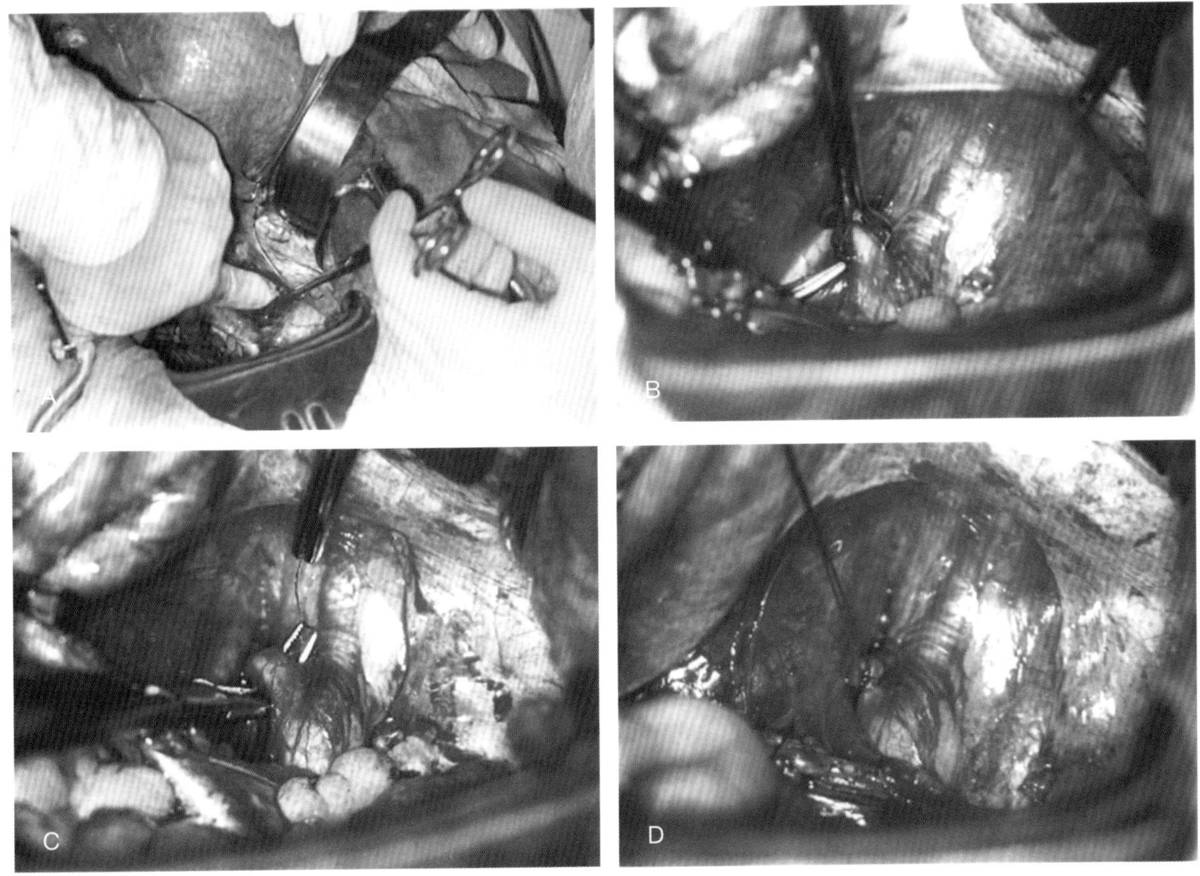

▲ 图 22-6　髂内动脉结扎操作

A. 打开腹膜触及搏动的髂外动脉；B. Babcock 钳提起右侧髂内动脉从髂总动脉起始的部位，直角钳自内向外穿过血管下方；C. 直角钳从髂内动脉下方穿过，0 号丝线置于钳内；D. 紧贴髂内动脉从髂总动脉起源的部位进行结扎

正确辨认输尿管，并在解剖髂内动脉周围的间隙组织前将其牵拉出操作野，可以降低输尿管损伤的风险。在腹膜后间隙内仔细止血可以避免腹膜后血肿。由于盆腔内广泛存在侧支循环，缺血后遗症罕见，但是可以导致中央盆腔缺血、会阴和会阴切口皮肤受损，以及下运动神经元损伤引起的下肢瘫痪。

十七、卵巢动脉结扎

双侧卵巢动脉结扎可以作为髂外动脉或子宫动脉结扎的有效辅助[89]。卵巢动脉是主动脉在腹膜后的分支，走行于骨盆漏斗韧带中。它于输卵管伞端进入卵巢系膜，在卵巢上方走行，向输卵管发出数条分支。在妊娠期间，卵巢动脉为子宫提供 5% ～ 10% 的血供。由于所有血管增粗，卵巢血管易于扪及并在卵巢系膜中看到。

结扎的部位应该在子宫 - 卵巢韧带和卵巢的连接处，卵巢动脉在此与子宫动脉相吻合（图 22-7）。在此处结扎将为卵巢和输卵管保留合适的血供。在卵巢系膜的这个部位可以找到动脉上方的一个无血管区，以 0 号聚乙二醇线或其他延迟吸收缝线直接穿过，或者穿过以 Kelly 钳打开的孔洞。然后用相似的方法将缝线穿过血管下方的无血管区，打结完成血管结扎。可以做双重结扎，不需要截断血管。

十八、B-Lynch 缝合

如果在探查子宫后，药物和子宫按摩不能解决子宫收缩乏力，B-Lynch 缝合可能有效[90]。1997 年，B-Lynch 等报道了 B-Lynch 缝合技术，一种新的 PPH 保守治疗方法。这种压迫子宫的方法作为宫缩乏力导致的PPH的早期干预手段，已在全世界范围内被接受，2005 年报道的病例已超过 1000 例[91]。该操作需要开腹，从宫颈分离膀胱腹膜。尽管有缺血坏死等不良经验的报道[92]，但该技术近年来得到了相当广泛的应用。在剖宫产处理出血的过程中，若子宫收缩乏力是主要病因，应当尽早使用该技术。如果发现子宫收缩乏力难以治疗，在关闭子宫切口后就可以采用该技术。

使用 70 ～ 80mm 圆针、2 号聚乙二醇线或其他延迟吸收缝线，Lynch 推荐于子宫切口右端下方 3cm 处进针。穿过子宫腔，在切口上缘上方 3cm 处出针。在此处，将缝线在距离子宫体

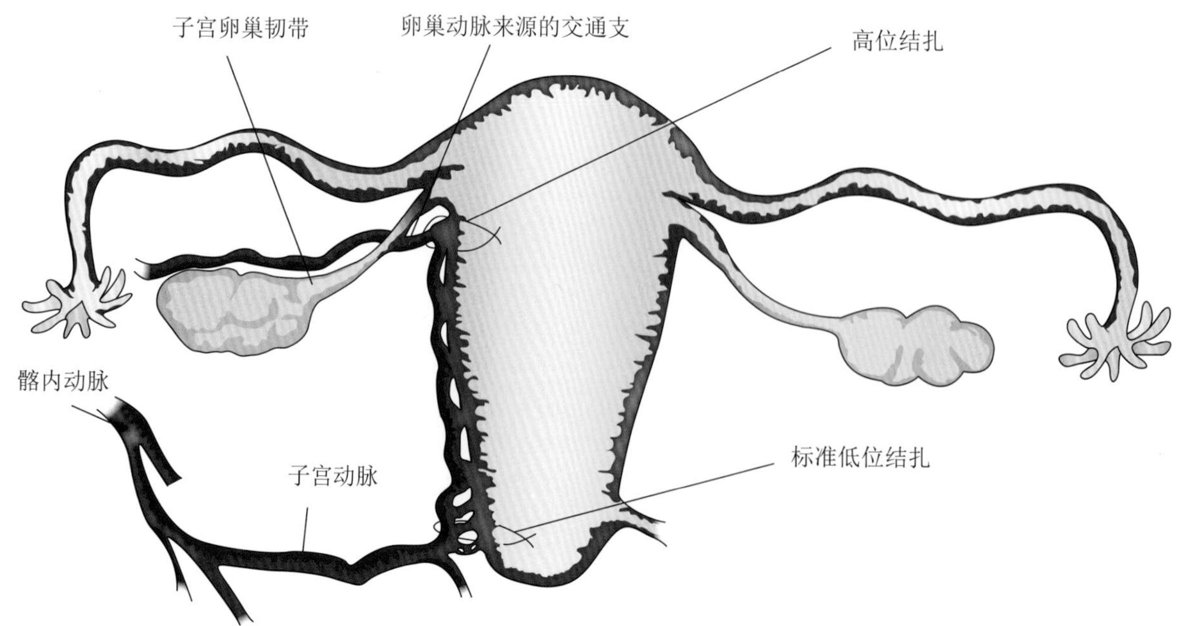

▲ 图 22-7　卵巢动脉解剖
8 字线处为结扎区域（CA Apuzzio 惠赠）

外侧缘 4cm 处跨过子宫体（图 22-8A）。当助手压迫子宫后，缝线到达子宫后壁，将针穿过子宫下段后壁，在前壁切口的水平拉紧缝线（图 22-8B）。然后再次将缝线绕过子宫底，以前述方式在子宫切口左角穿过宫腔。然后应当拉紧缝线，保持子宫的被压迫状态。如果在阴道分娩后进行手术，Lynch 建议以与剖宫产相同的方式切开子宫下段，以确保前壁的缝线进入宫腔[90]。未发现该操作增加后续妊娠的风险[93]。

其他压迫方法也曾有报道，例如多重方形缝合止血法，使用 7 号或 8 号直针及 1 号铬肠线，在活跃出血区域将子宫前后壁对合[94]。

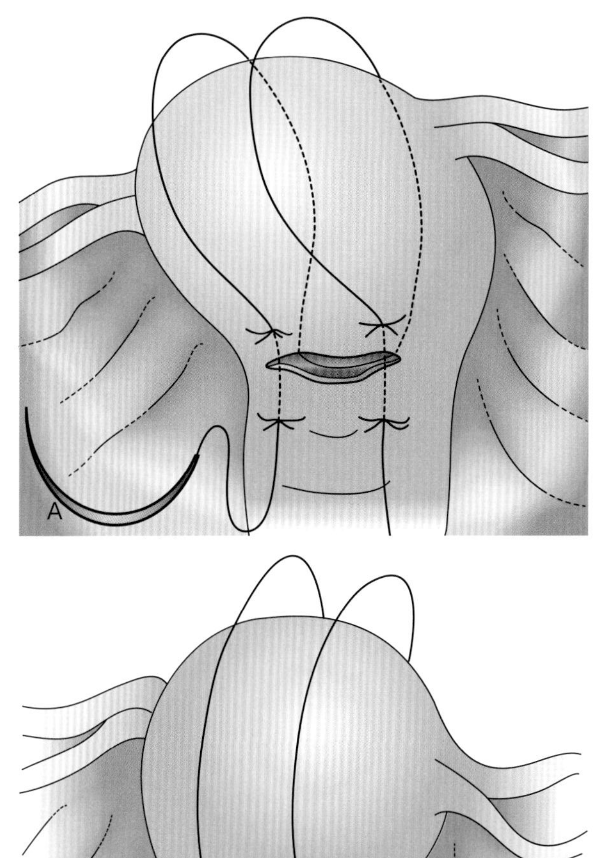

▲ 图 22-8　A. 缝线的位置和路径；B. 打结前缝线的位置

十九、围生期子宫切除术

当子宫顺序去血供和压迫操作不能治疗大量 PPH 时，急诊子宫切除是最常用的治疗方法。围生期急诊子宫切除的发生率为（7 ～ 13）/10 000 次分娩[95，96]。

产后或剖宫产过程中切除子宫与因妇科指征常规经腹切除子宫的步骤基本相同。然而，由于前者通常是在紧急情况下进行的，而且患者已经大量失血，术者不得不在压力和很短的时间限制内完成手术。大量出血时，特别是对于多产的经产妇，急诊子宫切除术的优势是去掉了出血源。必须记住子宫动脉在非妊娠状态呈螺旋走行，而在孕晚期是伸直的。在切断后，子宫动脉将回弹至最初的形态，并从手术野中移走。在某些急诊情况下，这使得结扎和切断子宫动脉具有一定风险。在切除子宫时，应遵循子宫动脉结扎的技术细节。

在许多情况下，即便不是大多数情况下，不需要通过全子宫切除来止血。根据现有情况和各种选择的风险 - 收益比，在多种现有的手术方式中做出良好的判断。扩张的血管经常会阻碍有效止血，而持续出血会使手术野显露不清。由于在剖宫产病例中宫颈通常已消退，可能难以识别宫颈阴道连接，以及子宫体和子宫下段向宫颈的过渡区。因此，如果宫颈没有明显的病理情况，子宫次全切除是挽救生命的最安全的替代选择。另一方面，如果能清楚分辨相关结构，也可以尝试子宫全切术，但是必须注意避免使阴道缩短。即便认为切除了整个子宫，看似消退的宫颈也可能在产后检查时再次出现，表现为残余宫颈。

切除子宫并不能保证控制出血，尤其是已发生凝血病时。在此情况下，子宫切除后向腹腔内填塞大的开腹包（large laparotomy pack）可能能够填塞住腹膜表面的出血，直至凝血状态得以纠正。有一种方法是使用经阴道的压力包，用一个无菌塑料包向盆腔内放置 Kerlix 纱布，并从阴道取出。24h后或凝血障碍纠正后取出塑料包[97]。

二十、子宫破裂

无瘢痕子宫发生破裂的情况极为罕见，剖宫产后子宫切口瘢痕破裂有一定的发生频率，有时甚至发生在宫缩出现以前。子宫下段横切口或子宫瘢痕部位不明确的女性，在剖宫产后阴道试产时发生临床显著的子宫破裂的概率为0.6%～0.7%[98-100]。古典式剖宫产和子宫重建手术（例如子宫肌瘤剔除术）后的子宫破裂风险尤其高。多次剖宫产史和妊娠间隔小于4～18个月的女性，子宫破裂的风险进一步增加[101]。

最常见且通常未被发现的破裂类型是子宫下段瘢痕裂开。当再次剖宫产术中发现瘢痕裂开时，需要扩大已裂开的伤口，以便娩出胎儿。由于瘢痕边缘血供较差，这些病例的裂口可能不出血。修补前，应当向前、后切除无血供的瘢痕边缘，然后将有血供的组织对合，以常规方式进行缝合。与自然分娩相比，在剖宫产史试产的孕妇中，引产或加强宫缩会增加子宫破裂的风险。因此，在试产前应当进行咨询。尤其是剖宫产试产的孕妇，应当避免使用米索前列醇软化宫颈或进行引产[102，103]。

在前次剖宫产后，子宫破裂通常发生在切口位置。当子宫破裂延伸至宫旁并累及大血管时，会造成灾难性的外科急诊情况。另一个严重的潜在损伤是破裂延伸至宫颈，同时损伤膀胱亦不少见。这种情况下的关键步骤如下。

1. 了解腹膜后盆腔解剖。

2. 辨认输尿管。

3. 看到出血血管后止血。

4. 在子宫峡部解剖膀胱并确定膀胱损伤程度。

5. 决定理想的手术治疗，注意患者实际的生育潜能。

如果完全控制出血后认为子宫可以保留，在条件允许时使用延迟吸收缝线进行缝合修复。通常，子宫不可保留，需要紧急切除子宫以达到止血目的。

如果膀胱损伤需要修补，那么采用的方法必须保证膀胱不漏尿。通过双层或多层缝合肌肉的新鲜切缘可以达到目的。为保证充分愈合，应留置经尿道或耻骨上导管，务必使膀胱至少7d保持空虚。

在保留子宫的手术后，应告知患者后续妊娠时子宫再次破裂的风险很高。当子宫破裂累及宫底时，子宫再次破裂的风险最高[104]。

二十一、凝血功能障碍性疾病

影响凝血功能的遗传或系统性疾病可能导致PPH，包括血管性血友病、骨髓抑制、白血病和弥漫性血管内凝血病。通常在分娩前根据个人既往史或家族史就已做诊断，或者根据收入产房时异常的凝血功能检查结果做诊断。一般而言，只有凝血功能严重异常时才会遇到出血的情况。确切的治疗方法是补充缺乏的凝血因子。血管性血友病的最佳治疗是给予浓缩的Ⅷ因子。如果没有冷沉淀，也可以使用新鲜冰冻血浆（fresh frozen plasma，FFP）或新鲜全血。血小板缺乏时，可以通过给予浓缩血小板纠正。消耗性凝血病可能是严重的产科出血或其他潜在病因造成的，例如胎盘早剥、羊水栓塞、胎死宫内和严重感染。在治疗潜在疾病的同时，应当通过常用方法治疗出血和休克，包括输血和补充凝血因子。

二十二、药物治疗

（一）重组凝血因子Ⅶa

严重出血基础上的持续失血可能从其他药物治疗中获益。人重组因子Ⅶa可以有效地控制危及生命的严重出血。重组因子Ⅶa是天然丝氨酸蛋白酶因子Ⅶ的50kD类似物。Ⅶ因子在血管损伤后的凝血启动中发挥着基本作用。重组因子Ⅶa作用于外源性凝血途径。在治疗严重出血时，它可以挽救患者生命，并可能避免子宫切除和大量输血[105]。一些个案报道和病例系列描述了将重组因子 F Ⅶ a 用于难治性 PPH[106-108]。用药剂量为每 2 小时 50 ～ 100μg/kg，直至止血。给药后 10 ～ 40min 出血可以停止，但在Ⅶ a 因子使用后有潜在的血栓栓塞风险[109]。

（二）氨甲环酸

氨甲环酸（tranexamic acid，TXA）是一种抗纤溶药物，通过阻断纤溶酶原分子上的赖氨酸位点来防止血块分解。它抑制了纤溶过程，对凝血指标没有影响。氨甲环酸确实能够减少产后出血。因此目前大多数评估氨甲环酸治疗 PPH 的试验都在中、低收入国家开展。尽管氨甲环酸在 PPH 的预防和治疗中显示出了很好的前景，但现有证据还不足以支持其广泛应用[110]。WOMAN 试验是一项随机、双盲、安慰剂对照试验，研究临床诊断 PPH 的女性早期应用氨甲环酸的疗效可靠性，包括病死率、子宫切除率，以及其他并发症发生率[111, 112]。

（三）纤维蛋白原

纤维蛋白原水平下降与严重 PPH 风险增高有关。在 Charbit 等[113]的一项研究中，纤维蛋白原水平＜ 2000mg/L 对严重 PPH 具有 100% 的预测价值。纤维蛋白原（因子Ⅰ）是一种可溶性血浆糖蛋白，在凝血块形成过程中，凝血酶可将其转化为纤维蛋白。早期补充纤维蛋白原能够提高凝血块强度和维持凝血块时间，但是随机试验并未证实纤维蛋白原水平正常时使用纤维蛋白原能够治疗严重 PPH[114]。然而，根据文献报道，静脉给予 2g 纤维蛋白原浓缩物对于治疗严重的围生期出血和创伤性出血有益[115]。纤维蛋白原浓缩物实现了高剂量替代，不需要交叉配血。由于相信早期应用纤维蛋白原替代物对治疗 PPH 有益，出现了越来越多超适应证使用纤维蛋白原的病例。FIB-PPH 随机对照试验（fibrinogen concentrate as initial treatment for PPH）目前正在进行中，研究纤维蛋白原浓缩物是否可以用于 PPH 的初始治疗[116]。

二十三、失血及血液补充

急性失血的后果可以立即出现或延迟出现，低血容量性休克是即刻出现的危险。出血也降低了患者的自然抵抗力，增加了感染风险。由于妊娠期间总体血容量平均增加了 60%，因此女性在孕期对失血的耐受能力优于非孕期。

低血容量导致心排血量减少，这导致了交感神经反应，即血管阻力增加和心动过速。一定程度的低血容量足以导致休克，同时血管间隙的液体量也不足。毛细血管内皮层的损伤使血管渗透性增加，液体转移至细胞间隙和细胞内。当低血容量明显时，循环的血液会从非重要器官（肠道、肾和肌肉组织）流向重要器官（脑和心脏）。少尿是低血容量的早期表现，尿量减少的程度反映了低血容量的严重程度。因此，建议放置 Foley 尿管并持续记录尿量。保持尿量不低于 30ml/h 很重要。给氧有助于维持恰当的组织氧合，防止器官衰竭的发生。

补充乳酸林格液或生理盐水可以治疗急性低血容量，于 30 ～ 60min 内静脉输液 1 ～ 2L，直至血压回升。然而，更新的止血复苏方案中有三个主要原则。

1. 限制早期积极地使用晶体，并考虑可接受的低血压。

2. 以 1 ∶ 1 ∶ 1 的比例早期输注浓缩红细胞、新鲜冰冻血浆和血小板。

3. 早期应用重组因子Ⅶ a。

此外，为了进行有针对性的凝血因子替代治疗，除传统凝血功能检测外，应尽早进行床旁的凝血功能检测，例如血栓弹力图[117]。目前对产科出血的恰当补液 / 输血方式存在争议，因为目前的指南是基于创伤性出血的数据制定的，缺乏产科出血的恰当数据。这些治疗策略的主要缺点在于，血制品来自非妊娠献血员，其纤维蛋白原和其他凝血因子的循环水平较低。因而，未经监测的输血实际上可能导致了凝血因子被稀释，出血产妇的凝血因子水平降低[118]。此外，胶体的应用，尤其是羟乙基淀粉，可能导致进一步的凝血障碍[119]。虽然存在以上顾虑，仍然推荐早期积极的大量输血方案。[120]

输注浓缩红细胞的目的是提高血液的携氧能力并改善体位性低血压。新鲜冰冻血浆可应用于肝病、凝血功能障碍、弥散性血管内凝血、血栓性和血小板减少性紫癜、抗凝血酶缺陷及大量输血时。它含有所有的凝血因子，包括Ⅴ因子和Ⅷ因子。它需要与患者血的 Rh 相容。通常每次输注 2 ～ 4U，每个单位可以使凝血因子量增加 2% ～ 3%[121]。浓缩的冷沉淀制备自新鲜冰冻血浆，它包含了高浓度的Ⅷ因子、血管性假血友病因子和纤维蛋白原。

在患者自身血小板数量或功能不足的情况下，有指征输注血小板。如果血小板计数降至 20×10^9/L 以下，或者计划进行大手术但血小板计数低于 50×10^9/L，需要输注血小板。如果输血量超过了患者自身最初血容量的 50% ～ 100%，可以预言会发生血小板减少。通常血小板输注量为每 10kg 体重 1U。如果不知道献血员的血型，那么 Rh 阴性的妇女应输注 RhoGAM，因为血小板里存在 RBC。如果血小板来自一名献血员，可以降低感染的风险。

循环中出现促凝血酶原激酶和内毒素会导致弥散性血管内凝血。这些物质会激活凝血酶，使血小板和纤维蛋白在毛细血管中聚集。纤维蛋白降解产物会消耗血小板并激活凝血因子（消耗性凝血病）。积极补液可能导致凝血病，但通常发生在补液量超过最初液体量的 80% 时。结果，即便是很小的外伤也会造成微血管出血。除失血外，组织低氧和缺血也会造成毛细血管系统中纤维蛋白栓子的形成，这会导致肾衰竭、肺损伤，有时会导致席汉综合征。如果输注新鲜冰冻血浆后纤维蛋白降解产物和 D- 二聚体等实验室指标仍异常，应考虑诊断弥散性血管内凝血。

即便大量失血后患者已经稳定，必须注意输注血制品后潜在的不良反应，包括溶血性发热反应、过敏表现和肺损伤。其他不良后遗症包括肾功能不全、皮质盲（cortical blindness）和成人呼吸窘迫综合征。这些并发症需要各专业及亚专业医生的治疗（表 22-4）。

除了输注献血员的血，目前也有术中自体回输系统可供使用，尽管它们在产科应用的数据仍有限[122]。在手术中，将该系统连接到传统的吸引装置，血液经过过滤系统进入到储存装置中，该系统被设计为可以去除细胞和分子，例如组织因子、甲胎蛋白、血小板和促凝血因子[117]，最初对于羊水栓塞的顾虑有所降低，已有超过 400 例产科同种异体输血的病例报道发表，目前的观点认为羊水栓塞实际上不是栓塞现象，而是对胎儿抗原的变态反应[123]。另一个担心是母体对 Rh（D）抗原的同种异体免疫，这可以通过适量的 RhIG 避免[123]。遗憾的是，设备安装及血液收集的花费很大。目前，细胞回收被推荐用于高输血风险的患者，例如患有胎盘植入疾病的患者，此时的风险 - 效益比更好[124]。

二十四、迟发性产后出血

迟发性或继发性 PPH 可以发生于产褥期的任何时间。继发性 PPH 的定义是产后 24h 至产后 12 周之间发生的过量出血，大多数情况下，发生于分娩后 7 ～ 14d[125]。在高收入国家，发生率为 0.2% ～ 2%[126，127]。常见的病因为弥漫性宫缩乏力或胎盘部位复旧不全、胎盘组织残留及子宫内膜炎。出血倾向或凝血疾病也可以表现为迟发性 PPH，尤其是血管性血友病。

子宫复旧不全是由于胎盘剥离后，子宫内膜不能恢复或延迟恢复至正常状态。对未复旧血管的组织学检查发现血栓形成、缺乏内皮细胞和血管壁内有血管周围滋养细胞[128]。宫缩收缩乏力和黏膜下肌瘤也参与了发病机制。若清宫术中未发现残留胎盘组织，可以证实子宫复旧不全的诊断。

表 22-4　Duke 出血处理方案（杜克大学医学中心允许）

A. 产科急救输血包	
如果已完成配型和筛查	如果没有配型和筛查
4 单位配型的 pRBC	4 单位 O 型 Rh（-）pRBC
4 单位配型的或 AB 型解冻血浆	4 单位 AB 型解冻血浆
1 个治疗量（10 单位）的冷沉淀	1 个治疗量（10 单位）冷沉淀
1 单位机采血小板	1 单位机采血小板
B. 实验室评估	
产科出血止血全套	
配型和筛查	
全血细胞计数 [a]	
凝血酶原时间 [a]	
活化的部分凝血活酶时间 [a]	
纤维蛋白原 [a]	
血栓弹力图 [a]	
C. 输注	
血小板＜ 50 000：输 1 单位的机采血小板	
纤维蛋白原＜ 125，输 1 单位冷沉淀	
INR ＞ 1.5，输 2 ～ 4 单位 FFP	
大量出血（在给予产科急救输血包后） 以 1 ∶ 1 输注红细胞和血浆（FFP） 在红细胞∶血浆为 6 ∶ 6 后，给予 1 单位的机采血小板 在红细胞∶血浆为 6 ∶ 6 后，给予 10 单位冷沉淀	
每额外输注 6 ∶ 6 的红细胞∶血浆后，交替给予 1 单位血小板和 1 单位冷沉淀	

FFP．新鲜冰冻血浆；INR．国际标准化比值；pRBC．浓缩红细胞
a．每 30 分钟重复

子宫复旧不全或胎盘组织残留会造成出血，坏死组织从子宫内膜脱落，使之前已形成血栓的血管开放。迟发性 PPH 患者可以表现为突然出血或间断点滴出血后的大量出血。体格检查时，子宫通常增大变软。如果合并感染，会有子宫压痛、发热和恶臭的恶露。诊断流程包括常规的血和凝血功能检测，以评估失血的程度和性质，全面盆腔检查是否存在陈旧性血肿或裂伤，以及超声检查是否有残留胎盘组织[129]。治疗取决于临床表现。如果大量出血，应住院并输血。如果怀疑子宫内膜炎，宫颈 - 子宫拭子培养和血培养有助于指导抗生素治疗。如果持续出血或怀疑组织残留，应当进行清宫术。但操作本身可能导致大量出血和感染扩散，因此，清宫手术前应当准备血制品，并在术前给予抗生素。在操作开始前，必须评估子宫大小、位置和硬度。通常宫颈是扩张的，器械进入相对容易；如果宫口闭合，应采用常规操作将宫颈扩张至 12 ～ 13mm。可以使用卵圆钳或海绵钳去除胎盘组织。可以使用大号有齿刮匙清理宫腔。操作时必须非常小心，以免子宫穿孔或过度刮宫。术中给予促进宫缩药物，一般为缩宫素。

完成刮宫后的短时间内出血通常就会停止。很少需要子宫填塞、置入球囊或其他手术操作。尽管如此，如果发生不可控制的出血，应安排急诊子宫切除术。在刮宫前需要获得患者对急

诊子宫切除术的知情同意，强调罕见情况下需要这样的干预措施。如前所述，刮宫可能使出血增加，使患者进入不可逆的休克状态。

幸运的是，在大多数继发性 PPH 的病例中，出血并非灾难性的。然而，如果出现大量出血，和（或）怀疑凝血病，在进行手术治疗前应当考虑子宫动脉栓塞。不需要多言，在这些情况下，大量的血及与血库的紧密合作至关重要。

术后随访应关注一些令人担忧的并发症，例如席汉综合征和宫腔粘连综合征（Asherman 综合征）。应该注意的是，前者不一定和严重休克相关，即便血压成功维持在休克水平以上，也可以发生。

子宫动脉假性动脉瘤[130]和动静脉畸形[128, 131, 132]是产后出血的罕见原因。然而，当超声检查证实血流时，必须想到这些少见情况。畸形可以是先天性或获得性的。在这种情况下，刮宫可能导致灾难性的出血。既往刮宫史、中期引产、感染性流产和妊娠滋养细胞疾病易发生这些畸形。高速（＞ 96cm/s）和低阻血流提示动静脉分流或滋养细胞疾病。高水平的人绒毛膜促性腺激素提示滋养细胞疾病[133]。

采用三维彩色多普勒超声技术有助于识别动静脉分流。该技术可以识别并定位血流增加区域，也可以生成波形以测量收缩期和舒张期的血流速度[134, 135]。彩色多普勒或灰阶超声可以帮助鉴别充满血管的子宫壁和残留的妊娠组织。在灰阶超声中，胎盘组织位于宫腔内，而子宫动静脉畸形常常累及子宫腔和子宫肌层。动静脉交通可能再次产生；因此可以期待治疗[136, 137]。当出血严重时，子宫动脉栓塞往往能避免子宫切除[135]。有继发性或延迟性产后出血病史的患者容易再次发生延迟出血，在后续妊娠中，临床医生应注意这种可能性[138]。

致　谢

本章内容含有之前本章作者 Akos Jakobovits 和 Jahir C. Sama 的内容。

（孙　鉴　译，周希亚　校）

参考文献

[1] Hogan MC, Foreman KJ, Naghavi M, et al. Maternal mortality for 181 countries, 1980–2008: A systematic analysis of progress towards Millennium Development Goal 5. Lancet 2010; 375: 1609–23.

[2] AbouZahr C. Global burden of maternal death and disability. Br Med Bull 2003; 67: 1–11.

[3] Creanga AA, Berg CJ, Syverson C, et al. Pregnancy-related mortality in the United States, 2006–2010. Obstet Gynecol 2015; 125: 5–12.

[4] Bateman BT, Berman MF, Riley LE, Leffert LR. The epidemiology of postpartum hemorrhage in a large, nationwide sample of deliveries. Anesth Analg 2010; 110: 1368–73.

[5] World Health Organization. Evaluating the Quality of Care for Severe Pregnancy Complications: The WHO Near-Miss Approach for Maternal Health. Geneva, Switzerland: WHO, 2011.

[6] Royal College of Obstetricians and Gynaecologists. Green-Top Guideline No. 52: Prevention and Management of Postpartum Haemorrhage. 2011. https://www.rcog.org.uk/en/guidelines-research-services/guidelines/gtg52/. Accessed August 31, 2015.

[7] Abdul-Kadir R, McLintock C, Ducloy AS, et al. Evaluation and management of postpartum hemorrhage: Consensus from an international expert panel. Transfusion 2014; 54: 1756–68.

[8] Powers WF, Kiely JL. The risks confronting twins: A national perspective. Am J Obstet Gynecol 1994; 170: 456–61.

[9] Bouvier-Colle MH, Ould El Joud D, Varnoux N, et al. Evaluation of the quality of care for severe obstetrical haemorrhage in three French regions. Int J Obstet Gynaecol 2001; 108: 898–903.

[10] Bouvier-Colle MH, Pequignot F, Jougla E. [Maternal mortality in France: Frequency, trends and causes]. Journal De Gynecologie, Obstetrique, et Biologie De la Reproduction 2001; 30: 768–75.

[11] Bouvier-Colle M, Varnoux N, Bréart G. The Maternal Deaths in France. Paris, France: Les Editions INSERM, 1994.

[12] Lu MC, Fridman M, Korst LM, et al. Variations in the incidence of postpartum hemorrhage across hospitals in California. Matern Child Health J 2005; 9: 297–306.

[13] Callaghan WM, Kuklina EV, Berg CJ. Trends in postpartum hemorrhage: United States, 1994–2006. Am J Obstet Gynecol 2010; 202: 353 e1–6.

[14] Pritchard J, Baldwin R, Dickey J, Wiggins K. Blood volume changes in pregnancy and the puerperium: 2. Red blood cell loss and changes in apparent blood volume during and following vaginal delivery cesarean section and cesarean section plus total hysterectomy. Am J Obstet Gynecol 1962; 84: 1271–82.

[15] Brant HA. Precise estimation of postpartum haemorrhage: Difficulties and importance. Br Med J 1967; 1: 398–400.

[16] Robson SC, Boys RJ, Hunter S, Dunlop W. Maternal hemodynamics after normal delivery and delivery complicated by postpartum hemorrhage. Obstet Gynecol 1989; 74: 234–9.

[17] Joseph KS, Rouleau J, Kramer MS, et al. Investigation of an increase in postpartum haemorrhage in Canada. Int J Obstet

Gynaecol 2007; 114: 751–9.
[18] Ford JB, Roberts CL, Simpson JM, et al. Increased postpartum hemorrhage rates in Australia. Int J Gynaecol Obstet 2007; 98: 237–43.
[19] MacDorman MF, Menacker F, Declercq E. Cesarean birth in the United States: Epidemiology, trends, and outcomes. Clin Perinatol 2008; 35: 293–307.
[20] Smulian JC, Ananth CV, Kinzler WL, et al. Twin deliveries in the United States over three decades: An age-period-cohort analysis. Obstet Gynecol 2004; 104: 278–85.
[21] Belghiti J, Kayem G, Dupont C, et al. Oxytocin during labour and risk of severe postpartum haemorrhage: A population-based, cohort-nested case–control study. BMJ Open 2011; 1: e000514.
[22] Begley CM, Gyte GM, Devane D, et al. Active versus expectant management for women in the third stage of labour. Cochrane Database Syst Rev 2015; (3): CD007412.
[23] Myburgh JA, Mythen MG. Resuscitation fluids. N Engl J Med 2013; 369: 1243–51.
[24] Haldar R, Samanta S. Post-partum sequential occurrence of two diverse transfusion reactions (transfusion associated circulatory overload and transfusion related acute lung injury). J Emerg Trauma Shock 2013; 6: 283–6.
[25] Fiebig EW, Wu AH, Krombach J, et al. Transfusion-related acute lung injury and transfusion-associated circulatory overload: Mutually exclusive or coexisting entities? Transfusion 2007; 47: 171–2.
[26] Popovsky MA. Transfusion-related acute lung injury and transfusion-associated circulatory overload. ISBT Sci Ser 2006; 1: 107–11.
[27] Sihler KC, Napolitano LM. Complications of massive transfusion. Chest 2010; 137: 209–20.
[28] Fliegner JR. Third stage management: How important is it? Med J Aust 1978; 2: 190–3.
[29] Hibbard BM. Obstetrics in general practice. The third stage of labour. Br Med J 1964; 1: 1485–8.
[30] Golan A, Lidor AL, Wexler S, David MP. A new method for the management of the retained placenta. Am J Obstet Gynecol 1983; 146: 708–9.
[31] Reddy VV, Carey JC. Effect of umbilical vein oxytocin on puerperal blood loss and length of the third stage of labor. Am J Obstet Gynecol 1989; 160: 206–8.
[32] Fliegner JR, Hibbard BM. Active management of the third stage of labour. Br Med J 1966; 2: 622–3.
[33] Westhoff G, Cotter AM, Tolosa JE. Prophylactic oxytocin for the third stage of labour to prevent postpartum haemorrhage. Cochrane Database Syst Rev 2013; (10): CD001808.
[34] Dahlke JD, Mendez-Figueroa H, Maggio L, et al. Prevention and management of postpartum hemorrhage: A comparison of 4 national guidelines. Am J Obstet Gynecol 2015; 213: 76 e1–10.
[35] Maged AM, Hassan AM, Shehata NA. Carbetocin versus oxytocin for prevention of postpartum hemorrhage after vaginal delivery in high risk women. J Matern Fetal Neonatal Med 2016; 29: 532–6.
[36] Moir DD, Amoa AB. Ergometrine or oxytocin? Blood loss and side-effects at spontaneous vertex delivery. Br J Anaesth 1979; 51: 113–7.
[37] Prendiville W, Elbourne D, Chalmers I. The effects of routine oxytocic administration in the management of the third stage of labour: An overview of the evidence from controlled trials. Br J Obstet Gynaecol 1988; 95: 3–16.
[38] Epperly TD, Fogarty JP, Hodges SG. Efficacy of routine postpartum uterine exploration and manual sponge curettage. J Fam Pract 1989; 28: 172–6.
[39] Dildy GA, 3rd. Postpartum hemorrhage: New management options. Clin Obstet Gynecol 2002; 45: 330–44.
[40] Combs CA, Murphy EL, Laros RK, Jr. Factors associated with postpartum hemorrhage with vaginal birth. Obstet Gynecol 1991; 77: 69–76.
[41] Hendricks CH, Eskes TK, Saameli K. Uterine contractility at delivery and in the puerperium. Am J Obstet Gynecol 1962; 83: 890–906.
[42] Weis FR, Jr., Markello R, Mo B, Bochiechio P. Cardiovascular effects of oxytocin. Obstet Gynecol 1975; 46: 211–4.
[43] Hendricks CH, Brenner WE. Cardiovascular effects of oxytocic drugs used post partum. Am J Obstet Gynecol 1970; 108: 751–60.
[44] Bigrigg A, Chissell S, Read MD. Use of intra myometrial 15-methyl prostaglandin F2 alpha to control atonic postpartum haemorrhage following vaginal delivery and failure of conventional therapy. Br J Obstet Gynaecol 1991; 98: 734–6.
[45] Buttino L, Jr., Garite TJ. The use of 15 methyl F2 alpha prostaglandin (Prostin 15M) for the control of postpartum hemorrhage. Am J Perinatol 1986; 3: 241–3.
[46] Hayashi RH, Castillo MS, Noah ML. Management of severe postpartum hemorrhage with a prostaglandin F2 alpha analogue. Obstet Gynecol 1984; 63: 806–8.
[47] Douglas MJ, Farquharson DF, Ross PL, Renwick JE. Cardiovascular collapse following an overdose of prostaglandin F2 alpha: A case report. Can J Anaesth 1989; 36: 466–9.
[48] Bakri YN, Amri A, Abdul Jabbar F. Tamponade-balloon for obstetrical bleeding. Int J Gynaecol Obstet 2001; 74: 139–42.
[49] Georgiou C. Balloon tamponade in the management of postpartum haemorrhage: A review. Int J Obstet Gynaecol 2009; 116: 748–57.
[50] Hutchon SP, Martin WL. Intrapartum and postpartum bleeding. Curr Obstet Gynaecol 2002; 12: 250–5.
[51] Doolittle HH. Routine manual inspection of the postpartum uterus; study of the late effects. Obstet Gynecol 1957; 9: 422–5.
[52] Endler M, Grunewald C, Saltvedt S. Epidemiology of retained placenta: Oxytocin as an independent risk factor. Obstet Gynecol 2012; 119: 801–9.
[53] Smith GN, Brien JF. Use of nitroglycerin for uterine relaxation. Obstet Gynecol Surv 1998; 53: 559–65.
[54] Altabef KM, Spencer JT, Zinberg S. Intravenous nitroglycerin for uterine relaxation of an inverted uterus. Am J Obstet Gynecol 1992; 166: 1237–8.
[55] Axemo P, Fu X, Lindberg B, Ulmsten U, Wessen A. Intravenous nitroglycerin for rapid uterine relaxation. Acta

Obstet Gynecol Scand 1998; 77: 50–3.

[56] van Schalkwyk J, Van Eyk N, Society of Obstetricians and Gynaecologists of Canada Infectious Diseases C. Antibiotic prophylaxis in obstetric procedures. J Obstet Gynaecol Can 2010; 32: 878–92.

[57] Mhyre JM, Shilkrut A, Kuklina EV, et al. Massive blood transfusion during hospitalization for delivery in New York State, 1998–2007. Obstet Gynecol 2013; 122: 1288–94.

[58] Breen JL, Neubecker R, Gregori CA, Franklin JE, Jr. Placenta accreta, increta, and percreta. A survey of 40 cases. Obstet Gynecol 1977; 49: 43–7.

[59] Clark SL, Koonings PP, Phelan JP. Placenta previa/accreta and prior cesarean section. Obstet Gynecol 1985; 66: 89–92.

[60] O 'Brien JM, Barton JR, Donaldson ES. The management of placenta percreta: Conservative and operative strategies. Am J Obstet Gynecol 1996; 175: 1632–8.

[61] Hull AD, Salerno CC, Saenz CC, Pretorius DH. Three-dimensional ultrasonography and diagnosis of placenta percreta with bladder involvement. J Ultrasound Med 1999; 18: 853–6.

[62] Lam G, Kuller J, McMahon M. Use of magnetic resonance imaging and ultrasound in the antenatal diagnosis of placenta accreta. J Soc Gynecol Invest 2002; 9: 37–40.

[63] Comstock CH. Antenatal diagnosis of placenta accreta: A review. Ultrasound Obstet Gynecol 2005; 26: 89–96.

[64] Warshak CR, Eskander R, Hull AD, et al. Accuracy of ultrasonography and magnetic resonance imaging in the diagnosis of placenta accreta. Obstet Gynecol 2006; 108: 573–81.

[65] Baughman WC, Corteville JE, Shah RR. Placenta accreta: Spectrum of US and MR imaging findings. Radiographics 2008; 28: 1905–16.

[66] Lee PS, Bakelaar R, Fitpatrick CB, et al. Medical and surgical treatment of placenta percreta to optimize bladder preservation. Obstet Gynecol 2008; 112: 421–4.

[67] Phelan JP. Uterine rupture. Clin Obstet Gynecol 1990; 33: 432–7.

[68] Sebire NJ, Jolly M, Harris J, et al. Risks of obstetric complications in multiple pregnancies: An analysis of more than 400 000 pregnancies in the UK. Prenat Neonatal Med 2001; 6: 89–94.

[69] Brown BJ, Heaston DK, Poulson AM, et al. Uncon-trollable postpartum bleeding: A new approach to hemostasis through angiographic arterial embolization. Obstet Gynecol 1979; 54: 361–5.

[70] Gilbert WM, Moore TR, Resnik R, et al. Angiographic embolization in the management of hemorrhagic complications of pregnancy. Am J Obstet Gynecol 1992; 166: 493–7.

[71] Ganguli S, Stecker MS, Pyne D, et al. Uterine artery embolization in the treatment of postpartum uterine hemorrhage. J Vasc Intervent Radiol 2011; 22: 169–176.

[72] Kirby JM, Kachura JR, Rajan DK, et al. Arterial embolization for primary postpartum hemorrhage. J Vasc Intervent Radiol 2009; 20: 1036–45.

[73] Heffner LJ, Mennuti MT, Rudoff JC, McLean GK. Primary management of postpartum vulvovaginal hematomas by angiographic embolization. Am J Perinatol 1985; 2: 204–7.

[74] Hare WS, Holland CJ. Paresis following internal iliac artery embolization. Radiology 1983; 146: 47–51.

[75] Ito M, Matsui K, Mabe K, Katabuchi H, Fujisaki S. Transcatheter embolization of pelvic arteries as the safest method for postpartum hemorrhage. Int J Gynaecol Obstet 1986; 24: 373–8.

[76] Harris LJ. A new instrument for control of hemorrhage by aortic compression. A preliminary report. Can Med Assoc J 1964; 91: 128–30.

[77] Cutler BS, Daggett WM. Application of the "G-suit" to the control of hemorrhage in massive trauma. Ann Surg 1971; 173: 511–4.

[78] Pearse CS, Magrina JF, Finley BE. Use of MAST suit in obstetrics & gynecology. Obstet Gynecol Surv 1984; 39: 416–22.

[79] Hall M, 3rd, Marshall JR. The gravity suit: A major advance in management of gynecologic blood loss. Obstet Gynecol 1979; 53: 247–50.

[80] McBride G. One caution in pneumatic antishock garment use. JAMA 1982; 247: 1112.

[81] O' Leary JL, O' Leary JA. Uterine artery ligation for control of postcesarean section hemorrhage. Obstet Gynecol 1974; 43: 849–53.

[82] Waters EG. Surgical management of postpartum hemorrhage with particular reference to ligation of uterine arteries. Am J Obstet Gynecol 1952; 64: 1143–8.

[83] Howard LR. Iatrogenic arteriovenous sinus of a uterine artery and vein. Report of a case. Obstet Gynecol 1968; 31: 255–7.

[84] O' Leary JA. Pregnancy following uterine artery ligation. Obstet Gynecol 1980; 55: 112–3.

[85] Clark SL, Phelan JP, Yeh SY, Bruce SR, Paul RH. Hypogastric artery ligation for obstetric hemorrhage. Obstet Gynecol 1985; 66: 353–6.

[86] Mengert WF, Burchell RC, Blumstein RW, Daskal JL. Pregnancy after bilateral ligation of the internal iliac and ovarian arteries. Obstet Gynecol 1969; 34: 664–6.

[87] Dubay ML, Holshauser CA, Burchell RC. Internal iliac artery ligation for postpartum hemorrhage: Recanalization of vessels. Am J Obstet Gynecol 1980; 136: 689–91.

[88] Evans S, McShane P. The efficacy of internal iliac artery ligation in obstetric hemorrhage. Surg Gynecol Obstet 1985; 160: 250–3.

[89] Cruikshank SH, Stoelk EM. Surgical control of pelvic hemorrhage: Method of bilateral ovarian artery ligation. Am J Obstet Gynecol 1983; 147: 724–5.

[90] Chez R, B-Lynch C. The B-Lynch suture for control of massive postpartum hemorrhage. Contemp Obstet Gynaecol 1998; 43: 93–100.

[91] Allam MS, B-Lynch C. The B-Lynch and other uterine compression suture techniques. Int J Gynaecol Obstet 2005; 89: 236–41.

[92] Joshi VM, Shrivastava M. Partial ischemic necrosis of the uterus following a uterine brace compression suture. Int J Obstet Gynaecol 2004; 111: 279–80.

[93] Cowan AD, Miller ES, Grobman WA. Subsequent pregnancy outcome after B-Lynch suture placement. Obstet Gynecol 2014; 124: 558–61.

[94] Cho JH, Jun HS, Lee CN. Hemostatic suturing technique for uterine bleeding during cesarean delivery. Obstet Gynecol 2000; 96: 129–31.

[95] Stanco LM, Schrimmer DB, Paul RH, Mishell DR, Jr. Emergency peripartum hysterectomy and associated risk factors. Am J Obstet Gynecol 1993; 168: 879–83.

[96] Sturdee DW, Rushton DI. Caesarean and post-partum hysterectomy 1968–1983. Br J Obstet Gynaecol 1986; 93: 270–4.

[97] Hallak M, Dildy GA, 3rd, Hurley TJ, Moise KJ, Jr. Transvaginal pressure pack for life-threatening pelvic hemorrhage secondary to placenta accreta. Obstet Gynecol 1991; 78: 938–40.

[98] Chauhan SP, Martin JN, Jr., Henrichs CE, et al. Maternal and perinatal complications with uterine rupture in 142,075 patients who attempted vaginal birth after cesarean delivery: A review of the literature. Am J Obstet Gynecol 2003; 189: 408–17.

[99] Guise JM, McDonagh MS, Osterweil P, et al. Systematic review of the incidence and consequences of uterine rupture in women with previous caesarean section. Br Med J 2004; 329: 19–25.

[100] Landon MB, Hauth JC, Leveno KJ, et al. Maternal and perinatal outcomes associated with a trial of labor after prior cesarean delivery. N Engl J Med 2004; 351: 2581–9.

[101] Guise JM, Eden K, Emeis C, et al. Vaginal birth after cesarean: New insights. Evid Rep Technol Assess (Full Rep) 2010: (191): 1–397.

[102] Al-Zirqi I, Stray-Pedersen B, Forsen L, Vangen S. Uterine rupture after previous caesarean section. Int J Obstet Gynaecol 2010; 117: 809–20.

[103] Committee on Obstetric Practice. Induction of labor for vaginal birth after cesarean delivery. Int J Gynaecol Obstet 2002; 99: 679–80.

[104] Usta IM, Hamdi MA, Musa AA, Nassar AH. Pregnancy outcome in patients with previous uterine rupture. Acta Obstet Gynecol Scand 2007; 86: 172–6.

[105] Magon N, Babu K. Recombinant factor VIIa in post-partum hemorrhage: A new weapon in obstetrician's armamentarium. N Am J Med Sci 2012; 4: 157–62.

[106] Bouma LS, Bolte AC, van Geijn HP. Use of recombinant activated factor Ⅶ in massive postpartum haemorrhage. Eur J Obstet Gynecol Reprod Biol 2008; 137: 172–7.

[107] Tanchev S, Platikanov V, Karadimov D. Administration of recombinant factor Ⅶ a for the management of massive bleeding due to uterine atonia in the post-placental period. Acta Obstet Gynecol Scand 2005; 84: 402–3.

[108] Ahonen J, Jokela R. Recombinant factor VIIa for life-threatening post-partum haemorrhage. Br J Anaesth 2005; 94: 592–5.

[109] O 'Connell KA, Wood JJ, Wise RP, et al. Thromboembolic adverse events after use of recombinant human coagulation factor VIIa. JAMA 2006; 295: 293–8.

[110] Sentilhes L, Lasocki S, Ducloy-Bouthors AS, et al. Tranexamic acid for the prevention and treatment of postpartum haemorrhage. Br J Anaesth 2015; 114: 576–87.

[111] Cook L, Roberts I, WOMAN Trial Collaborators. Postpartum haemorrhage and the WOMAN trial. Int J Epidemiol 2010; 39: 949–50.

[112] Shakur H, Elbourne D, Gulmezoglu M, et al. The WOMAN Trial (World Maternal Antifibrinolytic Trial): Tranexamic acid for the treatment of postpartum haemorrhage: An international randomised, double blind placebo controlled trial. Trials 2010; 11: 40.

[113] Charbit B, Mandelbrot L, Samain E, et al. The decrease of fibrinogen is an early predictor of the severity of postpartum hemorrhage. J Thromb Haemost 2007; 5: 266–73.

[114] Wikkelso AJ, Edwards HM, Afshari A, et al. Pre-emptive treatment with fibrinogen concentrate for postpartum haemorrhage: Randomized controlled trial. Br J Anaesth 2015; 114: 623–33.

[115] Ducloy-Bouthors AS, Susen S, Wong CA, et al. Medical advances in the treatment of postpartum hemorrhage. Anesth Analg 2014; 119: 1140–7.

[116] Wikkelsoe AJ, Afshari A, Stensballe J, et al. The FIB-PPH trial: Fibrinogen concentrate as initial treatment for postpartum haemorrhage: Study protocol for a randomised controlled trial. Trials 2012; 13: 110.

[117] Pacheco LD, Saade GR, Gei AF, Hankins GD. Cutting-edge advances in the medical management of obstetrical hemorrhage. Am J Obstet Gynecol 2011; 205: 526–32.

[118] Collis RE, Collins PW. Haemostatic management of obstetric haemorrhage. Anaesthesia 2015; 70(Suppl 1): 78–86, e27–8.

[119] Perner A, Haase N, Guttormsen AB, et al. Hydroxyethyl starch 130/0.42 versus Ringer's acetate in severe sepsis. N Engl J Med 2012; 367: 124–34.

[120] Pacheco LD, Saade GR, Costantine MM, et al. The role of massive transfusion protocols in obstetrics. Am J Perinatol 2013; 30: 1–4.

[121] Shevell T, Malone FD. Management of obstetric hemorrhage. Semin Perinatol 2003; 27: 86–104.

[122] Geoghegan J, Daniels JP, Moore PA, et al. Cell salvage at caesarean section: The need for an evidence-based approach. Int J Obstet Gynaecol 2009; 116: 743–7.

[123] Liumbruno GM, Liumbruno C, Rafanelli D. Intraoperative cell salvage in obstetrics: Is it a real therapeutic option? Transfusion 2011; 51: 2244–56.

[124] Goucher H, Wong CA, Patel SK, Toledo P. Cell salvage in obstetrics. Anesth Analg 2015; 121: 465–8.

[125] Dossou M, Debost-Legrand A, Dechelotte P, Lemery D, Vendittelli F. Severe secondary postpartum hemorrhage: A historical cohort. Birth (Berkeley, Calif.) 2015; 42: 149–55.

[126] Alexander J, Thomas P, Sanghera J. Treatments for secondary postpartum haemorrhage. Cochrane Database Syst Rev 2002: (1): CD002867.

[127] Hoveyda F, MacKenzie IZ. Secondary postpartum haemorrhage: Incidence, morbidity and current management. Int J Obstet Gynaecol 2001; 108: 927–30.

[128] Aziz N, Lenzi TA, Jeffrey RB Jr, Lyell DJ. Postpartum

uterine arteriovenous fistula. Obstet Gynecol 2004; 103: 1076–8.

[129] Khan A, Muradali D. Imaging acute obstetric and gynecologic abnormalities. Semin Roentgenol 2001; 36: 165–72.

[130] Yun SY, Lee DH, Cho KH, et al. Delayed postpartum hemorrhage resulting from uterine artery pseudoaneurysm rupture. J Emerg Med 2012; 42: e11–4.

[131] Wiebe ER, Switzer P. Arteriovenous malformations of the uterus associated with medical abortion. Int J Gynaecol Obstet 2000; 71: 155–8.

[132] Chang FW, Ding DC, Chen DC, Yu MH. Heavy uterine bleeding due to uterine arteriovenous malformations. Acta Obstet Gynecol Scand 2004; 83: 599–600.

[133] Huang MW, Muradali D, Thurston WA, et al. Uterine arteriovenous malformations: Gray-scale and Doppler US features with MR imaging correlation. Radiology 1998; 206: 115–23.

[134] Jain KA, Jeffrey RB, Jr, Sommer FG. Gynecologic vascular abnormalities: Diagnosis with Doppler US. Radiology 1991; 178: 549–51.

[135] Kwon JH, Kim GS. Obstetric iatrogenic arterial injuries of the uterus: Diagnosis with US and treatment with transcatheter arterial embolization. Radiographics 2002; 22: 35–46.

[136] Nizard J, Pessel M, De Keersmaecker B, et al. High-intensity focused ultrasound in the treatment of postpartum hemorrhage: An animal model. Ultrasound Obstet Gynecol 2004; 23: 262–6.

[137] Timmerman D, Van den Bosch T, Peeraer K, et al. Vascular malformations in the uterus: Ultrasonographic diagnosis and conservative management. Eur J Obstet Gynecol Reprod Biol 2000; 92: 171–8.

[138] Thorsteinsson VT, Kempers RD. Delayed postpartum bleeding. Am J Obstet Gynecol 1970; 107: 565–71.

第 23 章　产钳助产

Forceps delivery

Owen C. Montgomery　Joseph J. Apuzzio

本章概要

在过去的 20 年中产程和分娩的管理有了显著的变化，剖宫产率从 1992 年的 22% 飙升到了 2009 年的 32.9%[1]，而经阴道器械助产率则从 1992 年的 9% 下降至 2013 年的 3.3%[2]。这种改变的部分原因来自于剖宫产术中、术后孕母和胎儿的安全性的提高。在很多医院，即使有完善的阴道助产教学设施，也很少进行借助产钳和胎头吸引器的阴道助产。因此，产科临床医师接受阴道助产培训的机会越来越少，让这门技艺渐趋失传。在美国，经阴道器械助产率只占总的阴道分娩的 3.3%[2]。

对临床医师来说，能熟练运用产钳和胎头吸引器行阴道助产，仍然是一位合格的产科医师的标志。并且在过去的 100 年里，运用产钳和胎头吸引器挽救了无数母儿的生命，远大于现存的所有其他手术方式。同时也应看到经阴道器械助产对母儿来说确实有风险，但这种风险是与剖宫产的潜在风险相当的。阴道助产不再是一个常规的选项，需要严格的适应证和知情同意。顺利的自然分娩当然不需要阴道助产。而且当一位孕产妇经历难产、面临选择时，应该把阴道助产的优缺点与剖宫产的优缺点并列，而不是与自然分娩并列在一起。在“现代”产科的执业环境下，临床医师时刻关心母儿的安危，指导住院医师熟练应用产钳助产正变得越来越困难，但仍然要把它作为一项必备技能置于全部课程中[3]。在临床工作中，采用产钳进行阴道助产的产科医师必须经过完整的培训和实践并表现出色[4]。

一、产钳助产的简要发展史

产钳助产的发展史已经在本书的第 3 版中有极其详尽的叙述，感兴趣的朋友可以自行参考，此处不再赘述。以下的大纲主要的参考文献是本书的第 3 版和其他三本有关产钳的经典文献[5-7]。

有重要的证据证明，发明了短而直的产钳，引领人类进入现代产钳时代的是张伯伦（Chamberlen）家族的某位成员，很可能是老彼得（Peter the Elder，1560—1631）。1813 年人们考古发现了数个张伯伦产钳的实物模型，现在被摆放在伦敦的皇家医学院博物馆的大理石台阶下一个小玻璃盒里，虽然结构简单但很实用。产钳有两叶，每叶有 30.48cm（12 英寸）长，叶片上开有小窗，并呈现出符合胎头外形的弧形。张伯伦产钳的主要创新在于产钳的每个叶片是可拆卸、能单独操作的，一旦两片产钳都放置到位，即可通过靠近手柄处的皮带或铆钉重新联合起来。然后产钳将合为一体，产科医师将像使用杠杆一般把新生儿毫发无损地从产道娩出。

张伯伦家族祖孙三代均为助产士，他们家族的历史为 17 世纪英格兰的医学职业精神和医学伦理树立了光辉榜样。张伯伦产钳作为家族的秘密被保存了 100 年。休 • 张伯伦（Hugh Chamberlen the elder）在 1670 年曾想将家族秘密卖给法国的 Mauriceau，但 Mauriceau 对张伯伦产钳的兴趣因为一个严苛试验的失败而迅速降低了。在这次试验中，莫里索对一位持续分娩 3h 的患有佝偻病的矮小孕妇使用了产钳，这个可怜的孕妇在随后的 24h 内因为子宫破裂死亡。在 100 年里想要始终保守张伯伦产钳的秘密是困难的，类似的设备在欧洲大陆上陆续出现。1730 年左右，休 • 张伯伦将家族秘密卖给了 Roonhuysen，一位荷兰产科医生。不幸的是，这位荷兰医生只买了一叶产钳！产钳的“秘密”首次在医学文章上发表是在 1732 年，出自荷兰的 Rathlaw 之手。在 18 世纪中叶，产钳的结构和使用在英国和欧陆逐渐广为人知，一些对原版的修改版本陆续出现，在接下来的 200 年中共有超过 800 种改版产钳被记录下来。

让大家回顾一下，产钳设计的基本理念很简单。在绝大多数的改版产钳中，多是对设计过程和用料的详尽说明，少有功能上的创新。举例来说，为减少产钳对胎头的压力，Smellie（1754）建议在产钳的叶片上覆盖皮革，这个提议立即遭到了反对（幸亏如此），因为“这将在患者之间传播疾病”。类似的创意在 20 世纪再次出现，有人建议在产钳的叶片上使用海绵乳胶或者可消毒的“婴儿袜”。

有一些非凡的创新设计需要被铭记。1734 年，Dusée 为连接产钳的前后两叶设计出了可移动的内扣。Levret（1744）和 Pugh（1954）分别独立设计出了符合骨盆弧度的产钳叶，这对于胎头位置高的情况可以更方便地助娩，解决了部分直产钳的问题，但它也不能解决所有高位和中位产钳助产需面对的难题。直到 Tarnier（1877）设计出了一种产钳，让助产时产钳运动的轨迹始终与骨盆的轴线相合。这种可“轴线助产”的产钳是 100 多年来真正重大的改进，它的设计理念直到今天仍有广泛影响，不但在产钳的使用上，也在对轴线助产[8, 9]的掌握和骨盆曲率的理解上[10]。有一些设计对直叶产钳进行了有效的修改[11, 12]，特别适用于胎儿头不均倾的情况。在不断进步的分娩镇痛的辅助下，持续性枕横位也可能成为改进版直叶产钳的适应证（图 23-1）[13]。为解决在孕妇骨盆前后径上应用产钳并助娩胎儿的问题，巴顿特意设计一款产钳完美地解决了这个悬而未决 300 年的难题[14, 15]。实心的产钳叶片被认为能在产钳旋转时减少对孕妇产道的损伤，而产钳叶片在胎儿先露部的滑动问题则被一款半开窗的改进型产钳解决了[15，16]。同时有一些设计专为旋转胎儿先露部而出现。最近 Luikhart 和 Lauffe 设计的平行叶片或者分叉叶片的产钳也屡见不鲜，这两种产钳均可最大限度减少叶片对胎头的挤压[12，17，18]。

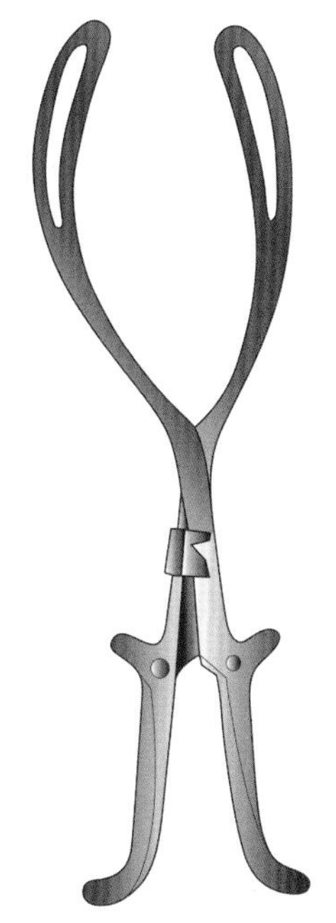

▲ 图 23-1　Kielland 的产钳有"可滑动的锁扣"
引自 Burger K，Operative Obstetrics，Budapest，Hungary：Franklin Co，1927

二、产钳的分类

产钳包括左、右两个叶片，这是根据放置在产妇骨盆腔后的位置来决定的。放置产钳的"口诀"是：左叶用左手，放在盆腔左侧；右叶用右手，放在盆腔右侧。

产钳是依据两个叶片的相对位置进行分类的。叶片并拢的产钳今天已经废弃不用了，最多见的是叶片颈部交叉的产钳。两侧叶片稍小、叶片颈部部分重叠的产钳称为 Elliott 产钳（图 23-2）。叶片稍长并且颈部平行分离的产钳称为 Naegele 和 Simpson 产钳（图 23-3）。抛开各种繁杂的设计，所有的产钳都包括以下这些部分：产钳叶片，这个能很好地贴合在胎头和产妇盆腔之间；产钳颈部，这是位于叶片和手柄之间的连接部分；产钳手柄，便于术者操控产钳。产钳的叶片有两处弧形弯曲：其一是头曲，有助于叶片放置在胎头一侧时与胎头正确贴合；其二是产道曲，可使得产钳与产道的弯曲轴线相适应。有些特殊的产钳例如 Kielland 产钳没有产道曲。所有的产钳除了 Barton 产钳，头曲和产道曲两者的角度都是不尽相同的；而 Barton 产钳的头曲与产道曲是合二为一的，所以角度也是相同的。产钳的叶片可以是实心的、开窗的或者半开窗的。产钳的颈部可以稍短（如出口产钳）、也可以稍长（为了方便在盆腔的操作），可以是平行的，也可以是有重叠的，可以是直的，也可以有一定弧度，以适应盆腔产轴线。

在运用产钳的时候，把产钳两叶张开呈 X 形，可以看到产钳的两个叶片之间相互交叉并连接在一起，连接的部分称为"锁"。在英格兰生产的产钳，锁的连接处是由锁肩和法兰构成的；法国生产的产钳，锁则是在其中一叶开个凹槽，方便将另一叶上的大头针或螺丝嵌入；德国生产的产钳要求最为严格，将上述两者都用上了。Kielland 发明了可滑动的锁扣，允许在胎头不均倾时的准确操作、夹持胎头。

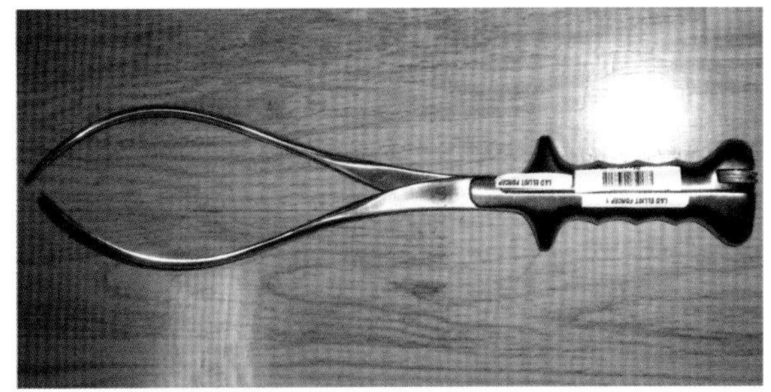

▲ 图 23-2　Elliott 产钳

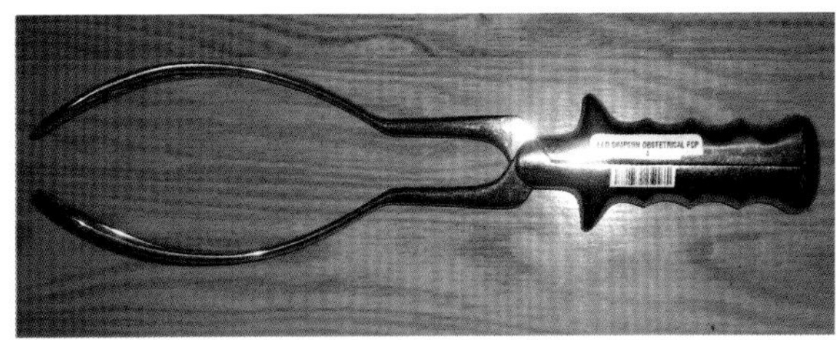

▲ 图 23-3　Simpson 产钳

大多数的产钳柄部大同小异。为减轻重量，产钳柄部大都中空，在连接产钳颈部处有横向的突起，在柄部两侧常有防滑的螺口。Kielland 产钳的柄部是实心的，狭长并有一个金属条将两侧隔开。有些产钳在手柄处有保护装置，防止在操作过程中对胎头的过度挤压。另有完全分开的产钳，双手分别抓住末端，而不是抓住手柄。

这些复杂的产钳彼此之间有微小的差别，造成这些差别的原因也有详尽的描述[19，20]。以上介绍的产钳做这些改进都是有原因的。采用长叶片和分离式颈部的产钳被认为能更好地夹持严重塑形的胎头；但也会造成产道黏膜水肿和会阴撕裂。颈部重叠的产钳避免了以上这些问题，但有可能增加胎头过度受压的风险。开窗的叶片能提供对胎头更好的夹持，但也会在胎儿面部留下印记，并且在使用产钳调整胎位时会增加产道损伤的机会。实心叶片的产钳规避了这些风险，但在有难度的胎位调整过程中常出现滑脱现象，所以配有半开窗叶片的产钳是解决以上问题的一种尝试（凹槽朝向胎儿，光滑面朝向产妇）。回顾性分析显示手柄上不管是有螺口（Simpson 产钳）还是光滑的（Delee 产钳）在使用中都没有显著的差异，或者纯粹看个人的喜好。在今天，大多数这些差异在临床工作中的重要性越来越低了。

三、产钳助产的传统分类

许多经过深思熟虑的经典产科教材既分析了个人的经验又参考了众多的产科文献，在此基础上形成以下广为人知的产钳助产的传统分类[21-25]。

（一）出口产钳

出口产钳适用于以下情况：在产道口能看到胎儿头皮，胎头抵达盆底，但先露部未拨露，胎儿矢状缝位于产妇骨盆的前后径上（图 23-4）。

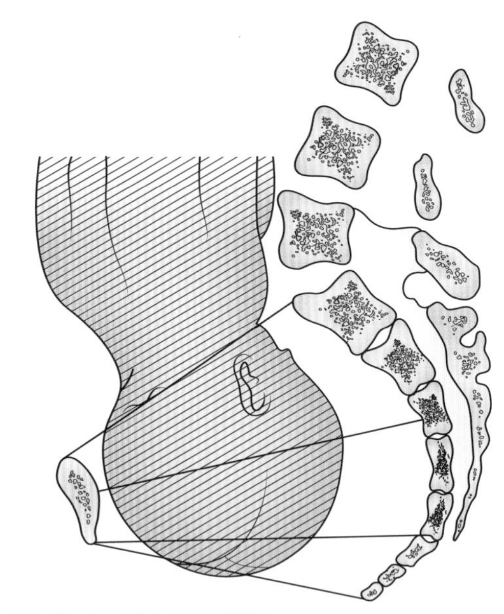

▲ **图 23–4　胎头深度衔接**

胎儿矢状缝已转至骨盆出口前后径，后囟门位于耻骨联合正下方；此时可行出口产钳操作（引自 Burger K，Operative Obstetrics，Budapest，Hungary：Franklin Co，1927）

（二）中位产钳

胎儿先露部的双顶径已通过骨盆入口平面。当胎头已经衔接但未达到出口产钳的适用指征时，可以考虑实施中位产钳。在分娩过程中，如果在这种情况下任何使用产钳调整胎方位的操作都应视为中位产钳助产。所谓“中低位产钳”是不严谨的，应不再使用（图 23-5）。

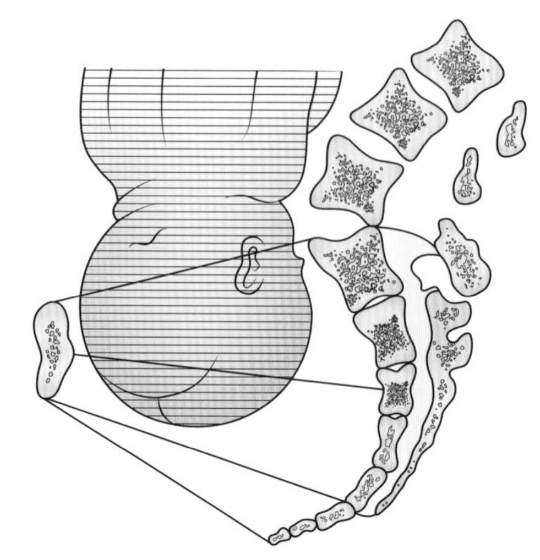

▲ **图 23–5　胎头最大径线已经通过骨盆入口平面**

此时进行的产钳助产被定义为“中位产钳”（引自 Burger K，Operative Obstetrics，Budapest，Hungary：Franklin Co，1927）

（三）高位产钳

在胎头完全衔接前进行的产钳操作都被称为“高位产钳操作”。高位产钳助产从来都是不受认可的（图 23-6 和图 23-7）。

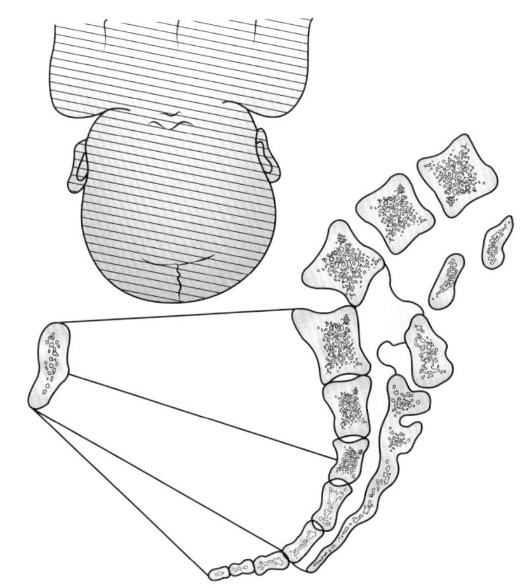

▲ **图 23-6　胎头在远高于骨盆入口平面的水平（大约距离坐骨棘水平 5cm 以上）**

此时尝试行产钳助产需要高位产钳技术，这在临床上是绝对不可取的（引自 Burger K，Operative Obstetrics，Budapest，Hungary：Franklin Co，1927）

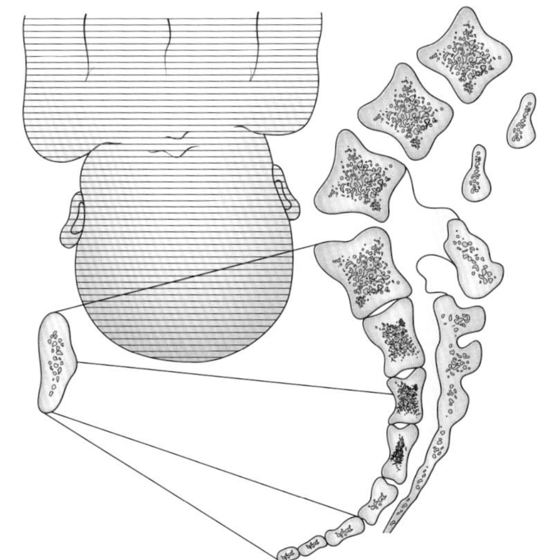

▲ **图 23-7　胎头的最大径线刚刚进入骨盆入口平面**

根据英格兰的医学术语，称为刚刚“衔接”；在这个点上行产钳助产也被称为“高位产钳助产”，仍然是不可取的

四、产钳助产的现代分类

产科医生首先要保证产妇和胎儿的安全[24，26-37]，有报道仅用产钳牵引助产和用产钳牵引的同时旋转 45° 以上，结局有着明显的差异。1989 年，美国妇产科协会母胎医学产科委员会[38]重新修订了产钳助产的定义，也是目前最新的关于产钳助产的定义。

1. 胎先露的位置　这是对胎头先露最低点的骨质部分与产妇坐骨棘水平相对位置的估计值，常以厘米为单位。在界定中位产钳时，对胎头衔接的水平要求精确的评估。胎头先露部的衔接肇始于双顶径通过骨盆入口平面，完成于胎头先露最低点的骨质部分达到或低于产妇坐骨棘水平（S^0 或者更低）。

2. 出口产钳　出口产钳的使用指征：①在产道口可以看见胎儿头皮，但胎头未拨露，②胎儿颅骨到达盆底水平，③胎头矢状缝位于骨盆前后径上或者胎方位为左枕前、右枕前或枕后位，和④胎头已压迫会阴体。在这种情况下，已经没有可能让胎头旋转 45° 。没有文献报道出口产钳助产和自然阴道分娩对围生期的母儿预后有影响，也没有数据证明在盆底水平旋转胎头 45° 对母儿结局有影响，出口产钳也不会引起术后病死率的上升。在这些情况下产科医生需要行出口产钳以缩短第二产程。

3. 低位产钳　当胎头先露部到达 S^{+2} 或更低位时可行低位产钳助产。低位产钳可细分为两类：①将胎方位旋转 45° 或更小角度（例如将左枕前位转为枕前位，或将左枕后位转为枕后位）；②将胎方位旋转超过 45° 。

4. 中位产钳　当胎头已经衔接但胎先露的最低点在 S^{+2} 以上时进行的产钳操作称为中位产钳助产。在某些特殊情况下，比如突发的胎儿窘迫或者产妇的严重产间并发症，对胎先露在 S^{+2} 以上可行中位产钳助产，同时做好一旦产钳助产不成功行紧急剖宫产的准备。无论母儿出现任何状况，产钳助产都不应该用于胎头未衔接或宫颈未完全消退的情况。

这种全新的分类并不能规避产钳助产过程中固有的风险。另一方面，这种分类法将相对低风险的产钳助产（将胎头沿垂直轴线旋转不超过 45°）从原来中位产钳中分离出来，并称为“低位产钳”。

五、产钳助产的适应证

产钳助产的使用指征来自胎儿或者产妇（ACOG 围生期管理指南 2012，190 ～ 192 页）。胎儿方面的指征主要与胎儿宫内窘迫相关，例如 3 类的胎心监护图形，2 类的胎心监护图形但对保守治疗措施无效、短期内无法自然阴道分娩，或者有胎盘早剥的征象等。产妇方面的指征就更多了，最常见的就是第二产程胎头下降停滞、持续性枕后位、母体疾病需缩短第二产程（例如母体心脏病）等。预防性的或者其他目的的产钳助产现在看来只有历史意义了[39]。

六、产钳助产需要的辅助条件

对于产科团队的领导者来说，他有责任对可能进行的产钳助产所需的条件进行检查，以确保能安全的操作。需要的条件如下。

1. 产妇的骨产道必须准备充分，没有头盆不称的证据。
2. 胎头必须已衔接。
3. 宫颈必须完全消退并打开。
4. 胎方位和胎先露位置已查清楚。
5. 产妇的骨性结构及软组织没有阻挡产道（例如肿瘤或者前置胎盘）。
6. 胎膜已经破裂。
7. 膀胱和直肠已排空。
8. 有进行正确部位充分麻醉的条件。

对产钳助产来说以下是同等重要的操作：①胎儿脑积水；②胎方位不清楚；③面先露、颏后位；④额先露；⑤胎儿先露部未衔接；⑥宫颈未完全消退；⑦产妇骨盆内聚（或者胎儿为巨大儿）；⑧产科团队的领导者缺乏产钳助产的经验。

七、产钳助产的操作过程

（一）出口产钳

为了避免重要步骤的疏漏，产科医生行产钳助产时应该按照既定的、不变的流程操作。经过一段时间的培训，这套流程将变得娴熟自如。在这里，作者将详细地讲述这套流程，之后不再赘述。流程中使用核对表将很有帮助，在分娩后还可以将它放在病历记录里。有些核对表已经公开出版，包括 ACOG 第 154 号公报[24]，皇家妇产科学会（RCOG）的绿头指南第 26 号，达特茅斯（Dartmouth）和 USCF 的助产培训课程。

在操作进行前，产科医生应该再次检查确认产钳使用指征合理，各项条件具备，确保产钳助产的决定正确，并与产妇沟通。产妇应该位于产床上，呈膀胱截石位，臀部稍突出于产床边缘外。产妇应有充分的局部麻醉、手术视野彻底消毒，披上病号服，准备无菌条件下的分娩。再次阴道检查，确认胎方位和先露部位置。如果行出口产钳助产，胎儿必须是头先露，其矢状缝应位于骨盆的前后径上，或者向左右两侧偏离不超过 45°。枕骨和后囟门应位于耻骨联合正下方。胎头应该在产道口可见，但尚未拨露，先露部位于 S^{+4}（也就是说在产妇坐骨棘水平以下 4cm 处）。

握住扣合的产钳，不置入产道，假设此时胎方位为枕前位，胎儿先露及骨盆条件都很完美，将产钳放在会阴体上方，模拟夹持胎头先露的位置（图 23-8）。如果是在胎头的枕颏径方向放置，产钳应该紧贴双侧顶骨，并将产钳的下凹的边缘对着枕骨。左叶产钳应挨着骨盆左侧壁，右叶产钳应挨着骨盆右侧壁，两叶产钳的下凹边缘对向耻骨。产钳的最大径应与胎头矢状缝垂直，与骨盆出口横径平行（或者几乎平行）（图 23-9）。

先放置左叶产钳。左手握住左叶产钳柄部，靠近产妇的右侧腹股沟。将右手手指放在产道中，介于胎头和左侧阴道壁之间（图 23-10）。随后将左叶产钳沿 5 点钟方向轻柔置入右手指和胎头之间。将产钳柄部慢慢转向水平位并向中线靠拢，同时产科医生右手将产钳叶片慢慢挪向胎头先露的左侧，使其走向与枕颏径一致。在产科医生将手指抽离后，产钳将置于胎儿左顶骨与左侧骨盆壁之间。此时操作者可以松开产钳，让助手固定位置（图 23-11）。

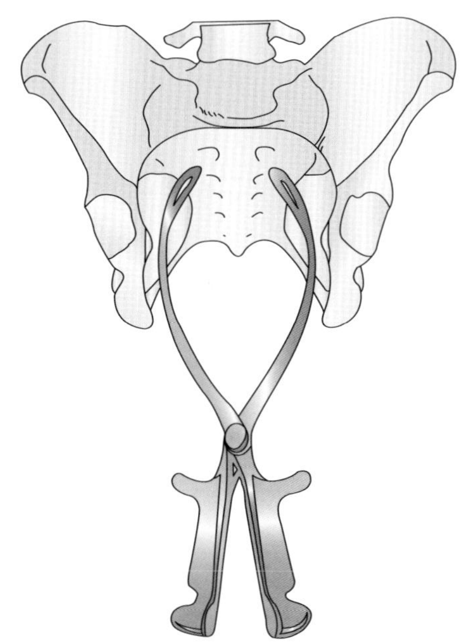

▲ 图 23–8　考虑如何将产钳放置在骨盆横径上（参考 Ernst Bumm 的原创图）

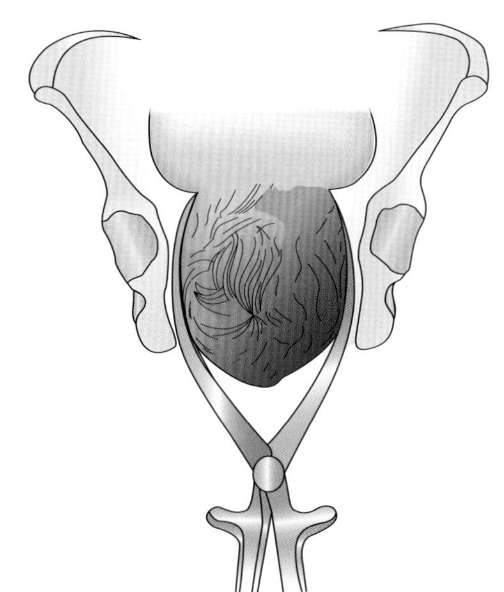

▲ 图 23–9　正确的将产钳放置在骨盆横径上（参考 Ernst Bumm 的原创图）

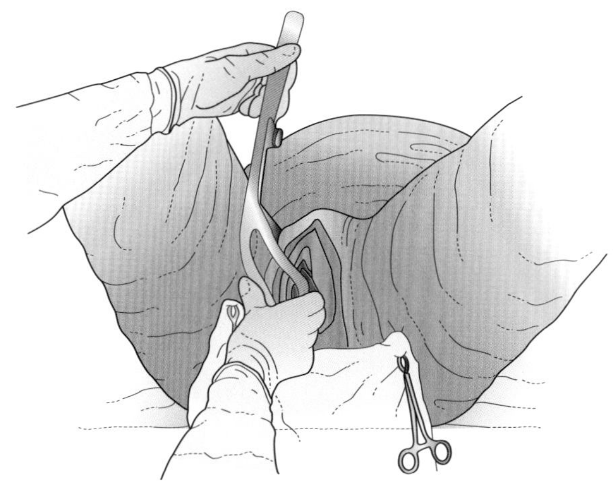

▲ 图 23–10　介绍产钳助产中左叶产钳的放置方法
引自 Burger K，Operative Obstetrics，Budapest，Hungary：Franklin Co，1927

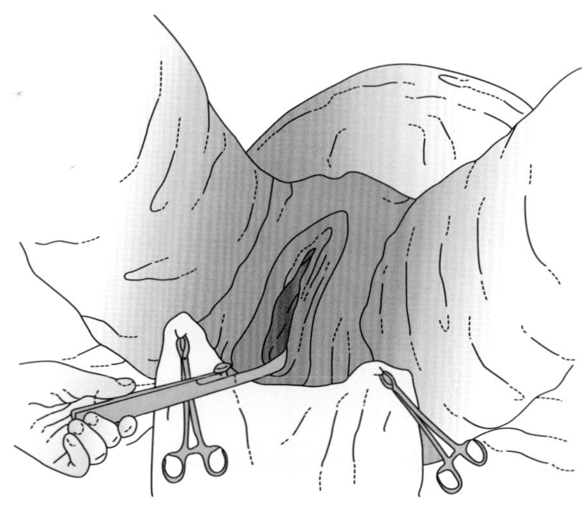

▲ 图 23–11　左叶产钳已经放置到位，可交于助产固定
引自 Burger K，Operative Obstetrics，Budapest，Hungary：Franklin Co，1927

右手握住右叶产钳柄部，靠近产妇的左侧腹股沟。将左手手指放在产道中，介于胎头和右侧阴道壁之间。随后将右叶产钳沿 7 点钟方向轻柔置入左手指和胎头之间（图 23-12）。将产钳柄部慢慢转向水平位并向中线靠拢，同时产科医生左手指将产钳叶片慢慢挪向胎头先露的右侧，使其走向与枕颏径一致。在产科医生将手指抽离后，产钳将置于胎儿右顶骨与右侧骨盆壁之间(图 23-13)。此时将产钳的左右叶锁定(图 23-14)，如果放置是正确的，锁定就很容易；不应该用暴力将两侧柄部锁定（图 23-15）。

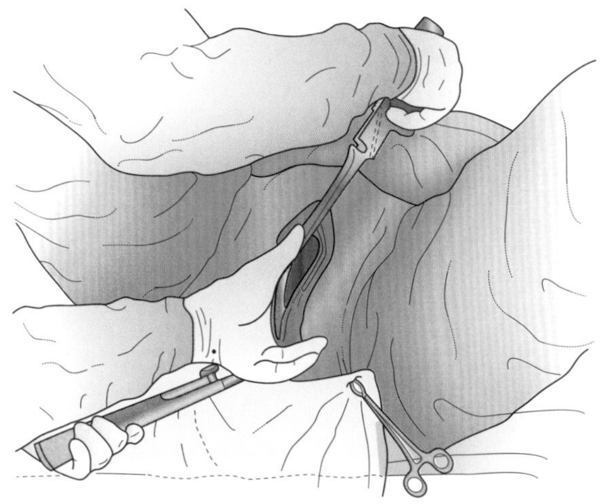

▲ 图 23-12　放置右叶产钳
引自 Burger K，Operative Obstetrics，Budapest，Hungary：Franklin Co，1927

从常规来说，应该间断听诊胎心率，行阴道检查，确认在产钳和胎头之间没有障碍物存在，包括脐带、宫颈或者胎膜。再次检查产钳的位置，如果产钳叶片稍有偏离，可将产钳解除锁定，两叶产钳重新定位，将一叶产钳朝向枕骨微调，另一叶产钳朝向胎儿面部微调。调整好后，轻轻牵拉产钳，应该能看到先露部位的稍许下降（图 23-16）。

如果有如下的情况出现，一定要进行完整的再评估流程。

1. 双叶产钳锁定困难或无法锁定。
2. 试着牵拉产钳，胎先露无进展。

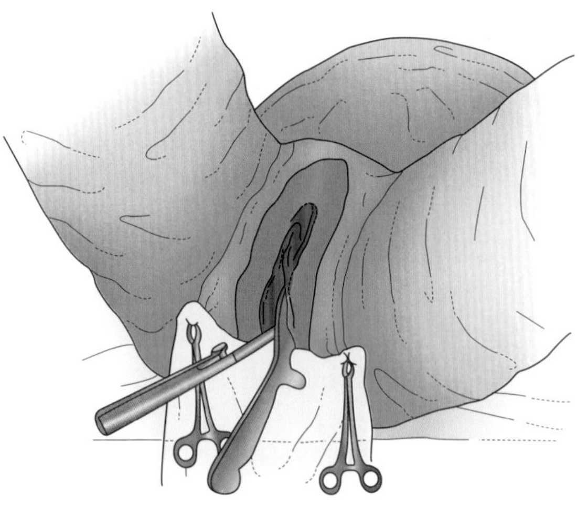

▲ 图 23-13　右叶产钳已经放置到位，两叶之间未锁定
引自 Burger K，Operative Obstetrics，Budapest，Hungary：Franklin Co，1927

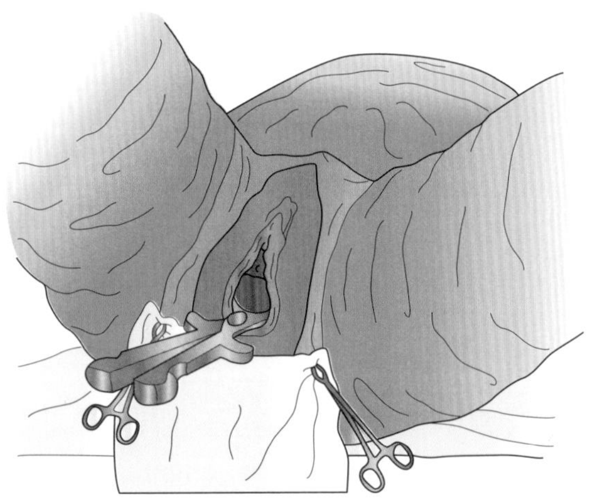

▲ 图 23-15　两叶产钳锁定后，叶片应该位于胎儿双顶径上
引自 Burger K，Operative Obstetrics，Budapest，Hungary：Franklin Co，1927

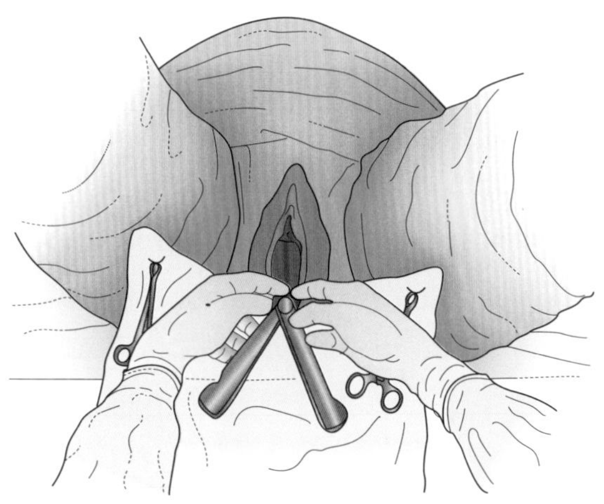

▲ 图 23-14　当两叶产钳调整到同一水平后将两者锁定
引自 Burger K，Operative Obstetrics，Budapest，Hungary：Franklin Co，1927

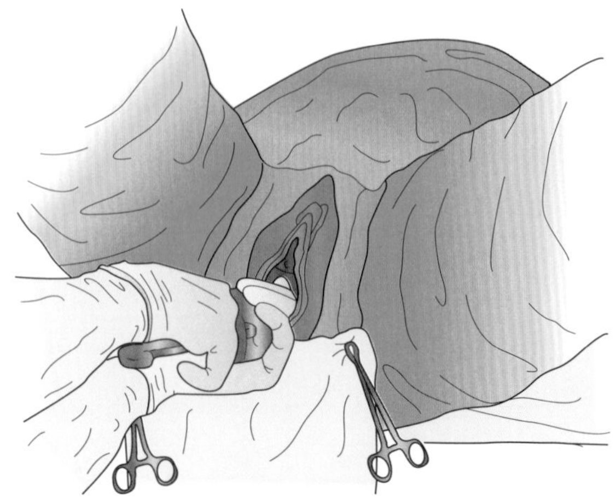

▲ 图 23-16　牵拉产钳，注意手的位置
引自 Burger K，Operative Obstetrics，Budapest，Hungary：Franklin Co，1927

3. 阴道检查发现操作有差错。

这些问题可能提示：①对胎方位的判断有误。②产钳操作错误。③有之前未发现的头盆不称（包括巨大儿 - 可能导致肩难产）。④产钳和胎头之间可触及宫颈组织（宫颈未完全扩张）。⑤子宫出现病理性缩复环。

如果前述的步骤均进行得很顺利，操作者可以准备牵引胎头。操作者应坐在结实的凳子上，双手握持产钳，一手放在柄部，另一手放在锁扣部。注意不要用力挤压手柄的末端。每隔 1 ～ 2min 可间断性向下牵引胎头，每次持续 30s。在两次牵引的空隙，解锁产钳叶片，释放对胎头的压力。每次牵引后均应听诊胎心率。可能的话，每次牵引均应在宫缩期间进行，同时指导产妇向下屏气用力。产钳牵引的方向应该与产道轴一致（图 23-17）。开始时，产钳牵引的方向应向外、朝向直肠方向直到胎头的颈部上段出现在耻骨联合下方。运用此手法（Saxtorph-Pajot 手法）时，操作者握住产钳柄部的手持续向外牵引，另一置于锁扣部的手则给予向后方的力矩。当胎头枕部达到耻骨联合下方时，胎头余下部分将仰伸娩出，产钳在撤除之前应引导胎头娩出（图 23-18）。一旦胎儿面部在会阴显现，迅速将产钳撤除。另一个撤除产钳的时机是胎头位于耻骨联合下方时，可按照放置产钳的相反顺序撤除，先撤除右叶产钳，随后胎头可以 Ritgen 手法娩出。早一步撤除产钳可让产道多出 0.5 ～ 0.75cm 的空间让胎头通过，这在有些情况下对胎儿娩出很重要。在过去，几乎所有的初产妇和大多数经产妇在行产钳助产前均会行会阴切开术。在最近 ACOG 关于阴道分娩手术助产的实践指南和 Murphy 等[40]发表的前瞻性研究结果不建议将会阴切开常规运用于阴道助产，是否行会阴切开应根据临床医生的判断。对何时决定行会阴正中切开或侧切将在本书的其他章节再次讨论。

在产钳助产结束后，应对产道、宫颈、外阴和子宫仔细检查，除外软组织的撕裂伤。一旦有撕裂，应马上修补，除非伤口非常表浅，无出血，也不影响美观。为了更好地评价产钳助产是否成功，操作者应该检查新生儿并在病历上记录任何看见的损伤。最好能记录详尽的助产笔记，对整个操作的过程进行回顾，如决定行产钳助产的原因、使用产钳的型号、造成的损伤和修补、是否行会阴切开等。

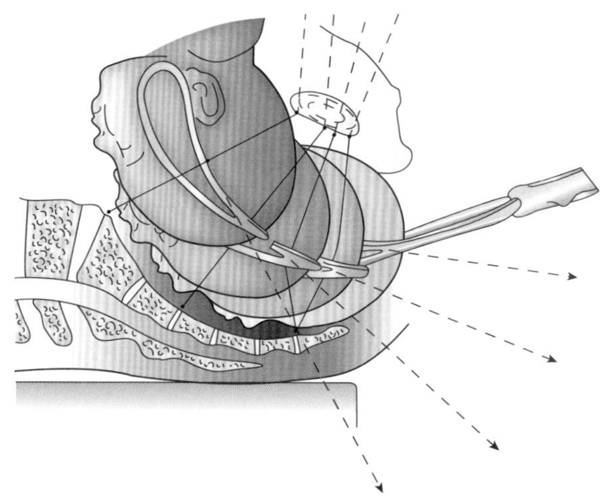

▲ 图 23–17　产钳助产过程中牵引方向的变化
引自 Hale R.，Dennen' s Forceps Deliveries，Washington，DC：American College of Obstetricians & Gynecologists，2001

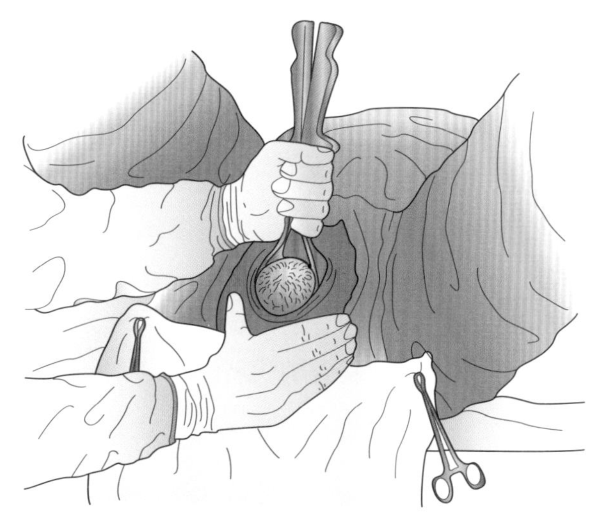

▲ 图 23–18　使用产钳行阴道助产
在绝大多数临床病例中产钳助产前行会阴切开术（引自 Burger K，Operative Obstetrics，Budapest，Hungary：Franklin Co，1927）

（二）低位和中位产钳

如前所述，如果胎头先露部在盆底水平以上而又需行旋转胎头改变胎方位时，此时进行产钳助产相比于出口产钳将带来对母儿的巨大风险。对这一问题作者将做详细的讨论。

（三）评估骨盆的大小和结构

在临床上，如果发现子宫收缩乏力（例如继发性宫缩乏力），骨盆腔的容积和参数是产科医生做出临床决策的重要依据。相对头盆不称的产妇，其产程常在胎先露降至 S^{+2} 或更高的位置时出现停滞。如果出现了明显的胎头塑形，应该考虑先露的下降受到了阻碍，此时胎头的最低点就没有参考价值了。在有些病例中，即使胎头最低点达 S^{+2}，胎儿双顶径可能仍在骨盆入口平面以上，而胎头尚未衔接。骨盆的结构可能决定了先露能到达的位置和分娩的结局。对正常骨盆来说，内旋转通常在胎头着冠时就自然完成了。对类似男性的骨盆来说，因为骶骨平直、双侧髂骨内聚，胎儿枕部无法自如地完成内旋转，胎儿只能试着将先露部旋转进入骨盆入口，而这只会让胎头更难通过。另一方面来说，对类人猿型骨盆来说，胎头转至枕前位并让胎头先露与盆腔轴线一致将最大程度适应产道，有利于分娩[41]。所以对所有骨盆构造来说，记住一点很重要：即使骨盆入口平面很宽裕，如果双侧髂骨内聚和（或）骨盆前后径偏小，仍会造成中骨盆腔的相对头盆不称；同时如果要求阴道分娩的临产孕妇在孕中期增重明显——这常被称为“甜蜜的负担”的“经产妇陷阱”——将导致正常的产科干预延后。这些要点对于一位产科医生手持器械准备阴道助产前必须要清楚。

（四）评估子宫收缩力和腹肌肌力

在除外头盆不称的因素后，产程停滞（即胎头无法完成内旋转和胎先露持续不降）的原因应首先考虑产力不足，不管是继发性宫缩乏力还是腹肌力量不足，均会造成胎头下降停滞。腹肌力量不足可能是先天性的或者因某种疾病导致的（如脊髓灰质炎、脊髓横断症），又或者是医源性的（如产妇镇痛过深、痛觉传导阻滞），甚至有可能是产妇体力耗竭。在这种情况下，如果在静脉使用了缩宫素刺激子宫收缩，并采取各种预防措施和常规操作后产程仍然停滞，产钳助产是一种更好的选择。在绝大多数病例中，产钳助产都能取得期望的结果——胎位转为枕前位、胎头先露有明显下降——胎儿可能自然分娩，也可能使用出口产钳稍稍旋转胎方位后娩出。

有些病例中，产妇盆底组织的抵抗力（肛提肌的肌力）出现了减弱，这可能是产妇先天性的或者获得性的神经肌肉传导的缺陷（常见于多次分娩、充分拉伸的经产妇），或者是某些不当的治疗导致。在这些病例中，胎头的完全俯屈和内旋转可能要延迟到胎先露位于盆底水平并着冠时才能完成。盆底功能不全除了造成盆底结构缺陷外，也可能会使胎头内旋转时转至正枕后位。对于正枕后位，无论是自然分娩还是产钳助产，均应先运用产钳转至枕前位。

（五）枕前位的产钳助产

枕前位的低位和中位产钳助产需要的手法与前述出口产钳助产类似（图 23-19 和图 23-20）。因为胎先露位于骨盆的高位，所以胎儿与产妇的软组织受损风险——牵引产钳时对胎头的挤压和对产妇未充分扩张产道的撕裂——均较前增加。实际操作产钳助产所需的时间可能会很长，因此每次宫缩牵引产钳后都应监测胎心率。当胎头在盆底水平以上时，操作中始终保持牵引方向与骨盆轴线（Carus 曲线）一致是很困难的。Saxtorph-Pajot 手法：对于高于出口产钳的助产，应设法让使用者清楚产道轴线的走向，这会很有帮助。使用这种思路设计的设备包括 Bill 手柄[8]，它可以安置在任何标准产钳的锁扣部横向的挡把处；又如 DeWees 产钳，本身就有按照产道轴线设计的手柄；再如 Hawk-Dennen 产钳，它的锁扣部的结构将柄部的走向与产道轴线合为一体。

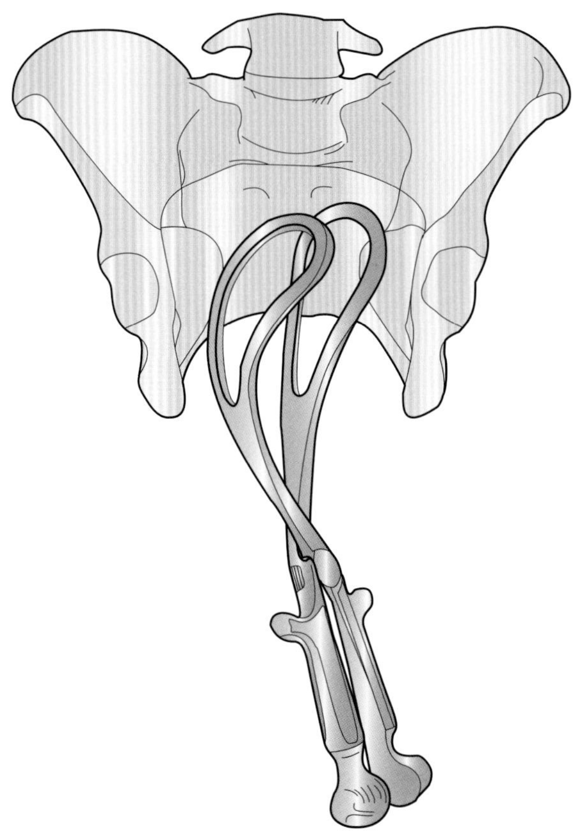

▲ 图 23-19　产钳在放置入骨盆左斜径前的方向（参考 Ernst Bumm 的原创图）

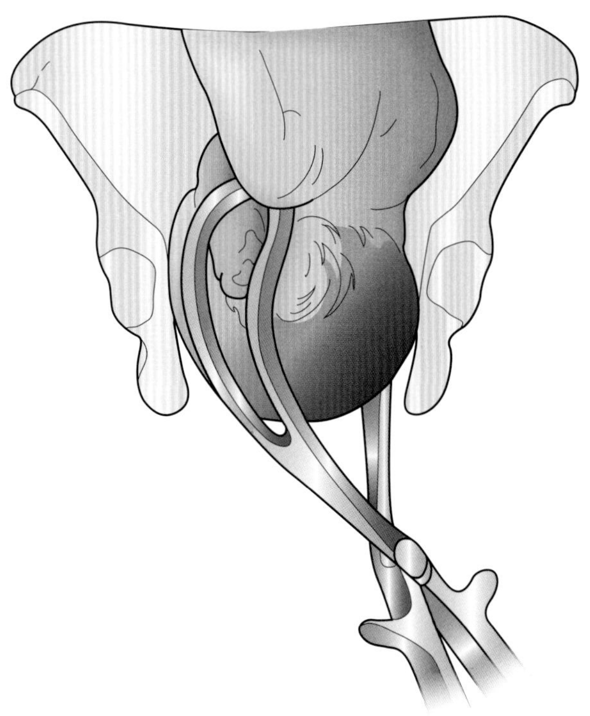

▲ 图 23-20　产钳放置在骨盆左斜径时的实际操作情况

此时胎方位是左枕前位（参考 Ernst Bumm 的原创图）

（六）枕横位的产钳助产

除非产妇的骨盆是类人猿型或内聚型骨盆，通常来说胎头都是以枕横位衔接并下降的。如果做腹部查体，这种情况下胎儿呈纵产式，胎头位于耻骨上或正对耻骨的下方，胎背位于产妇腹部的侧面，胎儿的肢体位于另一侧面，可以清晰地扪及。胎头突出的前额部可以在肢体一侧触及，胎心可以在胎背一侧听到。

在阴道检查时可以扪及胎头的矢状缝位于产妇骨盆横径上（或者有稍许的偏移）。在胎背的相同一侧可以扪及小的后囟门——如果胎方位是左枕前位，后囟门就位于产妇的左侧；如果是右枕前位，后囟门就位于产妇的右侧。前囟门和囟缝位于产妇骨盆的对侧。如果胎儿先露部很好地完成俯屈，那么枕骨部将低于额部；如果俯屈完成欠佳，枕骨和前囟缝将位于骨盆的同一水平线上。

一般来说，胎儿枕横位是因为胎头先露部持续下降遇到盆底肌肉的抵抗而形成的；接着胎头枕骨向前方旋转 90°（右枕横位沿顺时针旋转、左枕横位沿逆时针旋转），以便以枕前位分娩。偶尔，不发生旋转，先露部的矢状缝被固定在出口横径上；更少见的是，枕骨向后旋转 90° 呈枕后位。如果初产妇经过 1h 或经产妇经过 30min，枕横位始终无法纠正并且胎儿先露部持续不降，就可诊断持续性枕横位。此时应该重新评估产妇的状况是否能经阴道分娩。

如果产妇被除外相对头盆不称，骨盆结构也没有问题，规律的宫缩仍无法促使枕横位自动转为枕前位，就应该考虑行人工干预转动胎位了。传统上，持续性枕横位是行产钳助产的重要指征。

持续性枕横位原则上用传统的产钳就可以。因为必须先旋转胎方位，所以拥有长的、手柄相互交叉的产钳可能更合适；相对来说，手柄分离并相互平行的产钳可能会过度的扩张或撕裂产妇的会阴和产道的软组织。对不同程度的胎儿头不均倾的情况，可滑动锁扣的产钳更有用。通常在先露部的前方先放置产钳叶片，可以有效避免上抬先露部，否则有可能造成骨盆出口前方有限空间的进一步缩小和胎头位置的滑脱。将产钳的一叶放置在胎儿面颊部，另一叶顺着胎儿与直肠间隙放置在后方，此时的胎头位置就被固定了。固定住产钳的锁扣，再次以胎头的骨性标志检查产钳的位置。然后握住产钳手柄部以较大的弧度向耻骨方向转动 90°（右枕横位沿顺时针旋转、左枕横位沿逆时针旋转）。如果使用的是传统的产钳的话，因为骨盆轴线走向的问题，大角度的转动是很有必要的。如果产钳的柄部本身与骨盆轴线重合的话，产钳叶片末端较宽，易造成损伤；此时旋转只要让产钳叶片末端沿着轴线旋转一个小的角度即可。一旦旋转完成了，应立即检查胎方位，确保胎头矢状缝仍保持在产钳的中线上；如果需要，产钳的位置可以微调一下。随后可如前述牵引并助产娩出新生儿。

旋转胎头时不应使用暴力。塑形较重的胎头先露部入盆很深，操作的空间较小，此时需要将胎头略向上方抬起以方便旋转胎头（Bill 手法），但需注意不应使胎头的位置发生显著的变化甚至不再衔接。旋转时遭遇的阻力可能与胎头未完全俯屈有关。使用暴力旋转胎头将对胎儿颅骨产生剪切力，目前无法评价它会造成多严重的后果。所以知道在什么时候可以用力旋转胎头和（或）牵引胎头，什么时候应该停止用力，什么时候放弃产钳助产决定剖宫产，这些都需要丰富的临床经验和临床智慧。

有些特殊的器械设计时即考虑用于解决枕横位的一些特殊情况[14, 42]。Kielland 产钳专用于夹持各种骨盆情况下的胎儿双侧顶骨并旋转胎头，它取消了骨盆轴线的设计，提供一个可滑动的锁扣部用于纠正胎头不均倾。如果一个正常骨盆或类人猿型骨盆产妇发生枕横位，可以选择采用 Kielland 产钳。如果产妇的骨盆是均小型或扁平型，而且先露部的下降一直是满意的，则不推荐采用这种产钳助产。应杜绝在枕横位的胎方位下不旋转胎头而直接牵引、行产钳助产！在这种情况下，位于前方的产钳叶片将紧贴膀胱后壁，如用力牵引极易发生膀胱、尿道的损伤。

将产钳前叶反着放置的方法是由 Kielland 首先描述的[14]，他的初衷是在狭窄的骨盆腔中充分利用子宫下段胎儿肩部与先露部形成的三角区域。在产妇体外将产钳的一叶摆成与最后的位置相反的方位，产钳柄部突出的标志物指向胎儿枕骨。然后在手指的指引下将产钳前叶反着放入，叶片沿胎儿前方的顶骨边缘在子宫下段宫颈内侧滑入，叶片的头曲向上。（因为叶片是反着放置的，所以在这一步时柄部突出的标志物是对着前囟门的。）轻柔地将叶片滑入子宫，直到出现阻力，叶片开始自动转向。握住柄部，充分利用叶片的弯曲弧度，以锁扣部为轴将叶片旋转 180°，使叶片朝向胎儿面部。在旋转完成后，产钳叶片将紧贴胎儿上方顶骨放置。产钳后叶应该借助骶骨前间隙放置，将另一手的手指放入阴道内指引，确认在产钳和先露部之间没有宫颈组织。一旦两叶产钳均放置完成，应将两者锁定；在这个过程中，任何不均倾的胎头位置将被纠正。再次以胎儿的骨性凸起为标志检查产钳放置的位置。因为 Kielland 产钳没有显著的骨盆轴线弯曲，旋转胎头应该有角度的限制，一般旋转 90° 使胎方位呈枕前位。一旦旋转胎头完成，Kielland 产钳完成了第一项功能，接下来就可以像传统的产钳一样牵引胎头进行产钳助产了。产科医生应该意识到 Kielland 产钳没有骨盆轴线弧度，所以在行中位产钳助产时，应在骨盆水平面向下 45° 牵引胎头，这样才能顺利分娩出胎儿。

这项侵入性的操作可能潜在的问题包括产妇软组织损伤（特别是子宫下段），胎盘附着部位损伤和脐带损伤。如果在放置产钳的过程中遇到阻力，就不应该继续向前移动产钳。在反向放置产钳并旋转前叶产钳时，如果产钳在子宫前壁下段旋转的角度位于产妇耻骨联合上方，操作者将感觉到旋转的动作很顺畅。某些产科医生偏好使用传统的产钳，同时操作技术不熟练，结果在这个问题上就犯了错误。虽然传统产钳规避了在子宫内放置和操作产钳前叶的风险，但它也牺牲了 Kielland 产钳处理持续性枕横位时的巨大优势，而这种情况常发生在一些骨盆横径不宽裕的产妇身上。

一般情况下，枕横位的分娩过程中，胎头都可以枕横位下降到产道口，但如果枕横位发生在一个扁平骨盆的产妇身上该如何处理。Barton 产钳是现存的可以解决这个问题的产科器械，它可以帮助枕横位的胎头下降并行产钳助产（图 23-21）。它的前叶由铰链与柄部相连，可以从枕骨经由骼窝到达前部的顶骨上方，在耻骨联合的下方夹持住顶骨。如果胎头呈后不均倾位，巴顿产钳的前叶可以直接放置在前部顶骨上方。然后将一手置入阴道内，引导后叶产钳沿骼窝放入，放好后将两叶锁定。想要安全地使用巴顿产钳进行助产，操作时必须通过产钳的手柄——这是巴顿产钳的主要部分——给予牵引力，牵引力必须与骨盆轴线的方向一致，不能朝向膀胱底部。在有些枕横位的产妇，胎头可以横位娩出。但一般情况下，当胎头到达耻骨弓下方并开始着冠时，他将自动向枕前位旋转，此时可以在产钳手柄上施加一个较大的角度帮助胎头旋转 90°，旋转完成后，如果撤除产钳胎儿常自然娩出。

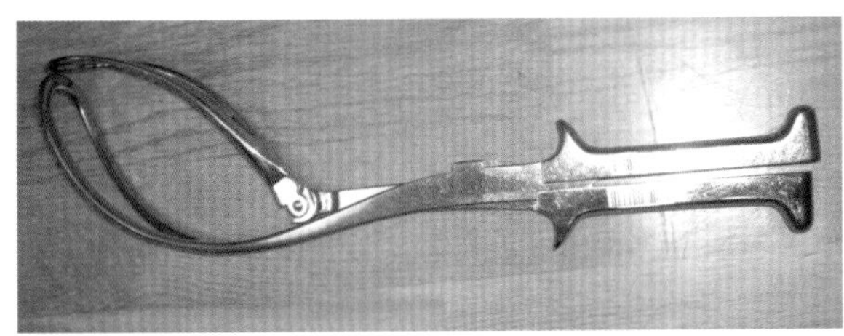

▲ 图 23-21　巴顿式产钳，前叶以铰链连于柄部

（七）枕后位的产钳助产

枕后位在阴道分娩中的发生率为 15%，头盆不称是常见而棘手的原因。持续性枕后位常见于骨盆出口横径较小的产妇，分娩机制可能正常，但骨盆是类人猿骨盆或男性骨盆。枕后位也可能发生在坐骨棘突出、前盆腔空间小、骨盆侧壁内聚的情况下。

骨盆侧壁和骶骨平直，所有这些都限制了胎头向前的旋转。经腹部检查时，枕后位的表现常为胎背位于产妇的侧腹部，常常扪及不清；胎儿肢体在产妇的前腹壁可扪及；胎心在产妇的另一侧腹部、相对胎背的另一侧听诊更清晰。经阴道检查时，胎头的矢状缝在产妇盆腔的斜径上。小囟门位于后方，可能偏右（右枕后位）也可能偏左（左枕后位）；前囟门位于骨盆斜径相对的象限内。因为持续性枕后位常伴有胎头俯屈不全，前后囟门常位于相同的骨盆平面。枕后位时先露部的塑形和延长一定程度上使枕额颈缩短，同时加长了颏下前囟径。经阴道胎方位检查常受到胎头塑形和颅骨重叠的影响，难以扪清颅骨的骨性标志，可能需要根据胎耳的位置及耳廓的朝向方能确认胎方位，必要时可能需要超声检查。

大多数枕后位病例的自然演变过程是在胎先露到达盆底并发生深度俯屈时胎头自动向前旋转 135° 到达枕前位。在有些病例，胎头会旋转一个较小的角度如 45° 进入骼窝，而转成了正枕后位。自然分娩或产钳助产在这些胎方位均可能发生。

持续性枕后位干预的指征是胎头下降停滞或第二产程延长[42, 43]。如果有头盆不称的证据，可以行剖宫产结束妊娠。如果要试行阴道助产，一定要了解骨盆径线是否足够，要制定一个阴道助产的机会。如果骨盆的出口横径不足，例如类人猿骨盆或男性骨盆，就不要试图旋转胎先露或让它经过不宽裕的径线分娩，而应该就以枕后位助产娩出。手转胎头技术仅能用在胎先露到达盆底水平且骨盆各径线均宽裕的情况下。

非常多的工具和操作手法被设计用于枕后位的产钳助产，远大于其他胎位异常的情况，但现在只有其中的一小部分仍被用于临床[41-45]。

最简单的操作就是让先露部以枕后位娩出，不进行任何的胎头旋转。如果胎头下降到盆底即将拨露，可以使用传统的出口产钳，夹持住双侧顶骨，让叶片的内凹面对着胎儿的面部。如果产钳的叶片细长而尖锐或者其叶片头部曲线呈卵圆形将能更好地适应挤压后塑形严重的胎头；Simpson 式或者 Elliott 式产钳就适用于这种情况。向后牵引产钳手柄使胎头的前额位于耻骨弓下方。当手柄向上抬起时，胎头的枕骨将依靠向前的俯屈紧贴并挤压会阴体。这种情况在临床工作中常出现，因为胎头娩出的径线较大，如要通过会阴体必须行会阴切开术。切开会阴后，随着持续的牵引，胎儿的鼻子、面部和下颌将依次通过耻骨联合下方顺序娩出。

Kielland 式产钳有一个特殊的功用，如果需要可以旋转胎头。将手柄上的竖线标志对准胎头枕骨，这样就能保证产钳反向放置并保护产妇的产道安全。产钳叶片的放置需要前面讲到的技巧，通常先放置后叶产钳，防止胎头再次向后转。沿着产钳叶片连接处的方向，手掌带动前臂向下转或转成反掌的位置。一旦转到枕前位，可以换成传统产钳继续阴道助产直至胎儿娩出，也可以继续使用 Kielland 式产钳，不过需要注意的是，Kielland 产钳没有骨盆轴线牵引时需要在骨盆水平面以下 45° 或更低的位置进行牵引助产。

（八）中位产钳助产

在现代的产钳助产分类中，中位产钳助产是指操作时胎头先露部位于 S^{+2} 以上者。也就是说，因为胎头的未塑形的先露常位于胎头最大平面——双顶径——以下 3cm 处，而双顶径几乎没有进入骨盆入口平面。如果先露部有任何明显的塑形，就存在一种可能性——将先露未衔接的情况误以为可行中位产钳，其实进行的是“高位产钳”，这是被禁止的。在这些病例中，正确与错误往往差之毫厘，谬以千里。如果出现需要“高位产钳”的情况，更谨慎的做法是直接行经腹的剖宫产术。

（九）臀位后出胎头产钳助产

臀位后出头的阴道分娩存在一些潜在的风险，这些风险在其他文献中有详细的描述[46-48]。

虽然几乎所有的产钳均适用于后出头的臀位分娩，但经典的产钳诸如 Simpson 产钳或者 Elliott 产钳没有适应会阴的弧线，牵引时可能会夹持胎体或胎儿颈部，因此有胎儿损伤的潜在风险。有会阴弧线的产钳如 Hawks-Dennen 产钳，或者有骨盆轴线的产钳如 Kielland 产钳，都可以用于后出头的臀位分娩。当然如果单是根据产钳的使用介绍来看，标准的用于后出头的臀位助产的产钳应该是 Piper 设计的[49, 50]。这种产钳（图 23-22）比通常的产钳更长，它的手柄低于锁扣部的长臂，骨盆的轴线较短，锁扣部较长并屈曲。锥形、狭长的产钳叶片，螺旋状的结构，让产钳易于操作并能很好地贴合先露部位。近来，又有一种改良的 Piper 产钳出现，这种新的产钳更短一些，传统的手柄被枢轴锁扣和指纹把手所取代（图 23-23）。

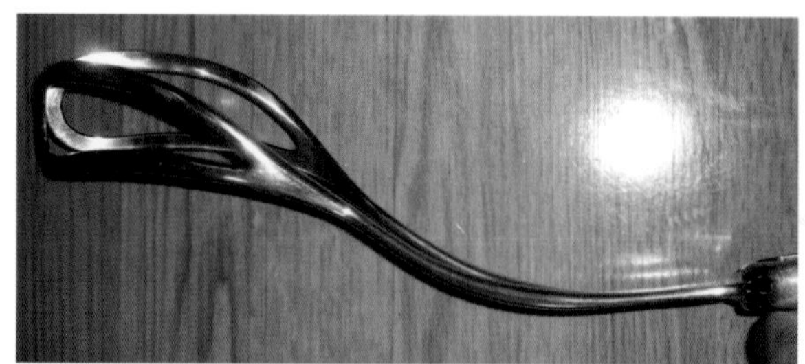

▲ 图 23-22 Piper 产钳

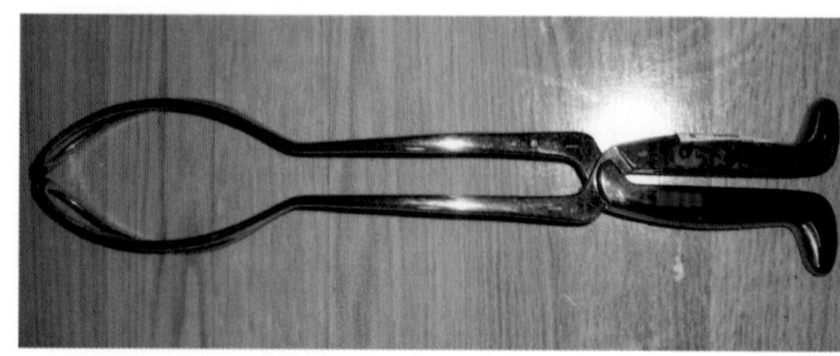

▲ 图 23-23 改良的 Piper 产钳

臀位后出头的产钳只能在胎肩与上臂均娩出后放置，放置时应是胎头位于骨盆且颏部向下，如果胎头位于骨盆入口上方永远不要行产钳操作。后出头的臀位产钳助产的原则有三条：①自下向上放置产钳；②产钳应该在盆腔内放置，而不是单纯放置在双侧顶骨部位；③助产的机制是向上提拉产钳的手柄，让胎头俯曲向外牵引。

一旦胎肩娩出，让一位助手协助扶住新生儿躯干并轻轻向上提拉，但不要向外牵引以免颈部过度仰伸。阴道检查应该能探及胎儿头部深度入盆，胎头最大径位于骨盆的前后径上；枕部位于前方，胎儿面部位于后方。胎儿的上下肢及脐带均已娩出在阴道口外。Piper 产钳使用时总是应先放置左叶，这可以让产钳的两叶在锁定时不用再次交叉。产科医生的位置应该在骨盆的出口水平以下，通常采取单膝跪地的姿势。左手握住产钳的左叶，右手放置在胎头和阴道左后壁之间。然后将左侧叶片置入胎头和右手指之间，即枕颏径的方向上，让叶片边缘凹的一边朝向枕骨，凸的一边朝向胎儿面部。让助手扶稳左侧叶片的手柄。右手握住产钳的右叶，左手放置在胎头和阴道右后壁之间。然后将右侧叶片置入胎头和左手指之间，即枕颏径的方向上。然后将产钳的叶片锁定，再次检查放置的位置。向外、向后牵引产钳直到胎儿颈部位于耻骨联合下方。此时将牵引方向变为向外、向前，胎儿面部及前额将在会阴部以俯屈的方式娩出。胎儿完全娩出通常需要持续牵引产钳手柄至耻骨联合水平以上。注意谨防胎头娩出后从两个叶片之间滑落。

八、产钳助产的现状和观点

（一）产钳助产面临的选择

关于产钳助产的使用历史可以在有关的文献中轻易地查到。产钳刚开始常被用于梗阻性难产、产程延长等，其初衷是抢救孕妇，在人们心中留下了可能造成胎儿损伤或死亡的刻板印象。在那时产钳助产不是阴道分娩的合理选项。

今天，剖宫产所致的孕产妇死亡率已经低于阑尾切除术后死亡率，剖宫产手术已远比之前更安全。不容置疑的一点是，对新生儿来说最安全的分娩方式是在临产前或胎膜破裂前择期行剖宫产术（在运用现代诊断技术消除了胎儿不成熟的风险后）[51]。

这一点在剖宫产后阴道分娩的研究发表后得到了证实[52, 53]。

（二）产钳助产的风险

1. 孕产妇的风险　产钳助产带给孕产妇的风险从一开始就被认识到了。孕产妇的损伤包括阴道黏膜撕裂、侧切口延裂[54-56]、膀胱或尿道损伤、宫颈撕裂、子宫破裂和（或）输尿管损伤等。造成这些严重损伤的主要原因是“高位产钳”助产，而这在近几十年来是被禁止的。剩下的损伤主要发生在低位产钳手术。产科医生正在为区分“简单”和“困难”的产钳助产制定标准，因为产钳助产并不总是会成功。

2. 胎儿的风险　产钳助产中胎儿出现风险常伴随着产妇的较大损伤。胎儿的风险包括面部擦伤和撕裂、头颅血肿、面神经麻痹、颅骨骨折和颅内出血[57-70]，主要发生在低位产钳旋转胎头或者中位产钳操作时。

出口产钳对新生儿没有损伤是有一致意见的[24, 27]。以往认为常规行预防性产钳助产对胎儿有好处，现代的观点已经不是这样了。比较来说，产钳助产对于后出头的臀位分娩更有帮助，可以减少围生儿的死亡率和患病率，其原因可能是宫缩对胎头施加的压力大于对胎肩和胎颈的压力，而压力的突然减除带来的伤害远大于缓步、有控制的分娩。

（三）产钳助产的现状

从 50 年前，产科医生就开始逐步淘汰中位产钳助产[71]。虽然在产科临床实践中还有很多人有不同意见[71, 72]，但这种趋势不断发展并被更多的人所接受[73-75]。中位产钳助产对孕产妇和新生儿都有显著的风险。而孕产妇行经腹剖宫产的风险可能并不大，并且可以通过早期干预、积极处理产程加以减少和避免。新生儿在剖宫产术中的风险并没有增加。同时对于产科医生来说在临床过程中练习产钳助产的机会不可避免地减少了。对产妇和新生儿来说，一位经验丰富的产科医生进行产钳助产能带来最大的安全。大家必须认识到产科分娩方式的转变，并接受由此带来的产钳助产适应证的变化。今天合理的产钳助产的使用范围包括：出口产钳、不需要旋转胎头的低位产钳和后出头的臀位产钳助产。

高位产钳助产在数十年前就已经被禁止使用了。中位产钳助产也已在产科临床中消失不见。沿纵轴 45° 旋转胎头的低位产钳可能很快也会被遗忘，在这个医疗纠纷频发的时代这一进程将大大加快。

在现在的情形下，在临床中操练产钳助产将不再可能得到支持和实现。即使是一位对产钳使用经验丰富的产科医生如果长时间丧失操作机会的话，他的技术也将不再娴熟，除非有继续教育、再次练习的机会。现代高度仿真的模拟分娩课程和创新的教育系统诸如 ACOG 模拟教育协会创办的模拟课程，可以让新一代产科医生熟练掌握手术助产，同时让有经验的产科医生不断温故知新保持熟练度。在将来，手术助产模拟器将用于产科住院医生的规范化培训、手术助产资格认证和考核换证。

致　谢

本章的内容有前一版该章节作者 J. Rovinsky 和 Anthony Caggiano 的资料。

（钟逸锋　译，宋英娜　校）

参考文献

[1] Menacker F, Hamilton, B. Recent trends in cesarean delivery in the United States. NCHS Data Brief, No 2010; (35): 1–8.
[2] Martin JA, Hamilton BE, Osterman MJ, et al. Births: Final data for 2015. Natl Vital Stat Rep 2015; 64; 1–65.
[3] Solt I, Jackson S, Moore T, et al. Teaching forceps: The impact of proactive faculty. Am J Obstet Gynecol 2011; 204(5): 448.e1–448.e4.
[4] O’ Mahoney F, Hofmeyer GJ, Menon V. Choice of instruments for assisted vaginal deliveries. Cochrane Database Syst Rev 2010; (11): CD005455.
[5] Landis H. How to Use the Forceps: With an Introductory Account of the Female Pelvis and the Mechanism of Delivery. New York, NY: EB Treat, 1880.
[6] Hale R (ed.). Dennen’s Forceps Deliveries. Washington, DC: American College of Obstetricians & Gynecologists, 2001.
[7] O’ Grady JP. Modern Instrumental Delivery. Baltimore, MD: Williams & Wilkins, 1988.
[8] Laufe LE. Obstetric Forceps. New York, NY: Hoeber Medical Division, Harper & Row, 1968.
[9] Speert H. The obstetric forceps. Clin Obstet Gynecol 1960; 3: 761–6.
[10] Bill AH. A new axis traction handle for solid blade forceps. Am J Obstet Gynecol 1925; 9: 606.
[11] DeWees WB. New axis traction obstetric forceps. JAMA 1892; 19: 32.
[12] Dennen EH. A new forceps with a traction curve. Am J Obstet Gynecol 1931; 22: 258.
[13] Burger K. Operative Obstetrics. Budapest, Hungary: Franklin, 1927.
[14] Kielland C. Über die Anlegung der Zange am nicht notierten Kopf mit Beschriebund eines neuen Zangermodelles und einer neuen Anlegungsmethode. Monatsschr Geburtshilfe Gynak 1916; 43: 48.
[15] Laufe LE. Divergent and crossed obstetric forceps. Comparative study of compression and traction forces. Obstet Gynecol 1971; 38: 885–7.
[16] Barton LG, Caldwell WE, Studdiford WE Sr. A new obstetric forceps. Am J Obstet Gynecol 1928; 15: 16.
[17] Parry-Jones E. Barton’s Forceps. Baltimore, MD: Williams & Wilkins, 1972.
[18] Luikart R. A modification of the Kielland, Simpson, and Tucker–McLane forceps to simplify their use and improve traction and safety. Am J Obstet Gynecol 1937; 34: 686.
[19] Laufe LE. A new divergent outlet forceps. Am J Obstet Gynecol 1968; 101: 509–12.
[20] Seidenschnur G, Koepcke E. Fetal risk in delivery with the Shute parallel forceps. Analysis of 1503 forceps deliveries. Am J Obstet Gynecol 1979; 135: 312–17.
[21] Davidson AC, Weaver JB, Davies P, et al. Relation between ease of forceps delivery and speed of cervical dilatation. Br J Obstet Gynaecol 1976; 83: 279–83.
[22] Quilligan EJ, Zuspan F. Douglas-Stromme’s Operative Obstetrics (4th edition). New York, NY: Appleton-Century-Crofts, 1982.
[23] Dennen EH. A classification of forceps operations according to station of the head in the pelvis. Am J Obstet Gynecol 1969; 103: 470.
[24] American College of Obstetricians and Gynecologists. Technical Bulletin. Operative vaginal delivery. No. 154,

November 2015.
[25] AAP Committee on Fetus and Newborn and ACOG Committee on Obstetric Practice. Guidelines for Perinatal Care (7th edition). Washington, DC: American Congress of Obstetricians and Gynecologists, 2012.
[26] Nyirjesy L, Pierce WF. Perinatal mortality and maternal morbidity in spontaneous and forceps vaginal deliveries. Am J Obstet Gynecol 1964; 89: 568–78.
[27] Broman SH, Nelson KB. Perinatal risk factors in children with serious motor and mental handicaps. Ann Neural 1977; 2: 371.
[28] Cardozo LD, Gibb DMF, Studd JW, Cooper DJ. Should we abandon Kielland's forceps? BMJ 1983; 287: 315–17.
[29] Dierker LJ, Rosen MG, Thompson K et al. The midforceps: Maternal and neonatal outcomes. Am J Obstet Gynecol 1985; 152: 176–83.
[30] Healy DL, Quinn MA, Pepperell RJ. Rotational delivery of the fetus: Kielland's forceps and 2 other methods compared. Br J Obstet Gynaecol 1982; 89: 501.
[31] O' Grady JP. Modern Instrumental Delivery. Baltimore, MD: Williams & Wilkins, 1988.
[32] Miller E, Barber E, McDonald K, Gossett D. Association between obstetrician forceps volume and maternal and fetal outcomes. Obstet Gynecol 2014; 132(2): 248–54.
[33] Richardson DA, Evans MI, Cibils LA. Mid forceps delivery: A critical review. Am J Obstet Gynecol 1983; 145: 621–32.
[34] Traub Al, Morrow RJ, Ritchie JWH, Dornan KJ. A continuing use for Kielland's forceps? Br J Obstet Gynaecol 1984; 91: 894–8.
[35] Nilsen ST. Boys born by forceps and vacuum extraction examined at 18 years of age. Acta Obstet Gynecol Scand 1984; 63: 549–54.
[36] Chow SLS, Johnson CM, Anderson TD, et al. Rotational delivery with Kielland's forceps. Med J Aust 1987; 146: 616–19.
[37] Burke N, Field K, Mujahid F, Morrison JJ. Use and safety of Kielland's forceps in current obstetric practice. Obstet Gynecol 2012; 120: 766–70.
[38] Committee on Obstetrics. Maternal and Fetal Medicine: Obstetric Forceps. Washington, DC: ACOG, 1988, 1989.
[39] DeLee JB. The prophylactic forceps operation. Am J Obstet Gynecol 1920; (1): 34.
[40] Murphy DL, Macleod M, Goyder K, et al. A randomized control trial of routine versus restrictive use of episiotomy at operative vaginal delivery. A multicenter pilot study. BJOG 2008; 115: 1697–1702.
[41] Feldman DM, Borgida AF, Somer F, et al. Rotational versus non-rotational forceps: Maternal and neonatal outcomes. Am J Obstet Gynecol 1999; 181: 1185–7.
[42] Bill AH. The treatment of the vertex occiput posterior position. Am J Obstet Gynecol 1931; 26: 215.
[43] DeLee JB. The treatment of the occiput posterior position after engagement of the head. Surg Gynecol Obstet 1928; 46: 696.
[44] Krivak TC, Drewes P, Horowitz GM. Kielland vs. nonrotational forceps for the second stage of labor. J Reprod Med 2003; 44: 511–7.
[45] King EL, Herring JS, Dyer I, King JA. The modification of the Scanzoni rotation in the management of persistent occipitoposterior positions. Am J Obstet Gynecol 1951; 61: 872–80.
[46] Milner RDG. Neonatal mortality of breech delivery with and without forceps to the aftercoming head. Br J Obstet Gynaecol 1975; 82: 783–5.
[47] Rovinsky JJ. Abnormalities of position, lie, presentation, and rotation. In: Iffy L, Kaminetzky HA (eds), Principles and Practice of Obstetrics and Perinatology, p. 907. New York, NY: Wiley, 1981.
[48] Swartjes JM, Bleker OP, Schutte MF. The Zavanelli maneuver applied to locked twins. Am J Obstet Gynecol 1992; 154: 623.
[49] Piper SB, Bachman C. The prevention of fetal injuries in breech delivery. JAMA 1929; 92: 217.
[50] Laufe LE. An improved Piper forceps. Obstet Gynecol 1967; 29: 284–6.
[51] O' Driscoll K, Foley M. Correlation of decrease in perinatal morbidity and increase in cesarean section rate. Obstet Gynecol 1983; 61: 1–5.
[52] Landon MB, Hauth JC, Spong CY, et al. Maternal and perinatal outcomes associated with trial of labor after prior cesarean delivery. NEJ 2004; 16; 351(25): 2581–9.
[53] ACOG Practice Bulletin No. 115, Vaginal Birth after previous Cesarean Delivery. Washington, DC: ACOG, 2015.
[54] Bradley MS, Kaminski RJ, Streitman DC, et al. Effects of rotation on perineal lacerations in forceps assisted vaginal deliveries. Obstet Gynecolo 2013; 122(1): 32–7.
[55] Ballard RC, Gardiner A, Duthie H, et al. Anal sphincter fecal and urinary incontinence: A 34-year follow-up after forceps delivery. Dis Colon Rectum 2003; 46: 1083–1088.
[56] Chan SS, Cheung RY, Yiu LL, et al. Prevalence of levator ani muscle injury in Chinese priparous women after first delivery. Ultrasound Obstet Gynecol 2011.
[57] Chiswick ML, James DK. Kielland's forceps: Association with neonatal mortality and morbidity BMJ 1979; 1: 7–9.
[58] Cook WAR. Evaluation of the midforceps operation. Am J Obstet Gynecol 1967; 99: 327.
[59] Stock SJ, Josephs K, Farquharson S, et al. Maternal and neonatal outcomes of successful Kieiland's rotational forceps delivery. Obstet Gynecolo 2013; 121: 1032–9.
[60] Memon H, Blomquist J, Dietz H, et al. Comparison of levator ani muscle avulsion injury after forceps assisted and vacuum assisted vaginal birth. Obstet Gynecol 2015; 125(5): 1080–6.
[61] Werner EF, Janevic TM, Illuzzi J, et al. Mode of delivery in nulliparous women and neonatal intracranial injury. Obstet Gynecol 2011; 118: 1239–46.
[62] Evers EC, Blomquist JL, McDermott KC, Handa VL. Obstetrical and anal spinctor laceration and anal incontinence 5–10 years after childbirth. Am J Obstet Gynecol 2012; 207: 425.
[63] Gei AF, Smith RA, Hankins GD. Brachial plexus paresis associated with fetal neck compression from forceps. Am J Perinat 1999; 20: 289–91.
[64] Hellmann J, Vannucci RC. Intraventricular hemorrhage in

premature infants. Semin Perinatol 1982; 6: 42–53.

[65] Hepner WR. Some observations on facial paresis in the newborn infant: Etiology and incidence. Pediatrics 1951; 8: 494–7.

[66] Mann LL, Carmichael A, Duchin S. The effect of head compression on fetal heart rate, brain metabolism, and function. Obstet Gynecol 1972; 39: 721–6.

[67] O' Driscoll K, Meagher D, MacDonald D, Geoghegan F. Traumatic intracranial haemorrhage in firstborn infants and delivery with obstetric forceps. Br J Obstet Gynaecol 1981; 88: 577–81.

[68] Painter MJ, Bergman I. Obstetrical trauma to the neonatal central nervous system and peripheral nervous system. Semin Perinatol 1982; 6: 89–104.

[69] Rubin A. Birth injuries: Incidence, mechanisms, and results. Obstet Gynecol 1964; 23: 218–21.

[70] Cohen WR. Influence of the duration of second stage of labor on perinatal outcome and puerperal morbidity. Obstet Gynecol 1977; 49: 266–9.

[71] Danforth DD, Ellis AH. Midforceps delivery: A vanishing art? Am J Obstet Gynecol 1963; 86: 29–37.

[72] de Vries B, Phipps H, Kuah S, et al. Transverse occiput position: Using manual rotation to aid normal birth and improve delivery outcomes. A study protocol for a randomized controlled trial. Trials. 2015; 16: 362.

[73] Bowes WA Jr, Bowes C. Current role of the midforceps operation. Clin Obstet Gynecol 1980; 23: 549.

[74] Nimmo RA, Murphy GA, Adhate A, et al. Factors affecting perinatal mortality in an urban center. Natl Med Assoc J 1991; 83: 147–52.

[75] Park JS, Robinson JN, Norwitz ER. Rotational forceps: Should these procedures be abandoned? Semin Perinat 2003; 27: 112–20.

第24章　胎头吸引器阴道助产

Vacuum-assisted vaginal delivery

Anna Locatelli　Armando Pintucci

本章概要

一、历史

人类使用胎头吸引器辅助阴道分娩的历史可以追溯到1706年的James Yonge[1]，他将一个“玻璃罐子”按在胎儿的头皮上并用一个空气泵产生吸力。爱丁堡的Simpson[2]发明更具实用性的吸引装置，他将吸引泵的一端连接一个金属杯，金属杯的外层覆盖皮革，空气泵是双瓣活塞式的，可以产生需要的吸力。

虽然这套“空气泵-牵引器”的装置被Simpson同时应用于头位和臀位的器械助产，但它始终没有取得广泛地使用，并被后来兴起的产钳助产所取代。

费城的McCahey[3]曾描述了一种“空气式吸引器”，该吸引器的金属杯与空气泵是由管子连接的。使用金属加固的杯身外覆橡胶吸引头，Kuntzsch[4]助产了两个婴儿，他是第一个在装置中引入压强刻度的人。

Torpin[5]发明一种橡胶活塞式的吸引器头，有一个细细的橡胶管子连着吸引器泵。在这个吸引器头的内面分布着多个小的橡胶突起，既能防止胎儿头皮被吸进橡胶管中，又可以增加吸引器半球对胎头的吸附力。Castallo[6]发明一个类似的设备；但Castallo和Torpin很少使用他们的发明，因此也没有使用它们取得什么大的成就。

Couzigou [7] 描述了一种“阴道分娩吸盘”，这种铝制的吸头直径在 40 ～ 65mm，并且在吸引器头和泵之间有一个引流瓶，可以引流血液和羊水。Finderle [8] 在 1955 年发明一种带牵引手柄的角状吸引器，该吸引器有一个橡胶制的杯子，可以放置在阴道内，连接在胎头上，以 200 ～ 300ml 的注射器给予 2.72kg（6 磅）的负压。1953—1957 年，Malmström 将此种吸引器进行了改良。他采用了现在流行的真空吸引器（vacuum extractor，VE）的标准 [9, 10]。各种直径不一的窄的吸引器杯头均由不锈钢制造。杯口上方有凸缘，因此吸引器杯的最大径不在杯口，而是在杯口的内面的上方。

在 Malmström 工作的单位，VE 取代了产钳在临床上有大规模的运用。在其他大陆上比如欧洲、英国、澳大利亚等地类似的情形也在发生 [11-14]。

Bird [15] 改良了 Malmström 的系统，将负压吸引的管子反向连接在吸引器杯头的圆顶一端，这样能提高设备的可操作性，而且将负压吸引系统置于设备的中间可以提高吸引器的效率。有关 VE 的发展历史的综述可以参看 Chalmers 的专著 [16] 或者是 Sjostedt [13] 撰写的综述。尽管金属吸引器头在阴道助产中取得了成功，对严重的胎儿头皮水肿的发生的关注度还是增高了。这也降低了 VE 的普及率。软头的吸引器的发展将降低头皮损伤的发生率。在 1969—1973 年，有两种塑料杯头的吸引器出现了。Kobayashi 发明的硅橡胶杯头可以任意变形，直径也很大，几乎可以完全包住胎头枕部 [17]。这种设备不需要胎头形成产瘤。这种硅橡胶制成的杯头被证明可以减少胎儿头皮损伤 [18]，但是使用这种杯头的吸引器有较大的失败可能 [19]，特别是在头盆均倾 (synclitism) 或颅骨重度重叠时。在 20 世纪末，因为硅橡胶杯头吸引器的高失败率，后续的吸引器杯头都以更硬的橡胶制造，广为运用至今。

二、胎头吸引器的组成部分

现代的胎头吸引器都是基于 Malmström 的设计而修改的。吸杯 [7]，或真空吸引器，包括几个组成部分：杯头呈圆盘状，在它的凸面上有一个中空的管状物，通向杯头的凹面（接触胎头的一面）（图 24-1）。吸引器头光滑的外形可以减少胎头血肿和损伤的发生率，增加系统气密性，也有助于胎头产瘤的形成。这种产瘤应尽可能位于吸引器头边界里面的半球形壁内（图 24-2）。橡胶连接管与杯头凸面上的金属小管相连（图 24-3）。第二段橡胶管与引流瓶相连接。第三段（最后）橡胶管连接在引流瓶和真空吸引器之间（图 24-4）。一段牵引链条在吸引器头的杯盘中间引出，其末端被牵引杆勾住。引流瓶放置在吸引器头和负压泵之间，用来引流血液、羊水和其他残渣。

引流瓶口以橡胶塞子密封。塞子上钻孔连接一个负压刻度表（图 24-4）。现代的真空吸引器常使用小的手动负压泵，以一次性的连接管与一次性的塑料杯头相连，中间以过滤器取代玻璃引流瓶。Mityvac® 真空吸引器就是这样的设备（图 24-5）。吸引器头可以是软硬适中的也可以是软的，可以是蘑菇状的也可以是钟形的。这种装置的缺点是，吸引器头和负压小管在一

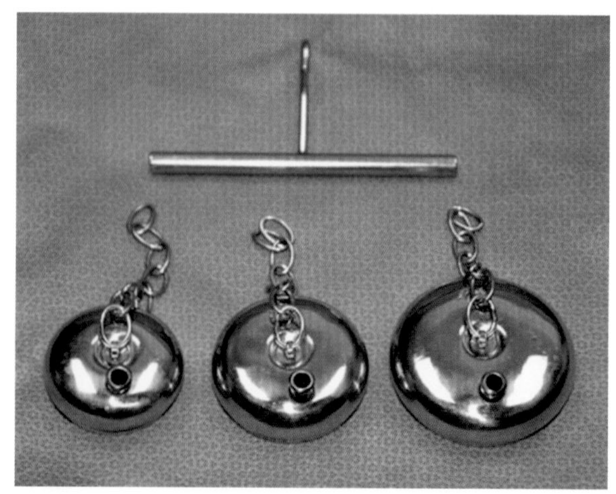

▲ 图 24-1 Malmström 式的真空吸引器
吸引器头直径有 4cm、5cm 和 6cm 的三种规格；吸引器头由不锈钢制成，经 Bird 修改后其凸面有吸引管安在上面；牵引手柄以钩子与牵引链条相连

起对杯头的变形有影响，在有些病例中会出现吸引器头放置困难的情况。Kiwi 的全帽式胎头吸引器（Kiwi OmniCup®）是更进一步的改进；它是“一件全包”的一次性设备（图 24-6）。

塑料杯头是硬的，呈蘑菇头状，以橡胶管与手柄相连，有一根钢丝在橡胶管中穿行（图 24-7）。这一设计与 Bird 的修改版很类似，保证了吸引器头的可伸缩性和灵活性。在手柄上集成了负压泵控制器，让操作者可以方便地控制压力到设定的负压。负压泵装置包括了刻度尺和泄压阀。

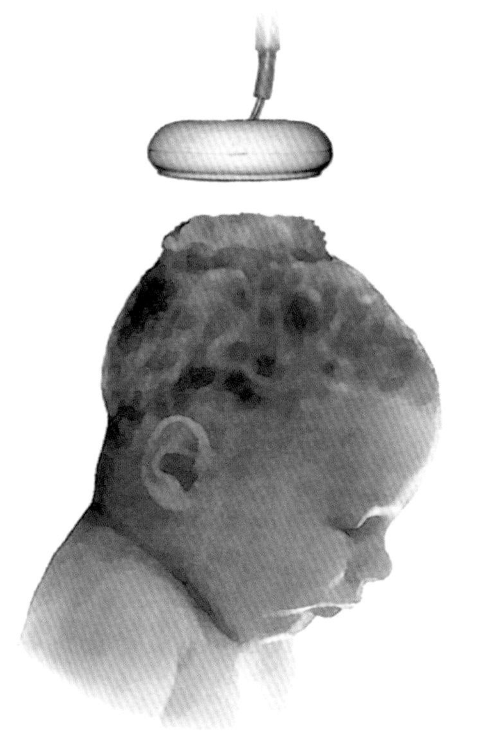

▲ 图 24-2　当负压吸引工作时，胎头的产瘤将被彻底吸住

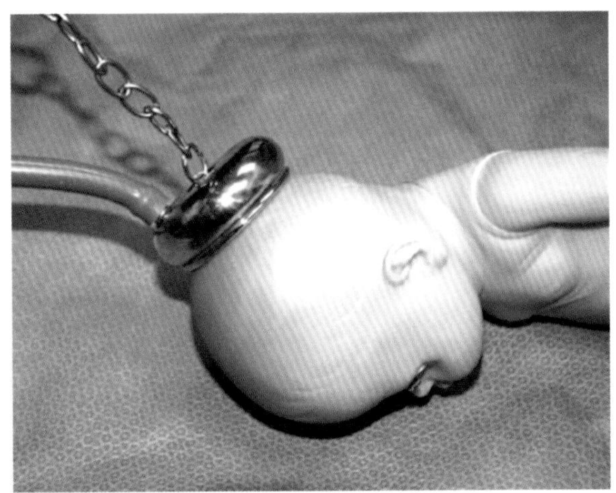

▲ 图 24-3　6cm 的吸引器头吸住了一个胎儿模型的头

一根较粗的橡胶管（位于图的左侧）与杯头的凸面上的金属小管相连。当牵引手柄安装就位后就可以向外牵引胎头，并将牵引力传递给牵引链和吸引器头

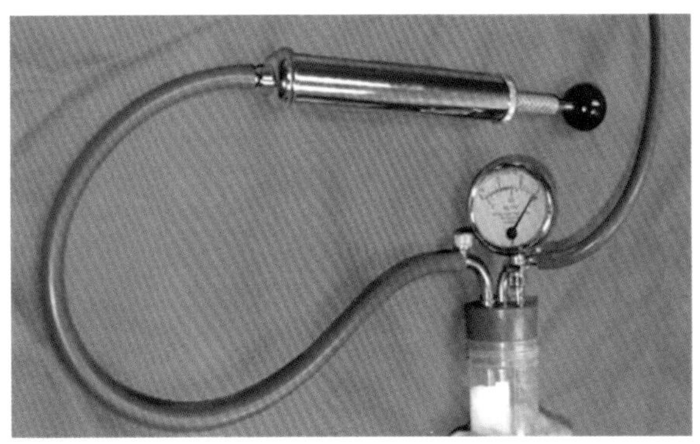

▲ 图 24-4　引流瓶上的塞子有三个接口，均以橡胶管连接

三个金属接口分别连接：①以橡胶管与吸引器头相连；②金属接口处可见负压安全阀，以橡胶管与手动负压活塞相连；③直接与负压刻度表相连

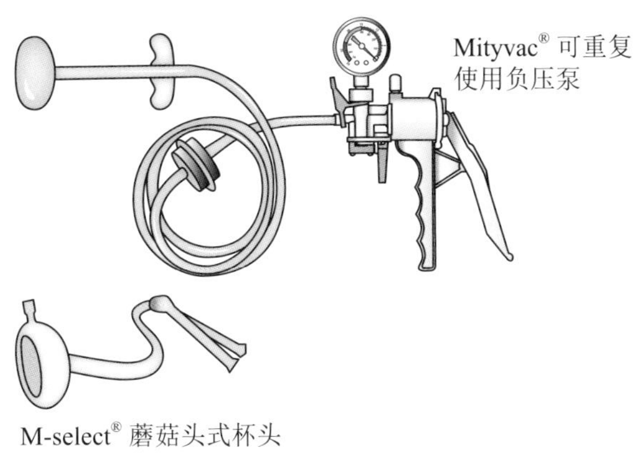

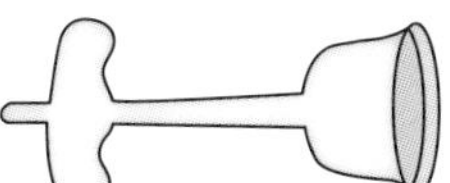

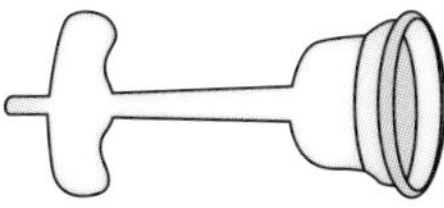

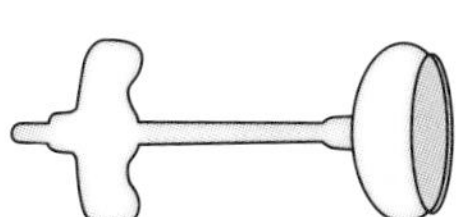

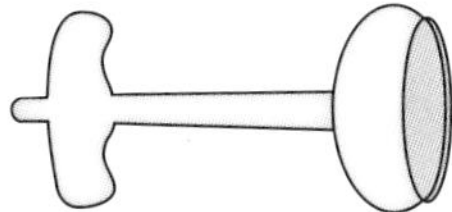

▲ 图 24-5　Mityvac 杯头装置包括可重复使用的 Mityvac 泵和各种形状的杯头

（引自 Bacelar Equipamentos Medicos）

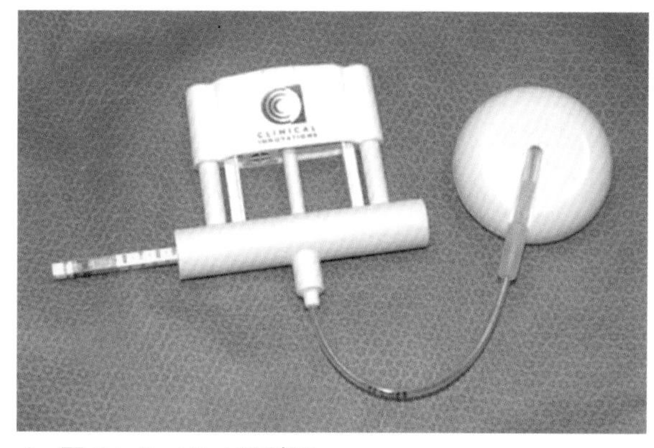

▲ 图 24-6 Kiwi 吸引器
有一个类似 Malmström 吸引器的杯头，以一根可弯曲的钢缆与一个复合手柄和负压泵连接

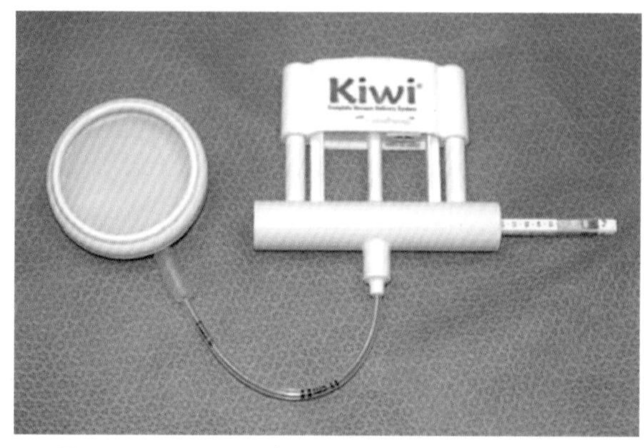

▲ 图 24-7 Kiwi 吸引器
此为杯头的内侧面；杯头由塑料制成，与 Malmström 吸引器类似，负压泵包括泄压阀均集成在手柄上，布局合理，使用方便

没有完美的 VE。在一项随机对照研究中，比较了 Kiwi 全帽式胎头吸引器和 Malmström 金属杯头吸引器，Kiwi 吸引器的助产成功率与之相同，胎儿腱鞘膜下血肿的发生率稍低（1.0% 与 1.2%）[20]。

许多产科医生常根据胎头先露的部位、胎方位和预期的助产操作难度选择不同的 VE。柔性杯头的吸引器可用于低位胎先露的助产操作，以减少对胎儿头皮的损伤。硬质杯头的吸引器被推荐用于枕后位、枕横位和困难的枕前位的助产操作，因为它们较少滑脱。根据经验，因为吸引器助产并不常见，所以操作者需要对自己的技术有充分的自信。有时作者预期很简单的吸引器操作最终可能很复杂，所以建议对所有病例均采用 Kiwi OmniCup。

三、胎头吸引器的使用

进行经阴道器械助产和使用真空吸引器助产的目的是降低围生期母儿患病率和死亡率。在决定使用器械助产前，需要综合评估器械助产与备选的剖宫产对产妇、胎儿和新生儿的影响。

真空吸引器在世界上的许多国家或同一国家的不同医院都被广泛运用，可以协助第二产程分娩，包括协助自己用力的产妇或者腹部加压的产妇娩出胎儿，无论是经阴道分娩还是剖宫产手术都可以看到它的身影。在意大利，经阴道器械助产的比例为 3.4%，产钳的运用不是很普遍，剖宫产的比例高达 38%。在其他欧洲国家，经阴道分娩的比例更高一些，相应的真空吸引器的使用也更加频繁一些，比如在英格兰真空吸引器助产率为 7%，产钳助产率为 3.3%，而剖宫产率为 23%。在美国，总的经阴道器械助产的比例为 3.3%（真空吸引器占 2.7%，产钳占 0.6%）[21]，这一比例在最近的几年中出现了明显的下降，相应的剖宫产率出现了上升。事实上适时且有指征的阴道器械助产可以在很多临床情况下避免行剖宫产，产科医生和产妇家属不应该忽视它们的使用。

四、胎头吸引器的使用指征，适应证和禁忌证

真空吸引器的使用前提见表 24-1，使用适应证见表 24-2。

产妇指征与限制了产妇意愿和能力的各种疾病有关，或者是产妇体能耗竭不想再努力，迫切期望器械助产。胎儿指征：胎心监护可疑或者有减速是一个常见的指征，即使胎心监护很满意，器械助产的指征还是要根据第二产程的过程而定。与剖宫产相比，吸引器助产耗时更短，当然对于产科医生而言还需评估吸引器助产带来的胎儿头皮血肿和缺氧的潜在风险。难产：第二产程的时间限制让器械助产的指征掌握不能那么死板，因为当第二产程接近 3h，

表 24-1 真空吸引器助产的前提条件

宫颈开全
胎膜已破
胎儿头先露
没有头盆不称（已估算胎儿体重）
骨盆出口足够
先露 +2 或者更低（胎头已经衔接）
胎方位已明确
有经验的产科医生在场
有急诊剖宫产的条件
对吸引器助产失败有心理准备
产妇膀胱已排空
充分的麻醉

表 24-2 真空吸引器助产的使用指征

第二产程延长
孕妇的疾病是主观用力的禁忌证或可能是心脏疾病、脑血管疾病、神经肌肉疾病、硬膜外麻醉过深等
胎儿情况不稳定

母儿的并发症发生率都会上升，同时经阴道自然分娩的可能性也降低了。

美国妇产科医师协会（ACOG）对第二产程延长的定义是：初产妇未行硬膜外镇痛第二产程 > 2h 或者有硬膜外镇痛 > 3h；经产妇没有硬膜外镇痛 > 1h 或者有硬膜外镇痛 > 2h [22]。2014 年发表的一篇文献提到在诊断第二产程停滞前，如果母儿的情况允许，建议经产妇至少经过 2h 的试产，初产妇至少经过 3h 的试产。更长的试产时间需要对母儿的个体化治疗（诸如使用硬膜外镇痛或者胎儿胎位不正），并签署知情同意书 [22]。

对于初产妇的第二产程停滞或延长作者建议按照图 24-8 的流程进行临床处理。对于经产妇而言，应该充分试产 2h 然后再做决定，如果在引产阶段或者第一产程期间未使用缩宫素，作者建议在此时可以谨慎地使用，避免宫缩过频或过强。

真空吸引器使用的禁忌证都列在表 24-3 中，均是与适应证相反的一些条件。文献报道没有给出使用吸引器助产的安全孕周下限，因为没有一项研究涵盖孕 34 周以下的孕妇。

五、技术和手法

产钳和吸引器助产都是有效的器械助产的方法，有一些相同的指征。

不同之处在于，产钳助产适用于面先露（颏前位）和后出头臀位分娩的器械助产；而吸引器适用于未衔接的双胎之第二胎助产。

选择何种器械助产还需看临床医生擅长何种器械。相对产钳来说吸引器助产对产妇的损伤更小，更容易掌握，对胎头施加的压力更小，不需要很多的麻醉，对产妇软组织的损伤小，对胎头径线的改变更小。同时吸引器助产不用

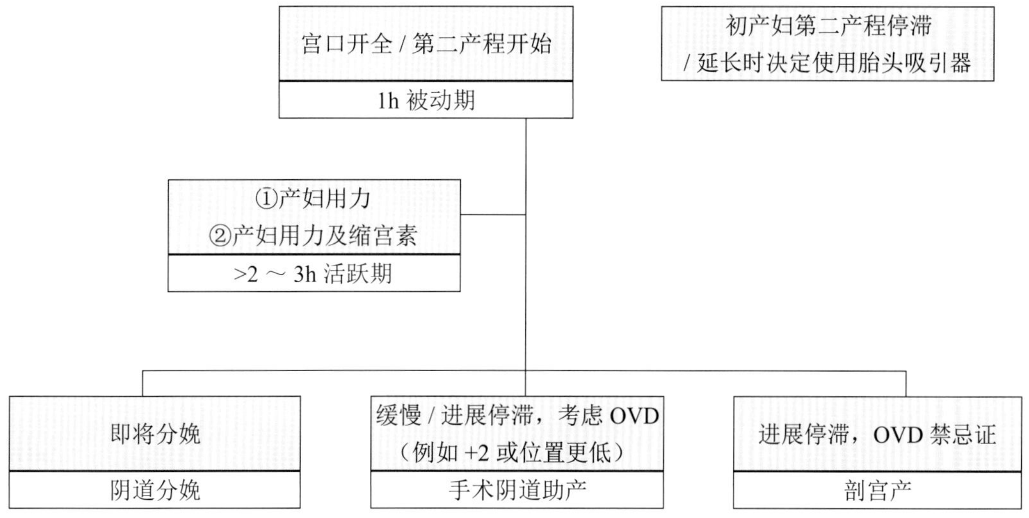

▲ 图 24-8 初产妇第二产程停滞 / 延长的实际处理

表 24-3　吸引器助产的禁忌证

产科医生没有使用吸引器助产的经验
不能正确操作吸引器
产妇拒绝使用
胎儿不成熟（孕周＜ 34 周，有些文献要求不小于 36 周方可使用）
胎儿头皮已有损伤或者可疑胎儿凝血障碍
胎儿伴有骨软化病
宫颈未开全
头盆不称
胎先露或（和）胎方位不清楚
胎头位置高（比如在 S^{+2} 以上）
使用产钳助产失败

在阴道内做过多的操作。

吸引器助产可以让胎头“自动归位”，而不是以外力让胎头旋转。这种“自动旋转胎头”的方式可以让胎头适应盆腔的结构找到最大的空间娩出。

产钳助产的优势是对困难的阴道分娩都能处理，它可被用于早产儿的器械助产，也可以更积极地改变胎方位，同时发生胎儿头皮血肿和视网膜出血的概率更小，不会造成头皮腱鞘膜损伤的出血。

ACOG 的分类系统对产钳的使用是建立在对胎先露和胎方位的评估基础上的，对这两项的评估能修正对产钳助产难度和风险的预期（比如：更低的胎先露、更小角度的胎头旋转是与母儿损伤的低风险相关的）[23]。

吸引器助产没有独立的分类系统，可以使用与产钳相同的分类方法（表 24-4）。另外一种分类系统来自于 Vacca，也是建立在对胎头先露的评估上（表 24-5）。

（一）麻醉

因为需要产妇的配合，所以最好的结果是宫缩时产妇屏气用力能与子宫收缩力同步。硬膜外麻醉可以在产间进行，但它的缺点是有可能会阻断产妇屏气用力的反射。对于紧急情况下的吸引器助产，如果没有硬膜外麻醉，进行局部阻滞或者阴部神经阻滞是足够的。

表 24-4　根据胎先露水平进行的器械助产分类

出口位置的吸引器助产
胎儿头骨的先露部分抵达盆底，靠近或压迫会阴体，胎儿头皮在阴道口可见但未拨露
胎头矢状缝位于骨盆前后径上或枕左前、枕右前位或枕后位
胎头需旋转的角度≤ 45°
低位的吸引器助产
胎儿头骨的先露部分位于坐骨棘水平下方 S^{+2}，但未达盆底（比如至少 $S^{+2.5}$）
两类亚型
——胎头需旋转的角度≤ 45°
——胎头需旋转的角度＞ 45°
中骨盆的吸引器助产
胎头已经衔接（比如至少在 S^{+0}），但胎儿头骨的先露部分并没有到 S^{+2}（比如先露在 0/5cm 或 1/5cm）

引自 Committee on Bulletins Practice-Obstetrics，Obstet Gynecol，126，1118-1119，2015.

表 24-5　根据胎头位置、先露高低和胎儿头皮可见度对吸引器类型分类

胎头位置	先露距坐骨棘	腹部可触及的五分位	会阴处可见胎儿头皮
中位吸引器	0cm，+1cm	1/5	不可见
低位吸引器（a）	+2，+3cm	0/5	不可见
低位吸引器（b）	+3/+4cm	0/5	可见胎儿头皮
出口吸引器	+5cm	0/5	胎儿头皮可见并压迫会阴部

引自 Vacca A，Handbook of Vacuum Delivery in Obstetrics Practice (3rd edition)，Brisbane，Australia: Vacca Research，2009

（二）标准流程（使用 Kiwi 全杯型胎头吸引器）

当使用吸引器助产的指征出现时，在操作之前再次复习一下产妇的孕期情况、看看有无影响吸引器助产预后的因素是很有必要的。为了方便记忆、便于操作，应该熟记这个缩写“FORCEPS”，它包含了需要评估的所有情况[24]。F 代表宫颈开全；O 代表经腹部触诊可触及 1/5 胎头或者完全触不到胎头，或者是阴道检查以坐骨棘或耻骨弓为参照可及衔接的胎头；R 代表破裂的胎膜；C 代表规律宫缩；E 代表排空的膀胱；P 代表胎位清晰；最后 S 代表满意的麻醉。在放置吸引器杯头前，应提前清理尿管、胎儿头皮电极、心率血氧仪和其他设备，特别是在杯头操作范围内的仪器和设备。仔细评估胎头位置，搞清楚胎背、胎儿顶骨、囟门所在位置。必须进行持续的电子胎心外监护。

在使用吸引器之前，应当明确枕骨的位置和俯屈点的确切位置。确定俯屈点的第一步是将检查手指沿矢状缝向前约 3cm，找到后囟，以便指示俯屈点。图 24-9 显示了吸引器的正确用法，而图 24-10 显示了错误用法，吸引器的位置过于靠前。

可以通过中指指尖到近端指节间的第一距离和中指尖到掌指关节的第二距离估计杯头的放置距离。Kiwi OmniCup 吸引管在 6 ～ 11cm 处印有突出的线，分别对应着第一距离和第二距离。操作者会发现这些信息有助于准确指示放置杯头的远度。在放置时，操作者可以用乳霜或油轻轻涂抹杯头的外面，然后轻柔地一次性将杯头放置好，用两个手指牵拉会阴形成空隙，使杯头有放置空间。一旦杯头通过阴道口，它会被母体会阴自动地向上推向胎头。如果俯屈点不在阴道口区域，如 OT 或 OP 位时，必须采用其他手法在俯屈点正确应用吸引器。之后应当沿杯头外缘移动示指一周，检查杯头和胎儿头皮之间是否带入了母体组织。

操作者将杯头放置在胎头俯屈点后，下一步可将吸引器的负压增加到 60 ～ 80kPa（450 ～ 600mmHg）。吸引器给予的牵引力被认

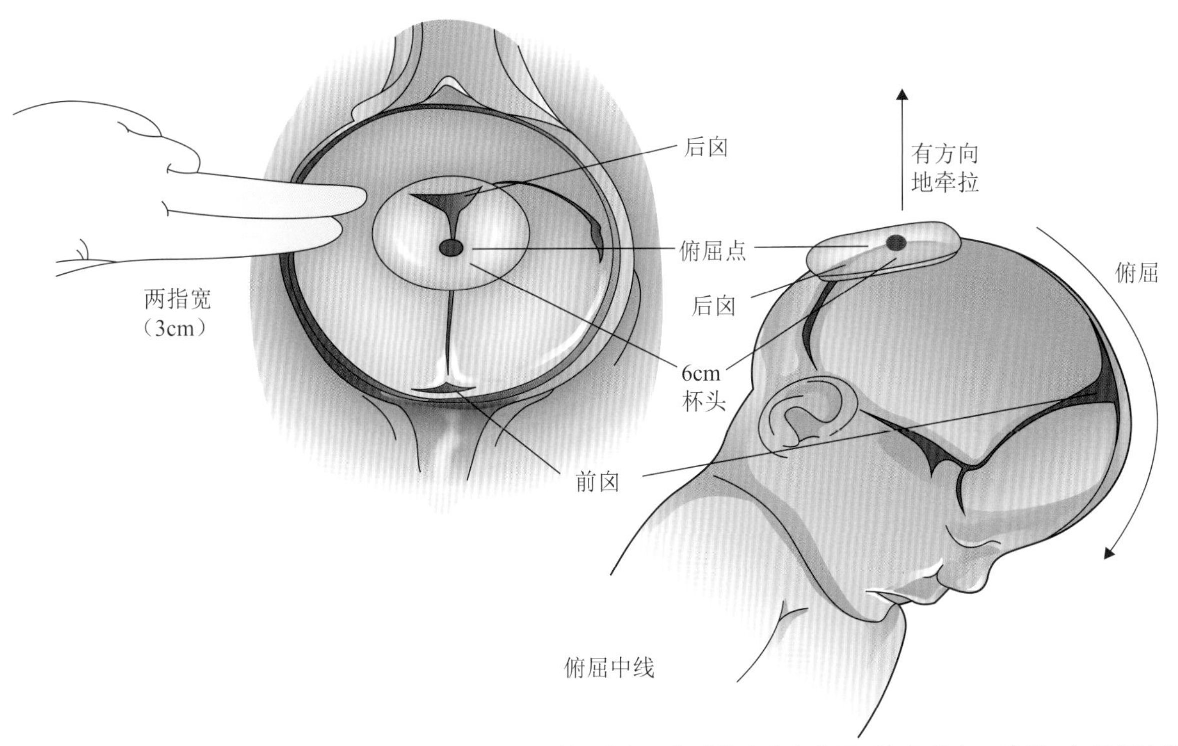

▲ 图 24-9　吸引器杯头应放置在矢状缝的中部并覆盖后囟门，杯头的中心应位于后囟门前方 2 横指；如果杯头放置正确，牵引时胎头的俯屈将会很顺利

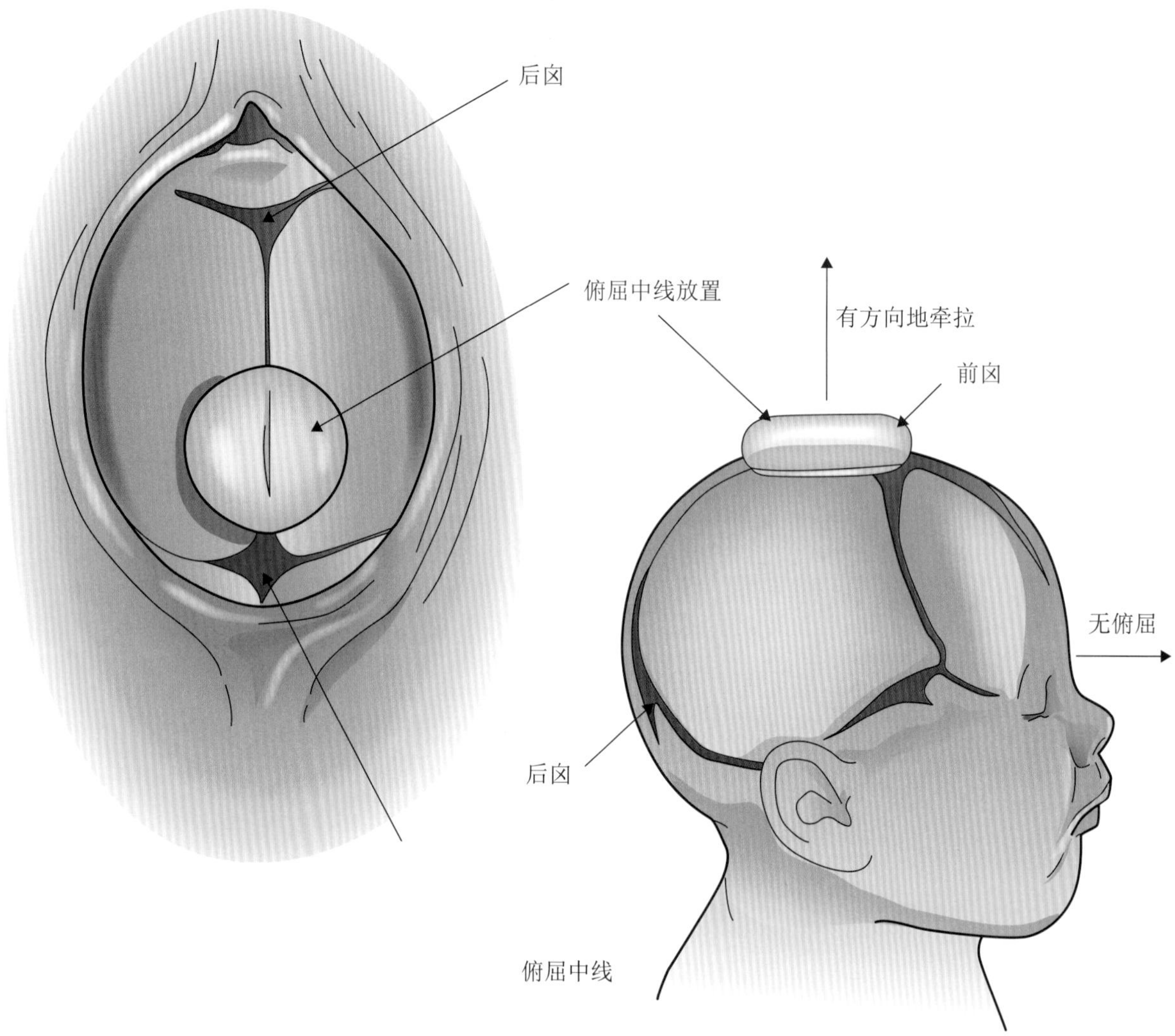

▲ 图 24-10　吸引器杯头放置的太靠前，不管是在矢状缝的中间还是远离前囟门，牵引的后果可能是胎头俯屈不良，也可能是胎头变形

为是一种辅助产力，而不是胎头克服下降阻力的主要产力。因此操作吸引器应在产妇一次宫缩发动时向外牵引，在宫缩期持续保持张力，争取与产妇的产力同步。

操作吸引器需要两个手的协同配合，一手提供牵引力（也称为“牵引手”），另一手监控进程（也称为“非牵引手”）（图 24-11）。而且，“非牵引手”还可以在发现杯头脱落时用拇指摁紧杯头施加反向压力，使杯头保持吸附；在胎头位于枕横或枕后位需旋转胎头时，“非牵引手”可以随时监控胎头旋转情况。

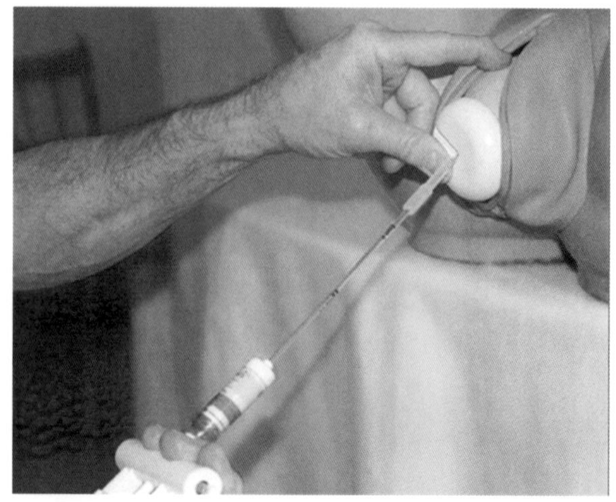

▲ 图 24-11　防止杯头滑脱

引自 Vacca A，Handbook of Vacuum Delivery in Obstetrics Practice（3rd edition），Brisbane，Australia: Vacca Research，2009. With permission.

开始操作时，应使牵引的方向与产道平行，并尽量与手柄保持垂直。然后，当胎头随着牵引在产道中下降时，牵引的方向应逐渐转向前方，使胎头能沿着产道轴前进。最后，当胎头着冠时，牵引的方向应改为前上方与水平方向呈 45°，帮助会阴体的肌肉延展，有利于分娩。

在胎头吸引器助产的过程中，控制牵引力的大小是避免新生儿产伤的基本原则。要遵循"三分力 + 三分力"的原则；在胎头下降阶段用三分力，在胎头压迫会阴阶段再加三分力，这一常规的、可接受的、安全的原则已经被广为接受。胎吸助产有效的标志包括：胎头下降、胎头俯屈、头不均倾转正、枕横位和枕后位自动转为枕前位。在胎头娩出后，松开吸引器杯头，将杯头自头皮上取下，以经典方式完成剩下的分娩过程。

经过胎吸助产，所有的新生儿均会出现产瘤（图 24-12）。胎儿娩出后，操作者应尽快触诊产瘤区域，以指尖轻敲头皮除外腱鞘膜下血肿。经过这种检查操作者可以自我评价胎吸操作的优劣，同时必须要检查评估宫颈、阴道黏膜有无四度撕裂。操作过程应该用医疗文书详细记录，具体可以参考 RCOG 的表格（见本章末附录Ⅰ）[25]。

生产后第一天，操作者应该再次检查胎儿并与产妇交流，回答产妇的一些疑问，讨论一下生产的过程。大约 5% 的初次生产经历手术助产的产妇，再次生产时仍需手术助产[26, 27]。

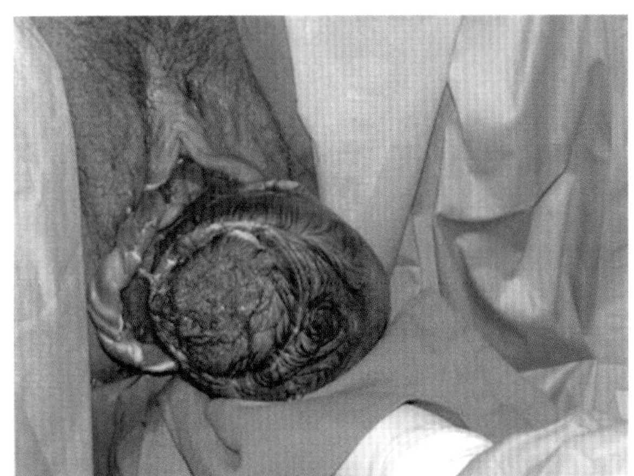

▲ 图 24-12　杯头已经移除

脐带已经从胎儿的脖子上取下；注意产瘤；在使用胎吸助产前就应该提醒产妇有发生新生儿产瘤的风险，这种产瘤可以在 2 ～ 3d 快速消散

六、后置杯头的吸引器使用标准流程

在枕横位或（和）枕后位时开始阴道助产需要操作者有良好的临床判断[24, 28]。对枕横位和枕后位的胎儿进行胎头旋转的操作会增加产妇和新生儿损伤的风险。放入杯头的技术与枕前位是基本相同的，但杯头的放置和牵引胎头的过程仍与前者有些不同。在放置杯头前也需要阴道检查，确认俯屈点的位置并估计它与杯头放置的距离。在枕横位和枕后位时，胎头是看不见的。一般而言，俯屈点常与操作者的手指根部距离超过 8cm。而且，在某些左枕后、右枕后的胎方位下，因胎头的偏转，这个距离有可能超过 10 ～ 11cm，因此操作者可能需要尽自己的最大努力才能将杯头放置到位（图 24-13）。杯头放好后，最开始牵引时杯头与牵引方向之间并不总是能垂直。因此，操作者应该先以一个倾斜的角度牵引，让胎头下降的方向与产道轴线一致。倾斜的牵引增加了杯头滑脱的风险，因此为了避免这种并发症，操作者的示

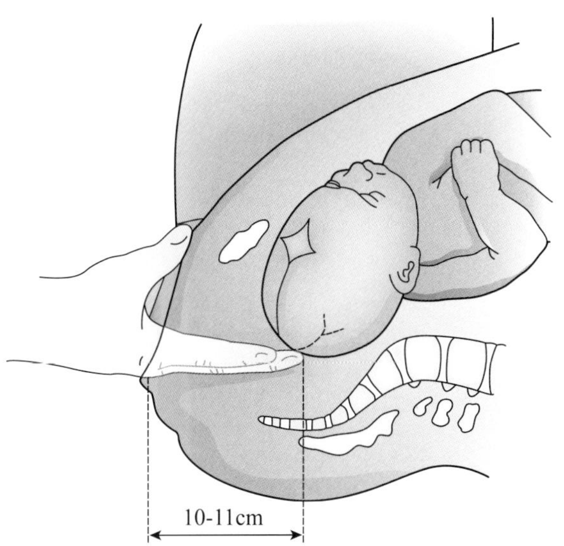

▲ 图 24-13　枕后位的情况下放置杯头的距离

引自 Vacca A，Handbook of Vacuum Delivery in Obstetrics Practice（3rd edition），Brisbane，Australia: Vacca Research，2009. With permission.

指应深入产妇的产道压在杯头圆顶上，在牵引的同时给予一个反作用力。

正确的操作得到的结果将是胎头下降并自动旋转，同时牵引的方向将转到骨盆的轴线上（图 24-14）。不推荐手动帮助杯头旋转，因为这会造成杯头移位，引起吸引器滑脱，增加头皮严重损伤的风险。另一个错误就是过早的向前上方牵引。在枕横位和枕后位时，胎头的中心点可能与杯头相距 6cm 左右，而胎头将以中心点为轴向前上方机转，因此只有当胎头中心点出现在耻骨联合的下方、胎儿机转轴与骨盆产道轴一致时才能开始牵引。操作者应当观察胎头的自动旋转，留意杯头上沟槽的位置转变。

七、牵引力和牵引时长

正常分娩时，当胎儿通过产道，它受到的压力取决于产妇肌肉摩擦力、胎儿自身的大小和产妇向外的挤压力。进入自然分娩的第二产程时，作用在胎头上的压力可达 8.4 ～ 15kg。很多专著的作者尝试给出吸引器助产时牵引力的安全范围、牵引的时长，但临床上该牵引力的上限、平均值、下限和最大时长都取决于产科医生的实际经验。Petterson 等认为产科医生

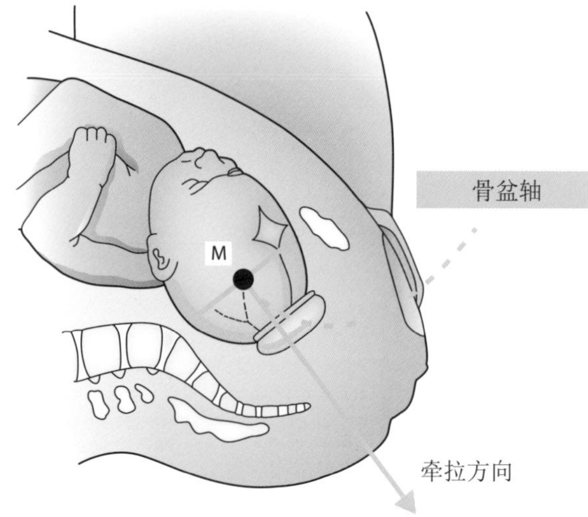

▲ 图 24-14　枕后位的胎吸助产时胎头自动旋转

引自 Vacca A，Handbook of Vacuum Delivery in Obstetrics Practice（3rd edition），Brisbane，Australia: Vacca Research，2009. With permission.

常倾向于低估真实的胎头吸引力，并认为除外经验因素后，只有不超过 2.5% 的产科医生声称知道胎头吸引力的上限。225N 的牵引力（相当于 23kg）被认为是胎吸助产时的牵引力上限[29]。

Vacca 等报道＜ 11.5kg 的峰值牵引力（相当于 113N）对 80% ～ 86% 的胎吸助产有效，其中 12%（3/24）有头皮部分擦伤，16%（4/24）有头皮血肿。但这一结果并没有更高的牵引力与更长时间的新生儿并发症的比较。该报道还显示在产道出口的吸引器助产时有很高的比例使用了上限牵引力[30]。

Petterson 等报道在连续的牵引过程中，每次的牵引力呈下降趋势[29]。

单独谈论牵引力的上限而不考虑牵引的时长和次数，可能就想得过于简单化。许多因素与牵引力大小和牵引时长相关：宫缩的特点、硬膜外麻醉、操作者的经验、孕产次、先露高低和胎方位等。比如正常胎方位初产妇的胎吸助产所需的最大牵引力（209N，置信区间为 63N，425N，$P < 0.05$）与枕后位所需的最大牵引力（335N，置信区间为 61N，857N，$P < 0.05$）之间有统计学差异。而且，在枕后位的病例中胎吸次数显著高于枕前位的病例（8 相比 2）。在困难的胎吸助产病例中每次胎吸递减的牵引力均应大于最小的牵引力，而且胎吸的次数也会比正常或者简单的胎吸助产更多。如果胎吸时长限制在 15min 之内，胎头下降阶段的胎吸次数限制在 3 次、会阴扩张阶段的次数也限制在 3 次，这样的胎吸助产就是相对安全的[29，30]。除非是有立即分娩的指征，如果胎吸的时长即将达到或超过 20min，应立即停止胎吸，以剖宫产结束妊娠[24]。

八、特殊情况

真空吸引器还有一些特殊的用途，特别是在一些特定的产科情景下，比如：先露异常、双胎之一第二胎分娩和剖宫产中辅助出头。

（一）先露异常

持续性枕后位是最常见的先露异常，发生率为 2% ～ 13%[31]。大量文献报道枕后位和枕横位的胎吸助产的失败率约为 4%[32]。枕后位的胎儿约有 96% 能转为枕前位，剩下的为持续性枕后位。对枕横位来说，也有 96% 的概率转为枕前位，2% 以面朝上娩出，2% 仍是枕横位娩出。使用吸引器并不用强制胎头旋转，如果产妇是类人猿骨盆就更不用了，因为对类人猿骨盆来说，在牵引时有 1/3 的可能会转成枕后位。因此有些学者不愿意使用胎吸助产而更倾向于使用 Barton 或 Kielland 产钳助产[33]，但另一些学者报道称，如果严格按照规程操作，使用胎吸助产的并发症发病率接近零[34]。

（二）剖宫产

真空吸引器在困难的剖宫产出头时也非常有效，比如先露异常、胎头高浮和切口邻近大肌瘤。对吸引器来说，子宫切口的阻力远小于产道组织的阻力，并且放置吸引器所需的空间也远小于产科医生的手或者产钳的叶片。这种方法在某些病例中可以减少对子宫的损伤。

（三）双胎

对双胎之第二胎分娩，真空吸引器是非常有用的，可以用于脐带脱垂、胎头未衔接和可疑的胎心监护的情况。如果产科医生对于内倒转术和臀位分娩不是很有信心，胎吸助产应该成为第一选择。

九、超声和器械助产

胎方位的确定是安全的器械助产的前提条件。不满意的器械放置与产后出血相关（OR 1.94），并增加了住院日延长（OR 2.28）、新生儿损伤（OR 4.25）、后续治疗器械的运用（OR 3.99）和助产失败后剖宫产（OR 3.81）的风险[35]。造成器械放置不满意的因素包括胎儿先露异常和产妇中骨盆异常。先露异常的诊断决定了操作者需运用的技术、分娩的场所、分娩方式和分娩的成败。但是，即使是经验丰富的产科医生在核对胎儿先露位置和方位时也会有不同意见，这就反映出做出正确的临床评估很困难而且这种评估可靠性不高，特别是在胎头产瘤形成和（或）胎儿颅骨重叠时。采用数字化的设备进行胎方位的评估，准确率在 25% ～ 75%。用超声进行评估胎方位易于理解和学习。对于一个正在学习如何运用数字化技术检查胎方位的学员来说，他可能需要 82 例的数字化检查才能减少差错率，虽然可能完成检查的只有 32 例[62]。在通常的检查中差错率高达 53%，而超声检查可以减少 45% 以上的差错率。

表 24-6 展示了一种以超声检测胎方位的实用方法。最近一项多中心的随机对照研究显示在器械助产前以超声评估胎方位能减少胎方位的误判率，同时也不耽误助产[36]。相反，超声评估枕后位或者胎儿先露位置并不能作为预测分娩方式的依据，也不作为是否选择阴道器械助产的独立决定因素。经阴道和腹部的超声评估对阴道器械助产的安全性是必需的。但是，在阴道器械助产前进行超声评估能提高胎方位识别的准确度，减少放置器械时的误操作，减少围生期母儿的死亡率。

十、硬膜外镇痛和器械助产

分娩时硬膜外镇痛作为一项产间镇痛的技术在临床的应用正日渐增多。而针对它的争议——有效性和延长产程、器械助产和剖宫产之间——仍在继续。

在第二产程中，胎头将经历下降、俯屈、内旋转等动作。这些在产道内的动作被产妇频繁的宫缩和产力向前推进。在经历了宫缩将胎头推向盆底的被动阶段，产妇和她的产力将占据主动。硬膜外镇痛能阻滞 Fergusson 反射，这常是第二产程时内源性催产素分泌的来源；同时随之而来的感觉阻滞会让产妇没有向下用力的紧迫感[28]。初产妇行硬膜外镇痛后第二产程延长

表 24-6　超声确定胎方位（经腹或经耻骨上扫描）

胎方位	耻骨联合下方图像	“表盘法”表述枕骨方位
枕前位	胎儿小脑、产妇宫颈管	9：30/2：30
枕后位	胎儿鼻子、眼睛	3：30/8：30
枕横位	胎儿脑中线	左枕横　2：30/3：30 右枕横　8：30/9：30

的发生率约 9.9%，而经产妇的发生率为 3.1%[37]。根据安全分娩协作组的报道，与未行硬膜外镇痛的自然分娩初产妇相比，有镇痛的第二产程平均为 66min 而无镇痛的平均为 36min[38]。

同时，有些研究认为硬膜外镇痛可能与胎头旋转不良——转为枕横位或枕后位有关。一项包括 398 例产妇的回顾性研究指出如果在胎头先露较高时给予产检镇痛，那么在第二产程时出现胎方位异常的比例较高[39]。

最近一项回顾性病例对照研究证实，1404 例接受硬膜外镇痛的自然分娩孕妇与 1255 例未接受镇痛的孕妇相比，产程中出现胎方位异常的比例并没有明显的差异[40]。

对荷兰最近 10 年的人群研究表明产程中接受硬膜外镇痛的产妇增加了 3 倍，但是器械助产的比例还是相对稳定的。而且，最近几年接受硬膜外镇痛的产妇最终通过器械助产阴道分娩的比例在减少[41]。

另一方面，荷兰的一项随机无差异临床试验将 488 位产妇随机分为两组：常规行硬膜外镇痛和应召行硬膜外镇痛，显示两组间在行手术分娩上有统计学的差异（差异 8.9%；95% CI 为 0.4 ～ 17.4）[42]。

以麻醉技术而言，连续硬膜外镇痛和常规硬膜外镇痛对于器械助产阴道分娩没有差异（OR 0.82；95% CI 为 0.67 ～ 1.00），可控的硬膜外镇痛和持续的硬膜外镇痛对自然分娩也没有差异[25]。

一项包含 3093 位接受产间镇痛的产妇的回顾性病例对照研究显示，镇痛方式均为单次椎管内注射 10 ～ 15ml 布比卡因和芬太尼的混合液继以该混合液 7 ～ 10ml 持续滴注，则应召给予镇痛的产妇需要更多的催产素：80.3% 相比 58.3%，但两者在器械助产比例和新生儿预后（Apgar 评分和头皮血 pH）上并没有差异[43]。

硬膜外镇痛在阴道分娩中的角色仍然有争议，可能的原因是镇痛影响母儿的生理功能、分娩的机制、第二产程的时长和整个分娩中的医疗决定。

（一）胎头吸引失败

具备以下两点就是胎吸操作失败：杯头反复滑脱或（和）胎头不下降。据文献报道阴道助产胎吸操作失败率为 2.9% ～ 6.5%[23]。最常见的胎吸失败的原因是枕后位（OR 12.7）、巨大儿、初产妇、胎头高浮、胎头高度重叠、产程延长和产妇肥胖[44]。

一项对 3798 例的病例报道指出，与剖宫产相比，只有胎儿出生体重和第二产程延长是胎吸失败的独立危险因素[45]。

在相对头盆不称的情况下，过度牵引会造成杯头滑脱，可能是 VE 的保护机制。

胎头吸引器初次放置不满意与依次使用器械助产有关（OR 3.20；95% CI 为 1.71 ～ 5.95；$P < 0.001$），这也会导致产程延长和急诊剖宫产术风险增加。胎头吸引器放置不满意的发生率在胎方位异常（OR 2.44）、中骨盆狭窄（OR 1.68）等情况下依次递减，但是如果之前放置过产钳，则发生率将升高两倍[35]。

虽然使用橡胶杯头能减少胎儿头皮损伤[44]，但它与使用金属杯头相比更容易导致胎头吸引失败（10% 相比 22%），失败的原因归结于它更容易滑脱，特别是在枕后位、胎头不均倾和（或）胎头俯屈不良的情况下。

产妇如果经过阴道器械助产后再行紧急剖

宫产术，则术中发生切口并发症和接受全麻的风险将增加，而新生儿 Apgar 评分 5min 低于 3 分、脐动脉 pH < 7 的发生率也会增加[46]。一项包括 1360 例手术阴道助产初产妇的研究中，依次使用产钳和胎头吸引器的产妇发生肛门括约肌撕裂和脐动脉 pH 偏低的风险增加[47]。因此，序贯使用器械增加了新生儿的并发症，不应常规使用。所以只有当产科医生觉得有很大的机会成功，第二次的阴道器械助产尝试才可以作为一个备选项，同时一旦失败，产科医生应迅速放弃再次尝试，而行紧急剖宫产。也就是说除非是设备本身有问题或胎头已达会阴体，否则不应该在胎吸助产失败后再尝试产钳助产，如果是巨大儿则不用尝试，应直接剖宫产。

（二）会阴切开术

在吸引器助产时，胎头可能会经过完好的或者切开的会阴娩出。会阴切开术仍是有争议的，它没有成为常规是因为会阴切开并不总能让产妇受益，还可能增加产妇术后发病率[48]。

一项大规模的以人群为基础的研究显示会阴中侧切在产钳助产和胎吸助产时有利于保护肛门括约肌，并建议在器械助产时作为保护肛门括约肌的常规操作[49]。另一项研究显示，胎吸助产时行会阴中侧切，肛门括约肌损伤的发生率为 3.5%，反之则为 15.6%[50, 51]。但是最近的一项荟萃分析认为只有会阴的侧切才有保护作用。

如果决定要做会阴切开术，更好的选择是做中侧切或侧切，因为会阴正中切可能与阴道撕裂、肛门括约肌损伤的高发生率有关，同时也与切口的走行有关[52]。产科医生和助产士的合作也很重要。

在以下情况下会阴切开术是有保护作用的。

- 初产妇。
- 胎儿体重偏大（如果是初产妇则可排在第一位）。
- 枕后位分娩。
- 在骨盆出口位置胎头下降停滞。
- 在骨盆出口位置胎吸滑脱。
- 会阴位置需要很大的牵引力。
- 会阴、阴道黏膜充分扩张后已经有部分自然撕裂。
- 杯头放置不正确。

如果胎吸助产时未行会阴切开，操作者应避免大力牵引吸引器，在胎头压迫会阴时应以较稳定的牵引力牵拉胎吸 1 或 2 次，使会阴充分扩张。

十一、产妇损伤和发病率

与 VE 使用相关的产妇并发症罕见[23]，尽管如此，严重的损伤仍可见报道，常发生于有高危因素的产妇。当要谈论胎吸所致的产妇损伤时，大家也应意识到在第二产程转为剖宫产的产妇并发症远多于第一产程转为剖宫产的产妇[53]。产妇并发症包括宫颈和（或）阴道黏膜撕裂、阴道血肿、三度或四度裂伤，以及产后出血、疼痛和感染等。已经明确的高危因素包括初产妇、高体质指数、胎儿偏大、困难分娩、胎头高浮、胎方位异常、宫颈未开全或助产失败[24, 54, 55]。宫颈和（或）阴道的裂伤可能与分娩本身相关，也有可能是部分宫颈或阴道软组织被杯头吸入所致。

Demissie 等[56]报道严重的会阴裂伤约 5.8% 发生在自然分娩，22% 发生在产钳助产，15% 发生在胎吸助产，剩下的 29% 发生在胎吸失败后行产钳助产。最近的报道来自 Landy，对三度或四度裂伤来说，胎吸助产（OR 2.7）和产钳助产（OR 3.6）均是独立的危险因素。虽然阴道器械助产被认为是会阴裂伤和括约肌撕裂的危险因素，但并不能把它和其他的危险因素完全分开，比如第二产程延长、胎儿偏大、胎方位异常、肩难产和会阴切开术[48]。

胎方位异常增加了会阴裂伤的风险。一项包含 1481 例产妇的研究显示除了枕前位的其他胎方位均显著增加会阴裂伤的风险（OR 1.30；

95% CI1.14 ～ 1.48；$P < 0.005$）[45]。肛门括约肌撕裂在胎方位异常的病例中更常见，同时胎方位异常也是器械助产失败的独立危险因素[44]。

如果肛门括约肌撕裂发生在阴道器械助产时，5 ～ 10 年后发生便失禁的风险与自然分娩相同，再次分娩时发生括约肌或肛门括约肌撕裂的风险约 3.2%，但如果再次分娩仍需运用器械助产则撕裂的风险增加[49, 53, 61]。

因此每次器械助产必须检查有无撕裂[57]。器械助产本身与自然分娩相比并不会增加产后尿失禁和盆腔脏器脱垂的风险。当然，多处的会阴裂伤会增加会阴疼痛、性生活困难、性冷淡等疾病的发生率[55]。不成功的器械助产有可能导致产妇的心理创伤。如果一次器械助产不成功，选择剖宫产结束妊娠远好于再次尝试器械助产[54]。

十二、新生儿损伤和发病率

胎头吸引器助产中新生儿并发症是常见的，当然这种并发症的发生常与分娩过程中出现的并发症相关，也就是与必须使用器械助产的指征而不是助产过程相关。

Alexander 等报道的一项包含 3189 例产妇的病例对照研究表明，如果产程中胎心监护始终满意，那么在做急诊剖宫产之前进行器械助产并不会增加新生儿的不良预后。基于这一点，作者能更好地根据临床情况而不是统计情况来区分和鉴定新生儿并发症。以下就是分类情况[24]。

- 头皮浅表损伤：产瘤（图 24-15），杯头下头皮变色，杯头擦痕。
- 临床不显著的损伤：视网膜出血，头皮水疱，头皮表面擦伤，头颅血肿，皮下血肿，重度黄疸。
- 临床显著的损伤：广泛或深部的头皮裂伤，腱鞘膜下血肿，头颅血肿和颅骨骨折。
- 间接或偶发的损伤：肩难产所致的臂丛神经损伤、锁骨骨折，新生儿呼吸窘迫。

大多数的新生儿损伤都是表浅的、暂时的、不显著的。这些损伤包括了胎儿的先锋头或者说产瘤，它是在吸引器杯头放置后产生的。产瘤有不同的大小、深度和皮肤颜色，这些取决于所用杯头的类型和牵引力的大小，产瘤在出生后 1h 迅速消肿成为局部的轻微肿胀，产后 24 ～ 48h 常完全消失。据 Malmström 报道[58]，产后 24h 有 17% 的新生儿头皮有瘀斑。

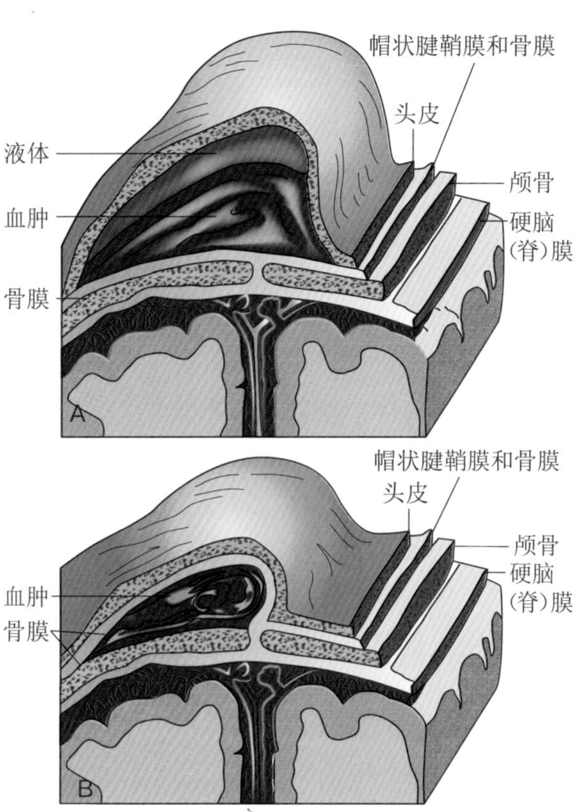

▲ 图 24-15　产瘤

A. 腱鞘膜下血肿是一种严重的损伤，血肿聚集在骨膜和腱鞘膜之间；血肿逐渐变大会导致血容量减少；B. 相比之下，头颅血肿发生在脑骨膜下方，因为骨膜的限制，这种血肿是自限性的

胎头头皮损伤在吸引器助产中的发生率约为 11%，病损部位一般在 1 周内就能快速痊愈不留瘢痕。而且，新生儿的父母可以放心，胎头上不会留有陈旧瘢痕。当然有些因素比如牵引过程延长、杯头滑脱和助产失败等也会影响到组织的损伤程度：破损、溃疡和坏疽。

新生儿视网膜出血、渗出在阴道分娩中可见，在器械助产的分娩中更常见。它的发生机制还不是很清楚，但在经剖宫产分娩的新生儿中罕见，可能说明胎头经过产道时受到的压力可能导致了这种损伤的发生。视网膜出血轻症者经 2 ～ 3 周痊愈，重症者 6 周内痊愈，一般无后遗症。随机对照研究的证据显示相比产钳助产，胎吸助产更容易导致视网膜出血[24]。

头颅血肿（图 24-15）是血液积聚在颅骨的骨膜下方，范围常局限在一处头骨，通常为顶骨处。如果胎吸操作时间长，更容易发生。有报道显示头颅血肿在胎吸操作超过 5min 时有 28% 的发生率。根据吸引器杯头材质的不同，头颅血肿的发生率有 4% ～ 7% 的变化，在使用金属材质的硬质杯头时发生率上升。

皮下出血的吸收需要 1 周左右的时间。腱鞘膜下血肿和颅内出血等是严重得多的临床并发症。腱鞘膜下血肿（图 24-15）是阴道分娩后新生儿最严重的并发症之一，甚至可能威胁新生儿的生命，血肿常在颅骨骨膜和腱鞘膜下发展。在阴道分娩后的数小时血肿持续发展，出血很隐蔽，除非仔细地检查或者血肿非常明显才能发现。腱鞘膜下的腔隙容积可达 250ml，血肿发生时的临床症状与循环衰竭很相似：皮肤苍白，低血压，脉率增快和红细胞压积降低。腱鞘膜下血肿的发生率在阴道分娩时为 1/(2000 ～ 3000)，在吸引器助产时为 1/（150 ～ 200）。使用硬质或软质杯头对其发生率没有显著影响，而放置不当或胎吸失败则有可能增加其发生率[28]。胎吸助产后的颅内出血非常罕见，但如果胎吸失败后再使用产钳助产则颅内出血的发生率会增加。严重的颅内出血的临床表现多变，新生儿常有不寻常的神经症状，诸如易激惹、呼吸窘迫、无呼吸或抽搐。一项大型病例对照研究估计的颅内出血的发生率为阴道器械助产的 1/（650 ～ 850），新生儿神经症状的发生率为产钳或胎吸助产的 1/（220 ～ 385）。

间接和偶发的损伤包括肩难产、臂丛神经损伤、锁骨或肱骨骨折在胎吸助产中常见，但发生的高危因素常与胎儿自身相关，或与过于轻柔的胎吸助产操作相关。在这些损伤的病例中有一些胎儿体重超过 4kg，另一些是在产程中有异常情况。

器械助产后的新生儿脑病的发生率约为 4.2/1000，而剖宫产后的发病率约为 3.9/1000[59]。ACOG 的指南强调对阴道器械助产的长期预后的评估数据很少，但现有的证据显示它与自然分娩没有差异。

另一项研究显示 295 例胎吸助产的新生儿与 302 例对照组相比在长大后的学业方面、口才或者神经系统疾病发病率方面没有统计学差异[60-62]。

十三、培训

VE 已成为许多产科医生阴道助产的器械选择。如果使用得当，它是一种很有效、很重要的助产工具，能降低剖宫产的比例。器械助产是否有风险很大程度上取决于使用者的技术和经验，与设备本身关系不大。对任何医用设备或产科工具来说，按照已有的指南操作都可以让母儿的风险降到最低。培训时要确保学员掌握适应证和禁忌证，熟知设备的构成和使用技术，并能正确操作。并且，一些在其他场景中也需应用的辅助技能，比如对临床情况的判断、与产妇的交流和同事间的互相监督也要求掌握。将这种在产房的培训放在仿真模拟人上操作，将极大地减少常见的一些问题在真实产妇身上发生，同时指导老师和学员能在这种模拟培训中共同进步。

在得到胎吸助产的初步培训后，可以尝试在更多的困难场景下使用胎吸助产，比如胎方位异常、紧急分娩、剖宫产中使用胎吸，以及使用胎吸分娩双胎之第二胎。在产钳助产中，如果没有丰富的出口产钳经验就贸然尝试旋转胎头是不合适的，这一条同样适用于胎吸助产。在接受培训的早期出现一些并发症是可以理解的，但另一方面来说，当操作者自认为很熟练、很有自信时也容易低估并发症出现的可能。

综上所述，作者总结了使用胎吸助产的 10

条规则，囊括了助产过程前、中、后所有需要记忆的要点。

十四、胎头吸引助产须谨记的十条规则

在行胎吸助产前应注意：

1. 评估胎吸助产的适应证和（或）禁忌证。

2. 评估母儿的情况：鉴定既往病史的高危因素，经常规产科检查给出初步的评估，评估宫颈开大情况。

3. 评估胎头位置和方位。

胎吸助产中应注意：

4. 排空膀胱，与产妇交流需行胎吸助产。

5. 按照标准流程安放胎头吸引器。

6. 按照程序再次检查胎头（明确胎方位和俯屈点）。

7. 向外牵引不超过 3 次：只有在胎头压迫会阴时进行第四次牵引。

8. 如果杯头滑脱，最多安放两次。在第二次尝试时需要有经验的操作者在场。

9. 整个过程不超过 15 ～ 20min。

胎吸助产后应注意：

10. 详细记录整个助产的过程，整理好病历。评估产妇和新生儿的产后情况，并与产妇及家属沟通。

附录 I

胎吸助产的记录单。

手术阴道分娩							
日期		患者病史					
操作者							
督导员							
助产士							
OVD 指征							
第二产程延长	胎儿窘迫	母亲体力耗尽					
ACOG FHR 分类	Ⅰ类	Ⅱ类	Ⅲ类				
旋转 >45°	是	否					
OVD 分类	出口	低	中腔				
OVD 先决条件							
F	宫颈完全扩张						
O	仅 1/5	仅 0/5	腹部可及胎头				
	胎头衔接	是	否				
R	胎膜破裂	羊水	清	类染			
C	有宫缩	缩宫素点滴	是	否	______ml/h		
E	膀胱排空	导尿	是	否	母亲知情	口头	书面
P	胎位						
	前	前囟	后				
	先露高低	+2/+3	0/+1				
	头	>	>>	>>>			
S	塑形	>	>>	>>>			
	止痛满意	局部	会阴	区域	分娩地点	房间	手术室

（续表）

OVD 操作						
选择的吸引器	Silastie		Kiwi	金属前	金属后	
吸引次数		牵引	易	中	难	
滑脱	有	无	母亲用力	易	中	难
分娩时胎头方位	前位		前囟		后位	
胎盘			自然娩出		手联	
会阴切开术			是		否	
会阴撕裂	1 度	2 度	3 度	4 度		
失血						
OVD 后操作						
婴儿	男	女	出生体重	g		
			Apgar 评分	1min	5min	10min
			脐血 pH	动脉	静脉	
			碱剩余			
新生儿结局						
签名			日期			

改编自皇家妇产科医师学会，Green-top Guideline No. 26，Operative vaginal delivery，London，UK：RCOG，January 2011.

（钟逸锋 译，宋英娜 校）

参考文献

[1] Yonge J. An account of balls of hair taken from the uterus and ovaria of several women; by Mr. James Yonge, F.R.S. communicated to Dr. Hans Sloane, R.S. Secr. Philos Trans R Soc 1706; 25: 2387–2392.

[2] Simpson JY. On a suction-tractor, or new mechanical power, as a substitute for the forceps in tedious labours. Edinb Mon J Med Sci 1849; 32: 556.

[3] McCahey P. Atmospheric tractor: A new instrument and some new theories in obstetrics. Med Surg Reporter 1890; 43: 6319.

[4] Kuntzsch D. Über geburtshilfische Extraktionen mit meinem Vakuumbelm. Zentralbl Gynakol 1912; 36: 893.

[5] Torpin R. Preliminary report of obstetric device. J Med Assoc Ga 1938; 27: 96.

[6] Castallo MA. Extractor instead of forceps. Am J Obstet Gynecol 1955; 70: 1375.

[7] Couzigou Y. La Ventouse eutocique. Bull Soc Med Paris 1947; 152: 34.

[8] Finderle V. Extractor instead of forceps. Am J Obstet Gynecol 1955; 69: 1148–53.

[9] Malmström T. Vacuum extractor—An obstetrical instrument. Acta Obstet Gynecol Scand Suppl 1954; 33(4): 1–31.

[10] Malmström T. Vacuum extractor: Indications and results. Acta Obstet Gynecol Scand 1964; 43 (Suppl 1): 5–52.

[11] Bird GC. The use of the Malmström vacuum extractor inoperative obstetrics. Aust N Z J Obstet Gynaecol 1966; 6: 242.

[12] Chalmers JA. The vacuum extractor. Proc R Soc Med 1960; 53: 753.

[13] Sjostedt JE. The vacuum extractor and forceps in obstetrics, a clinical study. Acta Obstet Gynecol Scand 1967; 46 (Suppl 10): 1–208.

[14] Snoeck J. The vacuum extractor (ventouse), an alternative to the obstetric forceps. Proc R Soc Med 1960; 53: 749.

[15] Bird GC. Modification of Malmström's vacuum extractor. BMJ 1969; 3: 526.

[16] Chalmers JA. The Ventouse, the Obstetric Vacuum Extractor. Chicago, IL: Year Book Medical Publishers, 1971.

[17] Paul R, Saisch K, Pine S. The 'new' vacuum extractor. Obstet Gynecol 1973; 41: 800–2.

[18] Kuit J, Eppinga H, Wallenburg H, Huikeshoven FJ. A randomized comparison of vacuum extraction delivery with a rigid and a pliable cup. Obstet Gynecol 1993; 82: 280–4.

[19] Chenoy R, Johanson RB. A randomized prospective study comparing delivery with metal and silicone rubber vacuum extractor cups. Br J Obstet Gynaecol 1992; 99: 360–3.

[20] Ismail NA, Saharan WS, Zaleha MA, et al. Kiwi Omnicup versus Malmstrom metal cup in vacuum assisted delivery: A randomized comparative trial. J Obstet Gynaecol Res 2008; 34: 350.

[21] Martin JA, Hamilton BE, Osterman MJ, et al. Births: Final data for 2013. Natl Vital Stat Rep 2015; 64: 1–65.

[22] American College of Obstetrics and Gynecology Committee

on Practice Bulletins-Obstetrics. ACOG Practical Bulletin No. 49. Dystocia and augmentation of labor. Obstet Gynecol 2003; 102: 1445–54.

[23] Committee on Bulletins Practice—Obstetrics. ACOG Practice Bulletin No. 154 Summary: Operative vaginal delivery. Obstet Gynecol 2015; 126: 1118–9.

[24] Vacca A. Handbook of Vacuum Delivery in Obstetrics Practice (3rd edition). Brisbane, Australia: Vacca Research, 2009.

[25] Royal College of Obstetricians and Gynaecologists. Green-top Guideline No. 26. Operative vaginal delivery. London, UK: RCOG, January 2011.

[26] Bahl R, Strachan B, Murphy DJ. Outcome of subsequent pregnancy three years after previous operative delivery in the second stage of labour: Cohort study. BMJ 2004; 328: 311.

[27] Melamed N, Ben-Haroush A, Chen R, et al. Pregnancy outcome and mode of delivery after a previous operative vaginal delivery. Obstet Gynecol 2009; 114: 757.

[28] Baskett TF, Calder AA, Arulkumaran S. Munro Kerr's Operative Obstetrics (12th edition). Philadelphia, PA: Saunders Elsevier, 2014.

[29] Petterson K, Ajne J, Yousaf K, et al. Traction force during vacuum extraction: A prospective observational study. BJOG 2015; 122: 1809–16.

[30] Vacca A. Vacuum-assisted delivery: An analysis of traction force and maternal and neonatal outcomes. Aust N Z J Obstet Gynaecol 2006; 46: 124–7.

[31] Caughey AB, Sharshiner R, Cheng YW. Fetal malposition: Impact and management. Clin Obstet Gynecol 2015; 58: 241–5.

[32] Bird GC. The importance of flexion in vacuum extractor delivery. Br J Obstet Gynaecol 1965; 83: 893.

[33] Nyirjesy I, Hawks BL, Falls HC, et al. A comparative clinical study of the vacuum extractor and forceps. Am J Obstet Gynecol 1963; 85: 1071.

[34] Simons EG, Philpott RH. The vacuum extractor. Trop Doct 1973; 3: 34–7.

[35] Ramphul M, Kennelly MM, Burke G, Murphy DJ. Risk factors and morbidity associated with suboptimal instrument placement at instrumental delivery: Observational study nested within the Instrumental Delivery & Ultrasound randomized controlled trial ISRCTN 72230496. BJOG 2015; 122: 558–63.

[36] Ramphul M, Ooi PV, Burke G, et al. Instrumental delivery and ultrasound (IDUS): A multicenter randomized controlled trial of ultrasound assessment of the fetal head position versus standard care as an approach to prevent morbidity at instrumental delivery. BJOG 2014; 121: 1029–38.

[37] Laughon SK, Branch DW, Beaver J, et al. Changes in labor patterns over 50 years. Am J ObstetGynecol 2012; 206: 419; e1–9.

[38] Zhang J, Landy HJ, Branch DW, et al. Consortium on Safe Labor. Contemporary patterns of spontaneous labor with normal neonatal outcomes. Obstet Gynecol 2010; 116: 1281–7.

[39] Le Ray C, Carayol M, Jaquemin S, et al. Is epidural analgesia a risk factor for occiput posterior or transverse positions during labour? Eur J Obstet Gynecol Reprod Biol 2005; 123: 22–6.

[40] Yancey MK, Zhang J, Schweitzer DL, et al. Epidural analgesia and fetal head malposition at vaginal delivery. Obstet Gynecol 2001; 97: 608–12.

[41] Wassen MM, Hukkelhoven CW, Scheepers HC, et al. Epidural analgesia and operative delivery: A ten-year population-based cohort study in The Netherlands. Eur J Obstet Gynecol Reprod Biol 2014; 183: 125–31.

[42] Wassen MM, Smits LJ, Scheepers HC, et al. Routine labour epidural analgesia versus labour analgesia on request: A randomised non-inferiority trial. BJOG 2015; 122: 344–50.

[43] Rimaitis K, Klimenko O, Rimaitis M, et al. Labor epidural analgesia and the incidence of instrumental assisted delivery. Medicina (Kaunas) 2015; 5176: 8.

[44] Wanyonyi SZ, Achila B, Gudu N. Factors contributing to failure of vacuum delivery and associated maternal/neonatal morbidity. Int J Gynaecol Obstet 2011; 115: 157–60.

[45] Webb S, Sherburn S, Ismail KM. Managing perineal trauma after childbirth. BMJ 2014; 349: g6829.

[46] Alexander JM, Leveno KJ, Hauth JC, et al. Failed operative vaginal delivery. Obstet Gynecol 2009; 114: 1017–22.

[47] Murphy DJ, Macleod M, Bahl R, Strachan B. A cohort study of maternal and neonatal morbidity in relation to use of sequential instruments at operative vaginal delivery. Eur J Obstet Gynecol Reprod Biol 2011; 156: 41–5.

[48] Landy HJ, Laughon SK, Bailit JL, et al. Consortium on Safe Labor Characteristics associated with severe perineal and cervical lacerations during vaginal delivery. Obstet Gynecol 2011; 117: 627.

[49] Evers EC, Blomquist JL, McDermott KC, Handa VL. Obstetrical anal sphincter laceration and anal incontinence 5–10 years after childbirth. Am J Obstet Gynecol. 2012; 207: 425. e1–6.

[50] De Leeuuw JW, de Vit C, Kulijken JPJA, Bruinse HW. Mediolateral episiotomy reduces the risk for anal sphincter injury during operative vaginal delivery. BJOG 2008; 115: 104–8.

[51] De Vogel J, van der Leeuw-van Beek A, Gietelink D, et al. The effect of a mediolateral episiotomy during operative vaginal delivery on the risk of developing obstetrical anal sphincter injuries. Am J Obstet Gynecol 2012; 206: 404.e1–5.

[52] Sagi-Dain L, Sagi S. Morbidity associated with episiotomy in vacuum delivery: A systematic review and meta-analysis. BJOG 2015; 122(8): 1073–81.

[53] Bailit JL, Grobman WA, Rice MM, et al. Evaluation of delivery options for second-stage events. Am J Obstet Gynecol 2016; 214: 638.e1–10.

[54] Aiken CE, Aiken AR, Brockelsby JC, Scott JG. Factors influencing the likelihood of instrumental delivery success. Obstet Gynecol 2014; 123: 796–803.

[55] Vayssière C, Beucher G, Dupuis O, et al. French College of Gynaecologists and Obstetricians. Instrumental delivery: Clinical practice guidelines from the French College of Gynaecologists and Obstetricians. Eur J Obstet Gynecol Reprod Biol 2011; 159: 43–8.

[56] Demissie K, Rhoads G, Smulian J, et al. Operative vaginal delivery and neonatal and infant adverse outcomes: Population based retrospective analysis. BMJ 2004; 329: 24–9.

[57] Society of Obstetricians and Gynaecologists of Canada. SOGC clinical practice guidelines. Guidelines for vaginal birth after previous caesarean birth. Number 155 (Replaces guideline Number 147), February 2005. Int J Gynaecol Obstet 2005; 89: 319–31.

[58] Malmström T, Jansson I. Use of the vacuum extractor. Clin Obstet Gynecol 1965; 8: 893.

[59] Walsh CA, Robson M, McAuliffe FM. Mode of delivery at term and adverse neonatal outcomes. Obstet Gynecol 2013; 121: 122–8.

[60] Ngan HY, Miu P, Ko L, Ma HK. Long-term neurological sequelae following vacuum extractor delivery. Aust N Z J Obstet Gynaecol 1990; 30: 111–4.

[61] Basham E, Stock L, Lewicky-Gaupp C, et al. Subse-quent pregnancy outcomes after obstetric anal sphincter injuries (OASIS). Female Pelvic Med Reconstr Surg 2013; 19: 328–32.

[62] Rozenberg P, Porcher R, Salomon LJ, et al. Comparison of the learning curves of digital examination and trans abdominal sonography for the determination of fetal head position during labor. Ultrasound Obstet Gynecol 2008; 31: 332–7.

第 25 章　胎先露异常

Fetal malpresentations

Pierre F. Lespinasse

本章概要

在分娩过程中胎儿通常以头先露通过产道。臀先露占妊娠总数的 2% ～ 3%[1]。横产式或肩先露的比率约为 1/300。胎先露异常会造成困难的或难以实现的阴道分娩，因此是一种病理状态，并且与产伤发生率的增加有关。

一、臀先露

臀先露常见于早期妊娠，在足月时发生率会降低。在体重＜ 2500g 的胎儿中，臀先露的比率一直维持在 7% ～ 10%，因此，导致早产的因素也使臀位分娩的发生率增大。

臀先露可分为三类：单臀先露、完全臀先露、足先露（图 25-1）。单臀先露最多见。足先露相对地多见于经产妇，并且与早产有关。

臀先露中胎儿先天性畸形的发生率比头先露胎儿高 3 倍[2]。通常与臀先露有关的畸形包括无脑畸形、髋关节脱臼、脑积水、脊柱裂、13- 三体综合征、18- 三体综合征、21- 三体综合征、脊髓脊膜膨出。

臀先露可在晚期妊娠通过腹部触诊或阴道内诊诊断[3]。一旦可疑，应进行超声检查确定先露部、胎头的姿势、臀先露的类型。超声还能确定胎盘的位置、估计胎儿体重和胎龄、确定羊水量、确定是否有盆腔包块阻塞产道而导致胎先露异常。

以前几乎所有的臀先露都是经阴道分娩[4,5]，臀位分娩围生儿死亡率比头位分娩高 3 ～ 5 倍[6, 7]。胎儿死亡或患病的主要原因有早产、先天性畸形、分娩时缺氧和产伤。脐带脱垂一直是臀先露的一个重要问题。脐带脱垂在头先露中的发生率约 0.3%，而在臀先露中的发生率为 3% ～ 5%，在足先露中的发生风险尤其高，但在单臀先露中的发生率与头先露相近似。

经阴道臀位分娩最大的危险是胎头被骨盆

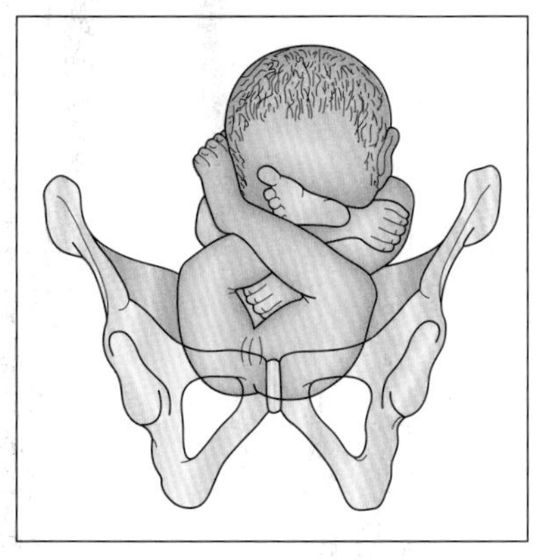
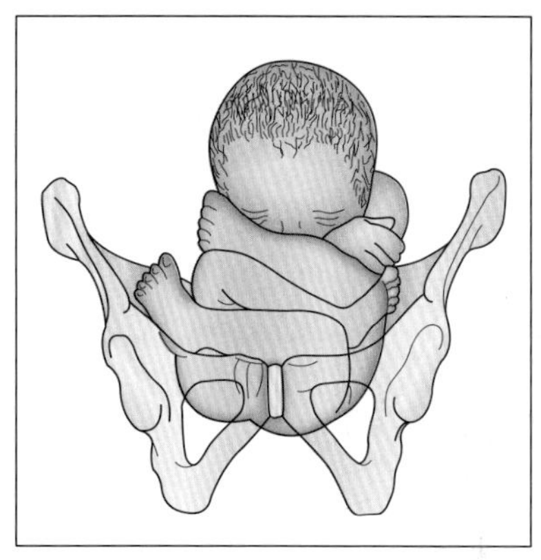
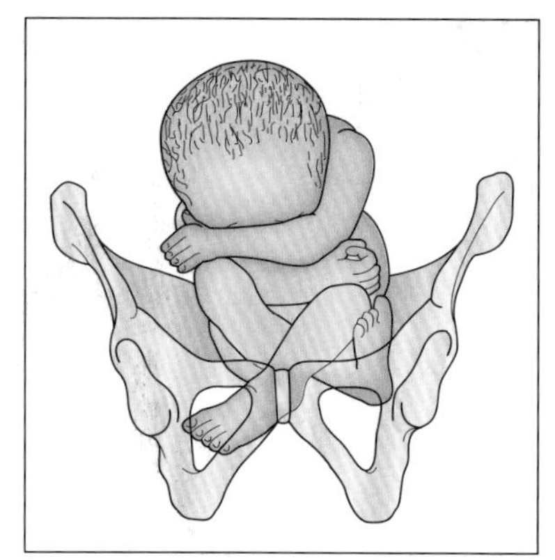

▲ 图 25-1 不同类型的臀先露

引自 Drs. Alvin Langer，Kay W. Kennedy，Iffy L，Kaminetzky HA, eds., Principles and Practice of Obstetrics&Perinatology, p. 1521, New York, NY:Wiley, 1981. 经 Leslie Iffy 允许

或未完全扩张的宫颈所阻碍，后者在早产分娩中最危险，因为此时相对较小的胎体未能将宫颈充分扩张至能使胎头通过的程度。要记住，头位分娩时胎头通过盆腔可能需要数小时，但是臀位分娩时，胎体娩出后的 2 ～ 3min 内必须将胎头娩出。胎头仰伸或手臂上举可能会进一步阻碍胎头下降。手臂上举的发生可能是由于胎体在产道中下降太快或助产士对下肢进行了牵引。

与经阴道臀位分娩有关的外伤性胎儿损伤包括脊髓撕裂甚至脊髓横断、脑室出血、小脑幕撕裂、颅骨、脊柱、肋骨或长骨骨折、脾或肝脏破裂，以及肾上腺出血[8, 9]。损伤还可能累及肌肉、阴囊和睾丸。睾丸损伤可能导致睾丸萎缩。

臀位分娩相对较高的围生儿死亡率和患病率[10]被归因于阴道分娩，由此制订了择期经阴道臀位分娩的限制条件。经阴道臀位分娩的禁忌证包括以下几种情况。

1. 骨盆狭窄[11]。
2. 估计胎儿体重＞ 3600g。
3. 产史不良。
4. 超过 35 岁的初产女性。
5. 前置胎盘。
6. 宫缩无效。
7. 脐带脱垂。
8. 胎膜早破时间过长。
9. 足先露。
10. 孕龄＜ 32 周。
11. 脑积水。
12. 瘢痕子宫。
13. 胎头倾斜。

近几十年来，剖宫产术已经成为大多数产科医师首选的臀位分娩方法。一些医师甚至医疗机构绝对禁止行择期经阴道臀位分娩[12, 13]。其他医师仅在满足特定条件的情况下进行择期经阴道臀位分娩[6, 14-16]。

二、处理原则

在现代产科实践中，对经阴道臀位分娩的观点不一[17-21]，而对臀先露进行择期剖宫产术被广泛接受。建议告知患者关于臀位分娩方式的不同选择并且让患者参与决策。应告知患者一旦发生产时并发症则需放弃经阴道分娩。

无论采用何种分娩方式，臀先露患者在产前需要密切随诊。应当告知患者关于胎膜早破和早产的风险。如果臀先露持续存在，应进行超声检查以排除容易导致胎先露异常的情况，如盆腔肿瘤或胎儿畸形。如无这些异常情况，建议在 35 ～ 36 周时进行外倒转[22, 23]。

选择阴道试产的患者应提早入院。入院时应行超声检查以确定胎儿先露部和有无胎头倾斜。要牢记，任何程度的骨盆狭窄都是经阴道臀位分娩的禁忌证。可利用 CT 或 MRI 进行骨盆测量，但是关于它们的有效性存在争议[24]。分娩前后，必须对孕妇进行电子监护。必须避免胎膜破裂。出现胎心异常或产程进展异常的迹象，都是剖宫产术的指征。

臀位的剖宫产术可在局部麻醉或全身麻醉下进行。要记住：通过一个小切口牵拉胎头的困难程度等同于复杂的经阴道臀位分娩。在经阴道臀位分娩中发生的产伤也可发生于剖宫产术。还可能发生子宫切口延裂至宫颈或侧方的子宫血管的并发症。

三、臀位分娩

传统上，臀位分娩的主要方法是通过一系列的技术和手法经阴道分娩[15]。在不具备抗生素、血库和安全麻醉的情况下，或者是没有救治早产儿或先天性畸形的新生儿的技术或设施的情况下，孕产妇的安全是首要考虑。

为了改善围生儿的预后，1956 年 Hall 和 Kohl[25] 建议对臀先露常规进行剖宫产术。基于一项包含 1456 名臀先露胎儿的研究，他们的结论是剖宫产术的围生儿死亡率比阴道分娩低[26]。此后，臀先露剖宫产术的比率从 5% ～ 10% 上升至 80% ～ 100%。基于一项涉及多个具有不同专业标准的产科中心的国际性研究，2000 年 Hannah 等[27] 提出择期经阴道臀位分娩与不可接受的胎儿风险有关[21]。他们的观点几乎立即得到了英国学者的支持[28]。美国妇产科医师协会很快表示支持，尽管几十年来美国的管理模式都不接受这些研究结论形成的方案。

这一转变也受到了挑战。一些学者提出 Hannah 等的数据没有提及剖宫产术对后续妊娠的影响，因此未能提供足够的证据来支持他们影响深远的结论[6, 14, 15, 29]。由于剖宫产术的广泛应用，臀先露相关的围生儿死亡率在下降，但随之而来的问题是剖宫产术给孕产妇带来的风险，包括感染的发病率，以及后续妊娠发生子宫破裂的风险。已经有关于臀先露进行择期剖宫产术而导致孕产妇死亡的报道了。子宫破裂、早产、胎死宫内，以及其他与剖宫产术有关的并发症，如前置胎盘、胎盘植入，给剖宫产术后的再次妊娠带来了巨大风险。

2004 年，一项随访研究评估了剖宫产胎儿的预后，并没有发现择期剖宫产术与胎儿死亡或神经发育迟缓的减少无关。尽管如此，一些学者仍然坚持其关于择期剖宫产术的建议。

除了剖宫产术以外，臀先露还可以选择行外倒转术或选择性阴道试产[23]。一项随机试验以足月完全臀先露的胎儿为研究对象，择期剖宫产术与阴道分娩相比并未明显改善新生儿结局[30]。但剖宫产术仍然是臀先露最常采用的分娩方式。如果有机会进行阴道试产，产科医师必须掌握经阴道臀位分娩的必备技能。明智的做法是做出任何决定之前，要与患者讨论不同选择的风险和获益。

尽管与经阴道臀位分娩相比，剖宫产术更有利于避免产伤，但剖宫产术中牵引胎臀可能会遇到很多困难。虽然子宫下段通常不受影响，但是为了使胎头顺利娩出，切一个足够长的横切口可能会有困难。分娩时间过长可能导致胎儿缺氧，牵拉时用力过度可能导致产伤[31]。在剖宫产术中，切口可能会向侧方延裂而累及子宫血管，或向宫颈方向延裂而导致难以修复的裂伤。因此仔细检查切口很重要。如有必要，应立即行子宫下段纵切口甚至将切口延至宫底，以使这些并发症的发生风险降到最低。如已来不及，行倒 T 字形切口也可能有效，但会在子宫上留下一个薄弱的瘢痕。滞产时所造成 Bandl 环可能使胎儿无法娩出。在这种情况下，将切口延至较长的古典式切口可能是唯一的解决办法。未足月臀先露剖宫产术中，子宫下段形成欠佳，子宫下段横切口可能不足以娩出胎头，此时，子宫下段纵切口可能更可取。

下面将要描述的操作过程是经过数十年甚至数百年，并且在每天的实践中广泛应用而逐渐完善的。关于择期经阴道臀位分娩，必须记住下列防范措施的重要性[6]：①不引产，②不使用缩宫素刺激宫缩，③第二产程不超过 60min，④估计胎儿体重不超过 3600g。

经阴道臀位分娩可自然完成或需要部分或完全臀牵引术。保证经阴道臀先露安全分娩的人员措施包括：①掌握相应技术的产科医师；②一名助手在娩胎头时托住胎儿躯体，或必要时耻骨上加压使下降的胎头保持俯屈；③一名产科医师必要时进行新生儿复苏；④一名麻醉师提供分娩时镇痛；⑤适当的护理支持；⑥手术室人员刷手、穿手术衣以行紧急剖宫产术。在臀位阴道分娩中，自然完成的分娩往往会获得最好的围生儿结局。经阴道臀位分娩的过程和操作越复杂，发生围生儿死亡和患病率的风险越大[4]。

（一）臀位自然分娩

在臀位自然分娩中产科医师的唯一作用是在子宫收缩和产妇屏气用力时托住胎儿躯体。在不完全或完全臀先露中，下肢先于胎臀娩出。当胎臀扩张会阴时，通常需行会阴切开术以免不当的产程延长或造成孕产妇会阴撕裂伤。当胎体下降至脐部，医师要托住而不是牵拉胎体。再有几阵宫缩，胎儿上肢和肩膀就会娩出。给自然分娩充分的时间固然很重要，但是要记住，一旦胎儿娩至肩胛骨，脐带就开始受压于胎头和骨质盆腔之间。

（二）臀位助产术

分娩过程中，胎臀娩出后，胎体就开始旋转并很快娩出。如果有足够的宫缩，即产程符合 Friedman 曲线[32]，一两阵宫缩后胎体就会娩至肩胛骨水平。这一过程需要足够的子宫收缩力，以及产妇腹部和盆底肌肉的协助。如果使用局麻或全身麻醉，子宫收缩力和产妇肌肉力量的作用就会消失或减弱[33]。

如果在臀部娩出之前，宫颈扩张和胎先露部下降进展顺利，胎体自然娩至肩膀水平这一过程不需要额外干预。此类产程进展预后最好。无论是否有指征，胎体娩出前的任何干预措施都会增加娩胎头的相关风险[6, 34]。在胎儿娩至肩膀时，胎头的最大径线正好到达骨盆入口处。大部分情况下，需要辅助胎头娩出。此过程中的各种辅助手法将在随后部分详细讨论。

尽管头盆相称，但由于其脆弱的生理结构，早产儿容易受到过度挤压或发生产伤。额外的风险是由于早产儿臀部径线比头部小，臀部通过宫颈所需要的宫颈扩张程度比头部小。因此，宫颈的肌肉组织很有可能会长时间地阻碍胎头娩出。这种长时间的阻碍容易导致胎儿缺氧，迫使医师采取措施克服宫颈的阻力，并可能导致产伤。

一种罕见的情况是胎体娩出后，胎儿的正常旋转颠倒了，胎儿的颏部而不是枕部旋转至耻骨联合。此时，下颏部与耻骨联合交锁，导致胎头仰伸，最终导致几乎不可逾越的僵局。理想状态下，应该在胎体完全娩出之前通过辅助胎背向前旋转以防异常旋转，或者纠正异常旋转。先进行外部操作，拳头在耻骨联合上方将下颏部压向另一侧；然后进行内部操作，一手伸进阴道将枕部向耻骨联合方向旋转。如果失败，“反向布拉格法”将是最后的方法。一手握住胎儿肢体并向产妇腹部轻柔牵拉，另一只手以 Mauriceau 手法握住颈部并由下向上牵拉。如果成功，胎儿像翻了个筋斗一样娩出。由于在这种极端异常的情况下很可能需要一些暴力，因此这种操作可能导致严重的胎儿损伤。所以，这种操作更多的是历史意义，而不是临床意义。在现代，紧急剖宫产[35]似乎更可取。

（三）部分臀牵引术

部分臀牵引术涉及的是胎儿自然分娩至脐部后，进行产科操作以娩出上部躯体、肩膀、上肢和胎头[9, 36]。当依靠子宫收缩力和产妇向下屏气用力将胎儿自然娩至脐部后，产科医师双手握住胎臀，双手大拇指位于骶骨上方并与胎儿腰椎平行（图 25-2）。成功的关键是宫缩时维持背部呈横向并稳固地、轻柔地、向下以成 60° 的方向牵拉直至肩胛骨娩出。必须小心操作以免造成产伤。尽管有些情况下部分臀牵引术是必要的，仍需要强调明智的做法是等待胎体自然娩至肩胛骨。

1. 娩胎肩和上肢 通过 Müller 机制持续地牵引胎儿可使肩胛带和上肢顺畅地娩出。另一种更有效的、经过实践检验的操作手法需要更多的干预，并需要密切观察[9, 37]。

这种经典的方法强调了一个事实即骶骨提供的空间比耻骨下要大。这种方法规定：①应当在骶骨提供的空间内对上肢进行牵引；②右手牵引右上肢，左手牵引左上肢；③上肢应经过胎儿前面牵引出而不是躯体背部；④施加在上肢的牵引或压力必须与一个关节相对抗，通常是肘关节。

操作过程如下。当胎体旋转的趋势是左肩在上、右肩在下时，左手握住胎儿下肢，并呈半圆形摆动，抬起下肢并靠近产妇的右侧腹股沟部。右手的示指和中指插入阴道，沿着肩膀和上肢到达右侧肘关节。通过向肘关节施加压力和牵引，右上肢在骶曲所提供的空间内滑过胸前而娩出。右上肢娩出后，右手握住肢体，旋转 270° 向产妇左侧腹股沟区牵拉（图 25-3）。此时左手进入阴道，示指和中指以同样的手法娩出左上肢。上肢娩出后，便是娩胎头。这种操作手法有利于预防或纠正手臂上举。同样的，胎体旋转方向错误可能导致上肢伸展和胎头娩出困难[38]。

2. 娩胎头 在绝大多数的经阴道臀位分娩中娩胎头需要采用常规的操作步骤，而非等待胎头自然分娩。因此所谓的“臀助产术”，是择期经阴道臀位分娩的一部分。有几个可供选择的有效的方法。对于有经验的产科医师来说，这些方法都很实用。

Mauriceau 手法：有意思的是，这种方法是由 Mauriceau 提出，但并不是由他实施推广的。Mauriceau 法在 Levret、Smellie 和 Veit 的努力下，在近 300 年得到了广泛的应用。如果肩膀和上肢未自然分娩，在上肢娩出后马上施行 Mauriceau 法（及其他相应的方法）。将胎体骑跨在术者前臂上（图 25-4）。另一只手的示指和中指环绕胎儿颈部并扶住肩膀。起支撑作用的手的一根手指（通常是示指）伸入胎儿口中（图 25-5）。这样做的目的不是牵引（事实上应小心地避免牵

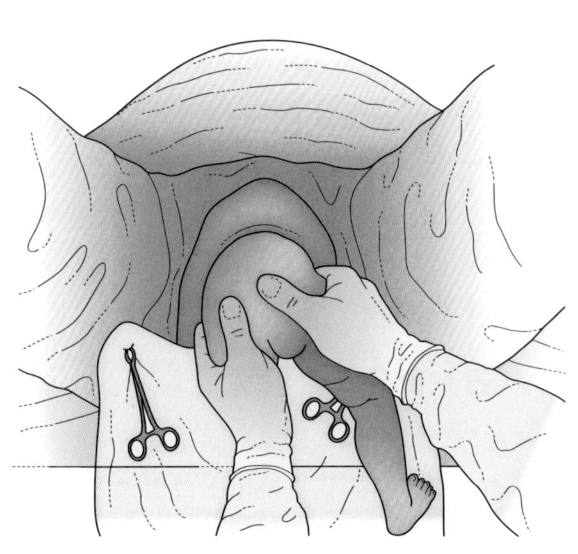

▲ 图 25-2 部分臀牵引术第一步

引自 Burger K，Obstetrics Surgery，Budapest，Hungary：Franklin Társulat，1927

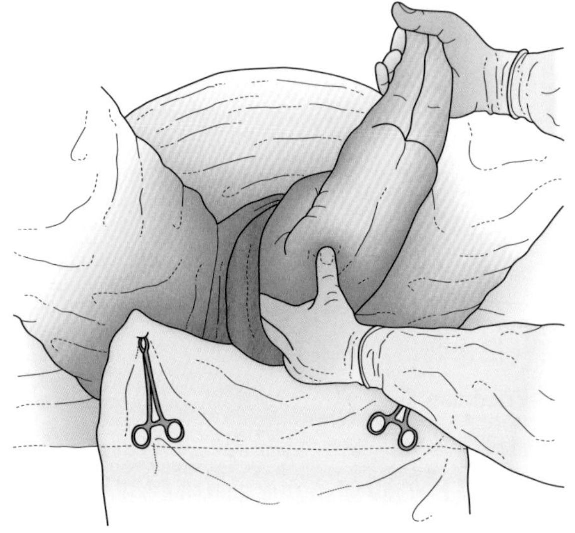

▲ 图 25-3 在臀助产术中牵引上肢的经典方法

引自 Burger K，Obstetrics Surgery，Budapest，Hungary：Franklin Társulat，1927；Hourihane MJ. Obstet Gynecol 1968；32：512-519.

引），而是使胎头俯屈并以胎头最小径线通过骨盆。术者上方的手顺着胎儿脊柱轴的方向，向下进行牵引（图 25-4）。在牵引的过程中，始终保持胎头俯屈，胎儿枕骨抵于耻骨下方时，逐渐改变牵引的方向至向上牵引，胎儿鼻、前额和盖骨相继从会阴娩出。

通常在娩胎臀前行会阴切开术。如果会阴部没有阻力，也可在娩头前行会阴切开术。偶尔的情况下，如果经产妇会阴结构松弛，臀位分娩时也可不进行会阴切开术。Mauriceau 法进行臀助产术需要考虑的问题也适用于臀位分娩的其他方法。

Bracht 手法：一种简单而有效的娩胎头的方法是由 Bracht 推荐的。它要求操作前必须排空膀胱。由两名术者合作完成，一名术者握住胎儿，另一名术者在产妇下腹部对胎头加压。在德国，这种方法应用广泛，在耻骨上方加压的术者被认为是至关重要的。因此，通常是主治医师进行加压操作，助手或助产士握住并娩出胎儿。一般情况下，这种方法适用于完成自然分娩，而不适用于需要部分或完全牵引的情况。因此，主治医师应该直到娩至胎儿颈部后再开始加压。如有必要，用前面介绍的方法娩出上肢。上身娩出时，助手托住并向上抬起胎体，先是达到、而后高于耻骨联合水平。当胎体娩出后，双拳置于耻骨上方，对胎头稳固、持续地加压。此时在耻骨上方能明显地感觉到胎头。通过主治医师持续加压和助手提高胎体，胎儿最终头朝下娩出[39]。应避免过度用力加压，否则可能使胎头像炮弹一样从骨盆挤出，这样有造成颅内压突然发生变化并引起后遗症的风险。在欧洲，Bracht 法是一线的方法。罕见情况下当 Bracht 法失败时他们才选择 Mauriceau 法。

Piper 产钳分娩。产钳可替代手法牵引而用于胎头娩出。Piper 产钳[40]因具有较宽的柄、匙窗、头部曲线和相反的钳柄角度而常用于臀位后出头。在使用产钳前，助手必须使胎儿颈部保持一定角度的仰伸。助手的一只手上抬胎足至超过腹部平面，另一只手在胎儿的后背握住胎儿上肢。一些术者采取跪姿，将产钳左叶向上、成对角线地通过阴道口并沿着胎头的颏 - 枕方向进行放置。必须行足够大的会阴切开术，以避免在放置产钳时胎头过伸。在锁扣前，必须确定钳叶放置得足够深而能够很好地抓住胎头。然后沿着向下的曲线持续牵引直至胎头娩

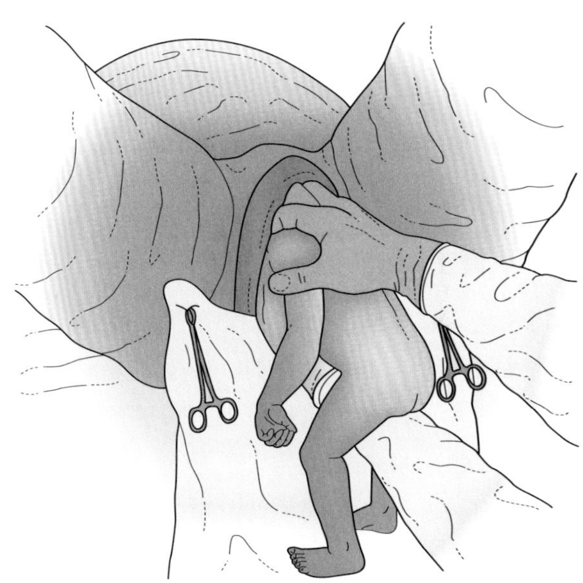

▲ 图 25-4 Mauriceau-Smellie-Veit 法牵引胎头
注意术者左手支撑胎体，右手牵引；引自 Burger K，Obstetrics Surgery，Budapest，Hungary：Franklin Társulat，1927；Hourihane MJ. Obstet Gynecol 1968；32：512-519.

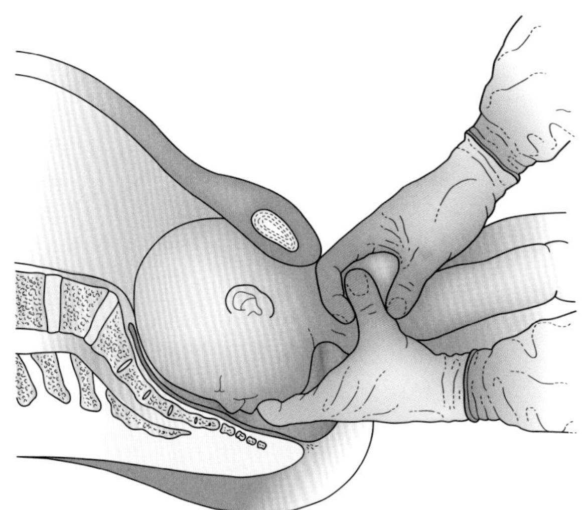

▲ 图 25-5 Mauriceau 法牵引胎头的侧面观
阴道内的手的示指作用是维持胎头俯屈而不是牵引；引自 Burger K，Obstetric Surgery，Budapest，Hungary：Franklin Társulat，1927

出，如果用弯曲方向相反的 Kielland 钳助产，注意钳匙不要高于水平面。

Piper 钳从 1924 年开始用于娩胎头。这些产钳的设计避免了对胎儿颈部的损伤，降低了对胎头的压力，并提供所需的轴牵引。但由于没有盆弯，可能导致会阴损伤。

四、胎头嵌顿

在早产儿中，胎头可能会被未充分扩张的宫颈嵌顿。为了加快产程，可能需要在 2 点、10 点和 6 点位置行宫颈切开，如 Duhrsen 所描述的那样。

手臂上举

手臂上举是臀位分娩过程中严重的并发症，在很大程度上是能够避免的。应当避免对胎体的快速牵引。研究表明从脐部到口腔的分娩时间达到 240s（4min）通常与 5 分钟 Apgar 评分 ≥ 7 分有关。如果出现手臂上举，应当向与上举的上肢相反的方向抬高或放低新生儿并在产妇对侧的股骨沟或臀部上方俯屈。术者的手指应顺着肱骨达到肘关节，避免勾住胎儿上肢，以手指当作夹板，将上肢向下滑过外阴。然后旋转胎体，使对侧的上举的手臂滑过胸壁并重复夹板操作方法。需谨记：左手娩左上肢，右手娩右上肢。

五、完全臀牵引术

完全臀牵引术与严重的胎儿缺氧和外伤性胎儿损伤有关。只有在胎儿处于危险当中而又不能马上进行剖宫产时使用。此过程中，只有胎儿腿部是自然分娩的。术者将一只手置于产道中，触及双侧或至少一侧胎足后通过轻柔牵拉娩出下肢。然后像部分臀牵引术那样握住抬臀，娩出胎体至肩胛骨。肩膀、上肢和胎头像部分臀牵引术那样娩出（图 25-2）。

在完全臀牵引过程中，如果产妇不能耐受疼痛，可能需要麻醉医师给予全身麻醉。此方法很少用于单胎臀先露的择期阴道分娩，而被一些产科医师应用于双胎中第二个胎儿的分娩，有时需要先进行内倒转术。

六、内倒转术

在现代产科，除了应用于双胎中的第二个胎儿，内倒转术已不再使用。即使近几年内倒转术和牵引术已被广泛应用于头先露双胎中的第二个胎儿，此类会对胎儿造成挤压的操作也是不合理的。头位自然分娩通常发生在人工破膜之后；即使不能自然分娩，也可以通过胎头吸引完成。因此，在现代产科，双胎中的第二个胎儿为横产式可能是应用内倒转术和牵引术唯一合理的理由[41]。

此过程需要全身或局部麻醉。包括三步：①术者的手就位，②握住下肢或肢体，③倒转肢体。

理想状态下，内倒转术前胎膜是完整的，然后必须破膜。术者的手为胎儿腿部对应侧的手——如果胎儿下肢位于孕妇右侧，术者使用左手；如果胎儿下肢位于孕妇左侧，术者使用右手。如果能够进行选择，当胎儿腹部或胸部先露时，握住上面的胎足；如果是胎背先露，抓住下面的肢体。这样能够促进胎背向前旋转，并防止胎儿下颏部向前旋转及其如前所述的后遗症。如果没有选择的余地，就握住最容易够到的下肢进行牵拉。偶尔能够握住双侧下肢，这有助于整个操作。当术者的一只手就位后，另一只手扶住宫底以防止阴道撕裂伤（图 25-6A）。

握住肢体后就朝向中轴线进行牵拉。与此同时，外面的手将胎头从宫底的一侧向中间推动（图 25- 6B）。

内倒转术的结局与此章之前介绍的臀牵引术的结局相同。除了阴道撕裂伤，子宫内操作还有导致子宫破裂和宫颈损伤的风险。因此，胎盘娩出后探查宫腔和全面检查宫颈及阴道穹窿是整个操作过程的重要组成部分。

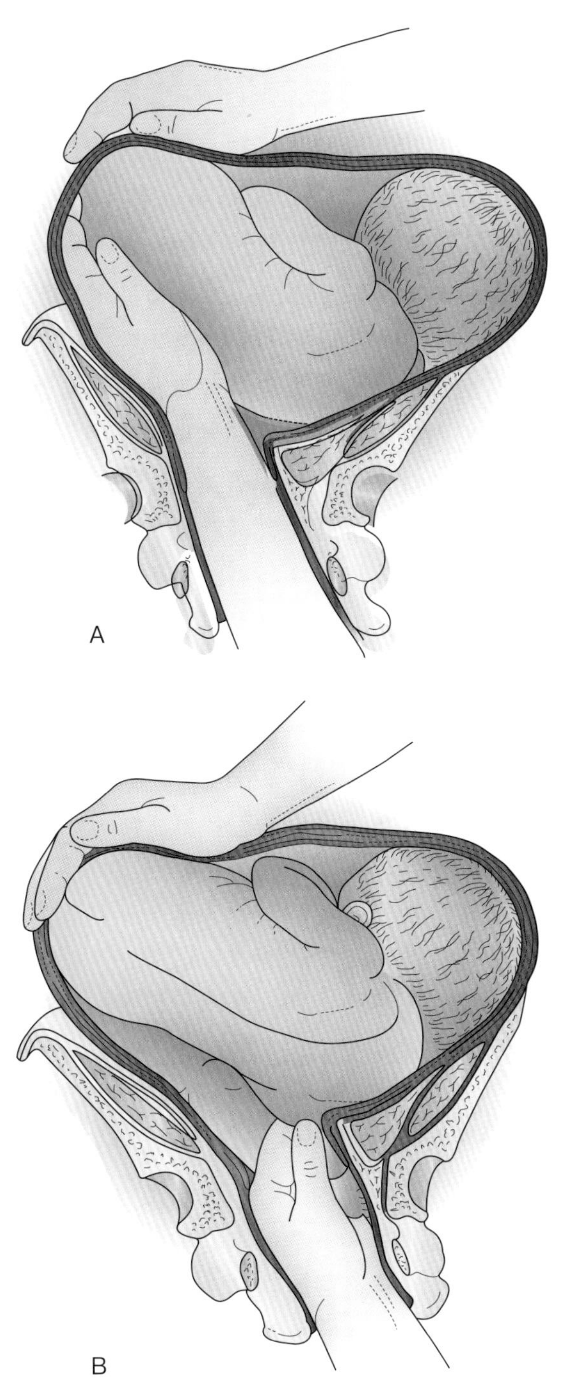

▲ 图 25-6　横产式的内倒转术

A. 术者一只手放入子宫，另一只手在子宫底部缓解压力；B. 向着中线方向牵引（19 世纪 Halban-Seitz 绘制的经典图，Iffy L 和 Kaminetzky HA 再次绘制．Principles and Practice of Obstetrics&Perinatology，New York，NY:Wiley，1981. 经 Leslie Iffy 许可）

七、外倒转术

外倒转能够使足月臀先露的发生率降低 70%[42-45]。许多医师为了促进此操作的顺利进行而倾向于使用宫缩抑制药，应记住严重的心脏疾病和心律失常是使用宫缩抑制药的禁忌证[21]。Hibbard 和 Schumann[46] 成功地在孕 34 周进行了预防性的外倒转术[47，48]。Van Dorsten 等[49] 进行了一项随机对照试验，试验组中外倒转在孕 37 ～ 39 周进行，使用特布他林作为宫缩抑制药。68% 的病例取得成功并且在之后的产程中保持头部先露。初产妇、产妇肥胖、臀先露部衔接和子宫异常会降低外倒转的成功率。对照组中，在 37 周之前只有 18% 的病例从臀位转到了头位。在尝试外倒转的病例中 36% 的病例（成功病例中的 24%，失败病例中的 63%）出现了胎心减速。停止操作后胎心减速能够恢复。外倒转在单臀先露中的成功率较低，伸直的胎儿下肢所造成的夹板效应给外倒转造成困难。已有研究表明局部麻醉能增加外倒转的成功率。

成功的外倒转与难产所导致的剖宫产率的增加有关[46]。由于导致胎母输血的风险，外倒转对于 Rh 阴性孕妇是一个相对禁忌证。外倒转的其他并发症包括胎儿宫内窘迫、脐带扭转、脐带打结或脐带撕裂、胎盘早剥、子宫破裂、早产、胎膜早破、宫内脊髓横断。由于上述原因，Rh 阴性孕妇外倒转后应进行 Kleihauer-Betke 检测，如果有胎母输血的证据，应接受免疫球蛋白治疗。经产妇、足够的羊水、胎先露部未衔接都有利于外倒转的成功。前次剖宫产或其他贯穿性的子宫瘢痕是外倒转的禁忌证。

推荐择期进行外倒转术[47，48]。尽管在分娩发动前任何时间都可实施[49]，但最好等到胎肺发育成熟，并且羊水量还没有减少到会妨碍对胎儿的操作时，再进行外倒转。最佳时间是孕 35 ～ 36 周。如果条件允许，需要备好电子监护设备、超声，并且能快速进入手术室行剖宫产术。至少有一名助手协助完成操作是至关重要的。

外倒转术前孕妇应禁食禁水至少 6h。术前进行血液学检查。必须排空膀胱。孕妇呈头低足高（约 15°）位有利于衔接的臀先露部从盆腔脱离。一些医师认为在腹部涂抹滑石粉有助于操作。如前所述，操作结束后必须进行无应激试验（NST）以避免忽略外倒转所导致的胎儿宫内窘迫。

超声确定了胎儿的确切位置后，术者面向胎儿。首先将胎先露臀部从骨盆中提上来，在避免使用暴力的情况下，提得尽可能高。然后将胎臀从骨盆入口向胎背的方向转动。同时术者的另一只手将胎头向下推动就像让胎儿翻个筋斗一样。另一种有效的方法是让助手抬高并转动胎臀，以便当胎臀向上轻轻移动时，术者能利用双手来推动胎头旋转 180° 而进入骨盆入口。要记住当胎背朝向孕妇的左侧时，外倒转的方向是逆时针的；当胎背朝向孕妇的右侧时，外倒转的方向是顺时针的。好的产科医师不会在尝试一次或两次失败后，或者外倒转看似成功后胎儿又回到其初始的胎方位后，再次进行外倒转。此外，臀先露比横产式的风险小。因此千万不要把臀先露的胎儿转成横产式或斜产式。

与预想的相反，横产式的外倒转术比臀先露的困难。尤其是直到晚期妊娠才进行外倒转时，子宫的形状已经适应了胎儿的纵产式，因此，当胎体的纵轴从横向转为纵向时，就妨碍了倒转后胎先露的保持。虽然对臀先露进行成功的外倒转术后胎儿通常会保持头先露，但是如果对横产式进行成功的外倒转术，数小时或数天后胎儿通常会恢复至横产式。

进行外倒转术必须符合严格的条件。胎儿必须正常，超声检查没有提示羊水过少或前置胎盘。术前术后必须进行胎心外监护。臀先露部应当未衔接。在孕 35 ～ 36 周进行，因此即使发生意外需要终止妊娠时，不会因为早产而影响胎儿的预后。子宫必须无触痛且不易激惹。为以防万一可使用宫缩抑制药[50]，如在术前 15 ～ 30min 使用 0.25mg 特布他林。

产程中遇到的困难可通过剖宫产术解决，这是一种陈旧的观念。20 世纪 90 年代的观点是导致胎儿死亡的因素在产程中的各种临床情况下都可能发生。包括头先露分娩过程中的肩难产，双胎胎头交锁（从而阻碍第一个胎儿娩出），连体胎儿滞产，臀先露后出头困难。直到最近，产科医师普遍认为这些并发症所导致的胎儿死亡或灾难性的损伤是不可避免的。

其他章节讨论了臀先露分娩和双胎分娩的双重计划及一些现代技术的发展，它们为克服阴道分娩过程中的一些困难提供了机会，而这些困难在以前可导致胎儿死亡或严重的损伤。臀先露阴道分娩过程中，有时并不能成功地牵引胎头或胎儿上部躯体而又不造成潜在的灾难性的胎儿损伤，剖宫产术是这种情况下为挽救胎儿生命而做的孤注一掷的努力[35, 51]。这一过程需要助手抬高胎体以促进胎头旋转，快速切开子宫，通常是通过子宫纵切口，然后牵引出胎头和胎体其他部分。在双重计划下，无论何时一些无法预料的原因导致胎头不能娩出时，剖宫产术可能是一个切实可行的解决方法，例如分娩过程中胎头仰伸，未充分扩张的宫颈阻碍[52]，双胎胎头交锁。

八、总体考虑

一些专家认为剖宫产术改善了体重 ＜ 1500 ～ 2000g 臀先露早产儿的预后。未足月臀先露胎儿经阴道分娩会导致颅内出血所致的脑损伤和产伤的风险增大[53]。但是研究结果不一。由于未能招募到足够数量的参加者，一项在英国进行的随机对照研究被迫终止了。对于体重 ＞ 2000g 的胎儿，剖宫产的获益并不那么明显[30, 54, 55]。

但是，对于足月胎儿，必须为经阴道臀位分娩制订特定的选择条件。应包括：①单臀先露；②有条件进行紧急剖宫产（包括麻醉医师和护士）；③估计胎儿体重在 2000 ～ 3600g；④正确的骨盆测量，⑤胎头无过度仰伸，⑥无胎儿宫内窘迫，⑦非过期妊娠胎儿，⑧产程进展正常，⑨如果双胎的第二个胎儿臀先露，两个胎儿双顶径的差距不超过 3 ～ 4mm。

一项重要的原则是经阴道臀位分娩时胎膜必须尽可能长时间保持完整。胎膜破裂后，由于胎先露相对较小，大部分的羊水会流出，因此人工破膜会诱发脐带脱垂。

足月后（也就是孕 38 周）制订分娩计划是至关重要的。分娩发动通常在胎膜破裂之后，而胎膜破裂有导致脐带脱垂及其后遗症的风险。由于孕周超过 38 周后，并不能有效地改善围生儿死亡率和患病率，因此，如果有经阴道分娩的禁忌证，超过 38 周行剖宫产的风险 / 效益比肯定会下降。所以，推荐择期剖宫产术的时间是孕周满 38 周。

九、横产式

当胎体纵轴与母体纵轴垂直时，称为横产式。胎头或胎臀位于髂窝。胎肩部先露，这也是此名称意义所在。关于确定胎方位，需要明确胎儿是背部向前还是腹部向前。

横产式在妊娠中的发生率约为 1/300。易导致臀先露的危险因素也易导致横产式[56-62]。单用 Leopold 手法很容易识别横产式。触诊时，孕妇的腹围很宽而宫底高度较短。在孕妇的侧腹部或髂窝可触及胎头。而内诊不能触及任何胎先露部。一旦怀疑横产式，需要仔细评估。需要告知孕妇早产和胎膜破裂的风险并使其引起注意。应当通过超声检查确定确切的胎先露，并且臀先露的注意事项同样适用于横产式。

横产式推荐进行外倒转的孕周要早于臀先露，因为在孕期的最后几周进行外倒转会极其困难。到晚期妊娠，子宫的形状已经适应胎儿的姿势，并且随着羊水量减少，子宫可能不再适应胎儿处于纵产式，最初成功的外倒转可能在几天后恢复为横产式。

可能是由于大部分的羊水已经流失，横产式的胎儿在胎膜破裂后耐受力较差。因此，胎膜早破后长时间的等待不适用于横产式。

由于脐带脱垂的风险高（10%），建议孕 37 周行择期剖宫产。如果胎背向下，需行子宫下段横切口或古典式切口。如果胎背向上，剖宫产的操作步骤与臀先露的相同。

致　谢

本章含有之前的作者 Leslie Iffy 的内容。

（李　玲　译，宋英娜　校）

参考文献

[1] Cruiskshank DP, White CA. Obstetric malpresentation: Twenty years’ experience. Am J Obstet Gynecol 1973; 116: 1097.

[2] Braun FHT, Jones KL, Smith DW. Breech presentation as an indicator of fetal abnormality. J Pediatr 1975; 86: 419–21.

[3] Thorp J, Jenkins T, Watson W. Utility of Leopold maneuvers in screening for malpresentation. Obstet Gynecol 1991; 78: 394–6.

[4] Morgan ES, Kane SH. An analysis of 16,327 breech births. JAMA 1964; 187: 262–4.

[5] Moore WT, Steptoe PP. The experience of the Johns Hopkins Hospital with breech presentation. An analysis of 1,444 cases. South Med J 1943; 36: 295.

[6] Alarab M, Regan C, O’Connell MP, et al. Singleton vaginal breech delivery at term: Still a safe option. Obstet Gynecol 2004; 103: 407–12.

[7] Eide MA, Oyen N, Skjaerven R, et al. Breech delivery and intelligence: A population-based study of 8,738 breech infants. Obstet Gynecol 2005; 105: 4–11.

[8] Brenner WE, Bruce RD, Hendricks CH. The characteristics and perils of breech presentation. Am J Obstet Gynecol 1974; 118: 700–12.

[9] Weingold AB. The management of breech presentations. In: Iffy L, Charles D (eds), Operative Perinatology, p. 537. New York, NY: Macmillan, 1984.

[10] Ventura SJ, Martin JA, Curtin SC. Birth: Final data for 1997. Natl Vital Stat Rep 1999; 47: 1–96.

[11] Bhagwanani SG, Price HV, Laurence KM, Ginz B. Risks and prevention of cervical cord injury in the management of breech presentation with hyperextension of the fetal head. Am J Obstet Gynecol 1973; 115: 1159–61.

[12] American Academy of Pediatrics and American College of Obstetricians and Gynecologists. Guideline for Perinatal Care (5th edition), p. 109. Washington, DC: American Academy of Pediatrics and American College of Obstetricians and Gynecologists, 2002.

[13] Kotaska A. Inappropriate use of randomised trials to evaluate complex phenomena: Case study of vaginal breech delivery.

BMJ 2004; 329: 1039–42.
[14] Apuzzio J, Iffy L, Weiss G. Mode of delivery in breech presentation. Acta Obstet Gynecol Scand 2002; 81: 1091.
[15] Apuzzio J, Iffy L, Weiss G. Mode of term singleton breech delivery. Obstet Gynecol 2002; 99: 1131–3.
[16] Van Roosmalen J, Rosendaal F. There is still room for disagreement about vaginal delivery of breech infants at term. Br J Obstet Gynaecol 2002; 109: 967–9.
[17] Green PM, Walkinshaw S. Management of breech deliveries. Obstet Gynaecol 2002; 4: 87.
[18] Gimovsky ML, Wallace RL, Schifrin BS, Paul RH. Randomized management of the non-frank breech presentations at term: A preliminary report. Am J Obstet Gynecol 1983; 146: 34–40.
[19] Giuliani A, Scholl WM, Basver A Tamussino. Mode of delivery and outcome of 699 term singleton breech deliveries at a single center. Am J Obstet Gynecol 2002; 187: 1694–8.
[20] Sibony O, Luton D, Oury JF, Blot P. Six hundred and ten breech versus 12,405 cephalic deliveries at term: Is there any difference in the neonatal outcome? Eur J Obstet Gynecol Reprod Biol 2003; 107: 140–4.
[21] Wong WM, Lao TT, Liu KL. Predicting the success of external cephalic version with a scoring system. A prospective, two-phase study. J Reprod Med 2000; 45: 201–6.
[22] American College of Obstetricians and Gynecologists. ACOG Practice Bulletin No. 13. External cephalic version. Obstet Gynecol 2000; 95: 1–7. Reaffirmed 2014.
[23] Hansen GF. Version of the fetus. In: Iffy L, Charles D (eds), Operative Perinatology, p. 471. New York, NY: Macmillan, 1984.
[24] Van Loon AJ, Mantingh A, Serlier EK, et al. Rando-mized controlled trial of magnetic resonance pelvimetry in breech presentation at term. Lancet 1997; 350: 1799–804.
[25] Hall JE, Kohl S. Breech presentation: A study of 1,456 cases. Am J Obstet Gynecol 1956; 72: 977–90.
[26] Hall JE, Kohl SG, O' Brien F, et al. Breech presentation and perinatal mortality. Am J Obstet Gynecol 1965; 91: 655.
[27] Hannah ME, Hannah WJ, Hewson SA, et al. Planned caesarean section versus planned vaginal birth for breech presentation at term: A randomized multicenter trial. Lancet 2000; 356: 1375–83.
[28] Lumley J. Any room left for disagreement about assisting breech birth at term? Lancet 2000; 356: 1369–70.
[29] Hauth LT, Cuningham FG. Vaginal breech delivery is still justified. Obstet Gynecol 2002; 99: 1115–6.
[30] Collea JV, Chein C, Quilligan EJ. The randomized management of frank breech presentation: A study of 208 cases. Am J Obstet Gynecol 1980; 137: 235–44.
[31] Schutte JM, Steegers EA. Maternal deaths after elective cesarean section for breech presentation in the Netherland. 2007; 86: 240–3.
[32] Whyte H, Hannah M. Outcomes of children at 2 years after planned cesarean birth versus planned vaginal delivery. Am J Obstet Gynecol 2004; 191: 864e71.
[33] Alexander J, Gregg JEM, Quinn MW. Femoral fractures at cesarean section. Case reports. Br J Obstet Gynaecol 1987; 94: 273.
[34] Friedman EA. Labor: Clinical Evaluation and Management (2nd edition). New York, NY: Appleton-Century-Crofts, 1978.
[35] Whyte H, Hannah ME, Saigal S, et al. Term Breech Trial Collaborative Group; outcomes of children at 2 years after planned cesarean birth versus planned vaginal birth for breech presentation at term: The International Randomized Term Breech Trial. Am J Obstet Gynecol 2004; 191: 864–71.
[36] Iffy L, Toliver CW. Manual extraction procedures. In: Iffy L, Kaminetzky HA (eds), Principles and Practice of Obstetrics & Perinatology, p. 1521. New York, NY: John Wiley, 1981.
[37] Burger K. Szülészeti Mütéttan, p. 117. Budapest, Hungary: Franklin Társulat, 1927.
[38] Iffy L, Apuzzio JJ, Cohen-Addad N, et al. Abdominal rescue after entrapment of the aftercoming head. Am J Obstet Gynecol 1986; 154: 623.
[39] Hourihane MJ. Etiology and management of oblique lie. Obstet Gynecol 1968; 32: 512–9.
[40] Martius G. Lehrbuch der Geburtshilfe (9th edition), p. 299. Stuttgart, Germany: Georg Thieme, 1977.
[41] Beischer NA. Pelvic contraction in breech presentations. J Obstet Gynaecol Br Commonw 1966; 73: 421–7.
[42] Piper EB, Bachman C. The prevention of fetal injuries in breech delivery. JAMA 1929; 92: 217.
[43] Winn HN, Cimino J, Powers J, et al. Intrapartum management of nonvertex second-born twins: A critical analysis. Am J Obstet Gynecol 2001; 185: 1204–8.
[44] Siddiqui D, Stiller RJ, Collins J, Laifer SA. Pregnancy outcome after successful external cephalic version. Am J Obstet Gynecol 1999; 181: 1092–5.
[45] Zhang J, Bowes WA, Fortney JA. Efficacy of external cephalic version including safety cost benefits analysis and impact on the cesarean section rate. Obstet Gynecol 1993; 82: 306–12.
[46] Hibbard LT, Schumann WR. Prophylactic external version in an obstetric practice. Am J Obstet Gynecol 1973; 116: 511–8.
[47] Goetzinger K. Harper L. Effect of regional anesthesia on the success rate of external cephalic version: A systematic review and meta-analysis. Obstet Gynecol 2011; 118(5): 1137–44.
[48] Khaw KS, Lee SW, Ngan Kee, et al. Randomized trial of anaesthetic interventions in external cephalic version for breech presentation. Br J Anaesth 2015; 114: 944–50.
[49] Van Dorsten JP, Schifrin BS, Wallace RL. Randomized control trial of external cephalic version with tocolysis in late pregnancy. Am J Obstet Gynecol 1981; 141: 417–24.
[50] Vezina Y, Bujold E, Varin J, et al. Cesarean delivery after successful external cephalic version of breech presentation at term: A comparative study. Am J Obstet Gynecol 2004; 190: 763–8.
[51] Hellstrom AC, Nilsson B, Stange L, Nylund L. When does external cephalic version succeed? Acta Obstet Gynecol Scand 1990; 69: 281–5.
[52] Mancuso KM, Yancey MK, Murphy JA, et al. Epidural analgesia for cephalic version: A randomized trial. Obstet Gynecol 2000; 95: 648–51.
[53] Impey L, Lissoni D. Outcome of external cephalic version

after 36 weeks' gestation without tocolysis. J Matern Fetal Med 1999; 8: 203–7.

[54] Yanny H, Johanson R, Balwin KJ, et al. Double-blind randomized controlled trial of glyceryl trinitrate spray for external cephalic version. Br J Obstet Gynaecol 2000; 107: 562–4.

[55] Swartjes JM, Bleker OP, Schutte MF. The Zavanelli maneuver applied to locked twins. Am J Obstet Gynecol 1992; 166: 532.

[56] Tchabo J, Tomai T. Selected external version of the second twin. Obstet Gynecol 1992; 79: 421–3.

[57] Gravenhorst JB, Schreuder AM, Veen S, et al. Breech delivery in very preterm and very-low-birth infants in the Netherlands. Br J Obstet Gynaecol 1993; 100: 411–5.

[58] Penn ZJ, Steer PJ, Grant A. A multicentre ramdomised controlled trial comparing elective and selective caesarean section in preterm Breech infant. BJOG 2014; 121 (Suppl 7): 48–53.

[59] Thomas PE, Petersen SG. The influence of mode of birth on neonatal survival and maternal outcomes at extreme prematurity. A retrospective cohort study. Aust N Z J Obstet Gynaecol 2016; 56: 60–8.

[60] Alfirevic Z, Milan SJ. Caesarean section versus vaginal delivery for preterm birth in singleton. Cochrane Database Syst Rev 2013; (4): CD008991.

[61] Bergenhenenegoowen L, Vlemmix F. Preterm breech presentation: A comparison of intended vaginal delivery and intended vaginal delivery. Obstet Gynecol 2015; 126(6): 1223.

[62] Collea JV. Malpresentations and cord accidents. In: Pernoll ML, Benson RC (eds), Current Obstetric and Gynecologic Diagnosis and Treatment, p. 23. Norwalk, CT: Appleton & Lange, 1987.

第 26 章　双胎和多胎分娩

Delivery of twins and higher-order multiples

Isaac Blickstein

本章概要

多胎妊娠的流行病学变化影响了双胎分娩方式和时机的选择。多胎妊娠比例的急剧增加影响了早产的发生率[1]。2002 年美国国家核心统计数据显示，双胎分娩占所有活产分娩的比例已达 3.1%；在过去 20 年中增加了 65%，自 1990 年以来增长了 38%[2]。2002 年，三胎及三胎以上的多胎妊娠发生率为每 1000 例活产中 1.84 例，而自然妊娠中的比例约为 1 ∶ 10 000[2]。

这种趋势已持续数年。2013 年美国国家核心统计报告（U.S. National Vital Statistics Reports）显示，出生率上升至 3.37%，创历史新高，1980—2009 年增长了 76%，且在 2009—2012 年保持稳定增长[3]。

2010 年欧洲围产期健康报告（European Perinatal Health Report）[4] 的数据清楚地表明，除了参加 Euro-Peristat 计划的三个欧洲国家外，其他国家多胎妊娠的发生率 2004—2010 年均有所增加。

多胎分娩比例的增加不可避免地增加了早产的发生率，因为 12% 的双胎、36% 的三胎和 60% 的四胎会在孕 32 周前出生[2]。美国疾病控制中心的调查显示，早产增加的主要原因是辅助生殖技术（assisted reproductive technology，ART）导致的多胎妊娠，美国全部早产儿中有 16%（2002 年，79 684 例）是多胎妊娠引起的[2]。Tul 等[5] 发现，1987—2010 年双胎的发生率增加了 2 倍，而 ART 后双胎的发生率增加了 3 倍。孕 32 周前分娩的 ART 双胎占所有分娩的 0.05%（0.004% ～ 0.11%），1987 － 2010 年增加了 27 倍。

另外一个重要的变化是多胎妊娠的孕妇年龄逐渐增大[6]。美国的数据显示，与 1990 年相比，

2002 年 15—29 岁年龄组的初产妇更少，而 30—44 岁年龄组中初产妇的比例增长了 25%～30%[2]。过去，高龄妊娠多为意外怀孕，女性通常在较年轻的时候完成生育。然而现在，许多女性刻意推迟妊娠年龄，直到她们达成了个人的里程碑。高龄导致生育力下降，为了妊娠，对 ART 的需求大量增加。因此，社会趋势和现有技术共同增加了多胎妊娠的风险。Loos 等[7]使用了来自“East Flanders 前瞻性双胎调查”的数据，指出在 1976 年，诱导形成的双胎与自然双胎的比例为 1 ∶ 32。而到了 1996 年，这个比例是 1 ∶ 1.02。随着医源性妊娠比例的增加，既往不孕的女性双胎妊娠的比例增加，导致“珍贵儿”的比例更高，在这种情况下，除剖宫产（有指征或无指征）外的任何分娩方式可能都会被拒绝[8]。

多胎的分娩方式可能会因最近的研究而进一步改变，这些研究显示选择性剖宫产所降低风险主要是母体发病率，并且，选择性剖宫产对母亲和孩子的潜在益处是发病率降低[9]。可以推论，如果应母亲要求的剖宫产在医学上[9]和伦理上[10]是允许的（虽然不一定需要），那么多胎妊娠选择剖宫产是合乎逻辑的，尽管指征可能不明确，甚至没有证据。

第二个考虑来自于一项研究，该研究记录了对足月臀先露者实施计划剖宫产的好处，与阴道分娩相比，没有增加母亲并发症的发生率[11]。由于这项研究的结果是基于单胎得出的，很多中心将这一结论推广到了除“头 - 头位”之外任何先露的双胎妊娠，不再尝试经阴道臀位分娩。结果，现在许多年轻的住院医生缺乏臀位助产所需的训练、经验和熟练性。事实上，对足月臀位试验（term breech trial）的再次分析表明，有经验的临床医生的参与是降低臀位经阴道分娩不良围生期结局的显著性因素之一[12]。因为双胎中至少一个为臀位或横位占所有双胎的 50%～60%，助产或手术产往往是常规而不是例外。事实上，双胎剖宫产率与联合分娩率之间存在直接关系，表明那些进行了更多双胎剖宫产手术的医生对双胎阴道分娩的经验更少，更有可能决定对双胎中的第二个胎儿实施剖宫产[13]。总之，由于双胎妊娠经常合并母儿并发症，并且常常被认为是“珍贵”妊娠，许多临床医生愿意选择剖宫产分娩双胎，即便指征并不明确[8]。

一、对所有双胎实施剖宫产

与 1989—1991 年相比，1997—1999 年，美国＞ 22 周且体重＞ 500g 的双胎剖宫产率增加了 13%[14]。这一数值代表了双胎剖宫产率的平均增加值，孕 22～27 周、孕 28～33 周和＞ 34 周分娩的双胎剖宫产率分别增长了 52%、28% 和 9%。尽管其中较小孕周的剖宫产率增加的程度更大，但较大孕周剖宫产的绝对数量高得多[14]。这些比例与通常被引用的双胎 50%～60% 和三胎接近 100% 的剖宫产率相似[8]。在英国，2001 年双胎的剖宫产率为 59%[15]。Barber 等[16]发现，美国多胎妊娠剖宫产增加的速度比人群中多胎发生率增加的速度高得多，估计比人群数字所预计的高出了 200%。然而，临床医生的问题并不是降低总的剖宫产率，而是要避免不必要的手术。在这方面涉及两个重要的问题。首先，是否有双胎剖宫产相关的特定的母体风险[17]，其次，是否有确凿的证据表明对于双胎妊娠，剖宫产比阴道分娩更安全。

遗憾的是，第一个问题在文献中没有得到充分讨论。另一方面，通过病例对照方法对双胎采取剖宫产分娩的潜在益处进行了广泛的研究。Hogle 等[18]最近进行了系统综述和荟萃分析，旨在确定计划剖宫产或阴道分娩哪个对双胎更有利。他们的文献研究搜索范围从 1980 年到 2001 年，纳入的研究比较了计划剖宫产和计划阴道分娩，对象为体重＞ 1500g 或至少达到孕 32 周的胎儿。仅有四项研究，共 1932 名婴儿被纳入分析。计划剖宫产分娩的双胎中 5 分钟 Apgar 评分低的婴儿所占比例更少 [比值比（odds ratio，OR）0.5；95% 可信区间（confidence interval，CI）0.3～0.9]，主要是因为双胎中胎儿 A 为臀位的比例较低。计划剖宫产的双胎住院时间更长，但是围生期或新生儿死亡率，新生儿发病率和产妇发病率无统计学差异。

双胎选择剖宫产，不论是有意或无意，都是基于定性指标而做的。在大多数情况下，定量指标表明剖宫产没有优势[8]。

二、双胎经阴道分娩

（一）先露异常

双胎中的每个胎儿都可以是头位、臀位或横位。为了简化讨论，头位 - 头位大约占 40%；头位 - 非头位占 30%；非头位 - 头位占 20%；非头位 - 非头位占 10%[19]。在许多方面，根据胎先露来决定理想的双胎分娩方式是一个比较简单的方法。

（二）头位 - 头位

头位 - 头位双胎通常被认为适合阴道分娩，但也有少数例外，因胎儿大小和（或）孕周而不宜阴道分娩。在产程中及第一个胎儿娩出的过程中，唯一确定的是胎儿B通常能保持头先露。有所保留的是，看上去是头位的胎儿 B，事实上类似于斜位，因为胎儿 A 在骨盆中的位置不允许胎儿 B 保持真正的头先露。而且，当胎儿 B 被大量羊水围绕时，在第一胎娩出后，他很容易转为横位。

理想的情况下，产程进展中应对双胎进行双重外监测。大多数现代的胎心宫缩监护仪可以区分来自两个胎儿的信号，并记录两个胎儿的心率曲线。然而，这通常需要在孕妇腹部使用三条束带。因此，一旦第一胎胎膜破裂，通常会采用一个内部（头皮）电极来代替一个外部多普勒电极。两条胎儿心率曲线可以使我们注意到每个胎儿的状况。

缓解疼痛的理想方法是通过硬膜外阻滞进行区域麻醉[20, 21]。预期阴道分娩时建议进行腰部硬膜外麻醉。在需要干预时，例如器械助产或剖宫产时，这种麻醉也是充分的。

一旦第一个胎儿娩出，应当对钳夹的脐带进行标记，以便在产后检查胎盘时识别它属于胎儿 A。对于单胎钳夹脐带的争论表明，这一操作会促进胎盘剥离，而在胎儿 B 娩出前并不希望胎盘剥离。据作者所知，对于钳夹胎儿 A 的脐带是否与双胎产间胎盘早剥发生率高有关，并未进行过研究[22]。支持钳夹胎儿 A 的脐带是考虑到胎儿 B 可能因开放的血管连接而失血，而单绒毛膜胎盘总是存在血管连接。这种情况下钳夹脐带可以避免急性产间双胎输血。出于同样的原因，应当从距离钳夹处较远的脐带取样进行脐带血气分析。

当胎儿 A 娩出后，子宫常常立即出现一次强烈但短暂的宫缩。之后通常会有一段时间的子宫静息，持续一两分钟，然后宫缩恢复，胎儿 B 娩出。如果需要对胎儿 B 进行外部操作，这个短暂的子宫静息时段是一个机会。在头 - 头位先露的情况下，可以利用这个时间窗进行半外倒转，将胎儿 B 从斜位转至纵产式。然而，操作时需要三只手：一只手进行阴道检查，确认先露部的位置，另一只手触摸子宫底，确认子宫放松的时间段，第三只手持床旁超声探头，确定正确的先露。显然，这需要在他人协助下完成。当胎儿 B 处于头位时，应当通过输液泵给予稀释的缩宫素，以确保恢复宫缩。人工破膜被认为能够缩短双胎分娩的时间间隔。然而，如果胎头位置高，人工破膜或自然破膜时可能发生脐带脱垂。在一项研究中，当双胎均为头位时，26% 的胎儿 B 进行急诊剖宫产是因为脐带脱垂[23]。因此，推荐在胎儿 B 胎头衔接或除外脐带先露后再行人工破膜。

有时，胎儿 B 的头仍在骨盆入口以上。此时很清楚的一点是，当胎儿 A 娩出后，接产者不是在常规处理一次（留下的）单胎头位分娩，而是在分娩胎儿 B。关于分娩间隔是否应超过传统推荐的 20min 存在争议。Leung 等[24]发现，脐血的 pH，PCO_2 和碱剩余值随着双胎分娩间隔时间的延长而恶化。在他们的病例系列中，胎儿 A 娩出后 15min 内出生的第二胎，pH 无一在 7 以下。然而，在 16 ～ 30min 内出生的第二胎，5.9% pH 在 7 以下，间隔超过 30min 者，27% pH 在 7 以下。重要的是，分娩间隔超过 30min 的双胎，73% 存在胎儿窘迫的表现，需要手术分娩。Erdemoglu 等[25]发现了分娩时间间隔和 5 分钟 Apgar 评分之间存在线性关系。Pons 等[26]比较了期待观察和积极处理第二胎分娩，发现新生儿结局相似。这些数据支持了 20 世纪 80 年代之前盛行的观念，即双胎分娩的时间间隔不应超过 20min。因此，只有对胎儿 B 进行严密的电子或超声监测，记录到令人放心的胎心率曲线时，才能将此时限延长至最多 30min。

由于双胎小于单胎，很少存在绝对头盆不称。更常见的是由于复合先露而出现的相对头盆不称。此时的处理与单胎分娩相同，轻轻地将前方的肢体向后推。

合理应用缩宫素时，应很少出现子宫收缩不佳造成的延迟分娩。第一胎娩出后宫腔压力降低，第二胎的胎盘可能发生早剥[22, 23]。这种情况需要经阴道或开腹手术进行紧急干预。

在双胎娩出的间隔中，应严密监测胎儿 B 的心率，并对胎儿窘迫的任何征象进行有效的评估。在常见情况下，最重要的问题是预计胎儿 B 何时能娩出。当宫颈完全扩张且胎头衔接时，胎头吸引是一个很好的选择。分娩双胎之中的第二胎是高位胎头吸引唯一允许应用的情况。然而，这个操作应当在特殊情况下采用，因为胎儿 B 尚未衔接的胎头没有经过必要的塑形，将真空杯置于未衔接的胎头上可能非常困难。或者，有时可以采取足内倒转（见下文）和臀牵引。因此，如果需要立刻娩出胎儿 B，熟练的器械助产或内倒转可能是首选，而不是剖宫产。然而在最坏的情况下，应当采取双胎联合分娩（见下文）。

（三）头位 - 非头位

头位 - 非头位双胎一直被认为可以经阴道分娩，但有很多例外，由于胎儿大小和（或）孕龄而不宜经阴道分娩[27]。最终目标是安全分娩臀位的胎儿 B[12]。当胎儿 B 处于横产式时，必须首先倒转为纵产式（通常是臀位）。历史上对这种联合先露有数不清的研究。头位 - 非头位双胎的分娩是对动手能力的最大挑战之一（图 26-1）。

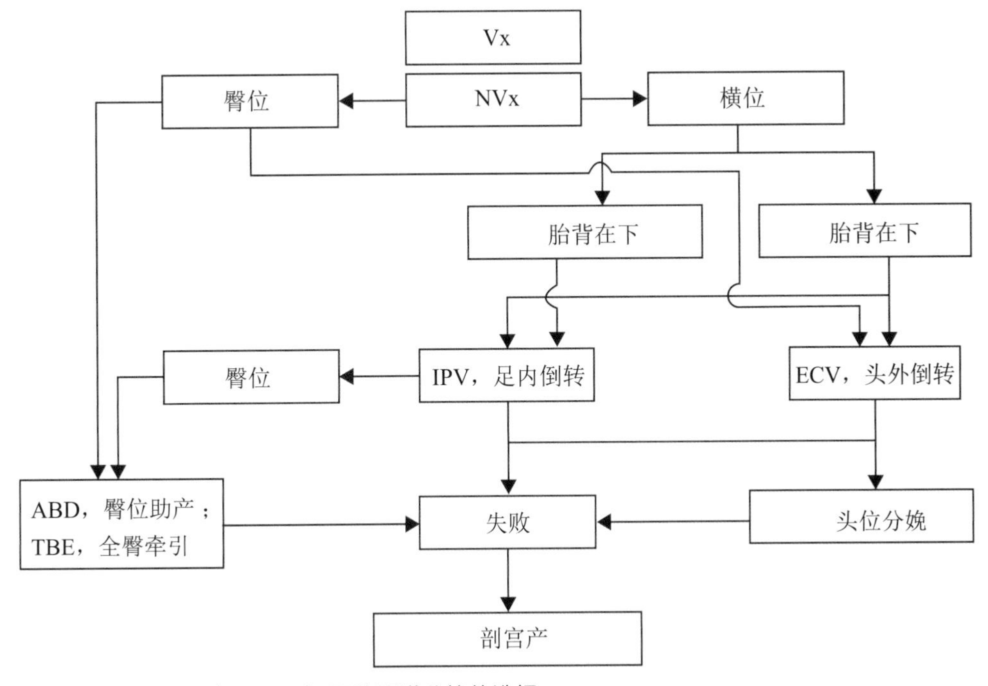

▲ 图 26-1　头位 - 非头位（Vx-NVx）双胎阴道分娩的选择

当胎儿 B 是臀位时，可以通过臀位助产或完全臀牵引完成分娩。臀位助产时，应尽可能延迟人工破膜，使羊膜囊的压力能够有效地作用于宫颈。经常会采取会阴切开术，此时应当再次确认胎儿 B 为臀先露。已发现在“最安全”的双胎胎位（头位 - 头位）中，52% 因胎儿 B 施行的剖宫产是因为胎儿 B 的先露发生变化，无法进行倒转或牵引术[23]。

胎儿 A 娩出后，宫颈扩张程度常常降低。宫颈的“收缩”是因为宫腔压力突然降低。然而，这种情况下的宫颈与活跃期相同扩张程度的宫颈是不一样的。此时出现宫颈“收缩”时，再次完全扩张所需要的时间相对较短。只要子宫收缩好，宫口通常会在 5 ～ 15min 内开全。

另外，可以在胎膜完整的情况下抓住胎儿 B 的脚，然后再破膜，进行完全臀牵引。另一种选择是进行外倒转术（external version，EV），转至头位。两种方法的利弊与胎儿B的大小有关。一些作者建议，如果孕周超过 24 周，第二个胎儿非头位且估计胎儿估重低于 1700g，应当进行头外倒转（external cephalic version，ECV）。如果不成功，应施行剖宫产。与此相反，如果非头位的胎儿 B 超过了 1700g，EV 或辅助臀牵引可能都是恰当的[28]。其他人将 1500g 作为选择阴道分娩病例的体重切割值[29]。他们遵循的是估重 1500g 以下的早产或生长受限双胎不应臀位分娩。

当双胎中的第二胎非头位且明显大于第一胎时，以臀位分娩可能很困难。根据不同的来源，以双顶径来说，能够接受的最大差值是 2 ～ 4mm[30]，本书第 2 版采用的是 2mm。

已经有很多病例系列研究了非头位胎儿 B 的分娩方法。尽管尚未得出肯定的结论，大多数机构倾向对非头位的第二胎进行完全臀牵引，而不是采用头外倒转术[31-34]。胎儿 A 经阴道分娩后，立即了解胎儿 B 的确切胎位十分重要。床旁超声可以确定胎背与母体骨盆的关系。此外，还可以得知胎头的位置（右或左）。

当胎儿 B 为横产式时，应当将其转为纵产式。可以通过 EV 或足内倒转进行。在充分的麻醉下最容易完成这两种手法。这意味着应当有一名麻醉医生在产房，应对任何紧急情况。

横产式是指胎背向下或胎背向上，分别是指胎儿背部朝向骨盆或朝向上方。胎背朝上的横产式需要倒转 90° ；胎背向下的横产式需要旋转 270° 或反向旋转 90° 。如果没有超声，两种操作都不容易。理想情况下，应当在胎儿 A 娩出后的短暂的子宫静息时间段内进行操作。静脉应用硝酸甘油可以使子宫松弛，有助于第二个胎儿的外倒转或内倒转[35]。在一项研究中，为了在胎膜完整的情况下将横产式的第二胎进行足内倒转，静脉使用了大剂量（0.1 ～ 0.2mg/10kg 孕妇体重）的硝酸甘油。22 次尝试中有 20 次获得成功[35]。

足内倒转是指在人工破膜和充分会阴切开后，操作者的手进入产道，抓住胎儿的腿。过去，该操作依赖于对胎位的腹部触诊。现在最好在超声引导下进行。一旦抓住了腿，胎儿就被轻柔地转为了臀位，并通过完全臀牵引娩出。与 EV 相似，足内倒转更容易，对胎背向上的产式创伤更小。对第二个胎儿的子宫操作不会增加产后子宫炎症或新生儿败血症的风险，也不会增加双胎分娩的时间间隔。据报道，双胎剖宫产后子宫内膜炎的发生率高于普通人群剖宫产[36，37]。

进行了许多非随机化研究之后，如何分娩第一胎是头位的双胎似乎已经得到了解决[38]。本研究显示，在孕 32 周和孕 38^{+6} 周之间，计划剖宫产组的剖宫产率为 90.7%（即约 10% 在计划剖宫产前分娩），计划阴道分娩组的剖宫产率为 43.8%（即计划阴道分娩的 56% 最终经阴道分娩）。与计划阴道分娩组相比，计划剖宫产并未显著减少或增加胎儿或新生儿死亡的风险，或严重新生儿疾病的风险。另一方面，与计划阴道分娩组相比，计划剖宫产没有显著增加母亲发病的风险。因此，这项前瞻性随机多中心试验的结果是主张阴道分娩及主张计划剖宫产者都乐于见到的。

（四）第一胎非头位

当双胎中第一胎为非头位时，几乎总是进行剖宫产[39]。在欧洲 13 个中心进行的一项双胎中第一胎为臀位的大样本多中心研究表明，当双胎体重在 1500g 以下时，与剖宫产相比，阴道分娩的新生儿 5min Apgar 评分降低（＜ 7 分）的风险增加了 2.4 倍，新生儿死亡的风险增加了 9.5 倍。然而，当双胎中第一胎为臀位且体重＞1500g 时，结局没有差异[40]。作为经验法则，单胎臀位分娩的标准可以并且应该适用于双胎臀位分娩。

“锁住的双胎”（locked twins）（也称为“缠绕双胎”或“交锁双胎”）这一潜在并发症经常被作为反对臀位 - 头位双胎经阴道分娩的论据。这种先露方式少见，第一胎臀位胎儿的下颌在第二胎头位胎儿下颌的上方。当第一胎的臀位胎儿开始下降时，下颌“交锁”，并随着进一步下降，胎头被卡在骨盆上方或骨盆内。关于哪些双胎真正发生了“交锁”存在一定的不确定性。例如，影像上似乎交锁的双胎实际上并没有，而是有可能交锁（图 26-2）。术语“锁住的双胎”应当用于那些第一胎的臀位胎儿分娩到一半，交锁阻挡了双胎进一步下降的病例。这种毁灭性的情况很少见，估计发生率约为 0.1%。并不完全清楚所引用的因“锁住的双胎”进行剖宫产比例，其中是否真的发生了“交锁”，还是影像学（可能是放射影像）导致了推断两个下颌靠近很“危险”。这种情况下胎儿大小很重要，胎头卡住更容易发生在早产（和小的）双胎。有趣的是，Blickstein 等组织的大型队列中没有遇到一例“锁住的双胎”[40]。在瑞典，Rydhstrom 和 Cullberg[41] 在 26 428 例双胎妊娠中发现了 29 例。胎儿生长受限，出生体重不足 2000g，以及产前胎儿死亡，是交锁的原因。产时死亡率高达 38.9%。为了帮

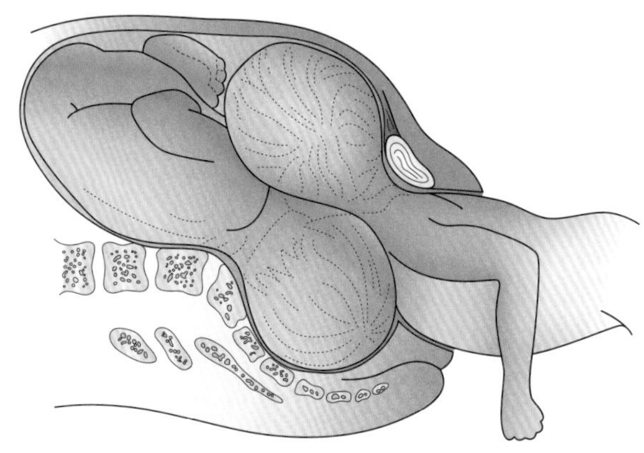

▲ 图 26-2 双胎阴道试产过程中，臀 – 头联合先露胎头交锁的机制

助解锁，可以应用 β 受体激动药[42] 或硝酸甘油使子宫松弛[43]。没有普遍被接受的操作可以缓解这一产科急诊情况，也没有公认的方法能够解决男助产士不能牵出的、被宫颈卡住的、偏斜的或绝对头盆不称造成的胎头嵌顿。对肩难产时采用的 Zavanelli 手法进行改进后，据描述可以用于应对这种灾难性情况[44]。先将部分娩出的胎儿推回到产道，然后迅速实施古典剖宫产，急诊“腹部挽救”被困住的第一胎。此后，第二个胎儿以通常方式娩出。这种新技术自 20 年前被介绍后，已获得了一定的认可[45]。

（五）双胎联合分娩

双胎联合分娩这个术语是指胎儿 A 经阴道分娩后，对胎儿 B 进行剖宫产娩出。从纯粹意义上说，双胎联合分娩应当在剖宫产的副标题下讨论[13]。Jill Walton 将这种情况描述为“两个世界最坏的情况——令人疲惫且通常有风险的妊娠，令人疲惫的产程，一个腹部大手术，两个部位多针缝合和两个需要照顾的新生儿”（*British Medical Journal*,November 5, 2002）。毫无疑问，没有人会计划实施双胎联合分娩。典型的情况下是在胎儿 A 娩出后，发现存在紧急情况，术者做最佳临床判断，认为急诊剖宫产是对胎儿 B 最安全的选择。

在美国，双胎联合分娩的比例估计为 9.5%[46]。有趣但并不意外的是，双胎剖宫产比例与双胎

联合分娩的比例之间存在直接线性关系[13]。当双胎剖宫产越来越多时，对于通常比较复杂的胎儿B分娩的处理经验就越来越少，因此会进行更多的双胎联合分娩。其他研究者[47]证实，随着阴道分娩比例的降低，联合分娩与择期剖宫产显著增加。

双胎联合分娩可以发生在适合阴道分娩的所有先露组合中[13]。利用来自美国大型多胎出生文件的数据，Wen等[46]发现当母亲有内外科或分娩并发症时，胎儿B的剖宫产率增加。臀位和其他先露异常是紧急联合分娩最重要的预测因素（人口归因风险33.2%）。在这种先露组合的情况下，第一胎阴道分娩后需要对第二胎进行紧急剖宫产的可能性增加了4倍。对于第一个胎儿采用手术阴道助产与第二个胎儿的剖宫产率下降有关。在一项研究中，如果胎儿A为头位而不是臀位，第二个胎儿的剖宫产率增加了7.6倍。[23]

一定要记住胎儿A经阴道分娩与胎儿B剖宫产分娩之间的时间间隔延长，可能会造成子宫围绕先露异常的胎儿收缩，导致剖宫产时胎儿取出困难。在这种情况下，可以选择硝酸甘油来处理“被困住”的第二个胎儿。

总之，除非对所有双胎实施剖宫产，否则不可能完全避免联合分娩。在最危急的情况下，术者必须承认自身动手操作的局限性。无论出于何种原因，如果预计胎儿B无法安全地经阴道分娩，不需要测试操作者处理灾难情况的能力。为了避免额外的压力和窘境，操作者可以选择在双重准备下进行双胎分娩，即在完全准备好的手术室内，可以在得到通知1～2min时开始剖宫产。在尝试双胎阴道分娩前，所有手术需要的人员必须刷手并穿好手术衣。

（六）剖宫产后阴道分娩

由于目前剖宫产率高，一个双胎妊娠的经产妇有1：（3～6）的机会具有剖宫产史。大多数临床医生认为，子宫瘢痕、多胎妊娠、子宫过度膨胀和胎儿先露异常共同构成了剖宫产后阴道分娩（vaginal birth after cesarean，VBAC）的禁忌证，尽管证据并不完全支持这一观点[48-50]。因此，当患者有动力并且愿意接受阴道试产的风险时[29]，并且患者知情同意后，谨慎选择的病例可以实现VBAC。头位-头位和某些头位-非头位双胎都可能成为阴道分娩的候选者。然而，如果预计需要进行干预处理才能分娩第二个胎儿，那么剖宫产可能是一个更好的选择。联合分娩的比例会高于一般人群。咨询过程中应该提及这一事实。

三、与多胎分娩相关的特殊情况

（一）较小双胎的分娩

目前，除减胎之外，没有预防措施可以降低多胎妊娠的早产率。一般来说，双胎较单胎分娩更早且胎儿更小。双胎中有三分之二在孕36周前分娩（14%在33周前），其中一半体重＜2500g（10%体重＜1500g）[2]。任何计划的分娩方式都应当考虑到这些。一项基于人群的研究发现，双胎中一个或两个胎儿重量＜1500g的总体机会分别为10.8%和5.9%。初产妇低出生体重（low-birth-weight，LBW）双胎的发生率显著高于经产妇（16.1%与7.5%）[51]。

双胎体重小，特别是体重＜1500g，且孕周＜32周，经常存在争议，不应当阴道分娩。虽然有足够的数据支持头位低体重单胎经阴道分娩的安全性，但很少有研究描述头位低体重双胎的结局。因此，通常是根据单胎病例系列的结果外推做决定。

最近一项基于人群的极低出生体重儿研究比较了单胎、双胎和三胎[52]，以及双胎中胎儿A和胎儿B的结局[53]。在这个以色列的大型数据库中，分娩方式（阴道与剖宫产）对新生儿结局没有显著影响。重要的是，分娩方式对新生儿的神经系统表现没有影响[52]。相反，法国一项基于医院的研究发现，经阴道分娩的 LBW 双胎脑室周围白质软化症的发生率明显高于剖宫产分娩者[54]。

应该意识到，早产或 LBW 双胎结局的数据都来自回顾性研究，其中一些没有除外混杂因素，结果相互矛盾。然而，即使没有确凿的证据，许多新生儿学家仍倾向于让早产双胎“不受产力损伤”。

（二）延迟间隔分娩

有时，多胎之一完全流产或娩出时远未足月。子宫偶尔会在一个或多个早产儿或婴儿娩出后自发停止收缩。这时，必须决定是否终止所有妊娠，或者实施延迟间隔分娩（也称为“非同步分娩”）的初始步骤。这一操作包括尽可能高地结扎脐带，最好在宫颈外口水平，并将流产或已分娩胎儿的胎盘留在原位。其后宫颈通常会收缩，并在严密监测下继续妊娠[55]。

这一勇敢的干预措施最初是用于挽救剩下的胎儿，避免出现极早产造成的不良结局，最担心的问题是存在感染，可能已经造成了第一胎娩出。尽管如此，文献中都是个案或小型病例系列，描述了在第一胎娩出后继续妊娠。

自从第一例延迟间隔分娩报道以来，提出了以下三点。

第一，对于选择的病例，尝试延长其他胎儿的孕周可能是合理的[56]，因为在关键孕周，即使延长妊娠时间有限，也可以改善新生儿的生存率[57]。然而，选择标准仍不清楚，显然，这一大胆的干预更适用于“珍贵儿”或有不孕史的妇女[56]。

第二，预后并不理想。虽然一些研究显示了不错的结局，但可能反映了“报告偏倚”，即失败的病例没有发表[58]。如果第一胎在 20 周左右娩出，即使妊娠延长了数周，另一胎出现神经功能障碍的风险仍较高。换言之，获得的时间可能使存留的胎儿免于死亡，而不能免于早产相关的疾病[59, 60]。在 van Doorn 等[59]的一项回顾性分析中，80 例多胎妊娠其中一个孩子在孕 16 ～ 31 周时出生，尝试推迟第二（和第三）个胎儿的分娩时间，15 次尝试中有 10 次成功，平均延迟 12 天，存留胎儿分娩时的平均孕周为 27^{+5} 周。在 28 周后进行干预时，第一个娩出的胎儿和存留胎儿的结局没有差异。最近美国的一项研究发现，非同步分娩的发生率为 0.14/1000 例分娩，主要（86%）原因是孕中期胎膜早破。第一胎娩出的平均孕周为（21±2.0）周，中位延迟期为 2d（范围＜1 ～ 70d）。在 19 个存留胎儿中，2 例胎死宫内，10 例在出生后 57d 内死亡，7 例（37%）存活直至出院。幸存者中 6 人患有主要的早产相关后遗症，只有 1 例出院时没有主要后遗症（5%）。一半以上的母亲患有感染，包括一例感染性休克[60]。

第三，尚未建立延迟分娩的确切方案。第一胎娩出后，大多数医护人员会让患者卧床休养，直到妊娠完成，并严密观察感染迹象。预防性抗生素和宫缩抑制药为核心治疗。关于宫颈环扎的作用尚存在争议。一项对 7 例延迟间隔分娩病例的调查发现，尽管常规预防性使用了广谱抗生素，第一胎娩出后仍有 36% 的病例发生了宫内感染。母亲败血症的发生率为 4.9%。调查进一步表明，行宫颈环扎者比未行环扎者妊娠延长时间更长（中位数分别为 26d 和 9d）。环扎并不显著增加宫内感染的风险[61]。有趣的是，之前已行环扎者延迟间隔更短。

总之，数据表明延迟间隔分娩是一项可行的操作，可能将妊娠延长至可存活阶段。自然，如果没有向患者充分告知严重的母儿风险，就不应当进行尝试。这些应包括在患者的书面知情同意书中，做详细描述。

（三）大小不一致双胎的分娩

双胎大小具有显著差异本身并不是剖宫产的指征[62]。尽管如此，如别处讨论的那样，对于胎儿 B 明显大于胎儿 A 的头位 - 非头位双胎，阴道分娩存在争议。

（四）单绒毛膜双胎的分娩

单绒毛膜（monochorionic，MC）双胎值得特别关注，有三个原因。第一个是单绒毛膜双羊膜囊双胎可以伴有或不伴有双胎输血综合征（twin-twin transfusion syndrome，TTTS）。迄今为止，尽管对 TTTS 的产前管理已经进行了广泛研究，但首选分娩方式仍未确定。对于经过治疗或未经治疗的 TTTS，似乎均不应施加分娩的负担，因为这些胎儿可能严重贫血（作为双胎贫血 - 红细胞增多序列征的一部分）或心脏功能失代偿。

另一个担忧的是单绒毛膜双胎形成过程中的奇怪畸形。一个例子是无心、无头双胎分娩 [即所谓的双胎反向动脉灌注序列征（twin reversed arterial perfusion sequence，TRAP）]（图 26-3）。无心、无头双胎的脐带通常很短，并且这种卵圆形肿物的直径通常大于骨盆出口或剖宫产时 10 ～ 12cm 的子宫切口。因此，取出肿物可能造成创伤，并且导致脐带破裂和正常的胎儿（泵血胎）失血，所以应首先寻求正常胎儿的安全。这只能通过剖宫产实现。因此，在切开子宫并娩出正常胎儿后，不要急于娩出无心、无头肿物。有时，尽管肿物具有弹性，从狭窄的切口取出可能很困难。建议握紧肿物并有控制地缓慢取出。必须小心避免子宫切口向两侧延裂达子宫动脉。可以将“开瓶器”装置放置到肿物上，以便将其牢牢抓住并安全取出。子宫下段的“笑脸”切口常常是必要的。

另一个问题是联体双胎的分娩。在这种罕见情况下，特别是如果希望双胎免于创伤或破坏，最好进行剖宫产。通常需要做古典切口才能安全分娩。

一个令人担忧的问题是单绒毛膜 - 单羊膜囊（monoamniotic，MA）双胎的分娩。在超声时代之前，由于诊断不够及时，MA 双胎很少能幸存。脐带缠绕几乎总是存在，早在孕 12 周就可能发生。如果这种缠绕足够紧，一个胎儿或双胎就会死亡（图 26-4）。对于许多机构来说，这种“定时炸弹”应当在孕 32 周分娩，即便没有证实胎肺已成熟。这一方案受到了质疑[57]，17 例 MA 双胎在 30 周后分娩，至少有一个胎儿仍然存活[57]。在这些病例中，提早分娩的风险超出了胎儿死亡的风险。争论意见认为孕 30 周后双胎已经很大，难以在子宫腔内绕圈，因此脐带缠绕不会更紧。大多数作者认为平衡风险，倾向于在妊娠达到 32 周时分娩[63，64]。

（五）引产及加强宫缩

约 20% 的双胎由于胎儿和（或）母体的原因可能需要引产。然而，过度膨胀的子宫是引产的相对禁忌证，引产可能过度刺激子宫。虽然通常以剖宫产方式终止妊娠，但对于合适的

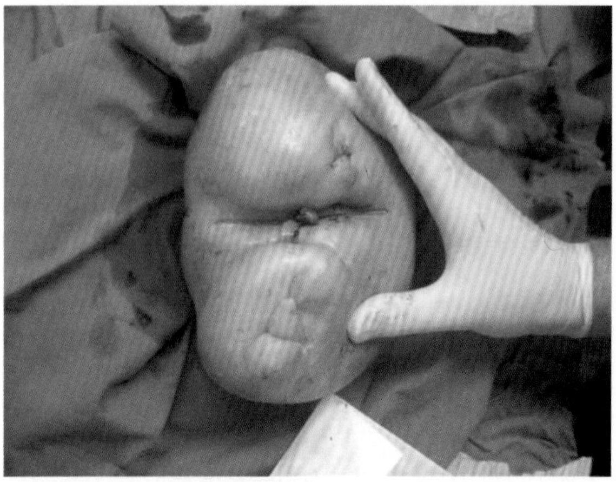

▲ 图 26-3　无心、无头双胎
最短经线可能大于子宫切口，造成剖宫产术中娩出困难

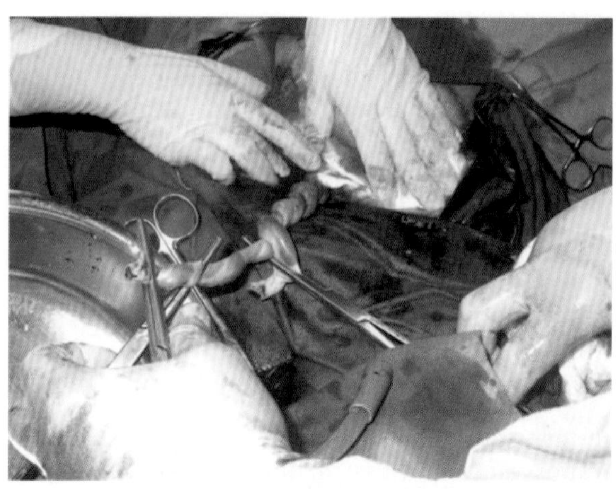

▲ 图 26-4　剖宫产术中见到单羊膜囊双胎脐带缠绕

人选，宫颈条件不佳并不妨碍试产。一项报道描述了在仔细选择的病例中应用宫内球囊进行引产的有效性[65]。同样地，Simões 等[66]也评估了接近足月时（≥ 35 周）双胎妊娠初产妇口服米索前列醇的效果。与初产妇计划剖宫产分娩相比，两组在很多方面是相当的，除了胎先露异常，这是避免引产的主要原因。共有 76.8% 经阴道分娩，4.3% 双胎联合分娩，18.8% 在产程中行剖宫产。

过去的文献中对缩宫素引产或加强宫缩的结果是矛盾的[67, 68]，近期一项研究将 62 例双胎与单胎对照组配对[69]，对以往的结果提出了质疑。双胎妊娠的孕妇和单胎孕妇在所需最大缩宫素剂量、给予缩宫素到分娩的时间长短、成功阴道分娩比例（两组均为 90%）方面是相似的。这些研究清楚地说明，双胎不是引产的禁忌证，可以在仔细选择的病例中使用。

（六）定义双胎“足月”

过去的几年中，关于双胎“足月”定义的讨论又再次兴起。由于双胎的“足月”早于单胎，所以有人可能认为双胎分娩较晚会面临过期妊娠的相关风险。这一概念解释了体重超过 2500g 或 37 周后分娩的双胎中观察到的脑瘫风险增加的现象[70]。以下证据表明，双胎妊娠中“足月”发生在 37 ～ 38 周[71]：①统计学推论显示，38 周后出生的双胎比例与 40 周后出生的单胎比例相似；②在 37 周后，双胎的生长曲线中胎儿大小不再显著增加（图 26-5）；③胎儿肺和神经系统成熟似乎在第 37 周完成；④围生期死亡率和发病率在 36 周前降低，之后再次升高。

在过去 10 年中，一系列研究试图量化单绒毛膜双羊膜囊（monochorionic-diamniotic，MCDA）双胎中胎死宫内（intrauterine fetal demise，IUFD）的风险。总体上，许多研究表明孕 33 周后此风险为 1.5% ～ 2%。然而，与致力于单绒毛膜双胎的研究中心的数据相比，基于人群的数据[72]中这一发生率似乎更高[73-75]。简单地说，单绒毛膜双羊膜囊（monochorionic biamniotic，MCBA）双胎意外死亡的风险显著升高，而且可能确实超过了早产的风险，因此是选择性早产的指征。充分的间接证据支持双绒毛膜双胎应当在孕 38 周分娩[76]，单绒毛膜双胎在孕 36 ～ 37 周分娩。

（七）三胎分娩

三胎分娩比双胎更复杂。因此，通常首选剖宫产[50]。然而，应当知道在某些中心，三胎阴道分娩的选择从未被排除[77]。

由于多胎妊娠的流行，全世界的三胎数量也随之增加[1]，随着超声影像的出现，被误诊的三胎病例越来越少，更多的中心在更短的时间跨度内获得了更多处理三胎的经验[77-85]（图 26-6）。

无论哪种方式分娩三胎，都需要付出努力。由于每个婴儿都应得到产后即刻护理，所以必须有三个新生儿团队。产科团队必须至少包括两名手术医生和一名麻醉医生。加上助产士和护士，三胎分娩可能需要 15 ～ 20 人。组织招募必要的人员可能比较困难。由于无法预测自然分娩的时间，所以有计划的日间选择性剖宫

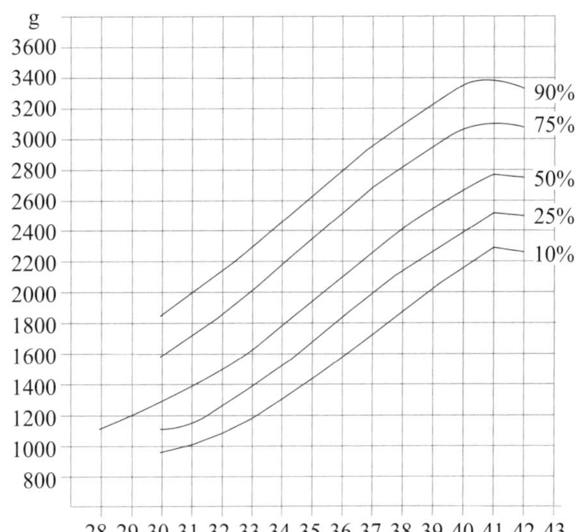

▲ 图 26-5　孕晚期双胎平均生长速度

横坐标：孕周；纵坐标：以克为单位的出生体重（修改自 Bazsó J et al. Mogy Noorv Lapja,32,248,1969；Bazsó J et al.,Zentralbl Gynakol 1970；92:628-633.）

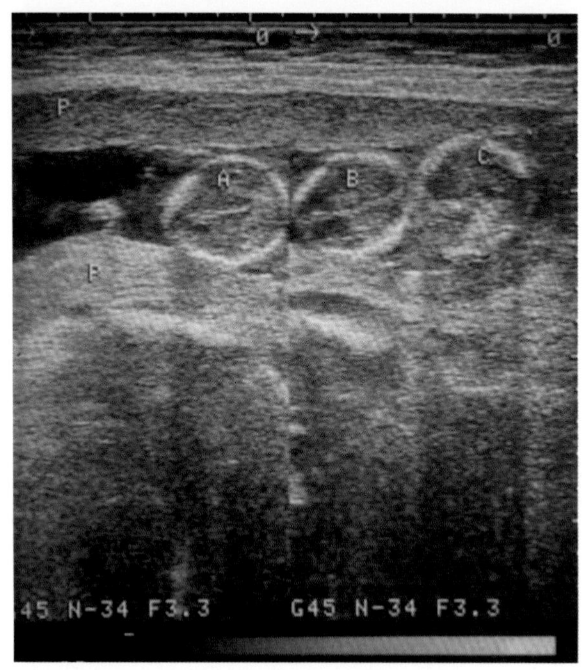

▲ 图 26-6　孕 17 周时超声检查证实三胎

产是解决该问题最简单的方法。

四、结语

“即将分娩的时候，才发现她的子宫里是双胎。当她分娩的时候，一个胎儿伸出他的手，助产士将一条红线系在他的手上，说，这是先出生的。随后他缩回了他的手，他的兄弟出生了。助产士说，你怎么先出来了？这违反常理……之后他的兄弟才出来，手上系着红线”（Genesis，38：27-30）。

对于 Pharez 和 Zarah 分娩的描述生动记录了双胎分娩的复杂性[86]。助产士一定很有经验，因为她在产时诊断了双胎；否则她不会准备好红线系在第一个出生的婴儿手上。这一圣经叙述总结了多胎分娩的概念：良好的临床判断和技能。

总的来说，剖宫产是分娩多胎最简单和最有效的方式，特别是对“珍贵”妊娠而言。德国最近的一项研究表明[87]，剖宫产率从 1990 年的 63.6%（＜ 28 周），88.9%（28 ～ 31 周），59.6%（32 ～ 36 周 ） 和 40%（ ＞ 36 周 ），2012 年分别上升到了 74.2%，95.5%，76.9% 和 68.7%。在有围生儿病房的大学医院增长幅度最低（16.8%），在没有围生儿病房的小型医院增长幅度最高（22.1%）。正如 Blickstein 等[13] 在 1991 年预测的那样，双胎剖宫产戏剧性地增加了近 25%，双胎联合分娩也成倍增加，从 1990 年的 3.9% 增至 2012 年的 7.0%。

这些数据再次说明：对于任何一个特定的病例，如果操作者缺乏臀位分娩的经验，那么可以阴道分娩的事实并无意义。随着培训机会的减少，缺乏经验不再令人尴尬，即使是对完全有资质的产科医生。

实际上，双胎出生研究（twin birth study）的结果[38] 表明，即使是在双胎阴道分娩足够熟练的中心，也只有 50% 的机会能够完成双胎阴道分娩。即使如此，在给出这些研究的结果后，一些妇女仍会希望在阴道分娩和剖宫产之间进行选择[88]。

（隋莉莉　译，蒋宇林　校）

参考文献

[1] Blickstein I, Keith LG. The spectrum of iatrogenic multiple pregnancy. In: Blickstein I, Keith LG (eds), Iatrogenic Multiple Pregnancy: Clinical Implications, p. 1. New York, NY: Parthenon, 2001.

[2] Martin JA, Hamilton BE, Sutton PD, et al. Births: Final data for 2002. Natl Vital Stat Rep 2003; 52: 1.

[3] Martin JA, Hamilton BE, Osterman MJ, et al. Births: Final data for 2013. Natl Vital Stat Rep 2015; 64(1): 1–65.

[4] Euro-Peristat. The European Perinatal Health Report 2010, 2010. http://www.europeristat.com/reports /european-perinatal-health-report-2010.html. Accessed September 1, 2016

[5] Tul N, Lucovnik M, Verdenik I, et al. The contribution of twins conceived by assisted reproduction technology to the very preterm birth rate: A population-based stud. Eur J Obstet Gynecol Reprod Biol 2013; 171: 311–3.

[6] Blickstein I. Motherhood at or beyond the edge of reproductive age. Int J Fertil Wom Med 2003; 48: 17.

[7] Loos R, Derom C, Vlietinck R, et al. The East Flanders Prospective Twin Survey (Belgium): A population-based register. Twin Res 1998; 1: 167.

[8] Blickstein I. Cesarean section for all twins? J Perinat Med 2000; 28: 169.

[9] Minkoff H, Chervenak F. Elective primary cesarean delivery. N Engl J Med 2003; 348: 946.

[10] Minkoff H, Powderly KR, Chervenak F, et al. Ethical dimensions of elective primary cesarean delivery. Obstet Gynecol 2004; 103: 387.
[11] Hannah ME, Hannah WJ, Hewson SA, et al. Planned caesarean section versus planned vaginal birth for breech presentation at term: A randomised multicentre trial. Term Breech Trial Collaborative Group. Lancet 2000; 356: 1375.
[12] Su M, McLeod L, Ross S, et al. Term Breech Trial Collaborative Group. factors associated with adverse perinatal outcome in the Term Breech Trial. Am J Obstet Gynecol 2003; 189: 740.
[13] Blickstein I, Zalel Y, Weissman A. Cesarean delivery of the second twin after the vaginal birth of the first twin—Misfortune or mismanagement? Acta Genet Med Gemellol 1991; 40: 389.
[14] Ananth CV, Joseph KS. Impact of obstetric intervention on trends in perinatal mortality. In: Blickstein I, Keith LG (eds), Multiple Pregnancy: Epidemiology, Gestation, and Perinatal Outcome (2nd edition), pp. 651–9. London, UK: Parthenon, 2004.
[15] The National Sentinel Caesarean Section Audit Report. October 2001. RCOG Clinical Effectiveness Support Unit.
[16] Barber EL, Lundsberg L, Belanger K, et al. Contributing indications to the rising cesarean delivery rate. Obstet Gynecol 2011; 118: 29–38.
[17] Blickstein I. Maternal mortality in twin gestations. J Reprod Med 1997; 42: 680.
[18] Hogle KL, Hutton EK, McBrien KA, et al. Cesarean delivery for twins: A systematic review and meta-analysis. Am J Obstet Gynecol 2003; 188: 220.
[19] Blickstein I, Smith-Levitin M. Twinning and twins. In: Chervenak FA, Kurjak A (eds), Current Perspectives on the Fetus as a Patient, p. 507. London, UK: Parthenon, 1996.
[20] Redick LF. Anesthesia for twin delivery. Clin Perinatol 1988; 15: 107.
[21] Williams KP, Galerneau F. Intrapartum influences on cesarean delivery in multiple gestation. Acta Obstet Gynecol Scand 2003; 82: 241.
[22] Ananth CV, Smulian JC, Demissie K, et al. Placental abruption among singleton and twin births in the United States: Risk factor profiles. Am J Epidemiol 2001; 153: 771.
[23] Kurzel RB, Claridad L, Lampley EC. Cesarean section for the second twin. J Reprod Med 1997; 42: 767.
[24] Leung TY, Tam WH, Leung TN, et al. Effect of twin-to-twin delivery interval on umbilical cord blood gas in the second twin. Br J Obstetrics Gynaecol 2002; 109: 63.
[25] Erdemoglu E, Mungan T, Tapisiz OL, et al. Effect of inter-twin delivery time on Apgar scores of the second twin. Aust N Z J Obstet Gynaecol 2003; 43: 203.
[26] Pons JC, Dommergues M, Ayoubi JM, et al. Delivery of the second twin: Comparison of two approaches. Eur J Obstet Gynecol Reprod Biol 2002; 104: 32.
[27] Blickstein I, Schwartz Z, Lancet M, et al. Vaginal delivery of the second twin in breech presentation. Obstet Gynecol 1987; 69: 774.
[28] Houlihan C, Knuppel RA. Intrapartum management of multiple gestations. Clin Perinatol 1996; 23: 91.
[29] Chervenak FA, Johnson RE, Berkowitz RL, et al. Is routine cesarean section necessary for vertex-breech and vertex-transverse twin gestations? Am J Obstet Gynecol 1984; 148: 1.
[30] Colon J, Apuzzio JJ, Evans H, et al. Obstetric considerations of premium iatrogenic multiple pregnancy. In: Blickstein I, Keith LG (eds), Iatrogenic Multiple Pregnancy, p. 117. Cranford, NJ: Parthenon, 2000.
[31] Fishman A, Grubb DK, Kovacs BW. Vaginal delivery of the nonvertex second twin. Am J Obstet Gynecol 1993; 168: 861.
[32] Gocke SE, Nageotte MP, Garite T, et al. Management of the nonvertex second twin: primary cesarean section, external version, or primary breech extraction. Am J Obstet Gynecol 1989; 161: 111.
[33] Hutton EK, Hannah ME, Barrett J. Use of external cephalic version for breech pregnancy and mode of delivery for breech and twin pregnancy: A survey of Canadian practitioners. J Obstet Gynaecol Can 2002; 24: 804.
[34] Barrett J. Randomised controlled trial for twin delivery. BMJ 2003; 326: 448.
[35] Dufour P, Vinatier D, Vanderstichele S, et al. Intravenous nitroglycerin for internal podalic version of the second twin in transverse lie. Obstet Gynecol 1998; 92: 416.
[36] Suonio S, Huttunen M. Puerperal endometritis after abdominal twin delivery. Acta Obstet Gynecol Scand 1994; 73: 313.
[37] Alexander JM, Gilstrap LC 3rd, Cox SM, et al. The relationship of infection to method of delivery in twin pregnancy. Am J Obstet Gynecol 1997; 177: 1063.
[38] Barrett JFR, Hannah ME, Hutton EK, et al. A randomized trial of planned cesarean or vaginal delivery for twin pregnancy. N Engl J Med 2013; 369: 1295–305.
[39] Blickstein I, Weissman A, Ben-Hur H, et al. Vaginal delivery for breech-vertex twins. J Reprod Med 1993; 38: 879.
[40] Blickstein I, Goldman RD, Kuperminc M. Delivery of breech-first twins: A multicenter retrospective study. Obstet Gynecol 2000; 95: 37.
[41] Rydhstrom H, Cullberg G. Pregnancies with growth-retarded twins in breech-vertex presentation at increased risk for entanglement during delivery. J Perinat Med 1990; 18: 45.
[42] Sevitz H, Merrell DA. The use of a beta-sympathomimetic drug in locked twins. Case report. Br J Obstet Gynaecol 1981; 88: 76.
[43] Johansson BG, Helgadottir EA. A case of locked twins successfully treated with nitroglycerin sublingually before manual reposition and vaginal delivery. Acta Obstet Gynecol Scand 2001; 80: 275.
[44] Iffy L, Apuzzio JJ, Cohen-Addad N, et al. Abdominal rescue after entrapment of the aftercoming head. Am J Obstet Gynecol 1986: 154: 623.
[45] Swartjes JM, Bleker OP, Schutte MF. The Zavanelli maneuver applied to locked twins. Am J Obstet Gynecol 1992; 166: 532.
[46] Wen SW, Fung KF, Oppenheimer L, et al. Occurrence and predictors of cesarean delivery for the second twin after vaginal delivery of the first twin. Obstet Gynecol 2004; 103: 413.
[47] Persad VL, Baskett TF, O' Connell CM, et al. Combined

vaginal-cesarean delivery of twin pregnancies. Obstet Gynecol 2001; 98: 1032.

[48] Sansergret A, Bujold E, Gaauthier RJ. Twin delivery after a caesarean: A twelve-year experience. J Obstet Gynecol Can 2003; 25: 294.

[49] Delaney T, Young DC. Trial of labour compared to elective caesarean in twin gestations with a previous caesarean delivery. J Obstet Gynecol Can 2003; 25: 289.

[50] ACOG. ACOG Practice Bulletin No. 54. Vaginal birth after previous cesarean delivery. Obstet Gynecol 2004; 104: 2003.

[51] Blickstein I, Goldman RD, Mazkereth R. Risk for one or two very low birth weight twins: A population study. Obstet Gynecol 2000; 96: 400.

[52] Shinwell ES, Blickstein I, Lusky A, et al. Excess risk of mortality in very low birth weight triplets: A national, population based study. Arch Dis Child Fetal Neonatal Ed 2003; 88: F36.

[53] Shinwell ES, Blickstein I, Lusky A, et al. Effect of birth order on neonatal morbidity and mortality among very low birth weight twins: A population based study. Arch Dis Child Fetal Neonatal Ed 2004; 89: F145.

[54] Salomon LJ, Duyme M, Rousseau A, et al. Periventricular leukomalacia and mode of delivery in twins under 1500 g. J Matern Fetal Neonatal Med 2003; 13: 224.

[55] Platt JS, Rosa C. Delayed interval delivery in multiple gestations. Obstet Gynecol Surv 1999; 54: 343.

[56] Tzafettas JM, Farmakides G, Delkos D, et al. Asynchronous delivery of twins and triplets with an interval period ranging from 48 hours to 19 weeks. Clin Exp Obstet Gynecol 2004; 31: 53.

[57] Farkouh LJ, Sabin ED, Heyborne KD, et al. Delayed-interval delivery: Extended series from a single maternal-fetal medicine practice. Am J Obstet Gynecol 2000; 183: 1499.

[58] Fayad S, Bongain A, Holhfeld P, et al. Delayed delivery of second twin: A multicentre study of 35 cases. Eur J Obstet Gynecol Reprod Biol 2003; 109: 16.

[59] van Doorn HC, van Wezel-Meijler G, van Geijn HP, et al. Delayed interval delivery in multiple pregnancies. Is optimism justified? Acta Obstet Gynecol Scand 1999; 78: 710.

[60] Livingston JC, Livingston LW, Ramsey R, et al. Second-trimester asynchronous multifetal delivery results in poor perinatal outcome. Obstet Gynecol 2004; 103: 77.

[61] Zhang J, Johnson CD, Hoffman M. Cervical cerclage in delayed interval delivery in a multifetal pregnancy: A review of seven case series. Eur J Obstet Gynecol Reprod Biol 2003; 108: 126.

[62] Blickstein I. The definition, diagnosis, and management of growth-discordant twins: An international census survey. Acta Genet Med Gemellol 1991; 40: 345.

[63] Carr SR, Aronson MP, Coustan DR. Survival rates of monoamniotic twins do not decrease after 30 weeks' gestation. Am J Obstet Gynecol 1990; 163: 719.

[64] Sau AK, Langford K, Elliott C, et al. Monoamniotic twins: What should be the optimal antenatal management? Twin Res 2003; 6: 270.

[65] Manor M, Blickstein I, Ben-Arie A, et al. Case series of labor induction in twin gestations with an intrauterine balloon catheter. Gynecol Obstet Invest 1999; 47: 244.

[66] Simões T, Condeço P, Dias E, et al. Induction of labor with oral misoprostol in nulliparous mothers of twins. J Perinat Med 2006; 34: 111–4.

[67] Leroy F. Oxytocin treatment in twin pregnancy labour. Acta Genet Med Gemellol 1979; 28: 303.

[68] Price JH, Marivate M. Induction of labour in twin pregnancy. S Afr Med J 1986; 70: 163.

[69] Fausett MB, Barth WH Jr, Yoder BA, et al. Oxytocin labor stimulation of twin gestations: Effective and efficient. Obstet Gynecol 1997; 90: 202.

[70] Blickstein I. Is it possible to reduce the incidence of neurological complications in multiple pregnancies? In: Carrera JM, Chervenak FA, Kurjak A (eds), Controversies in Perinatal Medicine. Studies on the Fetus as a Patient, p. 161. New York, NY: Parthenon, 2003.

[71] Bazsó J Dolhany B, Pohánka O. Weight increase in twins during the 28th to 42nd week of pregnancy. Zentralbl Gynakol 1970; 92: 628–33.

[72] Tul N, Verdenik I, Novak Z, et al. Prospective risk of stillbirth in monochorionic–diamniotic twin gestations: A population based study. J Perinat Med 2011; 39: 51–4.

[73] Hack K, Derks J, Elias S, et al. Perinatal mortality and mode of delivery in monochorionic biamniotic twin pregnancies ⩾ 32 weeks of gestation: A multicentre retrospective cohort study. BJOG 2011; 118: 1090–97.

[74] Van Klink JMM, Van Steenis A, Steggerda SJ, et al. Single fetal demise in monochorionic pregnancies: Incidence and patterns of cerebral injury. Ultrasound Obstet Gynecol 2015; 45: 294–300.

[75] Simões T, Queirós A, Marujo AT, et al. Prospective risk of intrauterine death of monochorionic twins: Update. J Perinat Med 2015. pii: /j/jpme.ahead-of-print/jpm-2015-0319/jpm-2015-0319.xml.

[76] Dodd JM, Crowther CA. Elective delivery of women with a twin pregnancy from 37 weeks' gestation. Cochrane Database Syst Rev 2003; (2): CD003582.

[77] Pheiffer EL, Golan A. Triplet pregnancy. A 10-year review of cases at Baragwanath Hospital. S Afr Med J 1979; 55: 843.

[78] Ron-El R, Caspi E, Schreyer P, et al. Triplet and quadruplet pregnancies and management. Obstet Gynecol 1981; 57: 458.

[79] Thiery M, Kermans G, Derom R. Triplet and higher-order births: What is the optimal delivery route? Acta Genet Med Gemellol 1988; 37: 89.

[80] Feingold M, Cetrulo C, Peters M, et al. Mode of delivery in multiple birth of higher order. Acta Genet Med Gemellol 1988; 37: 105.

[81] Clarke JP, Roman JD. A review of 19 sets of triplets: The positive results of vaginal delivery. Aust N Z J Obstet Gynaecol 1994; 34: 50.

[82] Wildschut HI, van Roosmalen J, van Leeuwen E, et al. Planned abdominal compared with planned vaginal birth in triplet pregnancies. Br J Obstet Gynaecol 1995; 102: 292.

[83] Bakos O. Birth in triplet pregnancies. Vaginal delivery—How often is it possible? Acta Obstet Gynecol Scand 1998; 77:

845.
[84] Alamia V Jr, Royek AB, Jaekle RK, et al. Preliminary experience with a prospective protocol for planned vaginal delivery of triplet gestations. Am J Obstet Gynecol 1998; 179: 1133.
[85] Ziadeh SM. Perinatal outcome in 41 sets of triplets. Gynecol Obstet Invest 2000; 50: 162–5.
[86] Blickstein I, Gurewitsch ED. Biblical twins. Obstet Gynecol 1998; 91: 632.
[87] Kyvernitakis A, Kyvernitakis I, Karageorgiadis AS, et al. Rising cesarean rates of twin deliveries in Germany from 1990 to 2012. Z Geburtshilfe Neonatol 2013; 217: 177–82.
[88] Blickstein I. Delivery of vertex/nonvertex twins: Did the horses already leave the barn? Am J Obstet Gynecol 2016; 214: 308–10.

第 27 章　母体产伤

Maternal birth injuries

Shimon Ginath　Abraham Golan

本章概要

分娩时母亲总是面临各种风险。在不太遥远的过去，分娩是女性一生中非常危险的事件，许多孩子在出生时就失去了母亲。随着产科的进步，输血、抗生素、现代麻醉方法被应用，住院分娩越来越普及，产妇死亡几乎消失。现在的一种趋势是在阴道分娩可能有困难时，为了母亲和胎儿的安全，放弃可能造成创伤的阴道分娩而选择剖宫产。然而，产程中母亲的发病和损伤仍然存在，特别是在欠发达地区，对分娩的医疗监测不及发达国家。在这些地区，有时为了避免更大的产伤，仍然需要医源性或选择性地造成损伤，例如行会阴切开术。

一、操作

（一）会阴切开术

虽然普遍应用程度有所下降，但另一章会详细介绍会阴切开术，这里不再进一步讨论。

（二）耻骨联合切开术

现代产科极少使用耻骨联合切开术，使用

者主要在中低收入国家。1777 年 Sigault 首次在巴黎使用，手术分开耻骨联合、增加盆腔直径，以允许轻度头盆不称者完成阴道分娩[1]。手术时患者取截石位，双腿由两侧的助手支撑，限制其外展和外旋，避免对骨盆的进一步意外损伤。排空膀胱，并在手术过程中留置导尿管。使用 1% 利多卡因溶液浸润麻醉后，在耻骨联合表面皮肤做一短小的中线纵切口，用一把长的结实的手术刀从耻骨联合后方的上缘开始，从后向前、从上到下分开耻骨联合，严格保持在中线。在切开耻骨联合以前，术者用一根手指在阴道内向耻骨联合的一侧推开尿道及膀胱颈。在协助分娩的过程中，两位助手继续支撑双腿。做一个大的会阴切开，向远离耻骨联合的方向进行牵引。之后的 1 周要牢牢地捆绑双腿，以支撑骨盆。

大多数病例愈合良好，骨盆能够恢复之前的稳定性。然而，也有报道一些并发症，如尿道损伤、压力性尿失禁、感染、出血和骨盆不稳定。

已有报道 37 例爱尔兰妇女接受耻骨联合切开术 40 年后的远期问题。最常见的是背部问题（94.6%）、膀胱问题（78.4%）、臀部问题（77.8%）和心理问题（75.7%）。肠道和肾脏问题也有报道，但程度较轻[2]。试图对耻骨联合切开术进行 Cochrane 回顾分析，但没有相关的随机对照试验（randomized controlled trial，RCT）[3]。

这一手术可能在发达国家已不再存在，因为手术室设施和人员在需要时可以随时获得。然而，在非洲和其他欠发达地区的偏远地区仍然在实施。在这些病例中，重度狭窄的骨盆避免了剖宫产手术，子宫未来妊娠也不受影响。它也永久增加了所有水平上骨盆径线，使后续的阴道分娩更加容易[4, 5]。

二、会阴和外阴损伤

初产妇，有时甚至是经产妇，产道外侧部分一定程度的软组织损伤几乎是不可避免的。会阴和外阴损伤的原因通常很相似。

1. 胎儿偏大，例如头大或肩宽，从枕后位旋转和面先露。

2. 急产，不允许组织逐渐扩张

3. 骨性产道狭窄，由于耻骨弓角度狭窄或骶骨直

4. 软产道狭窄，比如非常年轻的产妇，或会阴非常高，无论是原发的还是以前修复造成的

5. 仓促或不正确地使用器械或操作手法

6. 由于患者不配合或技术困难，对分娩控制不充分

（一）外阴损伤

外阴最常发生的撕裂伤是小阴唇两侧的纵向裂伤。它们通常很浅，仅有轻微的出血。没有经过缝合的伤口经证实伤口对合较差[6]。因此，即使是很小很浅的伤口，也倾向于用无损伤的针和 2-0 快速可吸收线（Vicryl Rapide）缝合几针。

尿道周围撕裂是另一类外阴损伤。在看到尿道口后应当进行缝合。对于较深的撕裂，缝合时必须小心不要伤及尿道。为此可以置入一根导尿管。外阴上部的纵向撕裂可能包括阴蒂或阴蒂系带。这种撕裂常伴有出血。在修复撕裂前必须结扎所有活动性出血的血管；否则会出现血肿或持续出血，需要二次缝合。由于这一特殊区域血管和神经分布广泛，适当镇痛和使用非常精细的缝合材料（Vicryl Rapide）十分重要。

外阴撕裂的另一个部位是沿会阴边缘的横向撕裂。这种撕裂本身不太常见，有时是阴唇撕裂的延续。外阴的这个位置更常见的是与阴道或会阴撕裂同时发生的损伤。大多数病例撕裂的方向是纵向进入阴道的，或者向下到会阴，或者两者兼有。

（二）会阴损伤

会阴撕裂是纵向的，从外阴开始，可以到达肠管[7]。识别损伤的范围非常重要，因为修复必须细致，以避免不必要的并发症，根据会阴损伤的程度分为四个等级[8]。

1. 一度撕裂 小的撕裂，仅累及会阴体的上部及浅表组织。

2. 二度撕裂 累及会阴全长，包括会阴体。撕裂到达肛门括约肌但不累及肛门括约肌。

3. 三度撕裂 撕裂包括肛门括约肌，但不延伸到肛管直肠。

4. 四度撕裂 有时称为完全会阴撕裂，撕裂延伸至肛管直肠。

由于这种分类不包括肛门外括约肌撕裂的深度或内括约肌是否受累，因此已被修改如下[9]，以便鉴别对肛门外括约肌、肛门内括约肌和肛门上皮的损伤。

1. 一度 仅损伤皮肤。

2. 二度 损伤到会阴，累及会阴肌肉，但不包括肛门括约肌。

3. 三度 会阴损伤累及肛门括约肌复合体。

（1）撕裂小于肛门外括约肌厚度的 50%。

（2）撕裂超过肛门外括约肌厚度的 50%。

（3）肛门内括约肌撕裂。

4. 四度 会阴损伤累及肛门括约肌复合体和肛门上皮。

该分类已被国际失禁协会（International Consultation on Incontinence）和皇家妇产科学院（Royal College of Obstetricians and Gynaecologists，RCOG）采用[10]。产科肛门括约肌损伤（obstetric anal sphincter injury，OASIS）这一术语包括三度和四度会阴撕裂。

阴道分娩后，只有进行直肠检查才能排除肛门括约肌和肛门直肠黏膜损伤。对会阴创伤程度的肉眼评估包括累及的结构、损伤的顶点和对出血的评估，之后应当通过直肠检查评估肛门外或肛门内括约肌是否有损伤，或者会阴肌肉是否可疑受损[10]。

以下是修复的原则[10]。

• 分娩后尽快缝合，以减少出血和感染的风险。

• 在开始操作前检查器材并清点纱布数量，并在完成修复后再次清点。

• 良好的照明是显示和识别受累结构所必需的。

• 如果对创伤程度或受累结构有疑问，应寻求咨询。

• 三度和四度撕裂的修复应当由经过适当培训的临床医生进行，或受训人员在监督下进行。

• 修复应在局部或全身麻醉下，于手术室进行。

• 插入留置导尿管 24h 以防止尿潴留。

• 确保伤口解剖对合良好，并考虑美容效果。

• 在完成修复后进行直肠检查能确保缝合材料没有穿过直肠黏膜。

• 修复完成后应告知产妇创伤的程度，并讨论缓解疼痛、饮食、卫生和盆底锻炼的重要性。

一度撕裂的损伤比较表浅，因此修复比较简单。清洁伤口后确保止血，再用 2-0 快速可吸收线（Vicryl Rapide）对合伤口边缘。

二度撕裂时，止血后，撕裂的会阴体使肛提肌耻尾部的两侧边缘显露出来，通常可以看到直肠外壁。修复时用 2-0 快速可吸收线（Vicryl Rapide）间断缝合 3 或 4 针，将肛提肌撕裂的两部分对合。如果直肠显露，则缝合必须包括直肠外壁。必须特别小心不要进入直肠腔。将缝线打结后，会阴体通过间断缝合对合。最后用另一层可吸收线（Vicryl Rapide 2-0）缝合皮肤。对于皮下组织比较薄的患者，可以将两个外层，即会阴体和筋膜，以及皮肤按一层进行缝合。正确缝合撕裂的肛提肌非常重要，因为修复不当可能导致患者日后发生直肠膨出。

修复四度撕裂的第一步是缝合直肠黏膜。通过连续或间断缝合对合撕裂的直肠黏膜边缘。间断缝合时，线结可以打在肛管内侧或外侧。通常使用 3-0 可吸收线（Vicryl）。无论使用哪种技术，修复直肠黏膜时都应避免使用 8 字缝合，因为可能造成缺血[10]。

三度撕裂应先修复肛黏膜，然后按修复二度撕裂的步骤进行。为重接肛门外括约肌，必须显露它的两个断端。这有时并不容易，因为撕裂的断端通常会回缩。尽管如此，必须在肛门两侧将撕裂断端从回缩的位置沿回缩端的方向拉出，以显露在视野内。必须辨认组织并修复全层才能获得良好的结局。

根据 RCOG 分类[10]，三度会阴撕裂的修复需要以下步骤。肛门内括约肌位于直肠黏膜和肛门外括约肌之间，为闪亮的白色纤维样结构，应当通过间断或褥式缝合单独进行修复，不要尝试重叠断端[11]。可以使用单股缝线，如 3-0 PDS 或 2-0 可吸收线（Vicryl），结局相同。肛门外括约肌是条带状骨骼肌，由纤维囊鞘，可以用端 - 端方式缝合。或者将撕裂的括约肌的断端重叠，将两个断端进行大面积接触[12]。重叠方法仅可用于肛门外括约肌全层撕裂，以保证重叠的断端没有张力。由于正确的重叠修复需要两个游离断端，撕裂的肛门外括约肌非全层重叠产生过度的张力，影响修复。因此，肛门外括约肌非全层撕裂时应进行端 - 端修复；包括撕裂等级 3a（小于肛门外括约肌厚度的 50%），以及部分撕裂等级 3b 者（超过肛门外括约肌厚度的 50%）[13]。虽然结直肠外科医生更愿意使用重叠法修复陈旧的括约肌撕裂伤，一项最近的 Cochrane 回顾证实，端 - 端和重叠修复的结局没有差异[14]。该 Cochrane 回顾分析了三度和四度撕裂的修复方法，包括 6 项试验、588 名妇女。建议使用单股缝线，如 3-0 PDS 或 2-0 可吸收线（Vicryl）缝合，结局相同[10]。修复括约肌后进行会阴修复，方法如二度撕裂修复。

许多分娩是在硬膜外麻醉下进行的，会阴修复时也可以使用。一度和二度撕裂可以使用局部麻醉，而撕裂范围更广时倾向于全身麻醉。术后护理包括镇痛、预防性抗生素、坐浴和大便软化剂，持续至术后大约 2 周。可以正常饮食，除坐浴之外不需要特殊的局部护理。当患者能够完全控制排便时可以出院，之后数周可能都需要使用大便软化剂。

妇科医生或结直肠外科医生应当在 6 ～ 12 个月时对所有接受三度和四度撕裂修复的产妇进行随访。作为额外的方式，经直肠超声和肛门直肠测压可能对诊断和随访有用[10]。

（三）会阴撕裂的预防

许多作者认为会阴切口与其他任意手术切口一样，修复比未控制的撕裂修复更简单。这一经典观点最近受到了挑战[15]。会阴撕裂的预防措施包括让组织逐渐扩张，控制器械的使用，以及患者在分娩过程中能够很好地配合。两篇对会阴保护技术 RCT 的荟萃分析[16,17]发现，“保护（hands-on）”和“无保护（hands-off）”方法之间 OASIS 的发生率没有差异。Cochrane 回顾发现同时使用 Ritgen 手法时，结果没有统计学差异[16]。然而，会阴热敷对减少 OASIS 的发生率有益。虽然尚不清楚作用机制，但这种方法可以很好地减少会阴水肿[16]。

挪威的一些研究比较了时间系列分析中手法会阴保护 /“保护”与“无保护”技术的影响[18-21]。当胎头着冠时，会阴保护程序包括四个元素：①用一只手减慢胎头娩出的速度；②另一只手支撑会阴，并用（第一和第二根）手指从会阴两侧向中间挤压，以降低会阴中后部的压力；③要求产妇不用力；④仅在有指征时行正确的会阴切开术。在对会阴保护进行了培训后，OASIS 的发生率显著降低[20, 21]。尽管如此，对这一问题的荟萃分析显示会阴“保护”技术并没有益处[17]。

助产士建议了许多其他的预防措施，保护会阴并防止创伤[22]。凯格尔（Kegel）运动，服用维生素 C 和维生素 E 改善皮肤弹性，分娩前几周避免会阴部位使用肥皂，以免皮肤的自然软化变得干燥，以及产前会阴按摩，这些方法的价值都值得怀疑。对四项试验（包括 2497 名妇女）的 Cochrane 回顾显示，孕妇或其伴侣进行会阴按摩能够在总体上减少需要缝合的创伤发生率，但是三度 / 四度会阴撕裂的发生率没有差异[23]。第二产程时会阴热敷也可以减少 OASIS 的发生率[16]。

之后的阴道分娩可能加重肛门失禁。应当告知所有既往分娩时发生三度和四度撕裂的妇女，再次阴道分娩时发生肛门失禁或症状加重的风险[24]。

三、阴道裂伤

在产程中，阴道组织处于拉紧状态下，它们同时或交替被拉伸和压缩。这是一种自然现象，如果产程进展正常，组织的急性或永久性损伤最小。然而，以下产科情况或干预容易损伤阴道。

1. 不同位置的明显撕裂通常伴有其他相邻结构（宫颈、会阴和外阴）的撕裂。

2. 由于黏膜下血管撕裂引起的血肿形成。

阴道撕裂更多发生在急产时，因为组织不能逐渐扩张，还会发生在困难阴道分娩且胎儿较大或先露异常时，发生在器械助产时，以及发生在产程延长、组织长时间受压导致水肿、脆弱时。

阴道撕裂最罕见的形式之一是穹窿撕裂，即子宫直肠凹的撕裂，肠管脱出进入阴道。穹窿撕裂时需要在全身麻醉和良好的视野下仔细修复。在将肠道还纳到腹腔前应仔细清洁，然后用 2-0 快速可吸收线（Vicryl Rapide）缝合阴道裂口。

阴道纵向裂伤常见。裂伤沿着阴道的轴线，更多见于后壁。它们可以发生在正常自然分娩时，但更常见于器械助产、产程延长和困难分娩时。应当仔细检查并缝合所有裂伤，注意止血。缝合的第一针必须在撕裂上缘的上方，将所有回缩的血管包括进去，以免出血。阴道两端的撕裂都可以伴有其他结构的撕裂。

宫颈裂伤可以向外延伸达侧穹窿。这种裂伤可能造成严重出血，因为裂伤可能累及子宫动脉的分支。修复宫颈裂伤需要完备的手术条件——包括麻醉以及助手、灯光充分暴露术野。必须牢记可能有隐匿的宫旁出血。阴道裂伤缝合时先从侧面向宫颈，然后完全修复宫颈裂伤。必须注意不要损伤输尿管，后者可能距离较大范围的撕裂伤很近。

自发的外阴阴道撕裂及会阴 - 外阴 - 阴道联合撕裂，以及会阴切口向阴道的延裂，是另一类阴道撕裂。之前叙述的治疗原则同样适用。

偶尔会发生阴道多处擦伤和撕裂。其中一些可以缝合，但是黏膜损伤可能范围很广，难以缝合。在这种情况下，解决问题最好的方法是在检查了宫颈和穹窿后紧紧地填塞阴道。填塞物可以保留长达 24h，通常愈合较好。Foley 尿管可以留在宫腔中以便引流。

大多数阴道撕裂很快就能在解剖和功能上完全愈合。一个较少被注意到的、在产褥期或之后可能会困扰患者的并发症是肉芽组织形成，它们大多出现在尚未对合的黏膜表面的边缘。症状包括点滴出血、接触性出血、阴道排液，以及恢复性生活时的性交疼痛。这种轻微的并发症可能造成明显不适。产后检查时，小的肉芽可能被忽视。有症状的患者被当作阴道炎治疗，出血常归因于宫颈糜烂或功能性子宫出血，而性交痛常被认为是分娩后的“正常”后果。

产后检查时必须仔细检查肉芽组织。会阴切开的阴道部分、缝合的阴道撕裂处，以及整个阴道表面，甚至是没有缝合的地方，都要检查。治疗方法简单，门诊采用电烙，不需要麻醉且效果很好。

血肿形成

血肿可能发生在外阴、阴道，少数情况下发生在盆底上腹膜下。大多数血肿在分娩后很明显；然而，少数情况下阴道血肿可能在产程中就开始形成，阻碍了产程进展。在这种情况下，如果做出了正确的诊断，切开并引流血肿可以帮助分娩，但分娩后必须立即缝合裂伤的血管[25]。

如前所述，血肿通常在分娩后变得明显，但由于其症状和体征发展缓慢，大多数血肿在几小时后才被发现。例外的情况十分罕见，即血肿由大血管裂伤造成，通常在盆底上方，导致血容量显著下降，并在局部症状和体征出现之前发生贫血和休克。这时诊断主要基于进行性贫血、低血压、休克等明显失血表现，却没有经产道的流血。有时患侧的穹窿或宫旁会鼓起，阴道触诊时可以触及，伴有压痛。应立即治疗这类血肿，必须扎住血管。最好的办法是开腹，从腹膜后进行结扎。发展缓慢的血肿有时是自限性的，能够自行吸收。由于吸收或感染，常伴有发热；因此应予抗生素治疗。产后持续发热并伴有宫旁包块是进行切开和引流的指征，最好经腹进行。宫旁血肿可能发生在剖宫产后，由于止血不充分、血液外渗到宫旁造成。

小范围的外阴血肿在分娩后短时间内出现，它们通常是外阴损伤缝合时止血不充分造成的，或是在修复过程中缝针刺穿静脉引起的。程度较轻，很少引起不适，并且能自行吸收。在相对少见的情况下，外阴血肿是阴道血肿穿过疏松的组织到达外阴区域形成的。这些血肿通常是单侧的，如果不治疗可能相当大，需要手术切开引流，最重要的是必须结扎阴道内撕裂的血管。

阴道组织，包括血管，在分娩过程中承受了相当大的张力。组织在产力和胎儿的作用下被拉伸和压缩。迂曲的血管很容易在压力下破裂或在自然分娩过程中撕裂，但在器械助产时更容易发生。血肿通常在第二产程开始形成，因为血管在这一阶段的张力最大。然而，由于血管受压，即使破裂，出血也比较慢，甚至没有出血。分娩后阴道内压力降低，开放的血管（更多的是静脉）开始出血并形成血肿。血肿的范围及其增大的速度取决于破裂血管的位置及其大小。大多数血肿在分娩后的数小时都未被发现，直到患者主诉阴道、直肠周围和会阴部剧烈疼痛和撕裂感时才被发现。疼痛程度增加，出现里急后重感，如果血肿发展到了膀胱下方，还会出现排尿困难的症状。

必须注意患者的主诉，并警惕产后任何阶段血肿形成的可能性。通过阴道和直肠触诊可以很容易地做出诊断，并立即进行治疗。应在麻醉、良好的暴露和照明下切开血肿，清除血凝块，并仔细寻找出血血管。必须结扎所有可见的出血点；然而有时很困难，因为血肿本身造成了对毛细血管的继发损伤，导致广泛渗血。有时可以使用电凝止血。在某些情况下，阴道填塞 24h 可能是解决问题唯一有效的方法。对伤口进行引流通常会有帮助。

必须注意两种其他类型的阴道血肿。首先，当止血不充分时，血肿可能出现在修复后的阴道撕裂处或会阴切口。开放出血的血管可以在伤口的任何部位，但最可能的部位是伤口上缘的回缩血管。因此，最重要的是在修复阴道时（撕裂或手术切口）从伤口上端的上方开始。通常造成诊断延误的陷阱是将疼痛归结于伤口缝合，于是给予患者止疼药，而没有进行充分的检查。

其次是由于血管延迟破裂，造成血肿形成相对较晚，在产程或分娩过程中，这些血管因受压坏死而损伤，但是直到较晚的阶段才出血。症状与其他形式相同，但发病时间较晚。因此，即使之前的阴道和直肠检查正常，也必须考虑到血肿。

产科医生应当意识到明显出血的危险性，寻找其原因，并进行治疗。虽然隐匿性出血较少见，但同样需要注意，因为如果未发现未治疗，它可能会使正常的分娩出现并发症。

在产褥期的任何阶段，都要注意产妇对阴道、直肠、会阴部疼痛或膀胱受压的主诉——包括分娩时有伤口和没有伤口时。在对患者进行全面的检查之前，不应将这种疼痛归因于任何原因。

四、宫颈裂伤

在正常产程中，宫颈是逐渐扩张的，新生儿通过造成的损伤很小，只是在复旧后改变了宫颈口的外观。当宫颈扩张过快或过猛时，会发生更为严重的裂伤，常常是在宫颈还未完全扩张时就使劲，有时发生在臀先露或不配合的患者。产程中手推宫颈会造成宫颈损伤，在宫颈完全扩张以前尝试器械助产也会造成损伤[26]。

既往手术造成的瘢痕或宫颈质地硬也使宫颈容易发生裂伤，必须特别注意在妊娠期间行宫颈环扎的患者。习惯上会在孕 37 周拆除 McDonald 环扎线，以便宫颈在临产前愈合。然而，有时在拆除缝线之前产程就已发动，如果不能立即拆除缝线，损伤可能很严重。许多宫颈在环扎后形成瘢痕或撕裂，并且宫颈磨损越严重，越容易撕裂。对于这些病例，可以考虑剖宫产，以防撕裂延伸到子宫或宫旁。

产程延长会使宫颈结构变弱，如果宫颈的一部分在胎头和盆壁之间受压，可能发生坏死。现代产科会注意避免不利条件下的阴道分娩；因此，这种类型的损伤很罕见。尽管如此，必须熟悉其症状和治疗。

在大多数病例中，损伤局限宫颈的阴道部；然而，在某些情况下，撕裂可能延伸到子宫峡部，从而形成了一类子宫破裂。另一种可能是向阴道穹窿延伸。

宫颈裂伤通常的方向是纵向的；然而，有报道描述了几例宫颈环状损伤，宫颈环完全掉落的情况。对于这样的病例，如果有出血，必须沿宫颈整个周边重建宫颈唇，宜采用连续扣眼缝合（continuous buttonhole stitch），将宫颈内、外侧黏膜对合。然而，由于这种损伤通常是长时间受压造成的，虽然损伤很大，但可能完全不出血，因而可以留待自行愈合。

宫颈损伤另一种不常见的类型可能是使用产钳时不小心造成的，或者吸引器杯放置在了宫颈拉长的部分，导致分娩时该部分被牵拉撕裂。这种裂伤修复时是将环形掉落与纵向撕裂的修复相结合或改变一下；向哪一个方向取决于组织缺损的程度。

最常见的宫颈裂伤是纵向或放射状；它可以是单个位置，也可以是多处。损伤的比例高于分娩后诊断的比例；因为有些损伤不出血，其边缘可以自然愈合，只有在产后检查时才能发现。放射状宫颈裂伤常见的位置在外侧，尽管也可能发生在前面或后面。它们通常和器械助产有关。

子宫收缩好但持续出血时，应当怀疑宫颈裂伤 [和（或）其他下产道损伤]。必须检查阴道和一圈宫颈。应当有至少一名，最好是两名助手。在所有的产房里，应备有包含必要器械的套装：四个至少 10cm 长的宽叶牵开器，六把圈钳或海绵钳，两把长针持，以及两把长的外科组织钳。

将牵开器小心地置入阴道，并在直视下向上推向穹窿。用一把圈钳夹住宫颈边缘，然后另一把钳子以一个方向在约 60° 的地方夹住，另一把在反方向夹住。其余钳子以相同的方式钳夹；使整个一圈宫颈都被器械夹住。因此两把钳子之间的任何撕裂都得以暴露，并立即被修复。取下剩下的镊子。向反方向并向阴道口拉宫颈，能够很好地暴露撕裂伤。缝合必须从撕裂的顶端上方开始，以保证所有回缩的血管和肌肉组织都被缝合。作者倾向于使用 2-0 的快速可吸收线（Vicryl Rapide）进行单层间断缝合。间断缝合需要耗费更多时间，但组织适应性好并能防止出现张力（图 27-1）。连续缝合特别是扣眼缝合通常太紧，常引起坏死，干扰伤口边缘的对合，导致缺损残留，之后不得不再次修复。

五、子宫破裂

（一）病因、分类和预防

子宫破裂是产科的重大灾难之一（图 27-2）。它具有很高的母胎死亡率，仍是发展中国家母胎死亡的一个主要原因。一个大样本系列报道的子宫破裂发生率为 1 ∶（2900 ～ 4300）次分娩 [11，27，28]。无瘢痕的子宫破裂是罕见事件，发生率为 1 ∶ 17 000 次分娩 [29]。相比之下，在前瞻性队列研究中报道的瘢痕子宫发生有症状子宫破裂的比例是每 1000 次试产中 3.8 次 [30]。在 1980 年报道的一个大样本子宫破裂的病例系列中，瘢痕子宫组与无瘢痕子宫组的母、胎结局均有统计学差异 [31]，瘢痕子宫通常是前次剖宫产瘢痕（约占全部子宫破裂的 1/3）（表 27-1）。

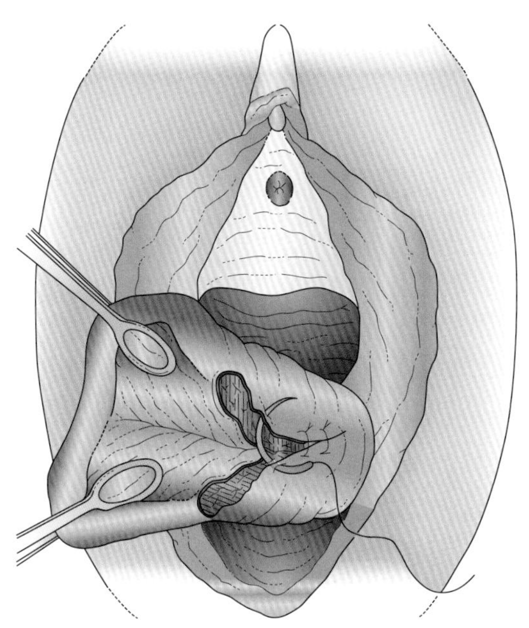

▲ 图 27-1　宫颈裂伤修复

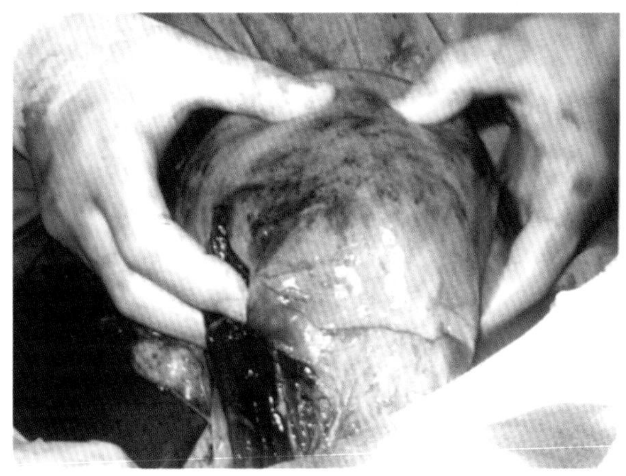

▲ 图 27-2　破裂的子宫：无瘢痕的、纵向裂伤

大部分无瘢痕子宫破裂的报道都来自发展中国家的农村地区，这些地区的产前保健和产科设施都比较落后，因而发生这种重大并发症。无瘢痕的子宫破裂的常见原因是头盆不称和多产（表 27-2），但目前首要病因可能是不控制缩宫素的使用。当存在任何易感因素，如多产、先露异常或前次剖宫产瘢痕时，应特别注意缩宫素的应用，这些是使用缩宫素的相对禁忌证。头盆不称是主要禁忌证。

胎盘早剥时，特别是 Couvelaire 子宫（译者注：子宫胎盘卒中），血液会外渗到伸展、受损的子宫壁中，容易发生子宫破裂。在作者的病例系列中，多达 18% 的无瘢痕子宫破裂与胎盘早剥相关。这些患者使用缩宫素尤其危险。必须认识到，如果患者休克并有腹部压痛，且无法听到胎心，诊断为胎盘早剥的同时，可能还存在子宫破裂。

在 Golan 等[31]的病例系列中，大约 1/3 的子宫破裂发生在前次剖宫产后。其中少数为古典式剖宫产瘢痕。据报道，这种纵向、上段瘢痕破裂的发生率为 2.2% ～ 13%，而下段瘢痕为 0 ～ 0.5%[32,33]。后者的破裂通常发生在产程时，而古典式剖宫产瘢痕可能在妊娠期间破裂。

据报道，子宫切开手术，或者宫腔镜手术、扩宫和刮宫术造成的子宫穿孔，其瘢痕所致的

表 27-1　子宫破裂的临床特征

临床特征	有瘢痕的子宫（n=32）	无瘢痕的子宫（n=60）	总数
仅有心动过速	1	4	5
休克	3（9%）	24（40%）	27
瘢痕（腹部）压痛或疼痛	9（28%）	14（23%）	23
子宫出血	13（40%）	40（66%）	53
血尿	1	1	2
宫缩停止		4	4
胎位改变	2	6（10%）	8
胎心音消失	3	17（28%）	20
常规检查瘢痕	9	47（28%）	15

引自 Golan A et al．Obstet Gynecol，56，549-54，1980. 经 Lippincott Williams&Wilkins 允许

表 27–2　子宫破裂的病因

无瘢痕子宫	头盆不称
	缩宫素使用不当
	多产
	胎盘早剥
	先露异常（面先露、额先露、肩先露）
	手术分娩（使用产钳、内转胎位术）
	破坏性手术
瘢痕子宫	剖宫产瘢痕
	子宫切除瘢痕
	子宫穿孔瘢痕
	肌瘤剔除或子宫成形术瘢痕
	破裂子宫修复术后

子宫破裂并不常见。现在，困难手术分娩、先露异常和毁胎术中子宫破裂也很少见。

对付这一灾难性产科并发症重在预防。改善农村地区和发展中国家的医疗设施和产前保健，实施计划生育，都可能降低子宫破裂的发生率。所有产科都必须尽力诊断哪怕是程度很轻的头盆不称或先露异常，并将多产妇和所有可疑胎盘早剥的患者作为极高危患者。这些应当在产房的特别高危加强监护区收治这些患者，由经过特殊训练的人员治疗。应当放弃困难手术分娩，而改为剖宫产。只有前次子宫下段横切口剖宫产的患者，经过仔细评估认为适于阴道分娩时才能尝试剖宫产后阴道分娩（vaginal birth after cesarean delivery，VBAC）。既往剖宫产后败血症可能提示瘢痕愈合不良。对剖宫产史的妇女常规进行子宫输卵管造影能够证实相对常见的子宫瘢痕缺损[34]。术前超声测量子宫下段厚度和术中肉眼检查的符合率较高[35, 36]。然而，这种放射影像或超声影像无法为瘢痕能否承受以后的宫缩压力提供绝对保证；因此，应该仔细评估每个病例并进行个体化管理。如果决定阴道分娩，应严密监测产程并在第二产程需要时给予镇痛。

古典剖宫产史的患者后续分娩应行剖宫产，子宫破裂修复史的患者也是如此。

引产是产科的常用操作，通常用于宫颈条件不佳者。虽然剖宫产后阴道分娩的子宫破裂风险不高，但对其管理仍存在争议。最近的一篇综述纳入了 8 项研究，比较了剖宫产后自然分娩与引产分娩的妊娠结局。在 17 412 名尝试剖宫产后阴道分娩的妇女中，136 例发生了子宫破裂 / 开裂，发生率为 0.7%。引产比自然分娩更有可能发生子宫破裂 / 开裂，分别为 46/4038，1.1% 和 90/13 374，0.6%（比值比 1.62；95% CI 为 1.13 ～ 2.31）[37]。

在一篇比较子宫下段横切口剖宫产时单层和双层缝合的综述中，两项 RCT 研究报道结果单层和双层缝合子宫切口，子宫裂开的风险无明显差异（相对危险度 RR 为 1.86；95% CI 为 0.44 ～ 7.90；*P*=0.40），子宫破裂（没有发生）也无差异[38]。

（二）临床表现、诊断和病理

阴道出血、下腹痛或压痛、胎儿窘迫和休克是最常见的临床特征。瘢痕子宫破裂的危害相对较小。休克比较罕见，阴道出血、腹部压痛和腹痛是主要特征。显然，子宫瘢痕裂开比原发子宫破裂的新鲜撕裂伤口出血要少。其他已报道的症状和体征包括心动过速、血尿、宫缩停止、胎位改变和胎心音消失（表 27-1）。

子宫破裂的诊断通常是临床诊断。对于所有高危患者，意识到子宫破裂的风险十分重要。VBAC 需要特别的护理和警惕。产科医生的临床敏锐度至关重要。怀疑子宫破裂是手术指征。

子宫撕裂可能是完全的，穿透子宫浆膜层并与腹腔相通，也可能是不完全的（开裂），浆膜仍完整。撕裂可以是纵向、横向或复合的。无瘢痕子宫撕裂时最常见的类型是纵向撕裂，通常是完全的。瘢痕子宫的破裂通常是横向和不完全的，大多数破裂实际上是瘢痕开裂[31]。12% ～ 22% 的破裂病例伴随膀胱撕裂，这几乎都发生于前次剖宫产瘢痕。主要症状为血尿或尿液粪染[39-41]。

（三）治疗和结局

子宫破裂患者的基本治疗是立即复苏和手术[25]。

特别是年轻女性，有很好的理由保留子宫。手术过程必须个体化，取决于撕裂的类型、位置和程度。行全子宫切除还是次全子宫切除取决于宫颈或阴道是否受累，以及患者的情况。修复前次剖宫产的开裂瘢痕时，应当先切除瘢痕边缘。使用 2-0 可吸收线（Vicryl）进行缝合修复，子宫下段破裂者做两层连续缝合，上段破裂者做三层连续缝合。必须特别注意裂口尖端的止血。主要在患者有生育要求时考虑修复破裂的子宫。当子宫瘢痕仅轻微开裂时，或者当产次较少的年轻患者发生线型的容易修复的撕裂时，充分修复后可允许再次妊娠。

术后仍需要小心注意和支持，因为即使完成了手术，患者仍有出血、败血症和血栓栓塞等并发症的风险。对于膀胱损伤的病例，需要留置导尿管 5 ～ 7d。这是防止瘘管形成的重要方法。

子宫破裂仍然是孕产妇死亡的重要原因。有一篇出版物描述了 1991—1997 年美国妊娠相关死亡率的趋势及妊娠相关死亡的危险因素，子宫破裂占所有孕产妇死亡的 1.7%[42]。在英国，它占 1994—1996 年全部孕产妇死亡的 1.9%[43]。值得一提的是，瘢痕子宫破裂比无瘢痕子宫破裂的孕产妇死亡率低得多。前一组没有孕产妇死亡报道。在无瘢痕组中，各大样本系列的孕产妇死亡率为 6.5% ～ 10%[31,44]。由于胎盘剥离，胎儿死亡率很高：无瘢痕组为 46% ～ 74%，但瘢痕子宫组仅为 22% ～ 28%[31]。

六、早期其他损伤

（一）耻骨联合分离

围生期耻骨联合分离被认为是妊娠并发症，估计发病率为 1/（300 ～ 30 000）[45]。所有孕妇的骨盆关节都有一定程度的松弛。这被视为分娩的准备过程。松弛素是肽类激素，在结构上与胰岛素和胰岛素样生长因子相关，由黄体和孕期胎盘分泌，参与多种功能[46]。该物质被分离和研究，发现它能溶解孕晚期豚鼠的前骨盆[47]。尽管没有证实松弛素在人类有同样的作用，松弛素产生的遗传机制在人类确实存在，可能解释这一现象[48]。

妊娠期骨盆关节的松弛度相当可观。两块耻骨可能分开几厘米而没有任何症状、主诉，或对孕妇造成其他困难。然而对于其他病例，小得多的分离可能就非常疼痛并造成困扰。分离有时发生在妊娠后期，可能伴有双侧骶髂关节松弛。

耻骨联合分离是骨盆关节不常见的问题。它的特征是关节的韧带支撑变得松弛，因此骨骼发生自由滑动，主要沿身体轴线方向。这对步态的影响最为明显，伴有剧烈疼痛，往往会影响活动。行走时，体重交替从一条腿转移到另一条腿，这种转移是通过骨盆带实现的。在耻骨联合疏松的情况下，每走一步骨盆都会向对侧抬高。这可以通过放射影像证实，患者用每一条腿站立时进行摄片（图 27-3）。疼痛可能来源于两方面：即骨骼摩擦或关节韧带的过度伸展。

耻骨联合分离最突出的症状是任何需要骨盆的运动都会产生关节疼痛。步态被严重抑制，甚至在床上移动也会造成严重不适。对关节的压力通常会引起疼痛。另一个诊断方法是内收和外展大腿，对抗检查者施加的外部反向压力。正常情况下无痛；如果关节受累，会出现疼痛。如上所述，通过特殊技术可以获得放射影像证据。

耻骨联合分离常发生在困难分娩之后，无论是自然产还是器械助产。某些情况下，支撑关节的韧带可能因外伤或有力分娩而破裂。耻骨联合分离通常在 6 ～ 8 周内恢复。

妊娠期及分娩后对骨盆松弛的治疗主要是对症处理。将骨盆紧紧地约束在一起仍然可以保证自由运动，虽然有时会伴随着不适。应当

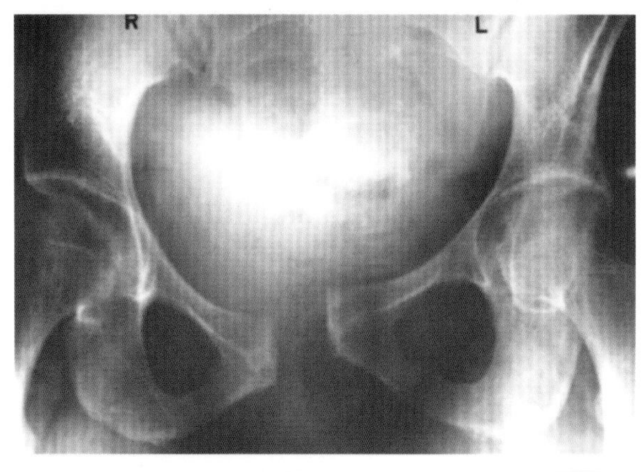

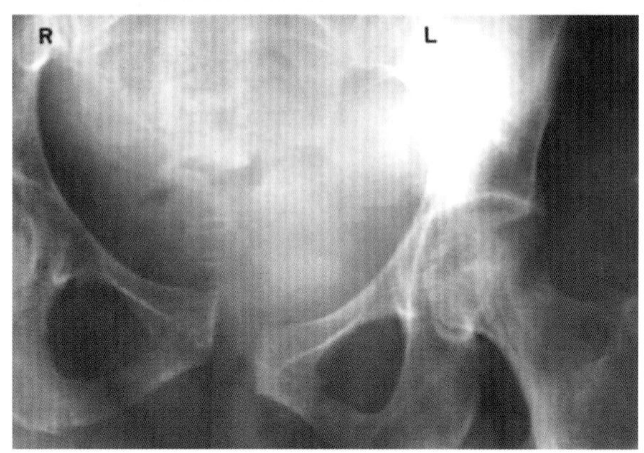

▲ 图 27–3 耻骨联合分离患者的放射影像，每条腿交替站立

注意随着重心转移，关节的变化（前后位）

鼓励产妇活动，以防止其他并发症。常用非甾体抗炎药（nonsteroidal anti-inflammatory drugs，NSAIDs）。也有人尝试向关节内注射皮质类固醇，但效果存在争议。对于困难的病例，局部注射麻醉药可能有助于患者活动。极少需要进行骨科关节矫形修复，除非非手术治疗不成功或骶髂关节仍不稳定。这些患者可以从切开复位和内、外骨骼固定术中获益。围生期耻骨联合分离的患者有再次分离的风险[49]。

（二）尾骨损伤

在分娩过程中，尾骨被推向后方以扩大骨盆出口。这种生理性的活动如果过度，就会导致骶尾关节的撕裂，或者在某些情况下导致尾骨骨折。最常发生于大胎儿分娩困难、枕后位、器械助产的病例，或者尾骨关节突然向前时。关节或尾骨本身损伤通常会引起疼痛。对患者的影响主要在坐位时，但也可以在卧床或排便时出现疼痛。

通过直肠和外部检查相结合可以做出诊断。检查时有压痛，有时可以发现周围组织肿胀。骶髂关节的侧位片可能有助于诊断。多数病例可以自然愈合；然而，有时是强直愈合，尾骨常常朝向前方，可能阻碍下一次分娩。在某些情况下，疼痛会持续很长时间。可以通过注射局麻药来治疗，但严重病例可能需要手术治疗。

（三）腓侧麻痹

腓侧麻痹是一种罕见的并发症，是分娩期间对腿部长时间不正确地束缚造成的。如果双腿被过紧或过度外展地束缚在支撑杆上，腓神经受压就会导致麻痹，造成足下垂。现在，束缚腿部和支撑杆都已不常用，很难见到这种并发症。通常不会留下永久性损害；然而，这种可以预防的并发症不必要地延长了产后恢复期。物理治疗结合足部支撑有助于自由活动。即使分娩时需要双腿外展，第三产程时也可以自由，如果需要，后续操作时可以再次束缚。

（四）其他宫颈损伤

多数情况下，宫颈的产科损伤在分娩后不久或产褥早期就能得到诊断。一旦诊断，应当对损伤进行修复。遗憾的是，有些病例没能怀疑到宫颈损伤，虽然不常见，但宫颈自然愈合导致其结构和功能的完整性受到了永久性损伤。

造成宫颈损伤的因素主要包括了那些导致宫颈功能不全的因素。曾接受手术的宫颈在产程和分娩过程中容易受到损伤。宫颈环扎是隐性宫颈裂伤、穿孔和纤维化的常见原因。

大多数损伤都能在产后检查时被发现，主要是宫颈外侧撕裂、局部肌肉回缩和宫颈内的黏膜外翻。应当尽早修复，因为未来分娩时可能进一步出现问题。有时初次检查时没有发现宫颈损伤，只是在较晚的阶段才变得明显。宫颈瘢痕和纤维化可能导致宫颈变硬、无法扩张，造成宫颈难产。如果忽视，宫颈可能发生新的、通常更严重的损伤，甚至环形掉落。宫颈损伤可能导致慢性宫颈炎或宫颈内腺体的广泛损伤，造成不孕。

（五）尿瘘

产后尿失禁可能预示着尿瘘的形成。Chassar-Moir[50]在其膀胱阴道瘘的专著中报道，他修补的瘘有近 1/3 源于产科分娩。Mahfouz[51]报道了埃及的 758 个病例，发现产科创伤是尿瘘最常见的原因。南非的两个大型系列研究也有同样的发现[52，53]。尿瘘的主要原因是产程延长、困难的产钳助产、剖宫产、子宫破裂和耻骨联合切开术。然而，随着产科服务的改善，产伤引起的尿瘘越来越少见。

尿瘘有两种类型，最常见的类型是受压坏死引起的。产程延长伴头盆不称时，膀胱颈和尿道被胎头和耻骨联合压迫。长时间的压迫造成组织缺血坏死。这导致了尿失禁，通常发生在 7 ～ 10d 后，此时坏死组织脱落，在膀胱底部形成一个洞，与阴道相通。瘘口通常位于宫颈和尿道外口之间，累及膀胱颈和阴道前壁。这种瘘管大小不一，小的探针难以进入，大的阴道检查时即可清楚辨认。

第二种类型是膀胱直接受损形成的创伤性瘘，发生于困难产钳助产、穿颅术，或子宫 / 宫颈前方撕裂累及膀胱而未被发现时。这种情况现在很少见。剖宫产时，特别是再次剖宫产时，下推膀胱、切开或之后缝合子宫时都可能对膀胱造成损伤。血尿是一个警示信号。

必须立即进行有效并持续的膀胱引流。如果留置导尿管对膀胱进行有效引流，小的产科膀胱阴道瘘可以自行愈合。如果 3 个月内没有愈合，则需要手术修复。创伤后太早进行手术修复并不明智。除了自行愈合的病例会因此减少外，等待过程中局部血供改善、坏死组织脱落、炎症消退，都会为手术提供更好的条件。

有时可能发生输尿管阴道瘘。剖宫产时或修补破裂的子宫时可能损伤输尿管，造成输尿管阴道瘘或输尿管宫颈瘘。治疗通常要通过矫正手术。泌尿科医生应当参与这种瘘的处理。

（六）直肠阴道瘘

直肠阴道瘘虽然比膀胱阴道瘘少见，但却是一种非常令人苦恼的产伤。幸运的是这种并发症已经非常罕见。主要有三种情况会导致直肠阴道瘘。第一种是胎先露部长时间、紧紧地将阴道后壁压迫到骨产道上。这种连续的压迫会导致组织循环不佳、水肿和坏死，最终导致瘘形成。这种瘘可以在产后任何时间出现。第二种致病因素是四度会阴撕裂被错误修复或愈合。第三种是在修补三度撕裂、会阴切开伤口或较深的阴道撕裂时无意间损伤了直肠。妇科或结直肠外科医生应当参与这种瘘的处理。

（七）生殖器官脱垂

盆腔器官脱垂是女性重要的健康问题。正常预期寿命的妇女在其一生中有 20% 的机会接受至少一次盆腔器官脱垂或尿失禁手术[54]。生殖器官脱垂的致病基础是多因素的，分娩对盆底和支持子宫的周围其他组织及毗邻结构的损伤是基本的，也是十分重要的[55，56]。

在纵向队列研究中，自然分娩的女性第一次分娩后的 5 ～ 10 年生殖器官脱垂至处女膜或超过处女膜的比例明显高于无宫缩剖宫产的女性（OR 5.6，95% CI 为 2.2 ～ 14.7）。手术阴道分娩显著增加了脱垂的可能性（OR 7.5，95% CI 为 2.7 ～ 20.9）[57]。在瑞典妊娠、肥胖和盆底（Swedish pregnancy，obesity and pelvic floor，SWEPOP）研究中，对一次单胎阴道分娩或剖宫产分娩后 20 年的盆底功能进行了评估。一次阴道分娩后 20 年，盆腔器官脱垂的发生率是一次剖宫产后 20 年的 2 倍[58]。

其他哺乳动物也可以发生生殖器官脱垂，但四足动物发生率低得多。人类女性的直立姿势对生殖器官脱垂的发病机制产生了双重影响。

首先，人类直立姿势的进化过程造成了骨盆带的适应性强化。这种结构不得不承受身体的重量，并转移到腿部；因此，骨骼变得更厚更强壮，导致骨产道内部径线减小。与其他物种相比，人类胎儿相对较大，进一步增加了通过紧密配合的产道的难度。大多数物种由于骨盆空间大而胎儿小，分娩过程都更加容易、创伤更小，因此对盆腔肌肉和筋膜造成的损伤更小。

其次，支持人类盆底的筋膜和肌肉持续承受腹压，而直立姿势时还受到重力作用。为了对抗这种持续的压力，骨盆底必须坚固而不易受损；否则无法起到对盆腔器官的支持作用。分娩时几乎不可避免地会对盆底造成一定程度的损伤，而直立姿势造成的额外压力加重了这一情况。

如果损伤范围广，分娩后不久就会发生生殖器官脱垂，但更常见的是随着年龄增加，其他贡献因素逐渐发挥作用。这些因素包括骨盆的结缔组织和依赖雌激素的组织普遍弱化，便秘、慢性咳嗽或肥胖引起的反复或慢性腹压增加常常使情况更严重。

DeLee[59] 解释了盆底损伤的原理。

1. 胎头前进通过生殖器裂孔，将阴道向周围和纵向拉伸，有时也会使阴道与其固定筋膜分离，使其向下向外滑动。

2. 胎头使肛提肌表面的盆筋膜，以及直肠、阴道间的筋膜、直肠后方的筋膜向周围和纵向伸展，使直肠与其筋膜（附着于肛提肌）分离，并向下滑动。

3. 胎头经常会使肛提肌表面的筋膜撕裂或过度拉伸，尤其是直肠两侧维持肌肉柱位置的筋膜束，它们横跨生殖器裂孔，过度拉伸使得肌肉柱分开，肛提肌肌柱分离——情况与腹直肌分离相似。肛提肌肌柱分离，以及直肠和阴道向下向外的滑动是大多数盆底损伤的基本特征，他们认为，也是当前作者最少注意到的。

4. 肛提肌撕裂通常是治疗不当造成的，最少见于耻骨支肌肉附着点附近（通常是产钳切割造成的），更常见于直肠两侧、后方、靠近缝隙处。

5. 分娩会破坏泌尿生殖膈，造成向各个方向撕裂，也可以从它与盆内筋膜的分支处撕裂，在肛提肌的上方和下方都可以。

6. 直肠和膀胱之间的筋膜也被拉伸或撕裂，同样是向周围和向下，使阴道和膀胱与肛提肌表面、骨盆内筋膜上表面的固定处，以及耻骨后面的筋膜分离。

因此，显然大多数分娩造成的损伤都是因为筋膜的损伤、破裂、分离和移位，较少由于肌肉撕裂造成。分娩越困难，预期造成的损伤越大。巨大儿，本质大或因过期妊娠、糖尿病导致胎儿大，是一个重要因素。产科处理过于保守和试产时间长也起到了作用。枕后位和困难的臀位分娩、肩难产，以及紧急情况下匆忙的器械助产都会引起盆底损伤。

后期疾病的部位取决于最初损伤的部位。最常见的是肛提肌肌柱分离，破坏了阴道后面和侧面的支撑，导致阴道入口松弛无力，容易形成直肠膨出。在任何时期，阴道无力本身都可能导致性功能不全，以及会阴松弛和反复阴道感染。

这种形式的盆底损伤通常是由于胎儿较大，但其程度取决于采取的预防措施。会阴切开术及良好的修复可能具有重要的作用，正确处理第二产程同样具有重要意义，使得盆腔和会阴结构能够逐渐松弛。

更深的撕裂会影响耻骨尾骨肌的肌束，同时直肠与其骨盆筋膜上端的固定处脱离，随着阴道壁沿着松弛的直肠滑动，导致高位直肠膨出。

在连续受压和张力下，盆腔后部支持结构的损伤更为常见。未被发现和持续的前不均倾位可能是重要因素。

支撑膀胱和尿道的筋膜受损会导致后期阴道前壁脱垂，同时膀胱膨出、尿道膨出，或两者兼而有之。在某些情况下会导致膀胱及其控制功能紊乱，造成压力性尿失禁。

过早用力或牵拉胎儿通过没有充分准备的产道，常常会损伤子宫固定处及子宫的韧带支持，使子宫在后期容易发生脱垂。对韧带的孤立损伤较少见，会导致宫颈延长或子宫脱垂。更常见的是与其他盆底损伤一起，造成之后的脱垂，以及其他形式的阴道松弛。

虽然正确的产科处理可以预防许多损伤，但由于胎儿大，有些损伤仍会发生。由于仅有小部分损伤能够在产后立即被发现，其余的不明显，直到后期有对骨盆的额外压力时才会发现。

（八）尿失禁

尿失禁可以发生于任何年龄，但经产女性在生育年龄后期更为常见。尿道膀胱支持结构的产伤是最容易导致压力性尿失禁的因素，尽管从分娩到出现症状可能要经过很多年。阴道分娩可能会增加压力性和混合性尿失禁的风险，但不会引起急迫性尿失禁和膀胱活动过度[60, 61]。在挪威 Nord-Trøndelag 县的尿失禁流行病学（Epidemiology of Incontinence in the County of Nord-Trøndelag，EPINCONT）研究中[62]，阴道分娩后任何类型尿失禁的风险都高于剖宫产和未生育过的妇女（分别为 21%、15.9% 和 10.1%）。

与其他失禁一样，压力性尿失禁和混合型失禁与分娩方式有关。然而，急迫性尿失禁与分娩方式无关。在最近的 SWEPOP 研究中，压力性尿失禁，急迫性尿失禁和混合型尿失禁的发病率分别为 15.3%、6.1% 和 14.4%，对于所有亚型，阴道分娩后的发生率都高于剖宫产后[63]。在困难的产程中，膀胱受压于胎头和耻骨联合之间，它的筋膜支持可能变弱。妊娠期间也可能出现一定程度的压力性尿失禁，但只是暂时的，通常在分娩后消失[64]。

（九）性交痛

分娩造成的性交痛可以在恢复性活动后短时间内出现，也可以在之后的任何时期出现。在后期，其他因素通常会发挥重要作用，例如激素缺乏和组织老化。较轻型的性交痛可能很常见；然而，女性倾向于将其作为分娩的结果而接受。她们不主动抱怨，很多时候只有在医生提醒时才会意识到它的病理意义。

产道损伤及修复损伤可以解释这些性交痛的病例。阴道撕裂或会阴切开修复时过紧可能会造成性较困难和不适，而会阴修复过紧可能会使性生活无法进行，如果坚持进行，会非常疼痛。在修复多处裂伤时必须小心，因为有修复过于完美和多点纤维化的风险。

一个常见但又经常被忽视的造成产后短时间内性交不适的原因是阴道内肉芽组织形成。分娩造成深部性交痛的原因包括宫旁组织或阴道穹窿内血肿机化和瘢痕。

多数情况下，在育龄期不会影响性生活；然而随着年龄增加带来的其他因素，主要是激素缺乏引起的萎缩和变紧，性交痛会变得明显。

（十）Allen－Masters 综合征

1955 年，Allen 和 Masters[65] 描述了以他们的名字命名的综合征，即阔韧带后叶撕裂、子宫极度后屈，以及可以自由活动的被称为“万向接头宫颈（universal joint cervix）”的宫颈。他们建立了盆腔淤血综合征的解剖学基础，更早由 Taylor[66] 描述，其解剖学缺陷是一侧或两侧阔韧带基底部的撕裂，也可以包括宫骶韧带。他们认为失去对血管的支持会导致血管扭曲，之后静脉淤血。在大多数情况下，通过阔韧带的缺损可以看到成团的淤血静脉，而道格拉斯窝几乎总能发现一定量的浆液。静脉淤血会使子宫下段变软，进一步削弱了子宫的支撑，导致宫颈相对于子宫的活动度过大，即“万向接头宫颈”。

该综合征的临床特征包括痛经、月经过多、性交痛、持续盆腔痛和不适、排便疼痛、全身乏力、情绪不稳定和头痛。根据临床表现诊断该综合征并不困难；但腹腔镜是有用的诊断辅助手段。需要与子宫内膜异位症进行鉴别诊断。

产伤事件被认为是大多数此类病例的致病

因素。子宫支持受损通常发生于产伤事件之后，例如困难的器械助产、臀牵引、产程延长、手取胎盘和产后刮宫。由于该综合征的大部分主诉不特异，妇科医生必须警惕该综合征。

产伤对妇女健康的影响可能远远超出了它当时的影响。必须及时、正确地诊断和治疗，以避免出现进一步的并发症，影响妇女健康、性生活和社交生活。

（隋莉莉　译，周希亚　校）

参考文献

[1] Dumont M. [The long and difficult birth of symphysiotomy or from Severin Pineau to Jean-Rene Sigault]. J Gynecol Obstet Biol Reprod (Paris) 1989; 18(1): 11–21.

[2] Shaarani SR, van Eeden W, O' Byrne JM. The Irish experience of symphysiotomy: 40 years onwards. J Obstet Gynaecol 2016; 36(1): 48–52.

[3] Hofmeyr GJ, Shweni PM. Symphysiotomy for fetopelvic disproportion. Cochrane Database Syst Rev 2012; (10): CD005299.

[4] Bjorklund K. Minimally invasive surgery for obstructed labour: A review of symphysiotomy during the twentieth century (including 5000 cases). BJOG 2002; 109(3): 236–48.

[5] Armon P. Symphysiotomy. Trop Doct 2015; 45(2): 60–7.

[6] Fleming VEM, Hagen S, Niven C. Does perineal suturing make a difference? The SUNS trial. BJOG 2003; 110(7): 684–9.

[7] Signorello LB, Harlow BL, Chekos AK, Repke JT. Midline episiotomy and anal incontinence: Retrospective cohort study. BMJ 2000; 320(7227): 86–90.

[8] Cunningham FG, Hauth CJ, Leveno JK, et al. Williams Obstetrics (22nd edition). New York, NY: McGraw-Hill Professional, 2001.

[9] Sultan AH. Obstetrical perineal injury and anal incontinence. Clinical Risk 1999; 5: 193–6.

[10] Royal College of Obstetricians and Gynaecologists. Management of Third and Fourth-Degree Perineal Tears Following Vaginal Delivery. RCOG Guideline No. 29. London, UK: RCOG Press, 2015.

[11] Ofir K, Sheiner E, Levy A, Katz M, Mazor M. Uterine rupture: Risk factors and pregnancy outcome. Am J Obstet Gynecol 2003; 189(4): 1042–6.

[12] Leeman L, Spearman M, Rogers R. Repair of obstetric perineal lacerations. Am Fam Physician 2003; 68(8): 1585–90.

[13] Sultan AH, Monga AK, Kumar D, Stanton SL. Primary repair of obstetric anal sphincter rupture using the overlap technique. Br J Obstet Gynaecol 1999; 106(4): 318–23.

[14] Fernando RJ, Sultan AH, Kettle C, Thakar R. Methods of repair for obstetric anal sphincter injury. Cochrane Database Syst Rev 2013; (12): CD002866.

[15] Carroli G, Mignini L. Episiotomy for vaginal birth. Cochrane Database Syst Rev 2009; (1): CD000081.

[16] Aasheim V, Nilsen AB, Lukasse M, Reinar LM. Perineal techniques during the second stage of labour for reducing perineal trauma. Cochrane Database Syst Rev 2011; (12): CD006672.

[17] Bulchandani S, Watts E, Sucharitha A, Yates D, Ismail KM. Manual perineal support at the time of childbirth: A systematic review and meta-analysis. BJOG 2015; 122; (9): 1157–65.

[18] Laine K, Pirhonen T, Rolland R, Pirhonen J. Decreasing the incidence of anal sphincter tears during delivery. Obstet Gynecol 2008; 111(5): 1053–7.

[19] Hals E, Oian P, Pirhonen T, et al. A multicenter interventional program to reduce the incidence of anal sphincter tears. Obstet Gynecol 2010; 116(4): 901–8.

[20] Laine K, Skjeldestad FE, Sandvik L, Staff AC. Incidence of obstetric anal sphincter injuries after training to protect the perineum: Cohort study. BMJ Open 2012; 2(5): pii: e001649.

[21] Fretheim A, Odgaard-Jensen J, Rottingen JA, et al. The impact of an intervention programme employing a hands-on technique to reduce the incidence of anal sphincter tears: Interrupted time-series reanalysis. BMJ Open 2013; 3(10): e003355.

[22] Bruce E. Everything you need to know to prevent perineal tearing. Midwifery Today Int Midwife 2003; (65): 10–13.

[23] Beckmann MM, Stock OM. Antenatal perineal massage for reducing perineal trauma. Cochrane Database Syst Rev 2013; (4): CD005123.

[24] Harvey MA, Pierce M, Alter JE, et al. Obstetrical Anal Sphincter Injuries (OASIS): Prevention, recognition, and repair. J Obstet Gynaecol Can 2015; 37(12): 1131–48.

[25] Mirza FG, Gaddipati S. Obstetric emergencies. Semin Perinatol 2009; 33(2): 97–103.

[26] Devine PC. Obstetric hemorrhage. Semin Perinatol 2009; 33(2): 76–81.

[27] Gardeil F, Daly S, Turner MJ. Uterine rupture in pregnancy reviewed. Eur J Obstet Gynecol Reprod Biol 1994; 56(2): 107–10.

[28] Waterstone M, Bewley S, Wolfe C. Incidence and predictors of severe obstetric morbidity: Case-control study. BMJ 2001; 322(7294): 1089–93; discussion 93–4.

[29] Miller DA, Goodwin TM, Gherman RB, Paul RH. Intrapartum rupture of the unscarred uterus. Obstet Gynecol 1997; 89(5 Pt 1): 671–3.

[30] Guise JM, McDonagh MS, Osterweil P, et al. Systematic review of the incidence and consequences of uterine rupture in women with previous caesarean section. BMJ 2004; 329(7456): 19–25.

[31] Golan A, Sandbank O, Rubin A. Rupture of the pregnant uterus. Obstet Gynecol 1980; 56(5): 549–54.

[32] Dewhurst CJ. The ruptured caesarean section scar. J Obstet Gynaecol Br Emp 1957; 64(1): 113–8.

[33] Halperin ME, Moore DC, Hannah WJ. Classical versus low-segment transverse incision for preterm caesarean section: Maternal complications and outcome of subsequent pregnancies. Br J Obstet Gynaecol 1988; 95(10): 990–6.

[34] Poidevin LO, Bockner VY. A hysterographic study of uteri after caesarean section. J Obstet Gynaecol Br Emp 1958; 65(2): 278–83.

[35] Rozenberg P, Goffinet F, Phillippe HJ, Nisand I. Ultrasonographic measurement of lower uterine segment to assess risk of defects of scarred uterus. Lancet 1996; 347(8997): 281–4.

[36] Tanik A, Ustun C, Cil E, Arslan A. Sonographic evaluation of the wall thickness of the lower uterine segment in patients with previous cesarean section. J Clin Ultrasound 1996; 24(7): 355–7.

[37] Rossi AC, Prefumo F. Pregnancy outcomes of induced labor in women with previous cesarean section: A systematic review and meta-analysis. Arch Gynecol Obstet 2015; 291(2): 273–80.

[38] Roberge S, Demers S, Berghella V, et al. Impact of single- vs. double-layer closure on adverse outcomes and uterine scar defect: A systematic review and metaanalysis. Am J Obstet Gynecol 2014; 211(5): 453–60.

[39] Raghavaiah NV, Devi AI. Bladder injury associated with rupture of the uterus. Obstet Gynecol 1975; 46(5): 573–6.

[40] Ewen SP, Notley RG, Coats PM. Bladder laceration associated with uterine scar rupture during vaginal delivery. Br J Urol 1994; 73(6): 712–3.

[41] Ho SY, Chang SD, Liang CC. Simultaneous uterine and urinary bladder rupture in an otherwise successful vaginal birth after cesarean delivery. J Chin Med Assoc 2010; 73(12): 655–9.

[42] Berg CJ, Chang J, Callaghan WM, Whitehead SJ. Pregnancy-related mortality in the United States, 1991–1997. Obstet Gynecol 2003; 101(2): 289–96.

[43] Crowhurst JA, Plaat F. Why mothers die. Report on confidential enquiries into maternal deaths in the United Kingdom 1994–1996. Anaesthesia 1999; 54(3): 207–9.

[44] Schrinsky DC, Benson RC. Rupture of the pregnant uterus: A review. Obstet Gynecol Surv 1978; 33(4): 217–32.

[45] Snow RE, Neubert AG. Peripartum pubic symphysis separation: A case series and review of the literature. Obstet Gynecol Surv 1997; 52(7): 438–43.

[46] Baccari MC, Calamai F. Relaxin: New functions for an old peptide. Curr Protein Pept Sci 2004; 5(1): 9–18.

[47] Hisaw FL. Experimental relaxation of the pubic ligament of the guinea pig. Proc Soc Exp Biol Med 1926; 23: 661–3.

[48] Ziel HK. A guest editorial: Dialog between basic and clinical science: Relaxin as a possible cause of symphyseal separation. Obstet Gynecol Surv 2001; 56(8): 447–8.

[49] Jain N, Sternberg LB. Symphyseal separation. Obstet Gynecol 2005; 105(5 Pt 2): 1229–32.

[50] Chassar-Moir J. The Vesico-Vaginal Fistula (2nd edition). London, UK: Bailliere Tindall and Cassell, Ltd., 1967.

[51] Mahfouz N. Urinary fistuale in women. J Obstet Gynaecol Br Emp 1957; 64(1): 23–34.

[52] Coetzee T, Lithgow DM. Obstetric fistulae of the urinary tract. J Obstet Gynaecol Br Commonw 1966; 73(5): 837–44.

[53] Lavery DW. Vesico-vaginal fistulae: A report on the vaginal repair of 160 cases. J Obstet Gynaecol Br Emp 1955; 62(4): 530–9.

[54] Wu JM, Matthews CA, Conover MM, et al. Lifetime risk of stress urinary incontinence or pelvic organ prolapse surgery. Obstet Gynecol 2014; 123(6): 1201–6.

[55] Dannecker C, Anthuber C. The effects of childbirth on the pelvic-floor. J Perinat Med 2000; 28(3): 175–84.

[56] Sze EH, Sherard GB 3rd, Dolezal JM. Pregnancy, labor, delivery, and pelvic organ prolapse. Obstet Gynecol 2002; 100(5 Pt 1): 981–6.

[57] Handa VL, Blomquist JL, Knoepp LR, et al. Pelvic floor disorders 5–10 years after vaginal or cesarean childbirth. Obstet Gynecol 2011; 118(4): 777–84.

[58] Gyhagen M, Bullarbo M, Nielsen TF, Milsom I. Prevalence and risk factors for pelvic organ prolapse 20 years after childbirth: A national cohort study in singleton primiparae after vaginal or caesarean delivery. BJOG 2013; 120(2): 152–60.

[59] DeLee JB. The prophylactic forceps operation. Am J Obstet Gynecol 1920; 1(1): 34–44.

[60] Burgio KL, Zyczynski H, Locher JL, et al. Urinary incontinence in the 12-month postpartum period. Obstet Gynecol 2003; 102(6): 1291–8.

[61] Parazzini F, Chiaffarino F, Lavezzari M, Giambanco V. Risk factors for stress, urge or mixed urinary incontinence in Italy. BJOG 2003; 110(10): 927–33.

[62] Rortveit G, Daltveit AK, Hannestad YS, Hunskaar S. Urinary incontinence after vaginal delivery or cesarean section. N Engl J Med 2003; 348(10): 900–7.

[63] Gyhagen M, Bullarbo M, Nielsen TF, Milsom I. A comparison of the long-term consequences of vaginal delivery versus caesarean section on the prevalence, severity and bothersomeness of urinary incontinence subtypes: A national cohort study in primiparous women. BJOG 2013; 120(12): 1548–55.

[64] Viktrup L, Lose G, Rolff M, Barfoed K. The symptom of stress incontinence caused by pregnancy or delivery in primiparas. Obstet Gynecol 1992; 79(6): 945–9.

[65] Allen WM, Masters WH. Traumatic laceration of uterine support: The clinical syndrome and the operative treatment. Am J Obstet Gynecol 1955; 70(3): 500–13.

[66] Taylor HC, Jr. Life situations, emotions and gynecologic pain associated with congestion. Res Publ Assoc Res Nerv Ment Dis 1949; 29: 1051–6.

第 28 章　产后子宫内翻
Puerperal inversion of the uterus

Johanna Quist-Nelson　Rebecca Jackson

本章概要

可以在 Hindu Ayurvedic 文献（前 2500—前 600 年）中找到子宫内翻的相关记载，但希波克拉底被认为是第一个准确描述这一问题并提出治疗方案的人[1]。在 20 世纪上半叶，由于诊断延迟、缺乏麻醉，以及对出血、休克和感染处理不当，产后子宫内翻死亡率很高（12% ～ 40%）[2-6]。自 1960 年以来，由于早期诊断、休克治疗得当和及时的手法复位，产后子宫内翻的预后显著改善[6-16]。

一、分类

以下分类是基于诊断时间[15]，以及内翻的子宫底与宫颈和会阴的关系。

1. 急性产后子宫内翻　产后不久，宫颈明显收缩之前（通常在分娩后几小时内）就发现的子宫内翻。

2. 亚急性产后子宫内翻　产后 4 周内，宫颈已经收缩后发现的子宫内翻。

3. 慢性内翻　宫颈收缩和子宫内翻发生后超过 4 周。

4. 不完全内翻　子宫体的任何一部分都没有超过宫颈。

5. 完全内翻　内翻的子宫体超过宫颈。

6. 脱垂内翻　内翻的子宫延伸到阴道口外。

本章节主要介绍针对急性或亚急性产后子宫内翻的诊断和治疗。

二、发生率

1960 年以来，北美、荷兰、印度进行了 11 项关于产后子宫内翻的研究（表 28-1），发病率为 1/1739 ～ 2/20 312 例分娩（平均 1/4195）[1-6]。因此，这一问题仍然少见，任何一位医务人员在其职业生涯中可能只会遇到 1 或 2 次，没有一个产科机构或个人能够通过合理的前瞻性研究来测试处理方案并获得足够的经验。因此，对这一问题的评估依赖于对病例报道和小规模病例系列的回顾性分析。

三、流行病学

产后子宫内翻没有一致的流行病学特征，产次可能是例外。在一些研究中，初产妇在子宫内翻病例中的比例高于在整个出生人口中的比例。其他病例系列研究没有证实急性产后子宫内翻与初产的关系[6-8]。

四、病因

急性产后子宫内翻的病因仍未确定。以下情况被认为是易感因素或致病因素：手取胎盘、不当的宫底加压、过度牵引脐带、缩宫素使用不当、脐带过短、胎盘异常附着和胎盘种植宫底部。几乎所有记录了胎盘种植部位的子宫内翻病例，胎盘都位于子宫底[3, 4, 7, 11]。仅有约 10% 的妊娠胎盘种植在宫底。与子宫的其他部分相比，胎盘种植部位下方的子宫壁（子宫肌层）较薄。假设认为当子宫内膜的这个薄弱区域位于宫底时，胎盘开始剥离时子宫可能会向内轻微凹陷。此后，子宫进行性内翻，随着每次宫缩内翻部分延伸，如同子宫将自身向外娩出。宫底加压或牵拉脐带等手法可能会增加内翻趋势，但它们可能不是独立致病因素。大部分子宫内翻是在没有子宫或脐带操作的情况下自然发生的[2,3]。

有几篇报道子宫内翻发生于剖宫产时[14, 19-21]。在 Baskett[14]报道的 40 例子宫内翻病例中，13 例发生于剖宫产时。作者指出，所有剖宫产时发生的子宫内翻都是在手取胎盘后即刻发生的。虽然这可能是手取胎盘造成产后子宫内翻的证据，但是缺乏剖宫产术中胎盘自然娩出的对照组。

五、病理生理

急性产后子宫内翻几乎总是与子宫出血和休克有关。一些官方意见认为心血管衰竭的程度与失血造成的低血容量不成比例[2, 5]；但失血确实可能解释很多患者都发生的低血压和心动过速。但这些患者低血压和心动过速的原因可能确实与失血有关[17]。胎盘经常附着于内翻的宫底，提示在胎盘沿底蜕膜剥离之前，子宫内翻的过程已经开始。

如果子宫完全内翻，宫颈会在内翻的宫底周围形成一个环或颈圈，导致水肿和血管淤血，造成额外失血和进一步水肿，这反过来又加剧了宫颈收缩。长时间内翻可能导致组织坏死和感染，但如果识别迅速、治疗及时，这些并发症在现代产科中已很少见到。

六、死亡率

主要以 1940 年以前的病例报道为主的文献回顾所记录的孕产妇死亡率为 13% ～ 70%[1, 3, 4]。Kitchin 等[6]引用了俄亥俄州医学会孕产妇健康委员会（Committee on Maternal Health of the Ohio Medical Association）在 1963 年的一篇报道，记录了 6 名死于子宫内翻的产妇。发生这 6 例死亡的产妇总人数不清楚；因此无法确定这些病例所造成的产妇死亡率。

经选择的病例系列表明，直到 1960 年，产后子宫内翻的死亡率才得到改善。McCullagh[4]总结了 1911—1924 年的 233 个病例，发现死亡率为 16%。Bell 等[2]报道了 76 例子宫内翻，来自 1940—1952 年的文献，13 例（17%）死亡。Burke 和 Hofmeister[22]回顾了 1957—1962 年发表于文献的 22 例病例，加上来自密尔沃基 9 家医院的 19 例，累积死亡率为 23%[18]。然而，在表 28-1 回顾的 11 个系列中，有 217 例产后子宫内翻的病例没有死亡报道[6-16]。

七、预防

预防子宫内翻的措施包括识别高危患者，并避免在这些患者的处理中有任何的诱发因素。胎盘种植宫底部是子宫内翻最常见的独立前提条件。随着孕晚期更多应用超声检查，如今许多胎盘种植在宫底部的病例都能在分娩前被发现。对这些患者，应当用最小的力量牵拉脐带，在第三产程中只对宫底施加非常轻柔的压力。

表 28-1　急性子宫内翻

作者和单位	研究年份	患者数量和发病率	复位方法	胎盘处理（去除或保留）	宫缩抑制药
Kitchen 等，弗吉尼亚大学[6]	1960—1974	11 1/2284	均经阴道	无数据；讨论建议去除，如果不去除复位困难	不使用
Watson 等，科罗拉多大学[7]	1969—1978	18 1/1739	均经阴道	所有复位都在胎盘从子宫壁剥离后	不使用
Cumming 和 Taylor，卡尔加里大学[8]	1966—1977	9 1/2176	7 例经阴道 1 例开腹 1 例子宫切除	8 例在复位前去除 1 例没有信息	不使用
Platt 和 Druzin，南加州大学[9]	1972—1977	28 1/2148	27 例经阴道 1 例开腹	没有关于胎盘处理的数据或讨论	建议 $MgSO_4$，但没有数据
Brar 等，南加州大学[10]	1977—1986	54 1/2495	52 例急性内翻经阴道 2 例亚急性经腹	无数据；陈述如保留胎盘出血更少	18 例使用（特布他林或 $MgSO_4$）
Shah-Hosseini 和 Evrard，罗德岛妇婴医院[11]	1978—1988	11 1/6407	9 例经阴道 1 例亨廷顿方法 1 例子宫切除	无数据；讨论提到胎盘娩出前复位出血更少	无数据或讨论
Catazarite 等，新墨西哥医院[12]	1983—1984	6 1/1200	均经阴道	没有关于胎盘处理的数据或讨论	2 例特布他林 2 例 $MgSO_4$
Abouleish 等，得克萨斯大学，休斯敦[13]	1987—1993	18 1/3643	均经阴道	没有关于胎盘处理的数据或讨论	5 例特布他林
Baskett，Halifax 达尔豪斯大学大学[14]	1977—2000	40 1/3737	27 例阴道分娩后经阴道复位 13 例剖宫产内翻	没有关于胎盘处理的数据或讨论	无数据
Witteveen 等，阿姆斯特丹 VU 大学，尼德兰[15]	2004—2006	16 1/20 312	14 例经阴道 1 例 Rusch 球囊预防复发	没有关于胎盘处理的数据或讨论	无数据
Gupta 等，印度新德里[16]	2007—2013	6 无数据	6 例急性内翻 均手法复位，温盐水灌注预防复发	没有关于胎盘处理的数据或讨论	无数据

卡尔加里达尔豪斯大学

在第三产程中和第三产程后，必须仔细观察是否有自发内翻的征象。

专家们对于缩宫素促进[5, 6, 23]或是预防[14]子宫内翻存在争议。积极处理第三产程，包括在胎肩娩出后静脉（intravenous，IV）给予缩宫素，可以减少失血、产后出血和对输血的需求[24]。Baskett[14]研究了 Nova Scotia 的一家区域性三级产科医院（1977—2000）发生的 40 例急性产后子宫内翻病例。将 1989—2000 年与 1977—1989 年两个时间段进行比较时发现，阴道分娩后急性子宫内翻的发生率降低到 1/4。这是在积极处理第三产程被引入后发生的。在一个包括了 10 082 名患者的大型病例系列中，胎盘娩出前给予缩宫素，没有子宫内翻发生[25]。这些研究表明胎肩娩出后给予缩宫素是减少子宫内翻风险的有效措施。

八、诊断

成功处理产后子宫内翻依赖于早期识别和诊断，及时有效地治疗出血和休克，并尽早对子宫进行复位。

如果在第三产程发生急性、完全性的子宫内翻，可以直接做诊断。内翻的子宫通常突出于阴道口外，胎盘与之相连，这种令人瞩目的外观一见难忘（图 28-1）。即使在内翻发生前胎盘立即剥离，看到胎头大小、牛肉状的红色肿块突出到阴道口时，可以识别出是内翻的子宫。胎盘娩出后常规检视宫颈可以早期诊断一些不完全内翻的病例。更为困难的是第三产程后发生的无脱垂或不完全内翻的病例的诊断[26]。有时经阴道超声可能有助于诊断（图 28-2）。Lewin 和 Bryan[27] 报道了一例磁共振成像确诊产后子宫内翻的病例，查体和超声都只是怀疑。一些作者还主张在胎盘娩出后立即用手探查子宫，尽早诊断子宫内翻[6]。

子宫内翻唯一的症状可能是出血和休克。在所有产后出血的病例中，必须警惕子宫内翻，以防不典型的病例被误诊。腹部触诊时可能怀疑触不到宫底，遇到这一体征时应当怀疑子宫内翻。然后通过视诊和触诊仔细检查阴道，会发现出血的原因是子宫内翻。有时医生会将脱垂的宫底误判为大的平滑肌瘤或宫颈息肉[4]。无论何时，当产后立即在宫颈或阴道内看到或触及肿块时，特别是存在不能解释的失血或低血压时，应当怀疑子宫内翻。延迟识别子宫内翻会增加子宫体复位的难度，因为宫颈收缩和水肿，这又会加重失血和休克，并增加了感染和组织坏死的机会。

九、治疗

所有医生、助产护士和负责照顾产妇的护士都应熟悉急性子宫内翻的诊断和治疗，因为它罕见，无法对每个人进行手法复位的监督培训。由于及时治疗是成功复位和降低发病率的关键，因此通常要由在场人员开始治疗，尽管他可能从未亲自处理过这样的病例。

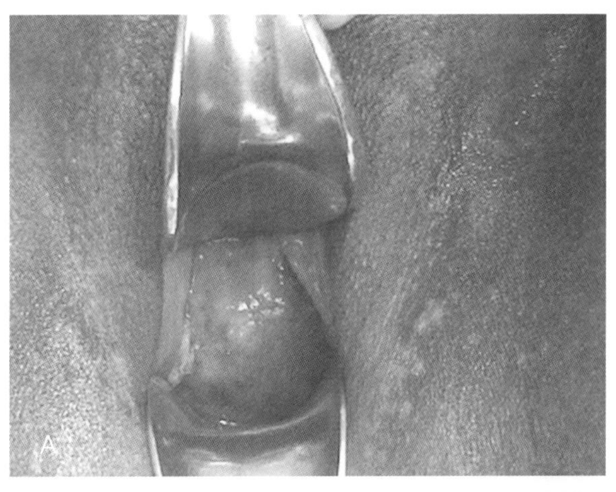

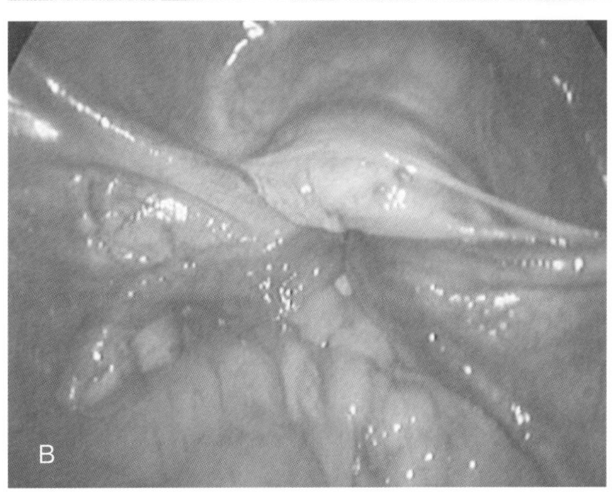

▲ 图 28-1 内翻的子宫

A. 在阴道口看到内翻的子宫；B. 腹腔镜下看到内翻的子宫；翻印自 Journal of Minimally Invasive Gynecology 重印，16，Sardeshapande NS，Sawant RM，Sardeshpande SN，Sabnis SD，Laparoscopic correction of chronic uterine inversion，646-646，2009，获得 Elsevier 允许

早期病例系列报道中子宫内翻死亡率高的一个主要原因是对失血和休克治疗不当。现在可以通过应用晶体、胶体溶液及血液制品及时补充血容量，并且通常能够在持续低血压造成严重不良反应之前完成。一旦诊断子宫内翻，或出现急性产后出血，应立即建立至少一条大口径的静脉输液通路。开始时输注晶体溶液，例如 5% 葡萄糖 / 乳酸林格液，同时获得全血和浓缩红细胞。应当密切监测生命体征，包括脉搏和血压，以及尿量。一旦血容量恢复，应立即努力将子宫复位到正常解剖位置。子宫复位

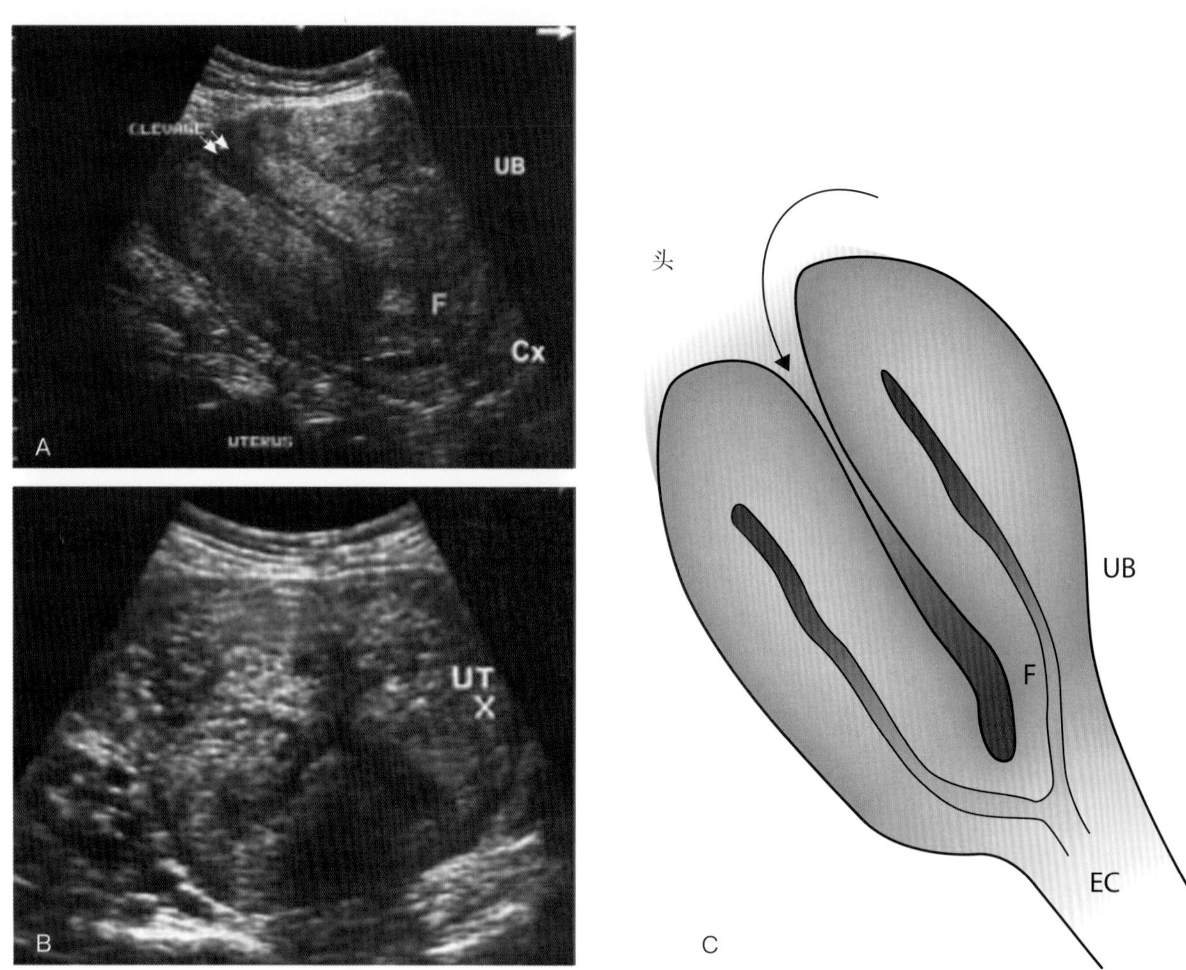

▲ 图 28-2　子宫内翻的超声影像证据

A．经腹超声纵切面，显示肥大的子宫宫底内翻；中间裂（小箭）代表内翻路径；Cx．宫颈区域；F．内翻宫底；UB．尿路膀胱位置；B．经腹超声在子宫下段的横切面，显示 X 型的低回声中心，代表折叠的子宫腔；UT．子宫；C．不全内翻草图；UB．尿路膀胱；F．宫底；EC．内膜腔；引自 Momin AA 等提供图像，Sonography of Postpartum Uterine Inversion from Acute to Chronic Stage. Journal of Clinical Ultrasound，2009，37[1]，53-56. 版权 Wiley-VCH Verlag GmbH & Co. KGzA. 经允许再制作

通常需要全身麻醉，因此在做诊断时应立即召集麻醉医师。

在给予吸入麻醉之前，可以给予宫缩抑制药；通常有助于子宫的手法复位[9，10，12，13，28]。如表 28-1 所列的病例系列，宫缩抑制药，如硫酸镁（4g，静脉滴注）或特布他林（0.25 mg，肌内注射），已被用于治疗急性产后子宫内翻。也有人建议在需要紧急子宫松弛的临床情况下使用硝酸甘油[29]。尽管许多病例报道证实硝酸甘油（100μg，静脉滴注）在手法复位内翻子宫时能够有效地短时间松弛子宫[30-33]，但没有足够的数据证明哪种宫缩抑制药比其他药物更有效或更安全。此外，抑制宫缩治疗并非对所有病例都能成功，因此对于难治性病例可能需要吸入麻醉。作者建议从 Johnson[34] 1949 年首先描述的方法（图 28-3）开始。这种方法使用最为广泛，并且最有可能成功手法复位。

采用 Johnson 的方法将内翻子宫复位时，应将整个手放在阴道内，指尖位于子宫和宫颈连接处，宫底置于手掌中。然后在骨盆外上推整个子宫，并用力将子宫保持在腹腔内高于肚脐的水平。需要使子宫在这一位置保持 3 ～ 5min，此时才能从手掌松开宫底。要强调的是，为完成操作，整个手和前臂的 2/3 都必须置于阴道内；

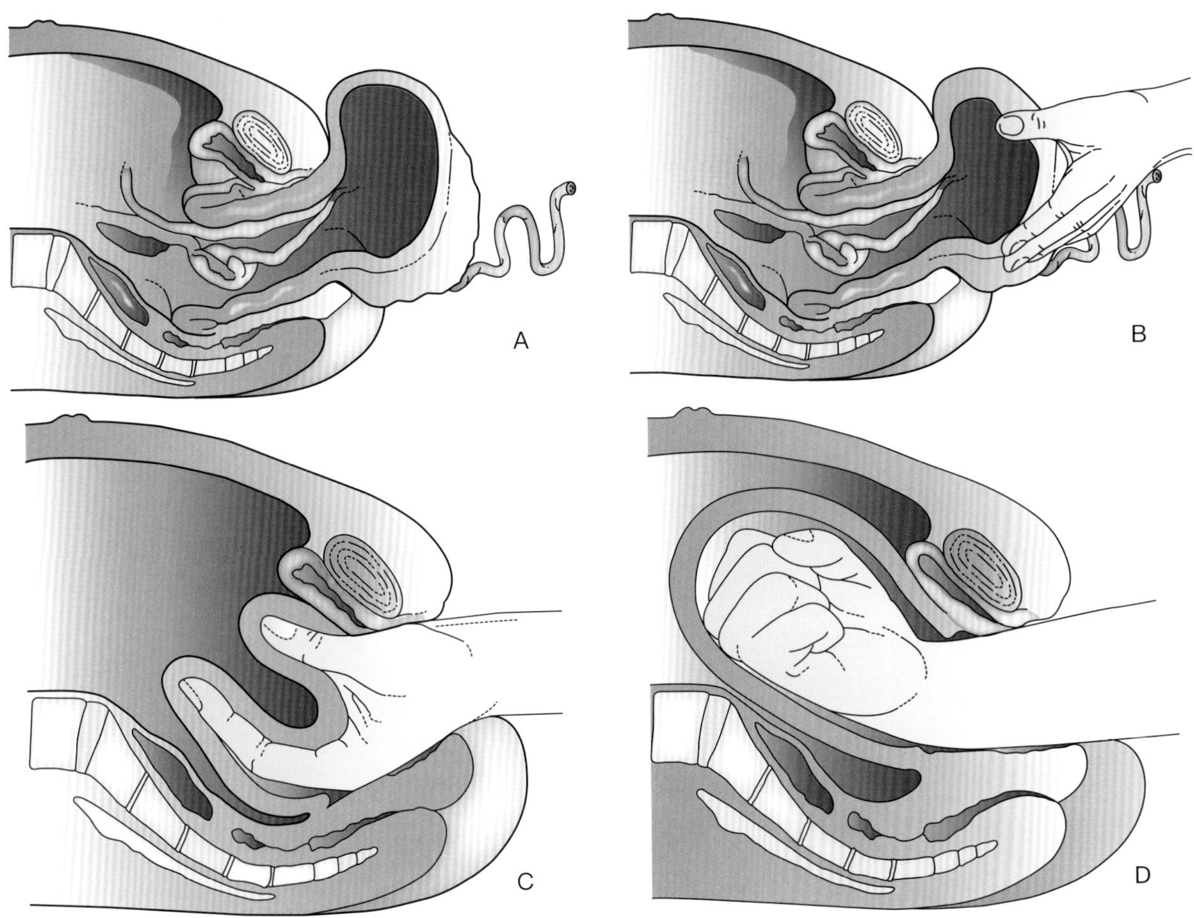

▲ 图 28-3　子宫内翻手法复位

A. 急性子宫完全内翻，胎盘附着于子宫底；B. 手掌握住内翻的宫底，手指朝向后穹窿；C. 在骨盆外上推子宫，压力稳定地朝向肚脐方向；D. 子宫底在位 3min；再制作自 Watson P，Besch N，Bowes WA Jr:Management of acute and subacute puerperal inversion of the uterus，Obstet Gynecol，55，12-167，1980. 经 Lippincott Williams&Wilkins 允许

否则韧带的拉力和张力不足以纠正这种情况。

Johnson 解释通过这种方法进行子宫复位依赖于子宫上升进入腹腔后子宫韧带的牵引力。在 Johnson 治疗的 9 例患者中，有 2 例慢性子宫内翻、1 例亚急性内翻和 6 例急性内翻。所有患者都存活了。表 28-1 以及荷兰最近的一项前瞻性队列研究[15]都证实了这一方法的有效性。在荷兰，2 年内有 16 例急性产后子宫内翻，所有病例都能够手法复位而不需要产后进行手术。

O' Sullivan[35]在 1945 年首先描述了流体力学诱导内翻子宫复位的方法。该方法需要患者取截石位，将 1000 ～ 2000ml 温盐水注入阴道。操作者用手堵住阴道口，防止流体从阴道逸出。Momani 和 Hassan[36]报道了连续 5 例急性产后子宫内翻的病例，通过这种方法在 5 ～ 10min 内成功复位。尽管据报道这种方法在英国、澳大利亚和中东成功应用，北美最近的病例系列没有报道这种方法。

一旦手法复位，可能需要一些措施来避免再次内翻，以及需要手术。所有病例成功恢复解剖后都需要立即给予促进宫缩的药物[12, 36]。最近的病例报道[37, 38]表明，在宫缩乏力的病例中使用球囊填塞（例如 Bakhri 球囊）可能在子宫内翻的保守处理中发挥作用，减低再次内翻的风险。一篇病例报道[38]还采用了 McDonald 环扎来保持填塞球囊在位。这些方法尚未广泛应用，但应根据临床情况考虑。

对于尝试手法复位之前是否从宫底去除粘

连的胎盘，医学文献中没有一致的意见。几位作者强烈反对在手法复位之前去除胎盘[17, 39]，而另一些认为去除胎盘并不危险[8]，还有一些人认为去除胎盘实际上有利于将内翻的宫底复位[6]。正如表 28-1 中总结的病例系列所示，用于建立胎盘处理的循证意见的数据太少。在没有这类数据的情况下，最实用的建议可能是在胎盘容易去除、创伤小、出血少的情况下去除胎盘。但是如果胎盘看上去粘连，或者去除胎盘会耽误复位，则应当先完成子宫上抬而不处理胎盘。待宫底复位后再手取胎盘。

在罕见情况下，手法复位会失败，这时需要手术。Huntington[40] 和 Huntington 等[41] 报道了采用 Huntington 操作成功治疗 5 例急性产后子宫内翻病例。该手术需要在下腹部做一开腹切口。内翻的宫底明显（图 28-4），圆韧带消失于内翻形成的凹陷中。在凹陷内（1in）处用两把钳子抓住子宫，并轻柔牵引。然后将第二组钳子夹在第一组钳子外 2.54cm 处，以此类推，直至宫底复位。偶尔，助手用手从阴道内向内翻的宫底施加压力有助于复位。Tews 等[42] 描述了对经腹手术的改良，将膀胱从宫颈推开，并在收缩环以下做一纵切口，至阴道。两个手指伸入该切口，帮助对进入阴道的子宫施加向上的压力。

如果由于宫颈紧缩，Huntington[40] 描述的牵引方法不能成功将宫底复位，例如亚急性子宫内翻时可能出现的，可以在子宫后壁做一垂直切口，位置在内翻子宫从腹部消失的地方。然后助手从阴道内向上施加压力复位，操作过程如 Haultain[43] 描述的那样（图 28-5）。已有对该操作进行改良的描述，在子宫前壁做切口[24]。另外，已有报道 Spinelli 手术（经阴道切开内翻并脱垂的子宫前壁）用于一些难治性子宫内翻病例的宫底复位[2]。还有报道通过腹腔镜应用 Huntington 和 Haultain 操作，成功处理了手法复位难以处理的子宫内翻病例[44]。

Bell 等[2] 收集了 1940—1952 年美国和英

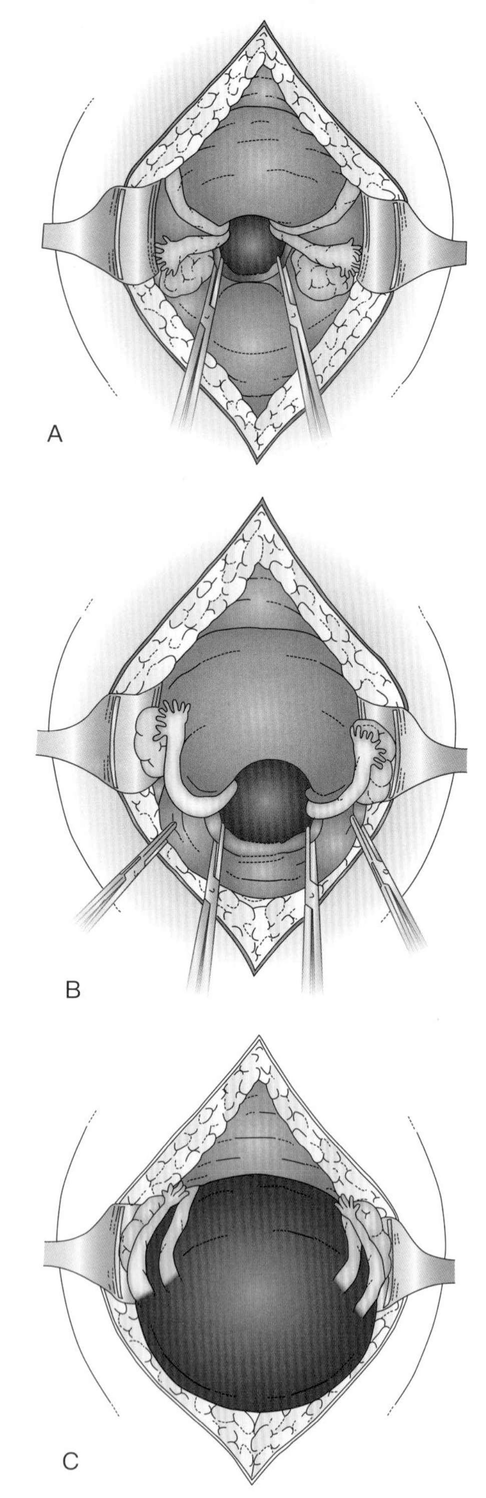

▲ 图 28-4　子宫内翻复位的 Huntington 操作

A. 用两把 Allis 钳或 Ochsner 钳抓住子宫表面，在凹陷内 2.54cm（1 in）处，并轻轻牵拉；助手从阴道对内翻的宫底加压，有助于操作；B. 将子宫体牵拉出凹陷，另一套钳子在第一套钳子外 2.54cm 处夹住圆韧带；C. 内翻缓解后的子宫体；改编自 Douglas RG and Stromme WB，Operative Obstetrics(3rd edition)，New York，NY：Appleton-Century-Crofts，1976.

国文献报道的 76 例产后子宫内翻病例。其中 15 例（20%）接受了手术治疗，5 例为 Huntington 手术，1 例为 Haultain 法，3 例为 Spinelli 手术，6 例切除子宫。表 28-1 中报道的阴道分娩后子宫内翻的 182 例病例中，只有 7 例（4%）需要手术治疗[6-14]。由于缺乏最新证据，难以估计近期产后子宫内翻患者手术治疗的比例。早期识别、使用宫缩抑制药物、改善麻醉和及时手法复位子宫可以减少对手术的需求，如同 2012 年前瞻性队列研究中，16 例子宫内翻病例中无一需要手术处理[15]。手法复位或手术治疗子宫内翻后，给予一个疗程的广谱抗生素（如头孢唑林）是合理的。失血，子宫内膜污染和组织创伤都会使患者容易发生产褥感染。

十、复发

产后子宫内翻确切的复发风险尚不清楚。手法复位后发生复发性子宫内翻的病例有个别报道。其中一些发生在同一次分娩后[2，45]，其他的在后续妊娠时发生[16，19]。Miller[46]报道后续妊娠中子宫内翻的复发率为 26%，并发现手法复位的复发率（40%）高于手术复位（0%）。然而，手术修复后子宫内翻复发的病例已有报道[47]。即使未来研究证实复发的风险低于 Miller 所给出的[46]，仍必须认识到有子宫内翻病史的患者后续妊娠时复发风险更高。病史提示应当进行超声检查确定胎盘种植部位。如果胎盘种植宫底，该患者产程中的处理应当包括胎肩娩出后使用缩宫素，以及在娩出胎盘的过程中进行最小限度的脐带牵引和宫底加压。没有证据表明有子宫内翻病史者后续妊娠时需要剖宫产分娩。

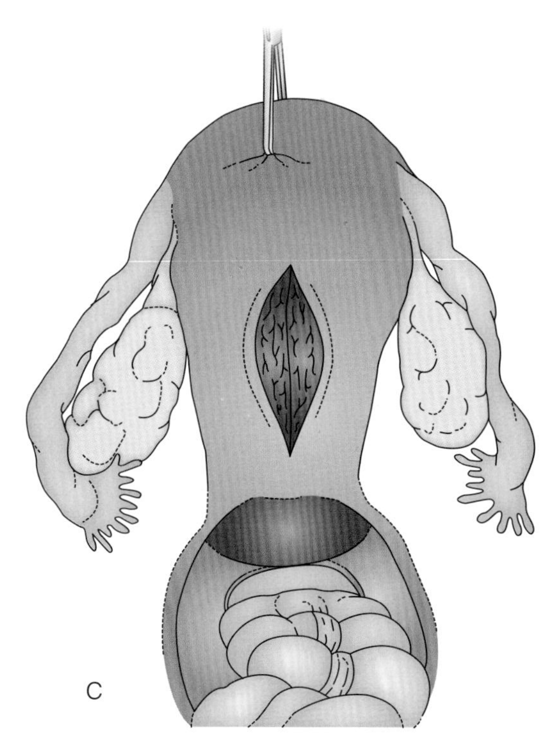

▲ 图 28–5　子宫内翻复位的 Haultain 操作

A. 在子宫后壁做纵切口，直至包括收缩环；然后助手从阴道向宫底部加压，使子宫体复位；B. 一旦子宫体复位，缝合关闭子宫后壁切口，方式与古典剖宫产切口缝合相似；C. 重建的子宫

致　谢

由于没有针对产后子宫内翻的随机对照试验，也没有设计良好的队列研究或病例对照分析研究，本章中关于病因、病理生理、诊断和治疗的表述都是基于Ⅱ -3 级和Ⅲ级证据，也就是说，证据来自基于临床经验和描述性研究的专家意见和多个时间段的病例系列。处理推荐应视为B级，即基于有限或不一致的科学证据[48]。

本章包含前一版本章的内容，共同作者为 Watson A. Bowes，Jr. 和 Peter T. Watson。

（隋莉莉　译，周希亚　校）

参考文献

[1] Fenton AN, Singh BP. Acute puerperal inversion of the uterus. Obstet Gynecol Surv 1950; 5: 781–95.

[2] Bell JE Jr, Wilson F, Wilson L. Puerperal inversion of the uterus. Am J Obstet Gynecol 1953; 66: 767–80.

[3] Das P. Inversion of the uterine. Br J Obstet Gynaecol 1940; 47: 525–48.

[4] McCullagh WMH. Inversion of the uterus. A report on three cases and an analysis of 223 recently recorded cases. J Obstet Gynaecol Br Emp 1925; 32: 280–5.

[5] Schaeffer G, Veprovsky EC. Inversion of the uterus. Surg Clin North Am 1949; 29: 599–610.

[6] Kitchin JD III, Thiagarajah S, May HV, Thornton WN. Puerperal inversion of the uterus. Am J Obstet Gynecol 1975; 123: 51–8.

[7] Watson P, Besch N, Bowes WA Jr. Management of acute and sub-acute puerperal inversion of the uterus. Obstet Gynecol 1980; 55: 12–16.

[8] Cumming DC, Taylor JT. Puerperal uterine inversion: Report of nine cases. Can Med Assoc J 1978; 118: 1268–70.

[9] Platt LD, Druzin MKL. Acute puerperal inversion of the uterus. Am J Obstet Gynecol 1981; 141: 187–90.

[10] Brar HS, Greenspoon JS, Platt LD, et al. Acute puerperal uterine inversion: New approaches to management. J Reprod Med 1989; 34: 173–7.

[11] Shah-Hosseini R, Evrard JR. Puerperal uterine inversion. Obstet Gynecol 1989; 73: 567–70.

[12] Catanzarite VA, Moffit KD, Baker ML, et al. New approaches to the management of acute puerperal uterine inversion. Obstet Gynecol 1989; 68: 7S–10S.

[13] Abouleish E, Ali V, Joumaa B, et al. Anaesthetic management of acute puerperal uterine inversion. Br J Anaesth 1995; 75: 486–7.

[14] Baskett TF. Acute uterine inversion: A review of 40 cases. J Obstet Gynaecol Canada 2002; 24: 953–6.

[15] Witteveen T, van Stralen G, Zwart J, vam Roosmalen J. Puerperal uterine inversion in the Netherlands: A nationwide cohort study. Acta Obstet Gynecol Scand. 2013; 92: 334–7.

[16] Gupta P, Sahu RL, Huria A. Acute uterine inversion: A simplified modification of hydrostatic method of treatment. Ann Med Health Sci Res. 2014; 4: 264–7.

[17] Kellogg FS. Puerperal inversion of the uterus. Classification for treatment. Am J Obstet Gynecol 1929; 18: 815–17.

[18] Henderson H, Alles RW. Puerperal inversion of the uterus. Am J Obstet Gynecol 1948; 56: 133–42.

[19] Kriplani A, Relan S, Kumar RK, et al. Complete inversion of the uterus during caesarean section: A case report. Aust N Z J Obstet Gynaecol 1996; 36: 17–9.

[20] Rudloff U, Joels LA, Marshall N. Inversion of the uterus at ceasarean section. Arch Gynecol Obstet 2003; 3: 224–6.

[21] Banerjee N, Deka D, Roy KK, et al. Inversion of uterus during cesarean section. Eur J Obstet Gynecol Reprod Biol 2000; 91: 75–7.

[22] Burke JW, Hofmeister FJ. Uterine inversion obstetrical entity or oddity. Am J Obstet Gynecol 1965; 91: 934–40.

[23] Heyl PS, Stubblefield PG, Phillippe M. Recurrent inversion of the puerperal uterus managed with 15(s)-15-methyl prostaglandin F2a and uterine packing. Obstet Gynecol 1984; 63: 263–4.

[24] Penderville W, Elbourne D, Chalmers I. The effects of routine oxytocic administration in the management of the third stage of labour: An overview from controlled trials. Br J Obstet Gynaecol 1988; 95: 3–16.

[25] Fleigner JR, Hibbart BM. Active management of the third stage of labour. BMJ 1966; 2: 622–3.

[26] Romo MS, Grimes DA, Strassle PO. Infarction of the uterus from subacute incomplete inversion. Am J Obstet Gynecol 1992; 166: 878–9.

[27] Lewin JS, Bryan PJ. MR imaging of uterine inversion. J Comput Assist Tomogr 1989; 13: 357–9.

[28] De Villiers VP. Intravenous hexoprenaline in the reduction of acute puerperal inversion of the uterus. S Afr Med J 1977; 51: 664–5.

[29] Smith GN, Brien JF. Use of nitroglycerin for uterine relaxation. Obstet Gynecol Surv 1998; 53: 559–65.

[30] Altabef KM, Spencer JT, Zinberg S. Intravenous nitroglycerin for uterine relaxation of an inverted uterus. Am J Obstet Gynecol 1992; 16: 1237–8.

[31] Dayan SS, Schwalbe SS. The use of small-dose intravenous nitroglycerin in a case of uterine inversion. Anesth Analg 1996; 82: 1091–3.

[32] Bayhi DA, Sherwood CDA, Campbell CE. Intravenous nitroglycerin for uterine inversion. J Clin Anesth 1992; 4: 487–8.

[33] Thiery M, Delbeke L. Acute puerperal uterine inversion: Two-step management with a B-mimetic and a prostaglandin. Am J Obstet Gynecol 1985; 153: 891–2.

[34] Johnson AB. A new concept in the replacement of the inverted uterus and a report of nine cases. Am J Obstet Gynecol 1949; 57: 557–62.

[35] O' Sullivan JV. Acute inversion of the uterus. BMJ 1945; 2:

282–3.
[36] Momani A, Hassan A. Treatment of puerperal uterine inversion by the hydrostatic method: Reports of five cases. Eur J Obstet Gynecol Reprod Biol 1989; 32: 281–5.
[37] Ida A, Ito K, Kubota Y, Nosaka M, et al. Successful reduction of acute puerperal uterine inversion with the use of a Bakri postpartum balloon. Case Rep Obstet Gynecol 2015, 2015: 424891.
[38] Marasighe J, Epitawela D, Cole S, Senanayake H. Uterine balloon tamponade device and cervical cerclage to correct partial uterine inversion during puerperium: Case report. Gynecol Obstet Invest 2015; 80: 67–70.
[39] Campbell J, Pash J, Walters WAW. Acute inversion of the uterus and its management. Med J Aust 1972; 2: 475–6.
[40] Huntington JL. Acute inversion of the uterus. Boston Med Surg J 1921; 15: 376.
[41] Huntington JL, Irving FC, Kellogg FS. Abdominal reposition in acute inversion of the puerperal uterus. Am J Obstet Gynecol 1928; 15: 34.
[42] Tews G, Ebner T, Yaman C, et al. Acute puerperal inversion of the uterus—Treatment by a new abdominal uterus preserving approach. Acta Obstet Gynecol Scand 2001; 80: 1039–40.
[43] Haultain FWN. The treatment of chronic uterine inversion by abdominal hysterectomy with a successful care. BMJ 1901; 2: 974.
[44] Sardeshpande NS, Sawant RM, Sardeshpande SN, Sabnis SD. Laparoscopic correction of chronic uterine inversion. J Minim Invasive Gynecol 2009; 16: 646–8.
[45] Silver DF, Heyl PS, Linfert JB. Delayed uterine re-inversion: A unique symptom complex. Am J Obstet Gynecol 2004; 191: 378–9.
[46] Miller NF. Pregnancy following inversion of the uterus. Am J Obstet Gynecol 1927; 13: 307–22.
[47] Steffen E. Puerperal inversion of the uterus occurring in consecutive pregnancies in the same patient. Am J Obstet Gynecol 1957; 74: 655–7.
[48] American College of Obstetricians and Gynecologists. Reading the Medical Literature: Applying Evidence to Practice. Compendium of Selected Publications, pp. 259–70. Washington, DC: ACOG, 2004.

第 29 章 伤口缝合与引流

Wound healing, sutures, knots, needles, drains, and instruments

Robyn T. Bilinski Jesús R. Alvarez-Perez

本章概要

外科医生必须对伤口愈合的机制及其分子基础有基本的了解。在了解的基础上进行的外科操作会让伤口及时愈合并且美观。

一、正常伤口愈合

伤口愈合是机体对损伤的自我平衡反应，以努力重建完整性和恢复功能。不同的组织会以不同的方式愈合。组织丢失或破坏导致瘢痕组织的再生或修复，或两者都有。人类的上皮、骨骼、肝脏和肠道黏膜通过再生来愈合，而其他组织则通过瘢痕愈合。

伤口愈合通过数个同时发生的事件进行。伤口愈合中涉及的生物学事件在概念上被定义为炎症、增殖和重塑。这些步骤同时发生，不应被视为分开的过程。这些是由组织损伤激活的非特异性机制。

（一）炎症

正常伤口愈合中第一步涉及的是炎症和止血。此阶段在损伤后立即开始，其作用是控制失血量，去除坏死的组织和细菌。当组织损伤发生时，血管收缩使血小板滞留于伤口部位。凝血级联反应被激活，在损伤部位形成稳定的凝血块。血管收缩持续约 10min，随后血管舒张，引起水肿。失血由血管收缩和凝血块控制。细菌和组织碎片由多形核细胞（PMN）和白细胞清除，这些细胞在强效趋化因子的诱导下，在初始损伤后立即到达，并且在损伤后 24h 达到最大量。接着单核细胞分化成巨噬细胞，这对伤口愈合至关重要。巨噬细胞通过积极的吞噬作用和补体诱导的溶解来去除碎屑和细菌。巨噬细胞除了持续消耗组织和细菌碎片外，更重要的是它们能分泌大量的生长因子和细胞因子[1]。损伤后淋巴细胞也出现在伤口中，但其确切的作用尚未完全清楚。

（二）增生

血小板脱颗粒的过程中会产生一些生物活性产物，它们刺激成纤维细胞和内皮细胞转化成修复实体，之后进一步刺激成纤维细胞和上皮细胞开始形成肉芽组织。这个阶段的主要作用是创建一个用于愈合的骨架。

在此期间，成纤维细胞增殖（纤维增生），内皮细胞分裂和血管生成逐一发生。该过程产生新的疏松的细胞外基质，这些基质主要由胶原（主要是 I 型和III型）、纤连蛋白、透明质酸和将基质维持在一起的黏附糖蛋白组成。

上皮化的发生由边缘基底细胞的迁移完成。这些细胞源自于组织损伤部位相邻的固定基底层区域。子细胞以不成熟的形式迁移到新的伤口基质上。它们释放Ⅳ型胶原和成熟的上皮细胞移动在痂下。基质中的糖蛋白和半桥粒维持这些细胞的完整性，并且在组织损伤 24h 后产生不透水密封垫。纤维增生和血管生成的过程引起新生血管的形成，这让伤口有了特征性的牛舌样红色。

（三）重塑

纤维增生是伤口愈合的一个步骤，在胶原沉积后形成纤维性瘢痕。一旦胶原蛋白合成达到平台期，重塑阶段开始。成纤维细胞在巨噬细胞释放的趋化因子诱导下迁移到组织损伤部位。这些成纤维细胞在凝血块形成后在纤维蛋白和纤连蛋白片层间层积胶原。损伤 3d 后可以看到新的胶原纤维。成纤维细胞也释放黏多糖和糖蛋白。它们是新的细胞外基质的主要贡献者。

二、不愈合伤口

伤口愈合过程有时候会在其中一个阶段停滞，而不是像预期那样进行。这种停滞可能继发于多种原因，但最常见的原因是局部因素如坏死组织、感染、水肿，以及全身因素如营养不良、放射史和糖尿病。

（一）存在坏死组织

感染产生的大量失活组织是伤口闭合延迟的主要原因，但需要认识到沿着边缘的少量坏死组织也可能导致伤口闭合延迟。坏死组织导致促炎介质的持续释放。趋化因子和趋化因子受体系统的功能异常被认为是伤口愈合受损病理的重要机制之一[2]。

（二）感染

如果细菌菌落超过 10^5，伤口就不会愈合。

细菌和内毒素能导致促炎细胞因子和金属蛋白酶（metalloprotease，MMP）的水平持续升高，从而增加细胞外基质的降解。蛋白酶活性的这种转变导致了长期不愈合的伤口中特征性的生长因子的缓慢降解[3]。

（三）水肿

水肿会影响局部供氧，进而导致缺血。缺血由继发于间质和静脉压增加导致的毛细血管塌陷引起，导致了毛细血管后阻塞。早期的缺氧状态刺激了血管生成和生长因子的释放，这利于伤口愈合，但是需要氧气的存在来维持愈合过程。此外，缺氧可能放大炎症反应，从而增加了氧自由基水平延长损伤。

（四）营养不良

蛋白质是正常伤口愈合所需的最重要的营养补充剂之一。白蛋白水平＜ 20g/L 的患者可能会出现伤口开裂[4]。蛋白质缺乏会导致血管生成、成纤维细胞增生、胶原合成和伤口重塑等过程受损。几种维生素如维生素 A 和维生素 C 在赖氨酸 / 脯氨酸和胶原蛋白交联的羟基化过程中是必不可少的。尤其维生素 A 会逆转胶原蛋白的糖皮质激素作用。

（五）糖尿病

糖尿病患者血液流入量减少，从而降低了输送到伤口的氧气。糖尿病性伤口也具有慢性抗血管生成状态。在高血糖条件下，基质金属蛋白酶（MMP）的水平升高导致细胞外基质破坏，并增加了对感染的易感性。这些情况对于伤口愈合都是不利的。

（六）药物治疗

化疗药物会导致细胞向伤口迁移的延迟，也会引起蛋白质合成、纤维增生、血管生成，以及胶原和细胞外基质形成的减少，进而影响伤口愈合。多数化疗药物还会诱发贫血，血小板减少，中性粒细胞减少，以及伤口供氧的减少。

全身性糖皮质激素的使用可能导致肉芽组织形成不完全和伤口收缩减慢[5]。全身性类固醇的抗炎状态可能会增加伤口感染的风险。

三、伤口愈合的类型

伤口愈合被分为一期愈合，二期愈合或三期（延迟）愈合（图 29-1）。

一期愈合多见于伤口的边缘比较接近时，如手术皮肤切口缝合关闭。组织层次的对合允许切口的快速再上皮化密封，且瘢痕形成最小。

二期愈合发生于伤口边缘有一定的距离，伤口内有肉芽形成时发生。这在烧伤、穿刺活检，感染伤口或切口保持开放以允许自发闭合的情况下可看到。伴随着收缩和肉芽形成，伤口最终完成上皮化。然而，愈合过程可能很慢，并可能产生广泛的瘢痕。

延迟愈合或三期愈合发生于开放伤口在受伤几天后才关闭的情况下。这种方式用于严重污染的伤口。当在开腹手术中遇到破裂的卵巢卵管脓肿时，可以使用这种类型的伤口管理。在腹膜和筋膜闭合后，皮下层和皮肤用无菌湿敷料覆盖，伤口开放数天。伤口在污染减少之后数天再关闭。成功的关闭取决于伤口边缘的状况和没有明显的细菌定植。这种关闭的最佳时机是 3 ～ 4d。延迟到 1 周后再闭合并不能使伤口很好地愈合，因为胶原蛋白的沉积会增加[6]。

四、缝合材料

公元前 3000 年的 Edwin Smith 莎草纸描述了用于简单伤口闭合的亚麻条和动物肌腱的使用。罗马医生 Celsus 主张血管结扎。虽然缝合线已经使用了许多个世纪，但是仅在 19 世纪下半叶 Semmelweis 和 Pasteur 引入无菌术后，缝合才变得实用和安全[7]。

根据美国药典（U.S. Pharmacopeia，USP）系统，缝合线的特征在于缝合材料的类型和尺寸。这一特征的基础是缝线的吸收速率。如果抗张强度在 60d 内消失，这类缝合线被归类为可吸收。该术语意味着缝合线最终将从组织植入部位消失。不可吸收的缝线是那些维持其抗张强度超过 60d 的缝合线。

今天外科医生有多种缝合材料可供选择。使用哪种类型的缝线取决于缝合材料的物理和生物学特性以及缝合组织的愈合能力的相关知识。

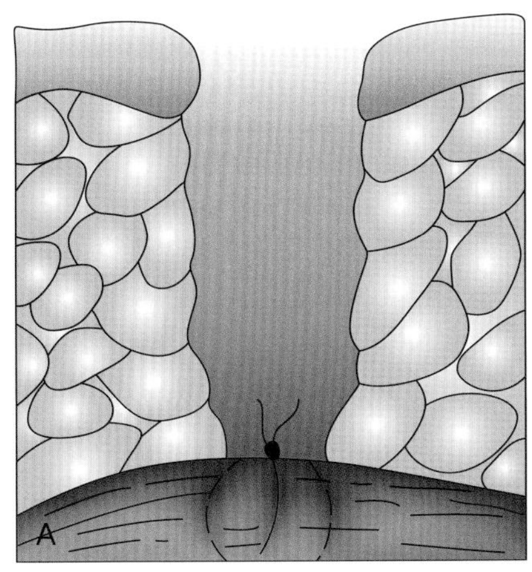

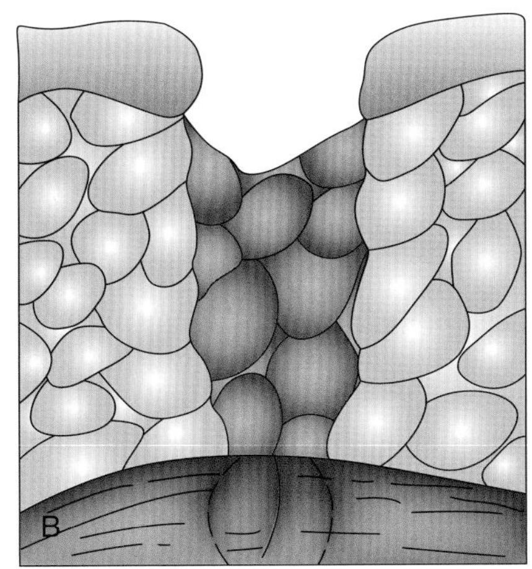

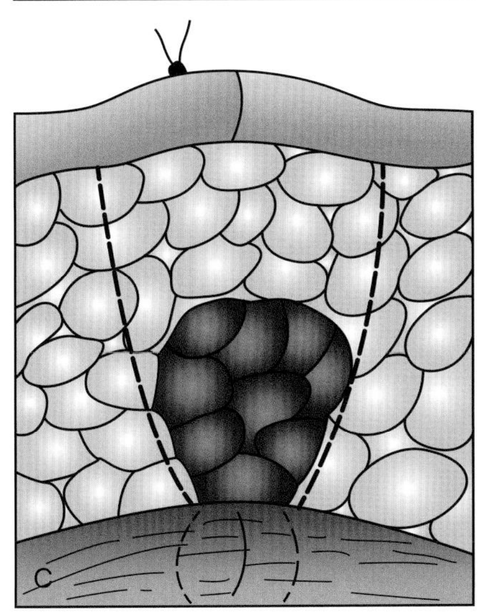

▲ 图 29-1　伤口愈合

A. 一期；B. 二期；C. 三期

（一）可吸收缝线

可吸收材料可以是有机的（肠线）或合成的。有机缝线可以被体内的酶溶解[8,9]。在第一阶段，材料的强度丧失，然后缝线被完全吸收。

在产科手术中使用的有机可吸收缝合线是铬肠线或羊肠线。羊肠线可以被铬化。

（铬肠线）或羊肠线不同之处在于缝合材料的强度和吸收所需的时间。制造商用完全吸收需要的天数来标记肠线。两种类型的肠线线结的强度在 1 周后都减少了 50%。普通材料在 12d 内被吸收，而铬制缝线持续约 28d。肠线吸收是由蛋白水解酶反应引起的，因此在该缝线附近的组织中有明显的炎症反应。

虽然很多文章认为合成可吸收缝线优于天然缝线[10，11]，但是大多数美国妇产科医生仍然更喜欢使用铬肠线[7]。

（二）羊肠线

该缝线在产科用于输卵管结扎和皮下组织的对合。其吸收速度快，因此它是改良 Pomeroy 输卵管结扎的理想材料（2.0 羊肠线）[12]。

（三）铬肠线

当进行双侧子宫动脉结扎，子宫切口缝合，腹膜缝合，输卵管结扎，以及阴道分娩后侧切口和裂伤缝合时，可使用该缝线。习惯上使用 1.0 铬肠线非永久性结扎腹壁下动脉，因为它不可能撕裂组织，并能在体内被迅速吸收[13]。

合成可吸收缝合材料是被水解吸收，而不是通过酶促反应[7，8]。因此，合成缝线引起的组织反应较小，拉伸强度更大，吸收相对没有那么迅速（表 29-1）。这些合成的可吸收缝线可进一步分为编织缝线和单股缝线。

自 20 世纪 70 年代以来，已经有两种类型的编织可吸收缝线投入使用。编织缝线具有很大的抗张强度，但可能诱发细菌感染。

表 29-1 可吸收缝合材料的生物力学性能比较

可吸收缝线	50% 抗张强度	完全吸收
羊肠线	3d	10d
铬肠线	7d	21d
单乔	7d	21d
薇乔	14d	60 ～ 90d
PDS	＞ 42d	>6 个月

PDS. 聚二噁烷酮

（四）Polyglactin 910（薇乔）

这是一种编织的可吸收合成缝合材料，类似于 Dexon，由 90% 的聚乙醇酸和 10% 的乳酸组成。降解是通过水解，引起的炎症反应最小。薇乔在 14d 后的抗张强度为 50%。通常在 60 ～ 90d 后吸收。由于编织缝线可能引起细菌感染，于是开发了抗生素包被的薇乔缝线，但其未能降低感染率。这种缝线可用于膀胱切开术和肠修复，偶尔用于子宫切口的关闭，以及用于横切口或 Pfannenstiel 切口的筋膜缝合。

（五）Polyglactin 910（快薇乔）

这种编织缝合线首先在欧洲使用，现在美国也有。它与薇乔的化学成分相似，但分子量较低。其吸收通过水解。它的抗张强度维持 1 周，类似于肠线。快薇乔主要用于侧切伤口皮肤的缝合。

（六）聚吡咯 25（单乔）

这是一种单股缝线，吸收时间与铬肠线相当。该缝线的抗张强度在 7d 内为 50% ～ 60%。它被水解吸收，引起的炎症反应小。21d 后，失去了所有抗张强度，所以不推荐用于筋膜缝合。这种缝线主要用于缝合子宫切口，B-Lynch 缝合，腹膜和肌肉对合，以及皮下或皮下皮肤闭合。

（七）聚葡糖酸酯和聚二噁烷酮

这些缝线具有相似的特征和生物学特性。它们是吸收速度慢的单股聚合物。两者的抗张强度为 2 周时 80%，4 周时 50%。由于它们是单股而非编织，因此缝合材料继发的细菌感染不常见。

即使完全吸收可能需要几个月，这种缝合材料的炎症反应也很少发生。聚二噁烷酮（PDS）是合成聚合物单股缝合材料。抗张强度高，持续时间长，非常适合筋膜缝合。即使存在细菌感染，PDS 也保持其完整性。它的缺点是僵硬，难以处理，打结的安全性差。

合成可吸收缝线常用于现代产科手术。薇乔缝线最常用于子宫切口缝合、子宫切除、韧带和血管缝合结扎、皮肤缝合和外阴切开修复。薇乔线引起的炎症反应小，因此在外阴切开修复时引起会阴疼痛的时间比铬肠线的短。无论如何，合成材料被吸收所花费的时间长短值得关注。

（八）聚乙醇酸

聚乙醇酸（Dexon）是编织可吸收的合成缝合材料，抗张强度高于肠线。这种缝线引起的组织反应小，14d 时抗张强度在 50% ～ 60%，并在 60 ～ 90d 后经水解吸收。Dexon 可用于缝合筋膜、肌腱、肌肉和关节囊。快薇乔和单乔可能是外阴侧切缝合的最佳缝线，因为它们具有炎症反应最小，并具有与铬肠线相同的特性。

单乔缝线被广泛用于缝合子宫切口，子宫肌瘤剔除术切口，腹膜、皮下层、外阴切开和皮肤的对合。由于其抗张强度较低，因此绝不能在筋膜缝合中使用。它产生的炎症组织反应很小，使其成为肌瘤剔除术（降低粘连的风险）和外阴切开修复的理想选择。

（九）不可吸收缝线

不可吸收的缝线保持其抗张强度超过 60d，并且仅在很长时间后才被吸收。

（十）聚丙烯（普理林）

这是一种单股聚合物缝线。普理林（Prolene）引起的任何缝合材料的免疫反应最小。常用于宫颈环扎。缝线在 2 ～ 6 年后仍在，且保持其抗张强度[14]。

（十一）尼龙

尼龙缝线可用作单股（Ethilon，Dermalon）或多股（Neurolon，Surgilon）。两种形式都不会引起组织反应，并且可以在细菌存在下使用，因为尼龙是惰性的。尼龙通常在 2 年后被吸收。它的缺点是打结易滑脱，所以在结扎时应该小心注意。

（十二）聚酯纤维

这些类型的缝线具有很高的强度和耐久性，但由于它们是编织而成的，所以不推荐在有菌状态下使用。Mersilene 是一种没有涂层的缝合线，常用于宫颈结扎。这种缝线的优点是它具有很好的打结安全性。

（十三）丝线

这是从蚕茧中获得的蛋白丝。作为编织线，抗张强度高，易于处理。这种缝线的主要优点是打结安全。然而，丝线可能作为感染的滋生处，因此其受欢迎程度已经下降。

（十四）皮钉

皮钉在产科常用于缝合，尤其是皮肤纵切口。皮钉与皮下缝合相比的唯一好处是速度快。但皮钉可能会引起更多的疼痛和不太好的美容效果[14-18]。内部装订装置很少用于产科。

对于筋膜缝合，缝合线必须根据抗张强度，开腹切口的类型，以及筋膜层对合的质量，进行选择。当进行筋膜缝合时，不应该锁边缝合，因为这样会导致坏死并降低筋膜强度。如果行纵切口，则筋膜的缝合应始终用 PDS 或者使用不可吸收的缝合线，例如尼龙线。薇乔和 Dexon 都不应用于垂直的筋膜缝合。纵切口筋膜缝合的最佳方法是连续地大块缝合，因为它具有更大的伤口强度，并且与间断缝合技术相比减少了缝合时间[15，19]。如果是横切口且患者没有其他医疗问题，可以用薇乔或Dexon进行筋膜缝合。如果患者有糖尿病，病态肥胖，或有既往手术史，则应使用 PDS 进行筋膜缝合。

五、打结

手术既是科学又是艺术。熟练并且快速打结即为一门艺术，只有不断练习才能做到完美[15]。

产科手术中使用的结可以分为两类：滑结（同向或不同向）和平结（方结和外科结）。打结时，缝线的一端施加更大的张力就会形成滑结。当打结时缝线的两端施加相同的张力则形成的是平结。滑结易滑脱，安全性较低。但是，滑结容易打，产科手术中常用[20]。在一些特定的情况下，最好使用滑结，如在骨盆深处打结时。增加打的结数，就会改善滑结的安全性[21]。如果结的数目适当，平结是最安全的外科打结方法[22]。如果使用了不必要的打结数，则会增加感染风险。研究表明，在用非单股可吸收缝合线打平结时，应至少打 4 个结来获得最佳的线结维持能力[23]。已有研究比较 1 个环形端和 1 个游离端打的结与 2 个游离端打的结来确认结的安全性。结果显示 1 个环形端和 1 个游离端打的结比 2 个游离端打的结相对弱一些[23]。因此，连续缝合时最好用 2 个游离端打结（图 29-2）。

六、缝针

目前，缝针由制造商连接到缝合材料，这样是无创的；因此，以前教科书中精心描述的有针眼那类针已不复存在。

弯针通常用于缝合。弧的直径取决于要缝合材料的体积。针（横截面）的轮廓有两种主要类型：圆针和角针。角针可以有不同的形状，如具有远离弧的点的反向切割，以刮刀的形式逐渐变细等。针可以有各种长度，通常在 13 ～ 50mm。缝线固定在每根针的末端。软和脆性组织应用圆针缝合，厚或硬组织须用角针。因此，子宫和腹膜使用圆针，而角针推荐用于筋膜和皮肤。不同类型的角针和直针的使用取决于外科医生的偏好。手持针不需要持针器，缩短了手术时间，因此在英国很受欢迎。但在美国，就几乎不被接受。

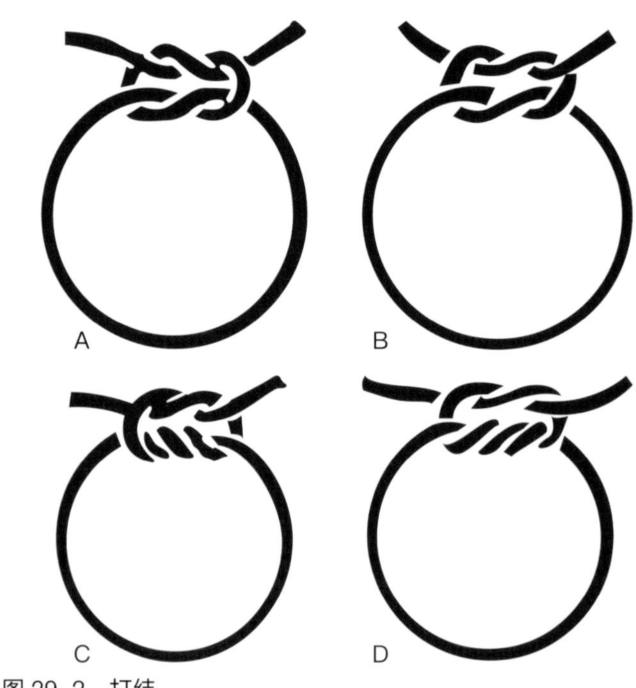

▲ 图 29-2　打结

A. 方结；B. 奶奶结；C. 外科方结；D. 外科奶奶结（由 Julian Gaspar 绘制）

七、引流

有记录的最早的引流系统是公元 1 世纪塞尔苏斯使用的。他将铅和青铜管放置在腹腔中作为重力引流。在当代手术中，放置引流来预防腹腔污染已被弃用，因为它们很快就会被肠和网膜包裹[24]。

目前，有四种类型的引流：①彭罗斯（Penrose）引流，②闭式引流，③多腔管型引流，④闭式彭罗斯引流。在产科，彭罗斯引流和闭式引流最常用。这些引流管通过分开独立的穿刺放置，而不是经过手术切口，以预防缝线感染、筋膜薄弱和继而引起的疝气。

（一）彭罗斯引流

这是一个非常有效的引流管，但它增加了继发感染的风险[25]。这是一种尺寸和管径都能变化的胶乳引流管。用于从腔隙中引流出血液、脓或浆液性渗出。

（二）闭式引流管（Jackson Pratt 或 Blake 引流管）

闭式硅胶引流管对组织几乎没有刺激。这些引流管继发感染的发生率很低，但往往比彭罗斯引流管先发生堵塞并停止工作[26, 27]。放引流或不放引流仍然是一个富有争议的领域。一些术中的研究显示，腹腔内引流没有收益。此外，腹腔内引流能导致粘连，可能引起肠梗阻。但在剖宫产手术中止血不佳时最好放置腹腔内引流。在子宫破裂，重度子痫前期，合并 HELLP 综合征（溶血、肝酶升高、血小板低）和患者在抗凝血治疗等病例中，可能会发生这种情况。对于可能发生膀胱损伤并进行膀胱切开缝合的胎盘植入病例，放置引流管也可能有助于肌酐的检测。

一些研究显示，在皮下间隙中使用引流管可以减少具有至少 2cm 皮下组织的肥胖女性的术后并发症的发生率[28]。然而，在剖宫产手术时皮下脂肪的缝合可能更优于放置皮下引流[29]。

八、产科手术器械

器械表应包括产科手术适合的医疗器械和手术单。以下仪器列表（表 29-2 至表 29-5）包括进行宫颈环扎、宫颈扩张和刮宫、剖宫产和子宫切除手术术所必需的器械。其他外科医生可根据自己的喜好和经验使用不同的器械。

表 29-2 剖宫产手术器械包

项目描述	数目
刀柄	2
海绵棒	5
拉钩	
直角拉钩	1
Richardson（大）	2
Richardson（小）	2
Roux	2
镊子	
齿镊	2
有齿 Adson 镊	2
有齿组织镊（大）	1
俄罗斯镊（大）	1
De Bakey 血管镊	1
针持	
大	1
小	1
钳子	
巾钳	6
止血钳	14
Kelly	7
Babcock	4
Kocher	4
Allis	4
T 钳	10
剪刀	
Metzenbaum 剪	2
直 Mayo 剪	2
弯 Mayo 剪	2
绷带剪	1
弯盘	1
灯把手	2
止血包（分开包在手术巾中）	
止血钳	6
Kelly	4
Kocher	2
T钳	5
刀柄	2
线剪	1
弯 Mayo 剪	1
绷带剪	1
Metzenbaum 剪	1
Allis 钳	2
针持	2
镊子（平镊和齿镊）	2

表 29-3 子宫切除器械包

项目描述	数目
刀柄	2
长刀柄	1
直角拉钩	1
小号 Ribbon 拉钩	1
中号 Ribbon 拉钩	1
大号 Ribbon 拉钩	1
Roux 拉钩	2
Bookwalter 拉钩	1
小号 Richardson 拉钩	2
中号 Richardson 拉钩	2
大号 Richardson 拉钩	2
小号 Deaver 拉钩	2
中号 Deaver 拉钩	2
大号 Deaver 拉钩	2
Carmalt 弯镊	4
针持，8in	2
针持，6in	2
有齿组织镊，8in	2
Dressing 平镊，8in	2
Adson 有齿镊	2
Babcock 钳，8in	4
Kocher 钳	6
Allis 钳	8
Heaney 钳	4
右角钳	4
Tonsil 钳	6

表 29-4 环扎器械包

项目描述	数目
Ring 镊子	4
长 Heaney 针持	1
Kelly	2
剪（长直 Mayo）	1
拉钩 — 侧（Sims）	2
重磅窥具	1
平镊	1
齿镊	1
俄罗斯镊	1
探针	1
Sims 拉钩	1
Briesky 或侧拉钩	2
10 号一次性刀片	1
12 号一次性刀片	1
15 号一次性刀片	1

表 29-5　清宫器械包

项目描述	数目
L 形膀胱拉钩	1
重磅窥具	1
分叶窥具（中号或大号）	1
Hank 扩宫棒	
第一套	
9/10	1
11/12	1
13/14	1
15/16	1
17/18	1
19/20	1
第二套	
17/18	1
19/20	1
21/22	1
23/24	1
25/26	1
27/28	1
1 号子宫刮匙	1
2 号子宫刮匙	1
3 号子宫刮匙	1
4 号子宫刮匙	1
5 号子宫刮匙	1
Heaney 内膜刮匙(锯齿型杯)	1
颈管刮匙（头部方形）	1
子宫探针（头为圆球状）	1
按捏组织镊	1
按捏换药镊	1
Baum 复位钳	2
Allis 组织钳	2
息肉钳	1
Mayo Hegar 针持	1
Mayo 解剖剪	1
直 Forrester 海绵钳	4
弯 Allis	1

（胡惠英　译，宋英娜　校）

参考文献

[1] Rappolee DA, Mark D, Banda MJ, et al. Wound macrophages express TGF-alpha and other growth factors in vivo: Analysis by mRNA phenotyping. Science 1989; 241: 708–12.

[2] Su Y, Richmond A. Chemokine regulation of neutrophil infiltration of skin wounds. Adv Wound Care (New Rochelle) 2015; 4(11): 631–40.

[3] Guo S, DiPietro LA. Factors affecting wound healing. J Dent Res 2010; 89(3): 219–29.

[4] Kolb BA, Buller RE, Connor JP, et al. Effects of early postoperative chemotherapy on wound healing. Obstet Gynecol 1992; 79: 988–92.

[5] Franz MG, Steed DL, Robson MC. Optimizing healing of the acute wound by minimizing complications. Curr Probl Surg 2007; 44: 691–763.

[6] Edlich RF, Rogers W, Kasper G, et al. Studies on the management of the contaminated wound. I. Optimal time for closure of contaminated open wounds. Am J Surg 1969; 117: 323–9.

[7] Stroumtsos A. Perspectives on Sutures. Pearl River, NY: David and Geek, American Cyanamid Company, 1978.

[8] Hartko WJ, Ghanekar G, Kemmann E. Suture materials currently used in obstetric-gynecologic surgery in the United States. Obstet Gynecol 1982; 9: 241.

[9] Holmlund D, Tera H, Wiberg Y, et al. Sutures and Techniques for Wound Closure. Medical and Surgical Publications. New York, NY: Naimark and Barba, 1978.

[10] Gallitano AL, Kondi ES. The superiority of polyglycolic acid sutures for closure of abdominal incision. Surg Gynecol Obstet 1973; 37: 794–6.

[11] Kronborg O. Polyglycolic acid (Dexon) versus silk for fascial closure of abdominal incision. Acta Chir Scand 1976; 142: 9–12.

[12] Bishop E, Nelms WF. A simple method of tubal sterilization. N Y State J Med 1930; 30: 214.

[13] Kettle C, Johanson RB. Absorbable synthetic versus catgut suture material for perineal repair. Cochrane Database Syst Rev 2000; (2): CD000006.

[14] Parell GJ, Becker GD. Comparison of absorbable with nonabsorbable sutures in closure of facial skin wounds. Arch Facial Plast Surg 2003; 5: 488–90.

[15] Edgerton MT. The Art of Surgical Technique. Baltimore, MD: Williams & Wilkins, 1988.

[16] Eldrup J, Wied U, Andersen B. Randomised trial comparing Proximate stapler with conventional skin closure. Acta Chir Scand 1981; 147: 501–2.

[17] Ranaboldo CJ, Rowe-Jones DC. Closure of laparotomy wounds: Skin staples versus sutures. Br J Surg 1992; 79: 1172–3.

[18] Frishman GN, Schwartz T, Hogan JW. Closure of Pfannenstiel skin incisions. Staples vs. subcuticular suture. J Reprod Med 1997; 42: 627–30.

[19] Seid MH, McDaniel-Owens LM, Poole GV Jr, Meeks GR. A randomized trial of abdominal incision suture technique and wound strength in rats. Arch Surg 1995; 130: 394–7.

[20] Bashir Z. Ethicon Knot Tying Manual. Someville, NJ: Ethicon, 1996.

[21] Trimbos JB. Security of various knots commonly used in

surgical practice. Obstet Gynecol 1984; 64: 274–80.
[22] Ivy JJ, Unger JB, Mukherjee D. Knot integrity with nonidentical and parallel sliding knots. Am J Obstet Gynecol 2004; 190: 83–6.
[23] Brouwers JE, Oosting H, Haas D, Kloppers PJ. Dynamic loading of surgical knots. Surg Gynecol Obstet 1991; 173: 443–8.
[24] Brown RP. Knotting technique and suture materials. Br J Surg 1992; 79: 399–400.
[25] Annunziata CC, Drake DB, Woods JA, et al. Technical considerations in knot construction. I. Continuous percutaneous and dermal suture closure. J Emerg Med 1997; 15: 351–6.
[26] Stylianos S, Martin, EC, Starker PM, et al. Percutaneous drainage of intra-abdominal abcesses following abdominal trauma. J Trauma 1989; 29: 584–8.
[27] Berlin RB, Javna SL. Closed suction wide area drainage. Surg Gynecol Obstet 1992; 174: 421.
[28] Allaire AD, Fisch J, McMahon MJ. Subcutaneous drain vs. suture in obese women undergoing cesarean delivery. A prospective, randomized trial. J Reprod Med 2000; 45: 327–31.
[29] Chelmow D, Rodriguez EJ, Sabatini MM. Suture closure of subcutaneous fat and wound disruption after cesarean delivery: A meta-analysis. Obstet Gynecol 2004; 103: 974–80.

第 30 章　剖宫产

Cesarean delivery

George F. Guirguis　Joseph J. Apuzzio

本章概要

剖宫产有着混乱而充满争议的历史。19 世纪末期之前，因为剖宫产过高的孕妇死亡率，很少有人采用剖宫产分娩。但在这过去的 50 年间，经腹分娩戏剧性地增加。美国的剖宫产率 1970 年是 5.5%，而到了 2013 年是 32.7% [1-3]。这是本书撰写的时候可引用到的最新统计数据，2013 年这个比率导致了 1 284 339 例剖宫产。剖宫产率增加的主要原因如下 [4-6]。

1. 女性生育时间推迟，导致高龄孕妇比例相对增加。而这一人群有较高的剖宫产率和医疗并发症。

2. 初产妇的比例更高，这些女性的剖宫产率也相对更高。

3. 分娩过程中的持续胎儿监护增加了由于Ⅱ类（变异减速）和Ⅲ类（晚期减速）胎心监护所致的剖宫产。

4. 如果未进行剖宫产而出现胎儿不良结局，可能会招致医疗法律诉讼。

5. 难产的诊断更为频繁，处理方式就是剖宫产。

6. 在医学文献中也不再鼓励足月臀位阴道分娩。

7. 常规择期再次剖宫产更加司空见惯。

8. 仍有基于“孕妇要求”而做的剖宫产。

9. 无论如何，任何手术的最终目标是，实施手术的必要性在回顾过程中跟前瞻时一样站得住脚。虽然这一目标可能无法在所有病例中做到，但我们应该追求。

一、剖宫产适应证

剖宫产可能有孕妇、胎儿或联合的适应证。孕妇的指征是指那些当阴道分娩存在危险或不可能时，以母亲的利益为主的情况。当胎儿经腹分娩较经阴道分娩风险小时，可出于胎儿指征考虑剖宫产。为孕妇和胎儿双方的利益而进行剖宫产，这就是联合指征。

以下四项最常见的剖宫产指征涵盖了大约 70% 的分娩。

1. 产程无进展。

2. 有关胎儿状态（产前胎儿 NST 检测、生物物理评分、超声多普勒评估、CST、胎心监测等）。

3. 前次剖宫产史或子宫手术史如肌瘤剔除。

4. 胎儿先露异常如臀位、横位等。

有时候，孕妇和胎儿的最佳利益并不总是一致。做出手术的决策需要工作经验、临床判断、逻辑思考，并考虑到患者的意愿。正确的决策源于对所有因素的理解，而不仅仅依靠适应证的列表罗列。决策应该考虑到孕妇和胎儿利益的任何冲突。

（一）孕妇适应证

从孕妇的角度，要问以下几个重要的问题。

- 从孕妇健康的角度考虑必须多快终止妊娠，例如严重子痫前期？
- 阴道分娩能多快完成？
- 如果分娩有任何延迟可能导致的风险升高的严重并发症有哪些？
- 对孕妇来说，剖宫产手术有多大危险？

（二）适应证

1. 完全性前置胎盘，即使胎死宫内，也都应该行剖宫产终止妊娠。很多人认为低置胎盘也是剖宫产的适应证，但是，作为孕妇的适应证，该适应证的强制性在一定程度上随着前置胎盘程度而变化。

2. 胎盘早剥，如果有严重的出血且胎儿不能立即娩出，就是剖宫产的指征。在这种情况下，即使出现胎儿死亡，剖宫产也可能有指征做。但是，如果胎儿能很快娩出，出于孕妇的利益考虑可能更倾向于阴道分娩。

3. 另一方面，边缘性早剥（“边缘窦破裂”）并不是剖宫产的孕妇适应证，因为严重出血、凝血异常和肾衰等有时与胎盘早剥相关的并发症在这种情况小常常并不增加。

4. 如果患者有颅内出血或者有未经治疗的动脉瘤，大部分神经科医生认为必须剖宫产终止妊娠，因为第二产程任何形式的往下用力对患者来说都属于禁忌。

5. 阴道分娩的机械性梗阻（如巨大横纹肌瘤或巨大尖锐湿疣，严重的骨盆骨折移位，巨大宫颈肌瘤或者带蒂的卵巢肿瘤）。并非所有的肌瘤都需要剖宫产，一些肌瘤随着子宫下段的形成会往上长。临床决策需要基于具体病例。

6. 事实上，所有人都同意存在浸润性宫颈癌的时候宫颈不宜扩张。宫颈原位癌或者微浸润性癌（浸润深度达 3mm，在妊娠期间经锥切全面评估切缘阴性）孕妇可以随诊到足月，经阴道分娩，产后 6 周重新评估和治疗[7]。已有报道经阴道分娩女性在治疗后监测过程中发现侧切部位复发[8, 9]。较大体积的浸润性宫颈癌女性应该进行古典式剖宫产来避免可能的宫颈出血和在临产阴道分娩过程中的肿瘤细胞播散，尽管有关后者的风险尚有争议[8, 9]。在胎肺成熟之后，早期病变治疗的选择是古典式剖宫产和根治性子宫切除加治疗性淋巴结切除。

7. 已修复和治愈的膀胱阴道瘘可能是潜在的适应证，因为分娩过程中阴道黏膜的扩张可能再次打开瘘口。如果修复部位紧邻阴道口，可能可以经侧切保护。

8. 一些异常的胎先露和胎位是很强的剖宫产适应证。横位就是一个例子，因为存在子宫破裂的风险。面先露伴随持续性颏后位也是一个适应证，因为胎儿处于这个位置不可能经阴道分娩。其他的面先露例如颏前位则并不提示应该行剖宫产。在产程早期，额先露也不是立即剖宫产的指征，因为常会自发转至枕先露或面先露，但如果是持续性额先露就是剖宫产的适应证。

9. 头盆不称被断言阴道分娩几乎不可能。剖宫产的适应证更出于胎儿方面而不是孕妇。关键问题是等待更长时间、临产使用缩宫素点滴加强或者阴道试产，是否会对孕妇造成伤害。

（三）相对适应证

1. 妊娠高血压疾病如子痫前期、子痫和 HELLP 综合征（溶血、肝酶升高和血小板降低）是孕妇终止妊娠和可能剖宫产的相对适应证，具体取决于疾病的严重程度和必须多快终止妊娠。如果时间允许绝大部分临床医生会选择引产，但是如果疾病进展快速，剖宫产是立即终止妊娠的方法。

2. 孕妇心脏疾病不是剖宫产的绝对适应证。大手术的压力不应加在一个衰竭或可能衰竭的心脏上。这些患者处理的目标是缩短第二产程，尽可能使心脏负荷降到最小。孕妇应该尽可能少的用力。显然，如果有剖宫产的指征，如头盆不称，不必回避手术。

3. 据估计在美国有 2.5% 的新生儿是应母亲要求经剖宫产分娩。但是，此原因剖宫产要等到 39 周以后。考虑剖宫产后胎盘异常的风险，对于希望生育多个子女的患者不推荐[10, 11]。

（四）胎儿适应证

当胎儿因阴道分娩而处于危险时，就有了剖宫产的胎儿适应证。没有孕妇因素的胎儿适应证的一个例子就是脐带脱垂。此时胎儿受到了严重的威胁，而孕妇的生命或健康不受影响。这时候除非胎儿能立即娩出或胎儿已无活力，否则就有剖宫产的指征。

胎儿的指征可以被分为几类。一类适应证是强制性的，如Ⅱ型（变异减速）或Ⅲ型（晚期减速）胎心监护在产程中对胎儿复苏干预没有反应。有时当妊娠合并糖尿病、子痫前期或肾脏疾病且胎儿检测结果不佳时就有了胎儿适应证。这种情况下，宫内环境对胎儿不利亟须终止妊娠不能拖延。

其他宫内环境对胎儿不利的征象包括羊水过少、浓稠、羊水呈豌豆汤样（不单是液体着色）；还有分娩过程中胎儿出血的证据。与羊水指数（AFI）相比，使用垂直测量最深部位的羊水深度来诊断羊水过少能降低不必要的干预，且不增加不良的围生期结果[12]。大部分临床医生将这些情况视为剖宫产的胎儿适应证。

其他适应证包括可能发生产伤。头盆不称和产程停滞常被作为适应证，但有盲目诊断之嫌（wastebasket diagnosis），可能包括了那些已经进入第二产程、胎膜破裂达数小时、但胎头没有下降的患者。另一极端是那些潜伏期无有效宫缩，回顾分析时发现并未临产的患者。

大部分臀先露胎儿经剖宫产分娩。医务人员应该在患者满 37 周时提供专业咨询并建议外倒转[13]。ACOG 产科委员会的建议是足月臀位单胎已经不适合有计划的阴道分娩。近来，建议足月臀位单胎妊娠患者在有经验的医务人员管理下考虑有计划的阴道分娩，可能是合理的选择。应该签署知情同意书，包括讨论臀位阴道分娩增加围生期死亡率和新生儿死亡率的情况[14]。

目前，剖宫产常用于双胎妊娠，主要是给予双胎的第二个出生的胎儿在出生时最大的安全。双胎中第二个出生的胎儿在死亡率和致病率上常较第一个风险要高。这不是因为所有的双胎第二个胎儿阴道分娩时有创伤，而是因为当有麻烦出现的时候没有很好的解决方案。双胎妊娠的女性在分娩时的最佳方案取决于双胎的类型、胎儿的先露部位、妊娠的孕周，以及临床医生的经验[15-17]。当考虑出现Ⅱ类（变异减速）或Ⅲ类（晚期减速）监护时，对于第二个胎儿，临床医生必须在阴道分娩和紧急剖宫产之间作选择。只有当没有创伤的成功机会很大时，以及紧急剖宫产不可能时，阴道分娩才是理想的选择。在这种情况下，选择非常困难，取决于当时特定的情形。当双胎中第一个胎儿阴道分娩后第二个胎儿有剖宫产的需要，如果有侧切别忘了缝合侧切口。

如果妊娠已经进展到胎儿可活的时点，出于胎儿存活的利益考虑，三胎和四胎的分娩几乎都是采用剖宫产。

在特定的临床情况下，胎盘早剥是胎儿适应证。当胎盘部分剥离，如果剩下有功能的胎盘不能支持生命，会立刻导致胎儿死亡。在有些病例中，胎盘部分有功能，只能维持胎儿很短一段时间的生命。这些病例，剖宫产对胎儿来说是救命的。其他的病例，早剥的面积很小，并没有真正危及胎儿母体的交换。由于没有准确的办法确认胎盘功能保留的情况，终止妊娠常常是保证胎儿存活的最佳方案。

前置胎盘的病例，胎儿不大可能经过阴道分娩存活。此外，前置胎盘阴道分娩的方法常常会对胎儿造成直接伤害。

特定的胎儿先露可能让胎儿面临分娩创伤。即使是在产程早期，横位对胎儿来说也是极端危险的情况，因为存在脐带脱垂的风险。倒转和牵引存在潜在创伤，这样横位就是绝对的胎儿适应证。

（五）孕妇感染

孕妇感染，如活动性生殖器疱疹性外阴阴道炎，是剖宫产分娩的胎儿指征。对于病毒载量超过 1000 拷贝 /ml 的所有感染人类免疫缺陷病毒（HIV）的孕妇，也应当讨论和推荐择期剖宫产[18]。如果做了择期剖宫产的决定，建议在妊娠 38 周终止，因为在妊娠 39 周之前可能存在临产和胎膜破裂的风险，而妊娠 39 周是没有感染 HIV 女性手术终止妊娠的标准建议。无论采用何种分娩方式，都应该预防性使用齐多夫定（Zidovidine，ZDV），因为现有的数据表明齐多夫定给接受择期手术终止妊娠的女性提供了额外的保护作用。静脉注射齐多夫定应在手术前 3h 开始。由于接受手术分娩的艾滋病病毒感染的产妇术后病率可能会增加，临床医生可以选择围术期预防性应用抗生素。

在传染风险极低的女性中，例如那些病毒载量较低或检测不到的女性，择期剖宫产所带来的额外益处可能很小。择期剖宫产分娩的潜在益处应该和所有感染艾滋病病毒的孕妇进行讨论，需要根据她们的临床、免疫和病毒学状况做个性化的手术分娩的决策。

分娩方式对丙型肝炎病毒（HCV）围生期传播的影响尚不完全清楚。然而，对于 HCV/

HIV 同时感染妇女来说，剖宫产分娩与减少 HCV 传播风险有关[19，20]。

当有指征终止妊娠，但引产了数天仍没有成功时，就会出现棘手的临床情况。是否进行剖宫产终止妊娠取决于终止妊娠指征的强烈程度，而不是取决于引产失败这个事实。不管怎样，如果没有适当的分娩指征，就不应该诱导患者认为随之而来的是一个简单的引产。

一些数据表明，非常不成熟的胎儿不能很好地承受临产的压力。因此，当妊娠为极早产而胎儿又可活时，产科医生倾向于使用相对宽松的标准来进行剖宫产，特别是胎儿心率监测提示出现了反复的脐带压迫，这是一种易于发生脑内出血的情况。

如果胎儿不可活，母亲应该经阴道分娩，除非存在剖宫产指征。同样，如果胎儿的估重低于 23 周孕期体重，就不应该进行剖宫产分娩。如果胎儿没有存活的机会，母亲就不应该面对手术的风险。

（六）剖宫产的联合适应证

存在可能叠加的来自孕妇和胎儿两方面因素的剖宫产联合适应证。胎盘早剥和前置胎盘就是这样的例子。

很多年前，手术对孕妇来说是危险的，因此由于胎儿指征做剖宫产的很少。母亲的利益一直超越了胎儿的利益。现在，手术已经足够安全了。然而，站在胎儿利益的角度确实危及到了母亲。既然如此，当胎儿无论何种方式分娩，生存机会都不大时，应该怎么办呢？在极早产的情况下，某些病例可能胎儿存活的概率相对较小却可能有较强的胎儿指征，甚至会增加产妇的危险性。没有简单的答案，但临床医生的困境带来了第三个须考虑的因素：对结果的法律责任。所有医学领域法律责任都在增加，由于多种原因产科被认为是最严重的领域之一。胎儿发病率有一些是无法降低的，但社会期待完美的结果。从法律的角度来看，进行剖宫产比坚持阴道分娩更安全。如果进行了剖宫产，一切能做的都做了，这种印象已经形成，且任何阴道分娩的意外结果都无法得到辩护。无论从法律的角度来看是否正确，这种印象在临床上已经产生了很大的影响。

难产、胎儿窘迫和臀位剖宫产数量的增加，可能反映了对胎儿的关注在增加和降低围生期死亡率和发病率的努力。由于剖宫产增加了母亲的危险，所以重要的是确保每一个实施的手术都是患者或孕妇和胎儿所必需的。对适应证的批判性理解和合理的决策过程应该有助于临床医生实现这一目标。

（七）再次剖宫产

由于前次剖宫产后子宫破裂的风险过高，“一旦剖宫产一直剖宫产”的说法在 1916 年被提出来[21]。经过了半个多世纪，这个概念几乎被完全接受了[19]。在随后的 10 年里，临床医生已经意识到这个说法是不正确的，大部分有前次剖宫产史的患者可以安全地阴道分娩。

美国国内对剖宫产术后阴道分娩（vaginal birth after cesarean delivery，VBAC）的热情导致剖宫产率下降，到 1996 年是 20.7%。同期（1989—1996 年），VBAC 率从 18.9% ～ 28.3% 开始增加。一些第三方付款人和托管机构甚至要求所有曾经接受过剖宫产的女性接受阴道试产。许多医生被迫向不合适的患者或希望再次剖宫产的女性提供 VBAC。随着 VBAC 率的增加，前次剖宫产分娩患者阴道试产期间子宫破裂和其他并发症报道的数量也增加了。结果，许多医生和医院又完全停止了这种做法。美国剖宫产率再次上升，2013 年达到 32.7%，而大部分已发表的在前次剖宫产后尝试阴道分娩的女性系列数据显示成功率为 60% ～ 80%[22-24]。

二、剖宫产后阴道试产的人选

ACOG 关于确认剖宫产后可以阴道试产（trial of labor after a cesarean delivery，TOLAC）

潜在人选的指南包括以下标准[24]。

- 没有生产或阴道分娩的经典禁忌证。
- 之前有 1 或 2 次子宫下段横切口。尽管如此，ACOG 评估剖宫产的工作组建议将 VBAC 尝试限制在以前只有一次下段横切口的女性[22]。
- 没有其他子宫手术瘢痕。
- 没有前次子宫破裂史。
- 临床上骨盆足够大。
- 前次剖宫产瘢痕情况不明的女性并不是 TOLAC 的禁忌，除非临床怀疑前次为古典式剖宫产切口。
- 出于孕妇或胎儿指征的引产仍然是 TOLAC 的一个选择[25]。
- 在产程进入活跃期有能够立即出现且有能力做出决定并实施紧急剖宫产的医生。
- 从做出决定到实施剖宫产分娩的 30min 内麻醉和护理人员能到位。
- 妊娠 37 ～ 40 周。

对两次或两次以上剖宫产、子宫瘢痕情况不明、多胎妊娠、早产或过期产、下段纵切口、引产或可疑巨大儿的女性给出建议前需要更多的数据支持[21-24]。

阴道试产的禁忌证

子宫破裂高危人群或者有生产或阴道分娩禁忌证的女性不应该尝试 TOLAC。TOLAC 的禁忌证包括以下内容。

- 前次为古典式或倒置的 T 形子宫切口或其他经宫底的子宫手术（如肌瘤切除术）。
- 前次子宫破裂史。
- 排除了阴道分娩可能的医疗或产科并发症（如前置胎盘）。
- 由于与设施、外科医生、麻醉或护理人员有关的因素，无法进行紧急剖宫产。

大多数足月子宫切口情况不明的最终结果是下段横切口。对于未知切口类型的女性有以前为古典式或 T 形切口（妊娠 28 周之前的早产和横位）的危险因素情况，应该考虑在分娩时阴道试产有较高子宫破裂的风险。

如果 TOLAC 提供得适当，经验显示有 50% ～ 70% 的试产会成功[22]。

三、剖宫产切口的类型

每种类型的剖宫产都有其优点和缺点。产科医生应该熟悉不同类型的手术，以及剖宫产子宫切除术。将要讨论的两种下段剖宫产手术技巧都有用，具体取决于孕周和临床情况。

（一）腹部皮肤切口

剖宫产的皮肤切口，横口和纵口都有采用。纵口的优点是能快速进入腹腔且暴露充分。常用正中切口，因为很容易切开和关闭。这使得肌肉和筋膜之间打开的平面是最小的解剖平面，有助于预防伤口感染。

所有皮肤纵切口都对缝线产生张力，使得术后疝的形成比横切口更常见。尽管如此，这似乎并不是一个重要的实践考虑因素，因为剖宫产的患者通常年轻且有良好的肌肉组织。

皮肤横切口是很受欢迎的进入腹腔的方式。出于美容的目的，经常使用 Pfannenstiel 切口。这个切口通常可位于阴毛区域内，在术后几乎不可见。这个切口的问题之一可能是暴露。因为必须从肌肉上方解剖打开腹直肌前鞘，所以有伤口感染的机会。如果经典的 Pfannenstiel 切口暴露不足，Cherney 改良切口（在耻骨部位分开腹直肌肌腱）将提供更好的暴露。使用 Maylard 切口，所有层均行横切口，也可获得出色的暴露，但这需要切断腹直肌并结扎腹壁下血管。有时，采用 Pfannenstiel 切口，完整的腹直肌会阻碍胎头的娩出。在这种情况下，每侧腹直肠的内侧 2/3 可以被切开而不用担心腹壁下血管。如果这样做了，应该重新缝合腹直肌，使它们愈合完整。

腹部切口的选择似乎主要取决于临床医生的训练方式以及执业地点的习惯。训练使用 Pfannenstiel 切口的个体通常几乎全部使用这种切口。无论原来的切口如何，腹膜通常纵行打开。

（二）下段横切口剖宫产

子宫下段横切口是标准的常规操作，易于执行，因为切开的区域血管较少，并且该区域的子宫易于缝合。但是也有潜在的问题。切口的长度受圆韧带之间的子宫前壁下段宽度的限制。

切口的任何横向延伸可能导致子宫动脉和静脉的撕裂，导致出血和（或）血肿。因此在子宫下段发育不好和狭窄的情况下，该切口可能难以用于早产。在这种情况下，下段纵切口可能是更好的选择。如果在手术中没有足够的空间做横切口，可以在切口组织的中间做一个垂直切口，形成一个倒“T”。两个切口的连接处很难关闭，可能总是很薄弱，所以 T 形切口只能作为娩出胎儿的最后一招来使用。

如果切口边缘角上的一个或两个上行子宫动脉被撕裂了，很容易修复。应暂时夹住血管(动脉和静脉均可能受损）以防止出血，并用环扎褥式缝合结扎切口上下。去除止血钳后应该不会出血。然后用常规方式关闭子宫切口。这一技术对大血管的止血效果远远好于仅通过缝合关闭切口的常规止血方法。由于子宫被向上牵引，输尿管远离撕裂的血管，所以不必担心。

总之，下段横切口通常对大多数患者来说是理想的（表 30-1）。

表 30-1　下段横切口的优点，问题和危险

优点
切口完全位于下段
切口区域血管少于上段
下段比上段易于缝合
易于用膀胱腹膜覆盖切口
技术问题
切口长度受到子宫边缘的限制
早产问题
异常先露的问题
切口的边角可能难以缝合
特殊的危险
对子宫边缘血管的损伤
切口边角部位的出血和血肿

手术技巧

腹腔打开以后，确认膀胱和子宫之间的腹膜反折。游离膀胱和子宫之间的疏松脏腹膜；在与子宫紧密连接处下方约 1cm 处提起腹膜打开，并向两侧圆韧带方向延伸切口（图 30-1）。

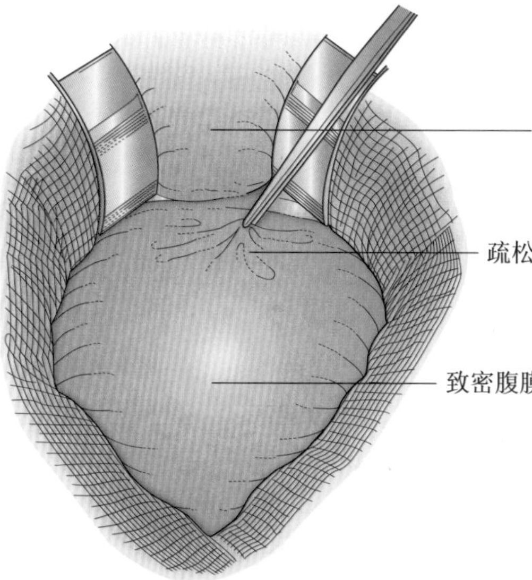

这个步骤应该在下方使用膀胱拉钩和侧方使用 Richardson 拉钩的直视情况下进行，这样可以看到圆韧带。应该注意子宫任何的旋转以协助稍后进行的子宫切口延长。

用大镊子抓着膀胱腹膜从子宫上提起，用指尖自子宫表面进行钝性分离，将膀胱后表面与子宫下段的前表面分开（图 30-2）。如果患者有前次剖宫产史，可能需要进行锐性分离；另外，钝性分离通常出血较少。

▲ 图 30-1　**膀胱的游离**

在与子宫紧密连接处下方正中位置处提起腹膜（脚侧）打开并向两侧圆韧带方向延伸切口

这时候，要注意子宫的任何程度的旋转，并在子宫的正中做横切口。可以用绷带剪刀延长切口，或者将一根继而两根手指放在切口内，并通过“撕开”肌肉的方式来横向延伸切口，因为肌束容易分开（图 30-3）。

子宫切口的每种方法都有利有弊。用绷带剪剪开子宫下段，可以精确地终止切口的侧缘，使主要血管无损伤。一个问题是一些弓形动脉可能横贯子宫，导致失血增加。通过撕裂扩大

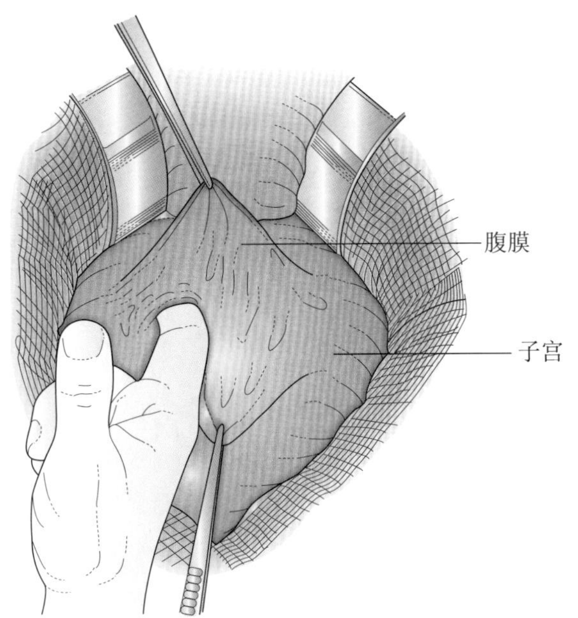

▲ 图 30-2　膀胱的游离
镊子提起腹膜的边缘给予张力，从子宫下段用手指钝性分离膀胱和腹膜

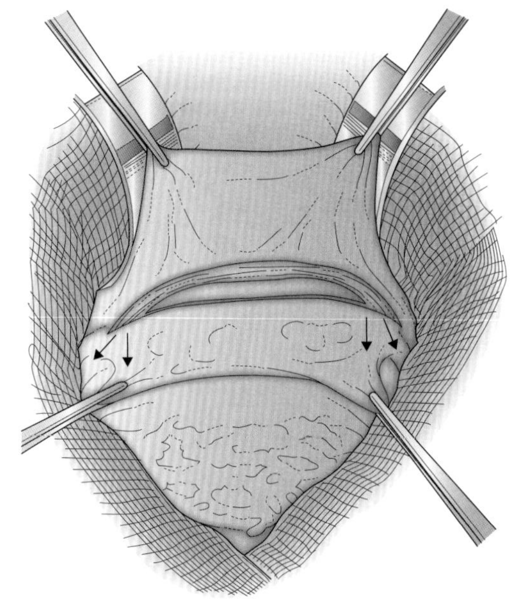

▲ 图 30-3　做子宫横切口
在中线位置做一小切口打开子宫，用手指向侧方和头侧以“撕”的形式扩大切口（箭）

初始切口通常可以避免损伤弓形动脉。经验是需要对称地扩大初始切口，而不是撕到上行的子宫动脉和静脉。撕开时，重要的是拉向宫底（头侧），以及侧方。这将确保所形成的切口的侧方末端向上弯曲，而圆韧带之间的子宫下段更宽。产后回顾性观察确认切口情况。

无论采用哪种方法，重要的是要穿透整个子宫壁做初始切口。在子宫壁的 1/3 处有动脉和静脉丛。如果在这个平面无意中通过钝器或锐器进行切口扩大，可能会导致严重的出血。有时候，人们担心切太深会伤到胎儿。在这种情况下，在开始行切开后可以用 Allis 钳提起横切口的边缘使子宫组织远离胎头。

一些产科医生经常使用另一种方法来避免胎儿损伤。先做一个中央的小的子宫横切口，几乎穿透整个子宫壁的厚度。然后用一个止血钳来分离余下的几毫米的子宫壁。当出现羊水时，切口可以通过前述技术中的任一种来扩大。

为了分娩时不造成伤害，子宫切口足够大对任何剖宫产都至关重要。当我们为了避免生产过程中的压力而选择剖宫产终止妊娠时，如果再因为切口太小而导致分娩创伤就有点荒谬了。切口不能向侧方延伸以致损伤动脉和静脉，但是如果对于无创性分娩来说切口看上去太小，可以通过在切口上方组织的中心做纵切开扩大切口，形成倒置 T 形。

胎儿娩出后胎盘剥离前，手术区域通常有几分钟是无血的。在这段时间里，通过用 T 形钳和 Allis 钳钳夹子宫并开始缝合，可以减少切口边缘的术中出血。T 形钳可以放置在切口的尖端和其他出血活跃的区域。传统上，首先娩出胎盘，然后开始缝合。或者可以在胎盘开始剥离前手术区域满是血之前，在子宫切口的两侧角立即先缝几针（图 30-4）。切除胎盘后，切口的缝合可以继续快速进行。

一些外科医生把子宫从腹腔内取出到切口外，这可能有助于暴露并可能使得修复更快。然而，有证据表明，这样会增加孕妇的不适和恶心，但不会增加感染的风险[26]。这一点还有争议。

子宫可以单层缝合，这是一种缩短手术时间的方法[27]。尽管如此，目前尚不清楚单层缝合与双层缝合相比患者在下一次妊娠中并发症的风险是否增加。

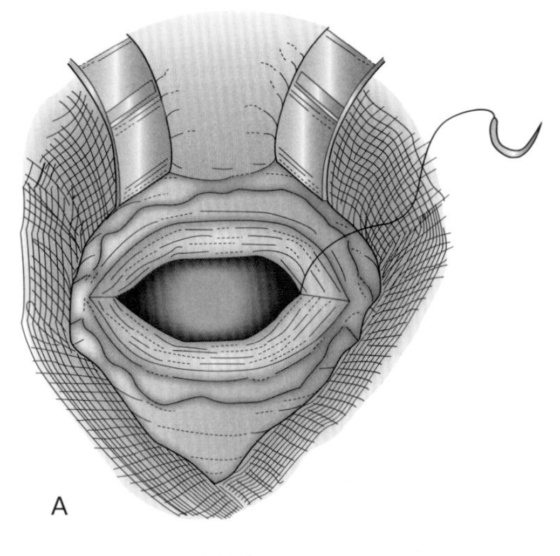

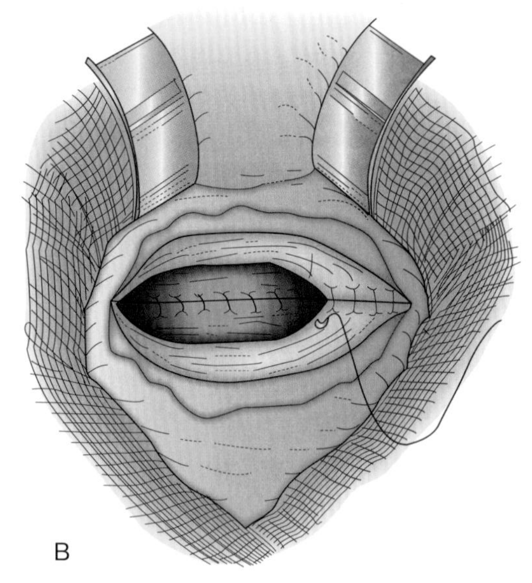

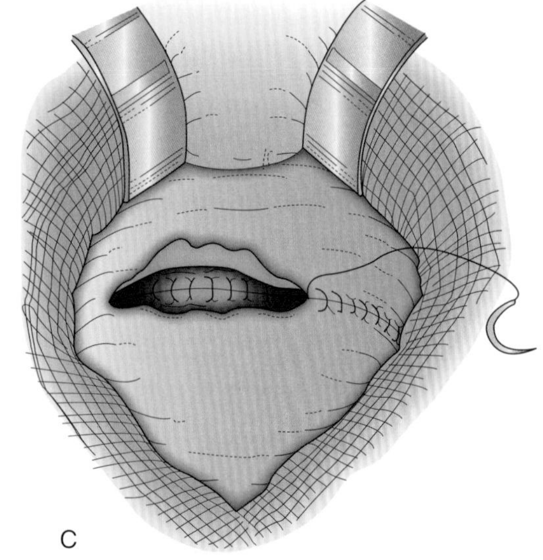

▲ 图 30-4　子宫的缝合

下段横切口常常行双层缝合；A. 切口边角部位的缝线要小心缝到切口尖的外侧和旁边的子宫肌层；B. 第二层应该覆盖第一层的缝合线；C. 腹膜的可以缝合盖住切口

双层缝合子宫切口，可以用连续缝合。必须小心操作避开内膜并内翻两侧组织，使肌层的两边并排（图 30-5）。再次内翻缝合组织后，连续缝合的第二行线将覆盖第一行。当缝合线位置合适时，第一层被第二层覆盖，唯一可见的缝合线是第二层的两个边角处的线结。一些术者在第二层缝合时使用间断浆肌层缝合而不是连续缝合。

子宫切口边角部的缝合必须小心谨慎。最常见的错误是没注意子宫的屈度，因此缝合没有垂直子宫肌壁（图 30-6）。这可能导致血管损伤和缝合的子宫肌层组织非常少。如果每个切口边角位置的缝合由手术台对侧的术者进行，并且缝合到相应切口的中线，这种错误就很容易避免。

由于子宫复旧，缝合线会在几天内变松。剖宫产的子宫切口是整个外科领域唯一一种伤口愈合的时候出现组织分解崩解和退化属于正常现象的情况！这引出了子宫伤口缝合中连续缝合与间断缝合的比较。Poidevin 在 20 世纪 60 年代的工作似乎表明，如果使用间断缝合，子宫瘢痕缺损的可能性较小。这结论看上去也合乎逻辑，尽管如此，仍然很少有术者使用间断缝合。随着对前次剖宫产后的阴道分娩的强调，

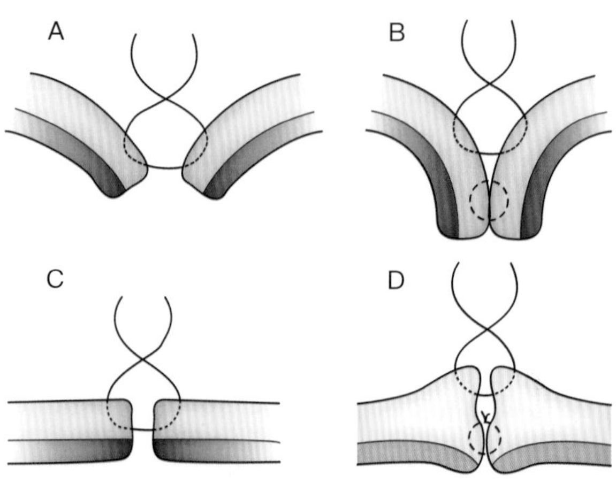

▲ 图 30-5　子宫缝合

子宫应该缝合肌层而不是内膜，对合后第二层缝合线覆盖第一层；因此，子宫组织会内翻；A 和 B 显示当子宫壁薄的时候如何缝合；C 和 D 显示当两侧边缘厚的时候的缝合技巧

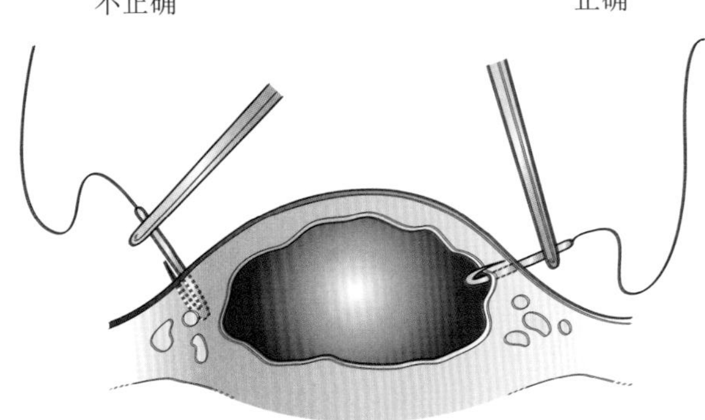

▲ 图 30-6 切口边角部位的缝合

子宫下段在胎儿娩出后会外凸，而阔韧带前方的腹膜使得它看上去还是平的；因此，必须十分小心，缝线要缝到子宫肌层而不是腹膜和边缘的血管

相关领域的研究可能的话也应该更新。

需要研究那些可能影响缝合强度的因素。包括缝合材料的选择、缝合技术，以及术后感染存在情况等。对于考虑接下去还要妊娠的女性，外科医生应该考虑使用 Polyglactin 可吸收缝线和（或）进行双层缝合。

由于血管肌肉组织容易撕裂，因此子宫的缝合可能很困难。直径较大且重的缝合线最好（1-0 或 0 号），因为即使结打得很紧也不会切割肌肉。关键因素是要注意缝线的直径，而不是强度。为了避免撕裂或切割子宫肌纤维，每一针的针距都应该足够大，使得缝线在组织上有很好的抓持力。当第二层缝合之后还有出血点时，最好通过压迫该出血位置的 8 字缝合来控制，结要紧贴而不是勒死。缝扎线位置应远离但仍然围绕在出血部位周围，结扎压迫组织。

通常不缝合关闭膀胱腹膜或壁腹膜，因为没有确切的证据表明这种缝合具有诸如降低感染发病率、减少镇痛需求或有助肠道功能恢复的益处。对黏附形成的影响尚不清楚。已有一些不一样的结果报道出来[28-31]；因此，如果关闭腹膜是为了防止粘连，应该用 3-0 的细线来完成。腹腔内冲洗并不能减少产妇的术后病率，超过通过术前预防性抗生素减少的术后病率水平[32]。

筋膜通常使用可延迟吸收的缝线连续缝合。主要问题通常不是止血困难；但关闭筋膜的时候要注意避免张力太大：对合但不勒死比较合适。建议有筋膜裂开高危风险的患者使用延迟吸收的单股缝线（如聚二氧杂环己酮或聚甘油酸盐）或不可吸收单股缝线（如聚丙烯或聚丁二烯），尤其是纵切口。患者的高危因素包括那些肥胖、糖尿病、免疫抑制或营养不良的患者，以及前次筋膜疝的病史。有这些情况时，可以考虑使用连续全层缝合（Smead-Jones 缝合），以增强切口的抗张强度[33]。使用合适的抗菌药物，处理组织小心仔细[34]，以及理性地使用电灼可以减少皮下积液和感染的风险。

如果皮下脂肪层很深，建议使用羊肠线缝合，这也有助于愈合。一项荟萃分析研究显示，皮下组织厚度＞ 2cm 而不是＜ 2cm 的女性，剖宫产时缝合皮下脂肪层减少 1/3 伤口裂开的风险[35, 36]。血清和血液的积聚会导致伤口皮下积液继而引起伤口裂开，封闭无效腔可以抑制局部积液。伤口异常情况的出现是术后病率的主要原因，可能会增加花费，延长患者术后恢复时间。

最后，皮肤可以用钉子或缝线进行皮肤的再次对合[44]。如果皮肤是横切口，可以在 3 ～ 5d 将皮钉拆除。如果是纵切口，皮钉至少保留 5 ～ 7d，由于纵口的皮肤边缘存在更大的张力，所以伤口并发症高危的患者皮钉保留的时间要更长。

（三）血管解剖和子宫出血的控制

控制子宫出血困难的一个主要原因是对血管解剖知识的欠缺。要牢记几个重要的点。子宫主要由 4 根动脉供血——2 根子宫动脉和 2 根卵巢动脉。要阻断所有的血流，需要结扎所有这 4 根动脉，以及 2 根阴部动脉上升的阴道支。此外，动脉存在吻合，子宫应该是一个平衡的系统。血流会从一个部位或由 1 根血管流向其他的血管。弓形动脉起自子宫侧缘的子宫动脉，绕行子宫前后壁，并在中线有多处吻合。

从手术的角度来看，这意味着出血点最好通过在出血部位周围进行足够深的褥式缝合来控制，因为特定血管的结扎往往是不可行的。

缝线应该距离出血点约 1cm。

如果沿子宫外侧缘走行的子宫动脉或静脉损伤，则该区域的所有血管都可以安全结扎。

为了控制出血，可以进行穿透子宫肌层环绕血管周围的水平褥式缝合。应该使用大号的缝合线（1-0 线），以便它可以紧贴且依然不切割肌层。缝合位置应该在损伤部位的上方和下方，这样两根针缝合应该能控制所有上升血管的出血。任何解剖血管再结扎的尝试都将会导致更多的组织损伤和出血。

广泛的子宫损伤或切口延伸到子宫血管的风险通常都较低；所有剖宫产的患者需要输血的仅 1% ～ 2%[41]。出血的原因可能是有子宫收缩乏力，胎盘植入或血管裂伤。延伸到侧方阴道和阔韧带的撕裂应小心检查评估并修补，密切注意输尿管的位置。

（四）下段纵切口剖宫产

剖宫产有时仍然采用纵切口，有时候纵切口与横切口比有明显的优势（表 30-2）。纵切口能方便地延长，因为切口长度不受子宫边缘主要血管等重要结构的限制。早产儿娩出的时候也有用，因为切口受限于子宫下段的大小。胎先露异常的时候，如臀位或横位，这些优点就更明显。

纵切口也有些缺点。除了已经临产的患者，子宫的下段较短，如果不注意，可能会在做子宫切口或娩出胎儿延切口时损伤膀胱。此外，下段短的话，可能需要将切口继续延至子宫上段。子宫上段的肌层必须切开而不是分离，因此纵切口可能比横切口碰到更多的血管，出血可能会更多。

手术技巧

手术开始的方式跟下段横切口一样。从腹膜紧贴子宫的正下方将子宫和膀胱之间的腹膜提起，并横向切开，往两侧圆韧带方向延切口。将膀胱与子宫钝性分离。注意子宫的旋转后，在正中位置经子宫肌壁做一个小切口。用大号绷带剪扩大切口。首先，将切口向下延伸至膀胱反折上方 1.5 ～ 2cm 处（图 30-7）。这个距离很关键，如果切口就在反折的地方，胎儿娩出的时候可能会损伤膀胱。然后，用绷带剪将切口向上延到足以娩出胎儿的长度。

表 30-2　子宫下段纵切口的优点、问题和危险

优点
下段切口
切口易于暴露
切口长度不受限制
技术问题
广泛的膀胱解剖
切口延至子宫上段
上段难于缝合
切口延伸引起的膀胱损伤
上段切口延伸的瘢痕问题

如果切口只位于子宫下段，则用两层连续缝合法关闭切口。

（五）古典式剖宫产

当代产科医生几乎没有遇到需要做古典式剖宫产的情况。在这个手术中，整个子宫切口位于子宫上段，所以膀胱结构应该不受影响（表 30-3）。

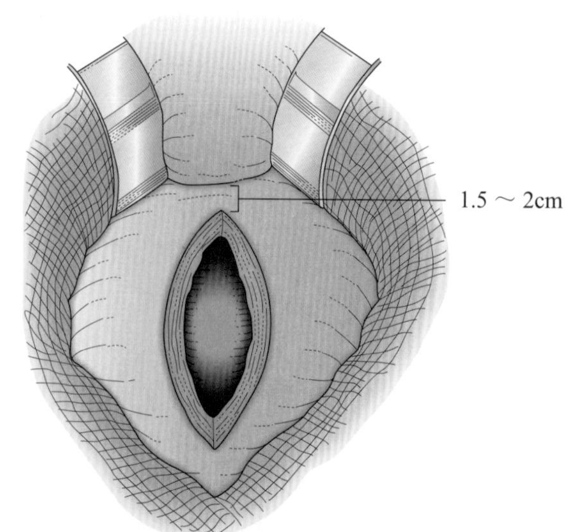

▲ 图 30-7　子宫下段纵切口

在子宫正中做小切口切开子宫，切口往下延至膀胱腹膜反折上方 1.5 ～ 2cm 的点，这样将会帮助确认胎儿娩出时膀胱不会损伤

浸润性宫颈癌的孕妇为了避开肿瘤可能受累的区域应该行古典式剖宫产。其他适应证有忽略性横位，背朝下的横位，重度前置胎盘（III型或Ⅳ型）或胎盘植入，当术者不想对附着于子宫下段的胎盘打洞时。膀胱阴道瘘修补术史的患者当膀胱与子宫广泛粘连时，以及一些子宫嵌顿的病例，可能需要行古典式剖宫产。该手术操作的优点是手术区域可以避开膀胱和下段。由于下段纵切口总是可以延长至足够暴露的大小，所以目前几乎没有指征进行古典式剖宫产，除非确实需要手术切口不能位于整个子宫下段。古典式剖宫产有一些缺点。切口位于子宫的上段，在下一次妊娠中与下段切口相比更容易破裂，且这种破裂倾向于在临产前发生。

表 30-3 古典式剖宫产切口的优点、问题和危险

优点
宫颈和膀胱不用解剖（宫颈癌，瘘）
子宫切口的长度不受限制
技术问题
切口缝合困难
血管切开出血
特定危险
子宫缝合不佳
将来子宫破裂
肠粘到切口上，术后肠麻痹

手术技巧

从技术上讲，打开子宫比下段纵切口容易些。用刀在子宫正中切开，切透整个肌层厚度。绷带剪可用于延长纵切口，下面从膀胱腹膜反折上方开始，并尽可能延至足以娩出胎儿的切口大小。胎儿娩出后，子宫切口必须小心分层间断或连续缝合关闭。

（六）腹膜外入路到达子宫

150 多年前，Physick 首次描述了在为了降低死亡率而进行的腹膜外剖宫产[37]。主要用于降低当时的传染病发病率。这种方法由于技术难度大，操作时间长，在抗生素时代缺乏优势而变得不受欢迎，因此本章不予讨论。对这个主题感兴趣的读者可以看本书的第 2 版。

四、与剖宫产技术相关的并发症

（一）膀胱粘连

子宫和膀胱之间通常会有一个很好的解剖平面，膀胱很容易游离，除非患者曾经做过剖宫产。但是，如果有前次剖宫产瘢痕，或子宫及膀胱表面存在静脉曲张，膀胱解剖就可能是个问题。如果钝性分离来游离膀胱，这些易碎的静脉往往会破裂。在膀胱和子宫之间通常有无血管平面，但是游离必须使用锐性分离（图 30-8）。这在技术上并不困难，如果用组织镊提起膀胱并将其往远离子宫的一侧拉以暴露膀胱子宫平面。锐性分离对有经验的人来说并不困难，因此外科医生应该能够掌握这项技术，以便在钝性分离不可行时使用。

最后一招是有意地打开膀胱顶来辨识膀胱与子宫的界限，从而进行干净、锐性的分离。这种方法可以预防分离困难时膀胱多处小的浆膜或肌层损伤，或全层损伤，进而降低发生膀胱瘘的风险。

（二）剖宫产时的胎盘阻挡

有时剖宫产手术切开子宫时会遇到胎盘。在以下两种情况下会出现：①古典式切口，遇到胎盘位于子宫前壁；②前置胎盘时行位置低的子宫颈部位的切口分娩。这个问题的处理是有争议的。许多术者切透胎盘，但这样会打开胎儿循环，即使很少量胎儿出血也很危险。如果切透胎盘，应该立即夹紧脐带。也许更安全的做法是将胎盘推到一边，或者先将其移除。这样做母亲出血会更多，但对胎儿来说出血危险相对小一些。

（三）胎儿娩出困难

如果临产很长时间，胎头已紧紧地进入骨盆中部，娩出胎头时可能会有困难。在这种情况下，台下可以戴无菌手套，自阴道伸进两根

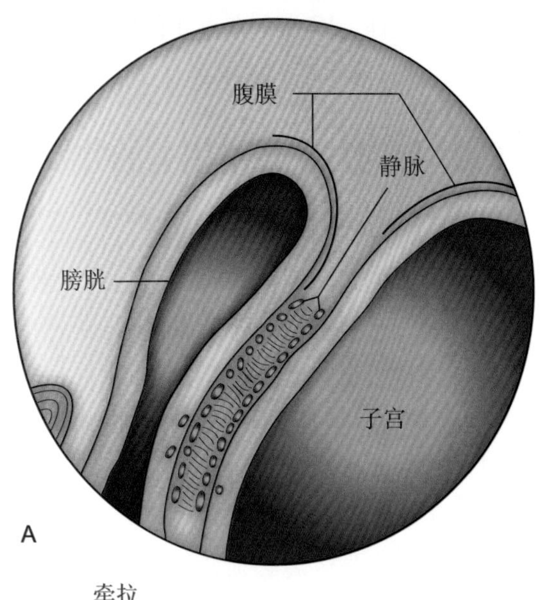

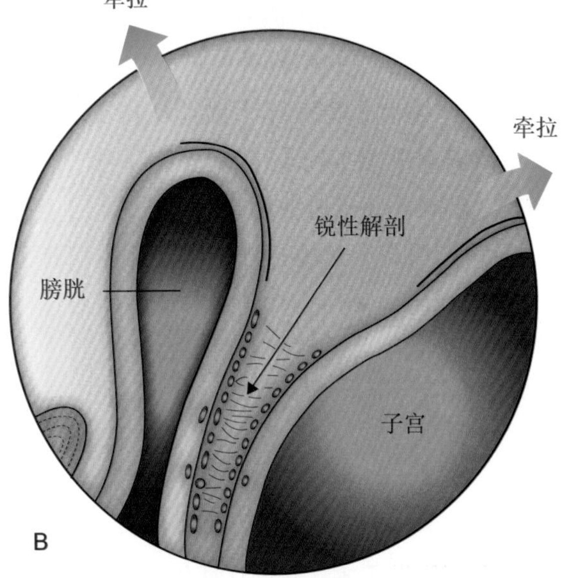

▲ 图 30–8 膀胱粘连的锐性解剖

在膀胱和子宫之间有一个无血管的筋膜间隙，如果子宫和膀胱都是以 60° 角牵拉可以分开；在两个器官的正中间有可以锐性解剖分离的平面

手指对胎头施加向上的力。如果预料到这个困难，就应该提前做好准备。另外，术者可以将手伸入胎儿头和耻骨联合处之间的骨盆，抬起头部并从子宫娩出。一些产科医生使用产钳或真空吸引器帮助娩出胎头。臀位或横位先露可能会导致胎儿娩出困难加剧。

任何下段的切口都必须先娩出胎儿的下部，记住这点很有用，但是胎儿的上部可以通过古典式切口娩出。

（四）切口延至阴道

剖宫产手术的一个重要问题是在哪里做横切口进入子宫。如果太高，可能是在较厚的子宫上段肌层附近。切口位置低通常不是问题。但实际上切口可能已经切入了阴道，而不是子宫[45]。这些病例，患者已经进入第二次产程达数小时，因为头盆不称行剖宫产。子宫下段较薄，膀胱容易游离。但是，一旦解剖结构在分娩后被确认，修复通常容易，并且患者恢复平稳。

在子宫嵌顿的情况下可能会出现类似的情况。此时，阴道和膀胱可能被拉高到脐部水平。这种情况下的子宫切口可能会切到膀胱和阴道。当宫颈在阴道位置较高，盆腔检查时指诊摸不到，要怀疑这种并发症。当事先被诊断出来时，通过采用更高的纵行皮肤切口，在脐部或更高水平做子宫切口来避免疏忽大意的切口导致的膀胱和阴道损伤。

（五）剖宫产时的胎儿监护

胎儿电子监护在产房中司空见惯，对于高危妊娠或有二型或三型监护图形时尤为必要。剖宫产前最有效的胎儿监测方法是一个值得关注和讨论的问题。从移开电极到胎儿出生这段时间，胎儿监护通常会出现中断。这个时间间隔应该尽量缩短，但是在准备和给患者铺单中，可能要花时间。有时候在铺单之后，局麻药还不能令人满意，麻醉师会建议再等几分钟。其结果是胎儿在可能至关重要的时候没有监护。

某些步骤可能会防止这一问题。

- 如果使用了头皮内电极，可以留到剖宫产娩胎头时；然后将线剪断从阴道内拔出。
- 在铺单前使用外监护，同时检查局麻效果。
- 当外部或内部电极被移除时，开始计时，并告知产科医生时间。

（六）影响剖宫产的产科情况

某些产科情况从技术角度来看会影响剖宫产；临床医生应该了解病理生理并做好准备。

前置胎盘除了是一个剖宫产的指征，它还可能会使手术过程复杂化。拉长的下段肌层较少，由于肌肉收缩是产后子宫止血的基础，前置胎盘可能出现严重失控性出血。有时候可以看到只覆盖了腹膜和子宫内膜的大血管。如果有必要的话，这些血管可以通过穿透子宫壁的缝合结扎。子宫血供这么丰富，结扎一小部分的子宫壁来控制出血不必害怕。如果胎盘附着部位侵蚀子宫肌层，褥式缝合无法止血，可能需要进行髂内动脉结扎甚至子宫切除。

关于剖宫产分娩时胎盘早剥的处理存在争议。传统认为，当出血进入子宫肌层（子宫卒中）时，子宫切除术是必要的。现在已经知道卒中子宫大部分时间收缩良好，而且很少需要去切除。这是常识，因为卒中子宫仅在剖宫产时诊断，那些胎盘早剥进行阴道分娩的患者可能会发现但没有被诊断。胎盘早剥的关键点在于胎儿娩出后子宫收缩是否足以止血。

这又提出了另一个子宫生理学的观点：子宫缝合后可能收缩良好，只要切开，子宫就会松弛。子宫收缩乏力时，只有在使用了促进宫缩的药物，子宫缝合后，再行进一步手术才有效。这一生理事实与观察结果相对应，即当子宫强直收缩行剖宫产时，一旦切口形成，子宫通常会放松。

最后，异常胎盘粘连如胎盘植入可能会使剖宫产复杂化。在这种情况下，胎盘和子宫之间没有可以分开的间隙。结果，胎盘去除的过程不可避免地损伤到子宫肌层，进而导致出血。当这种情况涉及的粘连区域很大时，就有指征做子宫切除术。建议产科医生、麻醉医生、放射科医生的多学科协作方法来处理胎盘植入。当患者有再次妊娠的愿望时，可能会考虑将胎盘留在原位，用褥式缝合法缝扎出血部位，以及使用甲氨蝶呤等药物促进胎盘死亡。但是，这种方法的风险对于大多数患者来说是相当大和无法接受的[38]。

（七）肥胖患者剖宫产

肥胖女性需要剖宫产的风险增加。这可能与需要引产和骨盆内软组织引起的难产等妊娠并发症的发生率较高有关[39, 40]。在一项大型的前瞻性研究中，初次怀孕妊娠早期孕妇体重指数＜ 30（对照），30 ～ 34.9（肥胖组）和＞ 35（病理性肥胖组）的剖宫产率分别为 21%、34% 和 47%[40]。病理性肥胖患者的最佳手术方式尚不清楚。高位（脐上）横切口是一种选择，因为这样既有横切口愈合的优势，又避免了将切口埋在大的皮褶下，并能提供良好的暴露。但是，这可能并不比低位横切口更安全[41]。脐上切口通常在解剖学上直接位于子宫下段，因为大的皮褶将脐部往脚侧牵拉。

尽管 Pfannenstiel 切口有时并不令人满意，因为即使在瘦弱的患者身上也只提供了有限的暴露，Cherney 的改良提供了极好的暴露。如果选择了任一种横切口，则可以将上方的皮瓣翻转并用皮夹悬挂，使其完全脱离手术区域。

造成肥胖患者伤口感染的另一个因素是皮下出血或浆液性渗出。已经显示用 3-0 羊肠线缝合皮下脂肪组织可以减少 1/3 的皮下积液。

为了预防肥胖患者的血栓栓塞并发症，通常围术期需要预防性使用肝素。肥胖人群可以考虑使用依诺肝素预防剖宫产术后的静脉血栓栓塞，使用的剂量根据体重计算，能达到抗Ⅹa 因子的有效浓度[42, 43]。

（八）剖宫产的远期影响

剖宫产有一些短期和长期的影响。在生命的最初几个月里，需要付出巨大的体力来照顾新生儿。当产妇又恰好从大手术中恢复，困难就更多了。可以预想恢复期会延长。剖宫产的产妇也必须照顾婴儿。当有慢性疾病的时，产妇在产后承受着巨大压力。一些慢性心脏病的患者在怀孕期间得到了保护而处于代偿状态，但是在和婴儿回家以后可能会迅速进展到循环衰竭。

剖宫产分娩时的平均失血量约为阴道分娩的两倍，且输血发生率较高，因此与输血相关的并发症发生率也较高。

剖宫产的一个长期影响是未来再次手术的可能性很高，而且手术难度可能会增加。一旦剖宫产分娩，许多女性在以后怀孕时将再次手术。剖宫产术后，子宫破裂的机会增加，而子宫破裂可能导致胎儿死亡，常需要行子宫切除术。因此剖宫产可能会影响远期的生育能力。

剖宫产的某些并发症可能导致其他手术。粘连和骨盆疼痛可能需要开腹探查。在初次手术后，切口疝可能需要进行第二次手术。剖宫产可能使后续手术出现更多问题。从宫颈分离膀胱可能会出现困难，并且膀胱损伤的可能性增加。当瘢痕薄弱时，宫颈扩张和刮宫或其他引产时子宫穿孔的风险增加。随着剖宫产次数的增加，胎盘异常植入如粘连、植入和穿透的风险也增加。由于可能会造成有害的远期后果，因此剖宫产只有在指征合理的时候才有理由实施。

（九）术后感染

剖宫产术后最常见的感染是子宫内膜炎、尿路感染、呼吸道感染、伤口感染、脓毒性盆腔血栓性静脉炎，以及罕见的盆腔脓肿。

剖宫产术后最常见的感染是子宫内膜炎。在没有预防性使用抗生素的情况下，剖宫产术后子宫内膜炎的风险为 35% ～ 40%[44]。胎膜完整的择期剖宫产术后感染率低至 4% ～ 5%，临产时间长胎膜破裂且没有预防性使用抗生素的患者感染率可高达 85%[43]。预防性使用抗生素使总体感染率降低约 60%[45]。

发热性病率的经典定义是从产后第 2 ～ 10 天至少间隔 6h 的口腔温度两次升高达 38℃或更高。然而，应该认识到产后第 1 天不应该被排除在这个定义之外，因为一些微生物，如 B 组溶血性链球菌，在剖宫产的最初 12 ～ 24h 内会导致体温升高。符合剖宫产术后发热病率定义的患者必须全面检查任何其他感染或肺不张。子宫内膜炎的典型表现包括子宫和腹部压痛；但是这些都是“软”的感染迹象，因为一个正常的剖宫产术后患者也会有有压痛的子宫和腹部。

因此，子宫内膜炎诊断最重要的方面是排除其他致热病因。表 30-4 列出了子宫内膜炎的危险因素。最重要的危险因素是分娩方式。剖宫产分娩的患者发生感染的可能性是阴道分娩的 10 ～ 20 倍。标准的子宫内膜炎实验室检查包括全血细胞计数和分类，血液、尿液和子宫颈管内标本的培养及血尿素氮和血肌酐。子宫内膜炎的致病微生物是多种多样的，被认为是多重感染。较常见的病原体包括消化球菌和消化链球菌，B 组 β 溶血性链球菌，大肠埃希菌和类杆菌属微生物。剖宫产术后子宫内膜炎的患者 10% ～ 14% 也有相关的菌血症。如果确定致病微生物是 B 组 β 溶血性链球菌，则应通知儿科医生，因为该微生物可能会造成致命性的暴发性新生儿败血症。

表 30–4　子宫内膜炎的危险因素

剖宫产
产程延长
破膜时间长
生产过程中频繁的阴道检查
肥胖
子宫腔内监测

剖宫产术后子宫内膜炎的抗菌治疗应包括适用于多种微生物感染的广谱抗生素。标准治疗方案是克林霉素和庆大霉素，但其他抗生素作为单一用药方案也是有效的。建议的方案见表 30-5。用了合适抗生素治疗的子宫内膜炎患者在 48h 内应该有改善。白细胞计数增加的患者，临床体检发现临床状况恶化，这时需要对患者进行重新评估。如果可能，用之前获取的培养标本的细菌学报告来指导之后的抗生素治疗。如果初始的抗生素治疗方案包括克林霉素和庆大霉素，则要增加覆盖肠球菌的氨苄西林。如果初始的抗生素是广谱青霉素，如替卡西林和克拉维酸（替美汀）、舒他西林（优立新）、他唑西林或头孢菌素，就适合添加氨基糖苷类药物。

表 30-5 剖宫产术后子宫内膜炎的抗微生物治疗

- 克林霉素 900mg 每 8 小时 1 次，联合庆大霉素 3 ～ 5mg/kg 体重按每 8 小时 1 次静脉或肌内注射分次给药，或者庆大霉素每 24 小时 5 ～ 7mg/kg 体重
- 头孢西汀 1 ～ 2g 静脉或肌内注射每 6 小时 1 次（或等量的头孢菌素）
- 替卡西林和克拉维酸（替美汀）3.1g 静脉每 4 ～ 6 小时 1 次
- 舒他西林（优立新）1.5 ～ 3.0g 静脉或肌内注射每 6 小时 1 次
- 他唑西林（特治星）3.375 ～ 4.5g 静脉每 6 小时 1 次
- 厄他培南（怡万之）1g 静脉或肌内注射每 24 小时 1 次

如果每 8 小时用 1 次庆大霉素，建议获取峰谷的血清值来指导氨基糖苷类的用量。或者，庆大霉素可以以 5mg/kg 的剂量每天 1 次，不需要获得峰谷的血清水平。少部分子宫内膜炎患者经调整后的抗生素治疗无效。应对这组患者进行脓毒性盆腔血栓性静脉炎和（或）盆腔脓肿的评估。在这些病例中，可以使用克林霉素、庆大霉素和氨苄西林的三联抗生素方案并联合进行肝素激发试验。如果存在脓毒性盆腔血栓性静脉炎，患者通常对肝素反应相当迅速。

应调整肝素剂量，使部分凝血活酶时间（partial thromboplastin time，PTT）为正常值的 1.5 ～ 2 倍。如果患者对三联抗生素和肝素没有反应，应该寻找其他原因，如盆腔脓肿或伤口感染。如果合适的话，应重新检查患者和做诊断性检查，包括盆腔超声检查和计算机断层扫描（CT）。如果出现脓肿或伤口感染，通常需要引流。

（十）剖宫产子宫切除术

剖宫产子宫切除术的适应证较罕见，基本是作为紧急救命的操作。最常见的适应证是无法用其他传统方法来控制的顽固性子宫出血。

前置胎盘严重的类型有时需要子宫切除术。当胎盘植入到菲薄的下段时，可能出现肌肉太少而胎儿娩出后无法提供子宫止血功能。在这些情况下，手术特别困难，因为此时宫颈周围组织的血管比正常怀孕的情况更多。胎盘植入（粘连，穿透）也可能与前置胎盘共存，需要行子宫切除术。当胎盘不能容易地剥离时或有剖宫产史的患者前壁胎盘位置低时，应该始终记住这种并发症。

剖宫产子宫切除术的另一个指征是子宫破裂。尽管如此，如果患者迫切想要有更多的孩子，子宫有时可能会得救，保守手术在技术上是可能的，因为子宫即使在大手术后也仍可以起作用。子宫切除术其他的一些指征也并不常见。巨大的子宫肌瘤就是一个例子。对抗菌药物不敏感的严重子宫感染病例可能有剖宫产子宫切除的指征。

为了绝育，剖宫产时行子宫切除术是比剖宫产和输卵管结扎手术范围更大和具有潜在致病性的手术。因此，只有联合存在子宫切除的其他适应证时，才可以将剖宫产子宫切除术作为选择的术式。

从技术上讲，剖宫产子宫切除术在胎儿娩出之前和其他剖宫产的过程一样。之后，经腹子宫切除术的相同原则适用于妊娠子宫出现的某些特殊和紧急情况。通常情况下，为了减少出血行快速单层缝合子宫，然后继续切除。盆腔组织常是水肿的，钳夹“粗糙”可能导致撕裂。一般将子宫娩出切口并置于张力状态下。然后首先切开圆韧带，接着是输卵管的宫角部和卵巢固有韧带。接下来，将子宫血管骨架化，并且将膀胱从子宫下段和子宫颈上分离下来，适当使用锐性或钝性分离。随着子宫在怀孕期间的增大，它会牵拉阔韧带，这样产后会马上产生相当大的松弛。这种解剖结构的改变使得在剖宫产子宫切除术中更容易往侧方钳夹阔韧带，从而可能危及输尿管（图 30-4 和图 30-9）。

血流动力学受影响和不稳定的患者倾向于选择宫颈部位以上的子宫切除术，这样可以降低发病率。在这种情况下，确认子宫骶韧带并将在其水平以上切除子宫。如果因为前置胎盘、胎盘植入、宫颈病变、宫颈出血等需要切除全子宫，下一个问题就是确认宫颈和阴道之间的界限，并止住阴道出血（图 30-10）。当子宫颈

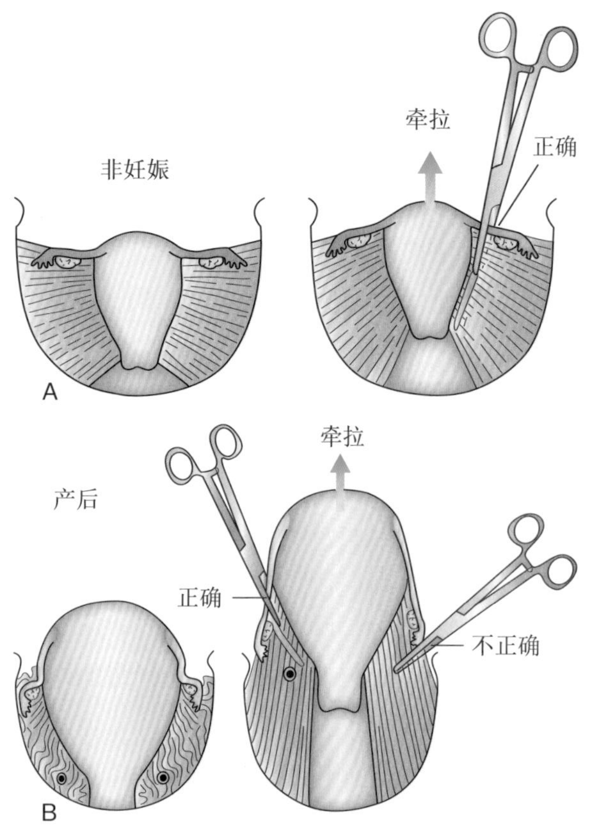

图 30-9　非妊娠状态下牵拉可引起阔韧带紧张状态（A)，而产后牵拉时阔韧带则是松弛状态的（B)，随意放置钳子可能会危及重要的结构

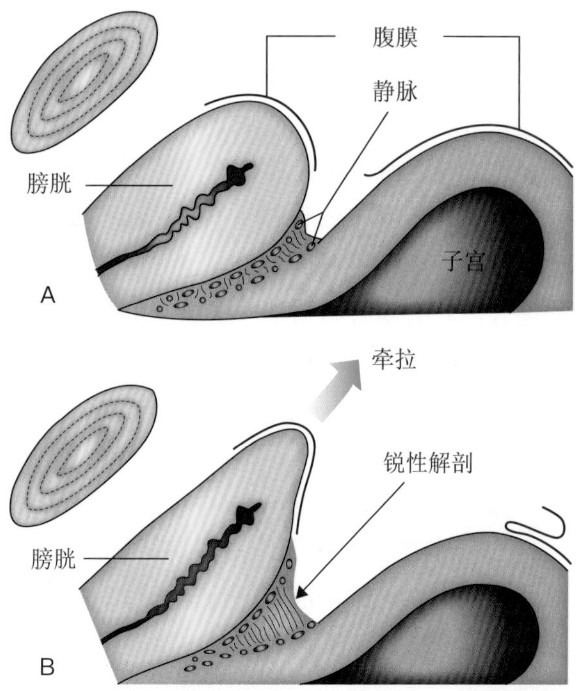

▲ 图 30-10　膀胱和子宫静脉曲张（A)，锐性解剖（B）用于无血分离结构

菲薄时，之前的分娩过程使得宫颈的界限很难确定。尽管如此，可以通过拇指和示指捏住阴道的上段，在上面移动手指并确认宫颈在什么位置伸入阴道。另一种方法是触摸阴道内侧以确定宫颈的上下唇。宫颈确认后，下方就是阴道，用刀切开。最后一招是经验性地在子宫骶韧带插入的组织下缘再往下 0.5 ～ 1.0cm 位置组织处横断。

产后的阴道血管充盈，可能会出现大量出血。通常，这可以通过使用环形钳钳夹控制。如果不这样做的话，可以在切开的时候于阴道断端行 8 字缝合。如果做全子宫切除，必须小心确认两侧输尿管。

五、手术并发症

（一）尿路损伤

泌尿系损伤在剖宫产手术中并不常见，发生率约 1%。如在手术过程中发现，大部分都很容易修复，“治愈率”非常高。

（二）膀胱损伤

膀胱损伤有的时候常常不可避免。危险因素包括前次盆腔手术史，如前次剖宫产史和剖宫产子宫切除术。另一个问题是膀胱和子宫的静脉可能明显怒张。这些静脉很容易破裂，要求术者在出血的区域进行分离。当出现的这些解剖变异与急需娩出可能窒息的胎儿冲突时，很显然更可能出现的情况是无法避免膀胱撕裂。

做出明确的诊断并确认损伤程度非常重要。在裂伤部位插入一根手指就可以做到这一点。在损伤程度没有评估清楚之前就开始缝合修补是错误的。当有任何膀胱损伤的怀疑时，可以将 0.9% 氯化钠溶液或灭菌牛奶中加亚甲蓝染料通过留置的 Foley 导管注入膀胱。两者中任一个都能很快识别瘘的部位，但灭菌牛奶具有可重复使用的额外优点，所以在修补之后可以再次使用测试膀胱。

有时膀胱只有肌层受损，黏膜完整。除非

膀胱充满液体（100 ～ 200ml），否则这些损伤可能无法确定。确认有没有损伤很重要，因为如果损伤的肌层没有修补且术后没有充分休息，随之而来的可能就是瘘。这种损伤很容易用 2-0 或 3-0 薇乔或 2-0 或 3-0 铬制肠线等细缝合线来修补。

基本上，膀胱损伤的修补包括用两层缝线内翻缝合，术后膀胱充分休息。缝线应该没有张力。在诊断原发性损伤后发生瘘，几乎都是因为缝线存在张力（图 30-11）。缝合前，膀胱损伤部位周围应该游离 1.5 ～ 2.0cm，以便有足够的组织供内翻缝合（图 30-11）。使用如 2-0 薇乔或 2-0 铬制缝线分两层连续缝合损伤部位。膀胱应留置尿管，充分休息 7 ～ 10d。如果缝合好没有张力，且膀胱得到充分休息，则形成瘘的风险很小。

通常不需要放置腹腔引流管，但如果放了腹腔引流管，即使有一些尿液从修复部位漏出去也没有问题。当出现漏尿但没有引流时，就会有问题。如果术者无法肯定没有漏尿，则使用引流管更为安全。

（三）输尿管损伤

见第 37 章。

（四）肠道损伤

剖宫产手术中的大肠和小肠损伤并不常见。大多数患者年轻，有手术史的少，而前次剖宫产史引起的粘连常在子宫的前方。这些粘连一般不涉及肠管。即使进行剖宫产子宫切除术，手术部位涉及子宫直肠窝，粘连也很少见。与常见妇科适应证的子宫切除术相比，剖宫产子宫切除术肠管损伤的机会要少得多。

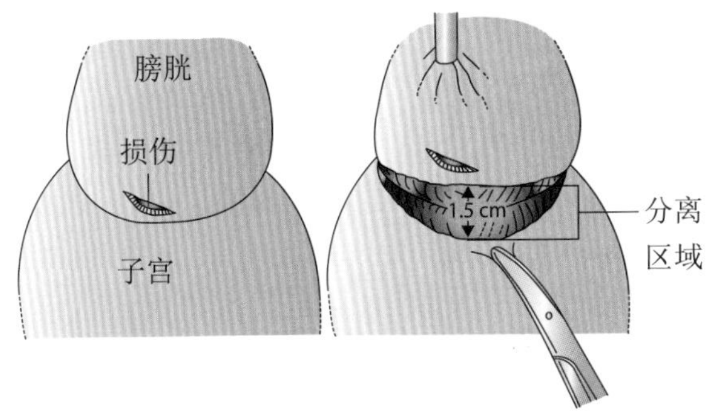

▲ 图 30-11　膀胱修补前，损伤周围的组织这样进行分离，如此缝合的时候可以无张力

尽管如此，手术引起的肠管损伤，术中诊断至关重要。未确诊的损伤将导致严重的术后并发症和腹膜炎。通过检查可能的损伤区域来进行诊断。除非有充分理由继续手术，否则在怀疑肠管损伤时停下手术来进行检查是明智之举。如果不能做到这一点（如当时必须继续娩出可能窒息的胎儿），损伤的肠襻应该以某种方式标记。因为很容易“丢失”一个受损伤的区域，并且要再找到它很难。另一种方法可以用来检查真骨盆中的肠道（包括大肠和小肠），甚至是最小的穿孔，如下所示：骨盆内注满 0.9% 氯化钠溶液（可能需要 100ml）并漫过肠管。过了一会儿，气泡就会升到水面，如果肠子有损伤，气泡就会从任何有损伤的肠壁上显现。这种方法将有助于比简单的肉眼观察更准确地查明穿孔的部位。

修补肠道手术损伤的原则与妇科手术中使用的原则截然不同。首先，缝合必须精确细致，绝对防水。肠管的修补通常要靠肠管组织的内翻，因此浆膜与浆膜对合。这一点很重要，因为缝合不允许有差池。错误无法“弥补”。缝合必须按照精确的深度进行。外层的缝线不应穿透肠壁，因为这会形成微生物污染肠道菌群的潜在通道。保留足够的肠道管腔很重要。

与大肠相比，小肠损伤是一个更大的问题。其中一种技术就是尽可能横向缝合关闭所有的损伤。因此，如果不是太长，应该考虑横向关闭纵向伤害。缝合间距一定要小，以避免修补时使用了不必要的大量肠壁。

在大、小肠的修补过程中，应在手术部位用开腹垫包裹污染的手术部位，并在伤口两侧放置无创橡胶脚夹，防止手术过程中的持续污染。拽着缝线作为指示，也用于牵引出缝合的末端。这些 3-0 薇乔缝线接下去将会是内层缝合的边缘（图 30-12）。精细的无损伤肠道缝合线如 4-0 薇乔连续缝合线用于内层的持续缝合。以这样的方式进行缝合，使得边缘内翻，在两个浆膜之间没有缝合材料。持续的间断浆肌层缝合对此很有用。

当缝合结束打结时要小心确保边缘不会外翻。内翻缝合采用第二排间断浆肌层缝合（3-0 丝线或 3-0 薇乔）（图 30-12）加固，不应穿透整个肠壁，而只穿过肌层。在这部分手术完成之后，用拇指和示指感觉肠管内腔是开放的。它们应该自由地接触，没有任何周围组织的限制。一旦损伤被修复，应该去除手术区域可能被污染的巾单，术者和助手应该更换手套，因为它们可能已经被肠道菌群污染了。除非有令人信服的理由，否则不应在肠道手术后探查上腹部。

需要切除和吻合的肠损伤超出了本讨论的范围。在这些手术技术方面没有经验的术者必要时应该请普通外科医生会诊。

（五）偶发的盆腔病理情况

由于大多数患者年轻健康，在剖宫产中发现显著病理情况不常见。一般来说，处理的决定和计划是基于所遇到的病理，剖宫产的指征，和患者的状况。最后一种情况通常对治疗没有决定性，除非这是因血流动力学不稳定的患者出于母体原因的紧急剖宫产。严重的感染可能性是一个重要的考虑因素。

卵巢肿瘤是剖宫产时最常见的病理性病变。

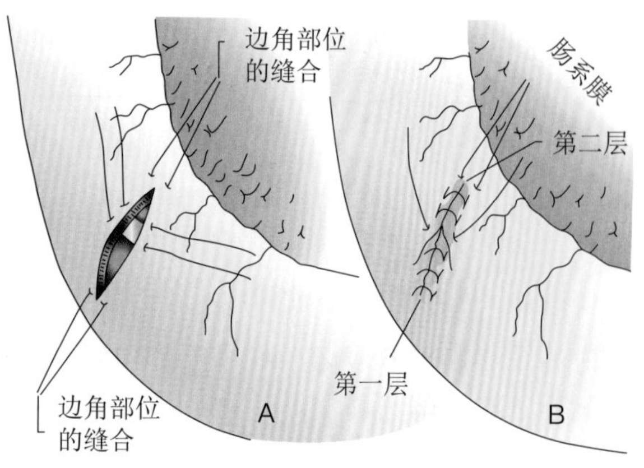

▲ 图 30-12　小心内翻两层缝合肠损伤时的肠壁（A 和 B）

在大多数情况下，应该像在任何其他腹部手术时一样进行处理。囊肿剔除或卵巢切除术不是禁忌，但很多人觉得肌瘤剔除术是禁忌，因为它容易引起术后病率。小的带蒂的肌瘤或实际涉及切口的肌瘤应该剔除。

关于剖宫产术中选择性阑尾切除术尚存在争议。从理论上讲，由于肠内容物的潜在污染，似乎是禁忌。但有大量的报道指出在常规剖宫产时可以安全地进行阑尾切除术。

六、术后过程和管理

剖宫产患者术前一般情况不弱，术后恢复快。如果可能的话，应该在手术当天下地行走，以降低术后病率风险如深静脉血栓形成的风险。第二天，她们可以吃能耐受的饮食。手术后当患者可以排空膀胱的时候应立即拔除 Foley 导管，或者是在第二天拔除。生理上，术后可能不需要导尿管。术后护理的一个重要方面是深呼吸和咳嗽，尤其是在全身麻醉后。因此，预防性肺活量测定对于预防肺部并发症特别是对于接受全身麻醉的患者很重要。应该观察阴道出血，如果过多，给予评估和处理。

七、术后并发症

除感染外，剖宫产术后严重的并发症并不常见。肺不张，特别是在全身麻醉后，是最常见的问题之一，分娩后 24h 内出现热峰应该怀疑。如果需要，通过胸部听诊和影像学检查进行诊断。治疗包括预防性肺活量测定和每 2 小时 1 次深呼吸、咳嗽，以及有时候每天 4 次，每次 15min 的间断正压呼吸。

产后尿路感染也很常见。在妊娠期间，菌尿和尿路感染常见，如果在分娩前没有治疗，可以在产后有效治疗。

（一）肠麻痹和梗阻

除非肠管被动的范围较大或存在感染，否则肠麻痹通常不会在剖宫产后发生。为了防止肠麻痹的发生，除非有特别的指征，否则在剖宫产时不应该探查腹部。没有令人信服的理由，不应该在感染患者术中探查上腹部。胎儿从子宫内取出前，上腹部难以探查，剖宫产后感染传播潜在危险是常规探查的禁忌。

当腹部在听诊时未闻及肠鸣音，且变得膨胀，可以诊断术后肠麻痹。怀疑肠麻痹时应停止口服摄入，如患者呕吐应开始鼻胃管引流。

如果这种情况继发于腹膜炎，原发感染需要用适当的抗生素治疗。当肠鸣音再出现并且患者有排气时，胃管可以先夹闭再拔除，且患者可以喝一些清流食。剖宫产术后机械性肠梗阻是一种不常见但严重的并发症。它可以与肠麻痹鉴别，因为其在发病时会有肠鸣音存在，蠕动的声音通常会与痉挛性腹痛相吻合。影像学检查（增强 CT 扫描）通常具有诊断性。怀疑有机械性肠梗阻的患者应该放置鼻胃管引流让肠道充分休息。当考虑手术干预时，可能需要请普外科医生会诊。

（二）肺栓塞

肺栓塞是深静脉血栓形成的严重并发症，血栓脱落通过腔静脉和右心脏进入肺动脉。临床情况取决于凝血块的大小。一小块凝血块会通过肺的外围产生一个小的楔形梗死。可能有一些症状或轻微的胸痛。常有心动过速、胸痛、发绀和呼吸困难。随后，会出现短暂的胸膜摩擦音，痰中带血，最后是胸腔积液。最初症状 12h 后的放射学检查通常会显示病变。即使是小梗死也可能再发生；因此，很严重。

肺栓塞的诊断是通过螺旋 CT，肺动脉造影，通气灌注扫描和有时候是肺血管造影来做出。下肢静脉多普勒检查是无创检查，可能有帮助。动脉血气也必须要做来确定低氧程度并指导复苏。

如果一个大的凝血块阻塞了肺动脉，症状和体征就更加剧烈。可能会出现胸痛、急性发绀、呼吸困难和休克。患者可能不够稳定无法进行 CT 扫描或通气灌注扫描。心电图（ECG）和床边超声心动图将显示急性右心功能不全或衰竭。太大的凝血块如果阻塞肺动脉的分支，可能立即致命。凝血块刺激产生强烈的动脉痉挛和迷走神经。氧气、肝素、吗啡和间歇性正压都有作为紧急措施使用的指征。目前，在许多医院，如果患者没有立即死亡，大规模栓塞的可行措施是取栓术。或者，全身或通过肺动脉造影导管进行溶栓也可以救命。一旦诊断考虑术后并发血栓栓塞，血流动力学稳定的患者就可以用肝素或低分子量肝素抗凝血。接着再进行检查明确诊断。

（三）伤口裂开

伤口裂开是腹部手术的另一个罕见但重要的并发症。它可能没有任何预警就会发生。轻微的腹部疼痛和伤口处的浆液性或血清性分泌物都是不好的迹象。可能要打开皮层，这样探查的时候可以触诊肠管，或咳嗽的时候腹壁可能会裂开。当怀疑伤口裂开时，应在手术室内麻醉下探查切口。缝合是一个值得商榷的问题。一般而言，外科医生使用永久性缝合线，并且最喜欢单股缝线如普理林或 PDS。有些采用带或不带腹膜的全层缝合。此外其他人采用了腹膜、筋膜、皮下组织和皮肤的单层缝合。有些会重叠筋膜，以便有更大的黏附面积。为了能重叠，筋膜皮瓣需游离皮下脂肪 1 ～ 2cm。皮瓣重叠约 1cm 进行缝合（图 30-13A）。筋膜用两排褥式缝合线缝合，在缝合线处形成双层筋膜（图 30-13B）。

八、死后剖宫产

有时，在紧急情况下可能会要求产科医生对已经宣告死亡但仍在接受生命支持的孕妇进行评估。当发生这种情况，如果要挽救一个潜在的可活胎儿，时间至关重要。然而，在文献中有关死后剖宫产（postmortem cesarean delivery，PMCD）建议却很少[46-48]。由于其稀有性，报告的病例情况多样，关于在宣布死亡之后多久

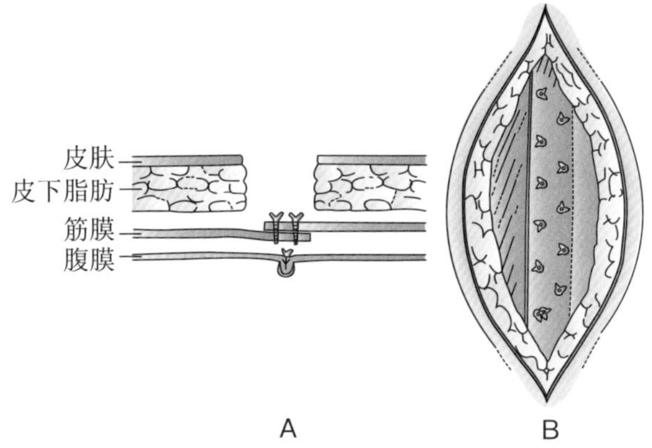

图 30–13　为了缝合部位提供双层的厚度，需要游离筋膜

应该考虑分娩的信息和建议似乎相互矛盾。执行 PMCD 有可能挽救母亲和胎儿的生命。

偶尔，那些宣布死亡的患者在胎儿娩出后突然对复苏措施做出反应。在做出关于 PMCD 的决定之前，应该考虑一些因素。迅速判断估计胎儿的胎龄非常重要，因为患者应该有一个可能可活的胎儿。如果可能的话，这可以通过病史或患者的病历来获得。或者，自患者的耻骨联合测量子宫底高度的临床评估可能有帮助。在紧急情况下进行超声检查以确定胎龄可能可行或不可行，除非事件发生在医院的急诊科并且超声机器容易获得。大多数人会认为 23 周或更长时间的胎儿胎龄是可能可活的胎儿。然而，大多数情况下超声波机器是不容易获得的，所以不应该浪费时间来寻找超声波机器。应该尝试用听诊器的钟形部分来听诊胎儿心率，以确定胎儿是否还活着。理想情况下，如果估计的胎龄是 23 周或更长，那么可以考虑手术。

应该有充足的手术器械，尽管完成剖宫产所需要的通常只是手术刀，因为出血应该最少。在准备手术和 PMCD 期间，心肺复苏术（cardiopulmonary resuscitation，CPR） 必须继续作为产妇复苏措施和高级心脏生命支持（advanced cardiac life support，ACLS）。根据有限的数据认为最佳的新生儿结局是胎儿在母体心搏骤停 5min 之内娩出。尽管如此，无论原因如何，执行 PMCD 的决定都必须在大约 4min 的时间内完成，尽管病例报道显示，即使在这段时间之后，分娩的胎儿仍然可以保持中枢神经系统的完好。那些怀孕孕周＜ 23 周或者宫内胎儿已经死亡的患者不是手术的人选。有时候，宣布死亡并按照上述方式分娩的患者可能会突然对复苏措施出现反应。这可能随后被定义为围死期剖宫产，在医学文献中这方面很少有指导建议。

致　谢

特别感谢 Charbel Solomon 对前一版本章的帮助。

（胡惠英　译，宋英娜　校）

参考文献

[1] Bottoms SF, Rosen MG, Sokol RJ. The increase of cesarean birth rate. N Engl J Med 1980; 302: 559–63.
[2] Petitti D, Olson RO, Williams RL. Cesarean section in California: 1960 through 1975. Am J Obstet Gynecol 1979; 133: 391–7.
[3] Centers for Disease Control. National Vital Statistics Reports. November 5, 2014; 63(6).
[4] Cunningham FG, McDonald PC, Gant NF, et al. Williams' Obstetrics (21st edition). New York, NY: McGraw-Hill, 2001.
[5] NIH Consensus Development Conference Statement. Vaginal birth after cesarean: New insights. Obstet Gynecol 2010; 115: 1279–1295.
[6] O' Driscoll KO, Foley M. Correlation of decrease in perinatal mortality and increase in cesarean section rates. Obstet Gynecol 1983; 61: 1–5.
[7] ACOG Practice Bulletin No. 140. Management of Abnormal Cervical Cancer Screening Test Results and Cervical Cancer Precursors. ACOG, December 2013. Washington, DC, pp. 1338–67.
[8] Van der Vange N, Weverling GJ, Ketting, BW, et al. The prognosis of cervical cancer associated with pregnancy: A matched cohort study. Obstet Gynecol 1995; 85: 1022–6.
[9] Sood AK, Sorosky JI, Mayr N et al. Cervical cancer diagnosed shortly after pregnancy: Prognostic variables and delivery routes. Obstet Gynecol 2000; 95: 832–8.
[10] ACOG Committee opinion no. 559. Cesarean delivery on maternal request. Obstet Gynecol 2006; 107: 1226–32.
[11] NIH State-of-the-science conference statement on cesarean delivery on maternal request. NIH Consensus Statement 2006; 23: 1–29.
[12] ACOG Practice Bulletin No 145. Antepartum fetal surveillance. Washington, DC. 2014.
[13] Guirguis GF, Andrew Haddad, Williams S. External cephlic

version. Topics in Obstetrics & Gynecology July, 2016; 36: 10, 1–4.

[14] ACOG Committee Opinion No. 340. Mode of term singleton breech delivery, 2015.

[15] ACOG Practice Bulletin No. 144. Multifetal gestation: twin, triplet and higher order mulifetal gestation. Washington, DC. 2014.

[16] Miller DA, Diaz FG, Paul, RH. Vaginal birth after cesarean: A 10-year experience. Obstet Gynecol 1994; 84: 255–8.

[17] Miller DA, Mullin P, Hou D, Paul RH. Vaginal birth after cesarean section in twin gestation. Am J Obstet Gynecol 1996; 175: 194–8.

[18] ACOG Committee opinion No. 234. Scheduled cesarean delivery and the prevention of vertical transmission of HIV infection. Washington, DC. 2000.

[19] Thomas SL, Newell ML, Peckham CS, et al. A review of hepatitis C virus (HCV) vertical transmission: Risks of transmission to infants born to mothers with an without HCV viremia or HIV infection. Int J Epidemiol 1998; 27: 108–17.

[20] ACOG Committee Opinion No. 220. Breastfeeding and the risk of hepatitis C virus transmission. Committee on Obstetric Practice. American College of Obstetricians and Gynecologists 1999.

[21] Yeh S, Huang X, Phelan JP. Postterm pregnancy after previous cesarean section. J Reprod Med 1984; 29: 41–4.

[22] ACOG Practice Bulletin No 110. Vaginal birth after previous cesarean delivery. Washington, DC. 2014.

[23] Phelan JP, Clark SL, Diaz F et al. Vaginal birth after cesarean. Am J Obstet Gynecol 1987; 157: 1510–5.

[24] Elkousy MA, Sammel M, Stevens E, Peipert JF. The effect of birth weight on vaginal birth after cesarean delivery success rates. Am J Obstet Gynecol 2003; 188: 824–30.

[25] Sondgeroth KE, Stout MJ, Graseck AS, et al. Progress of induced labor in trial of labor after cesarean delivery. Am J Obstet Gynecol 2015; 213: 420.e1–5.

[26] Wilkinson C, Enkin MW. Uterine exteriorization versus intraperitoneal repair at caesarean section. Cochrane Database Syst Rev 2000; CD000085.

[27] Bujold E, Bujold C, Hamilton EF, et al. The impact of a single-layer or double-layer closure on uterine rupture. Am J Obstet Gynecol 2002; 186: 1326–30.

[28] Poidevin LOS. The value of hysterography in the prediction of cesarean section wound defects. Am J Obstet Gynecol 1961; 81: 67–71.

[29] Wilkinson CS, Enkin MW. Peritoneal non-closure at caesarean section. Cochrane Database Syst Rev 2000; CD000163.

[30] Cheong YC, Bajekal N, Li TC. Peritoneal closure to close or not to close. Human Reprod 2001; 16: 1548–52.

[31] Lyell D, Caughey A, Hu E, Daniels K. Peritoneal closure at primary cesarean section decreases adhesion formation. Am J Obstet Gynecol 2004; 189: S61.

[32] Harrigill KM, Miller HS, Haynes DE. The effect of intraabdominal irrigation at cesarean delivery on maternal morbidity: A randomized trial. Obstet Gynecol 2003; 101: 80–5.

[33] Wallace D, Hernandez W, Schlaerth JB, et al. Prevention of abdominal wound disruption utilizing the Smead–Jones closure technique. Obstet Gynecol 1980; 56: 226–30.

[34] Lyon JB, Richardson AC. Careful surgical technique can reduce infectious morbidity after cesarean section. Am J Obstet Gynecol 1987; 157: 557–62.

[35] Chelmow D, Rodriguez EJ, Sabatini MM. Suture closure of subcutaneous fat and wound disruption after cesarean delivery: A meta-analysis. Obstet Gynecol 2004; 103: 974–80.

[36] Alderdice F, McKenna D, Dornan J. Techniques and materials for skin closure in caesarean section. Cochrane Database Syst Rev 2003; CD003577.

[37] Physick P. In Dewees WP (ed.), A Compendious System of Midwifery, p. 580. HC Carey & I Lea: Philadelphia, 1824.

[38] ACOG Committee Opinion No. 529. Placenta accreta. Washington, DC. 2010.

[39] Weiss JL, Malone FD, Emig D, et al. Obesity, obstetric complications and cesarean delivery rate—A Population-based screening study. Am J Obstet Gynecol 2004; 190: 1091–7.

[40] Kaiser PS, Kirby RS. Obesity as a risk factor for cesarean in a low-risk population. Obstet Gynecol 2001: 97; 39–43.

[41] Postoperative morbidity in the morbidly obese parturient woman; supraumbilical and low transverse abdominal approaches. Am J Obstet Gynecol 2000; 182: 1033–5.

[42] Overcash, R; Somers, A. Enoxaparin dosin after cesarean delivery in morbidly obese women. Obstet Gynecol 2015; 125:1371–6.

[43] Ghaffari N, Sindhu S, Durnwald, C. The multidisciplinary approach to the care of the obese parturient. Am J Obstet Gynecol 2015; 213: 318–25.

[44] Duff P. Pathophysiology and management of post-cesarean endomyometritis. Obstet Gynecol 1986; 67: 269–76.

[45] Hopkins L, Smaill F. Antibiotic prophylaxis regimens and drugs for cesarean section. Cochrane Database Syst Rev 2000; CD001136.

[46] Dekruif H, Rockwood H, Norman H, David J, Sanderson MD. Postmortem cesarean section with survival of infant. J Am Med Assoc 1957; 162: 938–9.

[47] Arthur, R. Postmortem cesarean section. Am J Obstet Gynecol 1978; 132:175–9.

[48] Ritter, J. Postmortem cesarean section. J Am Med Assoc 1961; 175:715–6.

第 31 章　手术部位感染的预防

Prevention of surgical site infections

Diana El-Neemany　Mark Martens

本章概要

术后手术部位感染（surgical site infection，SSI）是住院时间延长、术后发病和死亡的主要原因。2009 年，美国健康与人类服务部发起了一个专门负责消除医院获得性感染（hospital-acquired infection，HAI）的指导委员会[1]，并制定了标准化的定义来协助监督（表 31-1）。全国调查包括 183 家大中小型医院来计算 HAI 的发病率。本次调查的数据显示 SSI 与肺炎并列为 HAI 的首因，2011 年估计有 157 500 例 SSI 病例[2]。

本章将讨论预防 SSI 的各种方法和实践，此外还有肥胖患者的剖宫产手术和其他产科手术针对 SSI 的具体建议。

一、手术服

用于减少患者和手术室工作人员手术中暴露于化学药物和感染源的个人防护用品（personal protective equipment，PPE）包括手术口罩、眼睛防护（护目镜、面罩等）、手术帽、鞋套、刷手服、无菌手术袍和手套。

（一）刷手服

应穿防护服（刷手服套装）以防止便装的

表 31-1　SSI 定义的国家医疗网络标准

表浅切口	发生在术后 30d 内，涉及切口的皮肤或皮下组织，至少有以下内容中的一项
	1. 表浅切口的脓性引流液
	2. 无菌操作获取的来自表浅伤口的液体或组织中分离出了微生物
	3. 至少有一项以下感染的症状或体征：疼痛或压痛，局部肿胀，发红，或发热，以及术者敞开表浅切口并培养阳性
	4. 由术者或主治医师诊断表浅切口的 SSI
深部切口	如没有植入物的部位发生在术后 30d，或者有植入物的部位发生在术后 1 年内，感染与手术过程有关，涉及切口深部的软组织（如筋膜和肌层），且至少有以下内容中的一项
	1. 深部切口的脓性引流液，但不是来自于手术部位的器官和腔隙组成
	2. 深部切口自发性裂开或者由术者敞开，患者有以下症状或体征中的一项：发热（＞ 38℃），局部的疼痛或压痛，或者培养阳性
	3. 在直接的检查中，再次手术时或者组织病理学或影像学的检查中发现涉及深部切口的脓肿或其他感染证据
	4. 由术者或主治医师诊断的深部切口 SSI
器官 / 腔隙	如没有植入物的部位发生在术后 30d 内，或者有植入物的部位在术后 1 年内，且感染表现与手术过程相关，涉及身体的任何部位，除了皮肤切口、筋膜或肌层，就是那些在手术过程中被打开或操作的部位，且至少有以下内容中的一项
	1. 脓性引流液来自经穿刺放置入器官 / 腔隙的引流管
	2. 无菌操作获取的来自器官 / 腔隙的液体或组织中分离出了微生物
	3. 在直接的检查中，再次手术时或者组织病理学或影像学的检查中发现涉及器官 / 腔隙的脓肿或其他感染证据
	4. 由术者或主治医师诊断的深部切口 SSI

引自参考文献 [3], Horan T, et al. Am J Infect Control,36,309-332,2008.
SSI．手术部位感染

污染，并保护医护人员的皮肤避免暴露于患者的血液和体液。关于洗衣方法和在外科手术区域之外穿刷手服的限制的指南与规范因机构而异。虽然一些研究表明家庭洗涤更经济，但与新的或医院统一清洗的或一次性的刷手服相比，家庭洗涤和未洗涤的洗刷服中被分离出明显更多计数的细菌[4]。所有防护衣物在明显变脏时应予以更换，如果被血液或其他潜在感染性液体污染，应尽快更换。刷手服在离开医院的时候也应该脱掉。

（二）眼部防护、手术口罩、鞋套和手术帽

眼睛防护和手术口罩为眼睛、鼻子和口腔黏膜提供屏障避免它们暴露于血源性病原体。

虽然最近的一项荟萃分析研究显示，口罩佩戴与否对于手术切口的污染的作用有限，但戴口罩仍然是手术室的标准做法，以防止血液的飞溅、喷洒或泼溅[5, 6]。如果口罩的外表面被分泌物污染或被污染的手接触，都应该在手术间更换。当需要对空气传播的感染进行隔离预防措施（例如结核病患者）时，应使用国家职业安全与健康研究所（NIOSH）认证的微粒过滤呼吸器（如 N95、N99 或 N100）[7]。

眼睛防护有各种形式，包括护目镜和面罩。这些防护措施应该做到舒适，有足够的周边视野，以及可调节以确保安全合适。护目镜具有舒适和有多种尺寸可供选择的优点，有些还能以最小的间距适应验光眼镜。但是，面罩作为最佳的感染控制选择可以提供对其他面部区域

的更好的保护，因为它们围绕着脸部并减少液体飞溅到达眼睛的可能性。摘掉眼睛防护时应该从固定设备的零件开始（如侧扣、弹性带等），而不是被认为是设备干净的部分如正面或侧面[8]。

鞋套和外科手术帽在外科手术中也常规使用，虽然都没有可以降低 SSI 发生率的证据。但一次性鞋套可以通过预防一个区域移动到另一个区域时微生物的移位带来的污染，而外科手术帽可以预防来自外科医生的头发对切口的污染[9, 10]。

（三）无菌手术袍和手术单

无菌手术袍和手术单用于隔离和保护外科手术区域免受污染。可用的有关产品的异质性很大。然而，液体屏障保护水平必须得到医疗器械指南进展协会的批准。无菌手术袍和手术单可以是一次性的或由可重复使用的织物制成。每个手术成员都应该穿着手术袍，且应该合身，使得手术袍的背部完全关闭，且袖筒长度足够以防止袖套裸露在手套外。手术袍的前面从胸部到无菌区域的水平均为无菌区，手术袍袖子从肘部以上 5.08cm（2 英寸）至袖口及周围为无菌区（图 31-1）。手术袍袖口应在手腕的水平或稍低于手腕以保持无菌，并防止其裸露在手套之外。无菌手术单用于覆盖手术区域中的患者、设备和器械[11]。

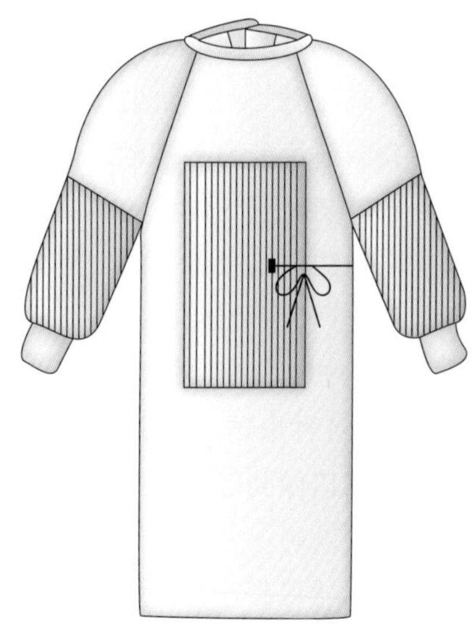

▲ 图 31-1　手术袍的无菌部分

引自 www.medsupplier.com，经允许

（四）手套

戴手套具有双重目的：①保护医护人员免受通过黏膜、血液和分泌物传播的微生物的污染；②防止微生物在身体检查和执行操作的过程中经医务人员的手传递给患者。医疗手套的质量，包括给患者做检查和外科医生的手套，均受食品和药物管理局（FDA）的管制，并且要求达到一般控制或 I 类要求——适用于医疗器械的最基本规定，以确保其安全性和有效性[12]。另外，无菌手套，包括给患者做检查的手套和外科手术手套都必须符合 FDA 制定的无菌保证标准[13]。

医用手套是作为单次使用的可丢弃物品制造的，只能用于一个患者并用后丢弃。无菌外科手套在穿上无菌手术袍后再戴，当污染、撕裂或刺破时丢弃和更换。外科医生常见的做法是戴双层手套、手套衬垫或戴更厚的矫形手套。一项戴双重手套的荟萃分析评估表明这一做法并不能减少 SSI，尽管这一结论的说服力不足。但双层 / 三层手套、编织外层手套和手套衬垫明显降低了内层手套的穿孔。此外，穿孔指示器系统显著增加了最内层手套穿孔的检出[15, 16]。有些人认为双层手套在手术过程中减少了触觉，而研究显示佩戴双层手套对手的灵敏度和触觉敏感性影响很小[16, 17]。缝合针的类型也影响手套穿刺的风险。荟萃分析显示，使用钝针可明显降低外科医生及其助手接触血液和体液的风险[18]。剖宫产术中使用尖针和钝针对手套穿孔无差别，而关于产科会阴切开和裂伤修补术的研究中相应的结论是有争议的。无论如何，外科医生对尖锐的手术针头感到更加满意，并发现钝针头给手术增加了难度[19-21]。

二、围术期干预

（一）洗手

自 20 世纪以来，Ignatz Semmelweis 发现，手卫生已被认为是感染控制的主要机制。在过去几十年中，新的技术已经开发出来以改善手卫生效能和顺应性。目前世界卫生组织（WHO）指南推荐速干手消毒剂作为手部消毒的首选。纯手洗皂加水后可通过其洗涤剂的性质帮助清洗，但是其抗菌活性最小[22]。表 31-2 中列出了不同种类的消毒剂，它们具有不同的作用谱。速干手消毒剂具有几个好处，包括能去除大多数细菌和病毒，应用所需的时间短，产品的可携带性及普及性，更好的皮肤耐受性，并且不需要特定的基础设施（水槽，供水等）。毫无疑问，当手明显变脏、沾上血液或其他体液，或暴露于可能形成孢子的病原体如难辨梭菌时，应使用普通肥皂和流水洗手[23]。

然而，经常使用各种形式的消毒剂可能刺激皮肤引起刺激性接触性皮炎或过敏性接触性皮炎。刺激性接触性皮炎的症状和体征包括干燥、瘙痒、开裂，有时出血，而过敏性接触性皮炎，是轻度的皮疹到重度的呼吸窘迫都分别有可能。在各种形式的消毒剂中，速干手消毒剂耐受性更好，而碘伏更常与刺激性接触性皮炎相关。此外，普通肥皂和水的频繁使用也会导致皮肤刺激。接触性皮炎的其他常见原因包括在洗手前后使用含有酒精的手消毒剂，洗手时使用热水，并在使用毛巾干手时是擦而不是拍打。为了尽量减少皮肤刺激，应选择刺激性最小的产品，应使用手部保湿剂，并且不必要的时候不鼓励洗手[23]。

表 31-2　手卫生中消毒剂成分抗微生物活性总结

消毒剂	革兰阳性菌	革兰阴性菌	病毒（有被膜）	病毒（无被膜）	分枝杆菌	真菌	孢子
酒精	+++	+++	+++	++	+++	+++	-
氯二甲苯酚	+++	+	=	±	+	+	-
洗必泰	+++	++	++	+	+	+	-
六氯酚[a]	+++	+	?	?	+	+	-
碘伏	+++	+++	++	++	++	++	±[b]
三氯生[c]	+++	++	?	?	±	±[d]	-
季胺化合物[e]	++	+	+	?	±	±	-

引自 WHO，WHO Guidelines on Hand Hygiene in Health Care: A Summary，Geneva，Switzerland: WHO，2009. 经允许

备注：好，+++；中等，++；差，+；可变，±；无，-

a. 抑菌；b. 在用于消毒剂的浓度时，碘伏不会杀死孢子；c. 主要抑菌；d. 活性针对假丝酵母属，对丝状真菌的活性很小；e. 在高浓度下具有抑制细菌，抑制真菌和杀微生物的作用

（二）外科刷手

即将与无菌区域接触的手术组成员均应在穿手术袍和戴手套前进行外科刷手。在开始手术准备之前，必须取下戒指、腕表和手镯。如果手脏，在外科刷手前应该用消毒皂和水洗涤至少 1min。外科刷手的形式根据手术团队成员的喜好进行选择。一项关于外科手部消毒降低 SSI 的荟萃综述结论认为在减少 SSI 上，含有其他活性成分的酒精刷手液与水性刷手液效果相当[24]。而含有氯己定的酒精刷手液在减少手部细菌量方面比碘伏更有效[24]。如果使用抗菌皂，应参考制造商推荐的时长，通常为 2 ～ 5min。当使用具有持续活性的基于酒精的刷手产品时，使用时请参考制造商的使用说明书。使用基于酒精刷手液的外科手部准备技术见图 31-2。此外，该综述中的几项研究表明，从手部菌落形成的数量来看，基于氯己定葡萄糖酸盐（CHG）的含水刷手液比基于碘伏的含水刷手液更有效[23, 24]。

外科手术手准备的刷手技术必须在完全清洁干燥的手上进行 到达手术室后，换上手术室衣服（帽子 / 头套 / 口罩）后，手必须用肥皂和水清洗 手术后取下手套时，必须用酒精制剂刷手；如果存在任何残留的滑石或体液（例如手套刺破）就用肥皂和水清洗

遵循以下的外科手术准备的手消毒技术，如果不需要洗手，手术可以一个接一个地进行（图 31-2 中分图 1 ～ 9）

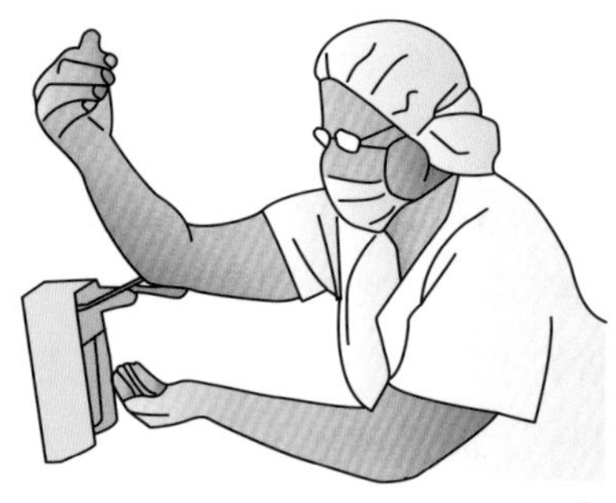

1．用右手臂的肘部操作分配器把大约 5ml（三剂）速干手消毒剂挤到左手掌上

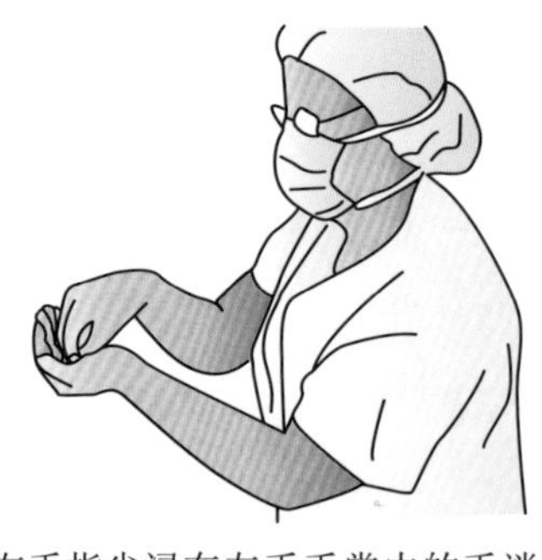

2．右手指尖浸在左手手掌内的手消毒剂中（5s），去除甲下的污染

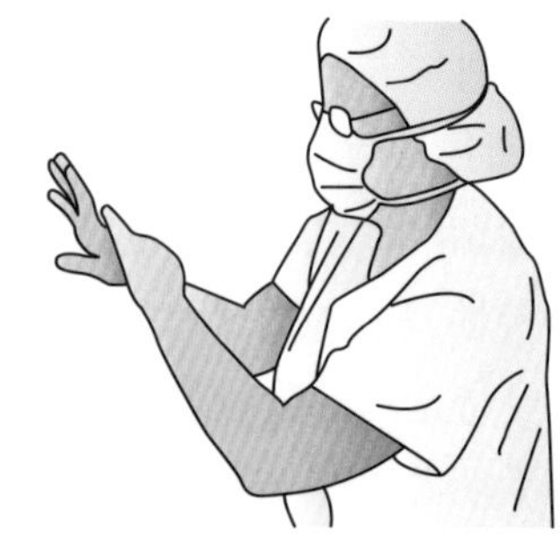

3．（分图 3 ～ 7）剩下的手消毒剂从右前臂涂抹到肘部；用环绕运动确保手消毒剂覆盖整个前臂皮肤区域，直至手消毒剂完全蒸发（10 ～ 15s）

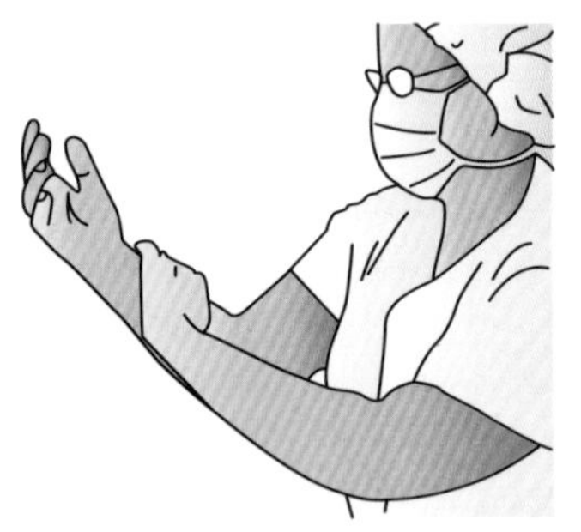

4．请参阅分图 3 的说明

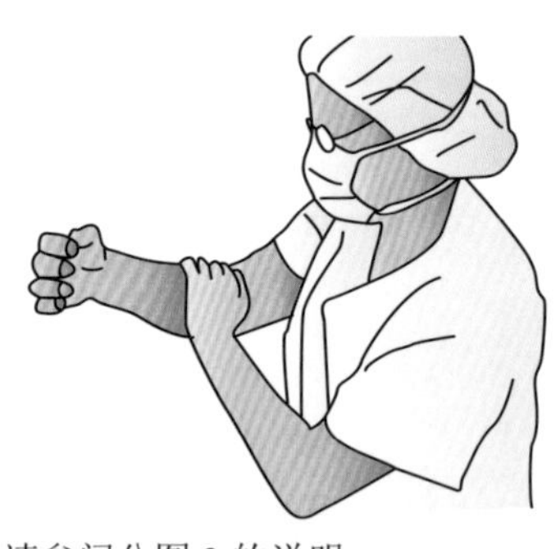

5．请参阅分图 3 的说明

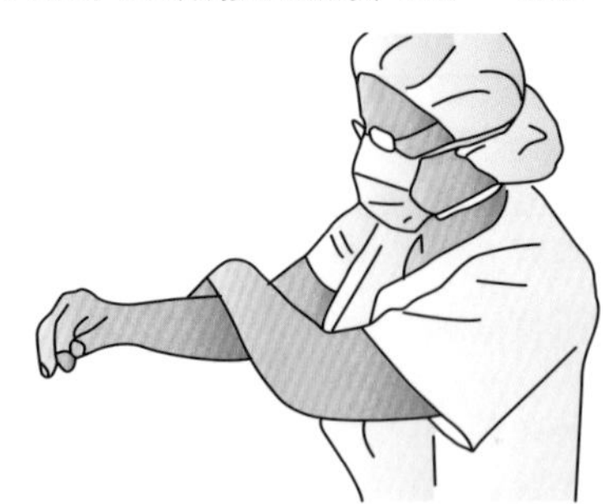

6．请参阅分图 3 的说明

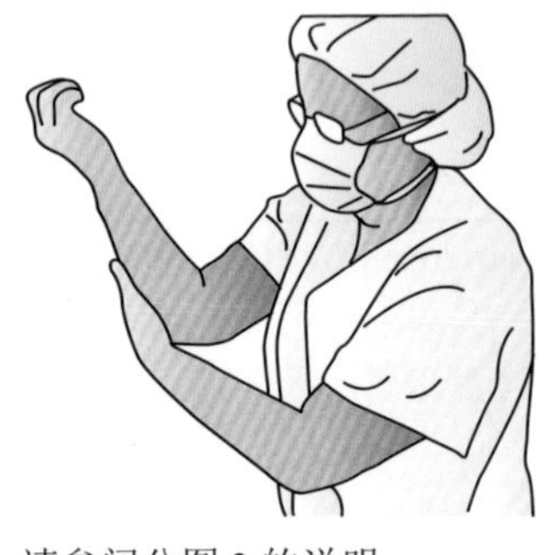

7．请参阅分图 3 的说明

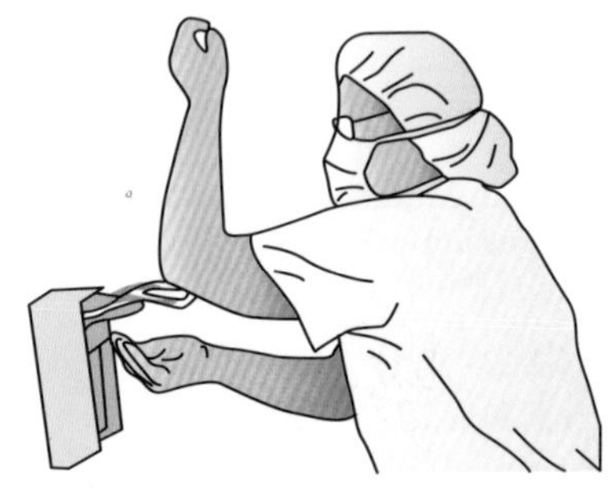

8．用左手臂的肘部操作分配器把大约 5ml（三剂）速干手消毒剂挤到右手掌上

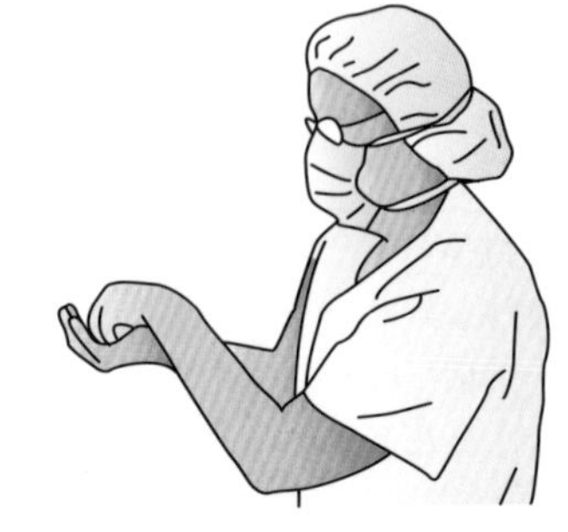

9．左手指尖浸在右手手掌内的手消毒剂中（5s），去除指甲下的污染

▲ 图 31–2　术前手消毒，使用含酒精的刷手液配方

引自 WHO，WHO Guidelines on Hand Hygiene in Health Care：A Summary，Geneva，Switzerland：WHO，2009. 经允许

（三）指甲和戒指

目前，关于指甲的长度及去除指甲油、戒指或人造甲是否可以预防伤口感染的证据不足[22, 25]。然而，McGinley 等[26]的一项研究表明，手的甲下区域具有高浓度的细菌，最常见的是凝固酶阴性葡萄球菌、革兰阴性杆菌、棒状杆菌和酵母菌，这构成了潜在的感染危害。虽然以前的研究表明，新近使用的指甲油不会影响指甲上的细菌生长，但受损的指甲会，最近的一项荟萃研究没有发现这些组之间的差别[25]。

已经证实人造指甲中携带的革兰阴性细菌更多，并且在医院重症监护室和手术室中已经有多次革兰阴性细菌感染的暴发[27-30]。在开始外科手术刷手和戴手术手套之前，应摘掉首饰[23]。

（四）手术切口部位的术前备皮

通常手术的术前准备包括切口部位毛发的去除，即备皮。备皮不仅为外科医生提供更好的切口暴露，也便于术后用绷带或敷料覆盖伤口。此外，备皮也可以预防手术部位的感染。但有证据显示，备皮后皮肤的微小伤口可能成为细菌增殖的病灶，引起手术部位感染的增加[31]。

术前备皮方式有三种：剃、剪和化学脱毛。剃是使用剃刀在靠近皮肤的部分切断毛发，而剪则是使用电动刀去切，通常留下大约 1mm 的毛发。化学脱毛剂需要使用一种膏来溶解毛发[32]。

关于不同备皮方法的文献荟萃分析表明，与剃毛相比，剪切、化学脱毛或不脱毛的 SSI 显著减少。这篇荟萃分析也证实，脱毛对于预防 SSI 没有好处，并且采用剃毛的方式 SSI 风险较高[33]。备皮的最佳时机尚无定论；但文献综述表明，在术前一天进行备皮，与手术当天和术前即刻相比，存在较高的 SSI 风险；然而，这些统计数据并不显著[33]。由于这些原因，建议除非手术切口不能充分显现，否则不要进行备皮。

（五）手术室备皮

可用于术前皮肤准备的有几种药物。最常见的用于备皮的是聚维酮碘或 CHG，并进一步分为 CHG 水性或 CHG 乙醇溶液（表 31-3）。氯己定为对碘产品过敏时的首选药物，此外也成为手术前刷手和术前淋浴的常用类型。

表 31–3　消毒液的特点

消毒剂	作用机制	起效	持续时间	应用	举例
碘伏水溶液	游离碘——破坏蛋白、DNA	即刻	2h	两步法擦洗和涂抹	聚维酮碘，毛刷护理
CHG 水溶液	破坏细胞膜	即刻	6h	两步法擦洗、干燥，再重复	Hibiclens
碘伏酒精溶液	蛋白质变性，游离碘——破坏蛋白、DNA	快速	48h	一步涂抹干燥，没有毛发的皮肤表面至少 3min	DuraPrep 溶液，Precail-FX
CHG 酒精溶液	蛋白质变性，破坏细胞膜	快速	48h	干燥部位：30s 擦洗；潮湿部位：2min 擦洗；干燥时间，没有毛发的皮肤表面至少 3min	ChloraPrep

引自 Hemani M and Lepor H, Rev Urol, 11(4), 190-195, 2009
CHG. 葡萄糖酸氯己定

使用碘的水溶液如聚维酮碘的好处包括其广谱抗菌的特性、功效和对几乎所有皮肤表面的安全性。CHG 水溶液在减少皮肤菌群方面有优异的表现，且有更持久的活性，也不会因为血液失效。但 CHG 水溶液不能用于阴道上皮。以酒精为基础的溶液具有乙醇与氯己定和碘伏双重抗菌活性的优点。酒精通常在使用几分钟后干燥，因此可以一步法使用。尽管酒精立即蒸发，但是氯己定或碘伏的抗菌活性仍然持续。

尽管如此，酒精溶液的一个重要缺点是其在清洁黏膜表面时有禁忌证及其可燃性[34]。几项研究比较了几种最常用的消毒剂，结果显示氯己定的酒精溶液优于碘伏的水溶液[35-37]。由 Darouiche 等[35]进行的一项研究比较了碘伏水溶液与氯己定酒精溶液在术前皮肤准备方面的效果，结果显示用氯己定乙醇的制剂在预防洁污手术后的浅表和深部 SSI 时有较好的表现。Riley 等[37]在低位横切口剖宫产术前用 CHG 酒精溶液取代碘伏，并在术前一天晚上为患者提供免洗 CHG 布用于术前皮肤准备，发现 SSI 率降低了 2/3。

在去除可能干扰消毒液应用的所有污染后，开始手术皮肤部位的准备。传统上，皮肤以同心圆形式准备，从计划切口的区域开始并向外移动。但 CHG 的酒精溶液在应用时需要“往返”动作，以优化其活性。

已经有文章描述了对传统的术前皮肤准备的特殊改良法，包括去除或擦拭掉所用的灭菌溶液及使用抗菌的黏合手术单等。尽管如此，这些变化没有一项被证明有优势[38]。

（六）无菌和外科手术技术

人类意识到感染可以通过各种各样的途径传播，于是将“卫生”这个概念又延伸为“无菌”。无菌观念包括了许多用来预防病原体传播的方法。所有刷手人员严格遵守无菌原则是 SSI 预防的基础[38]。手术室内和手术室周围的人员和物品的流动应尽可能最少，因为空气中的微生物数量与移动的人数有关联[39, 40]。采用核查表帮助改善术中行为能增加术者的依从性，降低 SSI[41, 42]。舒适的手术环境和术者的专心致志也至关重要，因为手术时间延长已被证明会增加 SSI 的发生率[43,44]。减少术中出血和组织创伤，去除坏死组织，避免对邻近结构的损伤和保持低体温是与 SSI 预防直接相关的手术技术[38]。异物包括缝合材料可能会促进炎症反应和随后的感染。最近的证据表明，缝合材料具有携带微生物菌膜的可能。Edmiston 等的一项研究从受感染和未受感染的部位回收缝合线（不可吸收和可吸收），发现约 50% 的缝合线藏匿有细菌。感染患者的缝线检测到了表皮葡萄球菌、金黄色葡萄球菌、凝固酶阴性葡萄球菌、链球菌、脆弱拟杆菌、大肠埃希菌、肠球菌、铜绿假单胞菌和沙雷菌属等，而没有感染患者的缝线发现的是常见的皮肤定植菌落。此外，感染患者中单股和多股缝线的微生物定量没有差异[45]。

（七）术后护理

产科手术后大多数切口采用缝线或皮钉关皮。切口通常用无菌敷料覆盖数天。由无菌敷料提供的制动有助于愈合。然而，在这段时间后继续覆盖切口是否有价值尚无相关的数据。一些研究表明，提早 48h 去除敷料也没有不良结果[46]。目前，手术后淋浴或洗澡对伤口影响的数据不足，但 Heal 等[47]的一项研究报告说在手术后 48h 之内或之后淋浴的患者 SSI 率无明显差异[48]。切口应每天进行评估，皮钉通常在术后第 4 天取出。最近的研究显示，在术后第 4 天之前去除皮钉，伤口分离的发生率增加。而皮钉与缝线进行比较时，伤口感染率、疼痛或美容效果之间没有差异[49, 50]。

术后 24h 鼓励行走；患者应该在协助下下床，到第二天就要走路。尿管通常在手术后的第二天早晨去除，并确认排尿量足够。建议提早出院；但合理的出院计划需要个体化护理。许多患者在手术切口完全愈合之前出院回家；因此，必须强调关于感染或其他并发症的征兆。

三、手术室环境

（一）通风系统

手术室空气中可能含有微生物的尘埃、呼吸道飞沫、皮屑和其他的微观污染物。空气中的微生物水平与医务人员的数量和其在手术室内的活动有关[51]。手术室相对于其邻近区域应保持正压。所有通风或空调系统应具有两个串联的过滤网，第一个过滤网的效率超过 30%，第二个过滤网的效率超过 90%。空气应从天花板引入并在地板附近排出。应每小时至少过滤空气 15 次，其中 20% 应为新鲜空气。推荐的相对湿度为 30% ～ 60%，室温在 20 ～ 23℃ (68 ～ 73 ℉)(取决于正常环境温度)。美国建筑师协会与美国卫生与人类服务部合作，获得了更全面的手术室的通气参数[52]。层流设计旨在以恒定的速度调动超净空气，使微粒产生一个扫荡的动作。再循环的空气通过高效颗粒空气过滤器，可以除去大于 3μm 直径的颗粒（例如曲霉菌孢子），过滤的效率达 99% 以上。目前，有几项研究质疑了层流通风系统的成本，因为成本正在成为卫生保健的一个重要因素[53]。层流设备已被证明可以减少骨科手术中的感染[54]。Brandt 等的研究[55]是少数几个包含有腹部手术在内的研究之一，该研究报告了层流手术室通气（与湍流手术室相比）有更高的 SSI 率，纳入研究的手术术式包括髋关节和膝关节假体植入、阑尾切除术、胆囊切除术和疝气手术，但不包括结肠手术。室内净化的其他干预措施包括紫外线和过氧化氢系统。紫外线去污技术可以破坏某些波长的 DNA 中的分子键。例如，一种自动化可移动紫外线装置，可以消除细菌繁殖体和难辨梭菌。过氧化氢系统已经证明可以去除耐甲氧西林金黄色葡萄球菌（MRSA）、万古霉素耐药性肠球菌（VRE）、结核分枝杆菌、孢子、病毒和多重耐药革兰阴性杆菌。这些净化系统都需要大量的费用，需要从房间转移工作人员和患者，需要足够的人员将系统运送到需要净化的房间并监测其使用，并需要清除房间内的灰尘和碎屑。过氧化氢系统需要更多的时间来去污，但已证明在去除孢子形成的微生物方面表现更好[56]。

（二）环境消毒

感染控制的重要组成部分包括彻底清洁和消毒医院的立面和手术器械。虽然清洁环境的可视化被认为是一种合适的感染控制方法，但近年来的研究表明医院获得性感染可以通过肉眼看不见的生物传播[57]。这些感染性病原体因为引起不同医院设施的感染暴发而臭名昭著，它们具有在设施表面长时间停留的能力。这些罪魁祸首包括 MRSA、难辨梭菌、VRE、不动杆菌属和诺如病毒[58, 59]。

去污有不同的级别水平。清洁是指从物体和表面去除可见的泥土，有机的和无机的都有，并且是高级别消毒或灭菌之前的必要步骤。该方法通常需要用洗涤剂或酶产品加水手工或机械清洗。操控设备和表面之前需要进行消毒，以便微生物不会从一个患者传播到另一个患者。在该过程中使用美国环境保护局（Environmental Protection Agency，EPA）注册的医院消毒剂，例如酒精、碘伏、过氧化氢等，除了孢子形成的细菌以外，除去许多致病微生物。

灭菌是一种利用专门的物理或化学方法破坏所有形式的微生物生命的过程。对于那些用在无菌手术部位的医疗器械，以及所有用于肠胃外的液体和药物来说，灭菌至关重要。当手术期间发生可见的污染或大量血液溢出时，应在下一台手术开始之前使用经 EPA 认可的有效对抗乙型肝炎病毒（hepatitis B virus，HBV）和人类免疫缺陷病毒（human immune- deficiency virus，HIV）的医用消毒剂或 EPA 注册医院用结核消毒剂，这是职业安全与健康管理局（Occupational Safety and Health Administration，OSHA）要求的一部分。在资源有限的环境中，1 ∶ 100 稀释次氯酸钠（约 1/4 杯 5.25% 家用氯漂白剂至 1 加仑水）是一种便宜而有效的替代方法[60]。

四、标准预防措施

医务人员经常与患者的体液接触，这使得他们感染血源性病原体（例如 HIV、HBV，以及其他血源性病原体）的风险增加。“一般的预防措施”是疾病预防控制中心（Center for Disease Control and Prevention，CDC）在 1987 年“保健设施中预防艾滋病毒传播的建议”文件中创建的一个概念，提出了对所有患者应用血液和体液预防措施的建议，,无论其血源性感染状态。

根据该方案，所有患者均被认为是 HIV、HBV，以及其他血液传播病原体的潜在携带者[61]，因此需要穿戴预防性防护用品。这进一步修改了“身体物质隔离”的指导方针，其指出医护人员不仅要保护自己不受体液污染，还要针对经呼吸道分泌物和尿液等传播的感染性疾病进行防护。

上述一般的预防措施和身体物质隔离这两个概念的结合即称作“标准预防措施”，其理论基础认为所有血液、体液、分泌物、排泄物（除汗液）、不完整的皮肤和黏膜都可能含有传染性病原体（表 31-4）。标准预防措施中有几个要素是一般预防措施所不具备的，包括呼吸卫生 / 咳嗽礼仪，安全注射方法，以及在置管期间或通过腰椎穿刺手术将材料注入椎管或硬膜外腔时佩戴口罩。通过这些新的变化，目前的标准预防措施不仅是为了保护医护人员免受感染，而且也保护了患者[62]。

表 31-4　在所有医疗机构中为所有患者提供标准预防措施的建议

组成	建议
手卫生	接触到血液、体液、分泌物、排泄物和受污染的物品后，立即去除手套；接触不同患者
个体防护设备	用于接触血液、体液、分泌物、排泄物、受污染的物品；触摸黏膜和破损的皮肤
手套	在接触衣物 / 暴露的皮肤的过程和患者护理活动期间；预计会有血液 / 体液、分泌物和排泄物时
手术袍、口罩、眼睛防护（眼镜），面具	在可能会产生血液、体液、分泌物飞溅或喷洒的过程和患者护理活动，尤其是吸引，气管内插管时
弄脏的患者护理设备	以防止微生物转移到他人身上的方式处理；如果明显受到污染，请戴手套；执行手卫生
环境控制	制定日常保养，清洁和消毒环境表面的程序，特别是经常接触患者护理区域的表面
织物和洗衣方式	防止微生物转移给他人和环境
缝针和其他锐器	不要重复装套，弯曲，折断或用手操作使用过的针头；如果需要重新使用，请使用单手操作技术；可用时使用安全功能；使用过的锐器放入锐器桶
患者复苏	使用喉罩、呼吸气囊、其他通气装置以防止接触患者口腔和口腔分泌物

引自 Siegel J et al.，Guideline for Isolation Precautions: Preventing Transmission of Infections Agents in Healthcare Settings，http://www.cdc.gov/hicpac/pdf/isolation/Isolation2007.pdf，2007.

标准的预防措施也适用于阴道分泌物。在紧急情况或分娩时，产科的医护人员经常面临暴露于危险分泌物的潜在风险，因此在所有的病例中都必须严格遵守标准的预防措施。应一直使用手套、口罩和防护眼罩或面罩等保护性屏障，以降低将医务人员的皮肤或黏膜暴露于潜在感染性物质的风险。

五、围术期预防性抗生素

剖宫产率呈上升趋势，从 1996 年的约 20% 增加到 2013 年的 32%[63]，剖宫产手术是美国最常见的腹部手术之一。

在美国，产后感染是妊娠相关死亡的主要原因之一，占所有死亡的 10% ～ 14%[64, 65]。剖宫产术后的感染性并发症包括术后发热、绒毛膜羊膜炎、子宫内膜炎、伤口感染、尿路感染、肺炎等。在 Liu 等[66]进行的一项基于人群的回顾性队列研究中，与阴道分娩相比，初次剖宫产分娩患者的产后病率明显增加，导致这一风险增加的主要原因是产褥感染。在产褥期引起子宫感染的最大风险是剖宫产，大多数感染发生在紧急或非择期手术后[67]。在第二产程进行剖宫产的女性更有可能增加绒毛膜羊膜炎的风险，特别是那些体重指数（body mass index，BMI）＞ 40kg/m^2 的剖宫产后阴道试产的女性[67]。此外，感染在一些胎膜破裂时间长，临产时间长并有多次阴道检查，产后发热，贫血和营养不良，社会经济地位低下的女性中通常更为复杂，可能由于这些人群缺乏规范的产前保健[68]。

需要合适的预防措施来应对剖宫产率增加所引起的 SSI。McKibben 等的荟萃分析发现了几项具有良好质量数据和强有力证据的研究，显示三种干预措施可显著降低 SSI：①围术期抗生素的预防性应用；②术前阴道清洁；③手术技术。有些手术技术在降低 SSI 方面更有优势，比如 Joel-Cohen 切口优于 Pfannenstiel 切口，缝合皮肤优于皮钉关皮，胎盘的脐带牵拉优于手取胎盘，以及超过 2cm 厚的皮下组织的缝合优于不缝合[69]。剖宫产前的阴道准备已显示能降低子宫内膜炎的风险。一项纳入了 2816 名女性的 Cochrane 研究评估了碘伏进行阴道清洁的效果，显示分娩后子宫内膜炎的发生率从对照组的 8.3% 降低到阴道清洁组的 4.3%，尤其是那些在剖宫产时已经临产或胎膜破裂的女性[70]。目前尚无建议将阴道准备作为剖宫产手术前准备的常规方法；但这在术前准备时很容易执行，如果有可能应该进行。

外科手术技术因外科医生、机构和剖宫产的紧迫性的不同而异。目前对于剖宫产的不同方法尚未达成共识，但是已经有研究尝试探讨不同的技术方法，以及这些方法的缺点和优点。横切口和纵切口是剖宫产手术皮肤切口的两种选择，较常用的是横切口。横切口依照自然皮纹切开，所以有更好的美容效果，术后疼痛率、筋膜伤口开裂和切口疝的发生率也较低。如果需要更充分地暴露时，通常会行垂直切口[71]。近期有研究比较了 Joel-Cohen 与 Pfannenstiel 两种横切口，发现前者术后发热较少，失血量更少，手术时间缩短，住院日更短[72，73]。

预防性抗生素的使用在减少剖宫产后 SSI 中发挥着重要作用。一项荟萃分析比较了在剖宫产前预防性应用抗生素和使用安慰剂，其共纳入 95 项研究共有 15 000 名女性，结果显示预防性使用抗生素使子宫内膜炎，伤口感染和其他严重感染并发症减少了 60% ～ 70%，该荟萃分析建议对所有的剖宫产手术无论是紧急手术或非紧急手术都预防性使用抗生素[74]，剖宫产手术被认为是暴露于皮肤、腹部和阴道的微生物的洁污手术（表 31-5），因此抗生素的选择应该是涵盖革兰阳性和革兰阴性菌的药物。已经研究了几种药物方案，包括青霉素，以及第一代、第二代和第三代头孢菌素，并且有几项研究结果显示青霉素和头孢菌素在影响 SSI 率方面没有差异[75]。

第一代头孢菌素（如头孢唑林）具有抗菌谱窄、低成本和有效的特点，是美国妇产科学院（American College of Obstetrics and Gynecology，ACOG）和美国儿科学会倡导的首选药物[68，76]。单次 1g 头孢唑林剂量足够，持续 3 ～ 4h。肥胖患者可能需要增加剂量，具体后文将进一步讨论。一些新的研究尝试将抗生素的抗菌谱扩大到覆盖包括解脲支原体和支原体的阿奇霉素、多西环素或甲硝唑，并且已经发现它们能降低感染率、减少住院时间；然而，需要更多的研究来确认这种差异是否显著[77，78]。重要的是要注意，这些抗生素对新生儿结局（如婴儿败血症或口腔鹅口疮）的影响的证据不足，需要进一步研究[74，75]。理想状况下，预防性抗生素应在切皮前 60min 使用，以期在切口部位达到足够的组织穿透。然而，由于抗生素对新生儿结局的影响未知，使得预防性使用抗生素成为一个有争议的话题，也引起一些机构在夹闭脐带后再用抗生素。一项纳入了 10 项研究和 5041 名女性的荟萃分析显示，与在脐带夹闭后使用抗生素的女性相比，在切皮之前使用预防性抗生素将使子宫内膜炎和伤口感染的风险减半[79]。虽然在该荟萃分析中新生儿结局没有差

表 31-5　与剖宫产相关的微生物

皮肤菌落	金黄色葡萄球菌
	表皮葡萄球菌
腹部	大肠埃希菌
	肠球菌
阴道	葡萄球菌
	链球菌
	肠球菌
	乳酸杆菌
	白喉
	大肠埃希菌
	厌氧链球菌
	拟杆菌
	梭杆菌

引自 Bratzler D，et al.Am J Health Syst Pharm，70(3)，195-283，2013.

异，但仍需要更多的研究，特别是要考虑到这些抗生素对新生儿微生物群落的潜在影响。

在严重的青霉素过敏病例中，如出现变态反应、血管性水肿、呼吸窘迫或荨麻疹的情况下，克林霉素联合氨基糖苷类如庆大霉素是一种合适的替代方案[76]。对于已经临产和已经接受 B 族链球菌预防性抗生素治疗或正在接受绒毛膜羊膜炎治疗需要进行剖宫产的女性是否需要额外的预防性抗生素目前尚无共识。需要更多的随机对照试验来完善算法或指南。

六、抗生素预防性用于其他产科操作

（一）三度或四度裂伤的修复和阴道手术助产

目前，由于可采纳的研究数量有限，预防性抗生素在三度和四度裂伤修复术中不是常规应用。一些医生由于切口邻近直肠，以及有将细菌从直肠传播到裂伤的潜在可能而开处方。Duggal 等进行的前瞻性随机对照研究纳入了 147 名女性，其中 83 位患者使用了安慰剂，64 位患者使用了二代头孢菌素作为预防性抗生素。在接受抗生素治疗并按照研究需要产后 2 周返诊检查的 49 例患者中有 4 例（8.2%）发生感染，而安慰剂组 59 例患者中 14 例（24.1%）发生感染。由于失访率高，这些结果很难推广到普通人群[76, 80, 81]。

在阴道手术助产的患者中，抗生素预防性应用的相关研究也有限。目前，没有关于抗生素预防性应用的循证医学建议。[82]

（二）宫颈环扎

宫颈环扎的手术指征有以下三条：①检查或者急诊指征，即患者在妊娠中期出现进行性的宫颈扩张，无临产或胎盘早剥的证据；②病史指征，患者有无痛性宫颈扩张中孕分娩史；③孕 24 周之前的超声提示有早产史（＜ 34 周）的患者出现宫颈缩短（＜ 25mm）。宫颈环扎有几种相关的风险，包括绒毛膜羊膜炎、早产胎膜早破、早产、缝线移位和子宫颈撕裂。经腹部宫颈环扎也有腹部手术通常存在的额外风险。有临产或绒毛膜羊膜炎迹象的患者，宫颈环扎是禁忌。有紧急环扎指征的患者发生羊膜腔内感染的风险也增加，但是目前并没有关于抗生素预防性使用的建议。基于病史指征或超声指征进行宫颈环扎的患者，发生羊膜腔内感染的风险很小，没有预防性抗生素使用的指征[83]。

（三）手取胎盘

即使使用了预防性抗生素，剖宫产手术时手取胎盘依然会增加术后子宫内膜炎的发生。这也与出血增加和住院时间延长有关。因此，建议在剖宫产中使用脐带牵拉作为分娩胎盘的方法[84]。目前没有证据支持在阴道分娩胎盘滞留手取胎盘时需要预防性使用抗生素[85]。

（四）剖宫产子宫切除术

剖宫产子宫切除率大约为 0.5/1000 次妊娠，但由于剖宫产率上升，剖宫产子宫切除手术也正在增加。剖宫产子宫切除术有多种适应证，包括无法控制的产后出血、异常胎盘情况、子宫破裂、子宫平滑肌瘤、宫颈裂伤、浸润性宫颈癌或卵巢肿瘤。近年来，剖宫产子宫切除术的主要原因是胎盘异常，其次是子宫收缩乏力和子宫破裂。与这种手术相关的病率包括输血、发热、围生期死亡、膀胱损伤、伤口感染、弥散性血管内凝血和术后肠梗阻。产妇死亡率为 1% ～ 2%。在分娩过程中发现患者有胎盘粘连性异常时，要做好手术的预期准备工作，以降低出血，减少输血的需求，减少泌尿系损伤。当手术在紧急情况下施行时，术前的失血加剧了与手术本身相关的失血[86, 87]。

只要仍然是污染手术，常规预防性抗生素就可以使用。然而，当失血量大于 1500ml 时，或者如果手术时间超过 4h，则可以给予额外的剂量[68]。此外，坏死组织，浸湿的垫子和可能污染无菌区域的其他材料应立即移除以预防 SSI

的风险。

七、妊娠期肥胖

肥胖已经成为美国的流行病。在 2011—2012 年，68.5% 的 20 岁以上成年人被认为是超重或肥胖，其中 34.9% 的成年人被认为是肥胖[88]。2006 年，CDC 发布了关于改善妊娠前和妊娠期间女性健康的建议。作为该举措的一部分，CDC 收集了在美国生活且有一次活产史的不同孕妇行为、健康状况和经历等方面的数据。超重和肥胖的平均发生率分别为 13.2% 和 21.9%。在 20 岁以上的女性及黑人和西班牙裔妇女中，发生率更高[89]。

妊娠肥胖增加了发生高血压疾病、妊娠糖尿病和血栓栓塞性疾病的风险[90-92]。此外，肥胖女性与剖宫产之间存在相关性，因为肥胖女性怀巨大儿的风险和需要产间干预的风险增加[90-92]。作为可能进行外科手术的患者，肥胖患者术中 / 术后手术并发症的风险增加，包括麻醉风险、失血量、手术时间延长和伤口感染[93-95]。如果患者在此次妊娠前还有多次剖宫产史，这些并发症的风险进一步加剧[96]。在 Stamilio 和 Scifres 的一项研究中，95 名极度肥胖的患者被定义为 BMI 为 45 或更高，与非肥胖患者相比，术后混合感染的发病率（即子宫内膜炎和伤口感染的发生率）几乎增加了 3 倍。Conner 等[93]的回顾性队列研究也发现，BMI 增加和伤口感染风险之间存在剂量反应关系。鉴于肥胖孕妇的伤口相关并发症发生率增加，推荐采用更高剂量的预防性抗生素来预防伤口感染[91]。对于非妊娠肥胖患者，体重为 80kg 及以上的患者推荐使用 1g 头孢唑林，体重 120kg 及以上的患者推荐用 2g[68]。

美国妇产科学院（ACOG）建议在 BMI > 30 或绝对体重 100kg 以上的女性中增加预防性抗生素的剂量，但是目前尚没有针对具体剂量的建议。大多数医院机构都以 2g 头孢唑林作为较高剂量的标准。妊娠肥胖患者切口部位足够的抗生素水平受较大的容量分布和肾小球滤过率的影响。Pevzner 等[97]进行的一项研究表明，2g 头孢唑林给药对于接受剖宫产的肥胖孕妇而言提供的抗生素覆盖不足。Maggio 等[98]的研究显示，与 2g 给药剂量相比，3g 头孢唑林在切口部位的脂肪组织中没有显著增加至能提供足够的预防作用所需的浓度。另一项小型研究显示，4g 头孢唑林剂量在脂肪组织中增加了抗生素的浓度，但没有研究是否能降低感染率[99]。

需要更多更大样本量的研究来确定肥胖患者抗生素预防的合适剂量。其他适用于感染预防的方法包括对超过 2cm 的皮下组织层进行简单缝合关闭，以防止伤口分离及其相关并发症[91，100，101]。

Corbacioqlu 等[102]最近的一项研究表明，除非皮下组织层超过 4cm 且孕妇患有糖尿病，否则皮下组织层缝合关闭与否和患者的伤口并发症发生率之间没有统计学差异。一些研究还探讨了引流系统与皮下组织缝合相结合在降低伤口感染方面的表现，发现没有差异[103，104，105]。

致　谢

本章有前一版本章的内容，感谢共同作者 Javier Garcia 和 Joseph J. Apuzzio。

（胡惠英　译，宋英娜　校）

参考文献

[1] Health and Humans Services. health.gov. National Action Plant to Prevent Health Care-Associated Infections: Road Map to Eelimination. http://health.gov/hcq/prevent-hai.asp. Accessed September 2015.

[2] Magill S, Edwards J, Bamberg W, et al. Multistate point-prevalence survey of health care–associated infections. N Engl J Med 2014; 370: 1198–208.

[3] Horan T, Andrus M, Dudeck M. CDC/NHSN surveillance definition of health care associated infection and criteria for specific types of infections in the acute care setting. Am J Infect Control 2008; 36: 309–32.

[4] Nordstrom J, Reynolds K, Gerba C. Comparison of bacteria on new, disposable, laundered, and unlaundered hospital scrubs. Am J Infect Control 2012; 40(6): 539–43.

[5] Lipp A, Edwards P. Disposable surgical face masks for preventing surgical wound infection in clean surgery. Cochrane Database Syst Rev 2014; (2): CD002929.

[6] Administration OS&H. Surgical Suite. www.OHSA .gov. https://www.osha.gov/SLTC/etools/hospital /surgical/surgical. html#BloodbornePathogens. Accessed September 18, 2016.

[7] Jensen P, Lambert L, Iademarco M, Ridzon R. Guidelines for preventing the transmission of Mycobacterium tuberculosis in health-care settings. MMWR Recomm Rep 2005; 54(RR-17): 1–141.

[8] CDC. Workplace Safety and Health Topic: Eye Protection for Infection Control. CDC.gov, 2004. http://www.cdc.gov/niosh/ topics/eye/eye-infectious .html. Accessed September 18, 2016.

[9] Santos A, Lacerda R, Graziano K. [Evidence of control and prevention of surgical infection by shoe covers and private shoes: A sytematic literature review] . Rev Lat Am Enfermagem 2005; 13(1): 86–92.

[10] Reichman D, Greenberg J. Reducing surgical site infections: A review. Rev Obstet Gynecol 2009; 2(4): 212–21.

[11] AORN Recommended Practices Committee. Recom-mended practices for maintaining a sterile field. AORN J 2006; 83(2): 402–16.

[12] FDA. U.S. Department of Health and Human Services. 2014. http:// www.fda.gov/MedicalDevices /DeviceRegulationandGuidance/ Overview /GeneralandSpecialControls/ucm055910.htm. Accessed September 18, 2016.

[13] Center for Devices and Radiological Health. Medical Glove Guidance Manual. Rockville, MD: FDA, 2008.

[14] www.medsupplier.com. Medical equipment and supplies.

[15] Tanner J, Parkinson H. Double gloving to reduce surgical cross-infection. Cochrane Database Syst Rev 2006; (3): CD003087.

[16] Mischke C, Verbeek J, Saarto A, et al. Gloves, extra gloves or special types of gloves for preventing percutaneous exposure injuries in healthcare personnel. Cochrane Database Syst Rev 2014; 3: CD009573.

[17] Fry D, Harris W, Kohne E, Twomey C. Influence of double-gloving on manual dexterity and tactile sensation of surgeons. J Am Coll Surg 2010; 210(3): 325–30.

[18] Parantaine A, Verbeek J, Lavoie M, Pahwa M. Blunt versus sharp suture needles for preventing percutaneous exposure incidents in surgical staff. Cochrane Database Syst Rev 2011; (11): CD009170.

[19] Stitely M, Close J, Ferda A, et al. Glove perforations with blunt versus sharp surgical needles in Caesarean delivery: A randomized control trial. W V Med J 2013; 109(5): 32–6.

[20] Wilson L, Sullivan S, Goodnight W, et al. The use of blunt needles does not reduce glove perforations during obstetrical laceration repair. Am J Obstet Gynecol 2008; 199(6): 641.e1–3.

[21] El-Rafaie T, Sayed K, El-Shourbagy MAE. Role of blunt suture needle in episiotomy repair at uncomplicated vaginal deliveries in reducing glove perforation rate: A randomized controlled trial. J Obstet Gynecol Res 2012; 38(5): 787–92.

[22] Boyce J, Pittet D. Guideline for hand hygiene in health-care settings: Recommendations of the Healthcare Infection Control Practices Advisory Committee and the HICPAC/ SHEA/APIC/IDSA Hand Hygiene Task Force. MMWR Recomm Rep; 51(RR-16): 1–45.

[23] WHO. WHO Guidelines on Hand Hygiene in Health Care: A Summary. Geneva, Switzerland: WHO, 2009.

[24] Tanner J, Swarbrook S, Stuart J. Surgical hand antisepsis to reduce surgical site infection. Cochrane Database Syst Rev 2008; (1): CD004288.

[25] Arrowsmith V, Taylor R. Removal of nail polish and finger rings to prevent surgical site infection. Cochrane Database Syst Rev 2014; (8): CD003325.

[26] McGinley K, Larson E, Leyden J. Composition and denisty of microflora in the subungual space of the hand. J Clin Microbiol 1988; 26: 950–3.

[27] McNiel S, Foster C, Hedderwick S, Kauffman C. Effect of hand cleansing with antimicrobial soap or alcohol-based gel on microbial colonization of artifical fingernails worn by health care workers. Clin Infect Dis 2001; 32: 367–72.

[28] Hedderwick S, McNiel SLM, Kauffman C. Pathogenic organisms associated with artificial fingernails worn by healthcare workers. Infect Control Hosp Epidemiol 2000; 21: 505–9.

[29] Parry M, Gran B, Yukna M, et al. Candida osteomyelitis and diskitis after spinal surgery: An outbreak that implicates artificial nail use. Clin Infect Dis. 2001; 32: 352.

[30] Moolenaar R, Crutcher J, San Joaquin V, et al. A prolonged outbreak of Pseudomonas aeruginosa in a neonatal intensive care unit: Did staff fingernails play a role in disease transmission? Infect Control Hosp Epidemiol 2000; 21(2): 80–5.

[31] Kjonniksen I, Anderson B, Sondenaa V, Segadal L. Preoperative hair removal: A systematic literature review. AORN J 2002; 75(5): 928–40.

[32] Tanner J, Norrie P, Melene K. Preoperative hair removal to reduce surgical site infection. Cochrane Database Syst Rev. 2011; (11): CD004122.

[33] Lefebvre A, Saliou P, Lucet J, et al. Preoperative hair removal and surgical site infections: Network meta-analysis of randomized controlled trials. J Hosp Infect 2015; 91(2): 100–8.

[34] Hemani M, Lepor H. Skin preparation for the prevention of surgical site infection: Which agent is best? Rev Urol 2009; 11(4): 190–5.

[35] Darouiche R, Wall MJ, Itani K, et al. Chlorhexidine-alcohol versus povidone-iodine for surgical-site antisepsis. N Eng J Med 2010; 362(1): 18–26.

[36] Maiwald M, Chan E. The forgotten role of alcohol: A systematic review and meta-analysis of the clinical efficacy and perceived role of chlorhexidine in skin antisepsis. PLoS ONE 2012; 7(9): e44277.

[37] Riley M, Suda D, Tabsh K, et al. Reduction of surgical site infections in low transverse cesarean section at a university hospital. Am J Infect Control 2012; 40: 820–5.

[38] Mangram A, Horan T, Pearson M, et al. Guideline for prevention of surgical site infections, 1999. Centers for Disease Control and Prevention (CDC) Hospital Infection Control Practices Advisory Committee. Am J Infect Control 1999; 27: 97–132.

[39] Andersson A, Bergh I, Karlsson J, et al. Traffic flow in the operating room: An explorative and desriptive study on air quality during orthopedic trauma implant surgery. Am J Infect

Control 2012; 40(8): 750–5.
[40] Scaltriti S, Cencetti S, Rovesti S, et al. Risk factors for particulate and microbial contamination of air in operating theatres. J Hosp Infect 2007; 66(4): 320–6.
[41] Tartari E, Mamo J. Pre-educational intervention survey of healthcare practitioners' compliance with infection prevention measures in cardiothoracic surgery: Low compliance but internationally comparable surgical site infection rate. J Hosp Infect 2011; 77: 348–51.
[42] Van der Slegt J, Van der Laan L, Veen E, et al. Implementation of a bundle of care to reduce surgical site infections in patients undergoing vascular surgery. PLoS ONE 2013; 8: e71566.
[43] Healy A, Sevdalis N, Vincent C. Measuring intra-operative interference from distraction and interruption observed in the operating theatre. Ergonomics 2006; 49: 589–604.
[44] Beldi G, Bisch-Knaden S, Banz V, et al. Impact of intraoperative behavior on surgical site infections. Am J Surg 2009; 198: 157–62.
[45] Edmiston C, Krepel C, Marks R, et al. Microbiology of explanted suture segments from infected and noninfected surgical patients. J Clin Microbiol 2013; 51: 417–21.
[46] Toon C, Lusuku C, Ramamoorthy R, Davidson BGK. Early versus delayed dressing removal after primary closure of clean and clean-contaminated surgical wounds. Cochrane Database Syst Rev 2015; (9): CD010259.
[47] Heal C, Buettner P, Raasch B, et al. Can sutures get wet? Pros pective randomised controlled trial of wound management in general practice. BMJ 2006; 332: 1053–6.
[48] Toon C, Sinha S, Davidson B, Gurusamy K. Early versus delayed post-operative bathing or showering to prevent wound complications. Cochrane Database Syst Rev 2015; (7): CD010075.
[49] Mackeen A, Berghella V, Larsen M. Techniques and materials for skin closure in caesarean section. Cochrane Database Syst Rev 2012; (9): CD003577.
[50] Figueroa D, Jauk V, Szychowski I, et al. Surgical staples compared with subcuticular suture for skin closure after cesarean delivery: A randomized controlled trial. Obstet Gynecol 2013; 121(1): 33–8.
[51] Birgand G, Saliou P, Lucet J. Influence of staff behavior on infectious risk in operating rooms: What is the evidence? Infect Control Hosp Epidemiol 2015; 36(1): 93–106.
[52] Sehulster L, Chinn R, CDC, HICPAC. Guidelines for environmental infection control in health-care facilities. Recommendations of CDC and the Healthcare Infection Control Practices Advisory Committee (HICPAC). MMWR 2003; 52(No. RR-10): 1–48.
[53] Lipsett P. Do we really need laminal air flow ventilation in the operating room to prevent surgical site infections? Ann Surg 2008; 248(5): 701–3.
[54] Diab-Elschahawi M, Berger J, Blacky A, et al. Impact of different-sized laminar air flow versus no laminar air flow on bacterial counts in the operating room during orthopedic surgery. Am J Infect Control 2011; 39(7): e25–9.
[55] Brandt C, Hott U, Sohr D, et al. Operating room ventilation with laminar airflow shows no protective effect on the surgical site infection rate in orthopedic and abdominal surgery. Ann Surg 2008; 248(5): 695–700.
[56] Rutala W, Weber D. Disinfectants used for environmental disinfection and new room decontamination technology. Am J Infect Control 2013; 41: S36–S41.
[57] Dancer S. The role of envronmental cleaning in the control of hospital-acquired infection. J Hosp Infect 2009; 73: 378–85.
[58] Dancer S. Importance of the environment in methicillin-resistant Staphylococcus aureus acquisition: The case for hospital house cleaning. Lancet Infect Dis 2008; 8: 101–13.
[59] Weber D, Rutala W, Miller M, et al. Role of hospital surfaces in the transmission of emerging health care-associated pathogens: Norovirus, Clostridium difficile, and Acinetobacter species. Am J Infect Control 2010; 38(5): S25–33.
[60] Rutala W, Weber D, HICPAC. Guideline for Disinfection and Sterilization in Healthcare Facilities, 2008.
[61] CDC. Perspectives in disease prevention and health promotion update: Universal precautions for prevention of transmission of human immunodeficiency virus, hepatitis B virus, and other bloodborne pathogens in health-care settings. MMWR 1988; 37(4): 377–88.
[62] Siegel J, Rhinehart E, Jackson M, et al. 2007 Guideline for Isolation Precautions: Preventing Transmission of Infections Agents in Healthcare Settings, 2007. http://www.cdc.gov/hicpac/pdf/isolation/Isolation 2007.pdf. Accessed September 18, 2016.
[63] Osterman MJ, Martin JA. Trends in low-risk cesarean delivery in the United States, 1990–2013. Natl Vital Stat Rep 2014; 63(6): 1–16.
[64] CDC. Pregnancy Mortality and Surveillance System: Pregnancy-Related Deaths, 2015. http://www.cdc .gov / reproductivehealth/maternalinfanthealth/pmss.html. Accessed September 18, 2016.
[65] Berg C, Callaghan W, Syverson C, Henderson Z. Pregnancy-related mortality in the United States, 1998–2005. Obstet Gynecol 2010; 116(6): 1302–9.
[66] Liu S, Liston R, Joseph K, et al. Maternal mortality and severe morbidity associated with low-risk planned cesarean delivery versus planned vaginal delivery at term. CMAJ 2007; 176(4): 455–60.
[67] Hammad I, Suneet P, Magann E, Abuhamad A. Peripartum complications with cesarean delivery: A review of Maternal-Fetal Medicine Units Network publications. J Matern Fetal Neonatal Med 2014; 27(5): 463–74.
[68] Bratzler D, Dellinger E, Olsen K, et al. Clinical practice guidelines for antimicrobial prophylaxis in surgery. Am J Health Syst Pharm 2013; 70(3): 195–283.
[69] McKibben R, Pitts S, Suarez-Cuervo C, et al. Practices to reduce surgical site infections among women undergoing cesarean section: A review. Infect Control Hosp Epidemiol 2015; 36(8): 915–21.
[70] Hass D, Morgan S, Contreras K. Vaginal preparation with antiseptic solution before cesarean section for preventing postoperative infections. Cochrane Database Syst Rev 2014; 12: CD007892.
[71] Cunningham F, Leveno K, Bloom S, et al. Cesarean delivery and peripartum hysterectomy. In: Cunningham F, Leveno K,

Bloom S (eds), Williams Obstetrics (24th edition). New York, NY: McGraw-Hill, 2013.

[72] Mathai M, Hofmeyr G, Mathai N. Abdominal surgical incisions for cesarean section. Cochrane Database Syst Rev 2013; 5: CD004453.

[73] Hofmeyr G, Mathai M, Shah A, Novikova N. Techniques for cesarean sections. Cochrane Database Syst Rev 2008; 201: 431–44.

[74] Smaill F, Grivell R. Antibiotic prophylaxis versus no prophylaxis for preventing infection after cesarean section. Cochrane Database of Syst Rev 2014; 10: CD007482.

[75] Gyte G, Dou L, Vazquez J. Different classes of antibiotics given to women routinely for prevention infection at cesarean section. Cochrane Database Syst Rev 2014; (11): CD008726.

[76] American College of Obstetricians and Gynecologists. ACOG Practice Bulletin Number 120: Use of prophylactic antibiotics in labor and delivery. Obstet Gynecol 2011; 117: 1472–83.

[77] Tita A, Hauth J, Grimes A, et al. Decreasing incidence of postcesarean endometritis with extended-spectrum antibiotic prophylaxis. Obstet Gynecol 2008; 111: 51–6.

[78] Tita A, Owen J, Stamm A, et al. Impact of extended-spectrum antibiotic prophylaxis on incidence of postcesarean surgical wound infection. Am J Obstet Gynecol 2008; 199(3): 303.e1–3.

[79] Mackeen A, Packard R, Ota E, et al. Timing of intravenous prophylactic antibiotics for preventing pospartum infectious morbidity in women undergoing cesarean delivery. Cochrance Database Syst Rev 2014; (12): CD009516.

[80] Buppasiri P, Lumbiganon P, Thinkhamrop J, Thinkhamrop B. Antibiotic prophylaxis for third- and fourth-degree perineal tear during vaginal birth. Cochrane Database of Syst Rev 2014; (10): CD005125.

[81] Duggla N, Mercado C, Daniels K, et al. Antibiotic prophylaxis for prevention of postpartum perineal wound complications: A randomized controlled trial. Obstet Gynecol 2008; 111(6): 1268–73.

[82] Liabsuetrakul T, Choobun T, Peeyananjarassri K, Islam Q. Antibiotic prophylaxis for operative vaginal delivery. Cochrane Database Syst Rev 2014; (10): CD004455.

[83] American College of Obstetricians and Gynecologists. ACOG Practice Bulletin Number 142: Cerclage for the management of cervical insufficiency. Obstet Gynecol 2014; 123: 372–9.

[84] Anorlu R, Maholwana B, Hofmeyr G. Methods of placenta delivery at cesarean section. Cochrane Database Syst Rev 2008; (3): CD004737.

[85] Chongsomchai C, Lumbiganon P, Laopaiboon M. Prophylactic antibiotics for manual removal of retained placenta in vaginal birth. Cochrane Database Syst Rev 2014; (10): CD004904.

[86] Shellhaas C, Gilber S, Landon M, et al. The frequency and complication rates of hysterectomy accopanying cesarean delivery. Obstet Gynecol 2009; 114(2, Part 1): 224–9.

[87] Machado L. Emergency peripartum hysterectomy: Incidence, indications, risk factors and outcome. N Am J Med Sci 2011; 3(8): 358–61.

[88] Ogden C, Carroll M, Kit B, Flegal K. Prevalence of childhood and adult obesity in the United States, 2011–2012. JAMA 2014; 311(8): 806–14.

[89] D' Angelo D, Williams L, Morrow B, et al. Preconception and interconception health status of women who recently gave brith to a live-born infant—Pregnancy risk assessment monitoring system (PRAMS), United States, 26 Reporting Areas, 2004. MMWR 2007; 56(SS10): 1–35.

[90] Marshall N, Spong C. Obesity, pregnancy complications and birth outcomes. Semin Reprod Med 2012; 30: 465–71.

[91] American College of Obstetricians and Gynecologists. ACOG Committee opinion no. 549: Obesity in pregnancy. Obstet Gynecol 2013; 121: 213–7.

[92] Yu C, Teoh T, Robinson S. Review article: Obesity in pregnancy. Br J Obstet Gynecol 2006; 113(10): 1117–25.

[93] Conner S, Verticchio J, Tuuli M, et al. Maternal obesity and risk of post-cesarean wound complications. Am J Perinatol 2014; 31(4): 299–304.

[94] Girsen A, Osmundson S, Nagvi M, et al. Body mass index and operative times at cesarean delivery. Obstet Gynecol 2014; 124(4): 684–9.

[95] Stamilio D, Scifres C. Extreme obesity and postcesarean maternal complications. Obstet Gynecol 2014; 124(2-Part 1): 227–32.

[96] Mourad M, Silverstein M, Bender S, et al. The effect of maternal obesity on outcomes in patient undergoing tertiary or higher cesarean delivery. J Matern Fetal Neontal Med 2015; 28(9): 989–93.

[97] Pevzner L, Swank M, Krepel C, et al. Effects of maternal obesity on tissue concentrations of prophylactic cefazolin during cesarean delivery. Obstet Gynecol 2011; 117: 877–82.

[98] Maggio L, Nicolau D, DaCosta M, et al. Cefazolin prophylaxis in obese women udergoing cesarean delivery. Obstet Gynecol 2015; 125: 1205–10.

[99] Stitely M, Sweet M, Slain D, et al. Plasma and tissue cefazolin concentrations in obese patients undergoing cesarean delivery and receiving differing pre-operative doses of drug. Surg Infect 2013; 14: 455–9.

[100] Anderson E, Gates S. Techniques and materials for closureof the abdominal wall in cesarean section. Cochrane Database Syst Rev 2004; (4): CD004663.

[101] Chelmow D, Rodriguez E, Sabatini M. Suture closure of subcutaneous fatand wound disruptionafter cesarean delivery: A meta-analysis. Obstet Gynecol 2004; 103(5 Pt 1): 974.

[102] Corbacioqlu E, Goksedef P, Akca A, et al. Role of subcutaneous closure in preventing wound complications after cesarean delivery with Pfannestiel incision: A randomized clinical trial. J Obstet Gynecol Res 2014; 40(3): 728–35.

[103] Ramsey P, White A, Guinn D, et al. Subcutaneous tissue, reapproximation, alone or in combination with drain, in obese women undergoing cesarean delivery. Obstet Gynecol 2005; 105(5 Pt 1): 967–73.

[104] Hellums E, Lin M, Ramsey P. Prophylactic subcutaneous drainage for prevention of wound complications after cesarean delivery—A meta-analysis. Am J Obstet Gynecol 2007; 197(3): 229–35.

[105] Mackeen A, Schuster M, Berghella V. Suture versus staples for skin closure after cesarean: A meta-analysis. Am J Obstet Gynecol 2015; 212(5): 621.e1–10.

第 32 章　剖宫产瘢痕妊娠

Cesarean scar pregnancy

Ana Monteagudo　Joanne Ramos　Ilan E. Timor-Tritsch

本章概要

一、概述

子宫瘢痕妊娠（cesarean scar pregnancy，CSP）是 20 世纪“新的、人为的医学状况”。只发生在前次剖宫产或前次子宫瘢痕妊娠后[1，2]。它本质上是此前剖宫产（cesarean delivery，CD）的医源性晚期并发症。在 20 世纪的后期，即过去的几十年里，剖宫产数量显著增长。1965 年，总剖宫产率为 4.5%；到了 1988 年，剖宫产率增加至 22.7%，在 2009 年达到高峰，32.9%；但在过去几年里，剖宫产率缓慢降低，2014 年的初步数据显示总的 CD 为 32.2%[3，4]。剖宫产的并发症包括母体在接受第一次或再次手术操作的并发症。之后再次妊娠时，产前会发生一系列并发症如前置胎盘和（或）异常的胎盘粘连、甚至子宫破裂导致的出血。无论孕周大小，这些并发症都可能对母体和新生儿带来灾难性后果[5]。在胎盘持续的附着不良或部分附着异常中，最初共同的表现为子宫瘢痕妊娠，最终在孕中期的早期进展为胎盘植入，最后形成著名的病态胎盘附着（morbidly adherent placenta，MAP）的临床现象，常见于孕中期的晚期和孕晚期[6-8]。胎盘粘连性疾病将在另一单独的章节中讨论。

二、剖宫产瘢痕的背景和情况

估计有前次剖宫产史的患者剖宫产瘢痕妊娠的发病率为 1 ∶（1800 ～ 2500），但确切发病率尚不清楚[1]。2004 年，Seow 等估计既往有剖宫产史的患者再次妊娠发生剖宫产瘢痕妊娠的概率为 0.15%。最近，Maymon 等[10]，报道在其医疗中心就诊的普通产妇中剖宫产瘢痕妊娠发生率为 1 ∶ 3000，而在至少有过一次剖宫产的患者中发生率为 1 ∶ 531。但是因为某些因素，如瘢痕妊娠可能被误诊为宫颈妊娠或未能识别，CSP 真实的发生率可能会有所不同。此外，据估计剖宫产瘢痕妊娠占异位妊娠的 6%[9，11]。

问题是，剖宫产瘢痕妊娠是一种异位妊娠吗？许多学者可能会认为CSP不是真正的异位妊娠，因为 CSP 位于宫腔内。虽然胎盘可能会种植在前次剖宫产瘢痕或憩室部位，但仍然是子宫腔的一部分。胎盘也可以位于上段宫颈管。然而，任何一种妊娠，如果 CSP 继续妊娠，最终妊娠囊及胎儿“上行”并最终到达宫腔，就像任何宫内妊娠一样，很有可能得到一个活产的新生儿[7]。最后，许多针对传统意义上的异位妊娠的治疗手段对于 CSP 可能无效，并且可能导致灾难性并发症。尽管文章中的论据中可以找到类似剖宫产异位、剖宫产异位妊娠和其他一些字眼。

在一次或多次剖宫产后，超声（ultrasound，US）可以显示子宫上有明显的瘢痕。偶尔可见瘢痕部位裂开或形成大小不等形状不同的憩室（图 32-1）。憩室定义为在前次切口部位子宫前壁下段肌层的无回声缺损。通常指较大的、无子宫肌层覆盖的全层裂开。当盐水灌注子宫超声造影时，憩室可以很容易被识别[12]（图 32-2）。憩室的典型超声表现是一个顶端指向子宫肌层 / 膀胱间隙的三角形。子宫肌层的顶部要比剖宫产瘢痕上方或下方的子宫肌层更薄（图 32-2）。在许多病例中，即使不灌注盐水，憩室也会相当明显（图 32-1）。这个憩室在子宫纵向矢状面视图中非常典型。当探头转为横向水平面或获得 3D 子宫图像时，憩室的横径就会显示出来，而且通常比预料中的要宽（图 32-3 和图 32-4）。这一表现与大多数剖宫产切口都是横向的事实相符（Kerr 切口）。Osser 等（2009）[13] 对 287 名患者在分娩后 6 ～ 9 个月行经阴道超声检查，其中 162 名患者做过一次或多次剖宫产，发现她们的剖宫产瘢痕可以通过经阴道超声显示。一次剖宫产史，61% 的病例可有缺损（憩室），14% 的病例有大的缺损（较大的憩室），6% 的病例发现子宫全层缺损（裂开）。在做过两次剖宫产的患者中，相应的比例分别为 81%、23% 和 7%。而做过 3 次以上剖宫产的患者相应的比例分别为 100%、45% 和 18%。剖宫产次数越多，患者出现憩室的可能性越高。大的缺损（大的憩室）或全层开裂在多次剖宫产史中比较常见（图 32-2）。此外，与前屈子宫相比，较大的憩室或全层分离在后屈位子宫中更常见（图 32-1B）。尽管在对 124 例瘢痕妊娠的研究中，在前次剖宫产瘢痕的任意位置均可能发生憩室，但超声显示其中 110 例（89%）憩室位于瘢痕中心部，其余憩室则平均分布在中线的左侧或右侧[13]。Bij De Vaate 等[14] 对子宫瘢痕憩室的患病率、发生的潜在危险因素，以及与憩室相关的症状

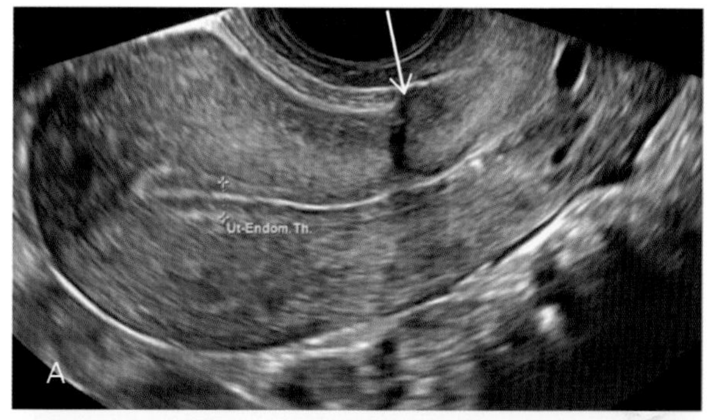

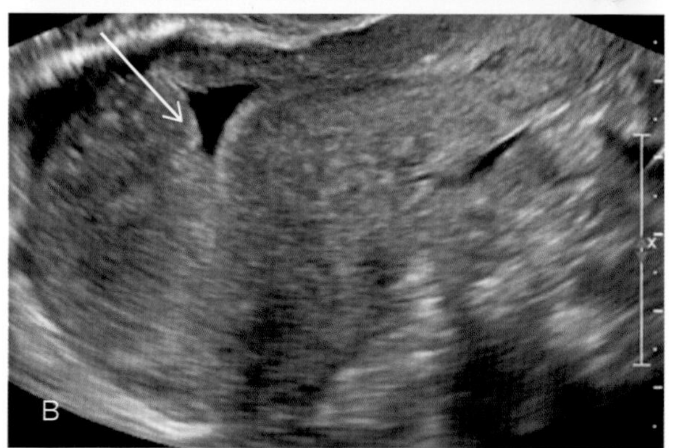

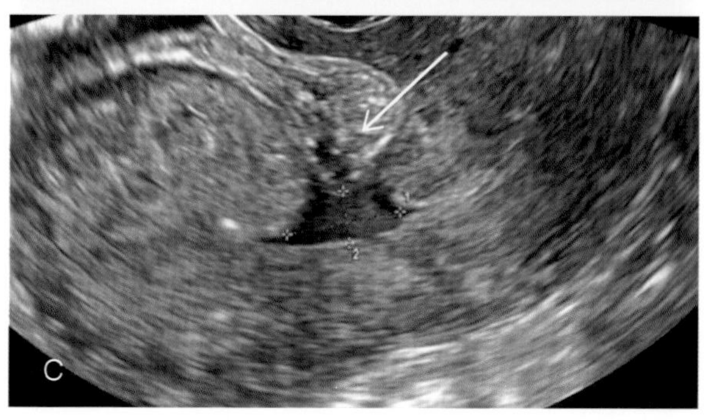

▲ 图 32-1　剖宫产后三个不同子宫的长轴视图

A. 剖宫产瘢痕显示为无回声线性结构（箭所指）；B. 憩室部分为一三角形无回声结构（箭所指）；C. 剖宫产瘢痕部位的裂隙，无肌层组织覆盖此处缺损（箭所指）

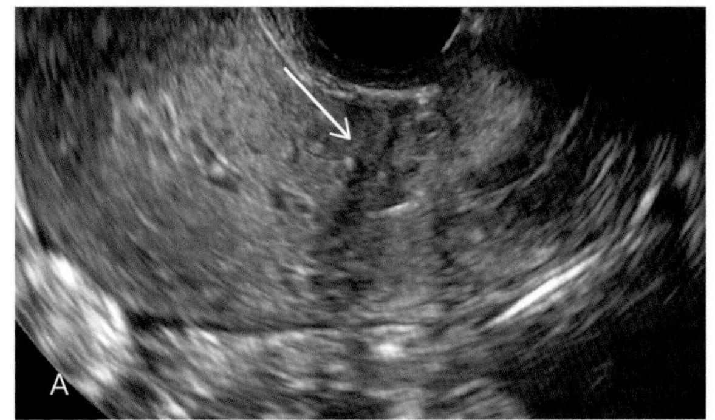

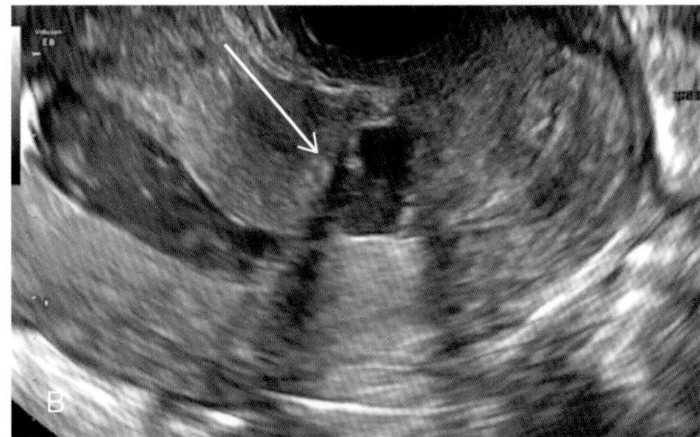

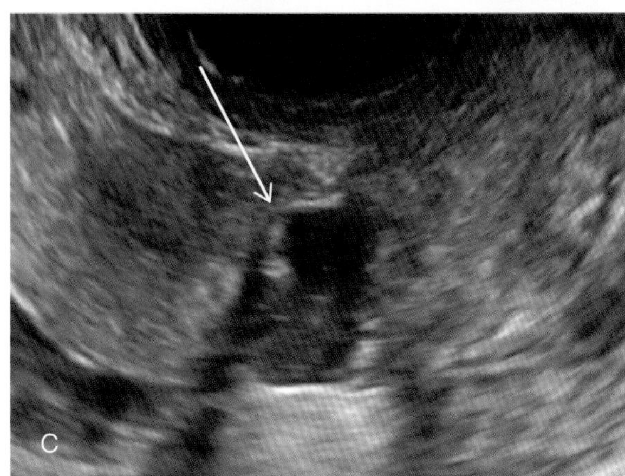

▲ 图 32-2　两次剖宫产后的子宫长轴视图，盐水灌注前后

A. 盐水输注前，剖宫产瘢痕部位显示不清（箭所示）；B. 盐水灌注后可以清楚显示薄肌层覆盖（箭所示）；C. 放大显示“大”憩室顶部的薄肌层（箭所示）

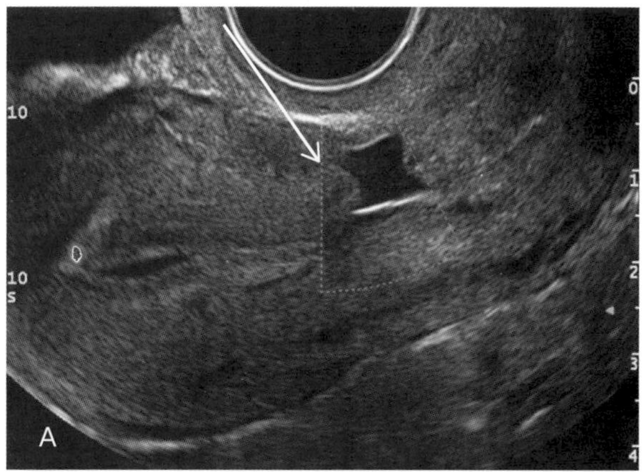

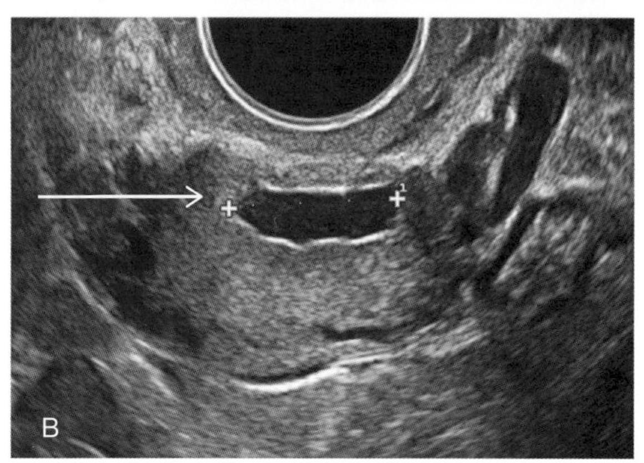

▲ 图 32-3　剖宫产后子宫显示憩室

A. 子宫长轴矢状位显示前次剖宫产部位无回声憩室（箭所示）；B. 将探头旋转 90° 得到子宫的横断位视图，无回声憩室比冠状位看到的更宽（箭所示），此处测量为 1.75cm

进行了系统回顾分析，他们发现，前次剖宫产发生憩室的患病率为 56% ～ 84%。小的憩室或裂开的形状有三角形、圆形或椭圆形，有时会延伸到达子宫前壁或膀胱下方的区域，在宫腔与子宫表面之间连接形成瘘。还有其他情况，憩室会相当的深且大。因为憩室的患病率相对较高，所以可以预测囊胚完全植入或长在憩室上是完全有可能的。此系统评价也表示没有对大的憩室进行定义。现采用如下几种描述，“至少穿透子宫前壁肌层的 50% ～ 80%”，或“经阴道超声检查（transvaginal sonography，TVS）见剩余的子宫肌层厚度≤ 2.2mm”且“盐水灌注检查时见子宫肌层厚度≤ 2.5mm”。完全缺损是指无残余肌层覆盖缺损部分。在作者的实践中，通常称其为“裂开”。如果裂开过大并且无肌层覆盖，就可以称为“窗口”。Bij De Vaate 的研究还确定了几个关于憩室形成的危险因素，除了多次剖宫产史和后屈位子宫之外，还有缝合技术、切口位置、伤口愈合，以及缝合的层数等。上述实践的重要性在于为了准确评价憩室，不仅需要矢状面超声影像，还需要横断面的超声影像。

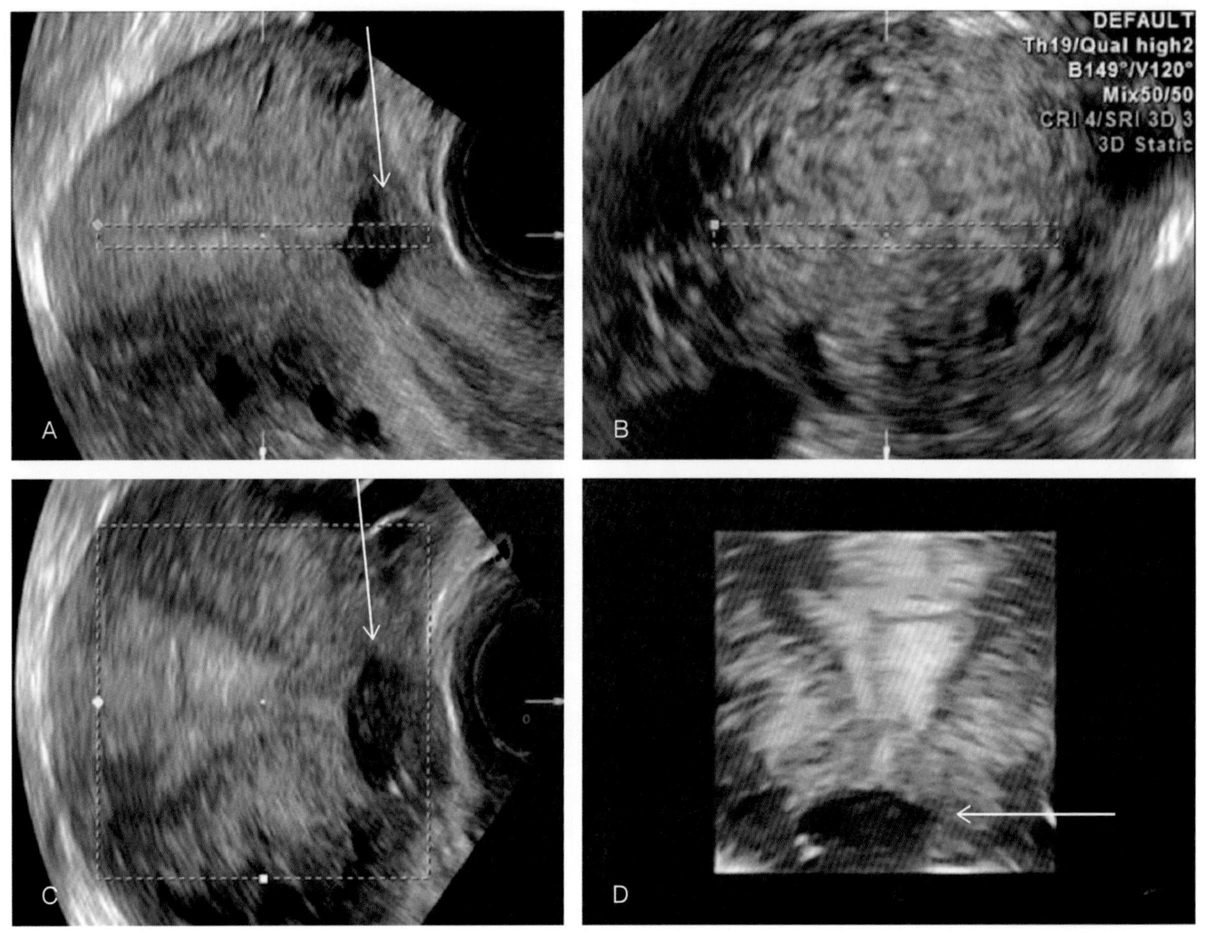

▲ 图 32-4　剖宫产后子宫的三维多平面成像显示较大憩室（箭所示）
A. 矢状位；B. 轴面；C. 冠状位；D. 3D 重建显示瘢痕部位的较大缺损

三、剖宫产瘢痕妊娠的超声诊断和鉴别诊断

目前，对于妇产科医师来说，正确诊断 CSP 可能具有挑战性。CSP 常被漏诊、误诊为子宫颈妊娠或自然流产过程中孕囊正在通过宫颈的过程。在对 751 例 CSP 的文献综述中[8]，估计至少有 13.6% 的 CSP 病例被漏诊。Timor-Tritsch 等提出了一种简单的方法协助产科医师鉴别宫内孕和 CSP。在前次剖宫产史且妊娠试验阳性的患者中，获得子宫长轴的矢状位图来观察宫底、妊娠囊和宫颈。从宫颈（宫颈外口）的中心到宫底的外表面画第一条线。第二条线在第一条线的中点处作一条垂线将子宫分为两部分（图 32-5）。如果妊娠囊的中点在这条线之上（更接近宫底），则很可能是正常着床。但如果妊娠囊的中点在中线以下（更接近宫颈），那几乎能肯定就是 CSP。此研究中，宫颈与妊娠囊中心关系的敏感性、特异性、阳性和阴性预测值分别为 93%、98.9%、96.4% 及 97.9%[15]。但值得注意的是此方法对于宫颈妊娠也“有用”，因为这种情况下，妊娠囊中心也在中线以下，但宫颈妊娠常常没有剖宫产史。宫颈妊娠的胎盘和整个妊娠囊包括胚胎 / 胎儿都位于宫颈管中央宫颈内口水平以下。可通过彩色 / 能量多普勒超声在冠状面观察子宫动脉进入宫颈的插入点来识别宫颈内口。宫腔空虚伴子宫颈管和宫颈扩张呈桶状[16]。妊娠物通过宫颈管是自然流产的一个部分，可以借助彩色 / 能量多普勒超声检查胎儿心脏搏动消失，妊娠囊周围血流消失与正常妊娠、CSP 或宫颈妊娠相鉴别。实时超声检查可见妊娠囊在宫腔内自行移动，或在子宫

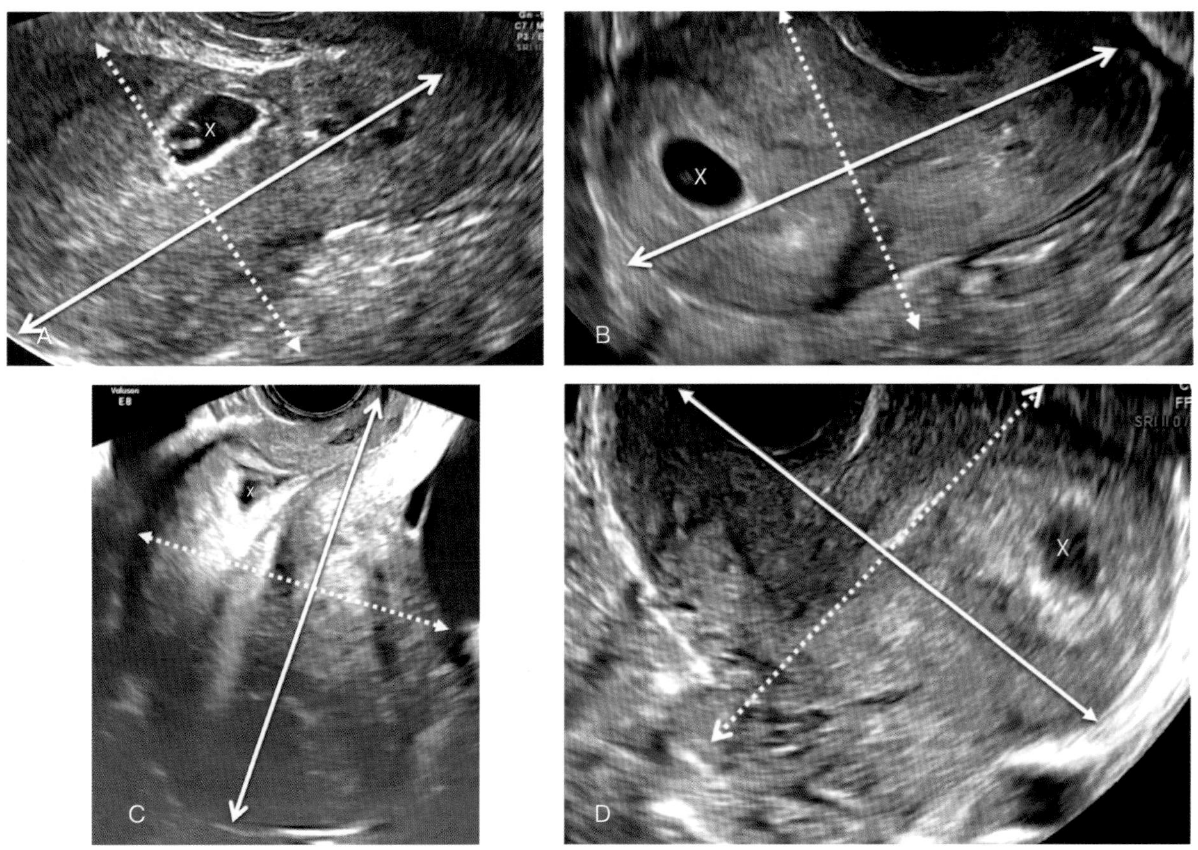

▲ 图 32-5　CSP 对比宫内妊娠（IUP）

由子宫矢状面上宫颈外口到子宫底（实线所示）确定的子宫中点（虚线所示）与妊娠囊中心位置（用“X”标记）；A. 前位子宫的 CSP；B. 前位子宫的 IUP；C. 后屈子宫的 CSP；D. 后屈子宫的 IUP

前壁施加压力时在宫腔内移动（表 32-1）[17]。

已提出多种略有不同的 CSP 诊断标准[18-20]。但共同表现都是宫腔和宫颈管空虚及前壁妊娠囊低位附着于前次剖宫产瘢痕或憩室里面或上

表 32-1　活胎 CSP 的鉴别诊断

	宫内妊娠	剖宫产瘢痕妊娠	宫颈妊娠	流产
β-hCG 阳性	+	+	+	+
前次剖宫产史	±	+	±	±
宫腔空虚	–	+	+	+
胎心搏动	+	+	+	–
宫颈内妊娠囊	–	–	+	+
GS 周围血流	+	+	+	–
GS 靠近膀胱	–	+	–	–
GS 在子宫前壁中间 / 以下	–	–	+	+
GS 在子宫中点以下	–	+	+	+

+. 代表存在；–. 代表不存在；±. 代表可能存在或不存在；β-hCG. 人绒毛膜促性腺激素；GS. 妊娠囊

方。作者团队引入了其他用于诊断 CSP 的临床及超声检查标准[1, 8]。临床标准包括至少有一次前次剖宫产和人绒毛膜促性腺激素试验阳性。超声检查标准包括以下：子宫内膜和宫颈管无妊娠囊；含有存活或未存活胚胎的妊娠囊和（或）胎盘种植于前次剖宫产瘢痕或憩室中。通过宫颈 - 妊娠囊中心连线法（cervix-to-sac-center method），CSP 位于子宫中位分割线以下靠近宫颈的位置。孕周＜ 8 周时的妊娠囊呈三角形填充在瘢痕憩室的位置（图 32-6 ～图 32-8）。≥ 8 周的妊娠囊形状可能是圆形或椭圆形，可能“向上移行”进入子宫下段（图 32-8）。根据前次剖宫产切口憩室的形状和大小，在妊娠囊和膀胱之间肌层厚度为 1 ～ 5mm；如果存在开裂，则妊娠囊与膀胱之间不会有子宫肌层。彩色 / 能量多普勒超声下可以很清楚地发现在微小的胎盘种植部位可以检测到丰富的血流模式（图 32-6C，图 32-7C 和图 32-7D，表 32-1）。

3D 超声在 CSP 的诊断和处理中的作用是有争议的。尽管这样，3D 超声可以提供妊娠囊的精确位置、血流和妊娠囊的大小的相关信息。胎盘种植部位的血管化可以以量化方式表达（图 32-9 和图 32-10）。这些量化的血流测量值可用于连续监测治疗病例的愈合过程。此外，还可以作为 CSP 部位治疗后动静脉畸形形成（AVM）的基线血流数值（图 32-11）。

四、CSP 的结局和自然病程

在 2012 年以前，只有少量文献报道了在孕早期诊断为 CSP 且在孕晚期成功分娩新生儿的病例。很多文章讨论了严重的出血、休克、子宫破裂及子宫切除的患者只维持到孕中期。基于上述严重并发症及不良的结果，对这类患者的咨询几乎都是终止妊娠以避免由于异常的瘢痕植入导致的威及生命的并发症。

CSP 的并发症包括但不限于在整个孕期出现的大量出血、子宫破裂，以及子宫切除术导致的生育能力的永久丧失。一旦决定，应尽快

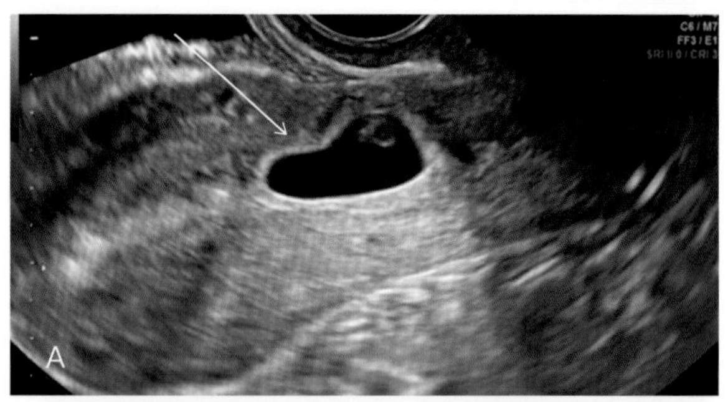

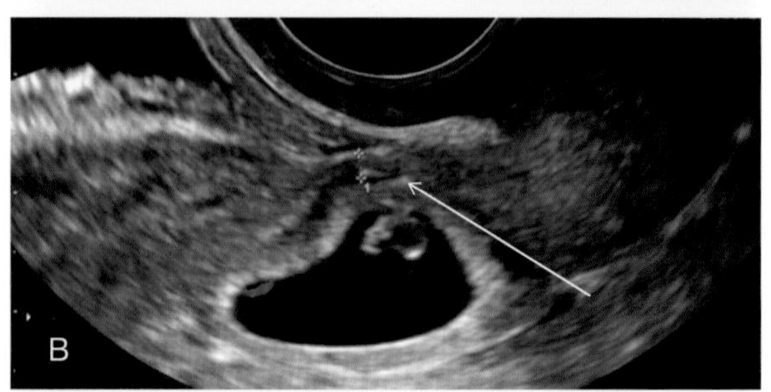

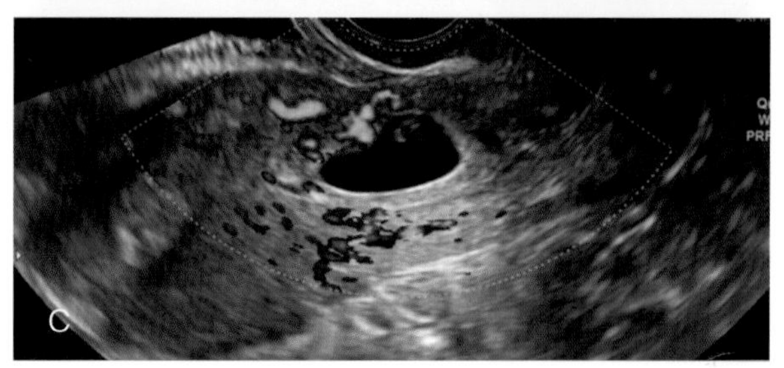

▲ 图 32-6　CSP 的超声诊断标准

A. 子宫内膜和宫颈管无妊娠囊，孕 6^{+5} 周可见靠近膀胱前方含有存活胚胎的妊娠囊和卵黄囊（箭所示）；B. 妊娠囊是顶部肌层为 2.1mm 的三角形（箭所示）；C. 使用能量多普勒超声，可见胎盘血管侵入缺损的子宫肌层（箭所示）

终止妊娠。因为，随着妊娠的继续增长，治疗时会导致更多的并发症（表 32-2）。此外，胎盘侵入越深，胎盘侵入瘢痕的程度越重，导致胎盘异常深层侵入，即胎盘植入。尽管如此，随着有关 CSP 自然病程的更多信息的获取，我们的循证咨询正在改变或变得更加个性化，让一

表 32-2　CSP 患者首次治疗时的孕周对临床结局的影响

结局[a]	孕周				
	5 ～ 6	7	8	9	10 ～ 15
无并发症	51	35	14	4	4
并发症	12	16	26	6	16

a. 病例数；引自 Timor-Tritsch IE et al.，Am J Obstet Gynecol 207: 1-13，2012.

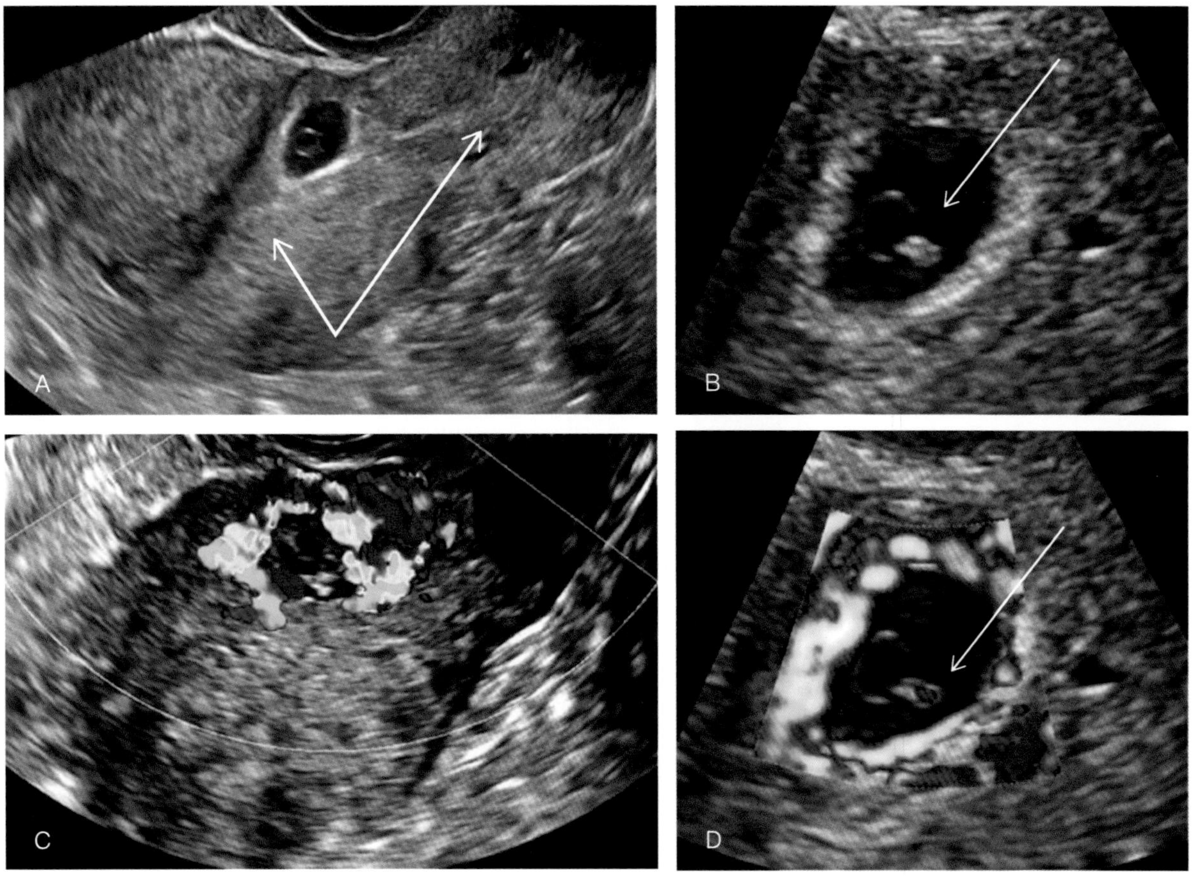

▲ 图 32-7　CSP 孕 5^{+5} 周

A. 子宫长轴所示空虚的宫底及宫颈管（箭所示），可见妊娠囊及卵黄囊“挤入”憩室，靠近膀胱；B. 放大妊娠囊局部，可见卵黄囊及胎芽（箭所示）；C. 使用彩色多普勒，可见胎盘丰富的血流信号延伸至膀胱子宫边界；D. 彩色多普勒可见妊娠囊周围血流及胎心搏动（箭所示）

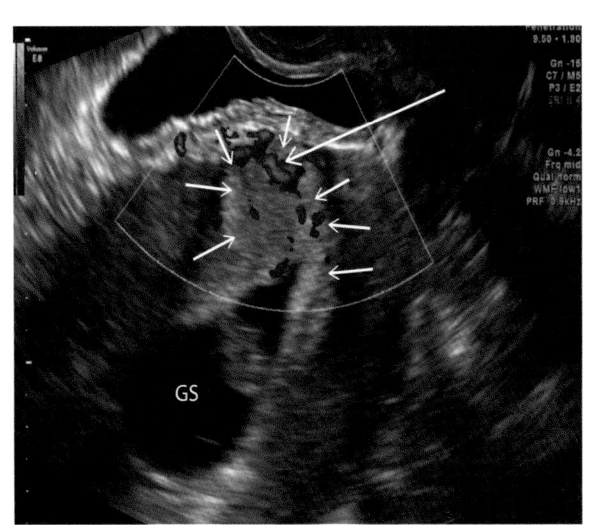

▲ 图 32-8　孕 8^{+2} 周的 CSP

可见妊娠囊凸进宫腔，小箭指示胎盘，彩色血流多普勒提示胎盘血流在瘢痕处接近膀胱（长箭所示），提示血管已穿过子宫膀胱间隔——此图像可以确诊异常胎盘附着（胎盘植入）

些患者了解继续妊娠可能发生的风险。

作者所在中心发表了 60 例 CSP 患者的妊娠结局。包括 48 例存活的 CSP 和 12 例未存活的 CSP [7]（图 32-12）。12 例未存活的 CSP 中 10 例行非手术治疗，所有 10 例均无严重和远期并发症。另外 2 例出现难治的出血，最终诊断为 CSP 部位的动静脉畸形（AVM），其中 1 例行子宫动脉栓塞（uterine artery embolization，UAE）治疗，另一例行子宫切除术。在 48 例成活的 CSP 中，33 例患者选择通过局部注射终止妊娠，这 33 例中 31 例无并发症，2 例发生了 AVM，最终行 UAE 治疗。10 名患者选择继续妊娠，其中 5 例出现严重的孕中期并发症，其中 3 例发生子宫破裂，还有 1 例出现子宫裂开和胎膜外凸，这 5 例最终均进行子宫切除术。但是，继

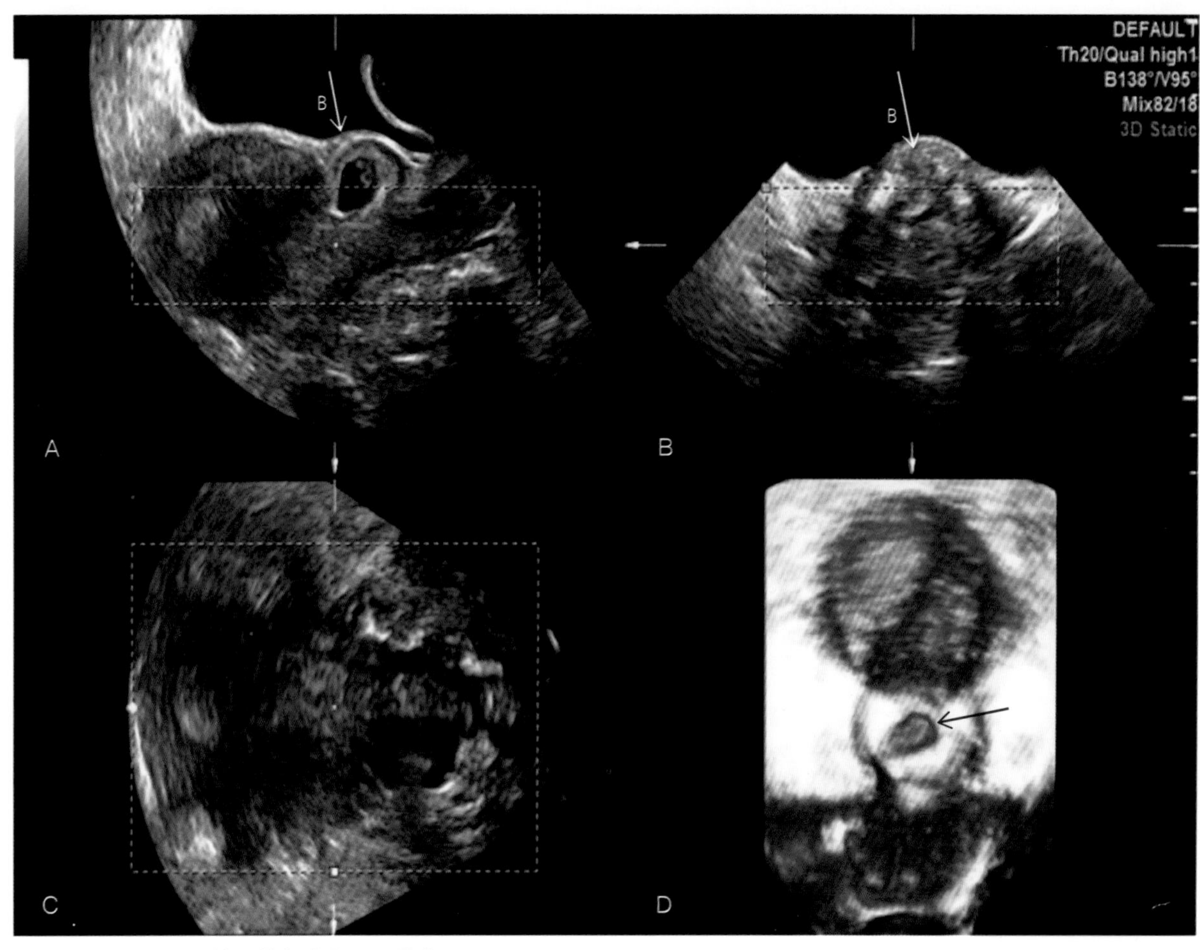

▲ 图 32-9　CSP 的三维超声和 3D 重建

A，B. 膀胱 B 含有少量尿液，可见 CSP 突入膀胱（箭所示）；子宫的 3D 重建（D）提示空虚的宫腔合并 CSP（黑色箭所示）

续妊娠的 10 例患者中，3 例行择期剖宫产娩出成活的婴儿，但这 3 例均进行了子宫切除术。综上，60 例 CSP 的患者中，47 例（78.3%）治愈；11 例（18.3%）做了子宫切除术；5 例（8%）合并了动静脉畸形（AVM）；4 例（7%）实施了 UAE。33 例（100%）通过经阴道超声引导下妊娠囊内局部注射治愈，避免了子宫切除术。10 例继续妊娠的患者中 4 例（40%）成功分娩了活婴，5 例在孕中期发生并发症切除了子宫。总之，60 名病例中 78.3% 的患者获得了较好的结局，而 18.3% 的患者做了子宫切除手术（另有 3.4% 的患者失访）。

Michaels 等 [21] 对哈佛医学院布列根和妇产医院的 34 例 CSP 患者进行了研究。他们的研究结果与作者的研究结果类似。24 例 CSP 患者中 14 例呈心脏活动阳性表现，给予损伤最小的治疗方案，全部预后良好，未切除子宫。这些病例中，8 名患者继续妊娠，其中 5 例（62.5%）在孕晚期分娩活产儿，其中 3 例（37.5%）切除了子宫。另外 3 例妊娠丢失，其中 2 例做了 UAE，但 3 例均未切除子宫。

作者还报道了 10 例在孕早期（＜ 10 周）即诊断为 CSP 患者的病例系列 [6]。在进行充分咨询后，所有病例均选择继续妊娠。到孕中期所有的患者的超声均显示典型的重度胎盘粘连（morbidly adherent placenta，MAP）征象。其中 9 例（90%）患者在孕 32 ～ 37 周分娩了活婴。还有 1 例患者发生孕中期并发症（宫颈缩短和严重出血）做了妊娠子宫切除术。术后病理证实为胎盘穿透。9 例患者均因异常胎盘粘连进行子宫切除术，病理证实 9 例均为胎盘穿透植入。

综上所述，文献证据表明，CSP 患者选择

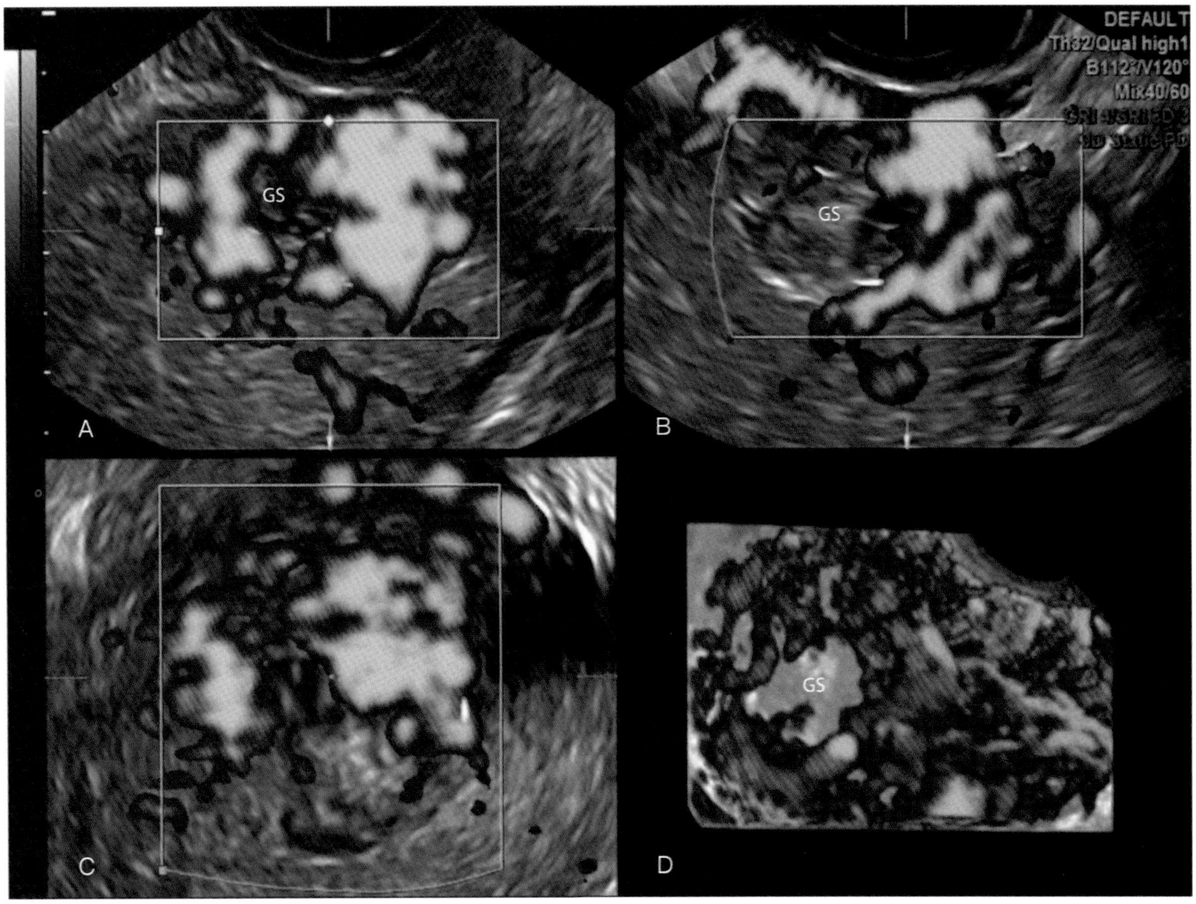

▲ 图 32-10　CSP 的三维能量多普勒超声

渲染成像（D）由多层图像构建而成；A，B 和 C 显示妊娠囊周围丰富的血流信号；这幅图解释了为何清宫术时会大量出血

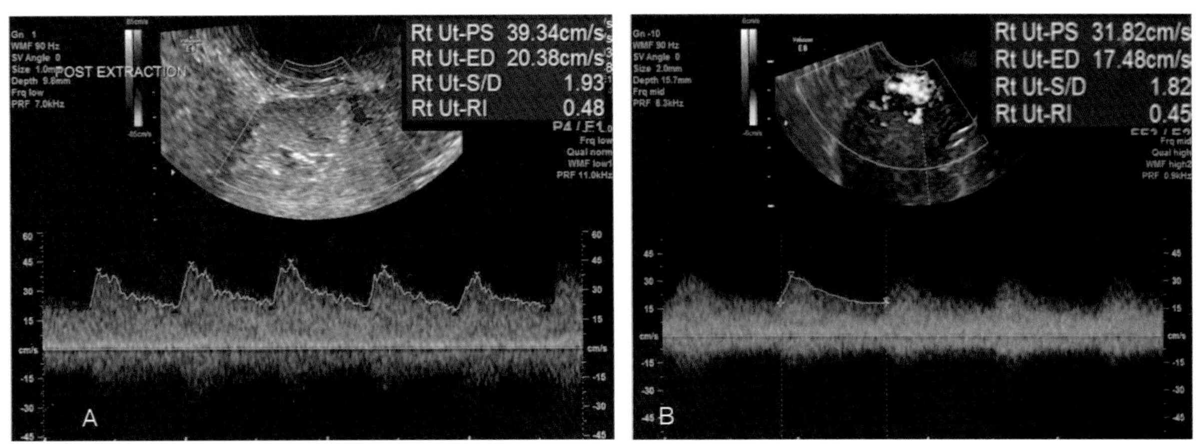

▲ 图 32-11　彩色多普勒评估两名患者，治疗后立即显示基线多普勒血流速度和阻力指数

A. 子宫长轴视图显示胎盘植入部位丰富的血流，PSV 的基线为 31.82cm/s，RI 低至 0.45；B. 治疗后取出 Foley 球囊，放大显示瘢痕部位，PSV 为 39.34cm/s，阻力指数低至 0.48

穿刺注射 CSP 即刻终止胎心活动，通常可以解决 CSP 问题，不需要切除子宫。但是，经过充分咨询的患者会决定继续妊娠，并且越来越多的证据表明，在有些情况下，谨慎选取这种方式是可行的。许多病例在妊娠晚期甚至更早时期，已经出现了典型的 MAP 超声影像学特

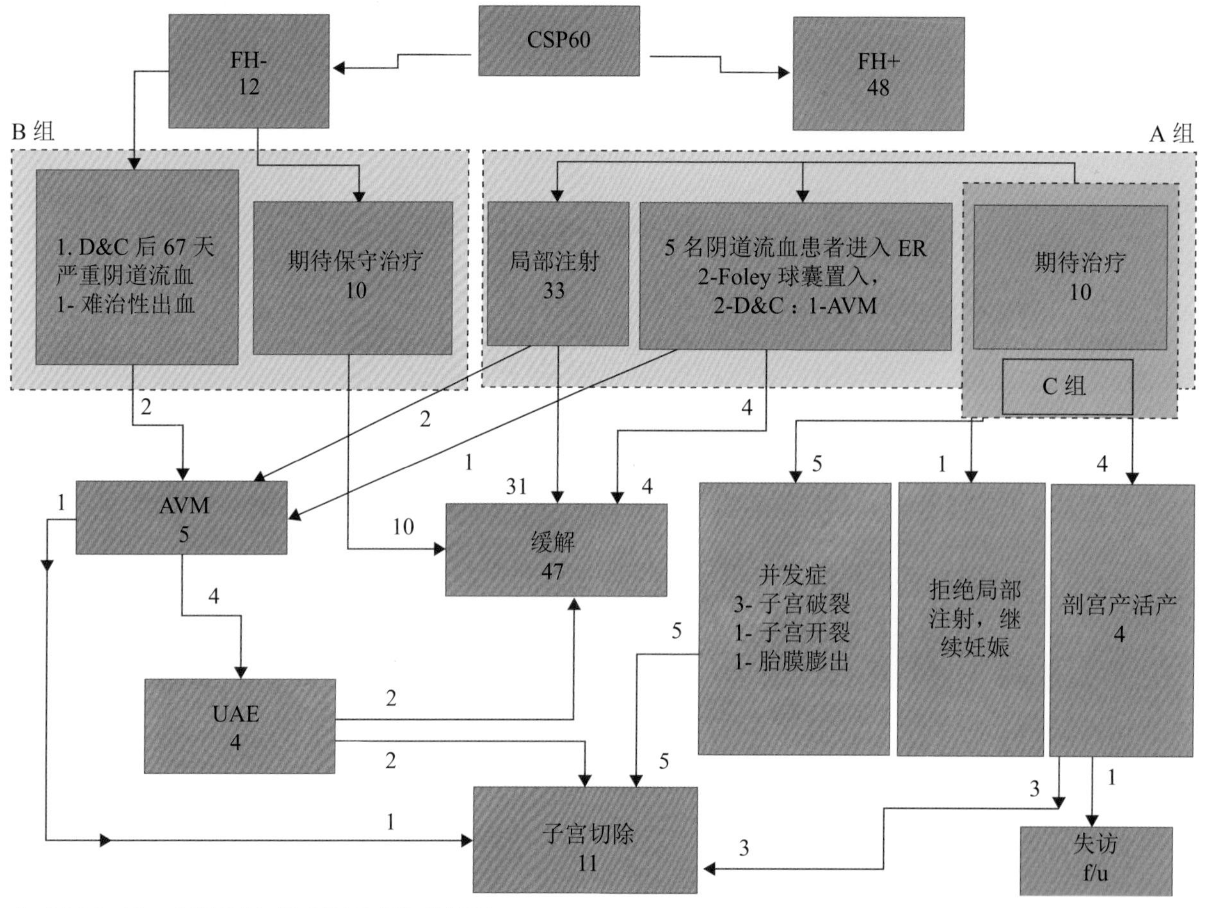

▲ 图 32-12 主要分组（A 组和 B 组）的流程

包括了 60 例瘢痕妊娠和 C 子组的治疗和结局；FH．胎心；f/u．随访；UAE．子宫动脉栓塞；引自 Timor-Tritsch IE et al. Journal of Ultrasound in Medicine: Official Journal of the American Institute of Ultrasound in Medicine 34: 601–610，2015. 经过允许

征[6, 17, 22]。尽管绝大多数情况下，妊娠可以继续并且得到活产新生儿，但是以切除子宫为代价。几乎所有病例的子宫组织学均证实存在胎盘粘连。此外，越来越多的证据表明，一些继续妊娠的 CSP 患者在孕中期有发生严重产科并发症的风险，有时会导致子宫切除和胎儿死亡。

表 32-3 各种 CSP 的处理方式选择

主要外科手术（需要全身或局部麻醉）
• 开腹手术（子宫切除术或局部切除）
• 腹腔镜、宫腔镜或阴式手术
• 宫颈扩张与钝性或锐性刮宫
微创外科手术（不需要全身或局部麻醉）
• 局部注射甲氨蝶呤或氯化钾
• 血管升压素（已被使用）
• UAE
• Foley 球囊置入
全身用药
• 甲氨蝶呤单次或多次使用
• 依托泊苷（美国不使用）
联合使用上述疗法

五、治疗方式的选择

CSP 患者的治疗方案取决于其临床表现，以及患者夫妇要求保留生育功能的愿望。尽管有很多治疗方案可选，但有些方案可显著增加并发症发生率（表 32-3）。

根据文献，共有 31 种主要治疗方法[8]。在本组队列中，总的并发症发生率为 44.1%（331/751）。并发症首先定义为需要立即治疗，或需要二级治疗。二级治疗最常见的适应证为初次治疗未能使胎儿心脏停搏、因出血需要输血量＞ 200ml、休克和腹腔积血。二级治疗包括了外科手术干预，例如腹腔镜检查、宫腔镜检查、开腹手术、子宫切除术，或需要全麻或局麻的操作，或子宫动脉栓塞术。

在所有治疗方式中，有三种方式的并发症发生率最高：单纯诊刮（D&C）或联合其他治疗并发症的发生率为 61.9%，单次全身肌内注射甲氨蝶呤（MTX）（通常剂量为 1mg/kg 体重，或甚至 100mg）的并发症发生率为 62.1%，主要原因是未能促使胎心停搏。单独 UAE 或联合其他治疗并发症的发生率为 46.9%。

有趣的是，常规用于治疗产科妊娠并发症的三种治疗方法，用于 CSP 时将会有较高的并发症发生率。复发率和失败率较高的原因可能是多重和复杂的，取决于许多因素，如孕周、操作人员的技能、具体的治疗方案和其他因素。诊刮术的并发症发生率很高，因为 CSP 植入的瘢痕组织部位与子宫体不同，并不包含三层子宫肌层，后者在诊刮术后可通过肌肉收缩来止血。因此，在瘢痕植入的部位可发生大量出血。肌内注射甲氨蝶呤通常是临床首选治疗。这种方式并发症发生率高的原因可能是由于药物起效时间较长，通常为几天的时间。因此在等待药物起效的同时，CSP 妊娠物还在持续生长，胎盘进一步侵入瘢痕和子宫。如果未能使胎心停搏（多数情况下不会使胎心停搏），则患者必须接受其他治疗或二级治疗，这样会有更高的并发症发生率。还可采用甲氨蝶呤多次给药方案。虽然比单次甲氨蝶呤给药更为有效，但也有失败可能。值得注意的是，在未破裂的输卵管异位妊娠的治疗中，比较公认的是有胎心搏动是甲氨蝶呤应用的相对禁忌证，因其失败率较高[23]。Barnhart 等[24]的荟萃分析比较了单剂量和多剂量甲氨蝶呤治疗输卵管异位妊娠的疗效，发现超声提示的胎心活动与治疗失败呈显著相关性，OR 值为 9.09（95% 的可信区间为 3.76 ～ 21.95）。但是，UAE 并不是一种有效的单独一线治疗。可以在其他治疗之前用来辅助减少出血量或作为其他操作后大量出血时的抢救手段都是很有效的。

几种治疗方案的并发症发生率都在可接受的范围。其中宫腔镜切除 CSP 的并发症发生率为 18.4%。但并发症最低的治疗方案是那些在经腹或经阴道实时超声引导下妊娠囊或胎儿体内注射 KCl 或甲氨蝶呤。已发表的 81 例病例中只有 8 例（9.6%）使用这种治疗方式后出现并发症。在随后的包括了 2012 年和 2015 年的文献回顾中[25-32]，发现有另外 63 例 CSP 病例在实时超声引导下局部妊娠囊内注射治疗。除了 KCl 和甲氨蝶呤之外，还有一些病例在妊娠囊内或胎儿体内注射了乙醇，总的并发症的发生率为 0 ～ 5.8%。全身注射甲氨蝶呤结合妊娠囊内或心脏内注射甲氨蝶呤或 KCl 可能成功率最高。但病例数仍太少，不足以说明问题。妊娠囊内注射甲氨蝶呤后宫腔内插入并充满单腔 Foley 导管，可成功预防和（或）阻止治疗后的出血[33]。CSP 最小的有创治疗是插入宫颈双腔气囊导管来压迫绒毛膜和胚胎，使胎心停止搏动的同时预防出血[34]。

本章涉及的范围和形式不能对单独一篇病例报道的 30 ～ 35 种以上不同治疗方案进行详细分析。文献中有相关的完整概述[8]。

六、处理方案与患者决策

在图 32-13 中，提供了对 CSP 患者的实用管理方法。根据超声最初的发现，患者可以被分配使用最合适的治疗方案。

对有卵黄囊，没有胎芽或胎心搏动的 CSP 病例，在开始任何治疗之前，应每 2 ～ 3 天对患者进行再次超声检查。如果在 7 ～ 10d 之后有可见的胚胎与胎心搏动，或者如果胚胎的顶臀长＞ 7mm 而没有胎心搏动，则妊娠符合停育的 CSP。此时，应每周复查超声和人绒毛膜促性腺激素，直到血清人绒毛膜促性腺激素结果为阴性。对于这些病例是否需要全身甲氨蝶呤治疗存有争议；一些管理指南建议即使胚胎被确认是无活性的，也要甲氨蝶呤全身给药。在

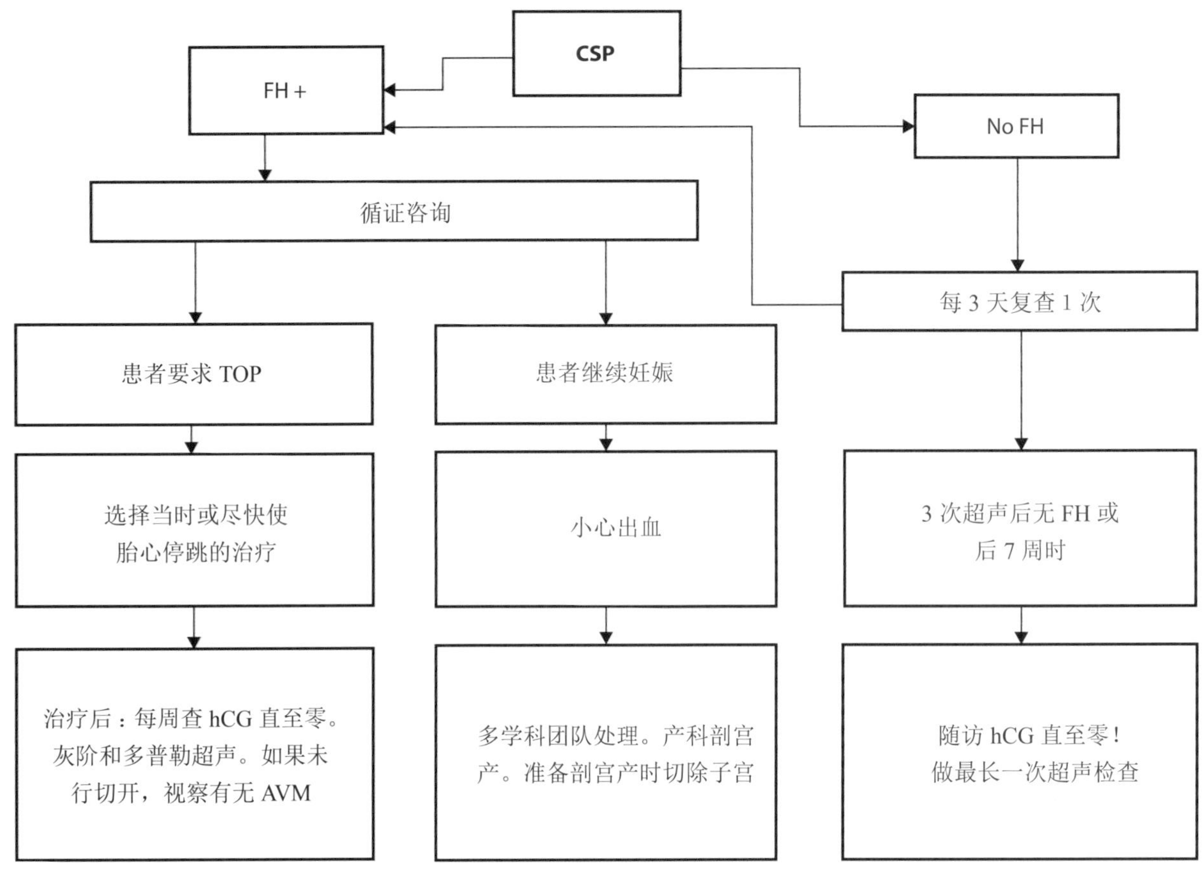

▲ 图 32-13　根据胎心（FH）存在或消失对 CSP 患者进行分类管理
引自 Timor-Tritsch IE，In: Abramowicz JS，ed.，First-Trimester Ultrasound. Switzerland: Springer，2015. 经过允许

无任何禁忌证的情况下给予全身性甲氨蝶呤的量，全身用药剂量应根据异位妊娠的标准单剂量方案肌内注射 50mg/m^2 来计算[23]。应对患者进行连续随访，最初每周 1 次，之后每隔 1 周 1 次，根据人绒毛膜促性腺激素水平和 CSP 的超声的变化情况来决定。7d 后，人绒毛膜促性腺激素应至少降低 15%。如果在术后期间，当人绒毛膜促性腺激素水平呈平台或有升高时，应考虑第二次全身性甲氨蝶呤用药。通常，作者随访这些患者直到人绒毛膜促性腺激素转阴，且超声显示 CSP 已经溶解吸收。不推荐诊刮，因为可能导致严重的出血并需要输血、UAE，有时甚至需要切除子宫。正如作者的 60 例 CSP 病例报道中所指出的，这些病例大多数会自然吸收[7]。如果彩色 / 能量多普勒在 CSP 的部位检测到丰富血流，则测量血管区域的峰值收缩速度（PSV）来排除获得性 AVM。在 1 例 AVM 病例中，血管的 PSV 通常高于 30～40cm/s，且持续数周时间。

CSP 可见卵黄囊及胎心搏动

当 CSP 已有卵黄囊和胚胎并有胎心搏动时，需要详细的咨询，因为两种可能的决策会有截然不同的结果。第一种选择是继续妊娠，第二种是在 CSP 进展之前立即终止妊娠。通常选择继续妊娠的患者都是有生育要求的，和（或）对因为胎盘病理情况可能需要进行剖宫产子宫切除术充分知情的患者[6, 7]。鉴于 CSP 是胎盘异常种植的一种危险因素，需要密切随访这些患者，并尽早诊断胎盘异常粘连的程度。对这些患者应做出详细的出血预防措施，其处理应与胎盘异常粘连的患者相似（见第 18 章）。应该由对胎盘异常粘连患者处理和分娩有经验的多学科团队对这些患者的产检和分娩进行管理。备血应充分，因为超声检查无法预测手术时的失血情况。一些主张由放射介入科医生预防性置入腹下动脉球囊，以便在需要时将球囊充气。

对于存活的 CSP 患者的第二个选择是终止妊娠。一经决定应立即终止妊娠，不应有任何延误。如前所述，应用可靠的方法来停止胎心搏动很重要。妊娠囊内或胚胎体内甲氨蝶呤注射是治疗 CSP 的首选方法。这种做法的原因有很多：不需要麻醉，因为注射相对来说是无痛的，大多数患者仅报告轻度绞痛；不需要住院治疗，大多数患者可以在门诊随访；最后，基于我们经验和从文献中得到的经验，这种在成功率最高的情况下相关并发症的发生率最低。文献中有各种治疗方案和各种方案的组合方案[8]。几种治疗方法中使用了主要和次要手术方式的组合还有侵入性最低的方法。之前已经描述和回顾了 CSP 的妊娠囊内注射后甲氨蝶呤和全身性应用甲氨蝶呤的情况（表 32-3）。

在本章中，作者描述了过去几年他们实施过的治疗方案。一旦患者做了进行微创治疗的决定，在同一天作者会进行治疗。先获得患者的书面知情同意。在进行手术之前，抽血检测人绒毛膜促性腺激素基线、代谢情况、血型、血红蛋白和血细胞比容。Foley 球囊导管（5 ～ 30ml）在术中或术后均可用于防止出血。有时在局部注射甲氨蝶呤后，可放置球囊作为一种选择性预防措施[35]。经阴道超声检查（TVS）有助于确定最佳的 CSP 终止妊娠方式。超声检查时，要确定胎盘位置，明确 CSP 周围血流信号并指导进针路径。如果在原计划的进针路径中看到丰富血流，则需要选择其他路径。在 TVS 超声引导下，针头穿刺进入妊娠囊要尽可能接近胚胎部位，并将 1 ～ 2ml 的甲氨蝶呤直接注射到胎囊内或胚胎内。通常沿针的长轴旋转针尖数次，利用斜面针尖的机械破坏作用对胚胎进行胎心停搏后，缓慢退出针，并且沿着针道再次捣毁。注入 1 ～ 2ml 药液。保持超声探头持续监测以确认胎儿死亡，同时评估囊内及周围是否有活跃出血。有些临床工作者也会使用 1 ～ 2ml 的 2mmol/L 的 KCl 溶液代替甲氨蝶呤[21]。如果甲氨蝶呤全身给药，通常可接受的剂量是 50mg/m^2 体表面积。手术后，观察患者 2h，主要监测生命体征和出血情况，并再次超声评估注射区域（图 32-14）。使用预防性口服抗生素，可予出院，注意出血情况。患者分别在术后 48h 和 7 ～ 10d 后进行超声再次评估。同时进行血清人绒毛膜促性腺激素测定。人绒毛膜促性腺激素水平的升高可能出现在注射操作后的 2 ～ 3d 内，之后人绒毛膜促性腺激素呈下降趋势。最初人绒毛膜促性腺激素水平上升不一定意味着治疗失败或需要再次甲氨蝶呤全身给药。其原因可能是由于胎盘继续释放人绒毛膜促性腺激素。

随后，7d 后人绒毛膜促性腺激素快速下降至少 15%；但人绒毛膜促性腺激素恢复至非妊娠水平可能需要几周的时间。输卵管异位妊娠保守治疗中，人绒毛膜促性腺激素下降到低于 2U/L 平均需要 20 ～ 31d，有时在药物治疗的病例中，平均需要 30d（27 ～ 33d）[36]。1994 年，Timor-Tritsch 等[16] 发表了一篇关于对 5 例宫颈妊娠病例在孕 5 ～ 8 周胚胎内注射甲氨蝶呤治疗的文章。在这 5 例患者的血清人绒毛膜促性腺激素恢复至正常水平的平均天数为 47.2d（17 ～ 112d）。作者最近发表了用 Foley 球囊导管联合肌内注射甲氨蝶呤治疗 16 例 CSP 和 2 例子宫颈妊娠的文章，提供了有关人绒毛膜促性腺激素转阴所需时间的信息，平均需要 39.1d（15 ～ 82d）[35]。2014 年，Yamaguchi 等[32] 报道了在胎囊内注射甲氨蝶呤治疗 CSP 的 8 例患者情况。人绒毛膜促性腺激素转阴的平均天数为 78.5d（42 ～ 166d）。Nguyen-Xuan 等[29] 发表了 6 例 CSP 治疗情况，人绒毛膜促性腺激素转阴的平均天数为 96d（69 ～ 148d）。

目前的数据显示，CSP 的恢复期或人绒毛膜促性腺激素转阴所需的时间要比输卵管异位妊娠所需的时间更长，为 15 ～ 148d。如果术后人绒毛膜促性腺激素水平呈现平台期或有所升高，则应考虑再次给予甲氨蝶呤治疗。在没有

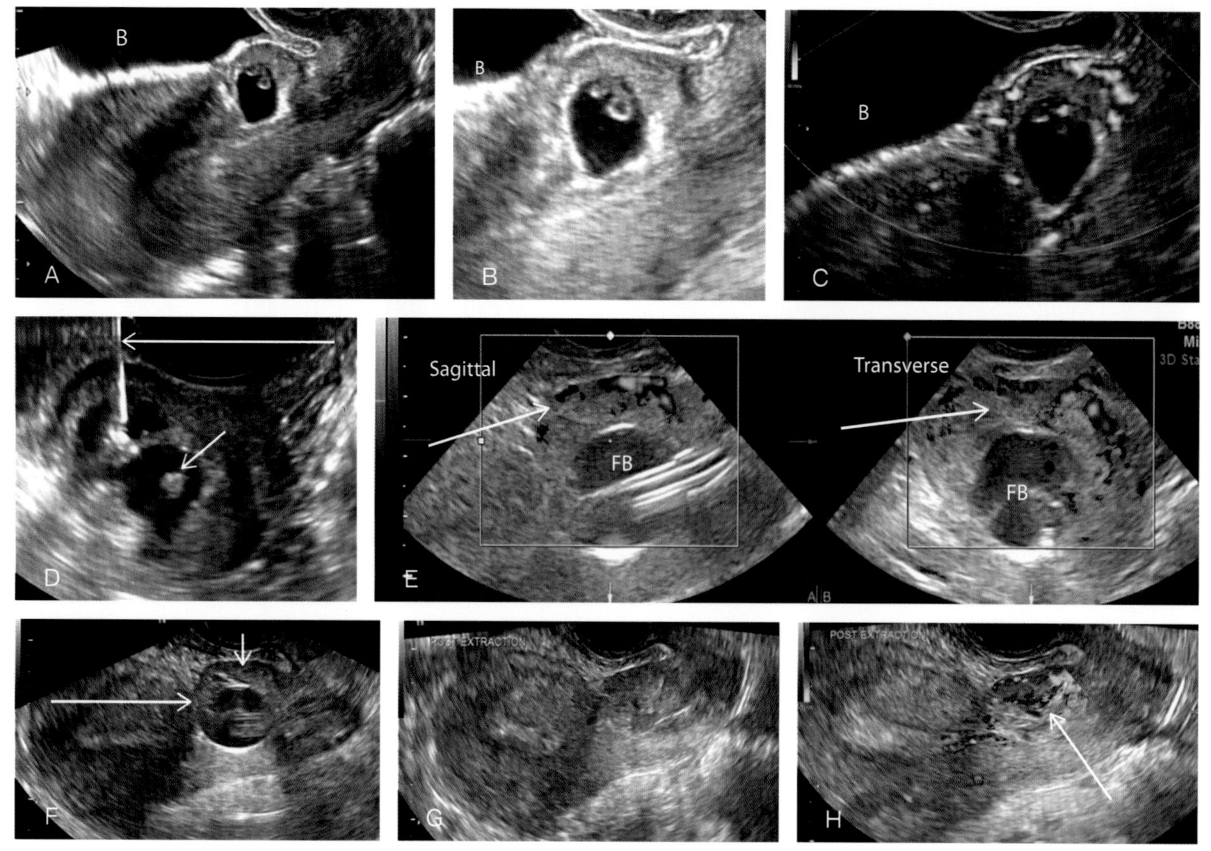

▲ 图 32-14 CSP 使用甲氨蝶呤妊娠囊内注射联合 Foley 球囊置入的微创方式止血前后（图中 B 为膀胱）

A. 瘢痕部位可见胎盘组织；B. CSP 妊娠囊凸向膀胱；C. 彩色多普勒可见胎盘血管侵入膀胱；D. 针头（长箭）和预防性充气球囊（短箭）；E. 治疗结束时可见妊娠囊（长箭）被 FB（Foley 球囊）压迫的放大矢状位（Sagittal）及横断面（Transverse）图像；F. 操作后 1.5h，可见 FB（长箭）填充憩室，妊娠囊残留物表现为明显线状回声（短箭）；G. 取出 FB 后，黑白图像中无明显妊娠囊图像；H. 彩色多普勒下示，移除 FB 后，注射区域血管

显著出血的情况下，对患者进行每 2 周 1 次的随访，直到人绒毛膜促性腺激素达到非妊娠水平，并且 CSP 部位血流消失。

七、进一步治疗

如前所述，为治疗术后出血或有时为了预防出血，可以插入 8 ～ 10 French 硅胶 Foley 球囊导管，充盈容量为 5 ～ 30ml [35]。用窥具暴露宫颈后，使用海绵钳夹住宫颈，移除窥具，经阴道超声引导下将导管再送入宫腔。

在实时监测下将气囊充盈，直到压力达到可以压迫胎囊为止。这样通常可以阻止出血。如果提前放入，可起到预防出血的作用。患者带 Foley 出院，球囊可放置 1 ～ 6d。期间可以淋浴，不需要卧床休息。如果仍有出血，那么单囊 Foley 导管可能已脱出，需要重新放入。在 CSP 治疗期间患者可能会遇到点滴出血情况；但并不需要任何二级治疗。但是，如果发生严重出血并导致患者的血细胞比容降低，或者患者出现其他症状，则可能需要进行二级治疗。在上述情况下，UAE 可能是最好的治疗方法。

八、再次妊娠

CSP 的复发风险约占全部 CSP 的 1%。在最近的一项研究中，在 8 例既往有 CSP 史的患者，有 2 例（25%）再次发生 CSP [10]。Gupta 等 [2] 报道了 1 例共发生 4 次有活性的 CSP 患者，每次均给予妊娠囊内注射甲氨蝶呤治疗。随后，该患者因第 5 次 CSP 再次就诊。这次，该患者决定继续妊娠。本次妊娠合并了前置胎盘及 MAP

（重度胎盘粘连）。患者通过剖腹产 + 子宫切除术获得近足月活产新生儿，组织学证实存在胎盘穿透（未发表）。

Qian 等[37]报道了如何确定复发性 CSP 的危险因素。在中国进行的这项研究中发现，在农村社区医院分娩 OR 值为 4.75，子宫下段肌层 ≤ 5mm 的 OR 值为 7.10，妊娠囊鼓入子宫膀胱返折的 OR 值为 6.25，不规则阴道出血史或 CSP 早期下腹痛的 OR 值为 3.52，初次 CSP 在 56d 内早期终止妊娠的 OR 值为 5.85；这些都是 CSP 再发的危险因素。尽管这些风险因素在其他国家可能并不符合实际情况。子宫下段变薄、妊娠囊鼓入子宫膀胱反折、既往 CSP 史都应该引起警惕，并在指导妊娠后密切监测。

九、双胎 CSP 的难题

对双胎之一在子宫腔内，另一个在剖宫产瘢痕处妊娠已进行了描述。许多人将这类的妊娠称为异位瘢痕妊娠。这类妊娠非常罕见，并且常见于应用了辅助生殖技术后。查阅文献，只有描述此类妊娠的病例报道。主要是通过选择性妊娠囊内局部注射 KCl 或通过腹腔镜或宫腔镜直接切除 CSP[38-41]。大多数情况下，宫腔内妊娠的胎儿可以在治疗后保留并在足月或近足月时分娩。此外，跟单胎 CSP 患者类似，在充分告知所有风险和获益后，可以向双胎 CSP 患者提供一个保守治疗的处理方案。Kim 等[42]报道了 1 例在孕 5 周时即诊断为双胎之一为 CSP，另一胎为宫内妊娠的病例成功进行了分娩。妊娠维持到孕 37 周，合并低置胎盘。患者择期剖宫产术终止妊娠，术中见膀胱紧密粘连在子宫下段，胎盘侵入膀胱腹膜反折。娩出双胎后出血，随即行子宫前壁下段切除术及双侧子宫动脉结扎术，术后病理学提示胎盘植入[42]。

十、总结

本章的目标是使 CSP 走在前沿，并为产科医生提供相关的有用信息。CSP 数量在增加。这种增长与剖宫产（CD）数量的增加相符。CSP 的最重要的是尽早诊断，使患者得到充分的知情并对 CSP 进行适当的处理。越来越多的证据表明 CSP 患者希望继续妊娠，并且在许多情况下能够分娩活婴；但是如前所述，CSP 是 MAP（严重胎盘粘连）的前身，大多数患者将面临 MAP 相关的并发症，并可能行子宫切除术。据此，再次妊娠前并不常规评估前次剖宫产瘢痕情况。但是，有关剖宫产瘢痕的信息越来越多，以及小的或大的憩室及开裂的发病率相对较高，在计划再次妊娠之前及再次妊娠的早期评估剖宫产瘢痕是非常重要的。对产科医生、助产士及护士非常实用的一个建议是，在剖宫产术后的患者出院时，应强调在再次妊娠的早期（5、6、7 周），应进行 TVS 检查，以评估妊娠囊的位置。当然，大部分会是宫内妊娠；但是，如果尽早诊断 CSP，则可以做知情并具有循证医学证据支持的决定来选择继续或终止妊娠。

（丁文艳 译，宋亦军 校）

参考文献

[1] Timor-Tritsch IE, Monteagudo A, Santos R, et al. The diagnosis, treatment, and follow-up of cesarean scar pregnancy. American Journal of Obstetrics and Gynecology 2012; 207: 44e1–13.

[2] Gupta S, Pineda G, Rubin S, Timor-Tritsch IE. Four consecutive recurrent cesarean scar pregnancies in a single patient. Journal of Ultrasound in Medicine: Official Journal of the American Institute of Ultrasound in Medicine 2013; 32: 1878–1880.

[3] Hamilton BE PhD, Martin JA, Osterman M MHS, Curtain S MA. Births: Preliminary data for 2014. National Vital Statistics Reports: From the Centers for Disease Control and Prevention, National Center for Health Statistics, National Vital Statistics System 2015; 64: 1–19.

[4] Taffel SM, Placek PJ, Liss T. Trends in the United States cesarean section rate and reasons for the 1980–1985 rise. American Journal of Public Health 1987; 77: 955–959.

[5] Spong CY, Berghella V, Wenstrom KD, et al. Preventing the first cesarean delivery: Summary of a joint Eunice Kennedy Shriver National Institute of Child Health and Human Development, Society for Maternal-Fetal Medicine, and American College of Obstetricians and Gynecologists Workshop. Obstetrics and Gynecology 2012; 120: 1181–1193.

[6] Timor-Tritsch IE, Monteagudo A, Cali G, et al. Cesarean scar pregnancy is a precursor of morbidly adherent placenta. Ultrasound in Obstetrics and Gynecology: The Official Journal of the International Society of Ultrasound in Obstetrics and Gynecology 2014; 44: 346–353.

[7] Timor-Tritsch IE, Khatib N, Monteagudo A, et al. Cesarean scar pregnancies: Experience of 60 cases. Journal of Ultrasound in Medicine: Official Journal of the American Institute of Ultrasound in Medicine 2015; 34: 601–610.

[8] Timor-Tritsch IE, Monteagudo A. Unforeseen consequences of the increasing rate of cesarean deliveries: Early placenta accreta and cesarean scar pregnancy. A review. American Journal of Obstetrics and Gynecology 2012; 207: 14–29.

[9] Seow KM, Huang LW, Lin YH, et al. Cesarean scar pregnancy: Issues in management. Ultrasound in Obstetrics and Gynecology: The Official Journal of the International Society of Ultrasound in Obstetrics and Gynecology 2004; 23: 247–253.

[10] Maymon R, Svirsky R, Smorgick N, et al. Fertility performance and obstetric outcomes among women with previous cesarean scar pregnancy. Journal of Ultrasound in Medicine: Official Journal of the American Institute of Ultrasound in Medicine 2011; 30: 1179–1184.

[11] Rheinboldt M, Osborn D, Delproposto Z. Cesarean section scar ectopic pregnancy: A clinical case series. Journal of Ultrasound 2015; 18: 191–195.

[12] Monteagudo A, Carreno C, Timor-Tritsch IE. Saline infusion sonohysterography in nonpregnant women with previous cesarean delivery: The "niche" in the scar. Journal of Ultrasound in Medicine: Official Journal of the American Institute of Ultrasound in Medicine 2001; 20: 1105–1115.

[13] Osser OV, Jokubkiene L, Valentin L. High prevalence of defects in Cesarean section scars at transvaginal ultrasound examination. Ultrasound in Obstetrics and Gynecology: The Official Journal of the International Society of Ultrasound in Obstetrics and Gynecology 2009; 34: 90–97.

[14] Bij de Vaate AJ, van der Voet LF, Naji O, et al. Prevalence, potential risk factors for development and symptoms related to the presence of uterine niches following cesarean section: Systematic review. Ultrasound in Obstetrics and Gynecology: The Official Journal of the International Society of Ultrasound in Obstetrics and Gynecology 2014; 43: 372–382.

[15] Timor-Tritsch I, Arslan A, Monteagudo A, Cali G, Refaey HE. How to avoid misdiagnosis of cesarean scar pregnancy: An easy method for sonographic differentiation of the 5–10 completed weeks intrauterine and cesarean scar pregnancies. Unpublished.

[16] Timor-Tritsch IE, Monteagudo A, Mandeville EO, et al. Successful management of viable cervical pregnancy by local injection of methotrexate guided by transvaginal ultrasonography. American Journal of Obstetrics and Gynecology 1994; 170: 737–739.

[17] Comstock CH, Bronsteen RA. The antenatal diagnosis of placenta accreta. BJOG: An International Journal of Obstetrics and Gynaecology 2014; 121: 171–181; discussion 81–82.

[18] Godin PA, Bassil S, Donnez J. An ectopic pregnancy developing in a previous caesarian section scar. Fertility and Sterility 1997; 67: 398–400.

[19] Vial Y, Petignat P, Hohlfeld P. Pregnancy in a cesarean scar. Ultrasound in Obstetrics and Gynecology: The Official Journal of the International Society of Ultrasound in Obstetrics and Gynecology 2000; 16: 592–593.

[20] Seow KM, Hwang JL, Tsai YL. Ultrasound diagnosis of a pregnancy in a Cesarean section scar. Ultrasound in Obstetrics and Gynecology: The Official Journal of the International Society of Ultrasound in Obstetrics and Gynecology 2001; 18: 547–549.

[21] Michaels AY, Washburn EE, Pocius KD, et al. Outcome of cesarean scar pregnancies diagnosed sonographically in the first trimester. Journal of Ultrasound in Medicine: Official Journal of the American Institute of Ultrasound in Medicine 2015; 34: 595–599.

[22] Ballas J, Pretorius D, Hull AD, et al. Identifying sonographic markers for placenta accreta in the first trimester. Journal of Ultrasound in Medicine: Official Journal of the American Institute of Ultrasound in Medicine 2012; 31: 1835–1841.

[23] American College of O, Gynecologists. ACOG Practice Bulletin No. 94: Medical management of ectopic pregnancy. Obstetrics and Gynecology 2008; 111: 1479–1485.

[24] Barnhart KT, Gosman G, Ashby R, Sammel M. The medical management of ectopic pregnancy: A meta-analysis comparing "single dose" and "multidose" regimens. Obstetrics and Gynecology. 2003 ; 101: 778–784.

[25] Yin XH, Yang SZ, Wang ZQ, et al. Injection of MTX for the treatment of cesarean scar pregnancy: Comparison between different methods. International Journal of Clinical and Experimental Medicine. 2014; 7: 1867–1872.

[26] Uysal F, Uysal A, Adam G. Cesarean scar pregnancy: Diagnosis, management, and follow-up. Journal of Ultrasound in Medicine: Official Journal of the American Institute of Ultrasound in Medicine 2013; 32: 1295–1300.

[27] Berhie SH, Molina RL, Davis MR, et al. Beware the scar: Laparoscopic hysterectomy for 7-week cesarean delivery scar implantation pregnancy. American Journal of Obstetrics and Gynecology 2015; 212: 247 e1–2.

[28] Shao MJ, Hu M, Hu MX. Conservative management of cesarean scar pregnancy by local injection of, ethanol under hysteroscopic guidance. International Journal of Gynaecology and Obstetrics: The Official Organ of the International Federation of Gynaecology and Obstetrics 2013; 121: 281–282.

[29] Nguyen-Xuan HT, Lousquy R, Barranger E. [Diagnosis, treatment, and follow-up of cesarean scar pregnancy] . Gynecologie, Obstetrique and Fertilite 2014; 42: 483–489.

[30] Pang YP, Tan WC, Yong TT, et al. Caesarean section scar pregnancy: A case series at a single tertiary centre. Singapore Medical Journal 2012; 53: 638–642.

[31] Seow KM, Wang PH, Huang LW, Hwang JL. Transvaginal sono-guided aspiration of gestational sac concurrent with a local methotrexate injection for the treatment of unruptured cesarean scar pregnancy. Archives of Gynecology and Obstetrics 2013; 288: 361–366.

[32] Yamaguchi M, Honda R, Uchino K, et al. Transvaginal

methotrexate injection for the treatment of cesarean scar pregnancy: Efficacy and subsequent fecundity. Journal of Minimally Invasive Gynecology 2014; 21: 877–883.

[33] Timor-Tritsch IE, Cali G, Monteagudo A, et al. Foley balloon catheter to prevent or manage bleeding during treatment for cervical and cesarean scar pregnancy. Ultrasound Obstet Gynecol 2015; 46: 118–123.

[34] Timor-Tritsch IE, Monteagudo A, Bennett TA, et al. A new minimally invasive treatment for cesarean scar pregnancy and cervical pregnancy. Am J Obstet Gynecol 2016; 215: 351.

[35] Timor-Tritsch IE, Cali G, Monteagudo A, et al. Foley balloon catheter to prevent or manage bleeding during treatment for cervical and Cesarean scar pregnancy. Ultrasound in Obstetrics and Gynecology: The Official Journal of the International Society of Ultrasound in Obstetrics and Gynecology 2015; 46: 118–123.

[36] Capmas P, Bouyer J, Fernandez H. Treatment of ectopic pregnancies in 2014: New answers to some old questions. Fertility and Sterility 2014; 101: 615–20.

[37] Qian ZD, Guo QY, Huang LL. Identifying risk factors for recurrent cesarean scar pregnancy: A case-control study. Fertility and Sterility 2014; 102: 129–134 e1.

[38] Ugurlucan FG, Bastu E, Dogan M, et al. Management of cesarean heterotopic pregnancy with transvaginal ultrasound-guided potassium chloride injection and gestational sac aspiration, and review of the literature. Journal of Minimally Invasive Gynecology 2012; 19: 671–673.

[39] Demirel LC, Bodur H, Selam B, et al. Laparoscopic management of heterotopic cesarean scar pregnancy with preservation of intrauterine gestation and delivery at term: Case report. Fertility and Sterility 2009; 91: 1293 e5–7.

[40] Wang CJ, Tsai F, Chen C, Chao A. Hysteroscopic management of heterotopic cesarean scar pregnancy. Fertility and Sterility 2010; 94: 1529 e15–18.

[41] OuYang Z, Yin Q, Xu Y, et al. Heterotopic cesarean scar pregnancy: Diagnosis, treatment, and prognosis. Journal of Ultrasound in Medicine: Official Journal of the American Institute of Ultrasound in Medicine 2014; 33: 1533–1537.

[42] Kim ML, Jun HS, Kim JY, et al. Successful full-term twin deliveries in heterotopic cesarean scar pregnancy in a spontaneous cycle with expectant management. The Journal of Obstetrics and Gynaecology Research 2014; 40: 1415–1419.

第 33 章　产科麻醉

Anesthetic procedures in obstetrics

Joel Mann Yarmush　Jonathan David Weinberg　Soheila Jafari

本章概要

产科麻醉学是一门特殊的亚专业，与其他麻醉学领域有很多不同之处。妊娠期生理状况的改变增加了正常健康人群麻醉的致病风险。此外，产科患者包括越来越多高龄和并发症的患者，使麻醉管理变得更为复杂。分娩的管理与决策直接影响着麻醉的需求，反之亦然。每个孕妇的产程都可能突然需要急诊手术干预，这样就涉及相关的麻醉问题。产科医生与麻醉科医生需协调分娩管理计划以协助分娩，同时尽量降低产妇的风险。每一个产科医生都应该了解产科麻醉操作的获益、替代方案及风险。

本章所涵盖的操作包括适用于宫颈环扎术的腰麻、适用于一般手术的全身麻醉、适用于分娩镇痛的硬膜外麻醉、适用于剖宫产术的硬膜外麻醉及全身麻醉。本书也包含了术后疼痛管理技术和产科重症监护。胎儿手术操作不在此章赘述。

一、宫颈环扎术

宫颈环扎术通常在孕早期的晚期与孕中期的早期实施。宫颈环扎术的麻醉问题可能很棘手，因为此时胚胎或胎儿正处于脆弱的阶段。由于以下几个原因，腰麻通常是最佳的麻醉方式[1]。在几种可行的麻醉技术中，腰麻的用药剂量最小，减少了局麻药产生的全身性作用和致畸作用。与全麻相比，腰麻不会对患者术后气道产生刺激，引起咳嗽反应。与硬膜外麻醉相比，支配宫颈和阴道的骶神经根也似乎更容易被腰麻阻滞。

腰麻有许多不同的“效果”。一些脊髓麻醉

（往往仅指腰麻）会引起母体明显的血流动力学改变，影响子宫胎盘血流，进而影响到胎儿[2]。腰麻的感觉阻滞范围可以从胸部到脚趾并伴随明显血流动力学改变，也可以阻滞大腿内侧和会阴部（也称为鞍区阻滞）并引起最小的血流动力学改变，或者可以阻滞上述两者之间的任意部位[3]。椎管内注射的局麻药常常会混合葡萄糖液以增加其比重来使它比脑脊液（cerebrospinal fluid，CSF；“重比重”常常用来表示比重比脑脊液高）比重高。因此可以用重力作用来控制局麻药在椎管内的分布，就好像一位调酒师利用重力来控制一杯龙舌兰日出鸡尾酒中红色石榴糖浆分布在哪里一样。如果你在实施腰麻时患者为坐位，之后变为卧位时，局麻药向头端扩散，通常会聚集在胸椎后凸的中间部分。如果注射药物后使患者直立坐位保持 15min，则注射液将会限制在低于腰椎前凸的椎管部分，导致除鞍区外其他部位无麻醉效果。基于宫颈的皮节区分布，不论何种类型的腰麻（如，鞍区阻滞或常规腰麻）操作，宫颈一定会被麻醉，尽管鞍区阻滞有时不能阻滞从 L_1 和 L_2 发出的阴部神经。可以通过缩短让患者坐立的时间来促进腰段皮节区阻滞以协助完成宫颈环扎术。

在 Yoon、Hong 和 Kim 的随机对照试验[4]中，研究者发现宫颈环扎术前及术后患者的血清中缩宫素水平没有变化可能归因于局麻或全麻技术；同样，麻醉技术的应用似乎与术后即刻子宫活动性增加没有显著的相关性。

操作

腰麻通常取坐位。也可以取侧卧位，但其实增加了技术难度，尤其是考虑需要鞍区阻滞时（图 33-1）。

作者从消毒开始介绍。大家可以在用一根酒精拭子快速消毒后的皮肤的任意部位进针。虽然这种程度的消毒大都可以满足放置静脉（intravenous，IV）导管的要求，但静脉中由于

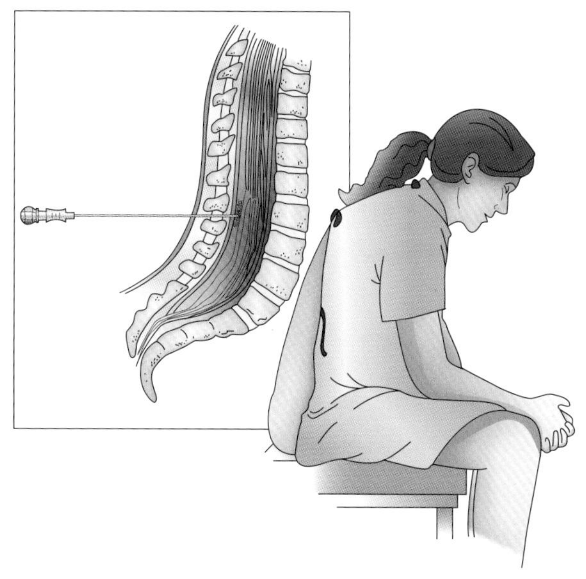

图 33-1　腰麻（由 JJ Rudisill 提供）

存在大量的白细胞，可以杀灭任何可能意外注射入静脉的散在微生物。在腰麻穿刺过程中，注射药物将会进入 CSF，穿过血 - 脑屏障。脑脊液里没有大量白细胞，仅有温热的液体，里面含有一点糖和电解质。换句话说，脑脊液是极好的细菌培养基。因此，严格的无菌是至关重要的[5]。

患者需要坐在一个平整的台子上，把脚放在凳子上略微提起膝盖，或者直接将平台向后倾斜。确保患者的衣服不遮挡术区。患者的背部表面明显的污物应事先清洁干净，然后用消毒液擦洗。碘伏效果不错，但须晾干后才生效。把它涂到下背部，待自然晾干。吸干或擦干的方式会达不到消毒的目的。不一定要穿无菌衣，但术者必须戴无菌手套、口罩、帽子，同时患者也需要戴帽子。

在等待碘伏晾干的同时，可以从穿刺包中抽取药液（先消毒再抽取药物更加高效）。麻醉药物的选择应取决于手术时间的长短。宫颈环扎术通常是一种耗时较短的手术，过去常用利多卡因。近几年，由于会导致短暂性神经综合征[6, 7]（transient neurologic syndrome，TNS），用利多卡因进行腰麻已不再常见。最常用的替代药物为布比卡因。布比卡因腰麻的作用时间

比利多卡因长，这可能会对患者造成影响，也会降低麻醉恢复室的利用效率。另一种选择是丁卡因，作用时间要比布比卡因更长。

在作者的临床实践中，第三种选择更为适宜，即哌替啶。哌替啶是具有局麻药特性的阿片类物质（本书的作者之一不同意，坚持认为它是具有阿片类作用的局部麻醉药）[8]。它的局麻作用是短效的，但对于宫颈环扎术（约 45min）来说应该足够了。添加葡萄糖可以使其变成重比重液，而加入少量的肾上腺素可以延长作用时间（因此作者会增加 100μg 肾上腺素）。根据作者的经验，与利多卡因腰麻相比，哌替啶产生阻滞的特点是减少和延迟运动阻滞和低血压的发生。换言之，尽管感觉阻滞发生在 5min 之后，但 15 ～ 20min 之内患者不会丧失大腿的肌力，或者完全不会丧失大腿的肌力。哌替啶腰麻会增加瘙痒和恶心的发生，但好处在于哌替啶可以加强术后镇痛。

另一种选择是放弃高比重混合液，选择等比重液体。局麻常用的利多卡因，是与脑脊液等比重的，因此很大程度上可以保持在原来部位。这对于穿刺的特性（针孔的朝向和注射速度）来说具有很大的意义，可以决定获得怎样的麻醉平面。重比重药物与等比重药物相比更容易导致 TNS [9]。

接下来是进针。患者坐在手术室（operating room，OR）床上时，双腿悬空，上身前屈使腰椎曲度变直，增加了椎体棘突间的空间。可以通过让患者抱一个枕头、像猫一样弓起后背让其向前弯腰就像要系自己的鞋带一样，或以其他任何方式来实现。

触诊到的髂后上棘对应 L_3-L_4 椎间隙水平，最高对应 L_2-L_3 间隙水平，这里应该是腰穿针穿刺的最头侧进针点，因为脊髓下端终止点基本上从不会低于 L_2 水平。椎间隙也会随着操作者向尾部移动而稍增大。

然后用细针（如 25 号针）用少量利多卡因麻醉皮肤及皮下组织。该针可能长达 3.81cm（1.5in），常被用来确认是否在椎间隙中及感受棘突。需要穿过的层次分别为皮肤、皮下脂肪、棘上韧带、棘间韧带、黄韧带及硬脊膜。

使用的腰麻针应为带有针芯的 25 ～ 27 号“笔尖式”的细针。这种做法本身是考虑到笔尖式针头可以分离韧带纤维而不对其造成切割的损伤作用。电子显微镜似乎表明针尖引起的创伤会导致局部肿胀，从而阻止了药液的渗漏，最大限度地减少硬膜外穿刺后头痛的并发症（稍后讨论）[10]。由于针长 8.9cm（3.5in，如果需要可以更长），因此进针时需要一个较大孔径的 3.81cm（1.5in）长的引导针。穿透不同的层次，尤其黄韧带和硬脊膜会引起一种经典的“突破感”。然而这种感觉常常不能被领会，是一种不可靠的指标。作者建议有条不紊逐渐进针并多次拔出针芯观察脑脊液的流动。当看到脑脊液时，针尖常需要再前进一点（1mm）以使整个针尖斜面全部通过硬脊膜进入脑脊液。患者待腰麻实施后静坐 5min，在右髋下放置楔形物使其仰卧以防止腹腔内容物压迫腔静脉。对于腹部较大的患者，例如妊娠晚期或病态肥胖者，腔静脉压迫的问题会更严重[11，12]。

二、普通外科手术

妊娠妇女在怀孕期间可能需要在全麻下行外科手术。对于胎儿最安全的时间段为妊娠中期，在妊娠的其他时期也可能需要进行全麻。

气道与上消化道的一些妊娠相关变化使全身麻醉变得更具有挑战性，同时对患者来说更具危险性[13，14]。在怀孕的大部分时间内，患者被认为是“饱胃”状态。这意味着她会有很大的概率反流——无论是主动还是被动的——以及误吸，如果误吸，后果会很严重。反流是由胃内压增高，胃排空延迟及食管下括约肌张力下降等原因引起，这些都与妊娠相关。由于咽喉部组织的水肿致脆性增加可能会使喉镜暴露喉部变得更困难，所以很可能难以确保患者气道的安全。妊娠后期，妊娠子宫占据了膈肌顶部，降低了肺的功能残气量，并缩短了患者呼吸暂停时耐受缺氧的时间（缩短了缺氧前患者可耐受的呼吸暂停时间）。因此妊娠妇女的快速序贯诱导非常危险，需要由最有经验的麻醉师来进行操作，并备好所有必要的特殊气道管理设备（如纤维支气管镜，喷射通气，喉罩）[15]。

一个经常要提到的问题是是否应该对胎儿进行监护[16]。如果是因为胎儿宫内窘迫需要进行剖宫产，则需要对胎儿进行监护。在可能进行剖宫产之前需要首先制订一套方案并备有一个独立的小组（麻醉、产科及儿科 / 新生儿科）。其次，如果手术技术和设备可能对子宫和胎盘灌注造成可逆性损伤，那么术中胎儿监测可以指导手术医生减少对胎儿的不良影响。最后，胎心监护也可以作为母体健康的早期监控指标。

操作

患者取仰卧位，将楔形垫子放在患者右臀下方以使对下腔静脉产生的压力最小。患者的头部应该在手术台的头端，以便于气道管理。通过具有密闭性的面罩给予高流量 100% 的氧气，以用氧气代替肺中的氮气。如果可以，预先给氧尽量持续 4min。另外，呼气末氧饱和度在 90% 以上也表示肺中几乎所有的氮气都被氧气所代替了。麻醉师快速序贯给予诱导药物和快速起效的肌松药（如异丙酚和琥珀酰胆碱），而另一人做环状软骨压迫以间接关闭食管并防止被动反流。理想情况下，喉镜置入操作不应该超过 15s，带气囊的气管内导管应放置于喉部，气囊在声带下方充气，保护气管防止任何可能从咽部流出来的液体进入气管。胃管应通过鼻或口插入胃内，予胃肠减压并吸尽蓄积在胃内的液体。实际的麻醉步骤与普通全麻类似。现已证明笑气有致畸性并与较高妊娠丢失率相关，所以在多数情况下应尽可能避免使用[17]。其他吸入性麻药还未发现会导致不良后果。阿片类被认为是无害的，因为最严重的不良反应也只是暂时呼吸抑制，不会直接影响通过胎盘氧合的胚胎或胎儿。

由于气道管理存在危险性，作者认为有条件尽可能使用局部麻醉[18]。如果必须全麻，有许多新旧辅助工具可以帮助完成喉镜的置入。最好用的是纤维支气管镜。新的辅助工具中相对来说经济适用的可视喉镜已广泛应用，操作便捷，效果媲美纤维支气管镜[19, 20]。其他辅助设备包括环甲膜穿刺造口后辅助高频喷射通气；多种类型的喉罩，还有食管阻塞式导气管（俗称“联合导管”）。

三、分娩镇痛

盆腔内脏的痛觉是通过自主神经系统通路进入脊髓的背角（图 33-2）。这些纤维很细且无髓鞘，在相应平面使用稀释的局麻药溶液很容易被阻断。

在第一产程中，疼痛是由于子宫收缩，宫颈扩张及子宫下段的扩张引起。动作电位通过 $T_{10} \sim L_1$ 节段的交感神经纤维传递这些疼痛刺激信息。通过双侧选择性交感神经阻滞该节段可以在这一时期提供镇痛，但在临床上并不可行。宫颈旁阻滞可以为这一部分的节段提供镇痛，但也有缺点，即麻药的快速吸收入血及刺伤胎儿的风险[21]。腰段硬膜外阻滞，以下简称硬膜

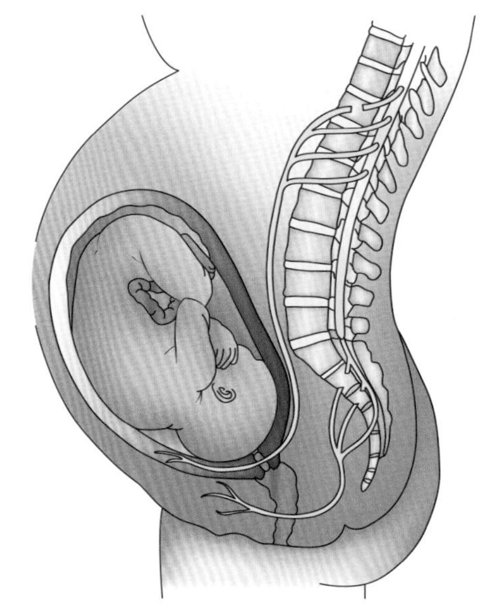

▲ 图 33-2 对自主神经通路的刺激

外阻滞，通过从 L_3 ～ L_4 节段给药，能够使镇痛药物很容易达到 T_{10} ～ L_1 平面[22]。

在第二产程，除上述因素外，胎儿下降导致阴道和会阴扩张也会引起疼痛。这些额外的疼痛刺激是通过 S_2 ～ S_4 副交感神经纤维传导的。阴部神经阻滞可以在这一产程阶段达到部分镇痛效果，但无法完全无痛[23]。硬膜外阻滞可能需要增加用药量或药物浓度以达到对这些较低节段的镇痛效果，但基本可以为这一节段提供完全的镇痛[24]。骶管阻滞，是一种在骶骨与尾骨之间的穿刺进行的硬膜外阻滞，尽管这种阻滞在西方国家已经很少使用了，但也可以用于第二产程的镇痛。

操作

硬膜外穿刺很多步骤与腰麻相似。通常取坐位，穿刺定位与消毒技术是相同的。可以取侧卧位，但从技术角度，坐位更容易实施（图 33-3）。

硬膜外穿刺针通常是带有针芯的钝性大孔径针，可以穿入硬膜外腔隙。可以置入导管以便多次给药。穿刺技术通常通过阻力突破感来实现。带针芯的硬膜外穿刺针首先穿过消毒的皮肤，然后穿过皮下组织进入棘上韧带。此时，

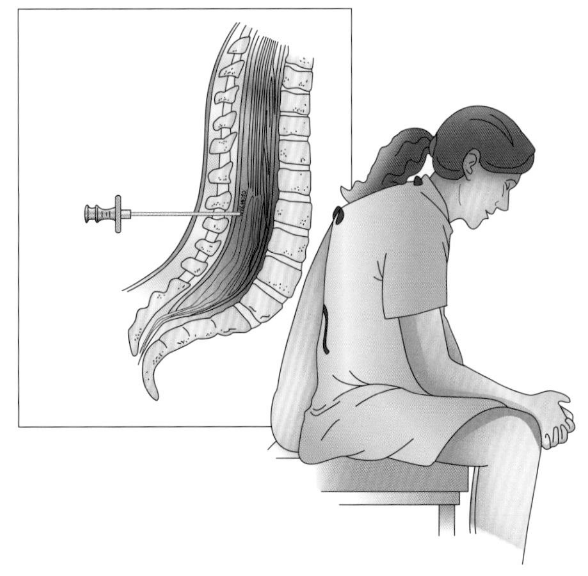

▲ 图 33-3　硬膜外麻醉（由 JJ Rudisill 提供）

拔出针芯，将有空气或 0.9% 氯化钠溶液的注射器连接在穿刺针上[25]。轻推注射器，并留意注射器中推送液体的阻力。穿刺针和注射器逐渐推进，再次测试活塞的推送阻力。继续间断进针联合阻力测试直到通过棘间韧带，到达黄韧带时，进针阻力与推进注射器活塞的阻力都明显增加。当针尖穿过黄韧带后，推注射器中空气或生理盐水就不会再感到明显的阻力了，这时的阻力消失感意味着针尖已到达硬膜外腔。小心移除注射器，将硬膜外导管置入穿刺针。小心移除穿刺针，将导管固定在合适的位置并加帽。导管可用于多次给药进行椎管内阻滞。

或者，在穿刺针进入硬膜外腔后，插入硬膜外导管之前，可以把笔尖式细腰麻针插入硬膜外针鞘中，穿透硬脊膜进入蛛网膜下隙，并通过该细针实施腰麻，拔出后，仍可通过放置硬膜外导管实现多次给药。这种技术被称为腰硬联合麻醉（combined spinal epidural，CSE）（图 33-4）[26]。

用于分娩镇痛的药物剂量与环扎和剖宫产不同。镇痛目标是达到无痛（失去痛觉）而不是麻醉（所有感觉完全消失）。

根据以往的观点，硬膜外分娩镇痛时，局麻药也是硬膜外麻醉中唯一可以使用并有效的麻醉药物。在没有持续输液泵时，人们更倾向于使用高浓度的局麻药，以尽可能延长镇痛时间。但不幸的是，这些高浓度药物因为有阻断自主神经、运动和躯体感觉神经元的作用，经常引起血压降低、下肢无力、深度麻木等症状。这些高浓度的局麻药可能也干扰了产妇在第二产程的产力，促使器械助产或剖宫产增加。随着连续输液泵和硬膜外辅助性药物的应用，极大地降低了局麻药的用药浓度。现在联合非常低浓度的局麻药、亲脂性的阿片类和 α_2 受体激动药（最常见为肾上腺素）配成一种镇痛合剂，其降血压作用和运动与感觉阻滞作用都最低[27]。实际上，运动和感觉可能被阻滞的程度极小，部分患者在硬膜外镇痛时仍可以短距离行走。这种技术被称为“可行走的硬膜外镇痛”，但作

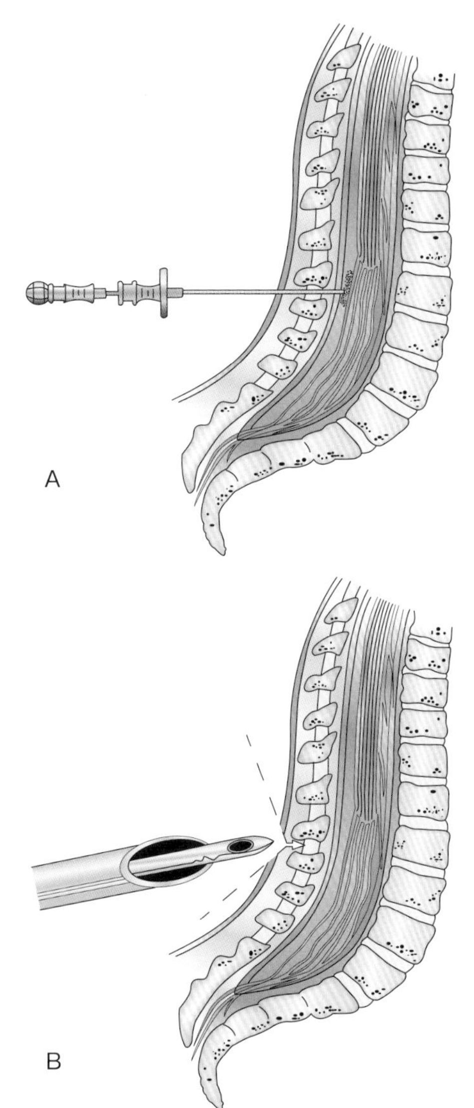

▲ 图33-4　腰硬联合麻醉（A和B）（由JJ Rudisill提供）

者很快注意到，这种合剂具备的减少低血压的发生、增强了产妇进行瓦氏运动的功能和保存产妇可以行走的能力等优势，其营销意义远超过了临床意义[28]。

分娩的腰硬联合镇痛中的腰麻用药也可以使用较低的剂量，以使低血压、运动及感觉神经阻滞降到最低[29]。

通常来说，硬膜外导管连接静脉泵可自动持续泵入被稀释的药液。输液泵有患者控制模式，允许患者偶尔自行给予小剂量的高度稀释的单次剂量以度过疼痛难忍的时刻（更多关于泵的内容见后文）。

有时，即使完全地覆盖了相应的麻醉平面，仍不能完全抑制疼痛。这可能是由内脏结构附近腹壁的刺激产生的痛感。来自这些体细胞的疼痛刺激通过体细胞感觉神经纤维传递到脊髓。这类神经纤维都是较粗的有髓神经纤维，不太容易被阻断，需要在合适的平面应用更高浓度的局麻药。并且，支配子宫疼痛的神经纤维可能来源于支配腹膜的较高节段（T_6～T_{10}）的脊髓。从脊髓背角，神经冲动沿着传导通路上传至大脑神经中枢，最终导致疼痛感觉。这些刺激通过大脑的下传通路后，可能会发生衰减。

不同药物和技术可以从各种途径影响疼痛的感觉[30]。系统性阿片类（内源性或外源性）减轻疼痛刺激的作用是通过间接刺激下调通路实现的。非药物的方法，如 Lamaze 的精神心理学方法，也通过下调调节来减轻疼痛刺激[31]。相反，焦虑及情绪压抑会阻断这种下调，因此会增加痛感。吸入性药物如笑气、强卤化剂是通过破坏刺激上行至脊髓和从脊髓到大脑之间的传递，并干扰大脑皮质对痛觉的意识来起作用。

产妇自控的氧气与笑气（1 ∶ 1）组合间歇给药方式，是很有效的分娩镇痛辅助用药。可以在产妇等待硬膜外或腰硬联合麻醉时使用。也可用于补充辅助硬膜外麻醉的效果。这种吸入药物确实会增加恶心呕吐的发生率，过度使用理论上可能会导致甲硫氨酸合成酶途径受到影响，但已在一些机构取得成功应用[32]。

椎管内（如蛛网膜下隙或硬脊膜）给予阿片类可以作用于位于脊髓背角的阿片受体，抑制了疼痛刺激的传导。α_2 受体激动药，如可乐定和肾上腺素也是通过脊髓背角的受体来调节疼痛的刺激[33]。因此，硬膜外麻药中加入阿片类和 α_2 受体激动药可以通过硬脊膜和蛛网膜扩散进入蛛网膜下隙，并到达脊髓。已证明这种硬膜外联合用药可提供满意的镇痛效果[34-37]。

硬膜外阻滞（及大多数其他区域阻滞）的禁忌证包括患者拒绝、局部或广泛感染、凝血性疾病和血容量不足等情况。如果根据病史或体格检查怀疑有出血倾向，则在实施阻滞前应进行相关的实验室检查[38]。如果不考虑出血，则不需要相关的实验室检查。硬膜外置管前应先建立静脉通路。在硬膜外麻醉开始的过程中，如果患者血容量不足，交感神经阻滞和血管扩张和低血压可能会很快发生。由于子宫血流不自动调节，全身血压的下降会导致子宫血流量下降。如果血流量大量减少，可能会发生子宫胎盘功能不全。应立即使用血管加压素治疗。在硬膜外推药之前和推药过程中，建议使用不含葡萄糖的等渗晶体液 0.5 ～ 2L 以缓解血管舒张引起的降血压作用。低浓度的硬膜外镇痛引起的血管扩张和低血压较少。因此，如果局部麻醉药浓度足够低，则可能不需要预先的液体扩容。这也可能避免静脉快速补液后可能发生的任何潜在的产程抑制。

四、剖宫产

一台有计划的剖宫产手术应该在产妇进入产程前有选择性地安排，或者即便试产失败也能快速而有序地实施，或是在产妇或胎儿或两者都很危急时由急诊实施。如果时间允许，椎管内麻醉（译者注：此处原文为区域阻滞麻醉，然而这是一个大的类别，包含椎管内麻醉，为避免混淆，故翻译成椎管内麻醉）通常优于全身麻醉[39]。然而，在紧急情况下，最佳的麻醉技术选择因人而异。在 2003 年的一项研究中[40]，研究人员指出，从决定实施手术到切皮的时间，相对于椎管内麻醉，全身麻醉平均快 2.1min。此外，尽管研究者允许 pH 降低可能来源于麻黄碱处理后的低血压，因为低血压最终会导致较低的胎儿 pH，使用椎管内麻醉的产妇分娩的婴儿 pH 比使用全身麻醉分娩的婴儿的 pH 要低 0.03。椎管内麻醉导致手术开始延时这一弊端是否小于全麻相关并发症，最好交由当时在床旁的临床医生决定。良好的沟通至关重要。

（一）操作

用于剖宫产的腰麻或硬膜外麻醉药物与分娩镇痛相比，需要更高的麻醉平面和更强的运动和感觉阻滞。注射入脑脊液的标准腰麻剂量一般足以阻滞 T_6 水平的所有运动和感觉神经，对于剖宫产手术来说是足够的。硬膜外麻醉可以达到同样的效果，但由于不对称阻滞及单侧阻滞的风险，通常需要更长的操作时间，也有更高的失败率[41]。因此，作者仅对已预先留置了硬膜外置管的患者实施硬膜外麻醉。

有时需要全麻，方法与上述相同[42]。全麻时应尽快娩出胎儿，以尽可能减少麻醉药物进入胎儿体内。除极端的紧急情况外，应只在患者完成消毒和铺巾后进行快速序贯诱导，并且要在整个团队（麻醉、产科、儿科）都准备好（如完成刷手和穿衣）的情况下开始实施。

如果试产失败或胎儿、产妇之一抑或两者都发生窘迫的情况下，已经有硬膜外置管，可将硬膜外镇痛改为硬膜外麻醉。即麻醉药需要换为更高浓度的“封顶”剂量[43]。但在输注高浓度药液之前，对原来浓度的药液需要暂停多长的时间存在争议。

（二）药物

氯普鲁卡因，一种速效酯类局麻药，可作为“补充”剂量给药。一旦需要剖宫产，应尽快停止分娩镇痛的给药。3% 氯普鲁卡因共 15 ～ 25ml，每次给药 5ml，直到获得 T_6 平面的阻滞。作者通常推荐将少量碳酸氢盐加入氯普鲁卡因中，以加快麻醉的速度，并使注射更加安全、舒适。曾经认为，氯普鲁卡因这种酯类局麻药，在刚使用了利多卡因或布比卡因（两者均为酰胺类）后效果不佳，但之后被证明这种理解是错误的。氯普鲁卡因在血浆中通过酯类水解代谢，半衰期在 1min 以内。所以，重复给药不会累积并造成全身毒性作用。同样的，也不用担心此药会通过胎盘进入胎儿体内。

利多卡因是另一种可以从硬膜外分娩镇痛快速转换为手术麻醉镇痛的可行药物。虽然它起效很快，但仍然不如氯普鲁卡因。此外，利多卡因不能快速代谢，有全身毒性，会通过胎盘等都是需要考虑的问题。使用局麻药的麻醉剂量后，交感神经阻滞可能会引起显著的血管舒张和低血压情况。这种情况可以使用静脉输液来预扩容或扩容，也可早期或预防性给予升压药物治疗[44-46]。

五、剖宫产术后的疼痛管理

（一）全身

剖宫产术后疼痛管理有许多方法。目的是为产妇提供镇痛，同时保证正常的活动功能。最简单的方法是全身性镇痛。大多数产科医生对口服和肌内注射镇痛药的剂量很熟悉，所以作者主要讲静脉用药。

一般及时给予阿片类药物能起到足够的镇痛作用，但有时会出现瘙痒、恶心、呕吐、便秘等不良反应。最严重的是呼吸抑制。可以小量多次给药避免呼吸抑制。即每隔一段时间给药，并等待和观察镇痛药呼吸抑制的作用。这种方法很耗时并且不太具有实践性。患者自控镇痛泵（patient controlled analgesia，PCA），可根据患者自己的需求，简单地进行小剂量的给药。如果患者将要使用过量的药物，则在呼吸抑制发生前，患者会由于药物的镇静作用，无法再继续给药，尤其是在机器还未设定持续给药时。使用 PCA 的注意事项是，在患者已达到完全镇痛效果后开始使用，效果最佳。

操作

患者自控镇痛泵可以静脉持续泵入非常小剂量（如 1 ～ 2ml/h）的药物。它可以持续给药或间歇性单次剂量给药或两者同时进行。间歇性的单次剂量给药可以通过患者按按钮实现，并且只能间隔一定的时间（即锁定时间）给药。针对镇痛，在无须镇痛时（如睡眠期间），停止持续给药可以防止药物积累。间歇性大剂量给药允许患者在疼痛加重时（如走路、活动时）调节镇痛剂量。该 PCA 系统仅在已有足够药物的情况下发挥作用，因为小剂量的药物是为了镇痛，同时防止药物过量。

（二）椎管内

术后疼痛管理的镇痛药同样可以通过椎管内（即蛛网膜下隙或硬膜外）实施。这种镇痛与全身用药相比可减少不良反应，使更少的阿片类进入体内，这对哺乳的产妇来说尤为重要。PCA 装置现在也能用于患者自控的硬膜外镇痛（patient-controlled epidural analgesia，PCEA）。

操作

PCA 装置还可以连接在硬膜外导管上用于用量稍大的药物给药。这种情况下，持续给药过程中还可以根据需要间断补充负荷量。

（三）TAP 阻滞

腹横肌平面（TAP）阻滞是一项最近才使用的技术，可以阻滞腹壁的感觉神经。通常在全麻术后即刻用于辅助 PCA 镇痛[47-49]。这种腹壁麻醉包括了肋间神经（$T_{7\sim11}$）、肋下神经（T_{12}）和髂腹下和髂外神经（L_1）。但不提供腹腔内组织的镇痛。因为这种阻滞常需要较大药量，建议局麻药稀释后给药，以避免全身毒性（图 33-5）。

操作

该阻滞最好在超声引导下完成，也可以不使用超声（不推荐）。操作者站在患者一侧，在腋中线处将阻滞针刺入肋下缘到髂嵴之间。在仔细观察、谨慎抽吸及注射试验剂量后，在腹

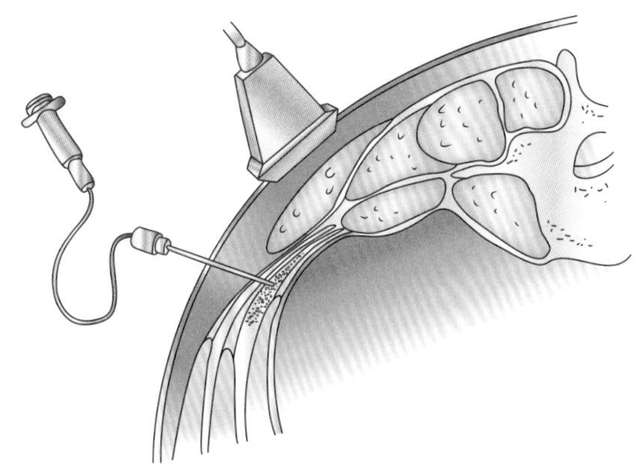

▲ 图 33-5 TAP 阻滞（由 JJ Rudisill 提供）

内斜肌和腹横肌层之间注射 20ml 局麻药液。同法处理对侧。

六、特别关注

硬膜外穿刺后头痛（PDPH）常常是无法处理的[50]。在孕龄期女性中使用硬膜外穿刺针来穿破硬脊膜，则 PDPH 的发生率接近 100%。如果用一根笔尖式腰麻针穿破硬膜，则发生率大大降低（0 ～ 2%）[51]。此病的病理生理机制尚未完全阐明，但通常认为脑脊液漏出导致颅内压降低，对脑膜血管产生了刺激[52]。头痛的发生自然与体位相关。坐立和站立会使头痛加剧，仰卧位时症状立刻缓解。水化和（或）全身应用甲基黄嘌呤可暂时缓解症状，但将自体血注射进硬膜外间隙可能的渗漏处是最佳的处理方式（即硬膜外血补片）。这种血补片似乎阻滞了进一步的渗漏，并增加了脑脊液压力，几乎可以立即缓解头痛。血补片应用的时机尚有争议[53-56]。作者认为，如果硬脊膜因硬膜外针穿破而有撕裂，最好预防性应用，但在使用笔尖式腰麻针头时只有当出现症状时才应用。对于有血源性病原体（即菌血症、艾滋病等）的患者使用自体血回输尚存争议。已成功应用同种异体血液补片或其他材料如羟乙基淀粉补片[57]。

操作

硬膜外血补片可以单人操作或双人操作。患者取侧卧位，头和靠近床的一侧躯体尽量弯曲。在双人操作中，当一名操作者在与初始的穿刺点相近但不同的位置做硬膜外穿刺时，另一名操作者采用严格无菌技术抽出自体血，通过硬膜外针缓慢注入 20ml 静脉血（注意无菌原则）。单人操作时，置入硬膜外置管后，患者恢复仰卧位，使用无菌技术抽出静脉血再注射入硬膜外导管。把血液注入硬膜外导管是十分困难的。有时，由于患者脊柱压力过大或因为血液在注射器中凝结，20ml 静脉血无法全部注射入硬膜外导管。作者已有在注射仅 11ml 后取得成功的经历。最后，必须注意避免将血液注入蛛网膜下腔，因为大多数患者难以耐受。

无论在何种情况下，血液注射后，拔出硬膜外导管或针头，患者变为半卧位保持 40min ～ 1h。如果头痛明显改善，下肢功能正常，则患者可予出院，交代避免剧烈活动 2 周。如有发热，严重的颈部僵硬或异常神经症状，及时急诊就诊。

对于有并发症的重症监护产妇通常需要进行术前评估，判断是否有必要进行侵入性（有创性）监测，何时及是否需要给予区域性麻醉。子痫前期是妊娠期特发的疾病，常作为案例用于说明重症监护患者监护过程中需要考虑哪些因素[58]。

在子痫前期患者中，麻醉人员要面对血压升高，血容量耗竭的患者，她们往往对心血管损害表现非常敏感，会在低血容量和充血性心力衰竭之间摇摆不定。子宫收缩的疼痛会导致儿茶酚胺分泌增加、子宫胎盘灌注减少。在已经很脆弱的子痫前期患者中这一点会表现得更加明显。因此再加上之前提到的其他原因，常需要腰段硬膜外麻醉。出凝血时间正常的所有子痫前期患者会受益于试产时的硬膜外镇痛或剖宫产的麻醉，除非有其他禁忌。麻醉人员在决定是否对重度子痫前期患者使用有创监测时应适当降低门槛。通常，动脉和中心静脉导管就足够。偶尔需要放置肺动脉导管，但会增加并发症发生率，所以对这一操作必须进行风险和获益评估。如果计划进行全身麻醉，可能需要应用短效的静脉降血压药，以防止血压升高。短时间内应用硝普钠、硝酸甘油、拉贝洛尔和艾司洛尔对新生儿几乎没有不良反应。

硫酸镁在美国是用于癫痫发作期间预防使用的抗惊厥药[59]。如过量，可能导致严重的心脏和呼吸抑制，需要插管、通气支持，并可能需要心肺复苏。钙可以用于竞争性拮抗镁离子。

七、总结

在过去的几十年里，产科患者面临更多并发症和更高龄的挑战。尽管如此，即使需要麻醉干预的产妇数量上升，但由产科麻醉导致的发病率和死亡率都有所下降。这可能归因于多种因素，包括更多地了解发病原因，改善监测，更好的药物，更少使用相对危险的技术如全麻，提高硬膜外镇痛的安全性和有效性。

更新观念有助于促进产程中及产时母胎安全。随着产科医师与麻醉医师之间形成更进一步的交流、理解与相互尊重，两者的有效合作必将给患者的分娩过程带来最佳护航。

致 谢

本章包含了前一版的图片，共同作者 David N. Dhanraj 和 Michael S. Baggish。

（丁文艳 译，徐嘉莹 校）

参考文献

［1］Berghella V, Ludmir J, Simonazzi G, Owen J. Transvaginal cervical cerclage: Evidence for perioperative management strategies. Am J Obstet Gynecol 2013; 209: 181–192.

［2］Teoh WH, Westphal M, Kampmeier TG. Update on volume therapy in obstetrics. Best Pract Res Clin Anaesthesiol 2014; 28: 297–303.

［3］Bhattacharyya S, Bisai S, Biswas H, Tiwary MK, Mallik S, Saha SM. Regional anesthesia in transurethral resection of prostate (TURP) surgery: A comparative study between saddle block and subarachnoid block. Saudi J Anaesth 2015; 9: 268–271.

［4］Yoon HJ, Hong JY, Kim SM. The effect of anesthetic method for prophylactic cervical cerclage on plasma oxytocin: A randomized trial. Int J Obstet Anesth 2008; 17: 26–30.

［5］Hebl JR, Niesen AD. Infectious complications of regional anesthesia. Curr Opin Anaesthesiol 2011; 24: 573–580.

［6］Zaric D, Pace NL. Transient neurologic symptoms (TNS) following spinal anaesthesia with lidocaine versus other local anaesthetics. Cochrane Database Syst Rev 2009; 15: CD003006.

［7］Gozdemir M, Muslu B, Sert H, et al. Transient neurological symptoms after spinal anaesthesia with levobupivacaine 5 mg/ml or lidocaine 20 mg/ml. Acta Anaesthesiol Scand 2010; 54: 59–64.

［8］Vassiliadis RM, Taylor PG. Spinal pethidine for elective caesarean section. Anaesth Intensive Care 2013; 41: 113–115.

［9］Pawlowski J, Orr K, Kim KM, Pappas AL, Sukhani R, Jellish WS. Anesthetic and recovery profiles of lidocaine versus mepivacaine for spinal anesthesia in patients undergoing outpatient orthopedic arthroscopic procedures. J Clin Anesth 2012; 24: 109–115.

［10］Reina MA, de Leon-Casasola OA, Lopez A, De Andres J, Martin S, Mora M. An in vitro study of dural lesions produced by 25-gauge Quincke and Whitacre needles evaluated by scanning electron microscopy. Reg Anesth Pain Med 2000; 25: 393–402.

［11］Mercier FJ, Augè M, Hoffmann C, Fischer C, Le Gouez A. Maternal hypotension during spinal anesthesia for caesarean delivery. Minerva Anestesiol 2013; 79: 62–73.

［12］Roofthooft E. Anesthesia for the morbidly obese parturient. Curr Opin Anaesthesiol 2009; 22: 341–346.

［13］Lesage S. Cesarean delivery under general anesthesia: Continuing professional development. Can J Anesth 2014; 61: 489–503.

［14］Hawkins JL. Excess in moderation: General anesthesia for cesarean delivery. Anesth Analg 2015; 120: 1175–1177.

［15］Quinn AC, Milne DE, Columb M, Gorton H, Knight M. Failed tracheal intubation in obstetric anesthesia: 2 yr national case-control study in the UK. Br J Anaesth 2013; 110: 74–80.

［16］Warner MW, Salfinger SG, Rao S, Magann EF, Hall JC. Management of trauma during pregnancy. ANZ J Surg 2004; 74: 125–128.

［17］Van De Velde M, De Buck F. Anesthesia for non-obstetric surgery in the pregnant patient. Minerva Anestesiol 2007; 73: 235–240.

［18］Djabatey EA, Barclay PM. Difficult and failed intubation in 3430 obstetric general anaesthetics. Anaesthesia 2009; 64: 1168.

［19］Ni J, Luo L, Wu L, Luo D. The Airtraq ™ laryngoscope as a first choice for parturients with an expected difficult airway. Int J Obstet Anesth 2014; 1: 94–95.

［20］Paolini JB, Donati F, Drolet P. Review article: Video-laryngoscopy: Another tool for difficult intubation or a new paradigm in airway management? Can J Anaesth 2013; 60: 184–191.

［21］Novikova N, Cluver C. Local anaesthetic nerve block for pain management in labour. Cochrane Database Syst Rev 2012; 4: CD009200

［22］American Society of Anesthesiology Task Force on Obstetric Anesthesia. Practice guidelines for obstetric anesthesia. Anesthesiology 2007; 106: 843–863.［NB: 2015 practice guidelines should be finalized/approved at the Oct 2015 ASA meeting in San Diego］

［23］Anderson D. Pudendal nerve block for vaginal birth. J Midwifery Womens Health 2014; 59: 651–659.

［24］Gizzo S, Noventa M, Fagherazzi S, et al. Update on best available options in obstetrics anaesthesia: Perinatal outcomes, side effects and maternal satisfaction. Fifteen years systematic literature review. Arch Gynecol Obstet 2014; 290: 21–34.

［25］Antibas PL, do Nascimento Jr P, Braz LG, Vitor Pereira Doles J, Módolo NS, El Dib R. Air versus saline in the loss of resistance technique for identification of the epidural space. Cochrane Database Syst Rev 2014; 7: CD008938.

［26］Niesen AD, Jacob AK. Combined spinal-epidural versus epidural analgesia for labor and delivery. Clin Perinatol 2013; 40: 373–384.

[27] Wilson MJ, MacArthur C, Cooper GM, Shennan A; COMET Study Group UK. Ambulation in labour and delivery mode: A randomised controlled trial of high-dose vs mobile epidural analgesia. Anaesthesia 2009; 64: 266–272.

[28] Stewart A, Fernando R. Maternal ambulation during labor. Curr Opin Anaesthesiol 2011; 24: 268–273.

[29] Kuczkowski KM. Ambulation with combined spinal-epidural labor analgesia: The technique. Acta Anaesthesiol Belg 2004; 55: 29–34.

[30] Jones L, Othman M, Dowswell T, et al. Pain management for women in labour: An overview of systematic reviews. Cochrane Database Syst Rev 2012; 3: CD009234.

[31] Chaillet N, Belaid L, Crochetière C, et al. Nonpharmacologic approaches for pain management during labor compared with usual care: A meta-analysis. Birth 2014; 41: 122–137.

[32] Klomp T, van Poppel M, Jones L, Lazet J, Di Nisio M, Lagro-Janssen AL. Inhaled analgesia for pain management in labour. Cochrane Database Syst Rev 2012; 9: CD009351.

[33] Thakur A, Bharadwaj M, Kaur K, Dureja J, Hooda S, Taxak S. Intrathecal clonidine as an adjuvant to hyperbaric bupivacaine in patients undergoing inguinal herniorraphy: A randomised double-blinded study. J Anaesthesiol Clin Pharmacol 2013; 29: 66–70.

[34] Lv BS, Wang W, Wang ZQ, et al. Efficacy and safety of local anesthetics bupivacaine, ropivacaine and levobupivacaine in combination with sufentanil in epidural anesthesia for labor and delivery: A meta-analysis. Curr Med Res Opin 2014; 30: 2279–2289.

[35] Sultan P, Murphy C, Halpern S, Carvalho B. The effect of low concentrations versus high concentrations of local anesthetics for labour analgesia on obstetric and anesthetic outcomes: A meta-analysis. Can J Anaesth 2013; 60: 840–854.

[36] Genc M, Sahin N, Maral J, et al. Does bupivacaine and fentanyl combination for epidural analgesia shorten the duration of labour? J Obstet Gynaecol 2015; 24: 1–4. [Epub ahead of print]

[37] Wilson MJ, Moore PA, Shennan A, Lancashire RJ, MacArthur C. Long-term effects of epidural analgesia in labor: A randomized controlled trial comparing high dose with two mobile techniques. Birth 2011; 38: 105–110.

[38] Goodier CG, Lu JT, Hebbar L, Segal BS, Goetzl L. Neuraxial anesthesia in parturients with thrombocytopenia: A multisite retrospective cohort study. Anesth Analg 2015; 121: 988–991.

[39] Fassoulaki A, Staikou C, Melemeni A, Kottis G, Petropoulos G. Anaesthesia preference, neuraxial vs general, and outcome after caesarean section. J Obstet Gynaecol 2010; 30: 818–821.

[40] Dyer RA, Els I, Farbas J, Torr GJ, Schoeman LK, James MF. Prospective, randomized trial comparing general with spinal anesthesia for cesarean delivery in preeclamptic patients with a nonreassuring fetal heart trace. Anesthesiology 2003; 99: 561–569.

[41] Arendt K, Segal S. Why epidurals do not always work. Rev Obstet Gynecol 2008; 1: 49–55.

[42] Bauer ME, Kountanis JA, Tsen LC, et al. Risk factors for failed conversion of labor epidural analgesia to cesarean delivery anesthesia: A systematic review and meta-analysis of observational trials. Int J Obstet Anesth 2012; 21: 294

[43] Depuydt E, Van de Velde M. Unplanned cesarean section in parturients with an epidural catheter in-situ: How to obtain surgical anesthesia? Acta Anaesthesiol Belg 2013; 64: 61–74.

[44] Banerjee A, Stocche RM, Angle P, Halpern SH. Preload or coload for spinal anesthesia for elective Cesarean delivery: A meta-analysis. Can J Anaesth 2010; 57: 24.

[45] Tawfik MM, Hayes SM, Jacoub FY, et al. Comparison between colloid preload and crystalloid co-load in cesarean section under spinal anesthesia: A randomized controlled trial. Int J Obstet Anesth 2014; 23: 317.

[46] Heesen M, Kölhr S, Rossaint R, Straube S. Prophylactic phenylephrine for caesarean section under spinal anaesthesia: Systematic review and meta-analysis. Anaesthesia 2014; 69: 143.

[47] Baeriswyl, Moira MD, Kirkham, et al. The analgesic efficacy of ultrasound-guided transversus abdominis plane block in adult patients: A meta-analysis. Anesth Analg Sep 2015. [Epub ahead of print]

[48] Siddiqui MR, Sajid MS, Uncles DR, Cheek L, Baig MK. A meta-analysis on the clinical effectiveness of transversus abdominis plane block. J Clin Anesth 2011; 23: 7–14.

[49] McDonnell JG, Curley G, Carney J, et al. The analgesic efficacy of transversus abdominis plane block after cesarean delivery: A randomized controlled trial. Anesth Analg 2008; 106: 186–191

[50] Sachs A, Smiley R. Post-dural puncture headache: The worst common complication in obstetric anesthesia. Semin Perinatol 2014; 38: 386–394.

[51] Pal A, Acharya A, Pal ND, Dawn S, Biswas J. Do pencil-point spinal needles decrease the incidence of postdural puncture headache in reality? A comparative study between pencil-point 25G Whitacre and cutting-beveled 25G Quincke spinal needles in 320 obstetric patients. Anesth Essays Res 2011; 5: 162–166.

[52] Harrington BE, Schmitt AM. Meningeal (postdural) puncture headache, unintentional dural puncture, and the epidural blood patch: A national survey of United States practice. Reg Anesth Pain Med 2009; 34: 430–437.

[53] Agerson AN, Scavone BM. Prophylactic epidural blood patch after unintentional dural puncture for the prevention of postdural puncture headache in parturients. Anesth Analg 2012; 115: 133–136.

[54] Thew M, Paech MJ. Management of postdural puncture headache in the obstetric patient. Curr Opin Anaesthesiol 2008; 21: 288–292.

[55] Baysinger CL, Pope JE, Lockhart EM, Mercaldo ND. The management of accidental dural puncture and postdural puncture headache: A North American survey. Abstract J Clin Anesth 2011; 23: 349–360.

[56] Stein MH, Cohen S, Mohiuddin MA, Dombrovskiy V, Lowenwirt I. Prophylactic vs therapeutic blood patch for obstetric patients with accidental dural puncture—A randomised controlled trial. Anaesthesia 2014; 69: 320–326.

[57] Vassal O, Baud MC, Bolandard F, et al. Epidural injection of hydroxyethyl starch in the management of postdural puncture headache. Int J Obstet Anesth 2013; 22: 153–155.

[58] Lambert G, Brichant JF, Hartstein G, Bonhomme V, Dewandre PY. Preeclampsia: An update. Acta Anaesthesiol Belg 2014; 65: 137–149.

[59] Gambling DR. Magnesium and the obstetric anesthetist. Int J Obstet Anesth 2013; 22: 255.

第 34 章　妊娠期心脏监测

Cardiac monitoring in pregnancy

Torre L. Halscott　Arthur Jason Vaught

本章概要

一、概述

任何的心脏监测方法无论是有创监测还是其他方法，都是为了更好地了解患者心脏的生理状况或病理改变。最简单方法是全面心脏听诊，这是必须要做的。除此之外，很多临床监测方法可以帮助我们明确诊断和全面了解孕妇的心脏病变。

二、孕期心血管系统的生理性改变

孕期心排血量增加导致整个孕期心率显著加快，同时每搏量的减少导致脉搏率升高。此外，孕期全身血容量增加 30% ～ 50%，在孕 28 ～ 32 周达峰值[1, 2]。呼吸困难、下肢水肿、运动不适等症状在中孕晚期较为常见。这些并发症可能是心脏失代偿所致，但也提醒临床医生应进一步观察。孕期高血压应重视，妊娠期高血压和子痫前期是非常重要的临床表现；慢性高血压患者血压控制欠佳也应考虑是否和怀孕相关，以上临床症状均提示孕期心脏负担加重，应当同有上述相似症状的健康女性鉴别诊断。

三、孕期心脏的无创监测

（一）心电图

早在 20 世纪 60 年代，已有研究来探寻孕期心电图（electrocardiogram，EKG）是否有变化[3]。研究发现 1/3 的健康女性心电图有异常改变，如Ⅱ、Ⅲ、aVF 导联出现 Q 波或 ST 段升高；100% 的孕晚期女性心电图出现 T 波倒置（图 34-1）[4]。82% 的产妇分娩过程中会出现心律失常[5]。由于缺乏病理学证据，这些变化并无明确的临床意义。心电图是孕期心脏功能的基础评估方法。有心悸症状的门诊患者可以用“Holter”监测心脏情况或其他新式的仪器进行 2 周的监测。这些方法在孕期和非孕期妇女均可使用[6, 7]。

（二）X 线照相

胸部 X 线片 当有心肺相关问题时，拍摄胸部 X 线片可以帮助明确病因。同非孕妇女一样，孕期可拍摄 X 线胸片，操作迅速，可以提供很多有用的信息。由于很多机构限制，孕期通常拍摄前后位胸片（X 线自身体前面摄入，X 线暴露于身体背部）。这会导致孕期更为清晰的心脏轮廓被误读为心脏肥大或心力衰竭。如果想更准确地判断心肺问题，建议同时拍摄后前位胸片，能够更清楚地观察心脏体积，同时可以通过后位及侧面图像了解肺叶和肺底，这些通常被孕期增大的乳房和上移的腹腔脏器遮挡。告知患者拍摄胸片的益处及所受电离辐射的情况。目前证实 X 线暴露剂量＜ 0.05Gy（即 5rad，1rad 相当于 0.01Gy）对母儿预后没有不良影响（表 34-1）[8, 9]。

计算机断层扫描（computed tomography，CT）技术利用 X 线对身体脏器进行重建以获得更多的人体信息。通过 CT 获得的信息比单独的 X 线检查要多。不幸的是，孕妇因为担心 X 线影响胎儿而拒绝行 CT 检查。据报道，39% 的外伤孕妇在咨询后拒绝 CT 检查，而高危外伤孕妇中仅有 18% 接受 CT 检查[10]。CT 的放射线暴露剂量较 X 线检查增加，除非反复进行 CT 检查，总的暴露剂量在 0.05Gy（5rad）以下。因此，

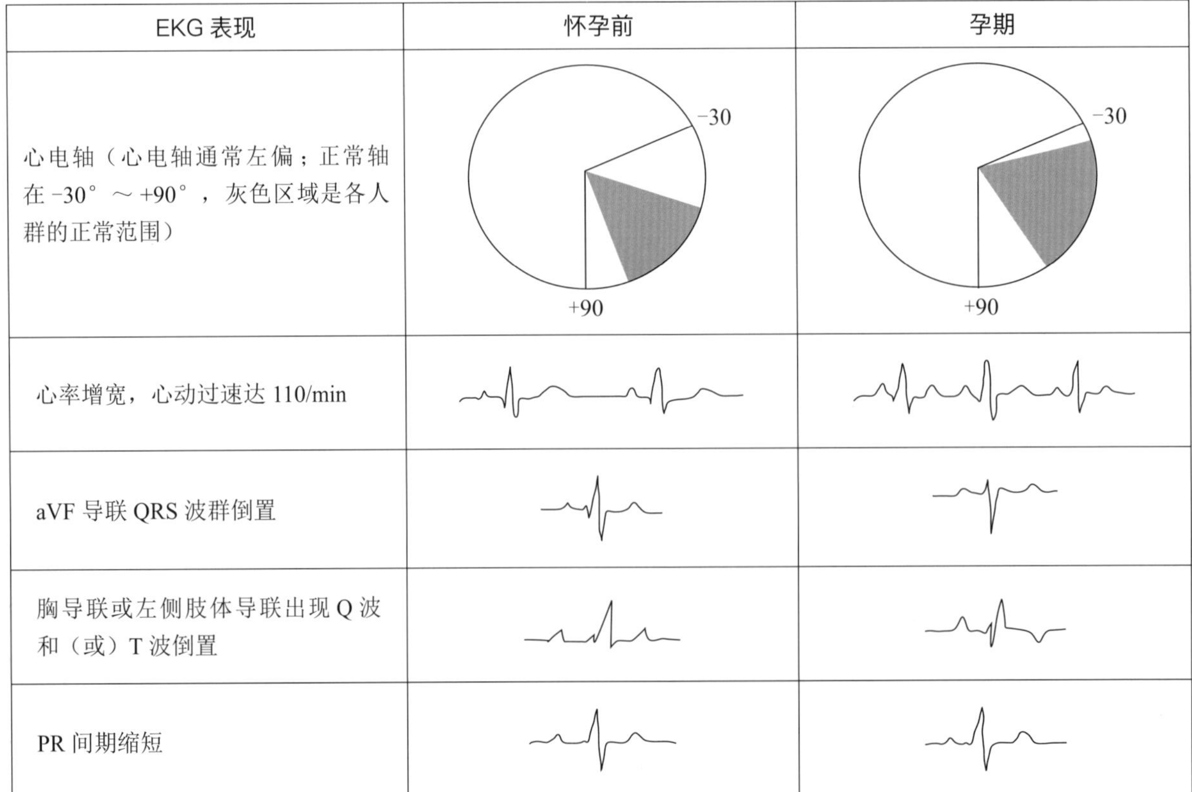

EKG 表现	怀孕前	孕期
心电轴（心电轴通常左偏；正常轴在 -30° ～ +90°，灰色区域是各人群的正常范围）	−30 +90	−30 +90
心率增宽，心动过速达 110/min		
aVF 导联 QRS 波群倒置		
胸导联或左侧肢体导联出现 Q 波和（或）T 波倒置		
PR 间期缩短		

▲ 图 34-1 妊娠期的正常心电图变化

正常妊娠期 EKG 改变包括 PR 间期平均值缩短、窦性心动过速、心电轴左偏、T 波低平或倒置、胸前或左侧肢体导联 Q 波出现；改自 Angeli F, et al. Hypertens Res 37（11），973-975，2014.

表 34-1　常见检查的胎儿放射线暴露剂量

常见放射性检查的估计胎儿暴露剂量	放射线暴露量（拉得，rad）
胸部 X 线片（正侧位）	0.02 ～ 0.07mrad
腹部 X 线片（正位）	100mrad
静脉肾盂造影	≥ 1rad（取决于采集图像多少）
钡灌肠或小肠造影	2 ～ 4rad
头部或胸部 CT	＜ 1rad
腹部 CT	3.5rad

改编自 American College of Obstetricians and Gynecologists Committee Opinion number 299，Obstet Gynecol，104（3），647-651，2004.
CT．计算机断层扫描

当出现严重病情变化（如肺栓塞合并心功能失代偿、严重外伤等）应忽略放射线暴露对母儿的影响，及时进行 CT 检查。

（三）磁共振显像

磁共振显像（magnetic resonance imaging，MRI）在产科的应用越来越广泛，特别是在胎儿畸形和胎盘异常的评估。现在 MRI 也越来越多地用在心脏病变的评估上，如孕妇可疑冠心病、复杂的先天性心脏病、围生期心肌病、主动脉病变[11]。证据显示孕期做 MRI 是安全的[8]。含钆造影剂可在欧洲使用，但因为动物实验的有害性，该造影剂在美国禁用[12]。

（四）超声心动图

超声心动图用于评估心室、心脏瓣膜功能及结构异常。当出现新的症状及有心脏基础病变的患者病情变化时超声心动图是首先要做的检查。通过超声心动图可以了解心脏结构及功能异常、心房及心室动力变化、瓣膜病变、主动脉及肺动脉压力，同时可以了解有无心腔内血栓。经胸廓超声心动图（transthoracic echocardiography，TTE）作为首选检查方法，最为常用。大多数患者能通过 TTE 来了解上述情况的详细信息。偶有因为孕妇体型的变化、胸部的增大或人工瓣膜置换术后的阴影导致无法获得预期的超声图像结果。无论何种情况，TTE 都是首选的最适合的心脏检查方式。

孕期 TTE 最为特征性的检查结果提示左心室心肌重量增加 52%，同时整个心室直径增加了 13% ～ 22%，心室收缩末期和舒张期内径分别增加了 20% 和 12%，室间隔大小增加了 15% ～ 19%[13]。孕期多普勒超声作为超声心动图的一部分可提示心脏瓣膜梯度压、跨瓣流速，以及是否存在瓣膜间反流。可以通过多普勒超声比较孕期与非孕期妇女的超声图像变化，95% 的孕期女性有多重波形改变[14]。超声心动图研究发现与血压正常的孕妇相比，子痫前期孕妇心排血量增加（6.7L/min 相比 5.6L/min）、左心室舒张期心肌重量增加（131g 相比 105g）、血管阻力显著升高（1397 相比 1205dyn•s/cm^5）[15]。经食管超声心动图（transesophageal echocardiography，TEE）探头更接近心脏因此能够获得更加清晰的图像。检查过程中，患者通常使用苯二氮䓬类或其他麻醉药物镇静。使用镇静药物会导致胎动减少或胎心监护上变异加速不满意，但这对妊娠结局并无不良影响[16]。TEE 的适应证包括 TTE 检查不全面、更全面地评估大动脉或肺动脉瓣病变、大动脉的病理学改变、大动脉扩张或可疑动脉瘤。在其他检查方法无法获取信息时，妊娠不是 TEE 检查的禁忌证。

四、孕期心脏的有创监测

孕期特殊情况下可以进行有创心脏监测。传统意义有创监测是指经动脉或静脉中心置管。实际上，任何评估心脏功能的插入性设备均属有创监测。

（一）外周动脉通路

孕期最为常用直观的有创监测方法是放置外周动脉导管，口语统称为“动脉管路”。通常放置在桡动脉远端，靠近腕关节处；也可以放置在大动脉，如股动脉处。放置外周动脉导管可以更为直观地通过波形监测血压变化，主要用于需要重复进行动脉血检测（如动脉血气分析）、肥胖或体重过轻患者无法使用血压计测血压、使用袖带血压计禁忌证（烧伤、透析等）、血压过低无法准确读取的患者。并发症包括出血、感染、神经损伤、动脉远端血供不足、筋膜室综合征，但这些并发症发生率极低（0.1%～1%的发生率）（图 34-2）[17]。

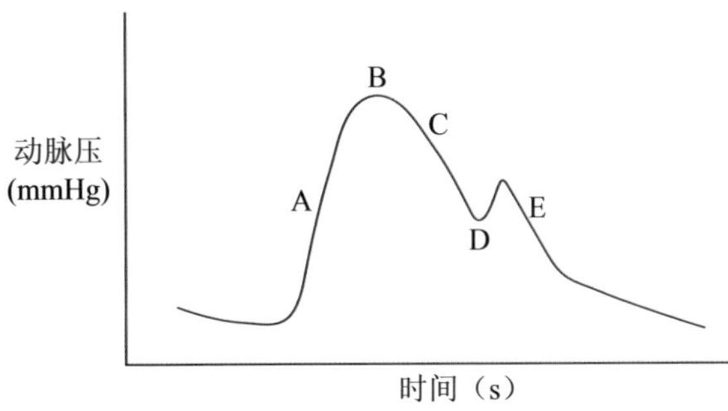

▲ 图 34–2　动脉波形

A. 心脏收缩期压力上升；B. 收缩峰值；C. 收缩期压力下降；D. 切迹；E. 心脏舒张期；引自 Esper SA and Pinsky MR，Best Pract Res Clin Anaesthesiol，28（4），363-380，2014. 经过允许

（二）肺动脉导管

放置肺动脉导管（为纪念发明这个设备的内科医生命名为 Swan-Ganz 导管）可以了解各心腔和瓣膜的情况、右心室流出道压力。应在无菌条件下放置中心静脉导管（如颈静脉、锁骨下静脉、股静脉）。因为股静脉距离心脏最远，因此只有在其他静脉导管置入失败时才会选择股静脉置管。此外，妊娠期子宫使腹腔压力增大，股静脉置管难度更大，因此孕期和产褥期置管会选择颈静脉和锁骨下静脉。导管经中心静脉到达腔静脉，然后根据压力计提示到达右心房。此时利用可视波形测量右心室、心房压力及肺动脉压力。通过测量心脏不同位置的压力结合可视波形来评估导管位置是否合适。

导管到达右心后，穿过右心房及心室，经过肺动脉后到达脉管系统。导管尖端的充气球囊楔形置入肺动脉树远端。球囊前端的动脉压代表左心反流的静态压力，即从左心室经过二尖瓣再经过左心房通过肺静脉回流到球囊前端的压力。通过这种方法可以评估左心室压力并用来掌握患者病情。总之，孕期和非孕妇女的肺动脉导管置入后所测数据是相似的，不同点在于孕期心输出量及脉搏率明显增加，同时总的系统和肺血管阻力降低（图 34-3，表 34-2 和表 34-3）[18]。

除了上述测量数据，中心静脉导管还可测量心脏指数，即患者每体表面积 [L/（min•m^2）] 的心排血量。这代表了心功能的个体化数据，可以把不同体型的患者进行比较。心脏指数的正常值是 2.6～4.2L/(min•m^2)，< 2.2L/(min•m^2) 提示心力衰竭。心脏指数使用热稀释法计算。这需要将已知温度的少量溶液注入肺动脉导管进行计算（任何对温度敏感的多通路导管都可用于计算）。从注入溶液到导管尖部温度改变的时间用于计算心脏指数。通过肺动脉导管或任何中心静脉导管都可以计算混合静脉血氧饱和度（以 SV_O 表示），这是一个灌注指示标志，跟心排血量、血红蛋白的输氧能力（跟血红蛋白浓度和肺动脉氧合作用相关）、组织的基础耗氧量相关，正常值为 65%～75%。如果上述数值显著下降（或器官和组织的耗氧量明显增加），

表 34–2　肺动脉导管所测正常心腔压力

测量参数	压力值（中位数）mmHg
中心静脉压	1～8（3）
右心室收缩压	15～30（25）
右心室舒张压	1～7（6）
肺动脉收缩压	15～30（25）
肺动脉舒张压	4～12（9）
肺动脉平均压	9～19（15）
肺动脉楔压	4～12（9）
混合静脉血氧饱和度	65%～75%
心排血量	4～8L/min
心脏指数	2.5～4L/（min • m^2）

引自 Whitener S et al.，Best Pract Res Clin Anaesthesiol，28（4），323-335，2004. 经过允许

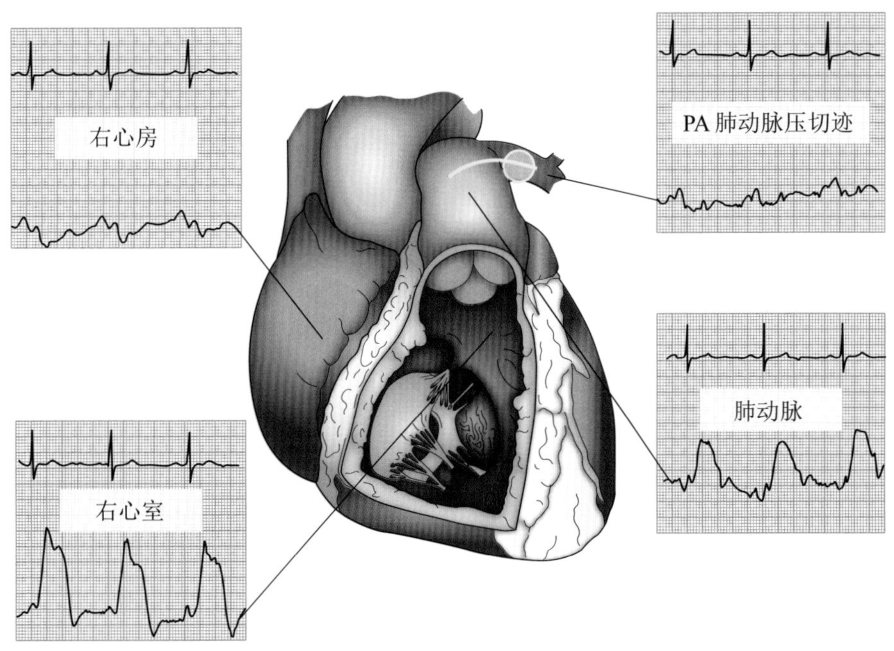

▲ 图 34-3 代表肺动脉导管自右侧心腔到肺动脉时测量所得的压力波形

引自 Whitener S et al.，Best Pract Res Clin Anaesthesiol，28（4）:323-335，2004. 经过允许

SV_O 受到负面影响，无法提供当前循环所需氧气量。SV_O 是早期血流动力学不稳定的敏感感受器，但在重症监护病房（ICU）患者中使用 SV_O 获益并不大[19]。

近些年肺动脉导管被广泛使用，目前正在研究其更多的临床应用价值。早期 ICU 患者非随机回顾性研究发现，使用肺动脉导管增加患者死亡率及住院费用、延长住院时间[20]；此后的随机试验研究发现并不存在以上情况，也并未发现其益处。由于非随机队列研究较少，以及缺乏确凿的临床证据，肺动脉导管在孕期使用也受到限制[21，22]。Cochrane 协作网通过系统性回顾研究及荟萃分析发现，在高危外科手术和 ICU 患者中使用肺动脉导管可以全面地监测病情变化。这项研究包括了 13 个试验，囊括超过 5600 个患者，通过统计患者死亡率、住院时间（包括 ICU 患者在内）及住院费用，认为使用该导管患者并无显著获益或危害[23]。作者认为这些设备应当作为诊断工具而不是用于治疗，应根据病情不同个体化使用。因此已知有风险却没有明确证据提示获益，孕妇极少使用肺动脉导管。

表 34-3 健康非妊娠人群与妊娠患者的血流动力学参数比较

测量参数	非妊娠	妊娠
心排血量	（4.3±0.9）L/min	（6.2±1.0）L/min
脉搏	（71±10）min	（83±10）min
体循环血管阻力	（1530±520）dyn·s/cm^5	（1210±266）dyn·s/cm^5
肺循环血管阻力	（119±47）dyn·s/cm^5	（78±22）dyn·s/cm^5
肺毛细血管楔压	（6.3±2.1）mmHg	（7.5±1.8）mmHg
平均动脉压	（86.4±7.5）mmHg	（90.3±5.8）mmHg
中央静脉压	（3.7±2.6）mmHg	（3.6±2.5）mmHg

引自 Clark SL, et al. Am J Obstet Gynecol，161（6 Pt 1），1439-1442，1989.

（三）中心静脉压监测

任何中心静脉导管均有压力计，例如肺动脉导管也可以监测中心静脉压。事实上，任何导管都应放置到腔静脉水平（上腔或下腔静脉，例如颈静脉或股静脉），目的是测量中心静脉压并评估病情。中心静脉压与心脏前负荷相关，正常值为 1 ～ 8mmHg。超过 12mmHg 应考虑心力衰竭、液体摄入过多或两者兼而有之。最初认为中心静脉压监测可全面用于了解容量变化。进一步研究发现，仅用中心静脉压评估容量变化及补液后容量变化是不全面的[24]。与肺动脉导管的使用相同，中心静脉压监测可以作为辅助监测方法而不是必要手段。

（四）心脏导管置入

在孕期或产后极少数情况下，需要更直观地了解左心室功能。当遇到这种情况，可采用传统的心脏导管置入术。此外，当怀疑心肌梗死需要了解冠状动脉情况时，只能采用这种方法。孕期及非孕期患者需要明确诊断和经皮冠状动脉介入治疗（如冠脉造影和冠脉支架置入）均需采用这种方法。此外，如需进行冠状动脉旁路移植手术，不应因为妊娠而延误治疗。急性冠脉综合征如不及时处理，对母儿预后的影响远远超过介入治疗所带来的潜在风险[25]。经皮介入治疗需利用 X 线透视技术，胎儿的放射线暴露剂量＜ 0.05Gy（5rad）的致畸剂量，电生理学研究其暴露剂量在每分钟 0.0002 ～ 0.001rad，冠脉造影每分钟＞ 0.02rad[26]。心脏旁路移植手术需要建立体外循环，同时应关注子宫的灌注压。心脏手术时，增加泵血速率 [＞ 2.5L/（min•m^2）] 和灌注压（＞ 70mmHg）同时增加了子宫血流[27]。心脏手术中，保证循环通路温度正常可以提高胎儿存活率[28]。介入治疗和心脏手术时，产科医师和母胎医学专家应密切监护母儿情况，并在病情突变时及时干预。

（五）核医学检查

除非其他检查方法无法获取足够信息等极特殊情况，孕期一般不进行核医学检查。尽管理论上核医学检查的风险很低，但由于放射性药物对胎儿的远期影响未知，故该检查较少使用[29，30]。如果必须进行该检查，应咨询放射剂量测量员并了解放射性同位素暴露对胎儿的潜在影响，同时对患者充分知情告知。

五、特殊病情及血流动力学评估

（一）高血压、子痫前期和肺水肿

孕前及孕期高血压都很常见。妊娠期高血压的发生率为 5% ～ 10%，近 10 年子痫前期的发生率增加了 25%[31]。大部分患者能够做到自觉监测血压，但有高血压等基础疾病的患者相比健康人病情恶化更快[32]。选择有创血压监测的多是需用静脉降血压药控制血压不满意、肺水肿加重出现显著尿少或有明确提示血压升高和末梢器官受损相关（如肾衰竭、脑部并发症等）的患者[33]。这些情况下，有创心脏监测可以了解心功能及其相关病情变化和恢复情况。这些疾病增加外周循环阻力，因此可以使用有创心脏监测，但治疗后并不会立即改善病情。可以使用多测量参数导管评估血容量、利尿药效果及补液情况。此外，肺水肿的诊断和治疗可以不进行有创监测，但在病情复杂时，使用有创监测可以帮助了解病因、测量肺毛细血管楔压（压力升高 18 ～ 20mmHg 不良预后风险增加）[22]。无论病因是什么（心功能不全、子痫前期、医源性原因），肺水肿的治疗目标是减轻肺实质水肿并恢复正常的血气交换。孕期出现肺水肿风险增加 0.5%，如果诊断和治疗不及时，会导致心力衰竭[22]。因病情变化导致使用有创监测所获数据有限，所以应根据病情个体化决定是否使用此方法。高血压合并妊娠患者可以做超声心动图代替有创心脏监测。早期研究显示超声心动图完全可以了解患者心功能[34]。超声心动图结合肺动脉导管测得数据可以更好地了解病情。两种方法在测量心排血量、每搏量、左心室充盈压、肺动脉收缩压及右心房压力的一致性能达到 79% ～ 98% [35]。孕期超声心动图可以获取满意的图像及测量数据 [36]。至关重要的是当无法使用有创监测时可以通过超声心动图更加严格准确地监测液体状况。

（二）心力衰竭及器质性疾病

严重的心力衰竭或明显的心源性心功能下降在孕期及产后发生率很低，最多是 1/1000，在非洲更为常见 [37]。围生期心肌病通常在孕晚期和产后 6 个月之内发生，新发左心室射血分数＜ 45%（或左心室缩短分数＜ 30%）同时舒张末期左心室直径＞ 2.7cm/m^2 体表面积，患者既往没有心脏病史且无发病的明显诱因 [38]。患者有心功能异常或心脏手术史不能诊断围生期心肌病 [39]。无论病因是什么，都应充分重视并制订详尽的治疗计划。既往有心脏器质性疾病的患者应进一步完善检查，如已治疗的先天性心脏病患者孕期生理功能变差，舒张和收缩功能均减退 [40]。在孕期评估这部分患者病情时应考虑到上面的情况。患者进行有创心脏监测后应预防感染性心内膜炎，尤其是换瓣术后患者、放置支架及心脏手术后 6 个月内的患者都应警惕 [41]。临床上可以做超声心动图评估通过有创监测所获得数据的准确性（如评估通过放置肺动脉导管所得数据）或通过进行超声检查代替 X 线检查 [42]。初次诊断心肌病患者需要进行支持治疗直到病情好转或制订其他明确的治疗方案。通过几个月至一年不等的治疗，有的患者需要放置心室辅助器或进行心脏移植手术。虽然曾有成功的案例报道，除非病情需要一般情况下孕期或产后不放置上述仪器 [43]。

有些患者经历了心脏或肺脏移植手术。因为移植了健康的器官，这些患者的解剖和生理功能是正常的。怀孕并不增加移植脏器的排异反应，远期影响可能是与怀孕相关的免疫抑制导致脏器功能减退 [44]。应根据病情不同制订个体化治疗方案，心肺移植术后患者不需要常规进行有创监测 [45]。

（三）肺动脉高压

通过有创心脏监测可以明确诊断肺动脉高压。在孕期，最常做超声心动图诊断肺动脉高压，但 1/3 的患者测量值比实际值偏高 [46]。此外，超声心动图和放置右心导管（直接测量平均肺动脉压＞ 25mmHg）诊断一致性较差，无论是初次诊断还是连续评估，其一致性为 52% ～ 76% [47]。肺动脉高压是导致孕产妇死亡的高危因素，如临床高度可疑，应进行仔细的评估包括放置右心导管。据报道根据疾病的严重程度，死亡率为 10% ～ 50%，其中以艾森曼格综合征为最严重（持续性的肺动脉高压所致右心室肥厚进而出现右向左分流）[48]。放置心脏导管可以进一步帮助明确诊断和评估病情进展。患者一般状况尚可，但超声心动图已提示肺动脉高压，这也给临床诊断和治疗增加了难度，医生应该更全面评估并了解病情以明确诊断。如果进行有创监测，要维持心脏和肺动脉压稳定。由于血容量不足、使用血管舒张药物等使右心室前负荷降低导致血管壁塌陷而出现肺动脉高压。产科出血是产妇出现肺动脉高压的高危因素，因为出血会降低心脏前负荷。孕期肺动脉高压患者建议采用局部麻醉，因为全身麻醉血管舒张药物影响较大 [49]。

（四）心脏瓣膜病变

孕期瓣膜异常包括一组病变。孕期瓣膜反流（二尖瓣最常见，还包括主动脉瓣及三尖瓣反流）对心功能影响较小，事实上二尖瓣反流相对增加了脉搏率且降低了体循环阻力，因此可以改善心功能 [50]。瓣膜狭窄，如二尖瓣、主动脉瓣和肺动脉瓣（三尖瓣狭窄孕期非常少见），随着孕周的增加，妊娠风险随之增大。随着孕周及心脏病变严重程度变化，妊娠风险也会随之改变。

二尖瓣狭窄在瓣膜病变中是独特的，它是阻碍来自肺的含氧血向前流动的第一个障碍。因此，额外的液体积聚或输入会导致肺水肿。这种情况下可以进行有创监测评估肺毛细血管楔压、左心室压，并评估分娩时血管内的压力变化。心脏负荷在分娩后最重，因为回心血量的增加和胎盘娩出后体循环血管阻力的增加[51]。因此，二尖瓣狭窄的患者在孕期、分娩时及产后应控制血容量，密切监测出入量。如果病情需要，孕期可以行球囊瓣膜成形术来缓解症状，降低肺水肿的发生率；此手术风险较低（并发症发生率为1%），比传统的瓣膜切开手术更为安全，据报道传统手术的孕妇死亡率为5%，胎儿死亡率为5%～30%[51]。

主动脉瓣狭窄及主动脉瓣下（非瓣膜）狭窄，也提示血流流出障碍，因为瓣膜区域减少导致血流阻力增加，但又需要充分的心搏出量和脉动血流来维持心排血量。孕期心排血量明显增加，因为全身血容量的增加，轻到中度的瓣膜损伤临床症状并不明显。如果有严重的瓣膜狭窄，左心室射入全身脉管系统血容量会受影响，尤其是在大量失血和使用血管活性药物时。有文献报道孕期主动脉瓣瓣膜成形术，手术效果也不错，与开胸手术相比，孕期首选瓣膜成形术[52]。如需置换主动脉瓣，使用生物假体材料的瓣膜出现并发症概率要低于机械瓣膜，因此，育龄期女性如需行瓣膜置换，瓣膜材料的选择也是术前咨询的一部分[53]。使用机械瓣膜需长期使用抗凝血药，增加产后出血的风险，但报道显示这种影响极其有限[54]。不管什么原因引起的出血都要尽快治疗，纠正凝血。

肺动脉瓣狭窄在孕期也非常罕见，其与主动脉瓣狭窄的治疗原则类似。由于对此情况孕期了解较少，因此只有明确治疗是利大于弊时才可进行治疗。其临床特点没有类似因肺流出道狭窄导致的肺动脉高压，因此两者的治疗和预后显著不同。

跟之前讨论的心脏疾病类似，孕期心脏瓣膜病变的患者在分娩时建议采用风险较低的局部麻醉。应根据患者不同病情个体化治疗，目标是帮助孕妇平稳度过怀孕及分娩期（表34-4和表34-5）[55, 56]。

（五）休克、外伤及大量输血

休克提示组织灌注不足，与脉管系统供氧无法满足肌体氧需求相关。主要包括以下五种情况：低血容量性、心源性、多因性（血管舒张导致、败血症相关、药物过量、过敏性休克、神经系统损伤）、阻塞性（重症肺结核、腔静脉梗阻等）、散发性（灌注异常、新陈代谢异常相

表 34-4　根据美国心内科学会、美国心脏协会、欧洲心内科协会对心脏瓣膜疾病相关的母亲风险进行分类

低危情况	高危情况
• 无症状或轻度主动脉 / 二尖瓣反流	• NYHA 分级Ⅲ级或Ⅳ级的主动脉瓣或二尖瓣反流（轻度活动后或静息时有症状）
• 二尖瓣脱垂伴轻度或中度反流，左心室射血分数＞50%	• NYNA 分级Ⅱ～Ⅳ级的二尖瓣狭窄（一般或更强的体力活动后有症状）
• 轻度二尖瓣狭窄无肺动脉高压	• 射血分数＜40%
• 轻度至中度肺动脉瓣狭窄	• 马方综合征，尤其是主动脉根部＞4.0cm
• 无症状主动脉狭窄，左心室射血分数＞50%，平均压力差＜25mmHg	• 机械瓣膜
	• 严重的主动脉瓣狭窄，无论是否有症状
	• 重度肺动脉高压（肺动脉压＞75% 体循环压力）

引自 Pessel C and Bonanno C，Semin Perinatol，38（5），273-284，2014.

NYHA．纽约心脏协会

表 34-5 成人左侧心脏病变严重程度分级

测量参数	疾病严重程度		
	轻度	中度	重度
二尖瓣狭窄			
平均压力差	＜ 5mmHg	5 ～ 10mmHg	＞ 10mmHg
瓣膜面积	1.2 ～ 2.0cm^2	1 ～ 1.5cm^2	＜ 1cm^2
主动脉瓣狭窄			
平均压力差	＜ 25mmHg	25 ～ 40mmHg	＞ 40mmHg
瓣膜面积	1.2 ～ 2.0cm^2	1 ～ 1.5cm^2	＜ 1cm^2

引自 Pessel C and Bonanno C，Semin Perinatol，38（5），273-284，2014.

关、中毒等）。产科的休克多见于低血容量性休克和败血症导致休克[57，58]。低血容量性休克多在临床症状出现前已发生，如胎盘早剥、分娩、手术中或产后出血。无论出血原因是什么，密切监测生命体征、评估出血量都是至关重要的。应快速诊断积极治疗。可以通过有创或无创方法监测生命体征，应积极补充血容量、凝血因子和血小板。当明确休克是由血容量减少引起时，有创监测可能不够全面，患者应该转入加护病房。合理使用血液制品非常重要，避免浪费。每使用一个治疗量的红细胞（300 ～ 400ml）血红蛋白可提高 10g/L，血细胞比容提高 3% ～ 5%（通常血红蛋白和血细胞比容分别维持在 70g/L 和 22%）。每 200 ～ 300ml 新鲜冰冻血浆含有所有的凝血因子和大约 500mg 的纤维蛋白原。红细胞和血浆对治疗由失血引起的休克非常重要，输注血液制品前要签输血同意书[59]。如果担心后续的凝血功能障碍，在患者血容量超负荷时可以使用冷凝蛋白质（一种新鲜冰冻血浆提取物，富含 250mg 纤维蛋白原和血友病因子Ⅷ和XIII）。这种血液制品的好处是很少的液体量但可以很好改善凝血功能。这并不能替代新鲜冰冻血浆，只是在需要严格控制血容量时使用。还有与之功能相似的重组凝血因子，如Ⅶ和Ⅷ因子。这些应该给明确诊断两种因子缺乏的患者使用。合理使用子宫收缩药，维持血容量和心排血量以维持产后子宫血流灌注。近期研究表明使用氨甲环酸（每支 0.5 ～ 1g，静脉注射用）可以降低与剖宫产相关的手术出血及产后出血[60]。还可采用宫腔放置球囊压迫止血和外部末梢压迫止血等方法（表 34-6）。

任何感染都会导致感染性休克，与产科相

表 34-6 失血引起的低血容量休克分级

测量参数	Ⅰ级	Ⅱ级	Ⅲ级	Ⅳ级
失血量（ml）	高达 750	750 ～ 1500	1500 ～ 2000	＞ 2000
失血量（占总血量比例 %）	高达 15	15 ～ 30	30 ～ 40	＞ 40
脉搏（每分钟）	＜ 100	＞ 100	＞ 120	＞ 140
血压	正常	正常	下降	下降
脉压	正常或增高	下降	下降	下降
呼吸频率（每分钟）	14 ～ 20	20 ～ 30	30 ～ 40	＞ 40
尿量（ml/h）	＞ 30	20 ～ 30	5 ～ 15	少量
推荐液体复苏方案	晶体	晶体	晶体或血制品	晶体或血制品

引自 Goldman's Cecil Medicine，24th edition，Goldman L and Schafer Al（eds.），Rivers EP，Approach to the Patient with Shock，645-653，Copyright 2012，with permission from Elsevier.

关的感染包括绒毛膜炎 / 子宫内膜炎、肾盂肾炎及肺部炎症。如果孕期或产后考虑有感染，应加强监护并及时给予广谱抗生素或抗病毒药物治疗。一旦感染病因明确，应立即调整治疗方案。治疗期间，予以支持治疗，保证外周循环稳定。这种情况下可能会用到升压药。建议放置中心静脉导管并进行有创血压监测。感染性休克应进入重症监护病房并“早发现早治疗”，及时治疗能明显改善生存率[61]。这种情况下应维持静脉氧饱和度（通常采用中心静脉导管监测）在 65% ～ 70% 以上，中心静脉压维持在 8 ～ 12mmHg。败血症的诊治指南除包括上述内容，还指出应在进入重症监护病房后立即调整使用抗生素、密切监测血清乳酸水平（如果乳酸＞ 4mmol/L，应予以补液或血管升压药）、尿量＞ 5ml/（kg・h）、维持平均动脉压（MAP）＞ 65mmHg[62]。这些治疗方案并未在孕妇人群做过临床试验，但孕期按照以上方案治疗会受益[63，64]。指南并未建议肺动脉导管，如果严重肺部感染合并肺水肿应根据具体病情决定是否要放置（表 34-7）。

孕期外伤较常见，大约 8% 的孕妇会在孕期经历各种形式的外伤[65]。但幸运的是绝大多数的外伤对母儿都没有太大影响[65]。如果有严重的外伤，患者应该及时转诊接受治疗。同时产科医生应评估随之而来的母儿风险。特殊的外伤如刀伤或子弹穿透伤应及时治疗，同时应咨询产科医生评估母儿风险。钝挫伤导致出现胎盘早剥的概率升高了 40%，应该延长胎儿胎心监护的时间[66]。如果钝挫伤后 4h 胎儿胎心平稳，则发生胎盘早剥的风险＜ 1%[65]。可以进行超声检查，但根据分娩后检查胎盘证实超声对胎盘早剥的检出率只有 25% ～ 50%[67]。此外监测孕妇血红蛋白变化并未证实对诊断胎盘早剥有帮助[68]。单纯外伤并不推荐有创血压监测，当出现严重血容量减少，神经系统损伤或败血症等相关风险时可以考虑使用。任何的外伤都应考虑暴力所致的可能性，因为这会使孕妇长期处于危险之中。

六、心脏有创监测的风险

任何操作的利弊都应在操作前由治疗团队告知患者后再进行评估。放置中心静脉导管和进行有创血压监测也有相关并发症。放置肺动

表 34-7　升压药

药物	剂量范围	对血管的影响	对心脏的影响	经典适应证
去氧肾上腺素	20 ～ 200μg/min	中度到显著血管收缩	心率、收缩力无影响	一般升压、室上性心律失常
去甲肾上腺素	1 ～ 20μg/min	中度到显著血管收缩	心率、收缩力中度增加	感染性休克（一线治疗）
肾上腺素	1 ～ 20μg/min	中度到显著血管收缩	心率、收缩力显著增加	复发性休克、过敏，心动过缓
加压素	0.04 ～ 0.1U/min	中度到显著血管收缩	心率、收缩力无影响	感染性休克、心脏手术后
多巴胺	1 ～ 20μg/（kg・min）	低剂量血管舒张，高剂量轻度到中度血管收缩	心率、收缩力轻度到中度增加	一般升压、肾再灌注
多巴酚丁胺	1 ～ 20μg/（kg・min）	轻度血管舒张	心率、收缩力中度到显著增加	感染性和心源性休克
米力农	37.5 ～ 75μg/kg 药丸 0.375 ～ 0.75μg/min	轻度血管舒张	心率轻度增加、收缩力中度到显著增加	心源性休克，肾灌注不足时

引自 Goldman's Cecil Medicine，24th edition，Goldman L and Schafer Al（eds.），Rivers EP，Approach to the Patient with Shock，645-653，Copyright 2012，with permission from Elsevier.

脉导管出现并发症的概率为5%，主要包括气胸、静脉血栓、需要治疗的心律失常、感染和严重出血[33]。放置中心静脉导管出现并发症的概率大致相当，但心律失常的发生率会降低，因为静脉导管并未完全穿过心脏。孕期这方面的数据有限，但与ICU患者出现以上并发症的概率大致相当。病例和队列研究表明放置导管后50%孕产妇发生感染和蜂窝织炎等不良事件，这种情况下必须拔除中心静脉导管以避免病情加重[69, 70]。进行有创血压监测前应跟治疗团队、患者及家属充分沟通，并制订相应的治疗方案。

七、新的监测方法

由于争议过多，在过去10年中，包括在孕妇和产后妇女中有创血压监测的使用率总体降低。在以后仍会是这种趋势，因为可以通过其他方法获取相同的信息。将来会有更多无创的监测方法来获取更为全面的信息。生物阻抗测量装置可以通过心脏搏动和全身血容量变化产生的电流来评估心脏功能。在孕妇人群中研究发现上述方法和超声心动图在研究心排血量、每搏量、体循环阻力方面有很好的一致性[71]。生物电阻抗技术可以通过测量胸腔运动产生的电流来计算各种参数的变化频率。曾在孕期（合并和不合并子痫前期）和非孕期妇女中对此项技术的实用性进行过调查研究，此方法在计算心排血量、每搏量、体循环阻力等方面很准确。此外，研究发现此技术在子痫前期妇女中平均动脉压和体循环阻力升高[72]。创伤更小的监测方法包括放置外周动脉导管来测量中心静脉压和心脏指数。研究发现对于剖宫产分娩的患者通过这种方法也可以测得以上数据[73]。各项监测方法在孕妇人群的研究数据和样本很少。大样本对照研究发现生物电阻抗和生物阻抗技术两种研究方法有很好的一致性，但在低循环阻力和休克等情况下，外周动脉导管测量的数据差异性较大[74, 75]。将来可在孕妇和普通人群中进行研究来观察以上方法是否影响临床结局[75]。

八、多学科协作

所有患者尤其是危重症患者的治疗最需要的是开放、彻底的多科协作。由于目前的医疗环境和体制，有时团队协作是很大的挑战，治疗团队之间并不熟悉彼此情况。产科医生和高危产科专家在高危孕妇的处理上更有经验。危重病学专家、心内科专家、胸外专家、麻醉科专家、急救专家对处理急诊情况很有经验，但对于孕产妇的特殊的生理和病理情况并不非常了解。这就是需要特别护理的孕妇应该了解多学科观点的原因。这样做可以改善治疗结局、减少不必要的干预、提高患者及家属满意度、提高团队协作能力尤其是根据分工提供更为一致且清晰的急救护理[76-79]。这在高危产妇同样适用。产科医生团队应告知急救护理人员及时将患者转入重症监护室，每天至少有一名产科医生与特护医生就患者的治疗进行讨论。通过这种方式任何的问题都可以及时处理并得到合适的治疗。近期美国妇产科协会和母胎医学会就孕期保健进行了分级。最高级别的团队合作包括产科医生和急救护理团队尤其是有急救经验的高危产科专家[80]。目前这种团队合作很少，但可以促使更多的人去了解并掌握复杂的孕期情况的处理方法，让孕妇了解多科协作的必要性，从而推动多学科协作。

（周　倩　译，刘俊涛　校）

参考文献

[1] Angeli F, Angeli E, Verdecchia P. Electrocardiographic changes in hypertensive disorders of pregnancy. Hypertens Res 2014; 37(11): 973–5.

[2] Carlin A, Alfirevic Z. Physiological changes of pregnancy and monitoring. Best Pract Res Clin Obstet Gynaecol 2008; 22(5): 801–23.

[3] Wenger NK, Hurst JW, Strozier VN. Electrocardi-ographic changes in pregnancy. Am J Cardiol 1964; 13: 774–8.

[4] Veille JC, Kitzman DW, Bacevice AE. Effects of pregnancy on the electrocardiogram in healthy subjects during strenuous exercise. Am J Obstet Gynecol 1996; 175(5): 1360–4.

[5] Köşüş A, Köşüş N, Açikgöz N, et al. Maternal arrhythmias

detected with electrocardiography during labour: Are they significant clinically? J Obstet Gynaecol 2011; 31(5): 396–9.

[6] Cruz MO, Hibbard JU, Alexander T, Briller J. Ambulatory arrhythmia monitoring in pregnant patients with palpitations. Am J Perinatol 2013; 30(1): 53–8.

[7] Knotts RJ, Garan H. Cardiac arrhythmias in pregnancy. Semin Perinatol 2014; 38(5): 285–8.

[8] ACOG Committee on Obstetric Practice. ACOG Committee Opinion Number 299, September 2004. Guidelines for diagnostic imaging during pregnancy. Obstet Gynecol 2004; 104(3): 647–51.

[9] Rajaraman P, Simpson J, Neta G, et al. Early life exposure to diagnostic radiation and ultrasound scans and risk of childhood cancer: Case-control study. BMJ 2011; 342: d472.

[10] Shakerian R, Thomson BN, Judson R, Skandarajah AR. Radiation fear: Impact on compliance with trauma imaging guidelines in the pregnant patient. J Trauma Acute Care Surg 2015; 78(1): 88–93.

[11] Ain DL, Narula J, Sengupta PP. Cardiovascular imaging and diagnostic procedures in pregnancy. Cardiol Clin 2012; 30(3): 331–41.

[12] Litmanovich DE, Tack D, Lee KS, Shahrzad M, Bankier AA. Cardiothoracic imaging in the pregnant patient. J Thorac Imaging 2014; 29(1): 38–49.

[13] Keser N. Echocardiography in pregnant women. Anadolu Kardiyol Derg 2006; 6(2): 169–73.

[14] Vogt M, Müller J, Kühn A, et al. Cardiac adaptation of the maternal heart during pregnancy: A color-coded tissue Doppler imaging study—Feasibility, reproducibility and course during pregnancy. Ultraschall Med 2015; 36(3): 270–5.

[15] Rizwana S, Nandita M. Echocardiographic assessment of cardiovascular hemodynamic in preeclampsia. J Obstet Gynaecol India 2011; 61(5): 519–22.

[16] Neuman G, Koren G. Safety of procedural sedation in pregnancy. J Obstet Gynaecol Can 2013; 35(2): 168–73.

[17] Scheer B, Perel A, Pfeiffer UJ. Clinical review: Complications and risk factors of peripheral arterial catheters used for haemodynamic monitoring in anaesthesia and intensive care medicine. Crit Care 2002; 6(3): 199–204.

[18] Clark SL, Cotton DB, Lee W, et al. Central hemodynamic assessment of normal term pregnancy. Am J Obstet Gynecol 1989; 161(6 Pt 1): 1439–42.

[19] Hartog C, Bloos F. Venous oxygen saturation. Best Pract Res Clin Anaesthesiol 2014; 28(4): 419–28.

[20] Connors AF, Speroff T, Dawson NV, et al. The effectiveness of right heart catheterization in the initial care of critically ill patients. JAMA 1996; 276: 889–97.

[21] Gilbert WM, Towner DR, Field NT, Anthony J. The safety and utility of pulmonary artery catheterization in severe preeclampsia and eclampsia. Am J Obstet Gynecol 2000; 182(6): 1397–403.

[22] Dennis AT, Solnordal CB. Acute pulmonary oedema in pregnant women. Anaesthesia 2012; 67(6): 646–59.

[23] Rajaram SS, Desai NK, Kalra A, et al. Pulmonary artery catheters for adult patients in intensive care. Cochrane Database Syst Rev 2013; (2): CD003408.

[24] Busse L, Davison DL, Junker C, Chawla LS. Hemodynamic monitoring in the critical care environment. Adv Chronic Kidney Dis 2013; 20(1): 21–9.

[25] Ruys TP, Cornette J, Roos-Hesselink JW. Pregnancy and delivery in cardiac disease. J Cardiol 2013; 61(2): 107–12.

[26] Colletti PM, Lee KH, Elkayam U. Cardiovascular imaging of the pregnant patient. AJR Am J Roentgenol 2013; 200(3): 515–21.

[27] Chandrasekhar S, Cook CR, Collard CD. Cardiac surgery in the parturient. Anesth Analg 2009; 108: 777–85.

[28] Barth WH Jr. Cardiac surgery in pregnancy. Clin Obstet Gynecol 2009; 52(4): 630–46.

[29] Waksmonski CA. Cardiac imaging and functional assessment in pregnancy. Semin Perinatol 2014; 38(5): 240–4.

[30] Bural GG, Laymon CM, Mountz JM. Nuclear imaging of a pregnant patient: Should we perform nuclear medicine procedures during pregnancy? Mol Imaging Radionucl Ther 2012; 21(1): 1–5.

[31] Moussa HN, Arian SE, Sibai BM. Management of hypertensive disorders in pregnancy. Womens Health (Lond Engl) 2014; 10(4): 385–404.

[32] Callaghan WM, Creanga AA, Kuklina EV. Severe maternal morbidity among delivery and postpartum hospitalizations in the United States. Obstet Gynecol 2012; 120(5): 1029–36.

[33] Young P, Johanson R. Haemodynamic, invasive and echocardiographic monitoring in the hypertensive parturient. Best Pract Res Clin Obstet Gynaecol 2001; 15(4): 605–22.

[34] Belfort MA, Mares A, Saade G, et al. Two-dimensional echocardiography and Doppler ultrasound in managing obstetric patients. Obstet Gynecol 1997; 90(3): 326–30.

[35] Belfort MA, Rokey R, Saade GR, Moise KJ Jr. Rapid echocardiographic assessment of left and right heart hemodynamics in critically ill obstetric patients. Am J Obstet Gynecol 1994; 171(4): 884–92.

[36] Dennis AT. Transthoracic echocardiography in obstetric anaesthesia and obstetric critical illness. Int J Obstet Anesth 2011; 20(2): 160–8.

[37] Tibazarwa K, Lee G, Mayosi B, et al. The 12-lead ECG in peripartum cardiomyopathy. Cardiovasc J Afr 2012; 23(6): 322–9.

[38] Rutherford JD. Heart failure in pregnancy. Curr Heart Fail Rep 2012; 9(4): 277–81.

[39] Ray P, Murphy GJ, Shutt LE. Recognition and management of maternal cardiac disease in pregnancy. Br J Anaesth 2004; 93(3): 428–39.

[40] Cornette J, Ruys TP, Rossi A, et al. Hemodynamic adaptation to pregnancy in women with structural heart disease. Int J Cardiol 2013; 168(2): 825–31.

[41] Thanavaro KL, Nixon JV. Endocarditis 2014: An update. Heart Lung 2014; 43(4): 334–7.

[42] Vitarelli A, Capotosto L. Role of echocardiography in the assessment and management of adult congenital heart disease in pregnancy. Int J Cardiovasc Imaging 2011; 27(6): 843–57.

[43] LaRue S, Shanks A, Wang IW, et al. Left ventricular assist device in pregnancy. Obstet Gynecol 2011; 118(2 Pt 2): 426–8.

[44] Vos R, Ruttens D, Verleden SE, et al. Pregnancy after heart and lung transplantation. Best Pract Res Clin Obstet Gynaecol 2014; 28(8): 1146–62.

[45] Wu DW, Wilt J, Restaino S. Pregnancy after thoracic organ

transplantation. Semin Perinatol 2007; 31(6): 354–62.

[46] Rich JD, Shah SJ, Swamy RS, et al. Inaccuracy of Doppler echocardiographic estimates of pulmonary artery pressures in patients with pulmonary hypertension: Implications for clinical practice. Chest 2011; 139(5): 988–93.

[47] Farber HW, Foreman AJ, Miller DP, McGoon MD. REVEAL Registry: Correlation of right heart catheterization and echocardiography in patients with pulmonary arterial hypertension. Congest Heart Fail 2011; 17(2): 56–64.

[48] Connolly HM. Pregnancy in women with congenital heart disease. Curr Cardiol Rep 2005; 7(4): 305–9.

[49] Maxwell BG, El-Sayed YY,Riley ET, Carvalho B. Peripartum outcomes and anaesthetic management of parturients with moderate to complex congenital heart disease or pulmonary hypertension. Anaesthesia 2013; 68(1): 52–9.

[50] Pessel C, Bonanno C. Valve disease in pregnancy. Semin Perinatol 2014; 38(5): 273–84.

[51] Nelson-Piercy C, Chakravarti S. Cardiac disease and pregnancy. Anaesth Intens Care Med 2007; 8: 312–6.

[52] Traill TA. Valvular heart disease and pregnancy. Cardiol Clin 2012; 30(3): 369–81.

[53] Heuvelman HJ, Arabkhani B, Cornette JM, et al. Pregnancy outcomes in women with aortic valve substitutes. Am J Cardiol 2013; 111(3): 382–7.

[54] Stout KK, Otto CM. Pregnancy in women with valvular heart disease. Heart 2007; 93(5): 552–8.

[55] Ioscovich AM, Goldszmidt E, Fadeev AV, et al. Peripartum anesthetic management of patients with aortic valve stenosis: A retrospective study and literature review. Int J Obstet Anesth 2009; 18(4): 379–86.

[56] Sachs A, Aaronson J, Smiley R. The role of the anesthesiologist in the care of the parturient with cardiac disease. Semin Perinatol 2014; 38(5): 252–9.

[57] Cohen WR. Hemorrhagic shock in obstetrics. J Perinat Med 2006; 34(4): 263–71.

[58] Martin SR, Foley MR. Intensive care in obstetrics: An evidence-based review. Am J Obstet Gynecol 2006; 195(3): 673–89.

[59] Pacheco LD, Saade GR, Costantine MM, Clark SL, Hankins GD. The role of massive transfusion protocols in obstetrics. Am J Perinatol 2013; 30(1): 1–4.

[60] Sentilhes L, Lasocki S, Ducloy-Bouthors AS, et al. Tranexamic acid for the prevention and treatment of postpartum haemorrhage. Br J Anaesth 2015; 114(4): 576–87.

[61] Chelkeba L, Ahmadi A, Abdollahi M, Najafi A, Mojtahedzadeh M. Early goal-directed therapy reduces mortality in adult patients with severe sepsis and septic shock: Systematic review and meta-analysis. Indian J Crit Care Med 2015; 19(7): 401–11.

[62] Dellinger RP, Levy MM, Rhodes A, et al. Surviving Sepsis Campaign Guidelines Committee including the Pediatric Subgroup. Surviving sepsis campaign: International guidelines for management of severe sepsis and septic shock: 2012. Crit Care Med 2013; 41(2): 580–637.

[63] Pacheco LD, Saade GR, Hankins GD. Severe sepsis during pregnancy. Clin Obstet Gynecol 2014; 57: 827–834.

[64] Price LC, Slack A, Nelson-Piercy C. Aims of obstetric critical care management. Best Pract Res Clin Obstet Gynaecol 2008; 22(5): 775–99.

[65] Warner MW, Salfinger SG, Rao S, Magann EF, Hall JC. Management of trauma during pregnancy. ANZ J Surg 2004; 74(3): 125–8.

[66] Williams J, Mozurkewich E, Chilimigras J, Van De Ven C. Critical care in obstetrics: Pregnancy-specific conditions. Best Pract Res Clin Obstet Gynaecol 2008; 22(5): 825–46.

[67] Mirza FG, Devine PC, Gaddipati S. Trauma in pregnancy: A systematic approach. Am J Perinatol 2010; 27(7): 579–86.

[68] Murphy NJ, Quinlan JD. Trauma in pregnancy: Assessment, management, and prevention. Am Fam Physician 2014; 90(10): 717–722.

[69] Ogura JM, Francois KE, Perlow JH, Elliott JP. Complications associated with peripherally inserted central catheter use during pregnancy. Am J Obstet Gynecol 2003; 188(5): 1223–5.

[70] Nuthalapaty FS, Beck MM, Mabie WC. Complications of central venous catheters during pregnancy and postpartum: A case series. Am J Obstet Gynecol 2009; 201(3): 311.e1–5.

[71] Burlingame J, Ohana P, Aaronoff M, Seto T. Noninvasive cardiac monitoring in pregnancy: Impedance cardiography versus echocardiography. J Perinatol 2013; 33(9): 675–80.

[72] Ohashi Y, Ibrahim H, Furtado L, et al. Non-invasive hemodynamic assessment of non-pregnant, healthy pregnant and preeclamptic women using bioreactance. Rev Bras Anestesiol 2010; 60(6): 335–40, 603–13.

[73] Auler JO Jr, Torres ML, Cardoso MM, et al. Clinical evaluation of the flotrac/Vigileo system for continuous cardiac output monitoring in patients undergoing regional anesthesia for elective cesarean section: A pilot study. Clinics (Sao Paulo) 2010; 65(8): 793–8.

[74] Marik PE. Noninvasive cardiac output monitors: A state-of the-art review. J Cardiothorac Vasc Anesth 2013; 27(1): 121–34.

[75] Armstrong S, Fernando R, Columb M. Minimally- and non-invasive assessment of maternal cardiac output: Go with the flow! Int J Obstet Anesth 2011; 20(4): 330–40.

[76] Vergales J, Addison N, Vendittelli A, et al. Face-to-face handoff: Improving transfer to the pediatric intensive care unit after cardiac surgery. Am J Med Qual 2015; 30: 119–25.

[77] Lane D, Ferri M, Lemaire J, McLaughlin K, Stelfox HT. A systematic review of evidence-informed practices for patient care rounds in the ICU. Crit Care Med 2013; 41(8): 2015–29.

[78] Segall N, Bonifacio AS, Schroeder RA, et al. Durham VA Patient Safety Center of Inquiry. Can we make postoperative patient handovers safer? A systematic review of the literature. Anesth Analg 2012; 115(1): 102–15.

[79] Scheunemann LP, McDevitt M, Carson SS, Hanson LC. Randomized, controlled trials of interventions to improve communication in intensive care: A systematic review. Chest 2011; 139(3): 543–54.

[80] American College of Obstetricians and Gynecologists and Society for Maternal–Fetal Medicine, Menard MK, Kilpatrick S, et al. Levels of maternal care. Am J Obstet Gynecol 2015; 212(3): 259–71.

第35章　孕期创伤

Trauma in pregnancy

Ravi Chokshi　Ruofan Yao　Lauren A. Plante

本章概要

一、概述

在复杂程度和引发焦虑方面，能与涉及孕妇的重大创伤状况相提并论的紧急情况并不多见。因此在这种情形下，必须同时评估和保护孕妇及其正在发育的胎儿的安全和健康。即便是在混乱的创伤处理室，我们也必须牢记孕期的解剖学和生理学变化。这需要急诊科、外科和产科几个方面的投入，同时还需要其他学科的参与，如麻醉学、放射学、儿科和重症医学科等。

二、流行病学

尽管缺乏良好的数据来源和证据，但在美国，高达8%的女性在孕期会遭受创伤性损伤[1]。幸运的是，这些损伤在绝大多数情况下都是轻微的。然而，创伤仍然是非产科因素孕妇死亡的一个主要原因，占（自愿）妊娠死亡率监测系统所报告孕产妇死亡率的25%以上[2]。美国国家创伤数据库（U.S. National Trauma Data Bank）[3]记录的由创伤造成的孕产妇死亡率为1.4%，而英国国家登记处记录的该数据为5.1%[4]。但英国数据表明孕期创伤发生率要比美国数据记录的数量少得多。妊娠并不会使创伤更具致命性。事实上，据国家创伤数据库的记载，与遭受创伤的同龄非妊娠妇女相比，妊娠妇女的死亡风险率降低了40%[5]，而在英国，创伤后妊娠和非妊娠妇女的死亡率大致相同[4]。

这种创伤有可能是钝性的或穿透性的。90%左右的孕期腹部创伤是钝性损伤造成的[6]，主要原因有机动车事故（motor vehicle accident，MVA）、殴打和跌倒。穿透性创伤对母亲和胎儿来说更为危险：一项较大病例分析研究显示，钝性创伤造成的孕妇死亡率为 2%，而穿透性腹部创伤造成的死亡率达 7%；对于胎儿而言，这两者引起的死亡率分别为 10% 和 73%[6]。在美国，由于 MVA 在创伤发生率中占很大比例，人们已经开始注意降低死亡率了，尤其是通过使用安全带和气囊来实现这一目的。据全国汽车采样系统 / 耐撞数据系统（National Automotive Sampling System/Crashworthiness Data System，NASS/CDS）数据库报告：每年发生的涉及孕妇的 MVA 数量约为 160 000 人，由此造成的产妇死亡数量预计可达 160 人，且即便母亲幸存下来，仍会造成多达 600 ～ 2600 例胎儿丢失[7]。NASS/CDS 数据库表明约 25% 的妊娠死亡病例是由于不佩戴安全带造成的。事实显示仅有 33% 的安全气囊打开，而 99% 的气囊打开的外伤都是轻微伤[7]。

在美国的病例研究中，人际暴力造成的钝性创伤病例占 10% ～ 12%[3, 6, 8]。而在这些病例中，43% 与家庭暴力（domestic violence，DV）有关（Aboutanos 等，2007），这也被称为亲密伴侣暴力（intimate partner violence，IPV）。当然，DV 的发生率几乎没有报道。孕期殴打致使早产和死胎的风险增加了 3 倍，胎盘早剥的风险增加了 4 倍，而产妇的死亡率几乎增加了 4 倍[9]。在南非的一个大都市创伤中心病例研究中，超过一半的孕妇在受到蓄意攻击并发生创伤后被收治入院[10]。

据加利福尼亚州一个大型数据库[8]的病例分析结果显示：跌倒占创伤住院人数的 14%，单中心病例分析中，其中 48% 仅为轻度创伤[11]。尼日利亚一项针对孕妇的横向研究表明：32% 的产妇曾在孕期跌倒过，且在孕后期发生跌倒的次数最多[12]，但并非所有跌倒的孕妇都会就医。华盛顿州的一组相关数据表明：每 10 万名产妇中，因跌倒入院的有 49 人，其中 79% 发生在孕后期；多数仅受轻伤而已[13]，但不良妊娠结果的比例却有所上升。在怀孕期间，孕妇的姿势稳定性变差，客观来讲，孕后期的跌倒风险最高[14]。

其他创伤原因还包括烧伤。在北美洲，目前还没有关于孕期烧伤的可靠预估数据，但 El Kady 用烧伤住院者的人数除以研究期间加利福尼亚州的产妇总数，计算得出每 1000 名产妇中，有 0.06 名患者烧伤入院[8]。在烧伤更为常见的发展中国家（印度、伊朗）病例分析中，可能分析结果有一定的局限性，但证明孕妇的生存率与烧伤的体表面积有相关性[15, 16]。胎儿是否存活取决于母亲是否存活及其达到的分娩孕周。

在经受创伤后入住加州医院的孕妇当中，骨折、脱位或扭伤是最常见的损伤类型，占 36%；6% 为持续性颅内损伤，6% 为内部脏器损伤（胸部、腹部、盆腔），2% 为神经和脊髓损伤，2% 为烧伤[8]。创伤期分娩的孕妇，其妊娠结局要差于未受伤的对照组，据报道，子宫破裂的 OR 值 42，胎盘早剥的 OR 值 9.2，剖宫产的 OR 值 7.8，产妇死亡的 OR 值 69.5。因伤住院却在出院前未生产的女性，其结局要好于那些因伤住院期间生产的女性，但是仍比对照组那些未受到创伤的女性要差一些。受创住院期间生产的胎儿，其结果也要差一些，但无统计学差别，胎儿死亡率的 OR 值为 4.7，新生儿死亡 OR 值为 3.1，早产儿 OR 值为 2.1[8]。但是，很显然，受伤的严重程度与受创住院期间生产的可能性有关，而受伤不严重的女性可以出院回家待产。

三、对急性创伤孕妇的评估与处理

创伤监测

“对胎儿的最佳初步治疗，就是使其母亲达到最好的复苏效果”——ATLS，第 9 版[17]。无论妊娠与否，初步检查结果仍然是分诊基础。遵守针对受伤患者的评估与治疗制订的“高级创伤生命支持（Advanced Trauma Life Support，ATLS®）指南”已被证实可改善患者治疗结果[17]，且在产科患者中，情况亦是如此。一般来说，母亲的复苏和稳定可直接改善胎儿的结局。

对产科患者的初步检查，应密切遵循非妊娠检查指南中规定的内容，其中一些注意事项，作者将在下文中讲到。

四、院前阶段

假设患者自己知道已怀孕，且院前分诊小组了解并报告了妊娠情况，那么产科小组就可以做好动员工作，他们可以做好准备，在创伤室等待患者的到来。知道胎儿的大致胎龄，也有助于二次评估过程中对胎儿进行评估。疾病预防控制中心的现场分诊建议，也会将怀孕（20周以上）作为一项理由，让 EMS 联系医疗控制中心，把患者运往创伤中心或有特定资源，即有产科资质的医院[18]。医院也可以把怀孕作为调用创伤小组及收治入院的一项标准[19]，但有些人会谴责这种做法[20]，认为这样有些过分：他们认为孕妇不会受严重损伤，而这种情况下调用常规创伤小组有可能不划算。

五、初步监测

ATLS[17] 背后的基本原则，在产科患者的救治中仍然有效。

• 首先要处理危及生命的首要因素。

- 也就是按危险顺序处理：气道损伤比失去呼吸能力更为紧急，而后者要比失血更重要，失血则比胎儿“窘迫”重要得多。

• 不能做出明确诊断并不能延误治疗。

- 胎儿的存在并不能阻止创伤小组开始拯救生命的行动。

• 详细的病史不是评估危及致命创伤所必需的。

- 实施初步复苏后，创伤小组会在二次评估阶段追踪患者的产科病史并进行评估。产科病史的采集，不可早于初步检查评估。

初步检查通常由急诊医生或创伤小组实施。初步检查时要使用 ATLS 规定的 ABCDE 助记符。

A——气道（带颈椎保护）。

B——呼吸。

C——循环，确定并止血。

D——残疾或神经病学状态。

E——暴露（脱去患者衣物）和环境（预防低体温）。

只有当上述各项完成后，救治人员的注意力才会转向胎儿。

通过临床病史、体格检查、尿液或血清学检测方法，确定一名育龄期女性是否妊娠。只要不相互干扰，此项评估可与初步检查同时进行，或者如果患者的妊娠特征并不明显，也可以等到二次评估时进行。二次评估过程中，确定孕周很重要，因为这会影响所需干预措施的性质。

六、气道和呼吸

妊娠患者会出现耗氧量增加、潮气量增加及功能残气量（functional residual capacity，FRC）下降。孕妇妊娠中晚期通常会出现低碳酸血症（$PaCO_2$=30mmHg）的症状，因此所谓 35 ～ 40 的“正常” $PaCO_2$ 有可能只是一种假象，因为事实上这已经反映出即将发生的呼吸衰竭[17]。早期的通气支持，包括必要时的气管插管，是确保足够氧合作用的明智做法。

由于体重增加、气道黏膜水肿和胃排空延迟，孕期气道并发症发生风险增加。孕妇气管插管失败率是普通人群的 4 ～ 8 倍[19, 21]，即使在目前的实践中[22]，插管失败的发生率仍达 1 ∶ 224。孕期气管插管失败与严重的低氧血症有关，这可能与氧需求改变、每分通气量及 FRC 的变化有关，妊娠患者插管失败可能与极端低氧血症有关：在一项产科麻醉的对照研究中发现氧饱和度可低至 40%[22]。经验丰富的麻醉师对孕妇的安全至关重要。

每个创伤患者都有胃部饱满的可能性，明确的气道治疗方案包括环状软骨压迫下快速气管插管（rapid sequence intubation，RSI）。这需要使用麻醉诱导药和肌肉松弛药。在创伤患者中，异丙酚和氯胺酮最为常用；跟所有的诱导药一样，这两者也能透过胎盘，因此会抑制胎儿的神经行为。如果创伤后很快分娩，药物无法通过产妇代谢和排泄，因此新生儿神经抑制可能随之发生，儿科医生应做好应对方案。肌肉松弛药，无论是去极化剂还是非去极化剂，都不会透过胎盘。

由于孕期每分通气量较高且 FRC 下降较为常见，因此出现去饱和作用可能性增加，即便不需要进行明确的气道治疗，但补充供氧的阈值仍然较低。

伴随着子宫的增大，膈肌也随之升高，如果需要放置胸腔导管，其放置位置应比正常第 5 肋间隙高出 1 ～ 2 个肋间隙，以避免发生腹腔内损伤[1，23]。

七、循环

孕妇的生理改变见表 35-1。

鉴于血容量和心排血量的增加，孕妇在出现低血容量的体征和症状前，出血可达 1200 ～ 1500ml。因此，在产妇出现临床症状前，随之释放的儿茶酚胺和血管收缩作用会降低胎盘血供并出现胎儿窘迫。因为产妇对血容量恢复反馈很明显，所以治疗可以保证孕产妇生命体征平稳。值得注意的是：孕妇的静息心率可能略有升高、血压略有降低，这两者会导致对出血的不实关注。良好的临床感觉和经验，对治疗产科患者大有裨益。

按需输入血液制品可维持孕妇生理需要。如果不能提供交叉配型匹配的血液，或没有足够的时间进行交叉配型，应输入 O 型 Rh 阴性血，以避免 Rh 阴性血孕妇发生变态反应。孕妇的血细胞比容并不能反映胎儿的血细胞比容情况。

应当牢记的是当患者仰卧位时，妊娠子宫会压迫下腔静脉。静脉回流和前负荷的下降会导致心排血量减少 30%，并且有可能会影响复苏效果。尽可能让孕妇左侧卧位或手动将子宫推至左侧，以此缓解下腔静脉（inferior vena cava，IVC）受压。子宫压迫造成的静脉充血也会影响药物经静脉输注进入下方隔膜。应避免药物进入股静脉。如果使用气动抗休克服（pneumatic antishock garment，PASG，也称为军事或医疗抗休克裤，medical antishock trousers，MAST），腹部不可以胀气，因为担心其可能会影响胎盘灌注[23]，但这已经是过时的技术了。

表 35-1　妊娠患者的生理差异

血浆容量增加	高达 45%
心排血量增加	增加 1 ～ 1.5L/min，孕晚期 20% 的心排血量分配给子宫和胎盘
血细胞比容降低	31% ～ 35%
静息心率升高	增加 10 ～ 15/min
收缩压和舒张压降低	下降 5 ～ 15mmHg

八、残疾

妊娠患者感觉中枢变化会出现子痫和子痫后遗症，两者有细微差别。证据表明高血压、反射亢进和蛋白尿会使子痫加重，但是在创伤导致的出血中，病因并不包括高血压。

如妊娠患者活动性癫痫发作且无头部创伤，可以推定为子痫，应静脉注射硫酸镁（6g 快速注射 +2g/h），同时应咨询产科或神经科。

九、暴露

评估应包括盆腔检查，以确认阴道出血是否为出血根源。但是，如果确定存在阴道出血，则应推迟直肠指诊，直至胎盘排出。

十、进一步监测

在初步检查完成后，按需要开展复苏工作并恢复正常的生命体征，产科医生在二次评估中发挥着重要作用。

- 评估胎龄和存活能力。
- 评估具体的产科危重症，如子宫破裂或胎盘早剥。

• 检查宫颈扩张和胎膜早破情况（筛查早产）。

• 开始胎儿评估程序。

现在可以询问病史，可以询问患者本人、其家属或通过其他途径。现在也是开始获取诊断所需图像的时间（图 35-1）。

孕期创伤的绝大部分属于钝性损伤（请见“二、流行病学”）。损伤途径对于评估常见的相关损伤性质很有帮助。如头部撞击机动车后发生的胸部损伤、汽车与行人发生事故后的头部损伤或主动脉创伤等。[17] 妊娠子宫占据腹腔空间也会影响损伤性质。

孕早期，子宫仍位于盆腔中，胎儿直接损伤少见（＜ 1%）。在孕中晚期，尽管胎儿仍然受到多层（羊水、子宫肌层和孕妇腹壁）保护，但钝性创伤造成的胎儿直接损伤的风险会有所增加。上述各层也可保护孕妇的内脏。无论在任何孕周，弹道伤害（子弹、弹片）的轨迹都是不可预测的。

但是，胎儿损伤通常是钝性创伤后的间接因素造成的，尽管子宫在高压下会变形，但胎盘附着位置无法改变，产生的剪切力可能导致胎盘早剥。据报道，孕妇腹部的重度和轻度创伤后都有可能导致胎盘早剥。胎盘早剥多在创伤后即诊断，但创伤后未分娩出院的病人中发生率也比较高[8]。

正确佩戴安全带可以保护 MVA 中的孕妇（及其胎儿）。未佩戴安全带的孕妇早产和胎儿死亡发生风险高。正确佩戴时，安全带一端在肩膀上方，另一端在子宫下方。安全气囊的使用目前尚未证实会增加胎儿损伤风险，事实上，我们希望通过简单的应急手段来挽救母亲生命从而挽救胎儿的生命。

与钝性创伤相比，孕期穿透伤较为少见，

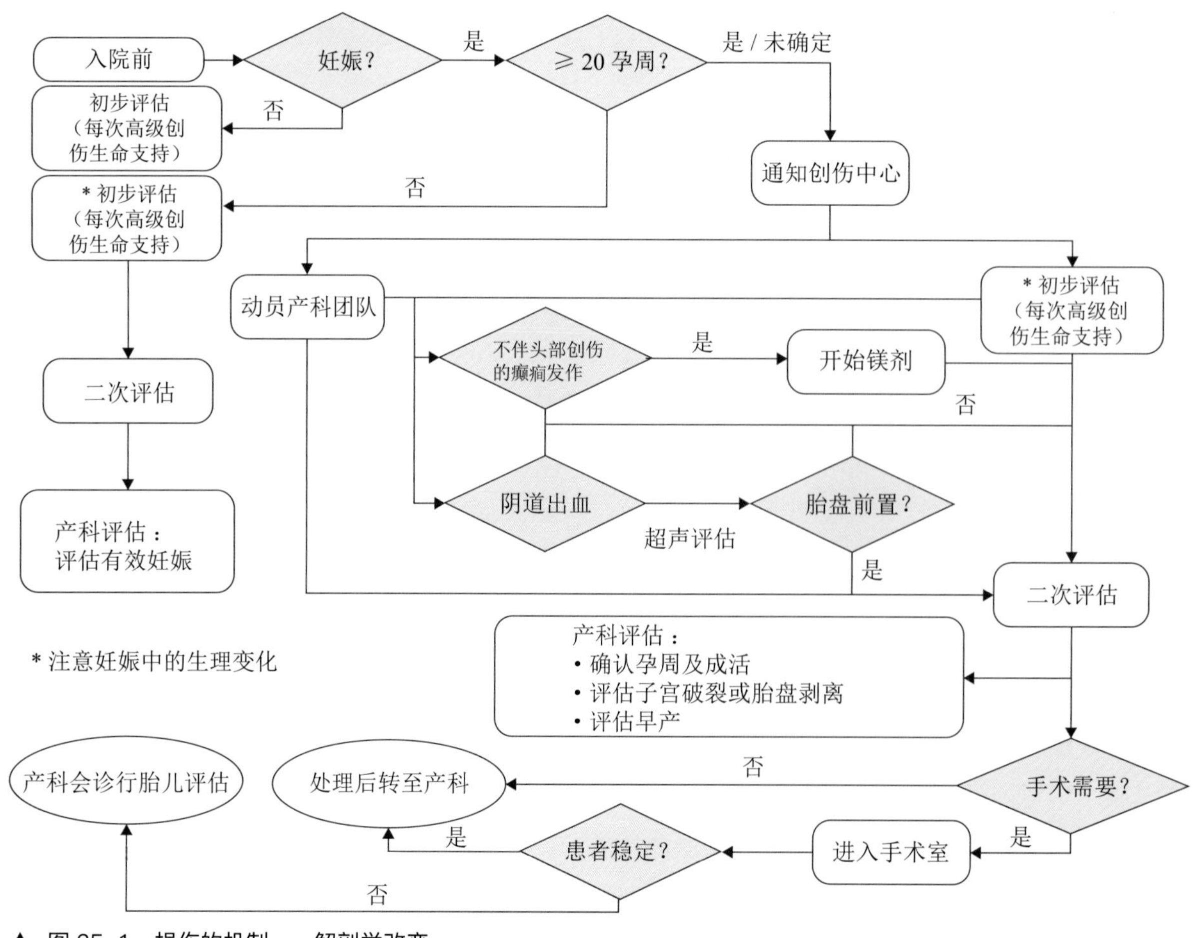

▲ 图 35-1　损伤的机制——解剖学改变

但这种创伤会增加胎儿直接损伤的可能性。子宫及其附属物可以保护患者的内脏，但是对胎儿的保护欠佳。

随着孕周的增加，子宫将肠管向头侧挤压，因此随着孕周增加，肠管损伤可能性小。妊娠子宫也会将膀胱挤出盆腔，膀胱损伤可能性增加。血尿提示需立即对患者进行检查评估。如果母体的尿液被胎粪或胎脂污染，应考虑到膀胱子宫破裂可能。

孕晚期，妊娠子宫的血供达 600ml/min（占心排血量的 20%），子宫破裂是失血的主要原因。子宫增大足以适应循环血容量的增加，也为失血提供了巨大的可能。

钝性创伤造成的骨盆骨折是造成显著的腹膜后出血的原因，这主要是因为孕期盆腔血管充血。母体骨盆骨折病情稳定，不排除阴道分娩的可能性，但应咨询骨科医生患者的安全体位，因为这种情况下无法摆出标准的膀胱截石位。

十一、评估胎母出血

研究认为，胎母出血（fetal-maternal hemorrhage，FMH）的症状和程度可以作为产科创伤严重程度的指标[24]。附着于更有弹性的子宫肌层上的无弹性胎盘很容易受到损伤，且任何破坏都有可能造成胎儿血液进入母体循环系统。FMH 可发生在 10% ～ 30% 的创伤中，且随着孕周的增加发生率随之增加。这对存在 Rh 同种异体免疫的 Rh 阴性血患者尤为重要。即便是轻微创伤也有可能造成母体 Rh 因子致敏作用，所有 Rh 阴性患者都必须在事件发生后 72h 内注射抗 D 免疫球蛋白 G[23]。

即使是 0.001ml 的胎儿血都可能造成同种异体免疫，因此 300μg 常规剂量的 Rh 免疫球蛋白也可预防 30ml 胎儿血（15ml 胎儿红细胞）。如果担心 FMH 较多，则可用胎儿血红蛋白酸洗脱试验（KB）来量化母体循环系统内的胎儿血细胞数量，以便计算所需的 Rh 免疫球蛋白剂量。

Muench 等[24] 研究发现在不考虑 Rh 因子，KB 试验在所有母体创伤情况下的效用，研究结果表明 KB 试验阳性与出现宫缩和早产进展有关。一些作者建议所有创伤患者常规行 KB 试验，但有些人建议只需在 Rh 阴性患者身上进行常规试验[23]，因为所有患者都进行了血流动力学测定。

十二、凝血和创伤

妊娠创伤患者出现非产科出血后，都要遵循标准的创伤诊疗方案。重大创伤造成的特异性出血可能会危及生命，需通过紧急的、暂时的（压迫）或明确的（外科或介入）治疗方案来稳定病情。解剖出血可通过手术治疗，但凝血系统异常造成的弥散性微血管出血却不能改善，而且有可能会破坏生命抢救措施。

近期的创伤学及急救护理文献研究表明根据最初就诊医院的症状，1/3 的出血性创伤患者有凝血功能异常[25]。与凝血功能正常的患者相比，这些患者需要更多的输血量，需要在重症监护室（intensive care unit，ICU）待更长的时间，多器官功能障碍发生率更高，且死亡率增加了 4 倍。胎盘早剥与产科关系重大，可能是显性或隐性的，有可能导致凝血功能障碍。

创伤后凝血功能障碍主要是由凝血因子的广泛活化造成的，造成消耗性凝血功能障碍；也有可能是由继发于大量晶体输注的稀释性凝血功能障碍造成的。虽然静脉输注液体可以挽救生命，但大量输注会增加血管内静水压力，冲走刚形成的凝血块导致出血更为严重[25，26]。降血压或止血药复苏的策略不建议在维持正常血压时使用，而应在保持正常凝血功能的同时，保留维持器官功能所需最低心脏出血量时使用。这通常需要限制晶体入量，维持低血压，使用氨甲环酸等抗纤维蛋白溶液，尽早输入血浆和血小板，而不能仅仅输注红血细胞[26]。手术控制出血很容易实现，但并不是说应该直接手术而不维持生命体征。必须指出的是：孕期的低血压复苏课题目前还没有人研究，只是作为手术控制产后出血的辅助手段被人提出过[27]。如我们所知，低体温和酸中毒会影响凝血因子的功能，使凝血功能障碍进一步恶化，因此必须采取预防措施避免其发生。

尽管凝血障碍的程度与创伤的严重程度有关，但血流动力学特征稳定的患者很少出现凝血功能障碍。明确的创伤性凝血功能直接与休克状态下的组织灌注不足的程度有关。急性创伤性休克凝血障碍（acute coagulopathy of trauma-shock，ACoTS）特征是全身抗凝和过度纤维蛋白溶解，目前在孕期创伤方面还没有具体研究，不在本章讨论范围之内。

Pacheco 等仔细回顾了当前的创伤文献，建议在严重创伤并发妊娠的情况下应对产科出血的复苏方案做出改变[28]。其建议的止血复苏包括以下内容。

- 复苏前限制大量晶体输注，容许性低血压；但是，目前还没有针对孕期容许性低血压的研究，而且对胎儿胎盘的影响也是未知的。
- 早期输注红细胞、新鲜冷冻血浆（fresh frozen plasma，FFP）和血小板，争取达到 1 ∶ 1 ∶ 1 的比例，不需要等待实验室凝血试验结果。
- 早期使用重组因子Ⅶ（rF Ⅶ a）。

创伤文献目前强烈推荐按照 1 ∶ 1 ∶ 1 比例输注新鲜冷冻血浆、血小板和红细胞，以此降低凝血障碍进展。战争损伤数据表明提高血浆和浓缩红细胞（packed RBC，PRBC）输注率，显著提高了生存率[29]，随后在平民创伤人群中进行了试验[30]，较高血浆和红细胞输注率随后被纳入许多大规模出血治疗方案中，包括产科出血。但是，Pacheco 等指出，创伤研究会因为可能存在的生存偏差显著减弱：新鲜冷冻血浆需要时间解冻，因此输注新鲜冷冻血浆的患者实际上已经存活很久。少数几项试图矫正这种偏差的研究结果表明较高的血浆输注比并无受益。作者需要更多前瞻性研究来提供指导，但是在写这篇文章的时候，仍建议早期输注新鲜冷冻血浆和血小板。

如要有计划进入手术室（非急诊），自体血回输是产科患者的可行选择，这可以降低对异体血液制品的需求。在 400 名产科患者的临床实践中，并未出现理论上担心的回输未过滤羊水的血液引发羊水栓塞的情况[1]。

十三、孕期影像学检查方法及特殊考虑

在母体复苏并稳定后，救治重点会转移到对非显著性损伤的诊断及对胎儿的评估和治疗上。这包含在二次评估中。

通常影像学检查对于确定腹腔或其他内脏损伤的程度，以及确认是否需要进行非产科开腹探查或其他手术，很重要。

在二次评估阶段，通常使用创伤的超声聚焦评估（focused assessment with sonography in trauma，FAST）来发现腹膜内的游离液体。在检查过程中，可以在心包膜、右上腹、左上腹及耻骨上的区域来寻找游离液体[17, 23]。在妊娠患者中，FAST 效果很好：在遭受钝性腹部创伤的 127 名患者中[31]，敏感性达 83%，特异性达 98%。这在一定程度上取决于超声医师的水平及腹壁的声学衰减情况，肥胖患者检查结果不满意。

此外，超声检查（ultrasound，US）也可以用于确定胎儿的孕周（gestational age，GA）及是否存在（或缺失）胎心。也可以用于确定胎盘位置、胎盘后出血的存在及胎位，但是超声对胎盘早剥的敏感度欠佳。作为二次评估的辅助检查，持续电子胎心监护是可行的，这取决于胎儿的孕周、母体受伤的严重程度及胎儿代偿失调的可能性。胎儿健康也可用来评价母体生命体征平稳。当然，对胎儿的关注程度不可超越对母体的关注程度。

计算机断层扫描（computed tomography，CT）是创伤成像的一个关键组成部分。妊娠患者行 CT，主要关注的问题是放射线暴露对发育中胎儿的影响。放射线暴露的潜在危害取决于孕周。受孕（不足 2 周）后，胚囊有可能停止发育，这是一种“全或无”的影响。受孕 2 ～ 10

周，是胚胎或胎儿最易致畸的阶段，通常认为致畸阈值为 50 ～ 150mGy；10 周过后，大剂量放射线暴露的主要问题是担心胎儿生长受限或影响大脑发育[23]。

正常妊娠期间，胎儿的背景辐射剂量为 0.5 ～ 1.0mGy。单次胸部 CT 的暴露量是 0.2mGy[32]。与之相比，腹部和盆腔 CT 的胎儿直接辐射剂量可达 50mGy，除非重复 CT，暴露剂量仍在阈值之下。如果放射科医生认为不会影响图像质量，可以采用降低胎儿辐射剂量的技术。

暴露剂量达到 50mGy，胎儿终身罹患癌症的风险增加 2%，儿童期患癌风险加倍（新风险：1/1000）[32]。

十四、孕期非产科手术

孕期的母体损伤可能需要外科手术干预。包括开颅术、开胸术、开腹探查或骨科手术。非急诊手术有可能推迟数小时，极少数情况下可能推迟数天，如四肢骨折情况，为了保证术前和麻醉前的状态达到最好。某些情况下，手术方式会因妊娠而有所变化，比如骨科医生会选择开放式电镀技术来修复断裂的长骨，而不采用经皮电镀技术或使用髓内钉，以减少手术中总的辐射量[33]。

如需行急诊开腹探查，应明确阐明手术目的。母体腹部遭受枪伤通常需要进行开腹探查，但通常会造成胎儿死亡。刺伤造成的腹部穿透伤有可能会伤及子宫，进而伤及胎儿，但是如果子宫增大，通常不会伤及其他脏器。增大的子宫向头侧挤压肠管，因此上腹部损伤也可能与肠管损伤有关。

近年来，针对腹部创伤的选择性非手术治疗（selective nonoperative management，SNOM）的概念越来越盛行，首先是钝性创伤，之后又出现在穿透性创伤[34，35]。接受这种治疗的患者，必须血流动力学稳定，无腹膜炎证据，CT 扫描没有提示空腔脏器损伤；实质脏器损伤不考虑 SNOM。这一方法在降低成年腹部创伤（非妊娠）患者的开腹探查手术方面很成功，SNOM 的失败率是 15% ～ 20%，这部分患者需进行开腹探查术[34]。但是，针对妊娠患者腹部创伤的选择性非手术治疗数据有限。来自黎巴嫩的一项病例研究报道了 14 名受高速子弹或弹片损伤的妊娠患者的情况，其中 3 人接受了期待治疗，分别是孕 25、32、34 周：3 例胎儿都存活，并最终成功阴道分娩[36]。作者发现：这些期待治疗均基于 X 线或超声均提示胎儿没有受到严重损伤。妊娠结局好于那些立即进行开腹产手术的患者，虽然这些手术患者也有手术指征。其中 2 例出现了“胎儿宫内窘迫”，2 例中弹诱发了胎儿骨折，2 例发生创伤性子宫破裂，还有 2 例因母体肝脏或腹膜后损伤需进行外科手术不得已切除子宫。另外 3 例分别是无胎儿因素行剖宫产或无母亲因素行开腹探查，3 例均导致死产。

有时，非产科手术中会实施术中胎儿监测，但并不推荐这样做。在腹部手术过程中，这不仅在技术和后勤保障上很难实现，而且有可能导致对胎儿健康的关注超过对母体稳定性的关注。美国妇产科学院产科技术委员认为：“应个体化使用术中胎儿监测”，同时指出如果使用，必须满足以下要求：“胎儿是可活的，具有实施术中胎儿监测的可能性；有产科医生提供术中医疗保障，接受可能因胎儿因素干扰外科手术，告知患者有可能行急诊剖宫产；外科手术允许安全中断或改变手术步骤，以实施急诊分娩。”[37]

十五、心脏停搏

如果患者在孕中期过后出现心肺骤停，将很难实现有效的心肺复苏。患者仰卧位时，子宫对主动脉腔静脉的压迫会干扰回心血量。建议把子宫左旋，垫起右臀部，但手动使子宫左旋将更有效[38]。应根据标准方法行胸部按压和通气。

有充分的证据表明：在心脏停搏后 4min 内尽快分娩对母体和胎儿都有好处，尤其是已达到新生儿生存阈值（24 周以上）或分娩有可能改善母体心脏停搏的情况下。SOGC[23] 和美国心脏协会[38] 近期的临床实践指南中强调了围死期剖宫产在改善母体自主循环的血液回流及妊娠结局方面的重要作用。

母体心脏停搏后 4min 内实施围死期剖宫产手术（perimortem cesarean delivery，PMCD）的做法，源自 30 多年前的一篇经典论著[39]。作者列述了这一方法对母亲和胎儿的潜在益处，目标是在骤停后 4min 内手术，5min 内成功分娩。这一目标反映出对孕中期妊娠患者实施有效心肺复苏（CPR）的困难及对母体和胎儿氧气储备的时间阈值。随后的病例分析报道：胎儿分娩后主动脉腔静脉受压的情况随之缓解，母体自主循环得以恢复。Katz[40] 回顾了 200 多例关于母体心脏停搏的病例，发现只有 3 例在胎儿分娩前实施了有效 CPR。

就胎儿而言，血供停止 4 ～ 5min 后会发生缺血性脑损伤，希望能在规定时间内分娩预防胎儿神经系统损伤[39]。据报道，即便母体心脏停搏 30min，新生儿也可以存活，且神经系统发育正常[41]，因此如即使心脏停搏已超过 5min，分娩仍是有意义的。

在母体心肺骤停无法复苏时（如大面积创伤），出于对胎儿角度的考虑，应立即进行围死期剖宫产。非产科医生可以采用“两指宽”原则评估胎儿的存活能力：妊娠 24 周，触诊宫底位于肚脐上方两指，胎儿有宫外存活的可能。

一旦决定进行 PMCD，就不要拖延，立即检查胎心或把患者转移至手术室。这种情况下很难行超声检查，只是浪费宝贵时间而已。此时不需要无菌和麻醉，也无法征求母亲的同意。通知儿科医生马上就位，但不必等待儿科医生即可开始。手术过程中，继续进行 CPR，产科医生或内科医生应以最舒适的方式进行手术[38]。

只要不影响手术速度，医生可根据自己的喜好选择纵切口或横切口。在胎儿娩出后，应娩出胎盘，认真缝合子宫，防止后续的复苏过程中出现膀胱和肠道损伤。由于没有血供，手术期间不会出血，但自主循环恢复后，有可能会出血[42]。医生应做好应对子宫收缩乏力和凝血障碍的准备。

有些人质疑 PMCD 的合法性和伦理性[40, 42]，这里简单介绍一下。当母体遭遇不可恢复的致命创伤时，医务人员显然应当对胎儿负责，并立即采取行动。在母体有可能复苏的情况下，尽管 PMCD 看起来有些恐怖和粗暴，但证据表明 PMCD 既有利于母体复苏，也可作为活产婴儿的分娩方式。在合法性和取得许可方面，截至 2012 年，没有针对医生实施 PMCD 的法律诉讼（无论是民事还是刑事）。但是，确有针对医生没有实施 PMCD 或没有及时采取措施的诉讼案例[40]。

（周　倩　译，刘俊涛　校）

参考文献

［1］Mendez-Figueroa H, Dahlke JD, Vrees RA, Rouse DJ. Trauma in pregnancy: An updated systematic review. Am J Obstet Gynecol 2013; 209: 1–10.

［2］Chang J, Berg CJ, Saltzman LE, Herndon J. Homicide: A leading cause of injury deaths among pregnant and postpartum women in the United States, 1991—1999. Am J Public Health 2005; 95: 471–7.

［3］Ikossi DG, Lazar AA, Morabito D, Fildes J, Knudson MM. Profile of mothers at risk: An analysis of injury and pregnancy loss in 1,195 trauma patients. J Am Coll Surg 2005; 200: 49–56.

［4］Battaloglu E, McDonnell D, Chu J, Lecky F, Porter K. Epidemiology and outcomes of pregnancy and obstetric complications in trauma in the United Kingdom. Injury 2016; 47: 184–7.

［5］John PR, Shiozawa A, Haut ER, et al. An assessment of the impact of pregnancy on trauma mortality. Surgery 2011; 149: 94–8.

［6］Petrone P, Talving P, Browder T, et al. Abdominal injuries in pregnancy: A 155-month study at two level 1 trauma centers. Injury 2011; 42: 47–9.

［7］Manoogian S. Comparison of pregnant and non-pregnant occupant crash and injury characteristics based on national crash data. Accident Analysis Prevention 2015; 74: 69–76.

［8］El Kady D, Gilbert WM, Anderson J, Danielsen B, Towner D, Smith LH. Trauma during pregnancy: An analysis of maternal and fetal outcomes in a large population. Am J Obstet Gynecol 2004; 190: 1661–8.

［9］Gulliver PJ, Dixon RS. Immediate and long-term outcomes of assault in pregnancy. Austr NZ J Obstet Gynaecol 2014; 54: 256–62.

[10] Wall SL, Figuerido F, Laing GL, Clarke DL. The spectrum and outcome of pregnant trauma patients in a metropolitan trauma service in South Africa. Injury 2014; 45: 1220–3.

[11] Cahill AG, Bastek JA, Stamilio DM, Odibo AO, Stevens E, Macones GA. Minor trauma in pregnancy—is the evaluation unwarranted? Am J Obstet Gynecol 2008; 198: 208.e1–208.e5.

[12] Okeke T, Ugwu E, Ikeako L, et al. Falls among pregnant women in Enugu, southeast Nigeria. Nigerian J Clin Pract 2014; 17: 292–5.

[13] Schiff MA. Pregnancy outcomes following hospitalization for a fall in Washington State from 1987 to 2004. BJOG 2008; 115: 1648–54.

[14] Inanir A, Cakmak B, Hisim Y, Demirturk F. Evaluation of postural equilibrium and fall risk during pregnancy. Gait & Posture 2014; 39: 1122–5.

[15] Subrahmanyam M. Burns during pregnancy—effect on maternal and foetal outcomes. Ann Burns Fire Disasters 2006; 19:177–9.

[16] Maghsoudi H, Samnia R, Garadaghi A, Kianvar H. Burns in pregnancy. Burns 2006: 32: 246–50.

[17] American College of Surgeons. Advanced Trauma Life Support Student Course Manual. 9th edition, 2012. American College of Surgeons. Chicago IL.

[18] Sasser SM, Hunt RC, Faul M, et al. Guidelines for field triage of injured patients: Recommendations of the National Expert Panel on Field Triage, 2011. MMWR Recomm Rep. 2012; 61: 1–20.

[19] Einav S, Sela HY, Weiniger CF. Management and outcomes of trauma during pregnancy. Anesthesiol Clin 2013; 31: 141–56.

[20] Greene W, Robinson L, Rizzo AG, et al. Pregnancy is not a sufficient indicator for trauma team activation. J Trauma 2007; 63: 550–5.

[21] Samsoon GLT, Young JRB. Difficult tracheal intubation: A retrospective study. Anaesthesia 1987; 42: 487–90.

[22] Quinn AC, Milne D, Columb M, Gorton H, Knight M. Failed tracheal intubation in obstetric anaesthesia: 2 yr national case-control study in the UK. Br J Anaesthesia 2013; 11: 74–80.

[23] Jain V, Chari R, Maslovitz S, et al. for the Society of Obstetricians and Gynaecologists of Canada. SOGC Clinical Practice Guideline no. 325, June 2015. Guidelines for the management of a pregnant trauma patient. J Obstet Gynaecol 2015; 37: 553–71.

[24] Muench MV, Baschat AA, Reddy UM, et al. Kleihauer-Betke testing is important in all cases of maternal trauma. J Trauma 2004; 57: 1094–98.

[25] Spahn DR, Bouillon B, Cerny V, et al. Management of Bleeding and Coagulopathy Following Major Trauma: An Updated European Guideline. Crit Care 2013;17:R76.

[26] Dutton RP. Haemostatic resuscitation. Br J Anaesthesia 2012: i39–46.

[27] Ekelund K, Hanke G, Stensballe J, Wikkelsøe A, Krebs Albrechtsen C, Afshari A. Hemostatic resuscitation in postpartum hemorrhage: A supplement to surgery. Acta Obstet Gynecol Scand 2015; 94: 680–92.

[28] Pacheco LD, Saade GR, Gei AF, Hankins GDV. Cutting-edge advances in the medical management of obstetrical hemorrhage. Am J Obstet Gynecol 2011; 205: 526–531.

[29] Borgman MA, Spinella PC, Perkins JG, et al. The ratio of blood products transfused affects mortality in patients receiving massive transfusions at a combat support hospital. J Trauma 2007; 63: 805–13.

[30] Holcomb JB, Wade CE, Michalek JE, et al. Increased plasma and platelet to red blood cell ratios improves outcome in 466 massively transfused civilian trauma patients. Ann Surg 2008; 248: 447–58.

[31] Goodwin H, Homes JF, Wisner DH. Abdominal ultrasound examination in pregnant blunt trauma patients. J Trauma 2001; 50: 689–94.

[32] American College of Obstetricians and Gynecologists. In: Committee on Obstetric Practice. Practice Bulletin no. 299, September 2004 (reaffirmed 2014.) Guidelines for diagnostic imaging during pregnancy.

[33] Flik K, Kloen P, Toro JB, Urmey W, Nijhuis JG, Helfet DL. Orthopaedic trauma in the pregnant patient. J Am Acad Orthop Surg 2006; 14: 175–82.

[34] Nabeel Zafar S, Rushing A, Haut ER, et al. Outcome of selective non-operative management of penetrating abdominal injuries from the North American National Trauma Database. Br J Surgery 2011; 99: 155–65.

[35] Lamb CM, Garner JP. Selective non-operative management of civilian gunshot wounds to the abdomen: A systematic review of the evidence. Injury 2013; 45: 659–66.

[36] Awwad JT, Azar GB, Seoud MA, Mroueh AM, Karam KS. High-velocity penetrating wounds of the gravid uterus: Review of 16 years of civil war. Obstet Gynecol 1994; 83: 259–64.

[37] American College of Obstetricians and Gynecologists. Committee on Obstetric Practice. Practice Bulletin no. 474, Feb 2011. Nonobstetric surgery during pregnancy.

[38] Jeejeebhoy FM, Zelop CM, Lipman S, et al, on behalf pf the American Heart Association Emergency Cardiovascular Care Committee, Council on Cardiopulmonary, Critical Care, Perioperative and Resuscitation, Council on Cardiovascular Diseases in the Young, and Council on Clinical Cardiology. Cardiac arrest in pregnancy: A scientific statement from the American Heart Association. Circulation 2015; 132: 00–00. doi10.1161/CIR.0000000000000300.

[39] Katz VL, Dotters DJ, Droegemueller W. Perimortem cesarean delivery. Obstet Gynecol 1986; 68: 571–6.

[40] Katz VL. Perimortem cesarean delivery: Its role in maternal mortality. Semin Perinatol 2012; 36: 68–72.

[41] Capobianco G, Balata A, Mannazzu MC, et al. Perimortem cesarean delivery 30 minutes after a laboring patient jumped from a fourth-floor window: Baby survives and is normal at age 4 years. Am J Obstet Gynecol 2008; 198: e15–e16.

[42] Drukker L, Hants Y, Sharon E, Sela HY, Grisaru-Granovsky S. Perimortem cesarean section for maternal and fetal salvage: Concise review and protocol. Acta Obstet Gynecol Scand 2014; 93: 965–72.

第 36 章　孕期手术

Surgery during pregnancy

George A. Mazpule　Gregory Grimberg　Toghrul Talishinskiy　Donald A. McCain

本章概要

有 0.75% ～ 2% 的孕妇需要接受非产科手术。本章旨在就妊娠患者中最常见的非产科手术问题，做简明扼要的概述。本章涵盖的话题包括腹痛最常见的原因，如阑尾炎、胆道疾病及某些恶性肿瘤治疗引发的肠梗阻等。及时诊断并积极治疗这些情况对于最大限度地减少胎儿和产妇的发病率都是至关重要的。但是，妊娠期间的生理变化可能会使病因发生混淆，导致诊断困难（表 36-1）。了解孕期发生的变化有助于实现及早诊断，制订更合适的治疗方案。

一、阑尾炎

急性阑尾炎是孕期最常见的非产科手术疾病。1250 名妊娠女性中就约有 1 人会被诊断为阑尾炎，且这种情况约有一半发生在孕中期。妊娠期间，妊娠子宫大小的解剖学变化及正常的生理性白细胞增多会使得诊断充满挑战。存在恶心和呕吐现象并非是特异性的，可能发生在正常孕妇身上，尤其是孕早期的患者。

阑尾炎最典型的症状是右下腹痛[1]。但是，这种疼痛并不是阑尾炎特有的。厌食、恶心和呕吐通常会在疼痛发作 24h 内出现。随着阑尾被增大的子宫向头侧挤压，会演变成右上腹痛。

表 36-1 孕期母体生理变化

临床
呼吸困难
外周水肿
收缩期射血杂音
恶心
心血管
心率增加（至约 90/min）
血压降低（5 ～ 10mmHg）
心排血量增加（30% ～ 50%）
全身血管阻力减小（SVR）
血容量和血浆容量增多（1 ～ 1.5L）
静脉回心血量减少
髂静脉血流减少
呼吸
膈肌升高
功能残气量（FRC）下降 15% ～ 20%
每分通气量增加
PaO_2 增加（至 105mmHg 左右）
$PaCO_2$ 下降（至 30mmHg 左右）
pH 增加（至 7.44 左右）
胃肠道
胃肠动力减弱
碱性磷酸酶稍有升高
血液学
高凝状态
血浆总蛋白和白蛋白水平降低
肾
集合系统扩张
膀胱松弛容量增加
肾小球滤过率（GFR）增加 30% ～ 50%

此时可看到正常升高的白细胞数量继续上升。

通常情况下，腹部的超声检查应作为首选的诊断方式。这种检查对胎儿没有已知风险，而且诊断灵敏度高。如果超声检查不能确诊，接下来应选择影像学检查，只不过这种方法目前还存有争议。无论是计算机断层扫描（CT）还是磁共振成像（MRI），其灵敏性和特异性都大于 95%。胚胎期第 2 周过后，可使用低剂量 CT [7]。MRI 通常在孕中期和孕晚期被认为是安全的，相关孕早期的安全性评估数据有限。但是，由于没有电离辐射，MRI 仍是一种有用的影像学检查方法。因此，如果两者均可选择，有些临床医生会首选 MRI。无论采用哪种方法，及时诊断阑尾炎都很重要，因为在单纯性阑尾炎情况下，胎儿的发病率增加 2% ～ 8.5%，而在穿孔性阑尾炎中，胎儿发病率高达 35%。

单纯急性阑尾炎的首选治疗方法是阑尾切除术。但是如果是晚期阑尾炎，出现蜂窝织炎、脓肿或穿孔，则首选非手术治疗。患者需开具广谱抗菌药物。如果需要，可以在放射引导下进行经皮引流液（脓肿）穿刺。中间型阑尾切除术的作用目前尚不明确，但是应予以考虑。

二、胆道疾病

每 10 000 名孕妇中，有 1 ～ 8 人患有胆道疾病 [3]。胆道疾病的症状与非妊娠患者类似，包括恶心、呕吐及摄入油脂性食物时右上腹疼痛。急性胆囊炎患者常会出现腹痛症状。诊断时需行腹部超声检查。超声检查的结果包括胆囊周围积液、胆囊壁增厚等，超声波出现墨菲征。

需镇痛治疗，通常不需要行胆囊切除术，除非患者出现持续呕吐症状。分娩后可行选择性胆囊切除术，因为 90% 以上患有胆绞痛的妊娠女性都会选择非手术治疗方法来缓解症状。但是，如果临床需要，在孕早中期行胆囊切除术是安全的。临床数据证实在孕期腹腔镜手术比开腹胆囊切除术更安全 [2]。但是，在孕晚期，由于子宫变大，腹腔镜手术难度增大 [3]。病情不稳定的患者，可以选择经皮胆囊造口术。

三、胰腺炎

每 1000 ～ 12 000 名孕妇中，有 1 例胰腺炎患者。根据疾病的严重程度，胰腺炎，产妇的死亡率可达 0% ～ 18%。早产率为 15% ～ 32%。约有 65% 的急性胰腺炎是由胆结石引起的，其次是高脂血症[4]。血液内淀粉酶和脂肪酶值升高，同时伴随碱性磷酸酶的异常升高。

对胰腺炎患者而言，积极复苏和营养至关重要。患者需行腹部超声检查，对胆结石进行评估。如按 Ransom 标准或急性生理学和慢性健康评估（acute physiology and chronic health evaluation，APACHE）评分方法，确定胰腺炎很严重，需行 CT 扫描，评估是否存在胰腺坏死现象。

胆源性胰腺炎的治疗包括胆囊切除术，如有需要，多数可在孕中期进行手术。如存在胆道梗阻，行内镜逆行胆管胰腺造影术是安全的[5]。如胆道梗阻患者在 48h 行此造影术，发病率和死亡率都会有所下降。造影时需对盆腔进行屏蔽。如果胰腺炎病情严重，心血管和呼吸衰竭发生风险较高，患者应收治至重症监护室（ICU）。在妊娠期间，肠外营养是安全的，尤其是经口摄入营养不足时，应进行肠外营养。但是，如果可行，最好选择肠内营养，以防止肠道渗透性改变和菌群失调的发生。如果胰腺坏死大于 30%，则应使用抗生素。如果是这样，选择药物应为亚胺培南 - 西司他丁。如果患者在治疗 10 ～ 14d 内病情没有改善，且出现胰腺坏死现象，细针穿刺胰腺液证明存在感染，则有必要进行胰腺清创术。如果是无菌性坏死，需要进行为期 3 周的药物治疗。

四、肠梗阻

孕期肠梗阻并不常见，每 1500 ～ 66 500 名孕妇中可能有 1 例发生。在非妊娠患者中，最常见的阻塞病因是以前手术导致的粘连，其次是肠扭转、肠套叠、恶性肿瘤、疝气和憩室[6]。高达 25% 的患者是由于妊娠期子宫增大导致肠管移位所致肠扭转引起的。

肠梗阻的症状包括疼痛、恶心、呕吐和肠胀气。有些患者的症状可能明显，但有些患者可能仍有排便，因为粪便远离梗阻点。对患者的身体检查应着重评估腹部压痛和是否有疝气。如果患者出现腹膜炎症状，无论有或无发热现象及淋巴细胞增多，都需考虑肠缺血坏死。治疗首选腹部 X 线平片。梗阻的影像学表现包括小肠胀气，有液气平。如果根据上述图像不能确诊，则需进一步进行 CT 和 MRI 等影像学检查。

肠梗阻的治疗包括放置胃管、补液、补充电解质及放置 Foley 尿管，以监测尿量。如果患者未出现肠缺血坏死或完全性肠梗阻，80% 以上的患者可以进行非手术治疗。但是，如果出现肠缺血或完全性肠梗阻，则需要行急诊开腹探查。如果发展成败血症性休克，孕妇的早产率达 50% 以上，胎儿的死亡率可达 50%。因此及早手术干预至关重要。

五、腹腔内出血

孕期突发性低血压有可能是由肝腺瘤破裂引起的。由于循环系统雌激素水平很高，腺瘤体积增大，导致破裂概率增加。腺瘤破裂导致腹腔大出血，死亡率增加。建议患有肝腺瘤的非妊娠女性不要口服避孕药，同时避孕，直至腺瘤体积缩小。计划妊娠前建议预防性切除肝腺瘤。如果怀疑肝腺瘤破裂，应补液治疗，如有必要，可以输血。通过肝动脉栓塞或肝动脉结扎可控制出血。

脾动脉瘤也可能导致妊娠患者腹腔内出血。治疗方法包括脾动脉栓塞或手术。如果动脉瘤位于近端，可以行动脉瘤切除术和脾动脉吻合术。如果位于近脾脏端，只能行脾切除术控制出血。尽管很少见，但脾动脉瘤破裂造成产妇死亡率可高达 75%，胎儿死亡率高达 95%[7]。

六、炎性肠病

与非孕期妇女相比，孕期妇女炎性肠病（inflammatory bowel disease，IBD）的复发率并没有增加。但是，出现不良妊娠结局的风险会有所增加。最常见的并发症是早产和低出生体重儿。如果孕妇处于 IBD 活跃期，流产率会增加，分娩时胎儿面临的风险也会增加。但是，如果妊娠马上终止，则胎儿的发病率和死亡率都会降低。

孕期急性发作会导致母儿不良妊娠结局发生率增加。及时且恰当的治疗可以避免并发症的发生。大多数治疗 IBD 的药物对胎儿都是低风险的，但有些药物，如甲氨蝶呤是禁用的。

5- 氨基水杨酸（5-ASA）和皮质类固醇是治疗复发的首选药物。在妊娠 24 ～ 26 周之前不建议使用英夫利西单抗，因为可能会透过胎盘。孕期时应避免使用环丙沙星和甲硝唑。妊娠期间不需要停药，因为停药有可能造成复发率和胎儿发病率升高。手术适应证与非妊娠女性相同。IBD 所致的慢性疾病对胎儿的风险要远高于手术风险[8]。

七、深静脉血栓

每 10 000 名孕妇中有 12.1 人发生深静脉血栓（deep venous thrombosis，DVT），DVT 在孕晚期至产后 3 周内发生风险最高。孕期肺栓塞的发生率是 5.4/10 000。与非妊娠女性相比，妊娠妇女发生 DVT 的风险是非妊娠妇女的 6 ～ 10 倍。风险增加是多因素导致的。下肢静脉淤滞是由增大的妊娠子宫压迫下腔静脉造成的。凝血因子Ⅱ、Ⅲ和Ⅹ的水平升高、S 蛋白水平下降形成高凝状态。孕期纤维蛋白增加是因为纤溶系统被抑制造成的。70% 的 DVT 通常会发生在左腿。

通常，DVT 可通过静脉多普勒超声检查诊断，这是首选的诊断方法。在某些情况下，高度可疑 DVT 的患者，在之前检查时未发现 DVT，需重复静脉多普勒超声检查或 MRI。如果怀疑存在肺动脉栓塞（pulmonary embolism，PE），则可以进行通气灌注（ventilation perfusion，VQ）扫描或胸部 CT 血管造影，这些检查对胎儿的风险很低。由于孕期生理变化的潜在影响，DVT 应治疗至产后 6 周。可针对凝血酶原和因子Ⅴ Leiden 突变进行分子遗传学检测，因为这些指标并不受妊娠的影响。一旦确诊，患者必须入院接受治疗，治疗方案可包括低分子肝素（low molecular weight heparin，LMWH）或普通肝素（unfractionated heparin，UH）。通常首选低分子肝素，因为它代谢快且不良反应少[9]。采用治疗剂量的治疗应持续 3 个月，然后继续以预防剂量治疗直至产后 3 周。低分子肝素和普通肝素不会透过胎盘，孕期可安全使用。应监测Ⅹ a 抗原抗体的水平，以确保低分子肝素达到治疗剂量。

如果需要使用肝素，但肝素诱发的血小板减少症（heparin-induced thrombocytopenia，HIT）病情恶化，可以换用达那肝素和磺达肝素。这两者属类肝素分子，不会与 HIT 中发现的抗体发生交叉反应。目前不建议直接使用凝血酶抑制药和Ⅹ a 因子抑制药，因为目前缺乏孕期使用的安全数据。华法林等维生素 K 拮抗药相对而言是禁止使用的，因为其可透过胎盘导致胎儿畸性[10]。

八、妊娠患者的影像学检查

孕期母体和胎儿在影像学检查的放射性暴露剂量受以下几种因素的影响，如孕周、成像部位、拍摄模式和拍摄技术。电离辐射的影响包括致畸风险和致癌风险。因此，孕期妇女根据病情如需进行影像学检查，应保证利大于弊。

在暴露剂量不超过 50mGy 时，辐射对胎儿的影响是可以忽略不计的，如有可能检查，应屏蔽盆腔。具体的辐射风险，见表 36-2。

如果行 CT，则应选择低剂量辐射模式。尽管 MRI 的安全性目前尚未得以证实，但对胎儿没有不良影响。MRI 有时可代替 CT，因为其没有电离辐射，例如：可用 MRI 来评估怀疑患有阑尾炎但超声不能确诊的妊娠患者。无论采用哪种方法，都必须与患者详细交代利弊。重要的是：

表 36-2　放射学检查的估计放射暴露剂量

放射学检查	估计的电离放射暴露剂量
胸片	＜ 0.01mGy
腹部 CT	29 ～ 42mGy
盆腔 CT	20 ～ 80mGy
钡剂灌肠	10 ～ 20mGy
核医学	＜ 10mGy
荧光透视	每分钟 10mGy
超声	无
MRI	无

诊断延误可能会增加母体和胎儿的发病率和死亡率。因此，如果影像学检查是临床所必须，必须及时进行以便明确诊断并及时治疗[11, 12]。

九、妊娠相关的肿瘤及相关内分泌问题

癌症是意外伤害之后引起育龄妇女死亡的第二大常见原因[13]。近期数据表明：孕期恶性肿瘤的发生率从1964年的1/2000[14]到1995年的1/1000，几乎翻了1倍（表36-3）[15]，随着孕妇年龄的增加，发病风险随之增加。过去40年内，美国孕妇的中位年龄稳步增长，现已超过26岁[16]，而1970年时仅为21岁[17]。加利福尼亚州癌症登记处的一项调查显示：与妊娠相关的最常见非妇科癌症是乳腺癌、甲状腺癌、黑素瘤和霍奇金淋巴癌[18]。本节将重点介绍最常见的非妇科肿瘤及相关疾病的治疗对妊娠患者的重要性。

表36–3　妊娠时恶性肿瘤的风险

肿瘤类型	发生率
乳腺癌	1/（3000 ～ 10 000）
霍奇金淋巴瘤	1/（1000 ～ 6000）
黑色素瘤	（2 ～ 5）/100 000
甲状腺癌	14/100 000

引自 Pavlidis NA，Oncologist，7(4)，279-287，2002. 已授权

十、产后乳房肿物的诊断和治疗

在妊娠和哺乳期间，由于激素水平的变化、乳房纹理、大小、体积、含水量、密度和柔软程度的不同，乳房检查较为困难。建议在确诊怀孕后，尽快进行仔细的乳房检查并存档，因为小的肿物有可能会随妊娠的进展而被忽略掉[19]。

妊娠相关的乳腺癌（pregnancy-associated breast cancer，PABC）定义为妊娠期间或分娩后1年内发生的任何乳腺癌。这种乳腺癌通常是浸润性导管腺癌，分化程度差、预后不良、疾病进展快、激素受体阴性、HER-2/neu阳性，可能与延误诊断有关[20]。评估乳房肿物通常采用的方式包括超声波、乳房X线检查、MRI检查[21]。

建议乳房肿物持续存在超过两周的所有患者应进行超声检查评估。超声是妊娠患者乳房肿物的首选检查方法，具有以下优点：安全性（没有电离辐射）、能够区分良性和恶性病变的特征、高敏感性和特异性、能同时行超声引导下细针穿刺活检。

乳房肿物的鉴别诊断包括囊性病变，如脓肿和乳性鞘膜积液；良性实性包块，包括纤维腺瘤、哺乳期腺瘤、错构瘤，以及罕见的恶性肿瘤，如淋巴瘤、白血病和肉瘤。乳性鞘膜积液，可通过穿刺引流进行诊断和治疗。脓肿可以切开引流，对于可疑的肿物，包括脓肿壁在内的活检很重要，可以排除坏死性乳腺癌。有些良性包块在妊娠期内增大，有时随孕周增长迅速。

已证明孕期行乳腺X线检查是安全的，但通常认为其有较高的X线暴露剂量[22]。标准乳房X线检查的暴露剂量，孕妇剂量＜3mGy，胎儿剂量＜0.03μGy[23]，这均小于50mGy的阈值，低于这一阈值认为不会对胎儿有致畸作用[24]。乳腺X线检查是安全的，其灵敏性和特异性为78% ～ 90%，但其仍是在特殊情况下使用[25]。这一技术可以检测超声没有检查到的可疑微钙化灶，而且适用于多灶、多中心及对侧疾病的评估。此外，对于在体格检查、超声检查中发现重大肿物的患者及刚诊断为PABC的所有患者，建议行双侧乳腺X线检查[26]。年龄超过40周岁的妊娠女性，产后或哺乳期过后建议性乳腺X线筛查。

同X线检查相比，MRI对乳腺癌的诊断敏感性更高，但通常不用于妊娠患者的评估/筛查，因为钆离子既可以透过胎盘，也可以分解成无毒素离子[27]。这限制了MRI的使用。

超声检查可疑的乳房肿物（可触及的实性和复杂囊性肿物），应进行超声引导下的核芯针活组织穿刺。纤维腺瘤、哺乳期腺瘤或错构瘤等良性病变可随诊观察，产后切除。临床和X

线检查的疑似肿瘤，如活组织穿刺无法确诊，需进行切除活检。乳瘘是核芯针活检的罕见并发症[28]，可以通过停止哺乳来治疗。乳房肿物的处理流程见图 36-1。

十一、诊断

孕期 PABC 的发病率是 1/3000，乳腺癌已成为宫颈癌之后孕期第二位的恶性肿瘤[29]。要诊断产后乳腺癌，需要有高度可疑的因素作为诊断依据。PABC 诊断延误，会增加腋窝淋巴结转移的风险。据报道，早期乳腺癌延误治疗 1 个月，腋窝淋巴结转移风险增加 0.9% ～ 1.8%，延误 3 个月，风险增加 2.6% ～ 5.6%，延误 6 个月，风险增加 5.1% ～ 10.2%[30]。近期的荟萃分析显示：产后确诊要比孕期确诊的患者预后差。这可能是因为孕期诊断困难造成的[31]。

超声是孕期乳腺包块的首选检查方法，因为其能够显示可疑包块的图像特征包括回声增强部分和囊肿性质[32]。其他可疑的超声图像包括内部回声不均的毛刺样包块。

十二、治疗前分期

分期前应该行全面的体格检查，包括检查病灶的大小、是否有腋窝淋巴结和（或）锁骨上淋巴结肿大。腋窝淋巴结是评价乳腺癌患者预后的最重要的因素。如果触及肿大的锁骨上淋巴结，需要进行核芯针活检或开放性活检，因为这种情况表明患者至少已经是乳腺癌ⅢC 期。通过利用临床肿瘤大小、淋巴结、是否有转移（TNM）分期系统（表 36-4 和表 36-5），可以制订合适的方案进行治疗。临床Ⅰ期和Ⅱ期 PABC 的治疗方案与非妊娠患者相同，除体格检查外，还需要行胸部 X 线和肝功检查。对于临床Ⅲ期患者，可能需要行 MRI 检查来评估发生远处转移的风险。

十三、治疗

PABC 的治疗目标不同于非妊娠患者，因为孕期通常会禁止行放疗和内分泌治疗。孕早期过后可行选择性化疗[33]。化疗结束后 2 年内，应避免再次怀孕。因此，可切除乳腺癌的主要

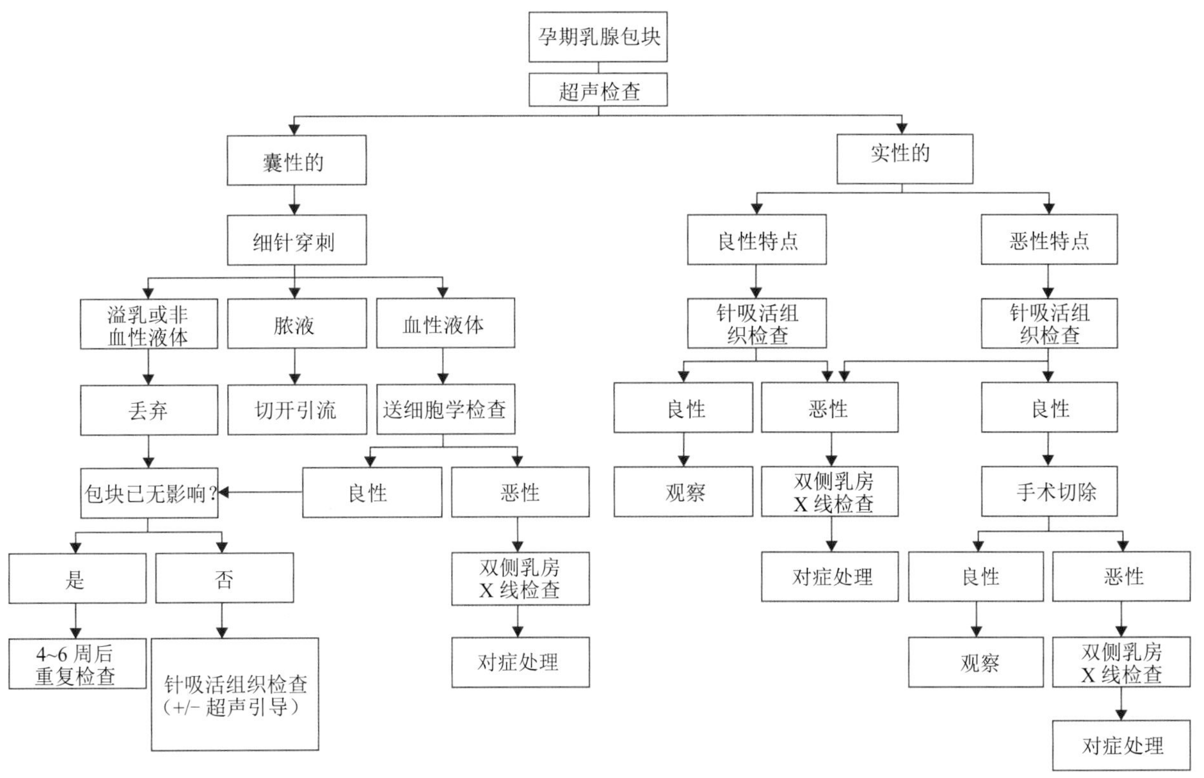

▲ 图 36-1　孕期乳房肿物的处理流程

表 36-4　乳腺癌的临床 TNM 分期

Tis：原位癌
T_1：肿瘤≤ 2cm
T_2：肿瘤＞ 2cm，但≤ 5cm
T_3：肿瘤＞ 5cm
T_4：有皮肤或胸壁受累的任何大小的肿瘤
N_0：不可触及腋窝淋巴结
N_1：可触及移动的腋窝淋巴结
N_2：可触及固定的腋窝淋巴结
N_3：可触及锁骨上淋巴结
M_0：无转移
M_1：存在转移病灶

引自 NCCN 肿瘤学临床实践指南：乳腺癌 . V 1.2016. 美国国家综合癌症网络 . 已授权

T．肿瘤；N．淋巴结；M．转移

表 36-5　乳腺癌的临床分期分组

T	N	M	分期
1	0	0	Ⅰ
1	1	0	Ⅱ A
2	0	0	
2	1	0	Ⅱ B
3	0	0	
1	2	0	Ⅲ A
2	2	0	
3	1	0	
3	2	0	
3	0 ～ 2	0	Ⅲ B
任意	3	0	Ⅲ C
任意	任意	1	Ⅳ

引自 NCCN 肿瘤学临床实践指南：乳腺癌 . V 1.2016. 美国国家综合癌症网络 . 经允许

治疗方法是手术切除。手术方式包括切除患侧乳房或乳房病灶切除后补充放疗（孕中晚期的乳腺癌患者通常采用这种治疗方法）；初次手术时必须进行淋巴结分期，以便进行正确的 TNM 临床分期。淋巴结分期可通过前哨淋巴结活检（sentinel lymph node biopsy，SLNB）实现，需给患者注射放射性示踪剂和（或）蓝色染料。孕妇使用异硫蓝出现严重变态反应的概率＜ 1%，通常不会使用。以前 SLBN 在孕期是禁用的，目前研究证实 SLNB 的放射性暴露剂量很低，不增加孕期畸形或死亡的发生风险[34]。阳性 SLNB 或可触及的肿大淋巴结需要进行Ⅰ级和Ⅱ级腋窝淋巴结清除。

孕期化疗需要了解妊娠的几个关键期：受孕后的 8 ～ 14d 相当于“全或无”时期，在此期间化疗不会导致先天性缺陷。在器官形成期（妊娠后 2 ～ 8 周），胎儿暴露于潜在的毒性化合物可能导致畸形。8 周过后属胎儿期，在此期间选择性化疗是相对安全的，但胎儿宫内生长受限、早产儿、低出生体重儿和骨髓毒性的风险可能会增加[35]。PABC 患者的化疗适应证与非妊娠患者（肿瘤直径超过 1cm 且分化差或激素受体阴性或淋巴结转移者）相似。多数 PABC 患者激素受体阴性，因此化疗比激素治疗更常用。最常用的化疗药是氟尿嘧啶、多柔比星和环磷酰胺。孕期制订乳腺癌标准治疗方案可以避免新生儿先天缺陷和先天不足的发生率（图 36-2）[36]。化疗结束两年后可以再次妊娠。

十四、乳腺癌幸存者的后续妊娠

PABC 患者生育能力成为讨论的重要课题。使用的化疗药物、给药总剂量及患者的年龄等因素是导致卵巢功能下降的重要因素。例如：用蒽环类药物化疗会导致闭经或经量减少，而环磷酰胺 / 甲氨蝶呤 / 氟尿嘧啶组合方案会增加闭经的风险。部分 40 岁以上患者的闭经是不可逆转的[37]。更重要的是，多项研究均已证实再次妊娠并不增加母亲复发率，而且母亲及其后代的死亡率也不会增加。

十五、黑色素瘤

妊娠期间恶性黑色素瘤的治疗方案与非妊娠女性相同。可疑病变通常遵循“ABCDE”规则：不对称、边界不规则、颜色改变、直径＞ 1cm，病灶不断进展。对于较小病灶，需进行病灶切除活检；对于较大病灶，可行全层穿刺活检。影响黑色素瘤预后的最重要因素是肿瘤的厚度，因为它与淋巴结转移相关。黑色素瘤的 Breslow 厚度分级表明厚度＜ 1mm，病灶大小多为 0.5 ～ 1cm；厚度＞ 1mm，病灶大小为 2cm。应进行淋巴结检查；有可触及肿大淋巴结应进行淋巴结清扫术。没有可触及肿大淋巴结、厚度超过 1mm 的肿瘤需 SLNB（见妊娠相关的乳腺癌的相关介绍）。SLNB 是分期所需过程。用 Breslow 厚度、溃疡形成和淋巴结转移进行临床分期，黑色素瘤远处转移通过 TNM 分期进行评估（表 36-6 和表 36-7）[38]。

研究发现孕期皮肤恶性黑色素瘤的总体发生率为 8.5/100 000。总之，妊娠相关黑色素瘤和非妊娠黑色素瘤在发生率、肿瘤厚度、淋巴结转移率方面无统计学差异[39]。

流行病学证据表明早育的女性患黑色素瘤的风险降低，是否生育和近期分娩时间与皮肤恶性黑色素瘤间并无关联[40]。值得注意的是：Ⅳ期的妊娠患者应对胎盘进行病理学评估，因为 31% 的恶性黑色素瘤会发生转移。在胎盘转移的患者中，胎儿受累风险为 22%[41]。

十六、淋巴瘤

孕期淋巴瘤的体征和症状与非妊娠期女性相同。淋巴瘤的诊断需要取淋巴结活检行病理分析。疾病分期包括影像研究、CT 和正电子发射断层扫描（positron emission tomography，PET）-CT。母体 / 胎儿的辐射暴露量相当大，但即便在 50mGy 阈值以下，仍会引起人们的担心，这也是医生需要和患者探讨的话题。患者的预后取决于淋巴瘤的类型和亚类型：霍奇金

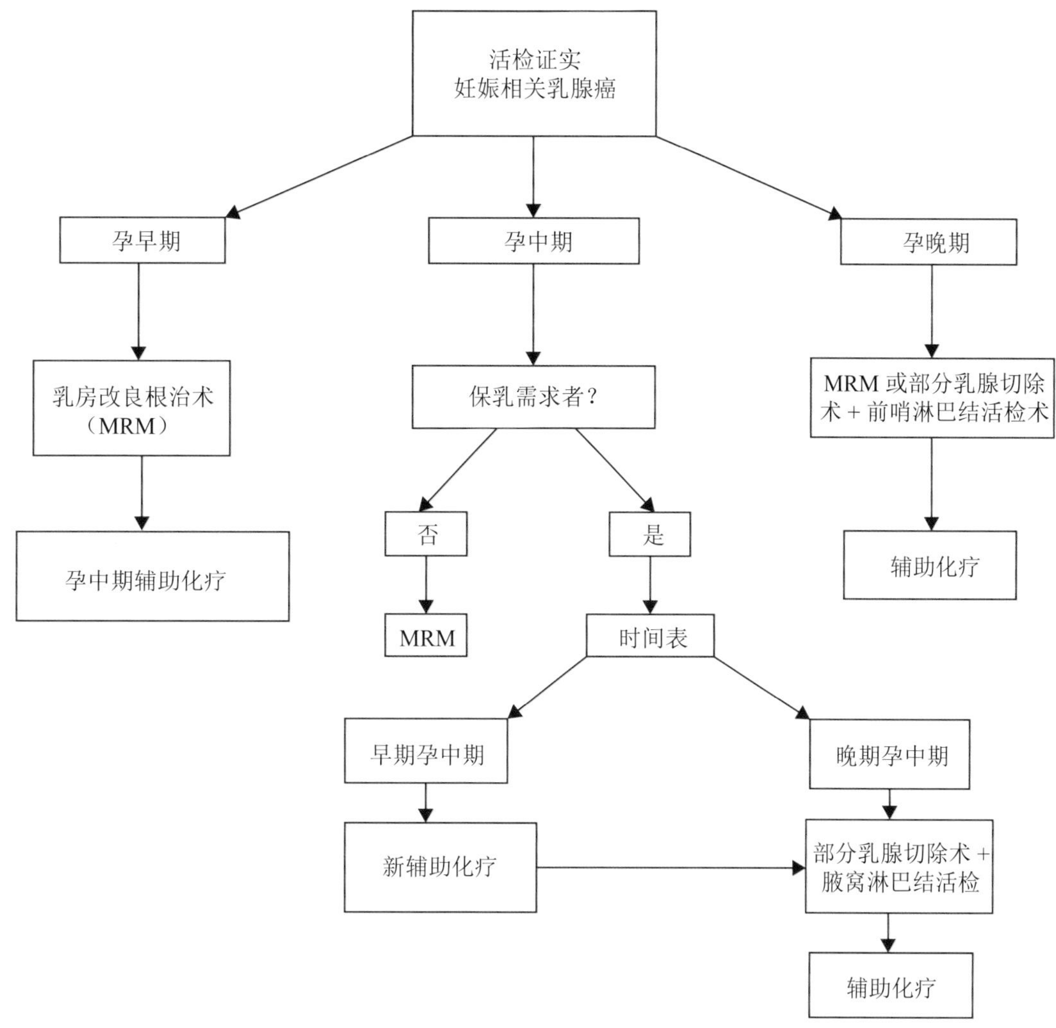

▲ 图 36-2　孕期乳腺癌的处理

表 36–6　皮肤黑色素瘤的 TNM 分期

分类	厚度（mm）	溃疡状态 / 有丝分裂
T		
Tis	NA	NA
T_1	≤ 1.00	a．无溃疡和有丝分裂 < 1/mm^2 b．有溃疡或有丝分裂 ≥ 1/mm^2
T_2	1.01 ～ 2.00	a．无溃疡 b．有溃疡
T_3	2.01 ～ 4.00	a．无溃疡 b．有溃疡
T_4	> 4.00	a．无溃疡 b．有溃疡
N	转移淋巴结数目	淋巴结转移负荷
N_0	0	NA
N_1	1	a．微转移[a] b．大转移[b]
N_2	2 ～ 3	a．微转移[a] b．大转移[b] c．转移中 / 没有转移结节的微卫星
N_3	4+ 转移淋巴结或融合淋巴结，或转移中 / 有转移结节的微卫星	
M	位置	血清 LDH
M_0	无远处转移	NA
M_{1a}	远处皮肤、皮下或淋巴结转移	正常
M_{1b}	肺转移	正常
M_{1c}	所有其他脏器转移 任何远处转移	正常 升高

引自 Balch CM et al.，J Clin Oncol，27/36，6199-6206，2009. 经允许

NA．不适用；LDH．乳酸脱氢酶；T．肿瘤；N．淋巴结；M．转移

a．微转移在前哨淋巴结活检后诊断；b．大转移定义为临床可测量的淋巴结转移，通过病理证实

表 36–7　皮肤黑色素瘤解剖分期

临床分期[a]				病理分期[b]			
	T	N	M		T	N	M
0	Tis	N_0	M_0	0	Tis	N_0	M_0
Ⅰ A	T_{1a}	N_0	M_0	Ⅰ A	T_{1a}	N_0	M_0
Ⅰ B	T_{1b}	N_0	M_0	Ⅰ B	T_{1b}	N_0	M_0
	T_{2a}	N_0	M_0		T_{2a}	N_0	M_0
Ⅱ A	T_{2b}	N_0	M_0	Ⅱ A	T_{2b}	N_0	M_0
	T_{3a}	N_0	M_0		T_{3a}	N_0	M_0
Ⅱ B	T_{3b}	N_0	M_0	Ⅱ B	T_{3b}	N_0	M_0
	T_{4a}	N_0	M_0		T_{4a}	N_0	M_0
Ⅱ C	T_{4b}	N_0	M_0	Ⅱ C	T_{4b}	N_0	M_0
Ⅲ	任何 T	N > N_0	M_0	Ⅲ A	$T_{1\text{-}4a}$	N_{1a}	M_0
					$T_{1\text{-}4a}$	N_{2a}	M_0
				Ⅲ B	$T_{1\text{-}4b}$	N_{1a}	M_0
					$T_{1\text{-}4b}$	N_{2a}	M_0
					$T_{1\text{-}4a}$	N_{1b}	M_0
					$T_{1\text{-}4a}$	N_{2b}	M_0
					$T_{1\text{-}4a}$	N_{2c}	M_0
				Ⅲ C	$T_{1\text{-}4b}$	N_{1b}	M_0
					$T_{1\text{-}4b}$	N_{2b}	M_0
					$T_{1\text{-}4b}$	N_{2c}	M_0
					任何 T	N_3	M_0
Ⅳ	任何 T	任何 N	M_1	Ⅳ	任何 T	任何 N	M_1

引自 Balch CM et al.，J Clin Oncol，27/36，6199-6206，2009. 经允许

a．临床分期包括肿瘤的显微镜下分期和对转移病灶的临床 / 影像学评估；按照惯例，应该在完整的肿瘤切除术后进行原位和远处转移的临床评估

b．病理学分期包括肿瘤的显微镜下分期和部分或全部淋巴结的病理情况分期；病理的 0 期或Ⅰ A 期存在异议，因为其不包括淋巴结的病理评估

淋巴瘤（Hodgkin lymphoma，HL）与非霍奇金淋巴瘤（non-Hodgkin lymphoma，NHL）。妊娠期淋巴瘤患者需要关注孕妇治愈率及对胎儿的风险两个因素。

30 岁后霍奇金淋巴瘤的患病率增加，这是妊娠期间最常见的淋巴瘤类型[42]。目前，霍奇金淋巴瘤的治疗药物有 4 种：多柔比星、博来霉素、长春碱和达卡巴嗪。放射治疗仅限于早期霍奇金淋巴瘤患者，仅限于治疗颈部区域，治疗时需妥

善屏蔽腹部[42]。化疗是淋巴瘤的主要治疗方法，开始化疗的时间取决于孕周。孕早期为器官形成期，通常不予化疗，因为会导致胎儿畸形率升高。孕早期化疗可能会造成自然流产和胎儿死亡。孕中期和孕晚期化疗会导致早产、低出生体重儿、胎儿宫内生长受限和胎儿死亡。但是，如果是疾病晚期阶段和侵袭性亚型的霍奇金淋巴瘤，延期化疗会增加孕妇死亡率。此时应建议患者立即终止妊娠并开始化疗。总之，孕期霍奇金淋巴瘤的预后与非妊娠患者类似[43]（图 36-3）。

非霍奇金淋巴瘤是一组恶性肿瘤，治疗方案取决于所属亚型：惰性、侵袭性还是高侵袭性。惰性非霍奇金淋巴瘤包括滤泡淋巴细胞、慢性淋巴细胞白血病和边缘区淋巴瘤，后者常见于老年患者，孕期少见。这一类型非霍奇金淋巴瘤进展慢，治疗方法取决于患者是无症状（建议观察等待）还是有症状（使用各种化疗药物）。侵袭性非霍奇金淋巴瘤是最常见的亚型，其包括套细胞淋巴瘤和弥漫性大 B 细胞淋巴瘤。通常采用环磷酰胺、多柔比星、长春碱和泼尼松（CHOP）联合化疗，并在 CD20- 阳性肿瘤中加入利妥昔单抗。CHOP 联合化疗方法的孕期安全性还没有很好的研究。有研究发现：孕早期进行 CHOP 化疗并不导致胎儿出生缺陷[44]，其他研究发现在整个孕期内使用利妥昔单抗都不会导致胎儿出生缺陷[45]。高度侵袭性非霍奇金淋巴瘤包括伯基特淋巴瘤和 B/T 细胞淋巴细胞淋巴瘤，两者特点均为肿瘤生长快、神经系统受累、肿瘤溶解综合征和复发风险高。由于具有侵袭性和快速进展性，这一亚型的非霍奇金淋巴瘤在确诊后必须立即治疗，由于药物尤其是甲氨蝶呤的致畸性，建议早期终止妊娠（图 36-4）。

十七、内分泌肿瘤

（一）甲状腺肿物 / 分化的甲状腺癌

甲状腺癌是与妊娠相关的最常见的内分泌恶性肿瘤。妊娠与非妊娠妇女在生存率、复发率和甲状腺癌亚型方面都是相似的[46]。导致甲

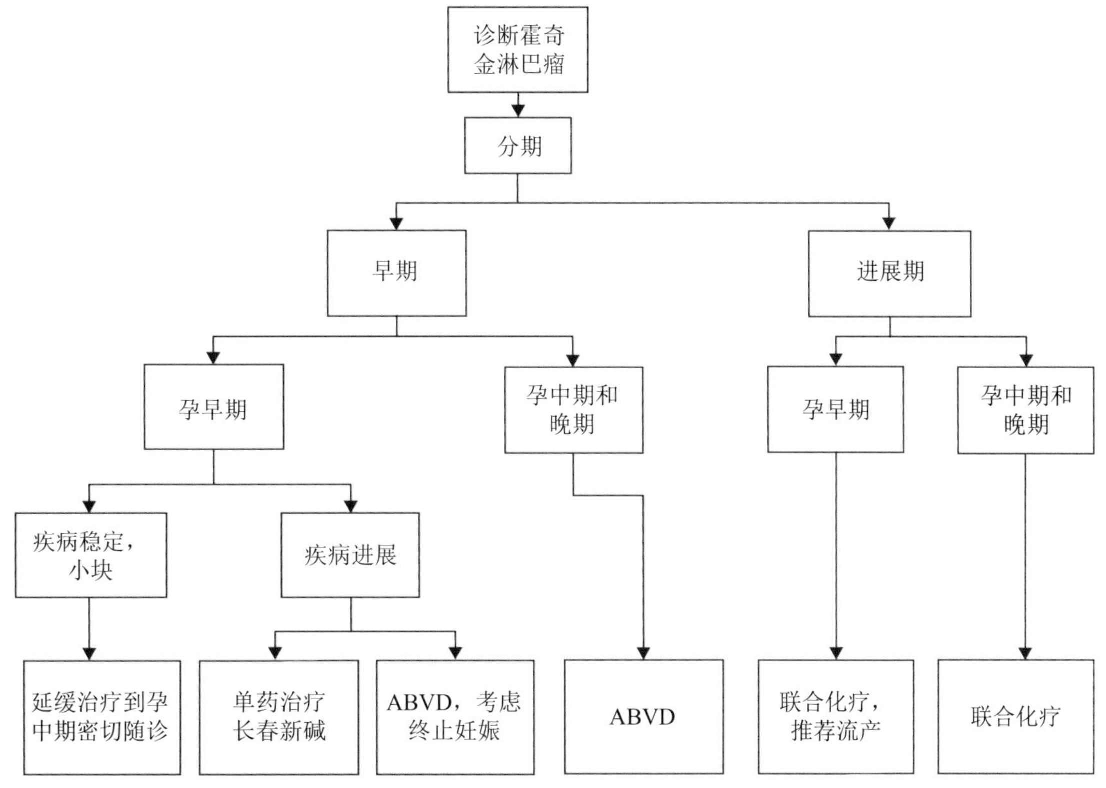

▲ 图 36–3 孕期霍奇金淋巴瘤建议处理流程

引自 Abadi U，Koren G，Lishner M.Hematology Oncol Clin North Am，25(2)，277-291，2011. 经允许

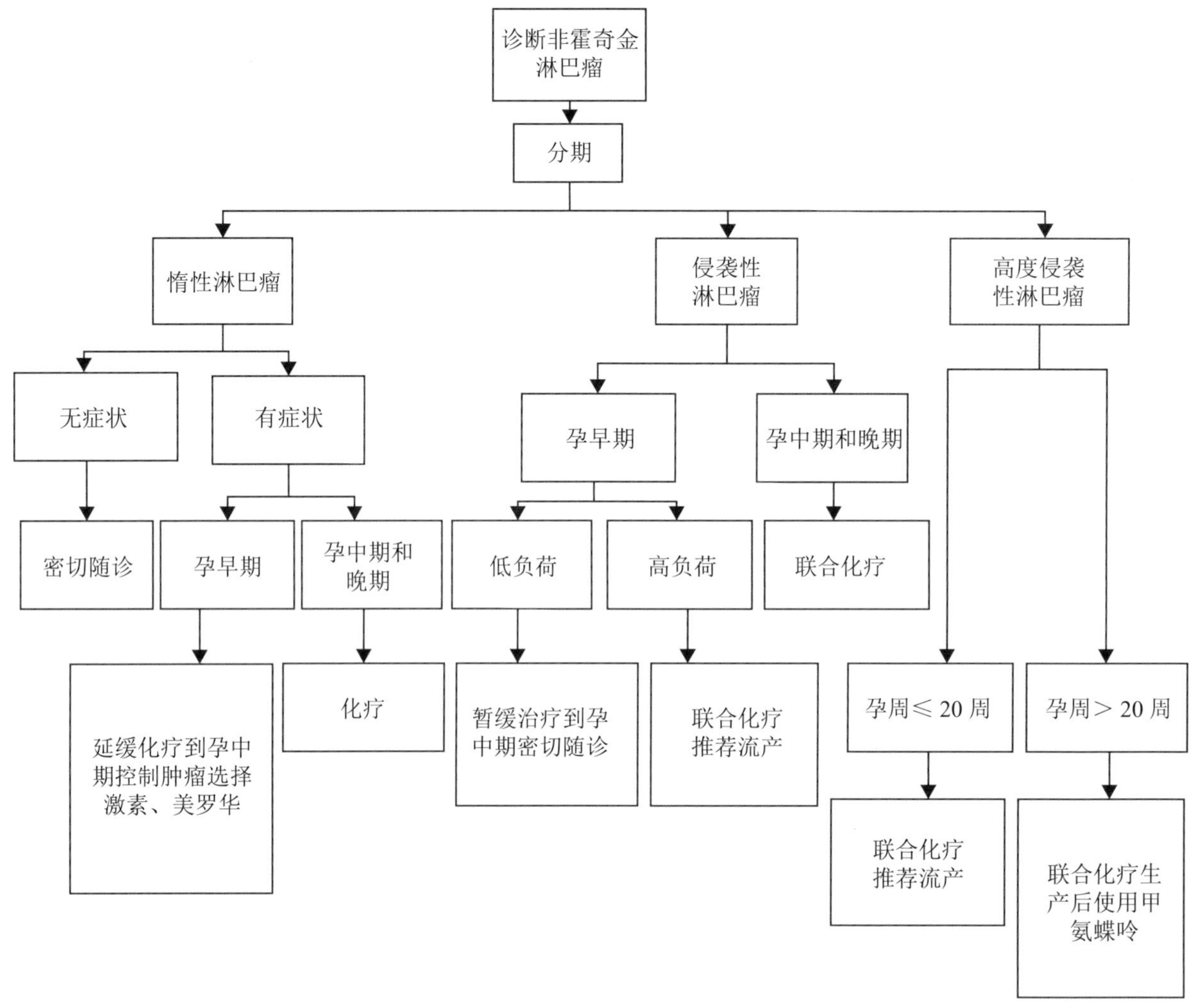

▲ 图 36–4　孕期非霍奇金淋巴瘤建议处理流程

引自 Abadi U，Koren G，Lishner M.Hematology Oncol Clin North Am，25(2)，277-291，2011. 经允许

状腺癌最大的危险因素是电离辐射[47]。孕期雌激素水平升高导致甲状腺体积增大，T_3、T_4、促甲状腺激素（TSH）升高，这是良性和恶性甲状腺结节病情进展的高危因素[48]。在问诊甲状腺髓样癌患者的病史时，应注意询问患者是否有甲状腺癌和可疑多发性内分泌瘤病家族史，这很重要。

孕期甲状腺肿物的诊断包括详细询问病史、体格检查、血清甲状腺功能水平检测和颈部超声。可疑包块需要行甲状腺细针抽吸。分化型甲状腺癌的超声检查结果可能是低回声、边缘不规则病灶及细点状钙化。无转移性或包膜受累的稳定肿瘤，可在孕期密切行甲状腺超声监测[49]并每 4 周复查甲状腺功能。手术指征包括肿瘤直径增加 20%、体积增加 50%、证实有转移[50]。建议孕期分化型甲状腺癌可以推迟至分娩后开始治疗。因为妊娠和非妊娠患者的预后是一样的，而且孕期和分娩后手术效果也是相似的[51]。对于髓质癌患者，应行根治性手术包括全甲状腺切除、颈部中央区淋巴结清扫包括改良根治性颈部淋巴结清扫和肿大淋巴结清扫[52]。

（二）甲状腺激素

由于孕期血清中的激素水平升高，与同龄的非妊娠组对比，孕期甲状腺体积和激素水平会不断变化。但是由于孕早期人绒毛膜促性腺激素（hCG）升高，母体总甲状腺激素水平升高，而 TSH 受体受到刺激导致 TSH 在孕早期下降。

TSH 的降低造成甲状腺激素分泌增多和游离 T_4 水平升高，通过作用于甲状腺释放激素（TRH）而进一步抑制 TSH 水平。但在孕早期过后，TSH 水平又回到基线水平，在孕晚期有所上升[53]。

甲状腺激素对胎儿的大脑发育有显著影响。在整个孕期内，母体甲状腺激素（T_4）都可以透过胎盘作用于胎儿[54]，孕早期母体甲状腺激素水平尤为重要，因为孕 12 周后，胎儿的甲状腺能够自身合成甲状腺激素了[55]。无论是甲状腺功能减退还是甲状腺功能亢进，都到影响母儿预后。

（三）甲状腺功能减退

对孕妇膳食碘缺乏的研究表明：母体和胎儿甲状腺功能严重减退会造成智力发育迟缓和神经系统缺陷包括痉挛、共济失调和聋哑；而轻微的甲状腺功能减退会造成智力发育迟缓[56]。与甲状腺功能正常者相比，孕期亚临床甲状腺功能减退导致早产和胎盘早剥风险增加[57]。

甲状腺功能减退的非特异性症状很难与孕期的某些常见症状区分，如疲劳、畏寒、体重增加和便秘。据估计，孕期甲状腺功能减退的发生率为 3/1000[58]。甲状腺功能减退的诊断需依据 TSH 和血清游离 T_4 的水平。治疗目的是通过口服左甲状腺素恢复到正常甲状腺功能水平。每隔 6～8 周复查 TSH 水平。孕期不建议常规筛查甲状腺激素水平，建议有甲状腺功能减退症状的女性检测 TSH、游离 T_3 和 T_4，以便早期诊断和治疗。孕前就有甲状腺功能减退的女性应在首次产检时查血清 TSH。总之，孕早期对左甲状腺素的需求增加，因此孕妇需要通过监测血清 TSH 水平和观察临床症状来调整左甲状腺素剂量[59]。

（四）甲状腺功能亢进

孕期甲状腺功能亢进的发病率为 1/2000。孕期主要的甲状腺功能亢进是由 Graves 病引起的。根据孕周选择丙基硫尿嘧啶或甲巯咪唑来治疗。孕期甲状腺功能亢进与甲状腺功能减退的症状相似，都有可能被妊娠的“正常”症状所掩盖。甲状腺功能亢进有可能造成不耐热、心悸、紧张、剧吐和体重减轻。通过检测血清 TSH 和游离 T_4 的水平来诊断。孕期治疗甲状腺功能亢进能改善母儿预后。孕期使用的丙硫氧嘧啶和甲巯咪唑都有其利弊；但是研究证实两者治疗妊娠期甲状腺功能亢进是有效且安全的[60]。

妊娠期不能进行放射性碘治疗，因为其可以透过胎盘对胎儿甲状腺造成永久性损伤。研究表明：孕期甲状腺功能正常者的妊娠结局要好于甲状腺功能亢进者。孕期甲状腺功能亢进者早产、子痫前期、胎儿生长受限、母体心力衰竭和流产风险增加[61]。

（五）嗜铬细胞瘤

孕期嗜铬细胞瘤是一种罕见但致命的疾病。目前关于这一问题的医学文献很少，主要以病例报道为主。孕期新发高血压、多发性内分泌瘤病Ⅱ A、von Hippel Lindau 综合征及其他遗传学肿瘤占产后嗜铬细胞瘤的 25%，应该仔细问诊这部分患者的家族史。嗜铬细胞瘤的症状和体征与孕期其他疾病并发症类似，包括高血压、心悸、头痛、呕吐等。嗜铬细胞瘤常被误诊为先兆子痫。

妊娠不会改变尿中茶酚胺的水平，但通过检测 24h 尿液香草扁桃酸（VMA）或儿茶酚胺水平可以确诊嗜铬细胞瘤[62]。腹部超声检查可见巨大、边缘尚清的实性包块，有或无内部坏死，或肾上腺嗜铬细胞瘤出血[63]。

药物治疗是首选方案。使用 α 受体拮抗药降血压从而降低死亡率很重要。酚苄明或哌唑嗪孕期是安全的且最为常用，一旦 α 受体拮抗药有效，可以开始使用 β 受体拮抗药[64]。手术治疗取决于孕周和确诊时间。孕早期可行开腹探查术。一旦实现 α 和 β 受体拮抗，孕中期可以进行手术切除。孕晚期确保胎儿成熟后可同时行开腹探查术和剖宫产。如果高血压控制满意，可以阴道分娩后再行手术切除。

（周　倩　译，刘俊涛　校）

参考文献

[1] Brown JJ, Wilson C, Coleman S, Joypaul BV. Appendicitis in pregnancy: An ongoing diagnostic dilemma. Colorectal Dis 2009; 18: 116–22.
[2] Sadot E, Telem DA, Arora M, et al. Laparoscopy: A safe approach during pregnancy. Surg Endosc 2010; 24: 383–9.
[3] Jelin EB, Smink DS, Vernon AH, Brooks DC, et al. Management of biliary tract disease during pregnancy: A decision analysis. Surg Endosc 2008; 22: 54–60.
[4] Eddy JJ, Gideonsen MD, Song JY, et al. Pancreatitis in pregnancy: A 10 year retrospective of 15 midwest hospitals. Obstet Gynecol 2008; 112: 1075–81.
[5] Tang SJ, Mayo MJ, Rodriguez-Frias E, et al. Safety and utility of ERCP during pregnancy. Gastrointest Endosc 2009; 69: 453–61.
[6] Connolly MM, Unti JA, Nora PF. Bowel obstruction in pregnancy. Surg Clin North Am 1995 Feb; 75(1): 101–13.
[7] Sadat U, Dar O, Walsh S, Varty K. Splenic artery aneurysms in pregnancy: A systematic review. Int J Surg 2008; 6: 261–5.
[8] Van der Woude CJ, Ardizzone S, Bengtson MB, et al. The second European evidenced-based consensus on reproduction and pregnancy in inflammatory bowel disease. J Crohn's Colitis 2015: 1–15.
[9] Chan WS, Rey E, Kent NE. Venous thromboembolism and antithrombotic therapy in pregnancy: SOGC. Clin Pract Guideline 2014; 26: 527–53.
[10] Greer, I. Thrombosis in pregnancy: Updates in diagnosis and management. Am Soc Hematol 2012; 1: 203–7.
[11] Wang P, Chong ST, Kielar AZ, et al. Imaging of pregnant and lactating patients. Part I, evidence-based review and recommendations. AJR 2012; 198: 778–84.
[12] Chen MM, Coakley FV, Kaimal A, Laros RK Jr. Guidelines for computed topography and magnetic resonance imaging use during pregnancy and lactation. Obstet Gynecol 2008; 112: 333–40.
[13] Jemal A, Siegel R, Xu J, Ward E. Cancer statistics, 2010. CA Cancer J Clin 2010; 60: 277–300.
[14] Williams, TJ. Turnbull, K. Carcinoma in situ and pregnancy. Obstet Gynecol 1964; 24(6): 857–64.
[15] Pavlidis NA. Coexistence of pregnancy and malignancy. Oncologist 2002; 7(4): 279–87.
[16] Hamilton BE, Martin JA, Osterman MJK, et al. Births: Final data for 2014. National vital statistics reports; vol 64 no 12. Hyattsville, MD: National Center for Health Statistics, 2015.
[17] Mathews TJ, Hamilton BE. Mean age of mother, 1970–2000. National vital statistics reports; vol 51 no 1. Hyattsville, MD: National Center for Health Statistics, 2002.
[18] Smith LH, Danielsen B, Allen ME, Cress R. Cancer associated with obstetric delivery: Results of linkage with the California cancer registry. Am J Obstet Gynecol 2003; 189(4): 1128–35.
[19] Woo JC, Yu T, Hurd TC. Breast cancer in pregnancy: A literature review. Archives of Surgery 2003; 138(1): 91–8.
[20] Viswanathan S, Ramaswamy B. Pregnancy-associated breast cancer. Clin Obstet Gynecol 2011; 54(4): 546–55.
[21] Vashi R, Hooley R, Butler R, Geisel J, Philpotts L. Breast imaging of the pregnant and lactating patient: Imaging modalities and pregnancy-associated breast cancer. Am J Roentgenol 2013; 200(2): 321–8.
[22] Wang PI, Chong ST, Kielar AZ, et al. Imaging of pregnant and lactating patients: Part 2, evidence-based review and recommendations. Am J Roentgenol 2012; 198(4): 785–792.
[23] Sechopoulos I, Vedantham S, Suryanarayanan S, D' Orsi CJ, Karellas A. Radiation dose to organs and tissues from mammography: Monte Carlo and phantom study 1. Radiology 2008; 246(2): 434–43.
[24] American College of Radiology. ACR Practice Guideline for Imaging Pregnant or Potentially Pregnant Adolescents and Women with Ionizing Radiation. Reston, VA: American College of Radiology, 2008.
[25] Robbins J, Jeffries D, Roubidoux M, Helvie M. Accuracy of diagnostic mammography and breast ultrasound during pregnancy and lactation. Am J Roentgenol 2011; 196(3): 716–22.
[26] Yang WT, Dryden MJ, Gwyn K, et al. Imaging of breast cancer diagnosed and treated with chemotherapy during pregnancy 1. Radiology 2006; 239(1): 52–60.
[27] Webb JAW, Thomsen HS. Gadolinium contrast media during pregnancy and lactation. Acta Radiol 2013; 54(6): 599–600.
[28] Schackmuth EM, Harlow CL, Norton LW. Milk fistula: A complication after core breast biopsy. AJR. Am J Roentgenol 1993; 161(5): 961–2.
[29] Antonelli NM, Dotters DJ, Katz VL, Kuller JA. Cancer in pregnancy: A review of the literature. Part I. Obstet Gynecol Surv 1996; 51(2): 125–34.
[30] Nettleton J, Long J, Kuban D, et al. Breast cancer during pregnancy: Quantifying the risk of treatment delay. Obstet Gynecol; 87(3): 414–8.
[31] Azim HA, Santoro L, Russel-Edu W, et al. Prognosis of pregnancy-associated breast cancer: A meta-analysis of 30 studies. Cancer Treat Rev 2012; 38(7): 834–42.
[32] Ahn BY, Kim HH, Moon Wk, et al. Pregnancy- and lactation-associated breast cancer mammographic and sonographic findings. J ultrasound Med 2003; 22(5): 491–7.
[33] Navrozoglou I, Vrekoussis T, Kontostolis E, et al. Breast cancer during pregnancy: A mini-review. Eur J Surg Oncol (EJSO) 2008; 34(8): 837–43.
[34] Gentilini O, Cremonesi M, Trifirò G, et al. Safety of sentinel node biopsy in pregnant patients with breast cancer. Ann oncol 2004; 15(9): 1348–51.
[35] Brewer M, Kueck A, Runowicz CD. Chemotherapy in pregnancy. Clin Obstet Gynecol 2011; 54(4): 602–18.
[36] Berry DL, Theriault RL, Holmes FA, et al. Management of breast cancer during pregnancy using a standardized protocol. J Clin Oncol 1999; 17(3): 855–61.
[37] Gadducci A, Cosio S, Genazzani AR. Ovarian function and

childbearing issues in breast cancer survivors. Gynecol endocrinol 2007; 23(11): 625–31.

[38] Balch CM, Gershenwald JE, Soong SJ, et al. Final version of 2009 AJCC melanoma staging and classification. J Clin Oncol 2009; 27(36): 6199–206.

[39] O' Meara AT, Cress R, Xing G, et al. Malignant melanoma in pregnancy. Cancer 2005; 1036: 1217–26.

[40] Lambe M, Thörn M, Sparén P, et al. Malignant melanoma: Reduced risk associated with early childbearing and multiparity. Melanoma Res 1996; 6(2): 147–54.

[41] Alexander A, Samlowski WE, Grossman D, et al. Metastatic melanoma in pregnancy: Risk of transplacental metastases in the infant. J Clin Oncol 2003; 21(11): 2179–86.

[42] Abadi U, Koren G, Lishner M. Leukemia and lymphoma in pregnancy. Hematology Oncol Clin North Am 2011; 25(2): 277–91.

[43] Lishner M, Zemlickis D, Degendorfer P, et al. Maternal and foetal outcome following Hodgkin's disease in pregnancy. Br J Cancer 1992; 65: 114–7.

[44] Avilés A, Neri N. Hematological malignancies and pregnancy: A final report of 84 children who received chemotherapy in utero. Clin Lymphoma 2001; 2(3): 173–7.

[45] Kimby E, Sverrisdottir A, Elinder G. Safety of rituximab therapy during the first trimester of pregnancy: A case history. Eur J Haematol 2004; 72(4): 292–5.

[46] Herzon FS, Morris DM, Segal MN, et al. Coexistent thyroid cancer and pregnancy. Arch Otolaryngol Head Neck Surg 1994; 120(11): 1191–3.

[47] Paoff K, Preston-Martin S, Mack WJ, Monroe K. A case-control study of maternal risk factors for thyroid cancer in young women (California, United States). Cancer Causes Control 1995; 6(5): 389–97.

[48] Derwahl M, Nicula D. Estrogen and its role in thyroid cancer. Endocr Relat Cancer 2014; 21(5): T273–83.

[49] Stagnaro-Green A, Abalovich M, Alexander E, et al. Guidelines of the American Thyroid Association for the diagnosis and management of thyroid disease during pregnancy and postpartum. Thyroid 2011; 21(10): 1081–125.

[50] Mazzaferri EL. Approach to the pregnant patient with thyroid cancer. J Clin Endocrinol Metab 2011; 96(2): 265–72.

[51] Moosa M, Mazzaferri EL. Outcome of differentiated thyroid cancer diagnosed in pregnant women. J Clin Endocrinol Metab 1997; 82(9): 2862–6.

[52] Massoll N, Mazzaferri EL. Diagnosis and management of medullary thyroid carcinoma. Clin Lab Med 2004; 24: 49–83.

[53] Kilpatrick SJ. ACOG Guidelines at a Glance Thyroid Disease in Pregnancy. San Francisco, CA: American Congress of Obstetricians and Gynecologists, 2015.

[54] Bernal J. Thyroid hormone receptors in brain development and function. Nat Clin Pract Endocrinol Metab 2007; 3(3): 249–59.

[55] Calvo RM, Jauniaux E, Gulbis B, et al. Fetal tissues are exposed to biologically relevant free thyroxine concentrations during early phases of development. J Clin Endocrinol Metab 2002; 87(4): 1768–77.

[56] Delange F. The disorders induced by iodine deficiency. Thyroid 1994; 4(1): 107–28.

[57] Casey BM, Dashe JS, Wells CE, et al. Subclinical hypothyroidism and pregnancy outcomes. Obstet Gynecol 2005; 105(2): 239–45.

[58] Casey BM, Leveno KJ. Thyroid disease in pregnancy. Obstet Gynecol 2006; 108(5): 1283–92.

[59] Alexander EK, Marqusee E, Lawrence J, et al. Timing and magnitude of increases in levothyroxine requirements during pregnancy in women with hypothyroidism. N Engl J Med 2004; 351(3): 241–9.

[60] Wing DA, Millar LK, Koonings PP, et al. A comparison of propylthiouracil versus methimazole in the treatment of hyperthyroidism in pregnancy. Am J Obstet Gynecol 1994; 170(1): 90–5.

[61] Davis LE, Lucas MJ, Hankins GD, et al. Thyrotoxicosis complicating pregnancy. Am J Obstet Gynecol 1989; 160(1): 63–70.

[62] Ahlawat SK, Jain S, Kumari S, et al. Pheochromocytoma associated with pregnancy: Case report and review of the literature. Obstet Gynecol Sur1999; 54(11): 728.

[63] Bowerman RA, Silver TM, Jaffe MH, et al. Sonography of adrenal pheochromocytomas. Am J Roentgenol 1981; 137(6): 1227–31.

[64] Burgess III GE. Alpha blockade and surgical intervention of pheochromocytoma in pregnancy. Obstet Gynecol 1979; 53(2): 266–70.

第 37 章　妊娠期泌尿系统并发症

Urologic complications during pregnancy

Charbel Salamon

本章概要

妊娠会影响大多数的器官系统，泌尿系统自然不能例外。妊娠期的生理变化可能导致泌尿系统感染、结石、外伤等疾病的临床表现的改变。

对于有泌尿系统相关主诉的孕妇，避免误诊或过度诊断的重点在于了解泌尿系统在妊娠期的生理性变化。但是为了避免延误诊断与治疗，也需要对孕妇的主诉保持高度警惕。在不提供产科诊疗的医院、诊所，即使有相似泌尿系统主诉的孕妇，诊断和治疗也可能完全不同。因此，为了通过早期发现与干预降低母胎患病率，详细地了解孕期可能发生的泌尿系统问题是很重要的。本章节将对妊娠期泌尿系统并发症做全面详细的综述。

一、妊娠期生理变化

妊娠影响从肾脏到尿道的整个泌尿系统。

（一）肾脏

妊娠期双侧肾脏的大小和体积均增大。肾血管和间质的增加可使肾的体积增大达 30%，可以在肾单位数量不变的情况下增加肾小球滤过。肾脏为了适应妊娠改变，肾小球滤过率（glomerular filtration rate，GFR）和肾血浆流量均增加 30% ～ 50%，使血清肌酐和血尿素氮水平降低 25%。妊娠期血清 1,25- 二羟维生素 D 水平升高，通过增加肠道对钙的吸收和促进钙的经肾排泄维持一个高钙状态。肾盂和输尿管的扩张从早孕末期开始出现，至孕晚期有 90% 的孕妇可见扩张，是泌尿系统对妊娠期器质与激素变化的生理性反应。

（二）输尿管

孕期肾盂、输尿管的生理性增粗仅限于骨盆入口以上的部分，输尿管下 1/3 段虽然需要绕过快速增大的妊娠子宫，但其直径正常。瓦尔代尔鞘（Waldeyer's sheath）的肥大可能阻止了骨盆入口平面以下的输尿管扩张。右侧输尿管较左侧更易受累，Schulman 和 Herlinger 对 220 例进行了妊娠期排泄性尿路造影的病例做了总结，86% 的病例右侧输尿管扩张更为严重[1]。随着妊娠子宫逐渐增大突并出骨盆，右旋的子宫在骨盆入口平面对右侧输尿管产生机械性压迫，而左侧输尿管则受到乙状结肠的保护[2]。目前认为孕早期上尿路的扩张主要因激素的改变（高浓度孕激素）导致尿路顺应性增加、输尿管平滑肌张力降低引起[3, 4]。

（三）膀胱

孕期膀胱黏膜可能出现水肿和充血。增大的子宫使膀胱位置向前向上移动且变得扁平。孕激素使膀胱平滑肌张力降低，可能导致膀胱输尿管瓣膜的松弛；加之膀胱内压的升高和输尿管内压的降低，共同导致了间歇性的膀胱输尿管反流。

（四）尿频和夜尿

尿频（排尿＞ 7 次 /d）和夜尿（夜间排尿）是最常见的妊娠相关主诉之一，在整个孕期影响了超过 80% 的孕妇。尿频从孕早期开始出现，是多因素导致的，包括膀胱功能的改变和尿量的增加。夜尿也较常见，随孕期逐渐增加。在一项纳入了 256 名孕妇的研究中，80% 的孕妇至孕晚期存在夜尿，20% 的孕妇夜间排尿≥ 3 次。夜尿的主要原因可能是孕妇比非孕妇在夜间会排出更大量的钠和水。至妊娠后期，侧卧位时坠积性水肿的夜间动员可能也是夜尿的原因之一。

尿急和尿失禁——一些研究发现妊娠期尿急和尿失禁的发生也会增加，这可能是由于子宫对膀胱的压迫、激素对尿道的悬韧带的影响，和（或）尿道外括约肌神经肌肉功能的改变造成的。妊娠期的尿失禁与产后 6 个月时持续性尿失禁的风险增加相关。

二、泌尿系统感染和肾盂肾炎

（一）无症状菌尿

无症状菌尿发生于 2% ～ 7% 的孕妇[5, 6]。虽然妊娠并不会使女性更易患尿路感染，但是有 25% 的明确无症状菌尿而未治疗的孕妇会进展为肾盂肾炎。无症状菌尿的抗菌治疗可使肾盂肾炎的发病率降低到 3% ～ 4%[8]。早产、妊娠期高血压和贫血可能与妊娠期肾盂肾炎相关[7, 8]。美国感染疾病协会和美国妇产科医师学会（American College of Obstetricians and Gynecologist，ACOG）建议孕期常规筛查无症状菌尿。筛查通过灵敏度高的清洁尿培养进行。

由于多达 30% 的患无症状菌尿的孕妇会治疗失败，故建议在完成治疗后 1 周复查以明确疗效。有持续性菌尿的孕妇应进行第二个疗程的抗菌治疗。对于持续性或复发性无症状菌尿的孕妇，应考虑在常规产检时重复尿培养。经过 2 个疗程的敏感抗菌治疗后仍然持续性菌尿（同一种微生物）的孕妇可以考虑抑菌治疗（小剂量长疗程抗生素治疗）。

（二）急性膀胱炎

孕妇如出现排尿困难，应怀疑急性膀胱炎。正常孕妇也可能出现尿频、尿急，故上述症状可靠性低，诚然，如有症状的急性改变，尿培养是合理的选择。如出现发热、寒战、腰痛和肋脊角压痛，应警惕肾盂肾炎。尿培养发现细菌生长可确诊急性膀胱炎。如患者存在持续性的症状且尿检提示脓尿，在确诊之前即可开始经验性抗菌治疗。几乎所有有症状的尿路感染的孕妇都会出现脓尿，故没有脓尿强烈提示其他诊断。对无症状菌尿的孕妇，为明确治疗效果应于治疗后复查尿培养。对孕期反复膀胱炎的女性，为防止复发而进行预防性抗菌治疗是合理的；可每日服药或在性生活后单次服药进行预防性治疗。在患膀胱炎期间，一些其他因素可能增加泌尿系统并发症的风险（如糖尿病或镰刀形红细胞），故膀胱炎发作后的预防性治疗也是合理的。预防性治疗可使用低剂量呋喃妥因（50 ～ 100mg 口服，每日睡前或性生活后）或头孢氨苄（250 ～ 500mg 口服，每日睡前或性生活后）。

抗菌治疗前了解药物对母胎潜在的毒性作用（表 37-1）[9] 是很重要的。复发性或持续性细菌感染可能使尿路结构异常的风险增加 [9]，这些患者有可能从产后的泌尿系统病情评估中受益。

（三）急性肾盂肾炎

急性肾盂肾炎是上尿路和肾脏感染的表现。急性肾盂肾炎的典型症状包括发热（＞ 38℃或 100.4 ℉）、腰痛、恶心、呕吐和（或）肋脊角压痛。肾盂肾炎后续可能进展为无症状菌尿。排尿困难等膀胱炎症状不一定出现。

患肾盂肾炎的孕妇病情可能进展，发生产科和非产科并发症的风险均增加。肾盂肾炎感染严重的孕妇有 20% 可能出现如感染性休克、急性呼吸窘迫综合征（acute respiratory distress syndrome，ARDS）一类的并发症。

对于有症状的孕妇，应进行尿液分析和尿培养检查。脓尿出现于绝大部分肾盂肾炎患者，故没有脓尿提示可能存在其他诊断或完全性尿路梗阻。有败血症征象或严重基础疾病如糖尿病的患者，应进行血培养。

表 37–1　妊娠期使用抗生素的潜在毒性

药物	胎儿	孕妇
氨基糖苷类	中枢神经系统毒性、耳毒性	耳毒性、肾毒性
头孢菌素类	—	—
氯霉素	灰婴综合征	骨髓毒性
克林霉素	—	假膜性结肠炎
红霉素	—	—
异烟肼	神经病变、癫痫	肝毒性
甲硝唑	—	血液疾病
呋喃妥因	G-6-PD 溶血	神经病变、间质性肺炎
青霉素	—	—
喹诺酮类	骨骼发育畸形	—
磺胺类	G-6-PD 溶血、核黄疸	—
四环素	牙齿发育不良、骨骼生长受限	肝毒性、肾衰竭
甲氧苄啶 / 磺胺甲噁唑	叶酸缺乏	血管炎

影像学不常规用于肾盂肾炎的诊断。但是对于肾盂肾炎合并以下情况的患者，肾脏的影像学检查有助于评估并发症情况：病情严重、肾绞痛症状、肾结石病史、糖尿病、泌尿系统手术史、免疫抑制状态，肾盂肾炎复发和尿脓毒症。为避免造影剂或放射暴露，孕妇更适宜行肾脏超声检查。

孕妇急性肾盂肾炎的治疗包括住院和静脉抗生素治疗。如临床表现有改善，可以考虑将静脉抗生素改为根据细菌培养药敏选择的口服抗生素。治疗结束后，为预防复发，可考虑在孕期继续抑菌治疗。

三、妊娠期肾结石

妊娠期泌尿系统结石的发病率是 1/1500 次妊娠 [17, 18]，与生育年龄女性的发病率相近 [22]。虽然孕期有 50% ～ 80% 的结石会自行排出 [23]，但尿路结石可能与早产相关，故仍应重视[21, 20]。孕期右侧肾盂积水更常见，但部分研究者报道双侧结石发生率是相近的[21]。约有 90% 的尿路结石发生于妊娠中晚期，孕早期较少见。

（一）临床表现

肾绞痛在孕妇和非孕妇中的表现几无差别。常见主诉还有腰痛、腹痛、恶心、呕吐、排尿困难、尿频、尿急或以上症状的结合。血尿的发生率为 50% ～ 75%，解剖和激素的改变使输尿管和肾盂的血管扩张，出现血尿，但是单纯血尿症状并不能诊断结石。详细的既往史对准确且及时的诊断至关重要。35% ～ 40% 的患者既往有泌尿系统手术操作或结石病史[21, 22]。发热并不少见，且需要更密切的关注。医生应对梗阻性尿路结石提高警惕，尤其是静脉抗生素治疗至少 48h 仍未退热的肾盂肾炎患者。查体时如发现腹膜相关体征应同时怀疑非泌尿系统的病因；鉴别诊断包括阑尾炎、肾盂肾炎、胆囊炎、小肠、结肠疾病和卵巢、子宫疾病。

（二）诊断

标准 X 线片、超声、计算机断层扫描（computed tomography，CT）、磁共振成像（magnetic resonance imaging，MRI）等诊断性检查已可用来辅助诊断妊娠期结石。

超声作为一线的检查因避免了放射暴露而更受欢迎。因妊娠期肾盂积水较为常见，如超声未能发现明确的结石，则对梗阻的诊断也不特异[21]。彩色多普勒超声发现髂动脉水平以下的输尿管扩张[32]或未见输尿管喷尿[24]可能与梗阻相关。Shokeir 等报道了 22 名妊娠期结石患者使用肾血管阻力指数诊断单侧梗阻的研究，其敏感性和特异性分别为 45% 和 91%[25]。经阴道超声可以辅助鉴别末端输尿管或输尿管膀胱连接处的结石。

磁共振尿路成像（magnetic resonance urography，MRU）用于鉴别妊娠期生理性肾盂积水和病理性梗阻的效果良好[26]。至今没有发现 MRI 会诱导细胞突变，故可安全用于孕期。

低剂量 CT 可用于中、孕晚期，但不能用于孕早期，因孕早期胚胎易受放射性损伤造成不良影响。一些证据表明低剂量 CT 发现孕期肾脏和输尿管结石的敏感性和特异性均较高，且伤害胎儿的风险很小。

（三）治疗

鉴于结石自行排出的概率很高，初始治疗主要是非手术治疗，包括水合治疗、止吐治疗和适当的止痛治疗。非甾体抗炎药（nonsteroidal anti-inflammatories，NSAID）可能导致胎儿动脉导管狭窄，尤其禁用于妊娠 32 周后。能用于替代的止痛药物包括对乙酰氨基酚和阿片类。

如合并败血症、不可缓解的疼痛、肾输尿管绞痛诱发的早产、单肾、双侧输尿管梗阻，应考虑立即手术干预。输尿管镜下支架置入术是目前泌尿外科治疗结石的常规方法之一，局部或静脉药物镇静通常已足够。在很多医疗机构，超声已替代 X 线片成为确认支架准确放置的手段[27]。孕期的高尿酸尿和吸收性高钙尿可能加速硬壳的形成，故需要更加频繁地更换支架（每 4 ～ 6 周）直至分娩[28]。

评估妊娠期体外冲击波碎石（extracorporeal shockwave lithotripsy，ESWL）的研究极少，尚需进一步探讨；但现有的文献对孕期进行 ESWL 治疗颇有顾虑，应被视为是实验性的。

近年来技术的革新和进步已经在腔道泌尿外科学领域产生了惊人的影响。起初，有人认为输尿管在孕期的变化会使内镜难以操控[29]。事实上，生理性的肾盂输尿管积水反而使输尿管镜检查更加容易。过去 10 年，有一些研究支持硬性和软性输尿管镜用于治疗孕期尿路结石[19, 22, 25, 27, 30-34]。现代输尿管镜创伤更小，且不需在透视下进行[35]，也不需要扩张输尿管口[30]。大部分泌尿外科医师会在输尿管镜检查术后放置一个临时的输尿管支架 1 ～ 4d。有些医院相较于液电碎石术，更倾向于钬激光碎石术，因其峰值压力更低[36]；有些则担心超声碎石术可能导致胎儿的听力损伤，故尽量避免应用于孕期[33]。手术操作期间需要持续的胎儿监护。输尿管镜检查还可用于鉴别肾绞痛和生理性肾盂积水引起的疼痛。Ulvik 等对 24 名妊娠期患者进行了详细的输尿管镜检查[33]，48% 的患者并没有发现尿路结石；如果不做输尿管镜检查，这些患者可能在后续孕期需要忍受输尿管支架或肾造瘘管。至文章发表时，尚没有与输尿管镜检查术相关的严重并发症报道。轻微并发症包括 3 例发热（其中 2 例术前有尿路感染）和 1 例输尿管穿孔（发生后用输尿管支架处理了）[33]。输尿管镜检查的相对禁忌证包括操作医师经验不足、内镜器械不足、结石直径＞ 1cm、多发结石、移植肾，败血症和单肾[37]。总之，输尿管镜检查术是安全且有效的诊断与治疗妊娠期尿路结石的方法。

四、肾盂输尿管积水和自发性肾破裂

机械性梗阻性尿路疾病可能导致剧烈疼痛、高血压，甚至急性肾衰竭[8-10]。自发性肾脏或集合系统破裂非常罕见，常表现为腰痛、血尿、低血压，腰部进行性增大的肿块或急腹症征象[11]。如破裂未能及时发现，可能导致非常严重的后果，包括孕妇休克和胎死宫内。妊娠期与肾盂积水相关的破裂通常继发于异常巨大的肾盂输尿管扩张、反复复发的肾盂肾炎，或既往的肾脏疾病导致肾实质缺乏弹性、存在瘢痕。Oesterling 等报道了 16 例妊娠期的自发性破裂病例：10 例为集合系统破裂，6 例为肾实质破裂[14]。5 例发生于孕中期，11 例发生于孕晚期和产后。只有 3 例涉及左肾。所有患者既往均有肾脏疾病。6 例肾实质破裂病例中，5 例进行了肾切除术，1 例在术前已经死亡。10 例集合系统破裂的病例中，4 例进行了肾脏切除术，其他 6 例进行了保守治疗，肾脏得以保留，并进行了适当的内部（5 例）或外部引流（1 例）。

肾脏破裂的高危时期为妊娠 18 周至产后即刻。早期发现后的保守治疗可尝试健侧卧位卧床休息。有症状的肾盂积水可早期通过经皮肾造瘘或输尿管内支架行尿流改道。肾细胞癌是孕期最常见的肾脏恶性肿瘤，且可能发生自发性肾破裂，故破裂治疗后成功保留肾脏的患者，产后的影像学评估也很重要。无症状的肾血管平滑肌脂肪瘤在孕期有快速生长的倾向[15]，因此，有些学者建议当肿瘤直径＞ 4cm 时，可于孕前行预防性动脉栓塞以避免自发性破裂的发生[16]。

五、既往膀胱扩大术或尿道改流术后

膀胱扩大术或尿道改流术后妊娠的病例经验很有限。此患者人群中术后慢性菌尿和复发性尿路感染很常见。Hill 和 Kramer 报道了 15 例此类妊娠患者，其中有 9 例合并尿路感染或肾盂肾炎[38]。因此，部分学者建议为了预防严重感染的发生，可对此类孕妇进行常规的尿培养检查和预防性抗菌治疗[39-41]。常规抽血检查密切监测肾功能和每月肾脏超声评估也非常重要。

产科方面则需要评估适宜的分娩方式。如果既往术中移植了人工括约肌或进行了膀胱颈重建，应考虑行剖宫产[32, 38]。剖宫产术中可能伤及膀胱成形术的血管蒂，为避免损伤，可考虑以高位子宫切口替代下段横切口。复杂病例中泌尿外科协助会诊是非常重要的。

六、泌尿系统恶性肿瘤

妊娠期的恶性肿瘤并不常见，发生率约为 1/1000 次妊娠[42]。虽然孕妇经由免疫系统的变化才使得胎儿得以存活，但并没有足够证据表明这种变化使得妊娠加速了恶性肿瘤的进展[23]。

（一）肾脏恶性肿瘤

肾细胞癌和血管平滑肌脂肪瘤是妊娠期最常见的肾脏病变。腰部肿块（88%）或血尿（47%）

是合并肾脏肿瘤的孕妇较为常见的症状[43]。孕期肾脏病变的评估检查与肾结石相似，可以考虑行超声或 MRI。可疑肾脏肿瘤的治疗方案主要取决于妊娠的阶段，但也要根据母亲的意愿进行个体化治疗。如果在孕早期发现肾脏恶性肿瘤，可考虑行肾切除术；如果在孕晚期发现，可将手术推迟至产后[44]；但是如果发生于孕中期，目前针对治疗还存在争论，部分学者认为应该将手术推迟至孕晚期[45]，部分则认为应该等待至胎儿完成肺成熟度检测之后行肾切除术[44]；同时还可以降低早产的发生率。

（二）膀胱恶性肿瘤

文献已经报道了近 30 例妊娠期诊断膀胱癌的病例。如果出现不能被良性病因解释的血尿，建议进一步行膀胱镜检查和肾脏超声检查。整个孕期均可行膀胱镜检查，部分学者甚至建议良好的膀胱超声可以替代膀胱镜检查[44]。如果发现膀胱肿瘤，应行经尿道切除术；如病变类型为低级别，可继续随访；如为高级别且累及肌层，需行膀胱切除术。

七、尿路损伤

产科因素造成的尿路损伤通常与分娩过程相关。

（一）尿道损伤

孕期尿道损伤基本上都与阴道分娩相关。在发展中国家，梗阻性难产导致缺血继而形成瘘，这种损伤在住院分娩普遍的发达国家几乎见不到。急产和阴道手术助产可能与罕见的尿道撕裂相关，后续需要大量的修复工作。

（二）膀胱损伤

美国约有 1/3 的孕妇分娩方式为剖宫产[47]，绝大多数产科因素造成的尿路损伤都与剖宫产相关。针对术中发生的尿路损伤，最重要的是提高警惕。术中发现的损伤能够迅速得到修补，但术后延迟发现的损伤可能造成瘘形成等严重后果。

目前报道的剖宫产术中膀胱损伤率为 0.0016% ～ 0.94%[47]。Eisenkop 等发现再次剖宫产与初次相比，术中进行膀胱被切开的概率更高，分别为 0.6% 和 0.19%；作者共总结了 52 例膀胱损伤病例，前次剖宫产术中“膀胱粘连致密”是最常见的高危因素[48]。在另一项研究中，75%（12/16）的膀胱切开发生于急诊剖宫产术中[46]。

行剖宫产时应考虑到所有上述危险因素。经腹部切口进入腹腔时应尽量向上延伸，尤其是在既往有手术史的患者。即使在急诊情况下也应该规范操作。术前留置导尿管排空膀胱非常重要；妊娠子宫会将充盈的膀胱向上顶起，通过留置导尿管排空膀胱，可以避免在手术过程中进入腹腔时损伤膀胱。严禁在止血时盲目缝合或钳夹组织血管；应压迫止血直至辨清出血血管及其与膀胱和输尿管的组织关系。如在膀胱附近实施了切开、剥离等操作，之后应细致地评估膀胱的完整性。

经尿管向膀胱内灌注无菌染料如亚甲蓝或靛胭脂是最简便的发现膀胱损伤的方法。一旦诊断了膀胱损伤，需要明确伤口的界限，且切除边缘所有的坏死组织。

（三）输尿管损伤

剖宫产术中输尿管损伤的发生率为 0.027% ～ 0.09%[46, 48]。这两篇研究中双侧输尿管的损伤率相近，但是另两篇研究中左侧输尿管更易受累[49, 50]。整体的输尿管损伤率正在下降[51]。剖宫产术中诊断的输尿管损伤为 25% ～ 71%；如术中未发现，其后通常在 14d 内被诊断。目前主流的观点是在试图对延伸至阔韧带的子宫切口进行止血操作时可能损伤了输尿管[51]。Meirow 等分析了 21 例妇产科因素造成的医源性输尿管损伤，发现增大的子宫、盆腔粘连、大量出血与输尿管损伤相关[50]。详细了解盆腔的解剖结构和输尿管的走行对预防术中损伤输尿管至关重要。和膀胱损伤一样，如怀疑输尿管损伤，应立即进行详细的检查。

1. 术中识别 有几种方法可用来在术中评估输尿管的完整性。静脉注射亚甲蓝后行诊断性膀胱镜检查可用来发现输尿管损伤。此法观察到的双侧尿流量应该是相等的；如双侧尿流不对称，提示可能存在部分性梗阻，可通过逆行插入输尿管导管，行逆行输尿管造影做进一步评估。同时需要花时间观察腹膜后是否有蓝染。

2. 术后延迟识别 由于早期的症状和体征非常细微，术后诊断泌尿系统损伤最关键的原则是时刻保持高度警惕。如怀疑损伤应立即调查。早期诊断可降低治疗困难且加速愈合。一些症状和体征可能使临床医生意识到术中未发现的损伤：膀胱损伤可能出现少尿、发热、耻骨弓上疼痛、腹胀、肠梗阻、肉眼血尿或阴道水样分泌物；除此之外，输尿管损伤可能出现腰侧压痛和肾盂积水。多种泌尿生殖道瘘常见于膀胱、输尿管损伤后。Neuman 等回顾了 30 年的（医源性）输尿管损伤病例，发现尿漏（44%）、疼痛（33%）、发热（5%）和尿脓毒症（12%）是最常见的症状[51]。

（四）膀胱修补

对于简单的膀胱修补，泌尿外科医师是否需要介入取决于产科医生的经验。如果修补较复杂，建议术中请泌尿外科会诊。幸运的是大多数膀胱损伤不会累及输尿管开口或三角区，所以简单的缝合就足够了。

简单的膀胱伤口可采用 3-0 薇乔线连续或间断缝合黏膜，继以 2-0 薇乔线连续重叠缝合肌层，还可以连续缝合对合第三层即浆膜层。单独缝合黏膜层可以减少黏膜边缘的出血。禁用不可吸收的缝线，因其可能成为结石或感染的病灶发源地。缝合后可以用亚甲蓝灌满膀胱以评估是否需要再加固。简单的膀胱伤口修补后留置尿管 7d 左右。拔除尿管前不需要再进行排泄性膀胱尿道造影。除了术前的预防性抗生素外，不再需要额外的预防性抗菌治疗。

累及输尿管开口或膀胱三角区的复杂性膀胱损伤需要详细评估输尿管是否也存在损伤；膀胱修补完成后应行膀胱镜检查以确认膀胱和输尿管的完整性。

（五）输尿管修补

与膀胱损伤相似，输尿管损伤的治疗取决于诊断的时间、损伤部位和范围。术中发现并及时修补显然要优于术后延迟发现，由此可以避免后续更多的治疗与花费。

远端输尿管损伤可继发于不当缝合，如果组织尚未坏死，应尽快拆除缝线并拟行置入 8F 双 J 支架。1 周后拔除 Foley 尿管，2 周后取出支架。

距膀胱 5cm 以内的输尿管横断伤或“挤压”伤通常行输尿管膀胱吻合术。隧道式输尿管膀胱吻合术（Leadbetter Politano 法）是一种经膀胱内路径的吻合技术，通过制造一个黏膜下隧道来建立一个“瓣阀”以防止膀胱输尿管反流。输尿管在原输尿管开口上方 2 ～ 3cm 处进入黏膜下隧道，采用可吸收线间断缝合将输尿管与膀胱黏膜直接吻合。膀胱外路径吻合法如膀胱外输尿管隧道延长术（Lich-Gregoire 法）是切开膀胱逼尿肌为输尿管制造一个隧道，行黏膜吻合后再缝合隧道，以此形成抗反流机制。无论采用何种吻合技术，都需要做输尿管黏膜和膀胱黏膜的无张力吻合，通常还会放一个临时性的输尿管支架。

膀胱以上 5 ～ 10cm 的输尿管损伤仍然可以采用输尿管膀胱吻合术；但通常需要做腰大肌悬吊来保证输尿管有足够长度做无张力吻合[52]。这种方法要将膀胱上提并用不可吸收线将其固定于腰大肌筋膜。在某些情况下如果输尿管长度不够，可采用 Boari 瓣术（图 37-1），在同侧膀胱顶部游离出一段膀胱瓣并将其与输尿管的远端吻合。罕见情况下，如果上述方法都不可行，可考虑行输尿管 - 对侧输尿管吻合术（图 37-2）。所有行输尿管再植术的患者，都应留置腹腔引流管、输尿管支架和导尿管。

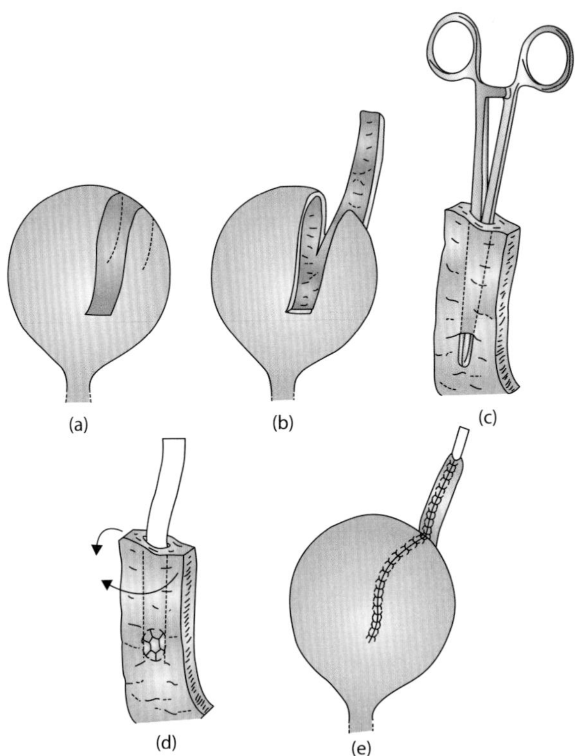

▲ 图 37–1　Boari 瓣法输尿管膀胱吻合术

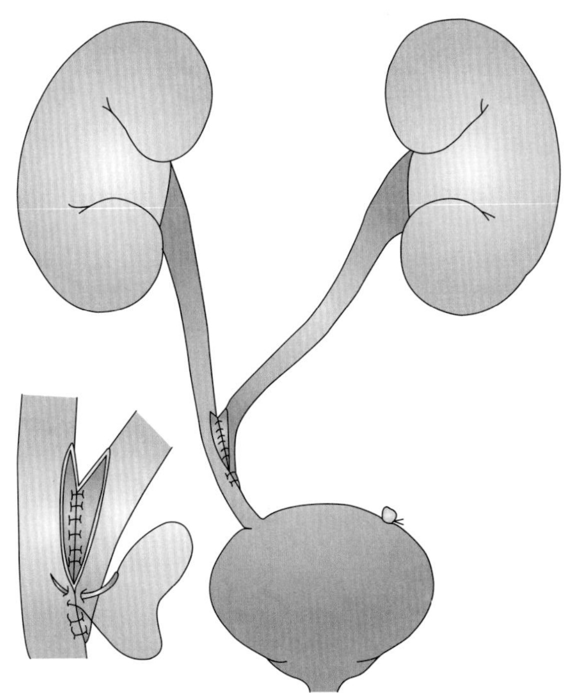

▲ 图 37–2　输尿管 – 对侧输尿管吻合术

剖宫产术中发生近端输尿管损伤非常罕见，这种情况下通常可选择行输尿管端端吻合术。切除输尿管两断端边缘以确保吻合的输尿管组织可存活；使用 Pott 剪将输尿管的两个断端剪成铲状，然后用 4-0 或 5-0 的铬制缝线间断缝合使其吻合（图 37-3），同时留置腹腔引流管、输尿管支架和导尿管。其他处理近端输尿管损伤的方法还有自体移植和回肠间位移植。

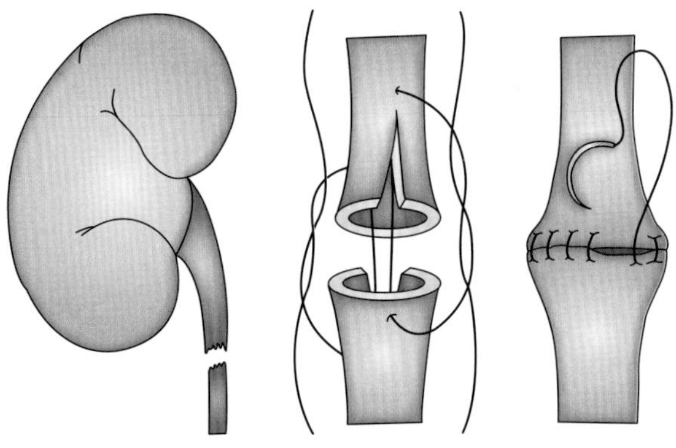

▲ 图 37–3　输尿管端端吻合术

（六）延期修复

术后发现的输尿管损伤的修复尚存在争论。对于无其他并发症的产妇，产后 7 ～ 10d 发现的输尿管损伤仍应立即修补[47]。早期立即干预能显著减少与延期修复相关的并发症的发生，由此再次强调术中发现损伤并立即修补是非常重要的。实现早期诊断和立即修补最重要的就是时刻保持警惕，即使不在术中，起码要在出院前产后数日内。

部分学者支持先行经皮肾造瘘引流尿液，后期再行确定性修复。在一篇回顾了 1970 — 1985 年的 300 例泌尿生殖道瘘的报道中，Lee 等认为确定性修复应推迟 8 ～ 12 周[53]；利用这段时间可以使水肿和炎症消失，组织重新建立起血供，缝线吸收分解，组织面更易分离。时间也有治愈的能力，一项研究发现 21 例输尿管梗阻中有 4 例在尿流改道之后，因为缝线的吸收，梗阻自行缓解了[50]。

尿路损伤最严重的后果之一是泌尿生殖道瘘的形成。其中只有一小部分瘘能在尿流改道之后自行愈合，大部分都需要再次手术[53]。除了要了解详细的病史并进行体格检查外，还需要全面的辅助检查以明确瘘的位置和特征，如各种染色、膀胱造影、CT 扫描、内镜检查，逆行肾盂造影和（或）静脉肾盂造影。

针对泌尿生殖道瘘修补的详细内容不在本章继续赘述；但是我们鼓励通过多学科的合作共同应对这项挑战。

致　谢

本章包含前一版相关章节的内容资料，共同作者有 Stuart S. Kesler，Neel Shah 和 Jonathan J. Hwang。

（王　佩　译，周希亚　校）

参考文献

[1] Schulman A, Herlinger H. Urinary tract dilatation in pregnancy. Br J Radiol 1975; 48: 638–645.
[2] Waltzer WC. The urinary tract in pregnancy. J Urol 1981; 125: 271–276.
[3] Klarskov P, Gerstenberg T, Ramirez D, et al. Prostaglandin type E activity dominates in urinary tract smooth muscle in vitro. J Urol 1983; 129: 1071–1074.
[4] Hsia TY, Shortliffe LM. The effect of pregnancy on rat urinary tract dynamics. J Urol 1995; 154: 684–689.
[5] Lucas MJ, Cunningham FG. Urinary infection in pregnancy. Clin Obstet Gynecol 1993; 36: 855–868.
[6] Whalley P. Bacteriuria of pregnancy. Am J Obstet Gynecol 1967; 97: 723–738.
[7] Gilstrap LC, Leveno KJ, Cunningham FG, et al. Renal infection and pregnancy outcome. Am J Obstet Gynecol 1981; 141: 709–716.
[8] Schieve LA, Handler A, Hershow R, et al. Urinary tract infection during pregnancy: Its association with maternal morbidity and perinatal outcome. Am J Public Health 1994; 84: 405–410.
[9] Zinner SH, Kass EH. Long-term (10 to 14 years) follow-up of bacteriuria of pregnancy. N Engl J Med 1971; 285: 820–824.
[10] Quinn AD, Kusuda L, Amar AD, Das S. Percutaneous nephrostomy for treatment of hydronephrosis of pregnancy. J Urol 1988; 139: 1037–1038.
[11] Laverson PL, Hankins GD, Quirk JG Jr. Ureteral obstruction during pregnancy. J Urol 1984; 131: 327–329.
[12] Homans DC, Blake GD, Harrington JT, Cetrulo CL. Acute renal failure caused by ureteral obstruction by a gravid uterus. JAMA 1981; 246: 1230–1231.
[13] Meyers SJ, Lee RV, Munschauer RW. Dilatation and nontraumatic rupture of the urinary tract during pregnancy: A review. Obstet Gynecol 1985; 66: 809–815.
[14] Oesterling JE, Besinger RE, Brendler CB. Spontaneous rupture of the renal collecting system during pregnancy: Successful management with a temporary ureteral catheter. J Urol 1988; 140: 588–590.
[15] Fernandez AM, Minguez R, Serrano P, et al.［Rapidly-growing renal angiomyolipoma associated with pregnancy］. Actas Urol Esp 1994; 18: 755.
[16] Yanai H, Sasagawa I, Kubota Y, et al. Spontaneous haemorrhage during pregnancy secondary to renal angiomyolipoma. Urol Int 1996; 56: 188–191.
[17] Drago JR, Rohner TJ, Jr, Chez RA. Management of urinary calculi in pregnancy. Urology 1982; 20: 578–581.
[18] Coe FL, Parks JH, Lindheimer MD. Nephrolithiasis during pregnancy. N Engl J Med 1978; 298: 324–326.
[19] Denstedt JD, Razvi H. Management of urinary calculi during pregnancy. J Urol 1992; 148: 1072–1074.
[20] Loughlin KR, Bailey RB Jr. Internal ureteral stents for conservative management of ureteral calculi during pregnancy. N Engl J Med 1986; 315: 1647–1649.
[21] Horowitz E, Schmidt JD. Renal calculi in pregnancy. Clin Obstet Gynecol 1985; 28: 324–338.
[22] Lifshitz DA, Lingeman JE. Ureteroscopy as a first-line intervention for ureteral calculi in pregnancy. J Endourol 2002; 16: 19–22.
[23] Loughlin KR. Management of urologic problems during pregnancy. Urology 1994; 44: 159–169.
[24] Deyoe LA, Cronan JJ, Breslaw BH, Ridlen MS. New techniques of ultrasound and color Doppler in the prospective evaluation of acute renal obstruction. Do they replace the intravenous urogram? Abdom Imaging 1995; 20: 58–63.
[25] Shokeir AA, Mahran MR, Abdulmaaboud M. Renal colic in pregnant women: Role of renal resistive index. Urology 2000; 55: 344–347.
[26] Spencer JA, Tomlinson AJ, Weston MJ, Lloyd SN. Early report: Comparison of breath-hold MR excretory urography, Doppler ultrasound and isotope renography in evaluation of symptomatic hydronephrosis in pregnancy. Clin Radiol 2000; 55: 446–453.
[27] Scarpa RM, De Lisa A, Usai E. Diagnosis and treatment of ureteral calculi during pregnancy with rigid ureteroscopes. J Urol 1996; 155: 875–877.
[28] Borboroglu PG, Kane CJ. Current management of severely encrusted ureteral stents with a large associated stone burden. J Urol 2000; 164: 648–650.
[29] Kroovand RL. Stones in pregnancy and in children. J Urol 1992; 148: 1076–8.
[30] Watterson JD, Girvan AR, Beiko DT, et al. Ureteroscopy and holmium: YAG laser lithotripsy: An emerging definitive management strategy for symptomatic ureteral calculi in pregnancy. Urology 2002; 60: 383–387.
[31] Rittenberg MH, Bagley DH. Ureteroscopic diagnosis and treatment of urinary calculi during pregnancy. Uro!ogy 1988; 32: 427.
[32] Harmon WJ, Sershon PD, Blute ML, et al. Ureteroscopy: Current practice and long-term complications. J Urol 1997; 157: 28–32.
[33] Ulvik NM, Bakke A, Hoisaeter PA. Ureteroscopy in pregnancy. J Urol 1995; 154: 1660–1663.

[34] Vest JM, Warden SS. Ureteroscopic stone manipulation during pregnancy. Urology 1990; 35: 250–252.

[35] Shokeir AA, Mutabagani H. Rigid ureteroscopy in pregnant women. Br J Urol 1998; 81: 678–681.

[36] Vorreuther R. New tip design and shock wave pattern of electrohydraulic probes for endoureteral lithotripsy. J Endourol 1993; 7: 35–43.

[37] Biyani CS, Joyce AD. Urolithiasis in pregnancy. II. Management. BJU Int 2002; 89: 819–823.

[38] Hill DE, Kramer SA. Management of pregnancy after augmentation cystoplasty. J Urol 1990; 144: 457–459.

[39] Hensle TW, Bingham JB, Reiley EA, et al. The urological care and outcome of pregnancy after urinary tract reconstruction. BJU Int 2004; 93: 588–590.

[40] Volkmer BG, Seidl EM, Gschwend JE, et al. Pregnancy in women with ureterosigmoidostomy. Urology 2002; 60: 979–982.

[41] Creagh TA, McInerney PD, Thomas PJ, Mundy AR. Pregnancy after lower urinary tract reconstruction in women. J Urol 1995; 154: 1323–1324.

[42] Williams SF, Bitran JD. Cancer and pregnancy. Clin Perinatol 1985; 12: 609–623.

[43] Walker JL, Knight EL. Renal cell carcinoma in pregnancy. Cancer 1986; 58: 2343–2347.

[44] Loughlin KR. The management of urological malignancies during pregnancy. Br J Urol 1995; 76: 639–644.

[45] Hendry WF. Management of urological tumours in pregnancy. Br J Urol 1997; 80 (Suppl 1): 24.

[46] Rajasekar D, Hall M. Urinary tract injuries during obstetric intervention. Br J Obstet Gynaecol 1997; 104: 731–734.

[47] Davis JD. Management of injuries to the urinary and gastrointestinal tract during cesarean section. Obstet Gynecol Clin North Am 1999; 26: 469–480.

[48] Eisenkop SM, Richman R, Platt LD, Paul RH. Urinary tract injury during cesarean section. Obstet Gynecol 1982; 60: 591–596.

[49] Thomas DP, Burgess NA, Gower RL, Peeling WB. Ureteric injury at caesarean section. Br J Urol 1994; 74: 122–123.

[50] Meirow D, Moriel EZ, Zilberman M, Farhas A. Evaluation and treatment of iatrogenic ureteral injuries during obstetric and gynecologic operations for nonmalignant conditions. J Am Coll Surg 1994; 178: 144–148.

[51] Neuman M, Eidelman A, Langer R, et al. Iatrogenic injuries to the ureter during gynecologic and obstetric operations. Surg Gynecol Obstet 1991; 173: 268–272.

[52] Ehrlich RM, Melman A, Skinner DG. The use of vesico-psoas hitch in urologic surgery. J Urol 1978; 119: 322–325.

[53] Lee RA, Symmonds RE, Williams TJ. Current status of genitourinary fistula. Obstet Gynecol 1988; 72: 313–319.

第 38 章　妊娠期女性生殖系统恶性肿瘤和癌前病变的管理

Management of malignant and premalignant lesions of the female genital tract during pregnancy

Vance Broach　Mario M. Leitao

本章概要

约有 1/1000 的女性可能在妊娠期被诊断出癌症[1-3]。这个比例虽然看起来较低，但是妊娠期癌症的发生率正在逐年增加，一部分原因可能是女性怀孕的年龄也在逐渐增加[4]。宫颈癌是孕期最常见的恶性肿瘤，估计发生率为 1/2200[5]，其次为乳腺癌、黑色素瘤、卵巢癌、甲状腺癌和其他恶性肿瘤。

妊娠期癌前病变和恶性病变的治疗是一项独特的挑战，医生需要考虑到治疗手段对胎儿发育和孕妇的影响，但目前又没有足够的前瞻性研究来指导治疗决策。由于将孕妇纳入临床试验牵扯到特殊的伦理问题，相关的随机试验相当稀少。鉴于以上情况，医生可能会不愿意治疗确诊癌症的孕妇。2011 年发表的一篇医生调查中就显示出了这种不情愿。即使没有指征，医生也更偏向于终止妊娠、推迟治疗或施行治疗性早产。这也更加显示出作为医生，了解这一领域的所有现有资料的重要性和必要性[6]。

本章将讨论妊娠期宫颈浸润前病变、宫颈癌、附件包块和卵巢癌的诊断与治疗。妊娠期外阴、阴道肿瘤的发生非常罕见，本章不作详述。考虑到妊娠生理和胎儿发育，作者将会对偏离标准的临床实践的部分作强调。

一、宫颈浸润前病变

在超过 99% 的鳞状上皮细胞不典型增生病例中，人乳头瘤病毒（human papilloma virus，HPV）感染最终导致了宫颈的不典型增生[7-9]。

有研究报道 HPV 在孕妇人群的感染率已上升至 42%[10]。HPV 有 100 多种亚型，但只有 HPV16 型和 HPV18 型存在于约 50% 的宫颈浸润前病变和 70% 的宫颈浸润癌；另外五种 HPV 亚型（31、33、45、52 和 58）存在于 19% 的宫颈浸润癌[11]。

（一）HPV 疫苗

目前美国有三种 HPV 疫苗上市，根据其免疫的 HPV 亚型不同进行分类。Cervarix®（葛兰素史克）是二价疫苗，免疫 HPV16 型和 18 型[12]；Gardasil®（默克集团）为四价疫苗，免疫 HPV16、18、6 和 11 型[13, 14]；Gardasil®9 为九价疫苗，免疫 HPV16、18、6、11、31、33、45、52 和 58 型[15]。Gardasil®9 是目前全世界使用最广泛的 HPV 疫苗。

由于缺乏安全性数据，美国食品药品管理局（Food and Drug Administration，FDA）均未批准以上三种疫苗用于孕妇人群。但是这三种疫苗均不是活疫苗，也没有可能影响胎儿发育的理论基础。如果患者在不知道怀孕的情况下接种了疫苗，医生应该明确告知患者目前没有证据表明疫苗对胎儿有不良反应。但是，鉴于孕期安全性数据的缺乏，如果患者开始疫苗接种疗程后怀孕了，建议将剩余疗程推迟至产后完成。HPV 疫苗接种的理想时间是开始性生活之前。

（二）宫颈癌筛查

宫颈细胞学检查结果异常的诊治指南已于 2006 年贝塞斯达会议上发布，并于 2012 年 9 月更新。遵循贝塞斯达共识指南对妊娠期患者宫颈细胞学检查异常的处理总结如下[16]。

1. 意义不明确的不典型鳞状上皮细胞（atypical squamous cells of undetermined significance，ASCUS）和低度鳞状上皮内病变（low-grade squamous intraepithelial lesions，LSIL）　对于 ASCUS 或 LSIL，建议行阴道镜检查。将阴道镜检查推迟至产后 6 周及以后也是可以接受的。如细胞学为 ASCUS，HPV 检查会有帮助；如 HPV 阴性，可不需要阴道镜检查，但至少要继续行常规筛查。

2. 不能排除高级别鳞状上皮内病变的不典型鳞状上皮细胞（atypical squamous cells, high-grade lesions, ASC-H），高级别鳞状上皮内病变（high-grade squamous intraepithelial lesions，HSIL）和不典型腺细胞（atypical glandular cells，AGC）　细胞学检查为 ASC-H、HSIL 和 AGC 的孕妇和非孕女性一样，需要进行阴道镜检查。

（三）妊娠期患者的阴道镜检查

妊娠期患者行阴道镜检查的目的是为明确诊断可疑为宫颈上皮内瘤变（cervical intraepithelial neoplasia，CIN）2/3 或浸润癌的病变。妊娠患者，尤其在妊娠 20 周以后，行阴道镜检查更为容易，因为妊娠患者宫颈外翻更为显著，更易于识别移行带[17]。但是妊娠期宫颈的生理性变化也同样使得不典型病变的识别更具挑战；血供的增加，宫颈的水肿和变软可能使病变易被混淆，或使正常宫颈组织看起来像恶变组织。孕期行阴道镜检查同时行宫颈活检是安全的，并不会增加并发症的风险[18]。和非孕患者一样，孕期活检时可能会有出血，可以通过缝合或药物止血，止血方法包括但不限于碱式硫酸铁溶液、硝酸银、氧化纤维素聚合物（速即纱）等。妊娠患者不建议行宫颈管搔刮术（endocervical curettage，ECC），因其理论上可能存在影响宫颈功能的风险，虽然并没有证据证明。

数项研究评估了妊娠期阴道镜诊断不典型增生病变的可靠性。Fader 等报道了 1079 名妊娠期宫颈抹片结果异常的患者结局，其中共有 89 例患者行宫颈活检，其病理结果与阴道镜的印象相同或更轻；另外，无 1 例患者在妊娠期进展为宫颈浸润癌[19]。Economos 等回顾性的分析了 17 年共 612 例细胞学检查异常的妊娠患者，阴道镜检查没有错失任何一例肿瘤[17]。Baldauf 等的研究发现阴道镜检查低估了 9.8% 的宫颈病变的严重程度，但这种不一致性与妊娠无关[18]。

即使妊娠期行阴道镜检查的结果很准确[20]，由于不典型增生病变可能持续至产后仍然存在，而治疗又被推迟至产后才进行，故建议患者产后再重复一次阴道镜检查。

（四）妊娠期宫颈锥切术

非孕患者行宫颈锥切术的适应证包括：宫颈原位癌（carcinoma in situ，CIS）、活检提示浸润癌、宫颈活检或 ECC 提示中度或重度不典型增生、宫颈细胞学检查和阴道镜下活检结果不一致，或阴道镜检查不满意。但这些适应证不适用于妊娠期患者。由于妊娠期宫颈锥切术的并发症风险增加，只有当诊断宫颈浸润癌将改变患者的分娩时机和分娩方式时，才考虑行锥切术。其风险包括出血、胎膜早破、流产、早产和绒毛膜羊膜炎。Hannigan 等总结了 82 例行宫颈锥切的妊娠患者，发现出血是最常见的并发症[21]；10 例估计出血＞ 500ml，2 例需要输血，3 例因出血再次住院，1 例为止血多次返回手术室；3 例术后流产[21]。Averette 等于 1970 年发表的一篇文章总结了 180 例妊娠期行锥切的患者，发现出血风险随妊娠进展而增加；8 例（4.5%）胎儿夭亡可能与锥切相关[22]。

有研究报道了在宫颈锥切同时行宫颈环扎术；但目前并不清楚环扎是否能预防锥切并发症的发生。Goldberg 等于 1991 年发表了其为 17 名行宫颈锥切术的患者同时行宫颈环扎术的经验[23]，无出血和流产并发症发生。

与阴道镜相似，妊娠期宫颈的生理性变化，尤其是鳞柱交界外翻，使宫颈锥切更为容易。如需行锥切术，上述解剖学变化能使切除的组织尽量少，从而在理论上限制了宫颈内口的破坏和出血。

由于宫颈环形电切术（loop electrosurgical excision procedure，LEEP）通过用电烧灼减少出血，部分学者曾评估能否用 LEEP 替代冷刀锥切。LEEP 的缺点在于烧灼后的标本边缘使位于切缘处的不典型增生病灶难以判断。Robinson 等报道了他的 20 例妊娠期行 LEEP 的病例，其中 2 例（10%）因出血需要输血；存在不典型增生的患者中，57% 切缘阳性[24]。Mitsuhashi 和 Sekiya 报道了 9 例妊娠 14 周前的 LEEP，无出血并发症发生；其中 2 例产后需治疗[25]。虽然妊娠患者行 LEEP 的文献报道较少，但现有的病例报道显示 LEEP 和冷刀锥切同样安全。鉴于妊娠期行锥切的目的是明确浸润癌诊断，LEEP 可能在一些选择性的妊娠患者中较为合适。

（五）宫颈浸润前病变的治疗

在妊娠期，即使是宫颈高级别病变进展为浸润癌的概率都很小[26]。鉴于此，宫颈不典型增生的治疗可以推迟至产后 6 ～ 8 周；产后应再行阴道镜检查重新评估。在一些病例中可以看到高级别病变的消退，故此时的治疗应根据产后的阴道镜和活检结果重新计划[27]。

分娩方式并不会影响宫颈不典型增生的消退率。Adhoot 等于 1998 年总结了 138 例妊娠期宫颈不典型增生的患者，经阴道分娩的患者中有 60% 病变消退，而剖宫产的患者消退率为 0。Kaneshiro 等于 2005 年也总结了 201 例，但他们发现无论何种程度的不典型增生，阴道分娩和剖宫产后的病变消退率均无差异[28-30]。综上，宫颈不典型增生不影响分娩方式的选择，分娩方式的选择应基于产科适应证。

二、宫颈浸润癌

宫颈癌是妊娠期最常见的女性生殖系统癌症。每 10 000 名女性中就有 1 ～ 2 名在妊娠期诊断出宫颈癌，占了所有宫颈癌患者的 1% ～ 3%[31-33]。

（一）分期

宫颈癌的临床分期不受妊娠状态影响。分期遵循 2009 年国际妇产科联盟（International Federation of Gynecology and Obstetrics，FIGO）更新后的分期系统（表 38-1）[34]。体格检查是分期的基础，包括对宫颈原发肿瘤、子宫、外阴、阴道、宫旁组织、腹股沟及锁骨上淋巴结的评估。如果需要充分彻底地评估以上区域，可以考虑在麻醉状态下查体。妊娠期的解剖变化使得分期更为困难，尤其是涉及宫旁组织、膀胱和直肠的评估时。非孕患者可通过静脉肾盂造影评估肾盂积水，钡灌肠和 X 线平片等共同辅助判断分期。但在发达国家以上手段已很少使用。计算机断层扫描（computed tomography，CT）、磁共振成像（magnetic resonance imaging，MRI）和正电子发射断层扫描（positron emission tomography，PET）可用于治疗前评估，但不能用于分期。多数医生现常规将门诊查体与 MRI（替代麻醉下查体）结合用以评估病情。

表 38–1 宫颈癌的国际妇产科联盟（FIGO 2009）分期

FIGO 分期	描述
Ⅰ A_1 期	显微镜下浸润癌；间质浸润深度不超过 5.0mm，宽度不超过 7.0mm；淋巴血管间隙浸润不影响分期
Ⅰ A_2 期	间质浸润深度≤ 3.0mm，宽度≤ 7.0mm
Ⅰ B 期	间质浸润深度＞ 3.0mm、≤ 5.0mm，宽度≤ 7.0mm
Ⅰ B_1 期	临床可见病灶局限宫颈，或镜下病灶范围超出 T_{1a}/ Ⅰ A_2 期
Ⅰ B_2 期	临床可见病灶最大径线≤ 4.0cm
Ⅱ期	临床可见病灶最大径线＞ 4.0cm
Ⅱ A 期	肿瘤已超出宫颈，但未达骨盆壁或未达阴道下 1/3
Ⅱ A_1 期	病灶无宫旁浸润
Ⅱ A_2 期	临床可见病灶最大径线≤ 4.0cm
Ⅱ B 期	临床可见病灶最大径线＞ 4.0cm
Ⅲ期	病灶浸润宫旁组织
Ⅲ A 期	肿瘤扩散到盆壁和（或）累及阴道下 1/3 和（或）引起肾盂积水或肾无功能
Ⅲ B 期	肿瘤累及阴道下 1/3，但未扩散到盆壁
Ⅳ期	肿瘤扩散到盆壁和（或）引起肾盂积水或肾无功能
Ⅳ A 期	肿瘤浸润膀胱黏膜或直肠黏膜，和（或）扩散超出真骨盆（泡状水肿不能分为 T_4）
Ⅳ B 期	肿瘤浸润膀胱黏膜或直肠黏膜（泡状水肿不能分为 T_4）
	肿瘤扩散超出真骨盆

引自 Pecorelli S，Int J Gynaecol Obstet，105(2)，103-104，2009.

当必须需要影像学资料以制定治疗方案时，才考虑行放射性检查；除此之外，妊娠患者应限制放射线的暴露，尽可能避免腹部 X 线片和 CT 检查。事实上对于只有镜下浸润的患者，并不需要常规行影像学检查；而对于有明显肉眼可见病灶的患者，可行胸部平片（屏蔽腹部）评估有无肺部转移。Ⅰ B_1 期及以上的患者应行 MRI 或超声评估泌尿系统受累情况。MRI 在非妊娠患者中可用以评估宫颈癌的局部播散，其预测宫旁组织受累的准确度可达到 97%，阴性预测值 100%；但 MRI 评估淋巴结转移，尤其是受累淋巴结体积较小时，其敏感性欠佳[35]。基于有限的数据资料，目前认为 MRI 在孕期是安全的，如有需要可以使用[36]。

（二）宫颈浸润癌的治疗

妊娠期宫颈癌的治疗是多学科综合治疗。治疗方案应个体化，将患者的孕周、疾病分期和继续妊娠意愿综合考虑。妊娠患者可进行手术治疗和化学治疗；因放射治疗与胎儿死亡和损伤相关[37]，如果患者希望继续妊娠，需避免行放疗。

有些患者可能会选择终止妊娠。妊娠终止后即可像非孕患者一样接受规范治疗。孕周＜20周、疾病分期较早（FIGO 分期 ⅠB_1 期及以下）的患者，如果选择终止妊娠且不保留生育能力，可行全子宫切除术或根治性全子宫切除术（包括胎儿在内，术式取决于分期），术中尽可能保留卵巢（图 38-1）。如患者有意愿终止妊娠，且疾病晚期须接受非手术治疗，放化疗的不良反应可能会导致自然流产；但是对于肿瘤局部晚期和（或）远处转移的愿意终止妊娠的患者，不论放化疗是否有流产的不良反应，都应该考虑行清宫术[38]。根据文献报道，孕早期患者行根治性放化疗至自然流产的平均时间是 33d（27 ～ 50d）；孕中期为 44d（33 ～ 66d）[39]。孕晚期诊断宫颈癌局部晚期的病例很罕见，在这种情况下可以

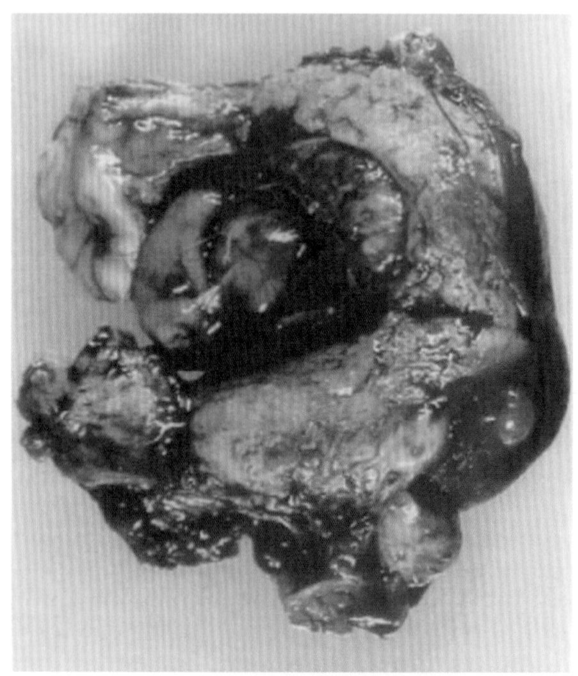

▲ 图 38–1　广泛性全子宫切除手术标本（孕 14 周，胎儿位于子宫内）

引自 Gibbon DG，Nieves-Neira W，Wagreich A et al.，Operative Obstetrics，Boca Raton，FL:Taylor &Francis，2006. 经允许

考虑将治疗推迟至胎儿发育成熟后。为谨慎起见，可于临产前行剖宫产终止妊娠以避免分娩时宫颈肿瘤引发的大出血；术中备外科医生上台以防手术困难和（或）大出血发生。

（三）孕龄小于 25 周

如诊断宫颈癌时胎儿尚不可活，建议行淋巴结评估（图 38-2）。

1. 淋巴结评估　淋巴结转移是疾病晚期的征象之一，如果诊断时胎儿尚不可活但患者希望继续妊娠，需要行新辅助化疗。如淋巴结未受累，患者可以根据初始分期接受治疗。现已有妊娠患者行淋巴结清扫术的报道。Vercellino 等报道了 32 例妊娠患者行微创淋巴结清扫术的病例，无术中并发症发生，平均出血量为 5.3ml，平均淋巴结切除数为 14 枚[40]。其他的病例报道也显示了妊娠患者行腹腔镜或机器人辅助的腹腔镜盆腔淋巴结清扫术的安全性和可行性[41, 42]。

2. 前哨淋巴结评估　在非妊娠的妇科肿瘤患者中，前哨淋巴结（sentinel lymph node，SLN）的评估越来越广泛；但在妊娠患者中，其应用尚局限于病例报道案例中。Papadia 等报道了 2 例使用吲哚菁绿（indocyanine green，ICG）行 SLN 标记的病例，2 例均标记成功，且未发生与 ICG 相关的不良反应（ICG 在 FDA 妊娠药物分级中属于 C 级）[43]。Silva 等也报道了 1 例使用放射性标记的胶体行 SLN 标记的成功经验[44]。虽然目前尚不能得出在妊娠患者中行 SLN 标记的安全性和适宜性结论，但随着这项技术的广泛应用，相信结果会逐渐明朗。SLN 标记有可能帮助妊娠患者避免行全盆腔淋巴结清扫术。鉴于妊娠的伦理特殊性，估计不可能在孕期开展关于 ICG 的随机研究或安全性研究，但是在充分沟通的前提下，仍然可以考虑用 ICG 行 SLN 标记替代淋巴结清扫术。

3. ⅠA_1 期　妊娠 25 周前诊断宫颈癌 ⅠA_1 期的患者，可以行宫颈锥切术。Takushi 等对 8 例孕期锥切诊断宫颈癌 ⅠA_1 期的患者进行了期

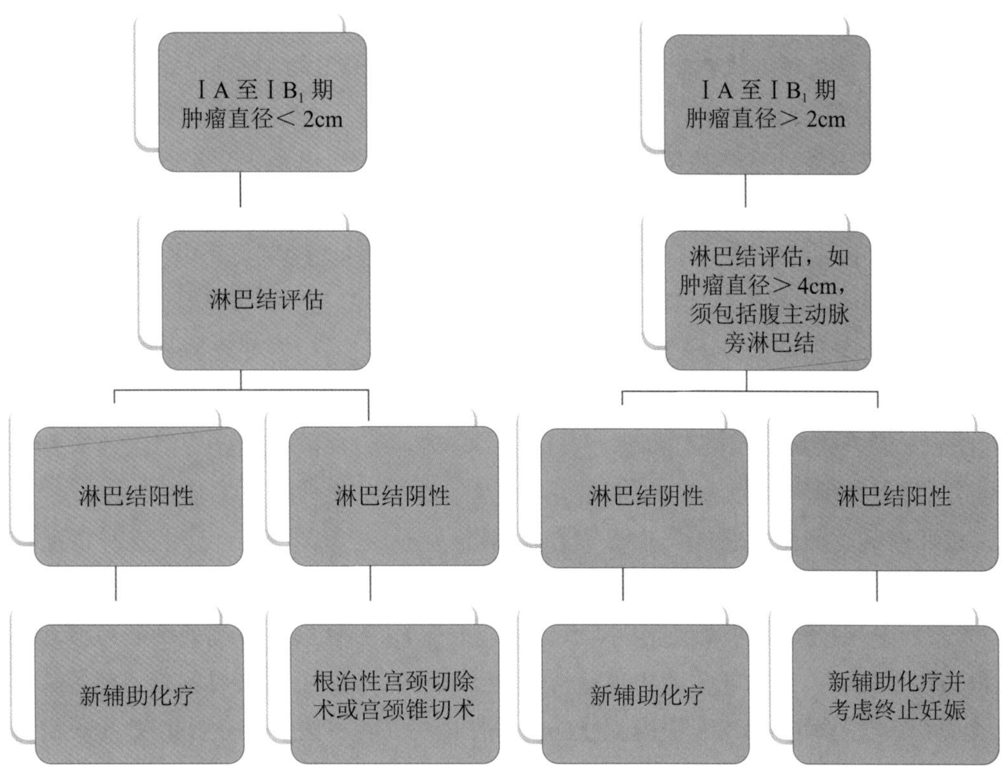

▲ 图 38-2 孕龄＜25 周

引自 Amant F，Halaska MJ，Fumagalli M, et al. Int J Gynecol Cancer，24(3)，394-403，2014.

待性治疗，无 1 例至产后再次手术（再次锥切或全子宫切除）时出现病情进展[45]。Yahata 对 4 例宫颈腺癌ⅠA_1 期的妊娠患者进行了激光宫颈锥切术，2 例切缘阳性中 1 例于妊娠 20 周再行锥切，1 例于产后 5 周重复锥切活检，结果显示无 1 例发现肿瘤残留或疾病复发[46]。

如患者希望保留生育功能，则产后不再需要进一步治疗，继续根据美国阴道镜和宫颈病理学会（American Society for Colposcopy & Cervical Pathology，ASCCP）共识指南进行筛查监测即可。如患者不保留生育功能，可考虑在剖宫产时或产后其他时间行全子宫切除术。

4. ⅠA_2～ⅠB_1 期，肿瘤直径＜2cm 宫颈癌ⅠA_2～ⅠB_1 期，肿瘤直径＜2cm 的非孕患者的经典治疗方案是行根治性手术，切除宫旁组织；但是这类患者宫旁受累的风险其实很低（＜1%）。Covens 等总结了 842 例早期宫颈癌行根治性手术的病例，发现肿瘤直径＜2cm、无淋巴结转移且浸润深度＜10mm 的患者宫旁转移的发生率只有 0.6%[47, 48]。鉴于此，如评估淋巴结未受累，此类患者可以考虑行宫颈锥切术或单纯的宫颈切除术。虽然根治性手术的肿瘤治疗效果和产科结局都很理想，但文献报道与根治性宫颈切除术相关的自然流产概率可达到 32%。鉴于此类患者宫旁受累的风险很小，必要时可以考虑不行切除宫旁组织的根治术[37]。

如患者希望保留生育功能，可建议患者于产后 6～8 周行根治性宫颈切除术；目前也有越来越多的此类患者行治疗性宫颈锥切术加淋巴结清扫术。故在决定行根治性宫颈切除术前，应与患者充分沟通，使患者了解该术式的利弊之后再做决定。如患者不保留生育功能，可考虑在剖宫产时或产后其他时间行广泛性全子宫切除术。

5. ⅠB_1 期，肿瘤直径≥2cm 对于宫颈癌ⅠB_1 期，肿瘤直径≥2cm 且无淋巴结转移证据的患者，如要求继续妊娠，治疗方案倾向于新辅助化疗；如肿瘤直径在 2～4cm，还可以考虑行根治性宫颈切除术。同前述，现在虽然已有根治性宫颈切除术在妊娠患者中成功施行的先例，但该术式可能会使流产的风险增加[49, 50]。所以，手术还是化疗？治疗方案的选择应根据病例特点进行个体化的讨论。新辅助化疗的目的是在产后行根治性治疗前控制肿瘤进展。Amant 等总结了 50 例因宫颈癌于妊娠期接受新辅助化疗的病例，诊断宫颈癌时的平均孕龄是 19.2 周，分娩时的平均孕龄是 33.2 周；只有 3.1% 的患者在治疗期间病情进展。化疗方案以铂类为基础，每 3 周为 1 个周期，给予铂类单药化疗或与紫杉醇、长春新碱、氟尿嘧啶、环磷酰胺或博来霉素合用的联合化疗。中位随访时间 24 个月时的总体生存率为 79%；ⅠB_1 期患者中位随访时间为 12 个月时总生存率为 94%；Ⅰ B_2 期患者中位随访时间为 27 个月时总生存率为 70%；更高期别的患者中位随访时间为 14 个月时的总体生存率为 70%[37, 51]。虽然没有前瞻性研究指导妊娠患者的治疗，但有一项病例系列研究报道了 27 例因乳腺癌和卵巢癌接受顺铂加紫杉醇联合化疗的妊娠病例，并未发现紫杉醇会增加胎儿风险[52]。

为了降低胎儿骨髓抑制的风险，在预计分娩前 3 周内应停止化疗。由于缺乏安全性数据，其他非孕期可以使用的化疗药物如吉西他滨、长春瑞滨、拓扑替康，以及生物类化疗药如贝伐单抗，均不建议用于妊娠患者。

（四）孕龄大于 25 周

由于子宫的大小和位置的影响，妊娠 25 周后行淋巴结取样比较困难，所以此时患者的治疗方案通常不受淋巴结状态的影响。

1. Ⅰ A_2 ～Ⅰ B_1 期，肿瘤直径＜ 2cm 宫颈癌ⅠA_2 ～ⅠB_1 期，肿瘤直径＜ 2cm 的患者，治疗可推迟至产后进行。为了解妊娠期间肿瘤的进展情况，患者需要在产检期间常规行盆腔检查和影像学评估。如果观察到病情进展，可考虑行新辅助化疗或终止妊娠后行根治性治疗。已有一些病例报道和系列研究报道了宫颈浸润癌患者为使胎儿进一步发育推迟治疗的结局：Takushi 等报道的 12 例ⅠA_1 ～ⅠB_2 期的妊娠患者，推迟治疗 6 ～ 25 周，均未观察到病情进展，且至末次随访时均为无瘤存活[45]；Germann 等治疗的 21 名患者中，9 名ⅠB_1 期患者推迟了治疗，与未推迟者相比，结局并无差异[53]。

2. Ⅰ B_1 期，肿瘤直径≥ 2cm 对于宫颈癌ⅠB_1 期及以上，肿瘤直径≥ 2cm 且诊断时孕周＞ 25 周的患者，回顾性研究的数据极少，难以用来指导治疗。可选择的治疗方案有推迟治疗直至胎儿成熟或新辅助化疗。治疗方案应个体化，且考虑到多学科合作。这种情况下多倾向于选择推迟治疗。

3. 肿瘤转移 有远处肿瘤转移证据的患者（Ⅳ期）不适宜行根治性治疗，应行化疗。宫颈癌晚期或转移的一线化疗方案是顺铂加紫杉醇联合化疗；每 3 周为 1 个周期，共化疗 6 个周期。分娩前 3 周内停止化疗以降低胎儿出生时骨髓抑制的风险。化疗在妊娠期间基本上是安全的，对胎儿发育的损害相对较小；孕早期过后，胎儿组织器官已基本形成且流产的风险较低，是化疗开始的理想时期[54]。Zagouri 等在 2013 年发表的一篇 meta 分析中总结了以铂类为基础的化疗治疗妊娠期宫颈癌，在分析了 48 例妊娠病例后他们发现主要的并发症与早产相关，而不是与化疗反应相关[55]。

最近发表的美国妇科肿瘤学组（Gynecologic Oncology Group，GOG）第 240 号临床试验的结果显示，晚期宫颈癌患者在顺铂加紫杉醇化疗的基础上加用贝伐单抗（抗血管生成的生物类药物），可使中位生存时间延长 4 个月[56]。但是由于缺乏生物类药物（如贝伐单抗）的安全性数据，目前不建议其用于妊娠患者。

（五）结论

宫颈癌是妊娠期最常见的恶性肿瘤，其治疗取决于患者的继续妊娠意愿、是否保留生育功能、疾病分期和诊断孕周。妊娠期的诊断和治疗并不影响宫颈癌的肿瘤结局[57-59]。尽管妊娠的结局与类似胎龄的婴儿相似[60]，但 Dalrymple 等总结了 434 例孕期或产后诊断为宫颈癌患者的妊娠结局，发现妊娠期诊断宫颈癌与治疗性早产率升高及低出生体重相关[57]；尽管如此，总体的胎儿结局与同孕周的健康孕妇是相似的。综上，妊娠期宫颈癌需要个体化、多学科的综合治疗。

三、附件肿瘤和卵巢癌

附件肿瘤在妊娠期并不常见，发生率为 1/2200 ～ 2/100；其中有 1% ～ 7.9% 为恶性[61-65]。在 Smith 等发表的一篇纳入了 9375 名合并附件肿瘤的患者的观察性研究中，恶性肿瘤占 0.93%，交界性占 1.2%[3]。Palmer 等发表的关于妊娠期上皮性卵巢癌的综述提到：妊娠期诊断的大部分上皮性卵巢癌为 I 期（59%），其余 5% 为 II 期，26% 为 III 期，10% 为 IV 期[66]。本章接下来的部分将会讨论妊娠期卵巢肿瘤的诊断与治疗（图 38-3）。

（一）卵巢良性肿瘤

妊娠期卵巢肿瘤的患者症状与非妊娠患者相似，通常无症状或出现一些非特异性症状，如便秘、腹痛、泌尿系统症状、腹胀等[67]。患者可能会在产科超声检查时发现附件区包块，或因肿瘤扭转或破裂出现急性腹痛。卵巢肿瘤扭转很少见，尤其当直径≤ 5cm 时；可能是由于增大的子宫阻碍了卵巢肿瘤的活动，肿瘤扭转在中、孕晚期很罕见[68]；直径 6 ～ 8cm 的肿瘤扭转在早孕晚期和中孕早期更常见。Yen 等发现与更小或更大的肿瘤相比，直径在 6 ～ 8cm 的肿瘤扭转的风险增加 22%[69]。

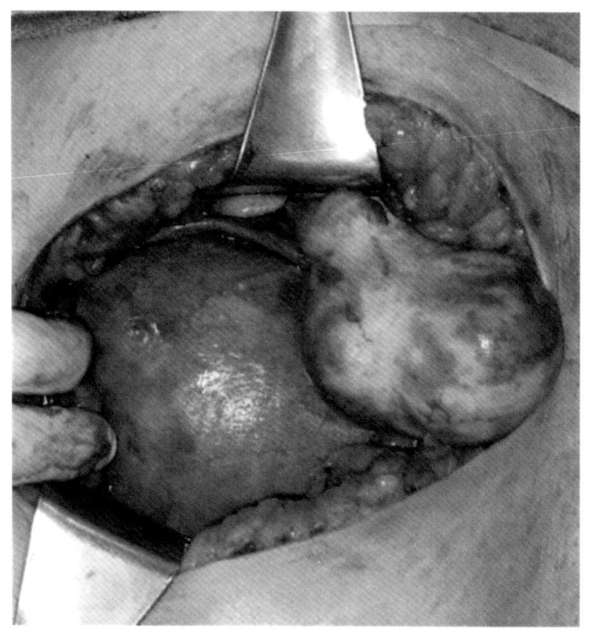

▲ 图 38-3 卵巢巨大囊肿与妊娠子宫

引自 Gibbon DG，Nieves-Neira W，Wagreich A et al.，Operative Obstetrics，Boca Raton，FL:Taylor &Francis，2006. 经允许

孕早期大多数直径＜ 5cm 的附件囊肿都是功能性的，其中 70% 会自行吸收[70]，因此孕早期不需要手术剔除这些囊肿。另外，妊娠前 8 周的孕激素支持由卵巢黄体提供[71]，如在此之前剔除了黄体囊肿，则需考虑在胎盘能够产生足够的孕激素之前补充外源性的孕激素。

单纯性的附件囊肿不论大小，大多数都是功能性的，但也有可能是囊腺瘤或输卵管积水。直径＞ 5cm 的囊实性包块多为成熟性畸胎瘤，当然也不排除卵巢黄体囊肿、子宫内膜异位囊肿或异位妊娠[64，72]。

交界性肿瘤或低度恶性潜能的肿瘤在妊娠和非妊娠患者中都有很好的结局。尽管如此，即使交界性肿瘤患者病情表现相对偏向于良性，在其妊娠结束后仍需要长期的随访。Gershenson 等关于浆液性交界性肿瘤的研究发现 44% 的非侵袭性种植的患者会在 20 年内复发，其中 80% 为低级别侵袭性浆液性癌[73]。

在孕早期，对于良性可能性大的卵巢肿瘤，考虑到手术相关的流产风险、非手术干预下的自然缓解可能和围术期药物相关的潜在致畸风险，建议行非手术治疗[74]。

同样地，由于手术可能增加胎儿窘迫、早产等不良结局的风险，孕晚期也不适宜手术[75]。如果患者有明确的手术适应证，如可疑扭转或恶性等，理想的手术时机是孕中期妊娠 16 ～ 20 周。

手术方式的选择取决于孕周、包块大小，以及是否有恶性可能。对于非妊娠患者，与开腹手术相比，普通腹腔镜或机器人辅助的腹腔镜微创手术优势明显，术后发热、尿路感染、并发症、疼痛的发生率明显下降，住院时间缩短且总花费减少[76]。不良事件的发生可能与手术指征相关，与微创手术的方式无关[77]。

（二）妊娠期附件肿瘤的影像学检查

超声用于附件包块的评估已经在非孕患者中得到了良好的证实，所以在妊娠患者中是首选的影像学检查。如果需要进一步检查，可以考虑对胎儿发育没有放射性影响的 MRI；MRI 在妊娠期的安全性已经得到了证实，可以用来描述超声观察不满意的附件包块[78, 79]。妊娠患者应避免行 CT 检查，除非其他影像学检查手段都不能提供与制定治疗方案相关的基本信息。虽然一次 CT 检查的放射剂量远远小于胎儿致畸量，但我们并不知道胎儿暴露后的远期结局如何，且有第二肿瘤发生的报道[80]，所以还是应尽量避免 CT 检查。

（三）肿瘤标志物

在非妊娠患者中，肿瘤标志物是鉴别良恶性、评估治疗效果的非常有效的生物学指标。但是某些指标的血清学检查结果在孕期会出现生理性的升高，因此限制了其在妊娠患者中的应用。譬如在非孕患者中，癌抗原 125（cancer antigen，CA125）[81] 和人附睾蛋白 4（human epididymis protein 4，HE4）[83] 都是上皮性卵巢癌非常有用的肿瘤标志物，但妊娠期 CA125 水平的生理性升高[82]和 HE4 水平的生理性下降[84]限制了它们在妊娠病例中的应用。乳酸脱氢酶（lactate dehydrogenase，LDH）是卵巢无性细胞瘤较为敏感的标志物，除了患高血压疾病，如 HELLP（Hemolysis，ELevated liver enzymes，Low Platelet：溶血、肝酶升高、低血小板）综合征的患者外，其他患者 LDH 的水平不受妊娠状态的影响[85]。甲胎蛋白（alpha-fetoprotein，AFP）是卵巢生殖细胞肿瘤常用的一种标志物，但在孕期，孕妇血清 AFP 水平会出现生理性的升高，且 AFP 是用于胎儿非整倍体筛查的指标之一。所以如果 AFP 被用作妊娠患者卵巢生殖细胞肿瘤的标志物，则一定要与病情和影像学检查关联起来[86]。抑制素 A 可被用来评估卵巢颗粒细胞瘤的治疗效果，但因其水平在孕期会出现生理性升高，故结果并不可靠[87]。

（四）卵巢癌的手术治疗和化学治疗

如前所述，大多数在妊娠期诊断的卵巢恶性肿瘤期别较早。卵巢癌的治疗以手术切除为主，化疗为辅。如附件肿瘤疑为恶性，应由妇科肿瘤医师行附件肿瘤切除术并行冰冻病理检查；或者手术时有能够鉴别肿瘤良恶性的妇科肿瘤医师在场。如术中冰冻提示肿瘤为恶性，应继续行卵巢癌分期术；术中是否行子宫切除和对侧卵巢切除取决于患者继续妊娠的意愿和保留生育功能的意愿。表 38-2 总结了分期术的步骤。除非有肉眼可见的癌灶累及，否则可以考虑保留对侧卵巢。传统的开腹卵巢癌分期术采用的是腹正中纵切口；但现在，无论在非妊娠或妊娠患者中，微创的腹腔镜分期术已越来越多见。目前已有使用常规腹腔镜或机器人辅助的腹腔镜行卵巢癌分期术的病例报道发表，其肿瘤结局和母胎结局均比较理想，因此，可以考虑将其应用于符合条件的特殊患者[88]。

表 38–2 卵巢癌分期术

留取腹腔冲洗液行细胞学检查
完整切除肿瘤
探查腹腔，识别可见的转移病灶
切除子宫，保留输卵管及卵巢；可根据妊娠妇女对本次妊娠和未来生育功能的意愿决定是否省略此步骤
大网膜切除术
淋巴结活检
腹膜多点活检

如术中探查发现肿瘤转移，则手术目的与非孕患者一样，切除所有肉眼可见的病灶。在非妊娠患者中，完全切除所有肉眼可见病灶与

最长的总体生存时间相关[89]。手术的具体范围和肿瘤细胞减灭术的实施应根据患者的病情做个体化处理。某些情况下，将肿瘤细胞减灭术推迟至产后，先给予新辅助化疗可能更为合适；类似的病例已有发表，其肿瘤结局和母胎结局尚可接受[90-93]。

上皮性卵巢癌患者中，早期但合并高危因素（组织学类型为浆液性或透明细胞癌、高级别、期别为Ⅰ C 期或Ⅱ期）的患者和晚期患者应行化疗，术前新辅助化疗或术后辅助化疗均可。初治卵巢癌的理想化疗方案是以铂类和紫杉醇为基础的化疗；Mir 等于 2008 年回顾了 43 例妊娠期接受铂类化疗的病例，其中 36 例使用顺铂，6 例使用卡铂，1 例顺铂加卡铂；在接受顺铂化疗的患者中，3 例出现了胎儿宫内生长受限（intrauterine growth restriction，IUGR），2 例羊水过少，1 例羊水过多，1 例胎儿脑室扩大；接受卡铂化疗的患者未出现胎儿毒性反应[94]。妊娠期紫杉醇类化疗药物的安全性研究相对较少，目前已有的病例报道并未显示紫杉醇与胎儿畸形或毒性反应相关[94-97]。

GOG 172 试验的长期随访结果显示，非妊娠患者行理想的肿瘤细胞减灭术后（肉眼残余病灶最大直径＜ 1cm），行静脉（intravenous，IV）腹腔（intraperitoneal，IP）联合化疗与最长的总体生存时间相关[98，99]。但妊娠患者行腹腔化疗的相关不良反应报道非常之少，Smith 于 2013 年报道了 1 例妊娠 12 周诊断卵巢癌的病例，患者接受了 4 个周期的腹腔 / 静脉化疗，并于妊娠 37 周分娩一活男婴，出生体重 2126g，合并双侧先天性马蹄内翻足[100]。鉴于腹腔化疗安全性数据的缺乏，作者推荐紫杉醇加卡铂联合静脉化疗作为妊娠期上皮性卵巢癌的标准化疗方案。

考虑到孕早期流产率高，胎儿毒性影响大，器官形成期化疗药物的使用会使先天性畸形风险增加，化疗应推迟至孕早期后[101]。化疗的剂量、周期和频率与非妊娠患者相同。

生殖细胞肿瘤最常用的化疗方案是 BEP（博来霉素、依托泊苷和顺铂）；除了Ⅰ A 期无性细胞瘤和Ⅰ期、G_1 的未成熟畸胎瘤外，所有卵巢生殖细胞肿瘤患者均建议化疗。与上皮性卵巢癌相似，治疗应推迟至孕早期后，甚至是分娩后。关于治疗时机的研究报道很少，无法给予指导，但已有学者报道了将治疗推迟至产后的案例[102]。Aoki 等报道了 1 例妊娠 22 周诊断卵黄囊瘤（右附件切除术），并将化疗推迟至产后的病例；该患者于妊娠 34 周临床诊断肿瘤复发，妊娠 35 周经引产分娩一健康新生儿，并于产后接受了 7 程的 BEP 化疗。末次化疗后直至随访 39 个月时，患者尚无肿瘤复发征象[103]。

四、结论

妊娠期恶性肿瘤的治疗需要多学科的合作。胎儿的生长发育和准妈妈特殊的生理性变化使得治疗充满了挑战，有时甚至需要偏离标准的治疗方案。为提供安全有效的治疗方案，了解妊娠期的生理变化和各种治疗对胎儿和孕妇的影响是重中之重。

（王　佩　译，周希亚　校）

参考文献

[1] Oduncu FS, Kimmig R, Hepp H, Emmerich B. Cancer in pregnancy: Maternal–fetal conflict. J Cancer Res Clin Oncol 2003; 129(3): 133–46.
[2] Smith, LH, Danielsen B, Allen ME, Cress R. Cancer associated with obstetric delivery: Results of linkage with the California cancer registry. Am J Obstet Gynecol 2003; 189(4): 1128–35.
[3] Smith LH, Dalrymple JL, Leiserowiz GS, et al. Obstetrical deliveries associated with maternal malignancy in California, 1992 through 1997. Am J Obstet Gynecol 2001; 184(7): 1504–12; discussion 1512–3.
[4] Matthews TJ, Hamilton BE. Delayed childbearing: More women are having their first child later in life. NCHS Data Brief 2009; (21): 1–8.
[5] Jolles CJ. Gynecologic cancer associated with pregnancy. Semin Oncol 1989; 16(5): 417–24.
[6] Han SN, Kesic VI, Van Calsteren K, et al. Cancer in pregnancy: A survey of current clinical practice. Eur J Obstet Gynecol Reprod Biol 2013; 167(1): 18–23.
[7] Walboomers JM, Jacobs MV, Manos MM, et al. Human papillomavirus is a necessary cause of invasive cervical cancer

worldwide. J Pathol 1999; 189(1): 12–9.

[8] zur Hausen H., Papillomaviruses in the causation of human cancers—A brief historical account. Virology 2009; 384(2): 260–5.

[9] Forman D, de Martel C, Lacey Cj, et al. Global burden of human papillomavirus and related diseases. Vaccine 2012; 30(suppl 5): F12–23.

[10] Kemp EA, Hakenewerth AM, Laurent SL, et al. Human papillomavirus prevalence in pregnancy. Obstet Gynecol 1992; 79(5(Pt 1)): 649–56.

[11] Serrano, B, Alemany L, Tous S, et al. Potential impact of a nine-valent vaccine in human papillomavirus related cervical disease. Infect Agent Cancer 2012; 7(1): 38.

[12] Cervarix—A second HPV vaccine. Med Lett Drugs Ther 2010; 52(1338): 37–8.

[13] FUTURE II Study Group. Quadrivalent vaccine against human papillomavirus to prevent high-grade cervical lesions. N Engl J Med 2007; 356(19): 1915–27.

[14] Munoz N, Kjaer SK, Sigurdsson K, et al. Impact of human papillomavirus (HPV)-6/11/16/18 vaccine on all HPV-associated genital diseases in young women. J Natl Cancer Inst 2010; 102(5): 325–39.

[15] Joura EA, Giuliano AR, Iversen OE, et al. A 9-valent HPV vaccine against infection and intraepithelial neoplasia in women. N Engl J Med 2015; 372(8): 711–23.

[16] Massad LS, Einstein MH, Huh WK, et al. 2012 updated consensus guidelines for the management of abnormal cervical cancer screening tests and cancer precursors. Obstet Gynecol 2013; 121(4): 829–46.

[17] Economos K, Perez Veridiano N, Delke I, et al. Abnormal cervical cytology in pregnancy: A 17-year experience. Obstet Gynecol 1993; 81(6): 915–8.

[18] Baldauf JJ, Dreyfus M, Ritter J, Philippe E. Colposcopy and directed biopsy reliability during pregnancy: A cohort study. Eur J Obstet Gynecol Reprod Biol 1995; 62(1): 31–6.

[19] Fader AN, Alward EK, Niederhauser A, et al. Cervical dysplasia in pregnancy: A multi-institutional evaluation. Am J Obstet Gynecol 2010; 203(2): 113.e1–6.

[20] Kaplan KJ, Dainty LA, Dolinsky B, et al. Prognosis and recurrence risk for patients with cervical squamous intraepithelial lesions diagnosed during pregnancy. Cancer 2004; 102(4): 228–32.

[21] Hannigan EV, Whitehouse HH 3rd, Atkinson WD, Becker SN. Cone biopsy during pregnancy. Obstet Gynecol 1982; 60(4): 450–5.

[22] Averette HE, Nasser N, Yankow SL, Little WA. Cervical conization in pregnancy. Analysis of 180 operations. Am J Obstet Gynecol 1970; 106(4): 543–9.

[23] Goldberg GL, Altaras MM, Block B. Cone cerclage in pregnancy. Obstet Gynecol 1991; 77(2): 315–7.

[24] Robinson WR, Webbb S, Tirpack J, et al. Management of cervical intraepithelial neoplasia during pregnancy with LOOP excision. Gynecol Oncol 1997; 64(1): 153–5.

[25] Mitsuhashi A, Sekiya S. Loop electrosurgical excision procedure (LEEP) during first trimester of pregnancy. Int J Gynaecol Obstet 2000; 71(3): 237–9.

[26] Serati M, Uccella S, Laterza RM, et al. Natural history of cervical intraepithelial neoplasia during pregnancy. Acta Obstet Gynecol Scand 2008; 87(12): 1296–300.

[27] Paraskevaidis E, Koliopoulos G, Kalantaridou S, et al. Management and evolution of cervical intraepithelial neoplasia during pregnancy and postpartum. Eur J Obstet Gynecol Reprod Biol 2002; 104(1): 67–9.

[28] Kaneshiro BE, Acoba JD, Holzman J, et al. Effect of delivery route on natural history of cervical dysplasia. Am J Obstet Gynecol 2005; 192(5): 1452–4.

[29] Ahdoot D, Van Nostrand KM, Nguyen NJ, et al. The effect of route of delivery on regression of abnormal cervical cytologic findings in the postpartum period. Am J Obstet Gynecol 1998; 178(6): 1116–20.

[30] Siristatidis C, Vitoratos N, Michailidis E, et al. The role of the mode of delivery in the alteration of intrapartum pathological cervical cytologic findings during the postpartum period. Eur J Gynaecol Oncol 2002; 23(4): 358–60.

[31] Barber HR, Brunschwig A. Gynecologic cancer complicating pregnancy. Am J Obstet Gynecol 1963; 85: 156–64.

[32] Nguyen C, Montz FJ, Bristow RE. Management of stage Ⅰ cervical cancer in pregnancy. Obstet Gynecol Surv 2000; 55(10): 633–43.

[33] Creasman WT. Cancer and pregnancy. Ann N Y Acad Sci 2001; 943: 281–6.

[34] Pecorelli S. Revised FIGO staging for carcinoma of the vulva, cervix, and endometrium. Int J Gynaecol Obstet 2009: 105(2): 103–4.

[35] Sahdev A, Sohaib SA, Wenaden AE, et al. The performance of magnetic resonance imaging in early cervical carcinoma: A long-term experience. Int J Gynecol Cancer 2007; 17(3): 629–36.

[36] Chen MM, Coakley FV, Kaimai A, Laros RK Jr. Guidelines for computed tomography and magnetic resonance imaging use during pregnancy and lactation. Obstet Gynecol 2008; 112(2 Pt 1): 333–40.

[37] Amant F, Halaska MJ, Fumagalli M, et al. Gynecologic cancers in pregnancy: Guidelines of a second international consensus meeting. Int J Gynecol Cancer 2014; 24(3): 394–403.

[38] Sood AK, Sorosky JI, Mayr N, et al. Radiotherapeutic management of cervical carcinoma that complicates pregnancy. Cancer 1997; 80(6): 1073–8.

[39] Prem KA, Makowski EL, McKelvey JL. Carcinoma of the cervix associated with pregnancy. Am J Obstet Gynecol 1966; 95(1): 99–108.

[40] Vercellino GF, Koehler C, Erdemoglu E, et al. Laparoscopic pelvic lymphadenectomy in 32 pregnant patients with cervical cancer: Rationale, description of the technique, and outcome. Int J Gynecol Cancer 2014; 24(2): 364–71.

[41] Rojas C, Moroney JW. Robotic surgical staging for cervical cancer diagnosed during pregnancy: Immediate versus delayed definitive treatment. Gynecol Oncol Case Rep 2013; 5: 40–2.

[42] Favero G, Lanowska M, Schneider A, et al. Laparoscopic pelvic lymphadenectomy in a patient with cervical cancer

stage Ⅰ b1 complicated by a twin pregnancy. J Minim Invasive Gynecol 2010; 17(1): 118–20.

[43] Papadia A, Mohr S, Imboden S, et al. Laparoscopic ICG sentinel lymph node mapping in pregnant cervical cancer patients. J Minim Invasive Gynecol 2015; 23(2): 270–3.

[44] Silva LB, Silva-Filho AL, Traiman P, et al. Sentinel node mapping in a pregnant woman with cervical cancer: A case report. Int J Gynecol Cancer 2006; 16(3): 1454–7.

[45] Takushi M, Moromizato H, Sakumoto K, Kanazawa K. Management of invasive carcinoma of the uterine cervix associated with pregnancy: Outcome of intentional delay in treatment. Gynecol Oncol 2002; 87(2): 185–9.

[46] Yahata T, Numata M, Kashima K, et al. Conservative treatment of stage Ⅰ A1 adenocarcinoma of the cervix during pregnancy. Gynecol Oncol 2008; 109(1): 49–52.

[47] Covens A, Rosen B, Murphy J, et al. How important is removal of the parametrium at surgery for carcinoma of the cervix? Gynecol Oncol 2002; 84(1): 145–9.

[48] Herod JJ, Decruze SB, Patel RD. A report of two cases of the management of cervical cancer in pregnancy by cone biopsy and laparoscopic pelvic node dissection. BJOG 2010; 117(12): 1558–61.

[49] Abu-Rustum NR, Tal MN, DeLair D, et al. Radical abdominal trachelectomy for stage Ⅰ B1 cervical cancer at 15-week gestation. Gynecol Oncol 2010; 116(1): 151–2.

[50] Kyrgiou M, Horwell DH, Farthing A. Laparoscopic radical abdominal trachelectomy for the management of stage Ⅰ B1 cervical cancer at 14 weeks' gestation: Case report and review of the literature. BJOG 2015; 122(8): 1138–43.

[51] Rydzewska L, Tiernay J, Vale CL, Symonds PR. Neoadjuvant chemotherapy plus surgery versus surgery for cervical cancer. Cochrane Database Syst Rev 2012; 12: Cd007406.

[52] Cardonick E, Bhat A, Gilmandyar D, Somer R. Maternal and fetal outcomes of taxane chemotherapy in breast and ovarian cancer during pregnancy: Case series and review of the literature. Ann Oncol 2012; 23(12): 3016–23.

[53] Germann N, Haie-Meder C, Morice P, et al. Management and clinical outcomes of pregnant patients with invasive cervical cancer. Ann Oncol 2005; 16(3): 397–402.

[54] Cardonick E, Iacobucci A. Use of chemotherapy during human pregnancy. Lancet Oncol 2004; 5(5): 283–91.

[55] Zagouri F, Sergentanis TN, Chrysikos D, Bartsch R. Platinum derivatives during pregnancy in cervical cancer: A systematic review and meta-analysis. Obstet Gynecol 2013; 121(2 Pt 1): 337–43.

[56] Tewari KS, Sill MW, Long HJ 3rd, et al. Improved survival with bevacizumab in advanced cervical cancer. N Engl J Med 2014; 370(8): 734–43.

[57] Dalrymple JL, Gilbert WM, Leiserowitz GS, et al. Pregnancy-associated cervical cancer: Obstetric outcomes. J Matern Fetal Neonatal Med 2005; 17(4): 269–76.

[58] Stensheim H, Møller B, van Dijk T, Fosså SD. Cause-specific survival for women diagnosed with cancer during pregnancy or lactation: A registry-based cohort study. J Clin Oncol 2009; 27(1): 45–51.

[59] Pettersson BF, Andersson S, Hellman K, Hellström AC. Invasive carcinoma of the uterine cervix associated with pregnancy: 90 years of experience. Cancer 2010; 116(10): 2343–9.

[60] Zemlickis D, Lishner M, Degendorfer P, et al. Maternal and fetal outcome after invasive cervical cancer in pregnancy. J Clin Oncol 1991; 9(11): 1956–61.

[61] Beischer NA, Buttery BW, Fortune DW, Macafee CA. Growth and malignancy of ovarian tumours in pregnancy. Aust N Z J Obstet Gynaecol 1971; 11(4): 208–20.

[62] Hess LW, Peaceman A, O' Brein WF, et al. Adnexal mass occurring with intrauterine pregnancy: Report of fifty-four patients requiring laparotomy for definitive management. Am J Obstet Gynecol 1988; 158(5): 1029–34.

[63] Koonings PP, Platt LD, Wallace R, Incidental adnexal neoplasms at cesarean section. Obstet Gynecol 1988; 72(5): 767–9.

[64] Schmeler KM, Mayo-Smith WW, Peipert JF, et al. Adnexal masses in pregnancy: Surgery compared with observation. Obstet Gynecol 2005; 105(5 Pt 1): 1098–103.

[65] Leiserowitz GS. Managing ovarian masses during pregnancy. Obstet Gynecol Surv 2006; 61(7): 463–70.

[66] Palmer J, Vatish M, Tidy J. Epithelial ovarian cancer in pregnancy: A review of the literature. BJOG 2009; 116(4): 480–91.

[67] Goff BA, Mandel LS, Melancon CH, Muntz HG. Frequency of symptoms of ovarian cancer in women presenting to primary care clinics. JAMA 2004; 291(22): 2705–12.

[68] Bernhard LM, Klebba PK, Gray DL, Mutch DG. Predictors of persistence of adnexal masses in pregnancy. Obstet Gynecol 1999; 93(4): 585–9.

[69] Yen CF, Lin SL, Murk W, et al. Risk analysis of torsion and malignancy for adnexal masses during pregnancy. Fertil Steril 2009; 91(5): 1895–902.

[70] Giuntoli RL, 2nd, Vang RS, Bristow RE. Evaluation and management of adnexal masses during pregnancy. Clin Obstet Gynecol 2006; 49(3): 492–505.

[71] Csapo AI, Pulkkinen MO, Wiest WG. Effects of luteectomy and progesterone replacement therapy in early pregnant patients. Am J Obstet Gynecol 1973; 115(6): 759–65.

[72] Chiang G, Levine D. Imaging of adnexal masses in pregnancy. J Ultrasound Med 2004; 23(6): 805–19.

[73] Gershenson DM, Silva EG, Tortolero-Luna G, et al. Serous borderline tumors of the ovary with noninvasive peritoneal implants. Cancer 1998; 83(10): 2157–63.

[74] Novak ER, Lambrou CD, Woodruff JD. Ovarian tumors in pregnancy. An ovarian tumor registry review. Obstet Gynecol 1975; 46(4): 401–6.

[75] Whitecar MP, Turner S, Higby MK. Adnexal masses in pregnancy: A review of 130 cases undergoing surgical management. Am J Obstet Gynecol 1999; 181(1): 19–24.

[76] Medeiros LR, Rosa DD, Bozzetti MC, et al. Laparoscopy versus laparotomy for benign ovarian tumour. Cochrane Database Syst Rev 2009; (2): Cd004751.

[77] Al-Fozan, H, Tulandi T. Safety and risks of laparoscopy in pregnancy. Curr Opin Obstet Gynecol 2002; 14(4): 375–9.

[78] Telischak NA, Yeh BM, Joe BN, et al. MRI of adnexal masses

in pregnancy. AJR Am J Roentgenol 2008; 191(2): 364–70.

[79] Brown MA, Birchard KR, Semelka RC. Magnetic resonance evaluation of pregnant patients with acute abdominal pain. Semin Ultrasound CT MR 2005; 26(4): 206–11.

[80] Prenatal X-ray exposure and childhood cancer in twins. N Engl J Med 1985; 312(24): 1574–5.

[81] Bast RC, Jr, Klug TL, St John E, et al. A radioimmunoassay using a monoclonal antibody to monitor the course of epithelial ovarian cancer. N Engl J Med 1983; 309(15): 883–7.

[82] Sarandakou A, Protonotariou E, Rizos D. Tumor markers in biological fluids associated with pregnancy. Crit Rev Clin Lab Sci 2007; 44(2): 151–78.

[83] Molina R, Escudero JM, Augé, et al. HE4 a novel tumour marker for ovarian cancer: Comparison with CA 125 and ROMA algorithm in patients with gynaecological diseases. Tumour Biol 2011; 32(6): 1087–95.

[84] Moore RG, Miller MC, Eklund EE, et al. Serum levels of the ovarian cancer biomarker HE4 are decreased in pregnancy and increase with age. Am J Obstet Gynecol 2012; 206(4): 349.e1–7.

[85] Demir SC, Evruke C Ozgunen FT, et al. Factors that influence morbidity and mortality in severe preeclampsia, eclampsia and hemolysis, elevated liver enzymes, and low platelet count syndrome. Saudi Med J 2006; 27(7): 1015–8.

[86] Elit L, Bocking A, Kenyon C, Natale R. An endodermal sinus tumor diagnosed in pregnancy: Case report and review of the literature. Gynecol Oncol 1999; 72(1): 123–7.

[87] Luisi S, Florio P, Reis FM, Petraglia F. Inhibins in female and male reproductive physiology: Role in gametogenesis, conception, implantation and early pregnancy. Hum Reprod Update 2005; 11(2): 123–35.

[88] Chen CH, Chiu LH, Chan C, Liu WM. Management of ovarian cancer in 14th gestational week of pregnancy by robotic approach with preservation of the fetus. Gynecol Obstet Invest 2015; 80(2): 139–44.

[89] Shih KK, Chi DS. Maximal cytoreductive effort in epithelial ovarian cancer surgery. J Gynecol Oncol 2010; 21(2): 75–80.

[90] Sood AK, Shahin MS, Sorosky JI. Paclitaxel and platinum chemotherapy for ovarian carcinoma during pregnancy. Gynecol Oncol 2001; 83(3): 599–600.

[91] Picone O, Lhommé C, Tournaire M, et al. Preservation of pregnancy in a patient with a stage Ⅲ B ovarian epithelial carcinoma diagnosed at 22 weeks of gestation and treated with initial chemotherapy: Case report and literature review. Gynecol Oncol 2004; 94(2): 600–4.

[92] Ferrandina G, Distefano M, Testa A, et al. Management of an advanced ovarian cancer at 15 weeks of gestation: Case report and literature review. Gynecol Oncol 2005; 97(2): 693–6.

[93] Mendez LE, Mueller A, Salom E, et al. Paclitaxel and carboplatin chemotherapy administered during pregnancy for advanced epithelial ovarian cancer. Obstet Gynecol 2003; 102(5 Pt 2): 1200–2.

[94] Mir O, Berveiller P, Ropert S, et al. Use of platinum derivatives during pregnancy. Cancer 2008; 113(11): 3069–74.

[95] Zagouri F, Sergentanis TN, Chrysikos D, et al. Taxanes for ovarian cancer during pregnancy: A systematic review. Oncology 2012; 83(4): 234–8.

[96] Zagouri F, Sergentanis TN, Chrysikos D, et al. Taxanes for breast cancer during pregnancy: A systematic review. Clin Breast Cancer 2013; 13(1): 16–23.

[97] Mir O, Berveiller P, Goffinet F, et al. Taxanes for breast cancer during pregnancy: A systematic review. Ann Oncol 2010; 21(2): 425–6.

[98] Barlin JN, Dao F, Bou Zgheib, et al. Progression-free and overall survival of a modified outpatient regimen of primary intravenous/intraperitoneal paclitaxel and intraperitoneal cisplatin in ovarian, fallopian tube, and primary peritoneal cancer. Gynecol Oncol 2012; 125(3): 621–4.

[99] Tewari D, Java JJ, Salani R, et al. Long-term survival advantage and prognostic factors associated with intraperitoneal chemotherapy treatment in advanced ovarian cancer: A gynecologic oncology group study. J Clin Oncol 2015; 33(13): 1460–6.

[100] Smith ER, Borowsky ME, Jain VD, Intraperitoneal chemotherapy in a pregnant woman with ovarian cancer. Obstet Gynecol 2013; 122(2 Pt 2): 481–3.

[101] Selig BP, Furr JR Huey RW, et al. Cancer chemotherapeutic agents as human teratogens. Birth Defects Res A Clin Mol Teratol 2012; 94(8): 626–50.

[102] Shimizu Y, Komiyama S, Kobayashi T, et al. Successful management of endodermal sinus tumor of the ovary associated with pregnancy. Gynecol Oncol 2003; 88(3): 447–50.

[103] Aoki Y, Higashino M, Ishii S, Tanaka K. Yolk sac tumor of the ovary during pregnancy: A case report. Gynecol Oncol 2005; 99(2): 497–9.

第 39 章　妊娠滋养细胞疾病

Gestational trophoblastic disease

Babak Litkouhi　Abdulla Al-Khan

本章概要

妊娠滋养细胞疾病（gestational trophoblastic diseases，GTD）是一系列根据滋养细胞增殖情况进行分类的良性和恶性疾病的总称。完全性葡萄胎（complete hydatidiform moles，CHM）和部分性葡萄胎（partial hydatidiform moles，PHM）是良性 GTD，治疗通常行清宫术。在少数患者中，葡萄胎可能持续存在或发生转移，进展为恶性疾病，称为妊娠滋养细胞肿瘤（gestational trophoblastic neoplasia，GTN）；罕见情况下 GTN 也可继发于正常妊娠，如足月产、流产或异位妊娠。GTN 包括侵蚀性葡萄胎、绒毛膜癌、胎盘部位滋养细胞肿瘤（placental site trophoblastic tumor，PSTT）和上皮样滋养细胞肿瘤（epithelioid trophoblastic tumor，ETT）等；多数情况下直至术后才能明确组织病理类型。

虽然 GTD 的病因尚未完全明确，但 GTD 是妇科恶性疾病中基本可治愈的一类肿瘤，即使在广泛远处转移的患者中化疗也有较好的疗效。GTD 的诊断、治疗和随访需要多学科的通力合作。本章将讨论 GTD 的流行病学、病理、诊断，治疗和远期生育结局。

一、流行病学

葡萄胎是妊娠较为罕见的并发症，因此其流行病学资料尚不完善。其发生率因不同的种族、人群、地区而异。多数研究认为东南亚的葡萄胎发生率较西半球高；一些亚洲国家如印度尼西亚、中国和菲律宾，葡萄胎发生率能达到 1/77 次妊娠，相较而言，西方国家的发生率约为 1/2000 次妊娠；美国为每 1000 ～ 1500 次妊娠中有 1 次滋养细胞疾病。美国和亚洲国家葡萄胎发病率差异如此之大的原因尚不明确；可能与遗传因素、营养因素、免疫因素和环境因素相关[1-3]。

研究发现，葡萄胎的发生率在生育年龄的两头会升高[3]；年龄在 15 岁以下和 45 岁以上的女性发病率更高[4, 5]。自然流产、人工流产及不孕不育与葡萄胎的风险增加有关，足月分娩似乎是保护因素[1, 6]。营养不良和社会经济地位低可能与亚洲的葡萄胎发生率较高相关。维生素 A（胡萝卜素）和动物性蛋白质的摄入不足可能与葡萄胎发生率较高相关[7, 8]。

但并不是所有的研究都同意以上结论[1, 9]。再者，这些研究结果大多都与 CHM 而不是 PHM 相关；PHM 的流行病学资料更少，它可能更与生育相关的危险因素如口服避孕药和月经周期不规律相关[10]。

无论如何，一个各方均认同的观点是有葡萄胎妊娠史的女性，将来妊娠再发葡萄胎的风险增加 10 ～ 20 倍[11, 12]；更有家族性复发性葡萄胎的病例报道[13]。上述结果提示这类疾病可能存在遗传易感性，也不能排除环境因素的影响。

二、葡萄胎的发病机制与分类

葡萄胎是一种异常的妊娠状态，特点为胚胎发育异常和胎盘（滋养细胞）过度增生。Vassilakos 和 Kajii 于 1976 年提出了葡萄胎的分类[14]；此后 Szulman 和 Surti 于 1984 年发文支持上述两人的分类方法[15]，此分类方法一直沿用至今：根据形态学和细胞遗传学特征，将葡萄胎分为完全性葡萄胎和部分性葡萄胎。表 39-1 为目前世界卫生组织（World Health Organization，WHO）关于 GTD 的分类（根据病理类型分类）。

表 39-1　WHO 妊娠滋养细胞疾病（GTD）分类

葡萄胎
完全性葡萄胎
部分性葡萄胎
侵蚀性葡萄胎
滋养细胞肿瘤
妊娠性绒毛膜癌
胎盘部位滋养细胞肿瘤
上皮样滋养细胞肿瘤
非肿瘤性病变
超常胎盘部位
胎盘部位结节

完全性葡萄胎的镜下病理特征：①胚胎或胎儿组织缺失（罕见情况下可见正常双胎妊娠，双胎之一为 CHM）；②正常绒毛组织缺失；③绒毛弥漫性水泡状水肿；④弥漫性滋养细胞增生，细胞异型性明显。CHM 典型的大体观被描述为像"一堆葡萄"。约 90% 的 CHM 核型为 46，XX，另 10% 核型为 46，XY。CHM 绝大多数为父系来源，使用染色体显带技术、酶学标志或 HLA 抗原分型等技术可以确定 CHM 是否为父系来源的二倍体。典型的 CHM 是一个细胞核缺如或失活的空卵与一个单倍体精子受精，经自身复制成为二倍体（46，XX）；46，XY 核型的 CHM 是一个空卵分别与 2 个单倍体精子同时受精的结果；这种异常受精的机制尚不明确。CHM 较 PHM 更易进展为恶性肿瘤（如 GTN）。

葡萄胎与胎儿或胚胎组织同时存在时称为部分性葡萄胎。PHM 的组织学特征：①局灶性绒毛水肿；②局灶性滋养细胞增生，异型性有或无；③绒毛轮廓呈扇贝样；④间质内可见滋养细胞包涵体；⑤有胚胎或胎儿组织存在（图 39-1 和图 39-2）。胎儿通常表现出三倍体的肉眼

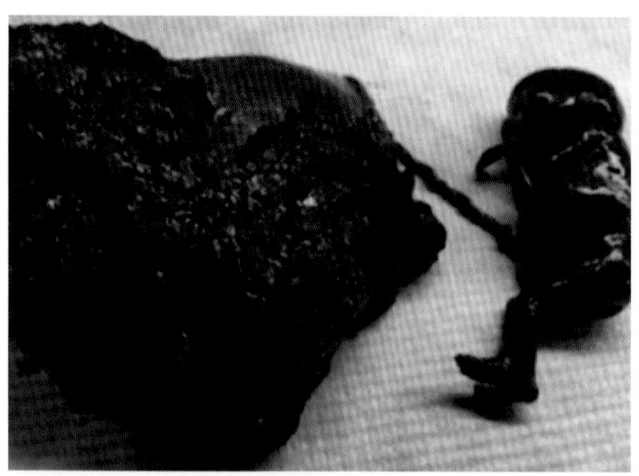

▲ 图 39-1　部分性葡萄胎，伴绒毛水泡样肿胀

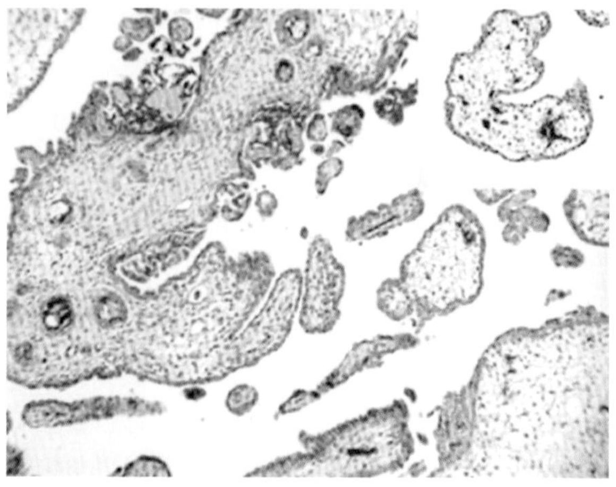

▲ 图 39-2　部分性葡萄胎组织病理切片，显示绒毛水肿和滋养细胞增生

特征[16]。遗传学上，PHM 绝大部分为三倍体，多出一套来自父方的染色体，可能来源于复制或双精子受精。罕见情况下，PHM 可合并染色体正常的胎儿；更罕见地，有病例报道足月正常核型胎儿合并部分性葡萄胎胎盘[17, 18]。有一些研究者提出了双倍体 PHM 的存在，但目前认为这可能仅是一种错误分类，而不是真实的分类[19]。虽然 PHM 的恶性潜能较 CHM 低，但 PHM 的患者在清宫后也要密切随访人绒毛膜促性腺激素（human chorionic gonadotropin，hCG）水平[16]。

随着超声的广泛应用，医师可以在很早期就发现异常妊娠并终止，但这给葡萄胎的病理诊断带来了更多困难，因为早期 CHM、PHM 和水肿性流产胎的某些特征存在重叠。即使如此，由于这些疾病的临床后果、治疗和预后完全不同，准确的诊断仍然非常重要[20, 21]。这种情况可能出现于：①大多数妊娠产物在表现出临床症状前已经自行排出了；②部分妊娠组织在清宫术中或实验室处理过程中因疏忽而被丢弃；③形态特征出现重叠。如果出现以上情况，可以通过流式细胞计数判断细胞倍体性（二倍体或三倍体）降低诊断困难。再者，免疫组化 p57 染色也可以辅助诊断；*P57* 和 *PHLDA2* 是父源印记母源表达的产物，因此二倍体并免疫组化 P57 染色阴性可诊断 CHM，三倍体并免疫组化 P57 染色阳性可诊断 PHM，二倍体并 P57 染色阳性可诊断水肿性流产胎[19]。

三、临床表现

随着近几十年超声诊断和 hCG 检测的不断发展，葡萄胎的临床表现也出现了变化[22, 23]。诊断时的孕周、hCG 水平和类型（CHM 或 PHM）不同，患者的症状和体征可能会有较大差别。

葡萄胎患者 hCG 水平通常比正常妊娠高；正常妊娠时 hCG 水平在孕 8 ～ 11 周达到高峰，在 100 000mU/ml 左右；相较而言，多达半数的 CHM 的 hCG 水平超过 100 000mU/ml；而 PHM 恰恰相反，hCG 水平较低[19]，很少会超过 100 000mU/ml[8]。异常升高的 hCG 可能的鉴别诊断包括双胎妊娠、胎盘体积较大和非妊娠性恶性肿瘤，故单独一次 hCG 高水平不能作为诊断葡萄胎的唯一依据。

阴道出血和子宫异常增大是最常见的症状和体征。查体发现子宫大小与孕周不符的病例可多达 50%；子宫增大可能是葡萄胎组织增生和血液滞留导致的。阴道出血是葡萄胎最常见的症状；即使一些病例出现了严重的出血和（或）贫血状况，也不太可能通过早期诊断和干预而避免[22]。

卵巢黄素化囊肿可见于 1/4 的葡萄胎患者（图 39-3 和图 39-4）[24]，是由滋养细胞分泌的 hCG 过度刺激卵巢形成的，附件区查体或超声发现包块可以做出诊断。黄素化囊肿在葡萄胎清宫后、血 hCG 降至正常后会自行消退，故以非手术治疗为主；但罕见情况下也可能发生急性卵巢囊肿蒂扭转而需手术治疗，术中可抽出囊液，除非卵巢已坏死，否则不需要切除卵巢。

约有 1/4 的葡萄胎患者可能出现妊娠剧吐。孕 24 周以前出现的妊娠期高血压疾病

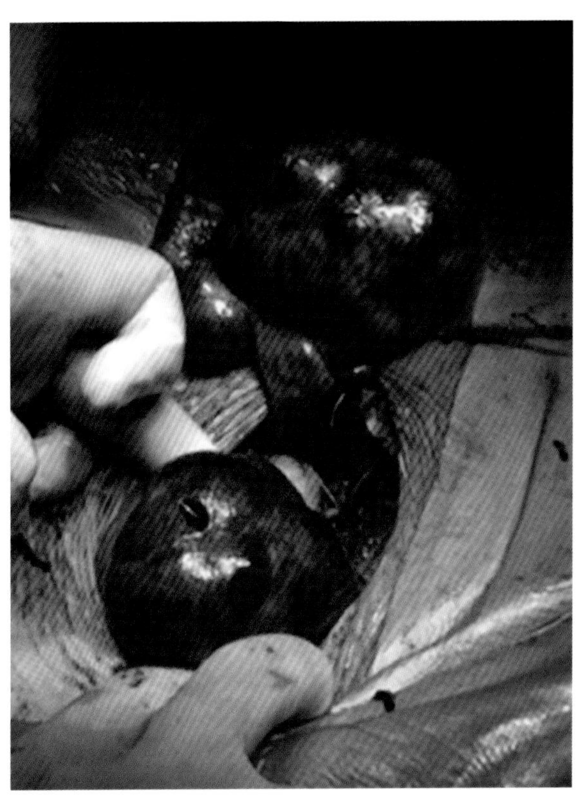

▲ 图 39-3　术中见卵巢黄素化囊肿

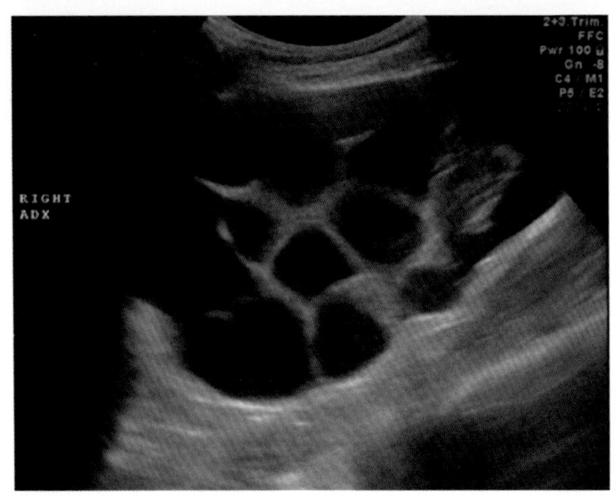

▲ 图 39-4　超声证实黄素化囊肿

（pregnancy-induced hypertension，PIH）需要怀疑葡萄胎可能。临床症状不明显的甲状腺功能亢进或急性甲状腺毒症很少见，可能与高水平的血清 hCG 相关。滋养细胞栓塞导致的呼吸窘迫更为少见，通常发生于大孕周、高 hCG 的葡萄胎清宫术后[22]。

同上所述，随着诊断和治疗的孕周越来越小，上文提到的许多症状和体征越来越罕见；相应地，许多与诊断时 hCG 水平和肿瘤负荷相关的症状体征在 PHM 患者中就更加少见了。来源于新英格兰的一个大型的滋养细胞疾病诊治中心 2015 年的研究显示，阴道出血和子宫大于孕周是 CHM 最常见的临床表现（发生率分别为 50% 和 25%）；近 20 年来超过一半的患者就诊孕周＜ 11 周；重度贫血、PIH、临床甲状腺功能亢进和呼吸窘迫（滋养细胞栓塞）的发生率不超过 5%，妊娠剧吐的发生率可达 15%[23]。

绝大部分 PHM 患者的临床表现包括阴道出血和胚胎未见胎心搏动。PHM 常会被误诊为稽留流产或不全流产，直到最终病理明确后才会确诊 PHM[8]。

四、诊断

葡萄胎的辅助检查手段包括组织病理学检查、羊膜腔造影术、超声检查和血清 hCG 水平。

组织学检查是诊断的金标准。所有的稽留流产、不全流产和选择性终止妊娠都应行病理检查；葡萄胎的病理特征见上文。羊膜腔造影术已不再使用，因其需要待妊娠超过 14 周后行经腹羊膜腔穿刺，且会使胎儿暴露于电离辐射中。

超声检查是诊断葡萄胎最主要的辅助手段，其优势包括：无电离辐射，明确胎盘的形态学特征，明确是否存在正常的胎儿，以及将超声发现与 hCG 水平相关联。另外，经阴道超声可以使孕早期患者和肥胖患者的诊断难度大大降低[25]；超声在孕 8 周时即可发现泡状胎块。过去的低频超声通常将葡萄胎的超声特点描述为经典的“落雪征”，但现代的高频超声可以清晰地看到代表绒毛水肿的囊性区域。计算机断层扫描（computed tomography，CT）和磁共振成像（magnetic resonance imaging，MRI）可选择性地用于怀疑合并远处转移或子宫 / 胎儿解剖不清的情况下（图 39-5）[26]。

GTD 的评估和管理大大得益于 hCG 这一可靠且高度敏感的肿瘤标志物。只要有存活的滋养细胞就能分泌 hCG，hCG 是一种糖蛋白激素，由两个多肽亚基（α 和 β）组成；hCG、促甲状腺激素（TSH）、卵泡刺激素（FSH）和黄体生成素（LH）的 α 亚基均相同，β 亚基各有独特的氨基

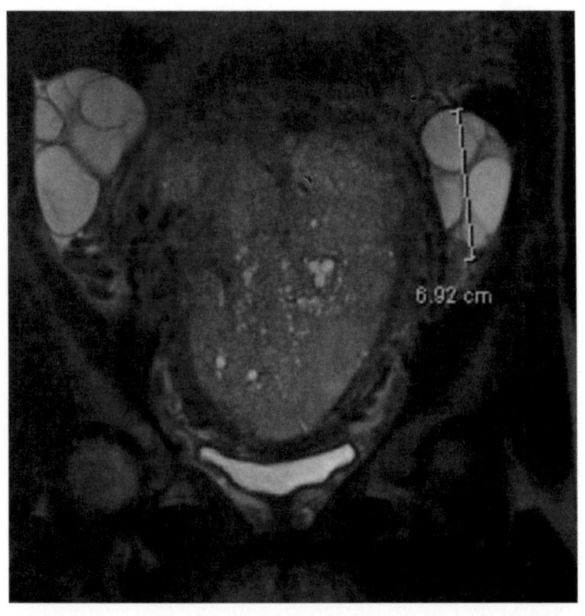

▲ 图 39-5　MRI 显示完全性葡萄胎及卵巢黄素化囊肿

酸序列，赋予各激素独特的免疫和生物学特性。更重要的是，循环中的 hCG 还会以 hCG 降解片段的形式存在，这些片段并无生物学活性，但可以被检测出来。目前常用的 hCG 检测方法有两种，一种只检测完整的 hCG 二聚体，另一种检测总的 hCG，包括 hCG 二聚体、游离 β-hCG 和其他一些片段。检测总 hCG 的方法即我们常用的"β-hCG 检测"。因此，在 GTD 的评估过程中选择合适的 hCG 检测方法就更为重要，此方法需要有适度的敏感性，尤其是当 hCG 水平降至正常或接近正常时；有病例报道患者的滋养细胞肿瘤尚在病情活动期，但 hCG 检测假阴性使患者错失了及时的治疗，并导致了灾难性的临床后果。同时，hCG 检测也可能出现假阳性结果，可能由"错觉 hCG"、静止期 GTD、垂体性低水平 hCG 或非妊娠滋养细胞肿瘤导致。如果在评估病情的过程中出现不典型的、低水平的 hCG，建议转诊至擅长于此的临床专家处再做咨询。如想了解除本书之外的关于 hCG 检测的详细内容，可参考本节的参考文献［27-29］。

五、妊娠滋养细胞疾病的并发症

如前所述，葡萄胎的病情严重程度和临床表现很大程度上取决于血 hCG 水平，以及 CHM 还是 PHM。一些较为严重的并发症在处理过程中需要一定的临床专业知识。

如合并临床甲状腺功能亢进，患者可能出现震颤、皮温高、心动过速、体重减轻和甲状腺肿大，虽然很少发生，但仍需提高警惕。实验室检查结果包括：TSH 水平降低或正常，T_4（甲状腺素）和 T_3（三碘甲腺原氨酸）水平升高，促甲状腺激素释放激素（thyroid releasing hormone，TRH）反馈性降低。hCG 和 TSH 有一定地同源性，hCG 浓度很高时对甲状腺有微弱的 TSH 样刺激效应，但机制尚不明确。葡萄胎诱发的甲状腺毒症可能会以急症的方式出现，任何刺激都可能导致甲亢危象的迅速出现，这些患者在麻醉诱导和手术前需要 β 受体拮抗药和抗甲状腺药（如丙硫氧嘧啶）的稳定性治疗。

葡萄胎患者可能出现阴道出血导致的不同程度的贫血；罕见情况下，大量出血可能诱发弥散性血管内凝血（disseminated intravascular coagulation，DIC）；葡萄胎组织释放的促凝物质也可能导致弥散性血管内凝血。治疗包括清宫术和纠正纤维蛋白原、血小板消耗的支持治疗。

GTD 的远处转移、补液过量后的肺水肿、滋养细胞栓塞或其他围术期并发症（如成人呼吸窘迫综合征）都可能导致呼吸系统并发症的发生。数据显示葡萄胎患者中呼吸系统并发症的发生率为 2%，与 hCG 负荷和子宫大小（子宫＞孕 14 ～ 16 周者更常见）相关；大多数发生于术后即刻，通常于 48 ～ 72h 内缓解；症状可能非常轻微甚至无症状，但也有可能呼吸功能损害的病情较重，需要吸氧、镇静、糖皮质激素类药物治疗和正压通气治疗等[30]。评估病情时可能会发现广泛的肺部啰音和肺部浸润影，需注意与 GTD 转移相鉴别。有研究报道临床表现不明显的滋养细胞栓塞，1 例通过尸检时发现肺内存在滋养细胞明确[31]，1 例通过从肺动脉血标本中检出多核大细胞和大单核细胞明确[32]。Hankins 研究了 6 例分别在清宫术前、术中和术后诊断葡萄胎的患者的血流动力学资料，以评估与呼吸窘迫相关的滋养细胞栓塞的严重程度；轻度的滋养细胞栓塞不会引起血流动力学指标的变化；虽然肺血管的反应从本质上讲并不是过敏性的，但它的确与剂量相关；即使如此，足以引起肺功能损害的滋养细胞栓塞还是很罕见的[32]。

所有出现肺功能障碍的患者均需彻底的检查，包括全身体格检查（尤其要关注呼吸系统），胸部 X 线检查和动脉血气分析，在极少数情况下可考虑放置肺动脉导管。严重的低氧血症和（或）肺水肿需要重症监护治疗，并请呼吸内科专家会诊。如果清宫之前已发生呼吸功能损害，在支持治疗到位后仍应立即手术[30, 31]。

双胎之一葡萄胎非常罕见，初始的评估包

括超声检查、羊膜腔穿刺术和染色体检查、血清 hCG 水平检测、胸片评价远处转移情况以及用以评估母体并发症（如甲状腺功能亢进症）的实验室检查（见下）；MRI 可以提供关于胎儿 - 胎盘解剖的影像学资料；必要时可考虑胎盘活检（评估嵌合情况）。治疗一般需要先终止妊娠；虽然缺乏大型的病例系列报道，但是已有很多双胎之一葡萄胎成功非手术治疗至足月或近足月的病例报道发表[33, 34]。位于英国伦敦的 Charing Cross Hospital 报道了 77 例双胎之一 CHM 的病例，其中 24 例选择终止妊娠，其余 53 例选择非手术治疗；非手术治疗的患者中有近一半维持至 24 周及以后，最终有 20 例活产；非手术治疗者和终止妊娠者进展为葡萄胎后 GTN 且需要化疗的风险并无差异[35]。另外一些研究则发现双胎之一葡萄胎的患者发生 GTN 和 PIH、甲状腺功能亢进症等并发症的风险均较普通葡萄胎患者要高[31, 36]。这种复杂病例的处理需要母胎医学和妇科肿瘤学等多学科的合作。

六、葡萄胎的治疗与随访

葡萄胎终止妊娠前需要获取详细的病史、体格检查及基线实验室检查数据（表 39-2）。如患者有呼吸系统症状，应行胸部 X 线检查；如病情较重和（或）hCG 水平非常高，同时还需要行胸部影像学检查和肝、肾、甲状腺功能检查。滋养细胞能表达 Rh（D）抗原，因此 Rh（D）阴性的患者在清宫术后需注射抗 D 免疫球蛋白以防止发生同种异体免疫反应。

表 39-2 葡萄胎的实验室检查

全血细胞计数伴分类
血清 hCG 水平
血型及交叉配血
PT、PTT、± 纤维蛋白原
肝功能检查
肾功能检查
甲状腺功能检查
胸部 X 线片

PT. 凝血酶原时间；PTT. 部分促凝血酶原激酶时间

葡萄胎清宫一般选用吸刮术，经阴道的吸刮术一般可以完全刮净子宫，且出血风险很小。患者术前需交叉配血并备血；手术可以采用全身麻醉或区域阻滞麻醉，紧急情况下也可以考虑静脉麻醉镇痛并宫颈旁阻滞下手术。患者取膀胱截石位，手术医师连续轻柔地扩张宫颈，使 9 ～ 12mm 的塑料吸管可以进入宫腔；吸宫开始后可同时静点缩宫素。葡萄胎组织大部分吸出，子宫明显缩小后，改用刮匙轻柔地遍刮子宫；最后刮出的标本送检病理检查时应将其区分出来。手术医师在刮宫时应格外谨慎，以免发生子宫穿孔或 Asherman 综合征[37]。

使用药物引产排出葡萄胎的报道极少。药物诱发的宫缩从理论上可能会增加滋养细胞栓塞或远处转移的风险，除此之外药物引产还可能会增加出血和葡萄胎组织残留的风险[37]，因此治疗葡萄胎不推荐使用药物引产。

葡萄胎排空后，一小部分患者可能会进展为恶性滋养细胞肿瘤（GTN），从而需要进一步治疗。CHM 后有 15% ～ 20% 的患者发生 GTN[23, 38]，PHM 的风险则较低，为 1% ～ 6%[38-40]。有趣的是，葡萄胎后 GTN 比例较低的报道往往来自于有中心病理审核和统一 hCG 监测与随访的较大的病例系列；因此，这些数字反而可能是葡萄胎后 GTN 真实情况的准确估计。CHM 后 GTN 的患者 3/4 病变局限于子宫，1/4 可能出现远处转移，常见于肺部（见下）；PHM 后 GTN 的病变基本都局限于子宫。对于 CHM，年龄 > 40 岁和滋养细胞增生活跃（子宫异常增大、卵巢黄素化囊肿、清宫前 hCG > 100 000mU/ml）是进展为 GTN 的预测因素[41, 42]；在出现以上表现的患者，分别有 31% 和 9% 的患者进展为非转移性和转移性 GTN[42]。一项近期的研究提出清宫后 hCG 下降速度可能是预测后续 GTN 发生的很好的指标[43]。PHM 后发生 GTN 的危险因素尚不明确。虽然大部分 GTN 病例直至术后才能明确病理类型，但从组织学类型上讲，侵蚀性葡萄胎比绒毛膜癌更常见。

鉴于葡萄胎后 GTN 的风险较高，所有葡萄胎患者治疗后必须定期随访，监测 hCG 下降情况。定期检测 hCG，每周或每 2 周 1 次，直至连续 3 次 hCG 结果正常；此后，ACOG 建议每个月检测 1 次 hCG，直至连续 6 个月结果正常。这种随访方案近期受到了质疑，有研究建议如果使用更先进敏感的 hCG 检测，或 PHM 清宫后，随访的周期可以更短一些[44，38]。

如果随访过程中 hCG 水平上升或处于平台期不降，或hCG降至正常的时间延长（＞6个月），或病理组织学直接提示为绒毛膜癌，则可以考虑诊断 GTN（表 39-3）（FIGO）。hCG 水平上升指连续测定 hCG 上升＞ 10%。虽然 FIGO 标准未提到，但如出现远处转移，通常也诊断为 GTN。患者诊断 GTN 后需转诊至妇科肿瘤医生处进行进一步评估及治疗，因为绝大部分 GTN 患者（葡萄胎后或继发于其他妊娠）都需要化学治疗。评估病情所需的影像学检查包括盆腔超声，胸部 X 线片，胸部、腹部、盆腔 CT，以及头部 MRI。

表 39–3　GTN 诊断标准（FIGO）

1. hCG 测定 4 次呈平台状态，并持续 3 周或更长时间（第 1，7，14，21 日）
2. hCG 测定 3 次升高，并至少持续 2 周或更长时间，即第 1，7，14 日
3. hCG 高于正常水平达 6 个月或更久
4. 组织学诊断为绒毛膜癌

引自 FIGO Oncology Committee，FIGO staging for gestational trophoblastic neoplasia 2000，FIGO Committee Report，Int J Gynaecol Obstet，2002，77: 285-287

对于葡萄胎清宫后 hCG 处于平台期或上升的患者，是否应行二次刮宫术，学界目前存在争论。部分研究认为二次刮宫可以使 10% ～ 20% 的葡萄胎后 GTN 患者免于化疗[45，46]。但二次刮宫时子宫穿孔的风险可高达 8%，因此二次刮宫并不常用，只有当患者存在宫腔内葡萄胎组织残留、中等或大量的阴道出血，或罕见的局限于内膜的病变且 hCG 水平很低时，可以考虑手术。治疗高危型或已发生转移的 GTN 时不建议行二次刮宫；意图研究此问题的前瞻性试验已于近期停止（GOG 242）。

在制定治疗计划时，确定患者是否有保留生育功能的意愿非常重要。如果患者不打算再生育，可以考虑行全子宫切除术替代清宫术（不行化疗）。上文提到，15% ～ 20% 的 CHM 患者和 5% 的 PHM 患者会进展为 GTN 并需要进一步治疗；CHM 患者中 3/4 病变局限于子宫，PHM 患者的子宫外病变也非常罕见。对于这些患者，全子宫切除可能能够避免 GTN 相关的化疗，达到根治效果。虽然全子宫切除后可以排除子宫侵袭性病变的可能，但转移性 GTN 的风险仍然存在，故术后患者仍应密切随访 hCG 水平直至正常（随访同上文）。

有学者建议在葡萄胎清宫后行预防性化疗以减少 GTN 的发生。韩国学者曾于 1986 年发表了一篇评估预防性化疗效果的前瞻性随机研究，结果显示高危患者发生葡萄胎后 GTN 的风险明显降低[47]。2012 年发表的一篇 meta 分析也得到了相似的结论；除外对纳入研究的方法学的顾虑，作者发现预防性化疗能降低葡萄胎后 GTN 的风险；但同时作者也发现，接受了预防性化疗后仍然进展为 GTN 的患者，从终止妊娠至诊断为 GTN 的时间间隔延长了，达到病情缓解所需的化疗周期数也增加了[48]。另外，为了仅仅 15% ～ 20% 的 GTN 风险而使患者暴露于有潜在毒性作用的治疗，部分学者对此存在顾虑。因此，不建议常规行预防性化疗。但对于存在 GTN 高危因素的患者可以考虑，包括：年龄≥ 40 岁，肿瘤负荷较大（hCG ＞ 100 000mU/ml）[41]，随访不可靠。

患者最早于清宫术后 2 ～ 4 周即可发生排卵[49]，因此，应尽早开始避孕且在 hCG 随访监测期间持续避孕。哪种避孕方式更合适尚存在争论，一些早期的研究认为口服避孕药可能增加 GTN 的风险[50]；但现代的使用（更）低剂量口服避孕药的研究得出了相反的结果。分别

来自 GOG[51] 和伦敦 Charing Cross Hospital 的研究都显示口服避孕药不增加葡萄胎后 GTN 的风险[52]。如患者有口服避孕药禁忌，可考虑屏障避孕法，但整体的失败率较高[51]。鉴于宫腔感染和子宫穿孔的风险较高，不建议使用宫内节育器避孕。

因葡萄胎接受治疗的患者后续妊娠大多有正常的结局。虽然绝大部分的妊娠结局（如活产、早产等）发生率并无明显变化，但连续葡萄胎妊娠的风险会增加 10 ～ 20 倍，再次葡萄胎发生于 1% ～ 2% 的患者[11, 12]。葡萄胎后发生 GTN 的风险会增加[11]，甚至中间可能会间隔一次正常足月产或其他正常妊娠。因此，葡萄胎治疗后的妊娠应考虑到以上情况。再次妊娠后孕早期行超声检查时应记录是否有水泡状胎块，分娩后胎盘应送组织学检查，产后 6 ～ 8 周应行 hCG 检测。如在看似正常的产褥期出现了异常子宫出血或子宫异常增大的情况，应考虑到 GTN 的可能，需要重新仔细地评估患者病情。

七、妊娠滋养细胞肿瘤的治疗

GTN 的组织学分类见表 39-1。过去 GTN 的分期系统不统一，直至 2000 年，FIGO 在既往的基础上审定了新的分期系统，到现在为止，已经成为应用最广泛的国际性分期系统。FIGO 分期系统包括解剖分期（Ⅰ～Ⅳ期）和预后评分标准两部分（表 39-4 和表 39-5）；预后评分标准由修改后的 WHO 危险因素评分标准组成，总积分 0 ～ 6 分者为低危，≥ 7 分者为高危。

表 39–4　妊娠滋养细胞肿瘤 FIGO 解剖分期（2000）

Ⅰ期	病变局限于子宫
Ⅱ期	病变超出子宫但局限于生殖器官（宫旁、附件及阴道）
Ⅲ期	病变转移至肺，伴或不伴有生殖道转移
Ⅳ期	病变转移至其他器官（肝、肠、脑等）

引自 FIGO Oncology Committee，FIGO staging for gestational trophoblastic neoplasia 2000，FIGO Committee Report，Int J Gynaecol Obstet，2002，77: 285-287

可用于评估病情的辅助检查包括胸部 X 线片，盆腔超声，胸部、腹部、盆腔 CT，头部 MRI 和 PET-CT。有 40% 的胸片阴性患者行胸部 CT 后仍可发现肺部转移灶[53]，但在判断 FIGO 分期和计算预后评分时仍需要行胸片检查以计数转移瘤数目。

如上文所述，大多数葡萄胎后 GTN 的患者都表现为 hCG 水平升高或平台，常出现异常子宫出血和其他滋养细胞增生活跃的表现，如持续性的卵巢黄素化囊肿。继发于非葡萄胎妊娠的 GTN，其临床表现则与受累的器官相关，并

表 39–5　FIGO 修改后的 WHO 预后评分标准

预后因素	计分			
	0	1	2	4
年龄（岁）	＜ 40	≥ 40	—	—
末次妊娠	葡萄胎	流产	足月产	
妊娠终止至化疗开始的间隔(月)	＜ 4	4 ～ 7	7 ～ 13	≥ 13
治疗前血清 hCG（mU/ml）	＜ 10^3	10^3 ～ 10^4	10^4 ～ 10^5	≥ 10^5
肿瘤最大直径（包括子宫）	—	3 ～ 5cm	≥ 5cm	—
转移部位	肺	脾、肾	胃肠道	脑、肝
转移瘤数目	—	1 ～ 4	5 ～ 8	＞ 8
曾否化疗	—	—	单药化疗	两种及以上药物联合化疗

伴有 hCG 的升高。如绝经前女性出现原发部位不明的转移性恶性肿瘤应考虑到 GTN 的可能，如同时出现非妊娠性 hCG 升高，GTN 诊断基本可以明确。

前文提到 3/4 的葡萄胎后 GTN 患者病变局限于子宫，如发生转移，最常见于肺（80%）和阴道（30%）。肺转移可能无症状或出现咳嗽、呼吸困难、咯血等症状，影像学可能表现为“落雪状”或离散的圆形密度影。阴道转移病灶因血管丰富可能出现紫红色结节，常见于阴道穹窿或尿道下方；此处病灶因可能出现迅速失血故不宜行活检术。如没有出现肺部转移，其他器官如脑、肝的转移则很少见，但如果出现，如同在 FIGO 分期系统中显示的一样，预后相对较差；即使如此，大部分此类患者都可以通过多药联合化疗被治愈。少数情况下，为控制出血等并发症或切除化疗耐药的顽固性病灶，可能需要手术干预。

大部分 GTN 患者可通过单药或多药联合化疗治愈，即使在广泛转移的情况下也有可能通过化疗得到缓解。FIGO 分期Ⅰ～Ⅲ期，预后评分低危（0 ～ 6 分）的患者可行单药化疗；如单药化疗耐药，应更换为多药联合化疗。预后评分高危（≥ 7 分）的患者初治即应选择多药联合化疗，否则可能导致化疗耐药和治愈率下降。

胎盘部位滋养细胞肿瘤和上皮样滋养细胞肿瘤是 GTD 中较为罕见的两种类型，预后较差，其评估与治疗不在本章详述。

八、化疗

绝大部分 GTN 患者均需要化疗，除了葡萄胎首次清宫术后通过二次刮宫治愈的患者和阴道或肺部转移病灶较小，hCG 自行下降的患者。化疗方案的制定和实施应由有 GTN 化疗经验的妇科肿瘤医师或肿瘤内科医师进行。未发生转移或 FIGO 分期Ⅱ～Ⅲ期，预后评分低危（0 ～ 6 分）的患者可行单药化疗；如单药化疗耐药，应更换为多药联合化疗。预后评分高危（≥ 7 分）的患者初治即应选择多药联合化疗，否则可能导致治愈率下降。

患者在化疗期间需每周监测 hCG，如出现 hCG 上升或平台，可能提示化疗耐药，需考虑更换为其他合适的单药或多药化疗方案；此种情况下应重复影像学检查，寻找耐药病灶，必要时手术切除病灶有一定的治疗效果。GTN 的初始化疗为剂量密集型化疗，待 hCG 降至正常后，继以 2 ～ 3 个疗程的巩固化疗（据估计在 hCG 刚降至正常时，体内仍有约 10^5 个肿瘤细胞存在）。鼓励患者在化疗期间和治疗后生存期间（尤其是治疗结束后 1 年）口服避孕药避孕。

单药甲氨蝶呤（Methotrexate，MTX）或放线菌素 D 化疗方案见表 39-6[54]，通常每 2 周 1 次化疗。目前并没有确切的证据表明哪种方案最优，但大多数病例系列研究都建议多日连用方案比单日用药后间隔 1 或 2 周的方案更有效。近 30 年，多药联合方案 EMA-CO（依托泊苷、甲氨蝶呤和放线菌素 D 与环磷酰胺和长春新碱交替使用）大大改善了高危和低危耐药患者的结局；从 EMA-CO 衍生出的方案还包括使用大剂量甲氨蝶呤的 HD EMA-CO 方案，用顺铂和依托泊苷代替环磷酰胺和长春新碱的 EMA-EP 方案。紫杉醇 / 依托泊苷与紫杉醇 / 顺铂交替使用的 TE/TP 方案可用于化疗耐药患者。中枢神经系统（central nervous system，CNS）转移的患者可同时予甲氨蝶呤鞘内注射或脑部放疗。低危患者治疗后存活率可达 100%[55]；高危患者经多药联合化疗、专业的医疗护理和选择性切除耐药病灶的手术后，存活率可超过 90%[56]。

化疗的主要毒性作用包括：脱发、骨髓抑制、神经毒性、恶心、呕吐、黏膜炎 / 口腔溃疡和终末器官损伤（肾毒性、肝毒性）。用于 GTN 治疗的化疗药物的常见毒性作用总结见表 39-7。

大部分因 GTN 行化疗的患者在化疗期间都会重新恢复月经周期，有学者发现这些患者的绝经年龄可能稍微提前一些[57, 58]。化疗期间加用促性腺激素释放激素激动药似乎能预防卵巢

表 39-6　低危 GTN 的化疗方案

• 甲氨蝶呤 0.4mg/（kg・d）×5d，静脉或肌内；每 2 周重复
• 甲氨蝶呤 1mg/kg，肌内，化疗第 1，3，5，7 天用；亚叶酸 0.1mg/kg，肌内，化疗第 2，4，6，8 天用；每 2 周重复
• 甲氨蝶呤 50mg/m^2，肌内；每周重复
• 放线菌素 D 12μg/（kg・d）×5d，静脉；每 2 周重复
• 放线菌素 D 1.25mg/m^2，静脉；每 2 周重复
• 甲氨蝶呤 300mg/m^2，持续静脉滴注 12h 以上，继以亚叶酸解救；每 18 天重复

引自 Ngan HY et al.Int J Gynaecol Obstet，2012 Oct，119 (Suppl 2)，S130-S136

表 39-7　GTN 治疗常用的化疗药物及其常见的毒性作用

药物	常见毒性作用
甲氨蝶呤	骨髓抑制，黏膜炎，肾毒性，转氨酶升高
放线菌素 D	骨髓抑制，恶心，呕吐，黏膜炎，脱发
依托泊苷	骨髓抑制，恶心，呕吐，脱发
环磷酰胺	骨髓抑制，出血性膀胱炎，恶心，呕吐，脱发，停经
长春新碱	神经毒性，脱发，便秘
顺铂	肾毒性，恶心，呕吐，骨髓抑制，神经毒性，耳毒性
紫杉醇	骨髓抑制，变态反应，脱发，神经毒性

早衰，提高将来怀孕的概率[59, 60]。GTN 患者治疗后再怀孕者，虽然可能比较焦虑，恐惧疾病复发[61]，但通常妊娠结局并无异常[11]；化疗并不增加后代先天性畸形的风险[62]。

（王　佩　译，周希亚　校）

参考文献

[1] Brinton LA, Wu B, Wang W, Ershow AG. Gestational trophoblastic disease: Case-control study from the People's Republic of China. Am J Obstet Gynecol 1989; 161: 121–127.

[2] Berkowitz RS, Goldstein DP, Bernstein MR. Natural history of partial molar pregnancy. Obstet Gynecol 1983; 66: 677.

[3] Pratola D, Wilkins P. The placenta, umbilical cord and amnio sac. In: Gompel C, Silvergery SG (eds), Pathology in Gynecology and Obstetrics, pp. 481–491. Lippincott, JB: Philadelphia, 1985.

[4] Sebire NJ, Foskett M, Fisher RA, et al. Risk of partial and complete hydatidiform molar pregnancy in relation to maternal age. Br J Obstet Gynaecol 2002; 109: 99–102.

[5] Parazzini F, LaVecchia C, Pampallona S. Parental age and risk of complete and partial hydatidiform mole. Br J Obstet Gynaecol 1986; 93: 582–585.

[6] Acaia B, Parazzini F, LaVecchia C, et al. Increased frequency of complete hydatidiform mole in women with repeated abortion. Gynecol Oncol 1988; 31: 310–314.

[7] Parazzini F, LaVecchia C, Mangili G, et al. Dietary factors and risk of trophoblastic disease. Am J Obstet Gynecol 1988; 158: 93–99.

[8] Berkowitz RS, Cramer DW, Bernstein MR, et al. Risk factors for complete molar pregnancy from a case-control study. Am J Obstet Gynecol. 1985; 152: 1016–1020.

[9] Parazzini F, Mangili G, LaVecchia C, et al. Risk factors for gestational trophoblastic disease: a separate analysis of complete and partial hydatidiform moles. Obstet Gynecol. 1991; 78: 1039–1045.

[10] Berkowitz RS, Marilyn R, Bernstein MR, et al. Case-control study of risk factors for partial molar pregnancy. Am J Obstet Gynecol 1995; 173: 788–794.

[11] Vargas R, Barroilhet LM, Esselen K, et al. Subsequent pregnancy outcomes after complete and partial molar pregnancy, recurrent molar pregnancy, and gestational trophoblastic neoplasia: an update from the New England Trophoblastic Disease Center. J Reprod Med 2014 May–Jun; 59(5–6): 188–194.

[12] Eagles N, Sebire NJ, Short D, et al. Risk of recurrent molar pregnancies following complete and partial hydatidiform moles. Hum Reprod 2015 Sep; 30(9): 2055–2063.

[13] Fisher RA, Hodges MD, Newlands ES. Familial recurrent hydatidiform mole: A review. J Reprod Med 2004; 49(8): 595–601.

[14] Vassilakos P, Kajii T. Letter: Hydatidiform mole: two entities. Lancet 1976 Jan 31; 1(7953): 259.

[15] Szulman AE, Surti U. The syndromes of partial and complete molar gestation. Clin Obstet Gynecol 1984; 27: 172–180.

[16] Watson EJ, Hernandez E, Miyazawa K. Partial hydatidiform moles. A review. Obstet Gynecol Surv 1987; 42: 540–544.

[17] Hsieh CC, Hsieh TT, Hsueh C, et al. Delivery of a severely anaemic fetus after partial molar pregnancy: Clinical and ultrasonographic findings. Hum Reprod 1999 Apr; 14(4): 1122–1126.

[18] Dhingra KK, Gupta P, Saroha V, et al. Partial hydatidiform mole with a full-term infant. Indian J Pathol Microbiol 2009; 52(4): 590–591.

[19] Genest DR, Ruiz RE, Weremowicz S, et al. Do nontriploid partial hydatidiform moles exist? A histologic and flow cytometric reevaluation of nontriploid specimens. J Reprod Med 2002; 47: 363–368.

[20] Berkowitz RS, Goldstein DP. Gestational trophoblastic disease. Cancer 1995; 76: 2079–2085.

[21] Sebire NJ, Fisher RA, Foskett M, et al. Risk of recurrent hydatiform mole and subsequent pregnancy outcome

following complete or partial hydatiform molar pregnancy. Br J Obstet Gynaecol 2003; 110: 22–26.
[22] Soto-Wright V, Bernstein M, Goldstein DP, et al. The changing clinical presentation of complete molar pregnancy. Obstet Gynecol 1995 Nov; 86(5): 775–779.
[23] Sun SY, Melamed A, Goldstein DP, et al. Changing presentation of complete hydatidiform mole at the New England Trophoblastic Disease Center over the past three decades: does early diagnosis alter risk for gestational trophoblastic neoplasia? Gynecol Oncol 2015; 138(1): 46–49.
[24] Montz FJ, Schlaerth JB, Morrow CP. The natural history of theca lutein cysts. Obstet Gynecol 1988 Aug; 72(2): 247–251.
[25] Trimor-Tritsch IE, Rottem S, Blumenfeld Z. Pathology of the early intrauterine pregnancy. In: Timor-Tritsch IE, Rottem S (eds.), Transvaginal Sonography, pp. 109–124. Elsevier: New York, 1988.
[26] Powell MC, Buckely J, Worthington BS, Symonds EM. Magnetic resonance imaging and hydatidiform mole. Br J Radiol 1986; 59: 561–564.
[27] Olsen TG, Barnes AA, King JA. Elevated HCG outside of pregnancy—Diagnostic considerations and laboratory evaluation. Obstet Gynecol Surv 2007; 62(10): 669–674.
[28] Muller CY, Cole LA. The quagmire of hCG and hCG testing in gynecologic oncology. Gynecol Oncol 2009; 112: 663–672.
[29] Cole LA. Human chorionic gonadotropin tests. Expert Rev Mol Diagn 2009; 9(7): 721–747.
[30] Kohorn EI. Molar pregnancy. Presentation and diagnosis. Clin Obstet Gynecol 1984; 27: 181–191.
[31] Vejerslev L, Sunde L, Hansen B, et al. Hydatidiform mole and fetus with normal karyotype: Support of a separate entity. Obstet Gynecol 1991; 77: 868.
[32] Hankins GD, Wendel GD, Snyder RR, Cunningham EG. Trophoblastic embolization during molar evacuation. Central hemodynamic observations. Obstet Gynecol 1987; 69: 368–372.
[33] Feinberg FR, Lockwood CJ, Salafia C, Hobbins JC. Sonographic diagnosis of a pregnancy with a diffuse hydatidiform mole and coexistent 46,XX fetus. A case report. Obstet Gynecol 1988; 72: 485–488.
[34] Thomas EJ, Pryce WI, Maltby EL, Duncan SLB. The prospective management of a coexisting hydatidiform mole and fetus. Aust N Z J Obstet Gynaecol 1987; 27: 343–345.
[35] Sebir NJ, Foskett M, Paradinas FJ. Outcome of twin pregnancies with complete hydatidiform mole and healthy co-twin. Lancet 2002; 359: 2165–2166.
[36] Steller MA, Genest DR, Bernstein MR, Lage JM, Goldstein DP, Berkowitz RS. Natural history of twin pregnancy with complete hydatidiform mole and coexisting fetus. Obstet Gynecol 1994; 83(1): 35–42.
[37] Schlaerth JB. Methodology of molar pregnancy termination. Clin Obstet Gynecol 1984; 27: 192–198.
[38] Schmitt C, Doret M, Massardier J, et al. Risk of gestational trophoblastic neoplasia after hCG normalisation according to hydatidiform mole type. Gynecol Oncol 2013; 130(1): 86–89.
[39] Hancock BW, Nazir K, Everard JE. Persistent gestational trophoblastic neoplasia after partial hydatidiform mole incidence and outcome. J Reprod Med 2006; 51(10): 764–766.
[40] Wolfberg AJ, Feltmate C, Goldstein DP, et al. Low risk of relapse after achieving undetectable HCG levels in women with partial molar pregnancy. Obstet Gynecol 2006; 108(2): 393–396.
[41] Elias KM, Shoni M, Bernstein M, et al. Complete hydatidiform mole in women aged 40 to 49 years. J Reprod Med 2012 May–Jun; 57(5–6): 254–258.
[42] Berkowitz RS, Goldstein DP. Presentation and management of molar pregnancy. In Hancock, Newland, Berkowitz (eds.), Gestational Trophoblastic Disease. 1997, Chapman and Hall.
[43] Wolfberg AJ, Berkowitz RS, Goldstein DP, et al. Postevacuation hCG levels and risk of gestational trophoblastic neoplasia in women with complete molar pregnancy. Obstet Gynecol 2005 Sep; 106(3): 548–552.
[44] Wolfberg AJ, Feltmate C, Goldstein DP, et al. Low risk of relapse after achieving undetectable HCG levels in women with complete molar pregnancy. Obstet Gynecol 2004 Sep; 104(3): 551–554.
[45] Schlaerth JB, Morrow CP, Rodriguez M. Diagnostic and therapeutic curettage in gestational trophoblastic disease. Am J Obstet Gynecol 1990 Jun; 162(6): 1465–1470.
[46] Lao TTH, Lee FHC, Yeung SSL. Repeat curettage after evacuation of hydatidiform mole. Acta Obstet Gynecol Scand 1987; 66: 305–307.
[47] Kim DS, Moon H, Kim KT, et al. Effects of prophylactic chemotherapy for persistent trophoblastic disease in patients with complete hydatidiform mole. Obstet Gynecol 1986; 67: 690–694.
[48] Fu J, Fang F, Xie L, et al. 2012. Prophylactic chemotherapy for hydatidiform mole to prevent gestational trophoblastic neoplasia. Cochrane Database Syst Rev 2012 Oct 17; 10.
[49] Pak-Chung H, Wong L, Ho-Kei M. Return of ovulation after evacuation of hydatidiform moles. Am J Obstet Gynecol 1985; 153: 638.
[50] Stone M, Dent J, Kardana A, Bagshawe KD. Relationship of oral contraception to development of trophoblastic tumour after evacuation of a hydatidiform mole. Br J Obstet Gynaecol 1976 Dec; 83(12): 913–916.
[51] Curry SL, Schlaerth JB, Kohorn EL, et al. Hormonal contraception and trophoblastic sequelae after hydatidiform mole (a Gynecology Oncology Group Study). Am J Obstet Gynecol 1989; 160: 805–809.
[52] Braga A, Maestá I, Short D, et al. Hormonal contraceptive use before hCG remission does not increase the risk of gestational trophoblastic neoplasia following complete hydatidiform mole: a historical database review. Br J Obstet Gynaecol 2015 Oct 7.
[53] Mutch DG, Soper JT, Baker ME, et al. Role of computed axial tomography of the chest in staging patients with nonmetastatic gestational trophoblastic disease. Obstet Gynecol 1986 Sep; 68(3): 348–352.
[54] Ngan HY, Bender H, Benedet JL, et al. Trophoblastic disease. Int J Gynaecol Obstet 2012 Oct; 119(Suppl 2): S130–S136.
[55] McNeish IA, Strickland S, Holden L, et al. Low-risk persistent

gestational trophoblastic disease: outcome after initial treatment with low-dose methotrexate and folinic acid from 1992 to 2000. J Clin Oncol 2002 Apr 1; 20(7): 1838–1844.

［56］Agarwal R, Alifrangis C, Everard J, et al. Management and survival of patients with FIGO high-risk gestational trophoblastic neoplasia: the U.K. experience, 1995–2010. J Reprod Med 2014 Jan–Feb; 59(1–2): 7–12.

［57］Wong JM, Liu D, Lurain JR. Reproductive outcomes after multiagent chemotherapy for high-risk gestational trophoblastic neoplasia. J Reprod Med 2014 May–Jun; 59(5–6): 204–208.

［58］Bower M, Rustin GJ, Newlands ES, et al. Chemotherapy for gestational trophoblastic tumours hastens menopause by 3 years. Eur J Cancer 1998 Jul; 34(8): 1204–1207.

［59］Blumenfeld Z, Avivi I, Linn S, et al. Prevention of irreversible chemotherapy-induced ovarian damage in young women with lymphoma by a gonadotropin-releasing hormone agonist in parallel to chemotherapy. Human Reprod 1996; 11: 1620–1626.

［60］Moore HC, Unger JM, Phillips KA, et al. Goserelin for ovarian protection during breast-cancer adjuvant chemotherapy. N Engl J Med 2015 Mar 5; 372(10): 923–932.

［61］Garner E, Goldstein DP, Berkowitz RS, et al. Psychosocial and reproductive outcomes of gestational trophoblastic diseases. Best Pract Res Clin Obstet Gynaecol 2003 Dec; 17(6): 959–968.

［62］Green DM, Zevon MA, Lowrie G, et al. Congenital anomalies in children of patients who received chemotherapy for cancer in childhood and adolescence. N Engl J Med 1991; 325: 141–146.

第 40 章 患者安全

Patient safety

Maria Lyn Quintos-Alagheband Genevieve B. Sicuranza

本章概要

"患者安全改变了我们的行医方式。"

——佚名

一、概述

由美国医疗卫生研究和质量机构（Agency for Healthcare Research and Quality，AHRQ）定义的"患者安全"是医疗卫生行业的一个专门学科，它是指应用安全科学的方法，建立相互信赖的医疗卫生服务体系[1]。AHRQ 使用"专门学科""安全科学"和"相互信赖"这些关键词给"患者安全"这个新概念赋予了定义。适用于医疗卫生行业的安全科学知识越来越多。和过去任何时候相比，现在大家开始越来越多地认识到安全是医疗实践中不可或缺的重要组成部分。事实上，我们观察到在医疗卫生体系中，这类转型已经悄然发生。

美国医学研究所（Institute of Medicine，IOM）在 2000 年发表了一篇具有划时代意义的报告“人非圣贤、孰能无过：建立一个更安全的医疗卫生体系”，呼吁公众关注医疗安全，文中指出医疗卫生行业并不是没有差错的，事实上每年约有 98 000 人死于可以预防的医疗过失。报道指出，医疗过失的横行不能归咎于个人的粗心大意或是简单的“坏苹果”法则，而是由于整个医疗卫生行业的不集中、缺乏有效的组织体系、各自为政所导致的[2]。这份报告呼吁重新规划医疗卫生体系，以安全为行业文化，制定一个全面的战略。众多利益相关群体必须协同工作才能实现这个目标。

其中一些主要的战略包括建立国家的领导机制，比如成立一个机构负责制定国家安全目标并督办。其他战略包括增加对开展研究、制定办法和修订指南的资助，用以推进安全科学在医疗卫生领域的应用，以及建立强制性公共报告和自愿报告体系。双重报告体系既能向医疗工作者提供共同学习的机会，也能提高他们对患者的责任感。

2000 年 IOM 的报告发表之后，2001 年又有一篇名为“跨越质量的鸿沟”的文章问世[3]，对美国医疗卫生质量委员会报告的精神和要义进行了细化。这篇文章对文献进行了全面综述，又综合了专家的意见，重点突出了医疗卫生体系现状和目标之间的差距。其中主要有四个方面亟须改变[3]：①信息技术的应用；②支付改革；③培养最好的临床实践操作、寻找帮助制定临床决策的工具、提高对患者的责任感；④专业化的教育和培训。委员会提出了一项议程，要求在安全、及时、效率、效益、公平，以及以患者为中心，这六个方面提高对患者的诊疗质量。

2000 年 IOM 报告发表之后，美国妇产科医师协会（ACOG）和其他医疗卫生组织都就安全问题做出了回应，着重关注的方面包括：培养安全文化、贯彻安全的医疗操作、减少手术差错、改善医疗卫生从业人员之间的沟通、改善和患者之间的沟通、和患者建立合作关系、把安全放在医疗实践各个方面的首位[4, 5]。在今天的美国，住院最常见的原因是产科，仅此一项，每年就约有 400 万人入院[6]。产科医生要向众多患者提供安全、高质量的医疗服务，显而易见，他们对患者、对社会、乃至对整个医疗卫生行业都负有很大的责任。不良的产科结局很难评价。一项为期 7 年的研究发现，45.5% 的分娩存在临界的险肇事件，16% 的分娩发生了严重的并发症，40% 的孕产妇死亡是可以避免的[6]。

二、医疗过失

（一）定义

有关安全的文献把过失（error）定义为一个差错（做了错事）或者疏忽（未能做正确的事）的行为导致了不良结局，或者很有可能会产生不良结局[7]。当过失到达患者，就会产生不良事件。IOM 把可预防的不良事件定义为由医疗、而不是患者本身潜在的问题所引起的伤害。可预防的不良事件归咎于医疗过失。不良事件的严重程度是有差别的。导致患者死亡或重残的不良事件称为警讯事件（sentinel event）。过失没有到达患者，或者虽然已经到达但是没有造成伤害，这种情况称为未遂的临界过失（near miss）。临界过失说明系统存在严重漏洞，但反过来也为医疗机构提供了一个非常宝贵的学习和改进的机会。表 40-1 阐述了不同类型的医疗过失[2, 8]。

（二）过失的因果理论

James Reason 提出的“瑞士奶酪”模型有助于我们理解医疗过失和系统事故发生的根源[9]。每一片奶酪代表一道防线，一面屏障或一重保卫。理想情况下，每一层防护都是完整的。而现实却像瑞士奶酪一样，每一片奶酪上都有许多空洞，空洞代表系统漏洞。这些漏洞的原因有两个：主动失效和潜伏状况[9]。主动失效（active failure）是指人在整个系统中所做的不安全行为，包括：遗漏、延迟和违规。潜伏状况（latent condition）是指系统存在的固有缺陷。大多数不良事件产生是这两个因素共同作用的结果。

表 40-1 医疗过失的分类（根据医疗方法进行分类）

医疗过失的分类
诊断过失
• 诊断差错或者诊断不及时
• 未采用指定的检查
• 采用过时的检查或治疗
• 未对检查或监测的结果进行处理
• 见危不救
治疗过失
• 手术、操作或检查过程中出现差错
• 治疗实施过程中出现差错
• 药物的剂量和给药方式差错
• 可以避免的对治疗或异常检查结果的应对延迟
• 不恰当的（没有指征）治疗
预防过失
• 未提供预防性治疗
• 监测或随诊治疗不充分
人为或非人为因素造成的其他医疗过失
• 没有沟通
• 设备故障

引自 Kohn L，Corigan JM，Donaldson MS，Institute of Medicine. To Err Is Human: Building a Safer Health System. Washington，DC: National Academy Press，2000; Leape L，Qual Rev Bull，19: 144-149，1993.

（三）根本原因分析

根本原因分析（root cause analysis，RCA）是在不良事件发生之后，对事件发生的过程和根本原因进行详细的回顾性分析。RCA 包括确认问题和寻找与问题相关的所有原因。而根本原因是指导致问题的最基本的原因，如果能将其纠正，则能防止类似不良事件的再次发生。因此，在重新设计系统时，找到真正的根本原因至关重要。

RCA 有标准的步骤，首先要及时、完整地收集数据，整理出导致过失的系统事件。然后对根本问题进行详尽的分析，确认与之相关的所有原因。常用的实践方法是连续问五个甚至更多的“为什么”直至找到根本原因。可以通过鱼骨图或因果图形象地描绘出可能的原因和次要原因。为了成功防止类似事件再次发生，纠正措施要直指根本原因。RCA 后要制定一个改进的计划，对改进后的成果还要进行跟踪和考评。RCA 关注的是从患者床旁衍生到整个医疗卫生机构的系统和流程问题。RCA 的目标是建立一个行动计划，减少类似的不良事件在未来再次发生的可能性。

RCA 遵循因果关系的五条准则。第一条，明确原因和结果，即根本原因和不良事件之间应该存在明显的关联。第二条，使用清晰、正面和积极的语言，避免使用负面的词汇。第三条，如果有证据表明存在人为过失，要找到深层次的根本原因（比如双班轮流制度）。第四条，在程序出现偏差时，要明确具体的偏差问题。第五条，对于一些没有明文规定的职责，如果没能履行，不能视作失败。正如 Meltzo 提出的，邻近事件不一定存在因果关系（post hoc ergo propter hoc，时序性因果性谬论）[10]。

RCA 承认不良结局有很多成因。联合委员会的数据表明每个警讯事件都存在 4 ～ 6 个根本原因。增加一个或多个变量会导致截然不同的不良结局，RCA 的目的就是要明确因果 - 比较相互作用。联合委员会将常见的根本原因进行了分类，包括人为因素（人员配备、住院医监督），沟通（人员、行政管理，患者或家庭），评估（充分、及时）和领导能力（优先次序、资源分配和绩效改进）[11]。

（四）失效模式和影响分析

失效模式和影响分析（failure modes and effect analysis，FMEA）是前瞻性的，最初由可靠度工程师开发，用来解决可能出现在军队中的潜在问题。它是通过分析系统设计和相互作用的方方面面，发现系统运转时可能出现的问题。其好处在于，在灾难性的不良事件发生之前，找到潜在的失效模式。FMEA 关注的是过程[12]。FMEA 操作时将流程和子流程都绘制出来，判断哪些问题会出错，怎样出错，也就是建立失效模式。然后再分析出错的可能性，以及一旦出错的后果和影响。针对高危环节的改进能阻止不良事件的发生。

FMEA 是应对系统弱点的积极办法。

三、关注患者安全的倡议

（一）加强沟通

联合委员会 2010 年的报告指出，在所有围生期不良事件中，70% 和沟通失误有关[11]，60% 的警讯事件和 50% 的麻醉不良事件都归咎于沟通问题。多学科团队的正式沟通策略已经被证实能减少医疗过失，提高医疗安全和质量。帮助沟通的工具有 SBAR（现状、背景、评估和建议）和 TeamStepps（提高医疗质量和患者安全的团队策略和工具包）中的“我传过了接力棒（I pass the baton）”，实践证明都是有效的[12，13]。

在医疗过程中，“交班”和“接班”属于最重要的事件。联合委员会提议“交接”的流程定义要明确，步骤要细化，医务人员实施时才能确保有效沟通。“交接”时要格外谨慎，保证在规范化、多学科、保密、安全而且没有干扰的条件下进行。在产房，描述电子胎心监护图的名词标准化之后，医务人员之间的沟通得到了改善，尽可能地减少了评价胎儿时对监护图的误判[14]。

在医疗过程中“磋商讨论”（huddle）能把团队成员聚集在一起，回顾患者的诊治经过，每个成员都有机会表达各自关注的问题。事实证明，“磋商讨论”能减少医疗差错，发现临界过失，加强各学科之间的相互合作[15]。医务人员被赋予了权利，工作时责任感更强。高可靠性的机构会鼓励员工“磋商讨论”，因为它能使得组织结构扁平化，有助于发现哪个团队成员对某个特定患者的信息掌握得最为全面。“磋商讨论”能加强一个单位内部的相互合作，提高每个团队成员之间的相互尊重，改善同事之间的关系。已经证实，产科医生和新生儿专家的磋商讨论能改善新生儿复苏结局[14]。

和患者及其家庭的沟通至关重要。以患者安全为目标、以患者为中心和有效沟通，这三者是医疗实践不可或缺的重要组成部分。ACOG 认为和患者交流是医生的“道德义务”[15]。不良事件发生后，应该尽快、简明扼要地告知患者及其家庭，和他们沟通。医者与患者的关系应该是一种合作关系，患者也是医疗团队中的一员，所有可能的治疗方案，都应该征求患者的意见。

（二）用药安全

在药物交付使用的每个环节，包括处方、抄录、配药和给药都有可能出现差错。由于过程非常复杂，因此必须分析路径中的所有风险点，设计流程以减少错误发生（表 40-2 和表 40-3）[16，17]。使用电脑化的订单输入系统（CPOE），以及建立临床决策支持系统，能减少药物使用的差错。临床决策支持系统能帮助正确计算药物剂量，当出现药物相互作用或剂量使用超过常用范围时，系统会给出警告。

制药行业也是刚刚开始对一些制造过程进行一定程度的优化来保证药物的安全使用，比如同种药物不同浓度的制剂标识要非常显著，以资鉴别。在机构层面，应该设立一个多学科的用药安全工作小组，以监测药物使用过程中发生的不良事件。用药过失和临界过失的汇报制度对保证药物的安全使用非常重要。此外，对患者进行相关知识的教育，与其建立合作关系，也能大大提高用药的安全。

（三）清单

当操作流程简单直观、标准化、时效性高时，使用清单是可行的。清单是任意一个高可靠性机构必备的资源，比如航空、核潜艇等。但是，由于文化的巨大差异，不是所有行业的情况都

表 40-2　减少药物使用差错的策略

参见联合委员会“不能使用”的列表（表 40-3）
给药时进行“五项正确的”核对，即正确的患者、正确的给药途径、正确的剂量、正确的时间和正确的药物
对于高危药物治疗，要再次检查
防止打岔，避免口头医嘱
医疗整合

引自 Wachter R，Understanding patient safety (2nd edition)，New York，NY: McGraw Hill Medical，2012.

表 40-3　联合委员会制定的“不能使用”正式列表

不能使用	潜在的问题	应该使用
U，u（单位）	被误认为是 0、4 或 cc	单位（unit）
IU（国际单位）	被误认为是 IV（静脉用药）或数字 10	国际单位（U）
Q.D.，QD，q.d.，qd（每天）	互相混淆	每天
Q.O.D.，QOD，q.o.d，qod（隔天）	Q 后的间隔被误认为是 I，O 被误认为是 I	隔天
小数点后的 0（×.0mg） 个位数的 0 缺省（.× mg）	漏掉小数点	×mg 0.×mg
MS	可以是硫酸吗啡，也可以是硫酸镁	硫酸吗啡
MSO_4 and $MgSO_4$	互相混淆	硫酸镁

* 例外：小数点后的 0 只能在报告需要表明数值的准确性时使用，比如实验室结果，影像学检查中病灶的大小，或是导管的型号等；在用药医嘱和其他用药相关的文件中不能使用

引自 The Joint Commission，Facts about the O cial“Do Not Use”List of Abbreviations，http://www.jointcommission.org/facts_about_ do_not_use_list/. Accessed October 28，2016.

一样。在医疗卫生行业采用清单是一项复杂的工程。清单不能替代诊疗时需要的高水平的认知能力，但是可以在预防医疗过失方面发挥巨大的作用[17，18]。

2010 年联合委员会和母胎医学协会倡导制定方案以降低由出血导致的孕产妇死亡率和发病率[19]。这些方案一经被大型医疗机构采纳后，产妇失血的严重程度、输血量，以及弥散性血管内凝血的发生率，都有所下降[19]。根据方案制定的产科出血管理清单包括：出血风险评估，向血库申请取血，血和血块称重计量，不同出血阶段的实验室结果，医生直接指导下使用缩宫药，按方案输血，输血量和输血成分，围生期子宫切除的例数[19]。

世界卫生组织（WHO）倡导的“安全手术，挽救生命”活动受到了国际妇科肿瘤联合会（FIGO）的大力支持。FIGO 制定了一份包括 19 个项目的清单，在麻醉诱导和开皮前要逐一核对，在离开手术室前往麻醉恢复室之前要再次确认。在所有手术和有创性操作前执行“比赛暂停”的术前核对制度，再次确认手术的性质和患者的身份。联合委员会制定的通用方案要求在术前确保患者身份、手术部位和操作内容准确无误[20]。

（四）捆绑

美国女性健康患者安全 - 产妇安全联盟理事会针对产科出血问题，将最近的指南整理“捆绑”成册（bundle），发表了一份共识[21]。事实证明将这些有循证依据的措施综合在一起实施后，患者的结局得到了改善。关于出血“捆绑”共识的内容详见表 40-4[22]。

这份共识收录了多个权威机构的成果，包括美国血库协会、美国家庭医生学会、美国护士和助产士学会、美国妇产科学会等。制定这一共识的最终目标是：每家医院根据各自的具体情况，对捆绑措施进行标准化，把它运用到每次出血事件中[22]。

（五）电子化的健康档案

电子化的健康档案（electronic health record，HER）提供了一个平台，使医务人员能够有效地相互沟通，更好地服务患者。理想的 EHR 能对不良事件进行追踪和汇报，有助于保证开药和用药的安全。EHR 还能促进医生按指南规范开药。目前，EHR 存在的困难还很多，包括成本问题、设计不合理、工作流程的改变、耗费时间和资源。EHR 能否成功推行取决于临床医生能否大力支持并积极参与到 EHR 的设计当中，

表 40–4　产科出血的捆绑共识

准备工作
• 每个病房都要备有专门应对产科出血的推车，推车上要有物品清单，供给要充分，备有如何使用子宫压迫球囊和子宫压迫缝合法的指示卡片
• 缩宫药触手可及
• 制定应对出血的团队组成（血库，妇科等）
• 紧急输血的绿色通道
• 病房内开展对产科出血管理方案的学习和模拟演练
认识和预防
• 在患者入院，分娩或剖宫产过程中预先进行出血风险评估
• 失血量的定量测定
• 积极处理第三产程
反应
• 根据清单按不同阶段的特点处理出血
• 对患者、家庭以及医务人员的支持
报告
• 建立切磋讨论和汇报的文化
• 大出血病例的多科回顾，分析系统问题
• 围产质量改进委员会检测结局和流程指标

引自 Council on Patient Safety in Women's Health Care，http://www.safehealthcareforeverywoman.org/. Accessed October 28，2016.

使其达到满足医患双方需求的目标。此外，在一个单位内普及同一个系统，有助于医务人员相互沟通，保证高效、高质量的医疗水平。还需要进一步的研究来证实 EHR 对医患的裨益[16]。

（六）应急准备

快速反应团队（rapid response team，RRT）是指专门的紧急反应专家小组，在床旁为患者提供危重治疗服务。患者本人、患者家庭的任一成员、任一医务工作人员都有权限启动 RRT。每个机构和部门要建立自己的标准，RRT 的核心成员要 1 周 7 天、1 天 24 小时随叫随到。团队的每个成员要有明晰的责任分工。团队要使用规范化的沟通工具，比如 SBAR（情况 situation，背景 background，评估 assessment，建议 recommendation），保证迅速、高效的沟通。RRT 每次完成任务后都要进行汇报以保证工作质量，并不断提高。医院管理是“应急准备”不可或缺的重要组成部分，用来保证 RRT 合理的资源供给。如果患者的情况需要更高级别的治疗和护理，RRT 要找到一张合适的床位并协助患者转运。需要 RRT 参与的妇产科紧急事件有高血压危象、大出血、子痫、窒息等[23]。

（七）和患者的合作关系

和患者建立合作关系能改善医疗，提高医患满意度，避免医疗专业的责任行为。知情同意书应当被视为是一份合同，患者要理解诊断、治疗、可能的并发症，以及其他备选的治疗方案。最好有一个家属或者朋友陪患者一起和医生商讨、签署知情同意书[21]。

四、安全文化

ACOG 承诺为患者提供安全、高质量的医疗服务。ACOG 建议妇产科界制定一个常规，推动安全、高质量的医疗[5]。因此，建立“患者安全文化”非常必要。安全文化认识到规避医疗过失的必要性。从患者床旁的医务人员到管理机构的董事会，安全文化应该延伸到整个医疗系统。安全文化需要“公正”。

（一）公正文化

1997，Lucian Leape 博士在国会发表的报告中指出防止过失的最大障碍是“我们惩罚犯错误的人”[24]。传统的观念把过失等同于不称职，指责当事人使其蒙羞，试图通过这种方法来纠正错误的行为。而实际上这种方法只能阻碍对系统性过失的汇报，从而不能及时发现，导致延误处理、不能有效预防复发。

David Marx 是“公正文化”哲学的拥护者，也是研究人为过失的专家，在其著作《打鼹鼠》中写到[25]：“就像龙卷风和雷击是天气中可预测的、不可避免的组成部分一样；我知道人为的错误，包括我自己的错误，也是作为人类可预测的、不可避免的组成部分。”

是人就会犯错，因此公正文化的主要特征

就是安全系统的设计。安全系统帮助人们做出正确和安全的选择，并确保出现错误时，可以及早发现，以减轻对患者的伤害[24]。

公正文化营造的氛围使员工能放心地汇报发生的过失，鼓励、支持大家从错误中不断学习，做出安全的行为选择。公正文化从四个概念对行为选择进行了分析：人为过失、疏忽、故意违规和粗心行为[26]。安全文化认为，机构有责任对员工的行为做出公平、公正的反应，但也不能解释为彻底的大赦。公正文化支持严格的行为选择和责任分担。

公正文化承认过失是不可避免的。通过观察一个机构如何处理一次过失，就能判断这个机构内是否存在公正文化。公正文化首先要分析过失的原因，判断过失是归咎于系统或流程的缺陷，还是某个员工的粗心行为。分析的过程要求透明、冷静，结果要具有可重复性。根据过失的性质，相关的工作人员会被安抚、劝诫或惩罚。

破坏性行为对员工和患者都会造成负面影响。破坏行为的范围包括从言语发怒、身体攻击到嘲讽、羞辱直至侵犯性的攻击行为。机构必须运用恰当的程序处理相关人员，以确保该行为得到制止。认识问题、上报问题、教育当事人以及对所有医务人员进行相关培训才能保证此类行为不再发生[27]。

（二）坦诚相告和道歉

医生和工作人员与患者及其家庭最重要的谈话内容之一就是向他们充分披露导致不良事件的原因[28]。坦诚相告能保护医患之间存有的信任，使得治疗关系得以维系。坦诚相告之后，不良事件告一段落，有利于后续治疗。此外，充分披露能减轻医疗事故的影响。这里要强调的是，许多已经受到伤害的患者采取不当行为的目的可能仅仅是为了寻找不良事件的原因[28]。

如果不良事件是由于人为过失或是系统错误导致的，那么患者及其家庭应该得到道歉。有时，患者及其家庭需要有人承认他们可能是受到了伤害，与之相关的医务人员对不幸的不良后果也感到很抱歉。他们也希望医院会对导致不良事件的原因进行调查，并作改进，防止此类情况不再发生在其他患者身上[29]。

（三）患者支持

如果患者在医疗过失中受到伤害，出院后需要进行额外的随访或是医疗护理，那么就不应增加患者额外的经济负担。此外，医生和医院还要保证从住院过渡到门诊的过程尽可能地顺利。

（四）同行支持

同行支持是不良事件发生后临床医生最重要的资源。能和同行一起讨论不良事件的专业环节非常重要。根据 Leonard 博士的理论，涉及不良事件的医务人员在道义上理应得到医疗界的关心照顾[30]。这些医务人员可能会变得很脆弱，他们需要、也理应得到同情、关怀和尊重[31]。

五、报告和衡量安全

（一）事故报告系统

监测、衡量不良事件和临界过失是患者安全的基础。但是，为了制定准确的衡量标准，需要收集数据，这就存在巨大的挑战。最常用的工具是事故报告系统，它依靠的是医务人员汇报自身所犯的错误。但是，报告通常是自愿的，有许多其他因素会影响报告，比如机构是否透明，是否贯彻了安全文化。因此，事故报告系统可能并不十分可靠[32]。

（二）患者安全指标

AHRQ 推荐了一些重要的患者安全指标（patient safety indicator，PSI）的衡量方法[32]。这些 PSI 包括对结局和过程的衡量，目的是评估患者的安全。AHRQ 在 2010 年国家卫生健康质量报告（NHQR）中列出了以下妇幼健康机构特定的 PSI[32]：①每 1000 例活产儿中新生儿产伤的例数；②每 1000 例没有器械助产的阴道分娩中产伤的例数；③每 1000 例器械助产中产伤的例数；④每 1000 例剖宫产分娩中产伤的例数。

但是，需要注意的是，PSI 衡量的数据多来自于管理机构的数据库，可能会受到各种限制，包括：使用诊断编码时编码不全、编码不一致以及缺乏全面的临床细节。尽管用图表进行回顾分析是一种相对艰苦、耗时耗力的方法，但一直以来都被认为是确认过失和不良事件的金标准[11]。

（三）全面触发工具

使用触发工具能提高发现不良事件的敏感性和特异性。触发工具能被追踪，某些情况下还能发现不良事件。卫生健康改善研究所（IHI）制定了一张全面触发工具的列表，这些工具已经被广泛采用[33]，其中包括 30 天内再次入院、再次手术、使用纳洛酮等。产科的触发工具包括使用特布他林、三度或四度会阴裂伤、血小板计数＜ 50×10^9/L、阴道分娩出血＞ 500ml、剖宫产出血＞ 1000ml、专家会诊、使用缩宫素、器械助产和采用全身麻醉。

（四）产科核心衡量方法

如何建立合理的质量衡量标准评估产科操作一直备受争议，极具挑战性。联合委员会最近推荐了两大产科核心的衡量标准，包括孕 39 周前选择性分娩的例数、纵产式的足月低危初产妇的剖宫产率、孕 24 ～ 34 周分娩的胎儿产前使用糖皮质激素的情况[34]。

Howell 等回顾了 2010 年以来纽约市出生登记的数据，发现 39 周前选择性分娩率和低危初产妇的剖宫产率波动很大，这些质量指数和母儿发病率没有关联。因此作者质疑这些质量指标对于指导产科质量提高是否足够有效[35]。

六、其他

（一）驻院医生

从 1996 年首次定义以来，驻院医生分娩模式得到不断发展。高质量的住院医疗既要保证安全，也要降低成本，由此产生了妇产科驻院医生的亚专业。妇产科驻院医生能提供生产和分娩全过程、不间断的医疗服务。该制度已经彰显了一个良好的开端：初次剖宫产率呈安全下降，剖宫产后阴道分娩（VBACK）率提高，不良新生儿结局的发生率下降[36]。

此外，医疗事故索赔、不良事件和警讯事件也有所减少[36]。美国正在开展驻院医生的专业培训，可供妇产科临床医师选择，特别是针对那些既想接受作为医院安全官员的培训，同时兼顾增强临床技能的刚完成住院医师培训的医生[37]。

（二）模拟训练

1999 年 IOM 发布的报告建议医疗卫生机构向航空业学习，用模拟演练的方法进行团队培训[2]。医疗卫生协会、医疗机构联合认证委员会和多家专业协会和权威机构都建议进行模拟训练。2004 年医疗机构联合认证委员会发布了一个警告。

绝大多数围生期死亡或受伤病例的根本原因都和机构文化、医务人员的沟通有关，因此建议各单位：①在围生领域开展团队培训，指导医务人员协同工作，更有效地进行沟通，②针对高危事件，比如肩难产、急诊剖宫产、产妇出血、产妇心脏停搏和新生儿复苏，开展临床培训，一旦这些情况真的发生，员工知道该如何应对，并进行任务报告，评估团队应对表现，发现有待改进的问题[5]。

和其他高可靠性机构相比，医疗行业更为复杂，模拟训练能帮助员工在罕见和紧急情况下，知道该如何按约定规范行事。

ACOG 现在提倡针对产科紧急事件开展以模拟训练为基础的培训，以减少沟通过失，提高跨学科团队的工作效率[15]。在过去的 5 年里，越来越多的研究证明，开展模拟训练后，新生儿臂丛神经损伤减少[38, 39]，脐带脱垂后 Apgar 评分低于 7 分[40]的发生率下降。多学科一起进行的团队培训则更有优势[23]。模拟训练能快速发现流程上存在的问题和缺陷，比如药物的延迟使用、工作需要更多人手等。总的来说，模拟训练能传授产科操作技能，促进团队工作和交流，发现现有工作流程中的错误[41]。正如 Ziv 所说[42]，我们在道德上有义务开展模拟训练，因为它能在不对患者造成伤害的前提下对医务人员进行培训和演练。

（三）毕业后教育中的患者安全问题

住院医师教育委员会（CREOG）针对已经获得医学博士的住院医师制定了适用于妇产科的医学教育指南。毕业后教育项目应致力于促进患者安全。负责人要确保住院医师能够融入并积极参与到各学科间的临床质量提高和患者安全项目中。负责人必须保证项目各方面具备专业水准，营造支持患者安全和个人责任感的氛围。CREOG 特别关注主管患者医疗的交接，交接时要有条不紊，保证治疗的连续性和患者的安全。住院医师培训项目负责所有医疗交接的监督。

（四）临床科研文章中的患者安全问题

同行评审的杂志是新信息的丰富来源。这些新信息可以作为未来研究的假说来源，也可以用来改善临床实践。因为只有很少一部分发表的文章是关于“改变实践”的，因此临床医生不要误解文章提出的观点。为了避免作者和临床实践者之间的误解，Vintzileos 等建议每个作者在文中都用一个明显的文本框注明实践的含义和患者安全的问题，以便作者和医务人员在这两个问题上清楚地沟通[4]。作者相信，未来如果所有的医学杂志都能遵循这个建议，将会更进一步提高医疗质量。

（吕　嫣　译，高劲松　校）

参考文献

[1] Emanuel L, Berwick D, Conway J, et al. What exactly is patient safety? In Henriksen K, Battles JB, Keyes, MA, et al. (eds), Advances in Patient Safety: New Directions and Alternative Approaches. Rockville, MD: AHRQ, 2008.

[2] Kohn L, Corigan JM, Donaldson MS, Institute of Medicine. To Err Is Human: Building a Safer Health System. Washington, DC: National Academy Press, 2000.

[3] Institute of Medicine (IOM). Crossing the Quality Chasm: A New Health System For The Century (21st edition). Washington, DC: National Academy Press, 2001.

[4] Vintzileos A, Finamore P, Sicuranza G, Cande A. Patient safety in clinical research articles. Int J Gynecol Obstet 2013; 123: 93–95.

[5] American College of Obstetricians and Gynecologist. ACOG committee opinion number 286, October 2003: Patient safety in obstetrics and gynecology. Obstet Gynecol 2009; 114: 424–427.

[6] Geller S, Rosenberg D, Cox S, et al. The continuum of maternal morbidity and mortality: Factors associated with severity. Obstet Gynecol 2004; 191: 939–944.

[7] Grober E, Bohnen J. Defining medical error. Can J Surg 2005; 48: 339–344.

[8] Leape L. Preventing medical injury. Qual Rev Bull 1993; 19: 144–149.

[9] Reason J. Human error: Models and management. BMJ 2000; 320.

[10] Meltzoff J. Research Questions and Hypotheses. Critical Thinking about Research: Psychology and Related Fields. Washington, DC: American Psychological Association 1998; 13–30.

[11] Lyndon A, Johnson M, Bingham D, et al. Transforming communication and safety culture in intapartum care. A multi-organization blueprint. Obstet Gyn 2015; 125: 5.

[12] Myers S, Patient Safety and Hospital Accreditation. A Model for Ensuring Success. New York, NY: Springer Publishing Company, 2012.

[13] Agency for Healthcare Research and Quality. TeamSTEPPS: Strategies and Tools to Enhance Performance and Patient Safety. Available at http://teamstepps.ahrq.gov/abouttoolsmaterials.html. Accessed October 1, 2015.

[14] Dadiz R, Weinschreider J, Schriefer J, et al. Interdisciplinary simulation-based training in improved delivery room communication. Simul Healthc 2013; 8: 279–91.

[15] American College of Obstetricians and Gynecologists Committee on Patient Safety and Quality Improvement. ACOG Committee Opinion No. 447: Patient safety in obstetrics and gynecology. Obstet Gynecol 2009; 114: 1424–1427.

[16] Spath P. Error Reduction in Health Care (2nd edition). San Francisco, CA: Jossey-Bass, 2011.

[17] Wachter R. Understanding Patient Safety (2nd edition). New York, NY: McGraw Hill Medical, 2012.

[18] Clay-William R, Colligan L, Back to basics: Checklist in aviation and healthcare. BMJ Qual Saf 2015; 1–4.

[19] Shields L, Wiesner S, Fulton J, Pelletreau B. Patient Safety Series. Comprehensive maternal hemorrhage protocols reduce the use of blood products and improve patient safety. Am J

Obstet Gynecol 2015; 212: 272–280.
[20] Frequently Asked Questions about the Universal Protocol for Preventing Wrong Site, Wrong Procedure, Wrong Patient Surgery. 2004. Available from www.JCAHO.org. Accessed on October 1, 2015
[21] National Patient Safety Foundation. Partnership for Clear Health Communication Ask Me 3. Available from http://www.NPSF.org/askme3. Accessed on October 1, 2015
[22] Main E, Goffman D, Scavone B, et al. National partnership for maternal safety consensus bundle on obstetric hemorrhage. Ob Gyn 2015; 126: 155–162.
[23] Gosman G, Baldisseri M, Stern K, et al. Introduction of an obstetric-specific medical emergency team for obstetric crisis team; implementation and experience. Am J Obstet Gynecol 2008; 198: 367.
[24] Leape L, Brennan TA, Laird N, et al. The nature of adverse events in hospitalized patients: Results of the Harvard Medical Practice Study II. N Engl J Med 1991; 324: 377–384.
[25] Marx D. Whack-a-Mole: The Price we Pay for Expecting Perfection. Plano TX: By Your Studios, 2009.
[26] Marx D. Patient Safety and the "Just Culture:" A Primer for Healthcare Executives. New York, NY: Columbia University, 2001.
[27] Rosenthal A, O' Daniel M. A survey of the impact of disruptive behavior and communication defects on patient safety. Jt Com J Qual Patient Saf 2008; 34: 464–471.
[28] Hogbood C, Weiner B, Tamyao-Sarver J. Medical error identification disclosure, and reporting: Do emergency medicine provider groups differ? Acad Emer Med 2006; 13: 443–451.
[29] Gibson R, Singh J. Wall of Silence. Washington, DC: Lifeline Press, 2003; 58.
[30] Leonard M, Graham S, Bonacum D. The human factor: The critical importance of effective teamwork and communication in providing safe care. Quality Safe Health Care 2004; 13: 85–90.
[31] Denham C. Trust: The 5 rights of the second victim. J Patient Safety 2002; 2: 107–119.
[32] Agency for Healthcare Research and Quality. Improving patient safety in hospitals. Available at http://www.ahrq.gov/professionals. Accessed October 1, 2015.
[33] Institute for Healthcare Improvement. Innovation Series: IHI Global trigger Tool for Measuring Adverse Events (2nd edition). Cambridge, MA: Institute for Healthcare Improvement, 2009.
[34] ACOG committee opinion: Antenatal corticosteroid therapy for fetal maturation. Obstet Gynecol 2002; 99: 871–873.
[35] Howell E, Zeitlin J, Paul H, Balbierz A, Egorova N. Association between hospital-level obstetric indicators and maternal and neonatal morbidity. JAMA 2014; 152: 1531–1541.
[36] Tessmer-Tuck J, McCue B. Ob/Gyn hospitalists and patient safety. Contemporary Ob/Gyn 2015; 05: 25–32.
[37] Vintzileos AM. Obstetrics and Gynecology hospitalist fellowships. Obstet Gynecol Clin N Am 2015; 42: 541–548.
[38] Ingles S Feier, N, Chetiyaar J, et al. Effects of shoulder dystocia training on the incidence of brachial plexus injury. Am J Obstet Gynecol 2011; 204: 322.e1–6.
[39] Draycott T, Crofts J, Ash J, et al. Improving neonatal outcome through practical shoulder dystocia training. Obstet Gynecol 2008; 112: 14–20.
[40] Siassakos D, Hasafa Z, Sibanda T, et al. Retrospective cohort study of diagnosis-delivery interval with umbilical cord prolapse: The effect of team training. BJOG 2009; 116: 1089–1096.
[41] Howell E, Zeitlin J, Paul H, Balbierz A, Egorova N. Association between hospital-level obstetric indicators and maternal and neonatal morbidity. JAMA 2014; 312: 1531–1541.
[42] Ziv A, Small S, Wolpe P. Patient safety and simulation-based medical education. Med Teacher 2000; 22: 489–495.